약품정량분석

정량분석화학분과회 편

東 明 社

집필자

강원대학교 김경호
경성대학교 안문규
경희대학교 정세영
대구가톨릭대학교 우미희
덕성여자대학교 조애리
동덕여자대학교 김효진
부산대학교 문전옥
서울대학교 김박광
성균관대학교 김경례
숙명여자대학교 조정환
영남대학교 손종근
우석대학교 엄동옥
원광대학교 이혜숙
이화여자대학교 유충규
전남대학교 유경수
조선대학교 백채선
중앙대학교 염정록
충남대학교 강종성
충북대학교 문동철

(가나다 순)

제 2 판 머리말

1998년에 "약품정량분석"을 새로 내었을 때, 기기분석을 비롯하여 실험 등 새로운 교과내용을 대폭적으로 도입하고 판의 크기를 크게 하였으며 꼭 필요한 경우 외에는 한글로 표기하는 등 겉보기부터 내용에 이르기까지 혁신적인 변화를 주어, 새로운 교과서의 기대감에 웬만큼 충실해졌다고 생각이 되었다. 그러나 다소 서두른 면이 없지 않아서인지 생각밖으로 많은 오식과 탈자가 있어 2000년에 수정판을 내고 이번에 전면적으로 개편하여 개정판을 내게 되었다.

그동안 정량법에서 사용하던 노르말 농도를 대한약전 7개정에 맞추어 모두 몰농도로 바꾸어 표기하였으며, 연습문제를 보강하고, 대한약전 수재 의약품을 7개정판에 따라 정리하여 새로 꾸몄다.

정량법의 응용 예에 실린 의약품 중의 일부를 새로운 내용으로 바꾸었으며, 초판에서 생략되었던 반응식을 실어서 반응을 이해하는데 도움이 되도록 하였다.

특히 이번 편집은 훈글 97을 사용하였기 때문에 추후 고치거나 추가할 내용을 손쉽게 수정할 기틀을 마련하였다고 볼 수 있다.

좀더 나은 책이 되어 실질적으로 도움이 되는 책이 되도록 많은 격려와 질책을 기다리며, 끝으로 이 책의 출판에 애쓰신 동명사 여러분께 심심한 감사의 말씀을 보낸다.

2001년 2월

저자 일동

제 1 판 머리말

이 책은 1977년에 처음 발간되고, 1985년에 개정판을 냈던 "정량분석화학"을 혁신적으로 대폭 보완한 것으로, 새로 이름을 지어 "약품정량분석"이라고 부르기로 하였다.

겉보기로 달라진 것은 우선 판의 크기를 크게 하고, 글씨체를 크고 미려한 것으로 바꿔 시인성이 좋도록 하였으며, 꼭 필요한 경우를 제외하고는 한글로 표기하여 한자에 익숙치 않은 신세대들이 읽기에 편하도록 하였다.

내용에 있어서 근본적으로 달라진 것은 기기분석과 실험편을 실은 것이다.

기기분석은 기초원리를 이해하는 데에만도 많은 노력과 시간이 필요하기 때문에, 대개 독립된 교과로서 다루는 경우가 많다. 여기서는 흡광 광도법, 핵자기 공명법, 질량 분석법, 원자흡광 분석법 등의 분광분석법과 전기화학적 분석법, 그리고 미량시료를 다루기 위한 용매추출, 농축 그리고 크로마토그래피를 비롯한 분리분석법에 대해 최소 필요한 기초개념을 알기 쉽게 서술하도록 하였으며, 이들의 응용에 관한 것은 정량분석에 초점을 두었다.

실험편은 화학분석법 중에서 기본적이고 대표적인 것을 발췌하여, 실험조작 하나하나를 비디오를 보는 듯한 효과를 얻을 수 있도록 flow chart 식으로 설명해서 실험의 전체적인 줄거리를 한눈에 파악할 수 있게 하고, 실질적으로 실험이 어떻게 진행되는가를 엿볼 수 있게 하였다.

기왕에 "정량분석화학"에 실려 있던 부분도 대폭적인 손질을 하였는데, 특히 정확한 분석결과를 내는 데 있어서 필요한 데이터 처리법에 상당한 면수를 할애하였으며, 최근의 대한약전의 변경된 내용이 반영되도록 하였다.

무릇, 약학을 연구하는 데 있어서 분석화학이 얼마나 중요한 기초과목인가 하는 것은 새삼 강조할 필요가 없을 것이다. 신약의 개발, 원료 의약품의 제조에서부터 시작하여 품질관리, 제제의약품의 투여에 이르는 모든 단계에서 분석의 지식과 기술이 요구되며, 약학의 각 분야에서 널리 이루어지고 있는 생명과학의 기초로서 없어서는 안 될 중요한 과목인 것이다. 분석화학의 발달이 하루가 달라서 오늘날은 분석과학의 시대라는 용어가 탄생할 정도이며, 한편으로는 새로운 의약품이 속속 개발되고 있는 현실이다. 이러한 시대의 발전에 뒤떨어지지 않기 위해서도 대단한 노력을 경주해야 할 것이나, 초조한 나머지 기초를 소홀히 하고 결과만을 좇아서는 안 될 것이며, 확실한 기초지식을 쌓아 두어야 할 것이다.

아무쪼록 이 책을 통해 정량분석의 기초를 튼튼히 하는 데 도움이 되고, 실무에 참고가 되었으면 더할 나위가 없겠다. 부족한 점이 한두 가지가 아니지만, 해를 거듭할수록 보완하여 더 나은 책이 되도록 노력할 것을 기약하며, 동학 여러분의 아낌없는 질책과 지도를 바라 마지않는 바이다.

끝으로 이 책을 출판하는 데 애써 주신 동명사 여러분에게 심심한 감사를 드린다.

1998년 2월 8일

저자 일동

차 례

제1장 서 론

제2장 시료채취와 처리

제 3 장 유효숫자와 오차

제 4 장 분석치의 통계적 처리

제 5 장 용량분석의 기초

제 6 장 산 · 염기의 중화 적정법

제 7 장 비수적정법

제 8 장 킬레이트 적정법

제 9 장 침전 적정법

제 10 장 산화환원 적정법

제 11 장 중량 분석법

제 12 장 자외 · 가시 흡광 광도법

제 13 장 적외선 흡광 광도법

제 14 장 핵자기 공명 분석법

제 15 장 질량 분석법

제 16 장 원자흡광 분석법 및 발광 분석법

제 17 장 전기 분석법

제 18 장 분리 분석법

제 19 장 가스 크로마토그래프법

제 20 장 고속액체 크로마토그래프법

제21장 실 험

제 1 장

서 론

1.1 정량분석화학

1.1.1 정 의

시료 중에 들어 있는 각 성분의 함량을 결정하는 방법을 정량 분석법이라고 하며, 화학적 방법과 물리적 방법으로 나눌 수 있다. 화학적인 경우에는 화학적 정량 분석법이라고 부른다. 정량분석 화학(quantitative analytical chemistry)은 시료의 화학적 성분함량을 구하여 그 조성이나 순도를 결정하는 화학적 조작법과 그 이론에 관한 학문이라고 정의내릴 수 있다.

물리적 방법은 원형 그대로 분석할 수 있다. 따라서, 시료의 실존상태를 알 수 있으므로 비파괴 분석(원형분석)이라고 부르며, 이에 대해 화학적 방법은 화학적으로 변화시켜 물질을 분석하므로 파괴분석이라고 부를 수가 있다.

1.1.2 정량분석화학의 목적

정량분석의 직접적인 목적은 시료(검체) 중의 화학적 성분의 양, 즉 원소, 근, 기, 원자단 또는 화합물의 함량을 결정하는 데 있다. 간접적인 목적은 함량의 결정에 의해 시료의 조성을 알 수 있고, 그 본질이 무엇인가를 감정하며, 또한 조성이 단일인 경우에는 화학식을 산출하는 자료를 얻는 데 있다. 그리고 경제적으로는 시료의 순도를 알아, 원료로서 혹은 상거래상의 가치를 판단하는 자료를 얻는 데 있다.

정량분석 화학은 정성분석 화학과 함께 화학을 이해하고 응용하는 데 있어서 가장 중요한 기초가 되는바, 순수화학뿐만 아니라 생물학(biology), 의학(medicine), 환경과학(environmental science), 지질학(geology), 해양학(oceanography), 물질과학(material science), 법화학(forensic science), 고고학(archeology), 약학(pharmacy), 화학제조 공학, 농예화학, 광물학 등 화학과 관련되는 모든 분야가 분석화학의 뒷받침을 받고 있다.

몇 가지 예를 들면 천연자원, 농산물 및 그 가공품, 각종 공업자재 및 원료, 식품, 화공약품, 의약품 등의 품질관리 및 감정, 제조, 화학공정 관리, 천연 및 인공 유기 화합물의 구조결정, 생체무기 유기성분의 연구, 토양관리, 환경위생 관리 등은 분석화학과 깊은 관계가 있다.

1.1.3 정량분석의 분류

정량분석은 다음과 같이 분류하는 것이 일반적이다.

〔1〕 실험조작 방법에 의한 분류

① 중량 분석법(gravimetric analysis) : 시료 중에서 목적성분을 침전, 휘발, 추출, 전기분해 등의 방법으로 분리시켜 일정한 조성을 가진 화합물로 한 다음, 무게를 달아 시료 중의 목적성분의 함량을 알아낸다. 일명, 무게 분석법이라고 한다.

② 용량 분석법(volumetric analysis) : 농도를 알고 있는 표준액을 시료 중의 목적성분과 당량점까지 반응시키고, 이 때 소비된 표준액의 부피를 측정하여 목적성분의 양을 알아내는 방법이다. 일명, 부피 분석법이라고 한다.

③ 가스 분석법(gas analysis) : 시료 중의 목적성분 가스를 시약에 흡수시키거나 또는 연소시켜 그 부피의 변화량으로부터 목적성분의 함량을 구한다.

④ 물리 화학적 분석법(physico-chemical analysis) : 기기 분석법이라고도 한다. 예를 들면 선광도법, 분광 분석법, polarography, chromatography 등 여러 가지 방법이 있다. 그리고 중량 분석법에 속하는 전해 분석법과 용량 분석법에 속하는 전위차 적정법, 전도도 적정법도 보통 기기 분석법에 속한다.

〔2〕 시료 사용량별 분류

① 상량 정량 분석법(quantitative macro-analysis) : 1회 시료 사용량은 보통 1~0.1 g이며, 이 때 사용하는 분석용 천칭은 0.1 mg까지 무게를 달 수 있다. 뷰렛은 25~50 mL 용적에 0.1 mL의 눈금이 있는 것을 사용한다.

② 반미량 정량 분석법(quantitative semimicro-analysis) : 1회 시료 사용량은 보통 10~100 mg이며, 이 때 사용하는 반미량 저울은 0.01 mg까지 무게를 달 수 있고, 뷰렛은 보통 0.05 mL까지 눈금이 그어진 것을 사용한다.

③ 미량 정량 분석법(quantitative micro-analysis) : 1회 시료 사용량은 보통 10 mg 이하이다. 0.001 mg까지 무게를 달 수 있는 미량저울과 0.01 mL까지 눈금이 그어진 마이크로 뷰렛을 사용한다.

④ 초미량 분석(ultramicro analysis) : 1회 시료 사용량은 약 1 mg 이하이고, 기기 분석법으로 정량한다.

⑤ 미량 성분분석(흔적분석 : trace analysis) : 시료는 μg 단위의 미량을 사용하며, 중량분석 또는 용량분석으로 정량하기 곤란하므로 주로 흡광 광도법, 형광 광도법, X선분석 등으로 정량한다.

〔3〕 분야별 분류

시료의 종류와 취급분야에 따라 무기분석, 유기분석, 공업분석, 의약품 분석, 식품분석, 유지분석, 광물분석, 독물분석(법화학 : forensic chemistry) 등 여러 가지로 나눌 수 있으며, 분석대상에 따라서 시료의 채취 및 처리법이 다르다.

〔4〕 공정 분석법(official method)

분석법이 서로 다른 경우에는 같은 시료를 분석하더라도 결과가 일치하지 않을 때가 많다. 그러므로 농산품, 화공약품, 의약품, 농약 기타 필요한 자료의 객관적 가치판단의 기준으로서 통일된 공정 분석법을 각 전문분야에서 규정하고 있다.

예로서 각국의 약전(KP, JP, USP, BP, EP, Deutches Arzneibuch : 독일약전), 위생 시험법, 식품분석, 농약분석, 한국 공업규격(KS), JIS(일본 공업규격), ASTM 등이 있으며, 미국의 AOAC(Official methods of analysis : The Association of Official Analytical Chemists)에는 식품, 약품, 농약 기타 여러 가지 자료의 화학 분석법이 규정되어 있다. ASTM(American Society for Testing Materials : 미국 재료시험 협회) 규격집은 철강, 비철금속, 비금속, 고무, 플라스틱, 전기전자, 환경, 수질, 원자력, 의료기, 계측, 기타 소비자 제품 등의 규격과 품질 및 재료시험 방법 등을 규정하고 있다. 그 밖에도 DIN(독일 규격협회), ANSI(미국 규격협회), ISO Standards(국제 표준화 기구) 등을 들 수 있다.

1.2 분석결과의 표시법

1.2.1 실험치와 계산치(이론치)

분석을 하여 얻은 수치를 실험치 또는 분석치라고 한다. 예를 들면, 일정량의 $AgNO_3$을 분석하여 Ag의 중량을 알아냈다면 그것이 실험치이다. 이것을 시료의 중량으로 나누면 시료에 대한 비율을 얻게 되며, 여기에 100을 곱하면 함량의 중량 백분율을 얻게 된다.

$$\frac{\text{Ag의 실험치}}{\text{시료 채취량}} \times 100 = \text{Ag 함량의 실험치 \%}$$

원자량(또는 분자량, 식량)으로부터 산출한 값을 계산치(구체적으로 말하자면 원자량으로부터 계산한 값)라고 부른다. 예를 들면, $AgNO_3$ 1몰(169.873g) 중에는 이론상 Ag의 1그램원자(107.868)가 있다고 할 때, 이 Ag의 양이 계산치이다. 이것은 순수, 즉 100%의 $AgNO_3$에 들어 있는 이론상 Ag의 양을 산출한 값이므로 이론치라고도 부른다. 그 함량을 백분율로 나타내면

$$\frac{\text{Ag의 원자량}}{AgNO_3\text{의 식량}} \times 100 = \text{Ag 함량의 계산치 \%}$$

이 예에서 실험치와 계산치를 비교할 때 허용된 오차의 한계 내에서 합치되면 시료는 순수하다고 할 수 있으나, 차이가 클수록 불순물이 많은 것을, 아니면 분석결과가 정확하지 않은 것을 가리킨다. 시료의 조성이 일정하지 않을 때는 계산치는 산출할 수 없다.

건조시료의 분석치 : 시료 중에 수분이 일정하게 들어있지 않는 경우에는, 우선 수분을 정량하여 그 수분량을 뺀 건조시료의 분석치로 보고하는 것이 통례이다. 수분의 정량에 대해서는 제 7 장에서 다룬다.

$$\frac{\text{수분량의 실험치}}{\text{시료 채취량}} \times 100 = \text{수분\%}$$

$$\frac{\text{구하고자 하는 성분량}}{\text{시료 채취량} \times (100\,\% - \text{수분}\,\%)} \times 100 = \text{건조시료 중의 성분의 함량 \%}$$

여기의 (100% − 수분 %)는 함수물을 100%라고 놓으면 건조시료는 그 (100% − 수분 %)에 상당하므로, 실제로 분석에 쓰인 함수물의 양을 건조물로 환산하기 위해 곱해 주는 값이다. 만일, 건조시료의 일정량을 취하여 분석하는 경우라면 환산할 필요가 없다.

1.2.2 분석결과의 숫자적 표시법

시료 중 목적성분의 함량을 표시하는 형식은 다음과 같으며, 함량에 따라 적당한 것을 선택한다. 그리고 일반적으로 중량단위로는 kg, g, mg, μg 등을, 용량단위로는 L, mL를 쓴다.

〔1〕 절대치로 표시하는 법

일정량의 시료 중에 존재하는 물질량으로써 나타낸다. 예를 들면, 시료 35 g 중에 비소 0.123 g이 들어있다라는 식으로 표시하는 방법으로, 때에 따라 특수목적에 사용한다. 예를 들어, 법화학에서 중독문제에 관련된 분석을 한 결과를 보고하는 경우에는, 구하고자

하는 것이 함량 %가 아니라 절대량이다. 그 까닭은 중독량 또는 치사량이 문제가 되기 때문이다.

〔2〕 분율로 표시하는 법

예를 들면, 시료 100량(중량 또는 용량으로) 중의 성분량(중량 또는 용량으로)으로써 나타낸다. 다음과 같은 여러 가지 표시법이 있다.

(1) 고체시료의 경우

① 중량 백분율(percentage by weight) : 시료 100 g 중에 들어 있는 목적성분의 g수를 뜻하고 %, w%, w/w% 등의 기호를 쓴다.

② 천분율(parts per thousand) : 시료 1000 g 중에 들어 있는 목적성분의 g수를 뜻하며 ppt, ‰(퍼밀) 등의 기호를 쓴다.

③ mg 백분율(mg percentage) : 시료 100 g 중에 들어 있는 목적성분의 mg수를 뜻하며 mg%, mg/100g 등의 기호를 쓴다.

④ 백만분율(parts per million) : 시료 1000 kg 중에 들어 있는 목적성분의 g수를 뜻하며, 시료 1000 g 중에 들어 있는 목적성분의 mg수와 같고 ppm의 기호를 쓴다. 따라서, 1ppm $=0.0001(10^{-4})$%의 관계가 있다. 그리고 성분이 미량으로 $\mu(=10^{-6}\,g)$ 단위로 나타낼 때는 1 g = 1 mL로 간주하고, 1 mL 중의 μg수로 나타내기도 한다. 주로 개략의 수치를 표시할 때에 쓴다.

⑤ 십억분율(parts per billion) : 시료 십억 (10^9) g 중의 목적성분의 g수를 뜻하며 기호는 ppb를 쓴다. 따라서, 1 ppb $=10^{-7}$%의 관계가 있다. 성분이 극히 미량으로 ng$(=10^{-9})$ 단위로 나타내며, 개략의 수치를 표시할 때에 쓴다.

⑥ 몰분율과 몰백분율 : 각각의 성분의 몰수를 모든 성분의 몰수의 합으로 나눈 것을 몰분율이라고 한다. 몰분율에 100을 곱한 것을 몰백분율이라고 한다. 기호는 mol %를 쓴다. 유리와 같은 공업제품 또는 광물 등의 감정결과를 표시할 때 사용한다.

중량 백분율을 몰백분율로 환산하려면, 각각의 성분의 중량 백분율을 대응하는 식량 또는 분자량으로 나눌 때 각각의 식량수 또는 분자수를 얻을 수 있으므로, 각각의 식량수와 분자수를 그 합으로 나누어 여기에 100을 곱하면 된다.

(2) 액체시료의 경우

① 중량 백분율 : 고체의 경우와 같다.

② 용량 백분율(percentage by volume) : 시료 100 mL 중에 들어 있는 목적성분의 mL수를 뜻하고 v%, v/v% 등의 기호를 쓴다. 부피는 온도의 영향을 받으므로 온도를 기재할 필요가 있다.

③ 중량대 용량 백분율 : 시료 100 mL 중에 들어 있는 목적성분의 g수를 뜻하며,

w/v%의 기호를 쓰고 주사제 등의 농도를 표시할 때 상용하고 있다.

④ 용량대 중량 백분율 : 시료 100 g 중에 들어 있는 목적성분의 mL수를 뜻하며, v/w%의 기호를 쓰고 목적성분이 액체일 때 사용한다.

액체시료의 밀도를 d_s, 성분의 밀도를 d_c, 중량을 w, 체적을 v로 나타내면 다음과 같은 관계가 성립한다.

$$\mathrm{w/w\%} = \mathrm{v/v\%} \times \frac{d_c}{d_s}, \quad \mathrm{w/w\%} = \mathrm{w/v\%} \times \frac{1}{d_s}, \quad \mathrm{w/w\%} = \mathrm{v/w\%} \times d_c$$

⑤ 몰분율과 몰백분율 : 고체시료의 경우와 같다.

(3) 기체시료의 경우

용량 백분율로 나타내는 것이 보통이다. 미량성분의 경우에는 ppm을 전용하여 1 m^3 중에 들어 있는 목적성분의 mL수 또는 g수로 나타낸다.

1.3 농도의 표시법과 혼합, 희석

1.3.1 농도의 표시법

농도를 나타내는 방법으로는 다음과 같이 여러 가지 방식이 있으며, 시약의 농도 등은 어떤 방식으로 표시할지 통일되어 있지 않다.

〔1〕 용량비로 나타내는 법

액체시료를 희석할 때에 쓰는 표시법이다. 예를 들면, H_2SO_4(1+2)라는 표기는 1 체적량(예를 들면, 1 mL)의 진한 황산을 2체적량(예를 들면, 2 mL)의 물로 희석한 것을 의미한다. 이것은 희석비율을 써서 농도를 간접적으로 표시하는 방법으로, 정밀하게 표시할 필요가 없을 때 사용한다.

〔2〕 중량비로 나타내는 법

예를 들면, NaCl(1+19)와 같은 표시방법으로, 이것은 NaCl 1푼(예를 들면 1 g)을 물 19푼(예를 들면 19 g)에 용해시킨 것을 의미하며 개략의 농도를 나타낸다. 경우에 따라 기호 "+" 대신에 ":" 을 쓰기도 한다.

〔3〕 중량(또는 체적) → 체적으로 나타내는 법

예를 들면, 수산화나트륨 용액(1→25)과 같은 표시방법으로 NaOH 1 g을 물에 녹여 전량을 25 mL로 하는 비율을 의미한다. 단지, 묽은 에탄올(1→10)처럼 약품이 액상의 경우에는 그 체적량을 가리키며, 에탄올 1mL에 물을 가하여 전량을 10mL로 한 것을 나타낸다. 대한약전에서 이 표시법을 채용하고 있다.

〔4〕 중량대 용량 백분율 농도

용액 100 mL 중의 용질의 g수로 나타낸 것이 올바른 경우인데, 다음과 같이 올바르지 않은 쓰임새도 관용적으로 쓰이므로 주의를 요한다.

예를 들면, NaOH의 10w/v% 용액에 대하여 순수한 NaOH(100%) 10 g을 물에 용해하여 100 mL로 한 용액이라고 해석하는 것이 올바른 사용방법이다. 그러나 실제로는 100%의 NaOH은 없다. 시판품으로서는 최상의 것이라도 90% 정도의 품위의 것밖에 없으므로, 그 10 g으로 조제한 용액은 엄밀히 말하자면 90% 정도의 품위의 NaOH을 10%의 비율로 물에 용해시킨 용액을 의미하는 것이 된다. 즉, 진짜 10 w/v% 용액이 아니다. 이것을 계산하면 90%의 NaOH을 썼을 경우 9% 용액이 된다.

$$10 \times \frac{90}{100} = 9\,\%$$

시료용액의 농도는 표준액만큼 엄격히 표시할 필요가 없다는 점과, 조제법이 간편하다는 이유로 이런 표시법이 관용적으로 쓰이기는 하지만 잘못된 관행이다.

〔5〕 용량 백분율 농도

앞에서 언급한 바와 같이 용액 100 mL 중의 용질의 mL수로 나타낸다. 이것은 알코올 등과 같이 용질이 액체일 경우에 때에 따라 쓴다. 고체의 경우에는 적당하지 않다.

〔6〕 몰농도(molarity)

용액 1000 mL(1 L) 중의 용질의 몰수로 나타낸다. 조제할 때는 메스 플라스크를 쓰며, 필요한 g수의 용질을 넣고 용매로 녹이면서 표선까지 채운다. 기호는 M을 쓴다. 예를 들면 $CaCl_2 \cdot 6H_2O$(식량 219.08) 219.08 g을 물에 녹여 1000 mL로 만든 것이 $1M$-$CaCl_2$이다.

그리고 이와 유사한 농도로 물리화학에서 쓰이는 것이 몰랄농도(molality ; 중량 몰농도)이다. 몰랄농도는 용매 1000 g 중에 들어 있는 용질의 몰수로 나타낸다.

〔7〕 식량농도(formality ; 포르말 농도)

용액 1000 mL(1 L) 중의 용질의 그램식량수로 나타낸다. 분자량이 불분명할 때에 사용한다. 대개 몰농도로 대용하고 있다.

〔8〕 노르말 농도(normality)

용액 1000 mL(1 L) 중의 용질의 그램당량수로 나타낸다. 이것은 용량분석에서 널리 이용되고 있다.

〔9〕 몰백분율 농도 및 몰분율 농도

분석결과의 숫자적 표시법의 항을 참조.

〔10〕 역가로 나타내는 법

용액 1 mL 중의 용질의 g수로 나타낸 농도를 역가라고 부른다. 용액의 세기라는 말뜻이 포함되어 있다.

〔11〕 비중으로 간접적으로 나타내는 법

H_2SO_4, HCl, HNO_3, 암모니아수 등의 농도는 비중을 써서 간접적으로 나타내는 습관이 있다. 주로, 정해진 상용농도의 시판품에 사용한다. 상용시약의 비중표에 의해 비중에 상당하는 %농도를 알 수 있다.

1.3.2 용액의 희석

어떤 농도에서 출발하여 그보다 묽은 농도로 바꾸는 데 필요로 하는 물의 양을 계산하는 방법은 다음과 같다.

〔1〕 비중 변경(%의 변경)

예를 들어, 비중 1.155의 HCl 50 mL에서 출발하여 이것을 희석하여 비중 1.050으로 하는 데 필요한 물의 양을 계산해 보자.

비중표를 보면 HCl의 비중 1.155의 것은 30.55%이고, 비중 1.050의 것은 10.17%이라는 것을 알 수 있다(꼭 일치하는 비중이 표에 실려있지 않을 때는 비중이 농도에 비례한다고 가정하여, 표에서 비중차에 상당하는 농도차를 구해 이것으로 계산하면 된다. 이른바 내삽법에 의한 계산이다).

비중 1.155의 HCl 1 mL의 중량은 1.155 g이므로 그 50 mL는 50×1.155=57.750 g이다. 이 중량의 30.55%가 순 HCl(100%의 염화수소)이기 때문에 순 HCl의 중량은

$$50 \times 1.155 \times \frac{30.55}{100} = 17.643 \text{ g}$$

가해 줄 물의 양을 x라고 하면 57.750 g의 HCl에 xg의 물을 가해준 것이 10.17%가 되어야 하므로 다음 식이 성립한다.

$$17.643 = (57.750 + x) \times \frac{10.17}{100}$$

여기서 x=115.7 g, 물 1 mL=1 g이라고 간주하면 115.7 mL가 된다.

〔2〕 노르말 농도의 변경

다음 식을 이용하여 변경할 수 있다. 식에서 V_c는 진한 시약의 부피, N_c는 그것의 노르말 농도, 그리고 V_d는 묽은 시약의 부피, N_d는 그것의 노르말 농도이다.

$$V_c \times N_c = V_d \times N_d$$

예를 들면 4*N*-HCl 50 mL를 만드는 데는 9.5*N*-HCl 21 mL를 물로 희석하여 50 mL로 하면 된다.

$$\frac{4\times 50}{9.5} \fallingdotseq 21$$

그리고 다음 절에서 설명할 혼합률을 사용하면 더욱 편리하다.

1.3.3 용액의 혼합률

시약용액을 조제할 때는 종종 서로 다른 농도의 용액을 섞어서 필요한 농도의 용액을 만들 때가 있다. 그 중 한쪽의 용액이 물일 때는 희석하는게 된다.

함량(%)이 다른 두 가지 액을 혼합하여 중간함량의 액을 만들려면, 각 액을 그 함량과 얻고자 하는 함량과의 차에 반비례하도록 혼합하면 된다. 높은 쪽의 함량 a인 제 1 용액 A량과 낮은 쪽의 함량 b인 제 2 용액 B량을 혼합하여 함량이 c인 용액을 만들고자 한다면, 다음의 관계가 성립한다.

$$A : B = (c-b) : (a-c)$$

위의 식은 혼합비를 구하는 식이다. 여기서 말하는 함량 및 혼합하는 양을 통일하여 사용한다면 중량, 체적 어느 쪽이더라도 좋으나, 혼합할 때 체적의 수축 또는 팽창이 현저하게 일어나는 경우 및 함량이 v/v% 가 아닌 경우에는 중량을 써야 한다. 이 혼합률을 그림으로 나타내면 다음과 같다.

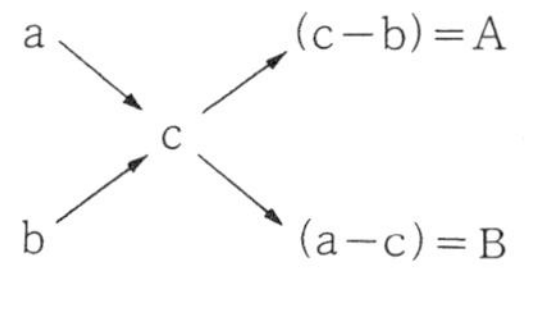

a액을 (c−b)양만큼 취하고 b액을 (a−c)양만큼 취하여 혼합하면 함량 c의 용액을 얻을 수 있다.

···· 연 습 문 제 ····

1. 다음을 비교 설명하라.
 ① 화학분석과 물리분석
 ② 용량분석과 중량분석

2. 정량분석의 목적에 대하여 설명하라.

3. 다음 각 화합물 500 mg은 몇 밀리몰에 해당하는지 계산하라.
 ① $BaCrO_4$
 ② $CHCl_3$
 ③ KIO_3
 ④ $MgNH_4PO_4$
 ⑤ $Mg_2P_2O_7$
 ⑥ $FeSO_4 \cdot C_2H_4(NH_3)_2SO_4 \cdot 4H_2O$

4. 문제 3의 화합물을 각각 0.2M 용액 100 mL로 만드는데 필요한 g수는 얼마인가?

5. 다음에 표시된 각 시약은 몇 밀리몰에 해당하는지 계산하라.
 ① $AgNO_3$ 1.76 g
 ② Na_3PO_4 800 mg
 ③ $5.00 \times 10^{-2} M$ HCl 1.00 mL
 ④ NaOH 6.00 g
 ⑤ 0.180M $CuSO_4$ 12.0 mL
 ⑥ 0.644 ppm Cu^{2+} 25.0 mL
 ⑦ 순수한 H_2O 1.50 mL
 ⑧ Na_2CO_3 41.5 mg
 ⑨ 3.00%(w/v) H_2O_2 10.0 mL
 ⑩ 6.97%(w/w) Na_2SO_3 2500 mg

6. 다음 시약은 몇 mg에 해당하는지 계산하라.
 ① C_2H_5OH 3.94 mmol
 ② NH_3 3.00 mol
 ③ 6.00M KOH 2.50 mL
 ④ 91.4 ppb Pb 500 mL

⑤ 0.114*M* $KMnO_4$ 0.350 L

⑥ 34.1%(w/w) NH_3 100 mg

7. 다음 용액을 어떻게 만들 것인지 설명하라.

① 고체 $BaCl_2 \cdot 2H_2O$으로 0.193*M* $BaCl_2$ 1 L

② 30%(w/w) H_2O_2로 3.0%(w/w) H_2O_2

③ 고체 $Zn(NO_3)_2$으로 750 ppm $Zn(NO_3)_2$ 2.00 L

④ 0.350*M* $AgNO_3$ 용액으로 1.00 mg $AgNO_3$/mL 용액 250 mL

⑤ 밀도가 1.69 g/mL인 85.1%(w/w) H_3PO_4으로 6.00*M* H_3PO_4 5.00 L

8. 다음의 상용 산 또는 염기 용액의 몰농도(molarity)를 계산하라.

① 70.0% $HClO_4$, 비중 1.668

② 69.0% HNO_3, 비중 1.409

③ 85.0% H_3PO_4, 비중 1.689

④ 99.5% CH_3COOH, 비중 1.051

⑤ 28.0% NH_3, 비중 0.898

제 2 장

시료채취와 처리

정량분석의 전과정은 합리적인 시료채취, 시료용액의 조제와 방해물질의 대책, 정량분석 조작, 분석결과의 계산과 평가 등 여섯 가지 기본단계로 나뉘어지며, 다음에 간단히 해설한다.

2.1 시 료 채 취

2.1.1 평균시료 채취법

분석 대상물 전체, 즉 모집단(lot)의 품질을 대표하는 소량의 시료(sample)를 채취한다는 것은, 특히 품질이 균일하지 못할 때 분석 전과정 중에서 가장 어렵고 중요한 일이다. 만일, 잘못 채취된 시료라면 아무리 공을 들여 실험을 하였다 하더라도 그 분석치는 아무런 가치도 없을 것이며, 분석에서 시료채취 조작을 중요시하는 이유도 여기에 있다.

그러므로 시료에 따라서는 그 채취법을 따로 규정하고 있는 것이 많다. 가장, 일반적인 평균시료 채취법인 축분법(reduction)의 하나인 사분법(quartering)은 다음과 같다.

2.1.2 축분법(사분법)

① 전체 분석 대상물의 각 부분에서 여러 가지 방법으로 무작위(random)로 비교적 많은 시료(gross sample)를 취한 다음, 덩어리가 있는 것은 분쇄하여 전량을 체(sieve)로 쳐서 균일하게 섞는다.

② 다음에 원추형으로 쌓아올리고 위에서 고르게 눌러 납작하게 만든다.

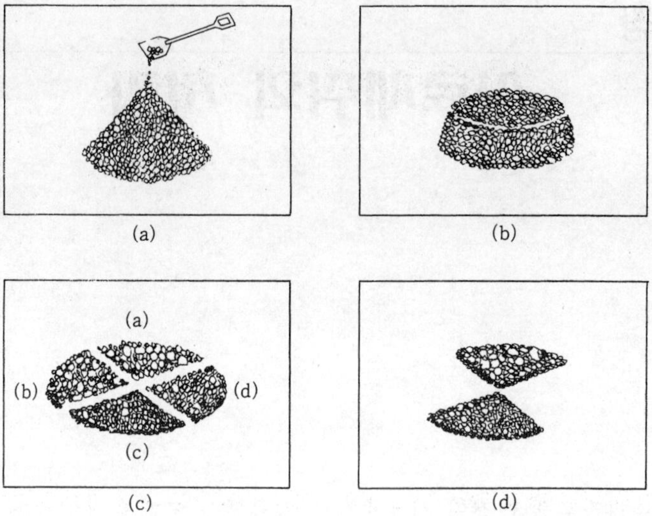

그림 2·1 원추 사분법의 약도

③ 원의 중심을 통과하는 직교 십자선을 그어 사등분한 다음, 서로 마주보고 있는 2개 부분을 취하여 다시 분쇄하고 체로 쳐서 혼합한다.

위의 ②, ③항의 조작을 되풀이하여 적당한 소요량이 되면, 깨끗한 용기에 넣고 밀봉하여 실험실용 시료(laboratory sample)로 하고, 실험실에서는 다시 위의 사분법에 따라 소분하여 최종적인 분석용 시료(test sample)로 한다.

2.1.3 축분에 대한 주의사항

축분에 관한 몇 가지 주의사항을 열거하면 다음과 같다.

① 균일하지 못한 시료일수록 제 1 회 채취량을 증가시켜야 한다.

② 축분조작 중에 반드시 2~3회 약절구(mortar)나 볼밀(ball mill) 등을 이용하여 입자를 적당한 크기로 분쇄하는 동시에, 분쇄할 때마다 전량을 체로 쳐서 처리한 다음 잘 섞어야 한다.

③ 함습시료는 수분량에 따라 그때그때 분석치가 달라지므로, 처음부터 105℃ 내외에서 또는 데시케이터 속에서 항량이 될 때까지 건조시킨 다음 분석할 때가 많다. 이것을 건조시료(dry sample)라고 한다.

액체나 기체는 대개 그 성분이 균일하게 혼합되어 있으므로, 평균시료(average sample)를 채취하기가 비교적 쉬우며, 수질 검사법이나 가스 분석법에 준하여 시행하면 된다.

이상과 같은 평균시료 채취법과는 정반대로 단일물질의 조성 또는 분자식을 알기 위하여 분석하고자 할 때에는 되도록 그 조성만을 함유하는 순수시료를 얻기 위해 재결정, 증류, 승화 등 여러 가지 방법으로 시료를 정제해야 한다. 이것은 유기원소 분석의 경우에서 찾아볼 수 있다.

2.2 시료의 용해(Dissolution)

분말시료는 분석에 앞서 일반적으로 용액으로 만든다. 상량분석에서 1회에 사용하는 시료량은 대략 0.1~1.0 g 정도이지만 필요에 따라 적당히 증감시킨다.
용매는 시료성분에 따라 다르나 무기약품의 경우에는 보통 증류수, 30% 염산, 50% 질산, 60% 황산, 왕수 등을 사용하며, 유기약품의 경우에는 적당한 유기용매를 사용하기도 한다. 시료 0.1 g당 약 3 mL 정도를 사용한다.

SiO_2, SnO_2, $BaSO_4$, $PbSO_4$, HgS, AgX 등과 같이 왕수에도 녹지 않는 불용성 물질은 일단 용액과 분리시켜 건조시킨 다음, 융제(flux)와 같이 혼합하고 적당한 도가니에 넣어 가열용융시킨 다음, 온수 또는 산으로 용출시킨다. 이와 같이 불용성 성분을 융제와 같이 가열, 용융시켜 가용성 성분으로 변화시키는 조작을 용융법(fusion method)이라 한다.

2.3 방해물질의 분리와 은폐

분석치에 오차를 초래하는 방해물질(interfering substance)은 미리 분별, 제거하든가 은폐(masking)시켜야 하는데, 그 방법이 다양하므로 여기에서는 간단히 설명하고자 한다.

2.3.1 침전에 의한 분리

침전제를 사용하여 목적성분 또는 방해물질을 침전분리하는 방법을 많이 이용한다. 침전제의 선택과 아울러 용해도, 액성, 공침현상 등을 고려해야 하며, 자세한 것은 중량 분석법 중 침전법을 참고하기 바란다.

2.3.2 용매에 의한 추출분리

수용액 중에서 목적성분 또는 방해물질을 유기용매로 추출분리할 때는 분액 깔때기(separatory funnel)를 흔히 사용한다. 용매로써 에테르, 석유 에테르, 클로로포름, 사염화탄소, 벤젠 등 비수용성 용매를 사용하며, 용매의 극성, 분배율, 액성, 용매 사용량, 추출 횟수 등을 고려해야 한다.

특히, 금속이온과 착화합물을 만들어 이것을 용매로 추출하는 방법은 효과적인 분리수단의 하나이다. 예를 들면, oxine이나 dithizone이 들어 있는 사염화탄소로 금속이온을 추출한다.

2.3.3 Chromatography에 의한 분리

시료 중의 각 성분의 고정상(stationary phase)과 이동상(mobile phase)에 대한 친화성의 차이를 이용하여 혼합물을 분리하는 방법이다. 고정상은 고체 또는 액체이고, 이동상은 액체 또는 기체이며, 형식에 따라 여러 가지 방법이 있다.

몇 가지 예로서 silica gel, 이온교환 수지(ion exchange resin) 등이 들어 있는 칼럼(column)을 사용하는 분배 크로마토그래피(partition chromatography), 이온교환 크로마토그래피(ion exchange chromatography) 그리고 종이 크로마토그래피(paper chromatography), 박층 크로마토그래피(thin layer chromatography), 가스 크로마토그래피(gas chromatography), 고속액체 크로마토그래피(HPLC), 기타 전기 영동법 등이 있으며, 자세한 것은 제 18 장～제 20 장 및 전문서적을 참고해 주기 바란다.

2.3.4 휘발에 의한 분리

상압 또는 감압 상태에서 항온, 저온, 가열, 증류, 수증기 증류, 흡착제 등을 적절한 방법으로 사용하여 휘발성 물질을 비휘발성 물질과 분리한다. 휘발성 물질로 변화시킬 수 있는 것도 이에 준한다.

2.3.5 은폐(Masking)

목적성분과 방해물질을 서로 분리하는 대신 방해물질에 은폐제(masking agent)를 작용시켜 그 방해성을 제거하는 방법이다. 특히, 금속이온의 은폐제로서 착화합 반응을 하는 EDTA, NTA 등 여러 가지 complexone계(amino polycarboxylic acid) 화합물이 널리 이용되고 있으며, 기타 CN^-, S^{2-} 등도 있다. 이러한 은폐제의 선택에 있어서도 반응의 특이성, 액성 등을 고려해야 하며, 자세한 것은 금속 킬레이트 화합물에 관한 전문서적을 참고하기 바란다.

이 밖에 투석법 등도 이용되고 있다.

제 3 장

유효숫자와 오차

3.1 유효숫자와 계산

실험치로써 충분한 유의성과 신뢰성이 보장되도록 자릿수가 정리된 수치를 일반적으로 유효수치라고 하며, 그것을 기록하기 위하여 사용된 숫자를 유효숫자라고 한다. 유효자릿수는 유효숫자의 개수를 뜻한다. 단, 소수점의 위치를 표시하기 위하여 사용한 0 은 유효숫자가 아니다.

【예】 $\underline{1.0883}$ 0.$\underline{1830}$ $\underline{1.83}\times 10^{-2}$(밑줄친 부분은 유효숫자)

유효수치는 관례상 확실성이 보증되는 자리보다 1 자리를 더 많이 취하여 표시하고, 그 이하는 사사오입하여 정리하도록 되어 있다. 한 예로, 원자량의 끝자리 수치는 불확실하다. 어떤 장치의 눈금을 읽을 때 보통 최소눈금 사이 간격의 1/10 정도까지는 추정이 가능하다. 그러므로 0.1 mL까지 눈금이 새겨져 있는 50 mL 뷰렛의 경우에는, 적어도 0.01mL까지 읽어야 하며, 최소눈금이 밀리미터 단위로 눈금이 새겨져 있는 자를 사용할 때에는 밀리미터의 1/10까지 읽어야 한다.

계산에 있어서는 각 항의 오차가 계산치에 전달되므로, 그 크기를 파악하여 계산치의 유효 자릿수를 결정한다. 그러나 실제 계산과정에서 전달되는 오차의 크기를 일일이 검토한다는 것은 대단히 번잡스러운 일이므로 근사적이기는 하지만, 보다 간편한 방법으로 다음과 같은 유효수치의 계산규칙을 이용하고 있다.

3.1.1 덧셈과 뺄셈

각 항 중 끝자리 단위가 가장 큰 것을 기준하여, 다른 항의 끝자리를 정리한 다음 계산한다.

【예】 50.1+1.36+0.518=51.978 대신에 50.1+1.4+0.5=52.0

각 항을 미리 정리하여 계산한 것과 계산한 다음에 정리하는 경우 양자간에 약간의 차이가 생길 수 있지만, 별로 문제될 것은 없고 계산을 능률적으로 할 수 있다. 반올림은 대개의 경우는 사사 오입법을 이용한다. 특수한 경우의 반올림법으로 다음과 같은 방법을 사용하기도 한다. 반올림할 자리의 숫자가 5보다 크거나 또는 5 다음이 0보다 큰 수로 이어질 경우에는 1을 올리고, 만일 5 미만인 경우에는 버린다. 이 경우는 일반적인 사사오입과 거의 같다. 반올림할 숫자가 5로 끝나거나 또는 5 다음의 숫자가 0으로 이어질 때에는 가장 가까운 짝수로 반올림한다. 즉, 바로 앞자리 숫자가 홀수일 때는 1을 올리고 짝수이면 그 이하는 모두 버린다. 따라서 1.325, 1.32500 및 1.31500을 소수점 이하 둘째 자리까지 반올림하면 셋다 1.32가 된다.

이와 같이 가까운 짝수로 반올림하는 방법을 사용하는 이유는, 연속적으로 사사오입에 의해 반올림을 하게 되면 최종결과가 실제 보다 크게 반영되는 것을 피하기 위해서이다. 평균적으로 반은 올림하고 반은 버리게 된다.

만일, 계산하는 과정이 두 단계 이상인 경우에는 중간 과정에서 그때그때 반올림하지 말고 여유의 자릿수를 더 남겨두는 것이 바람직하다. 이것은 반올림에 의한 오차를 최소화하기 위해서이다. 또한, 요즘은 거의 계산기를 사용하므로 중간에 반올림하지 말고 계산기에 숫자를 있는 그대로 입력하여 계산을 마친 다음 최종결과에서 반올림을 하도록 한다.

3.1.2 곱셈과 나눗셈

각 항 중 유효 자릿수가 가장 작은 것을 기준하여 기타 항의 자릿수를 미리 정리한 다음에 계산한다.

【예】 34.57×0.123×1.0735=4.56464 대신에 34.6×0.123×1.07=4.56

3.1.3 대수와 음의 대수

대수는 가수와 지표로 이루어진다. 어떤 수 A의 대수에 대한 가수의 유효 자릿수는 A의 유효 자릿수와 일치하여야 한다. 예를 들어, 측정치 233의 대수는 2.3673…이고 233의 유효 자릿수는 3이므로 log 233의 계산치는 2.367로 하는 것이 바람직하다. 마찬가지로 $10^{2.367}$은 232.80…인데 유효 자릿수를 3으로 하여 계산치는 2.33×10^2으로 표기한다.

3.2 오차 및 불확정도

3.2.1 오차의 종류

측정치(measured value)에서 참값(true value)을 뺀 값을 오차(error)라 하며, 그 절대치를 절대오차(absolute error)라고 한다. 참값에 대한 절대오차의 비율을 상대오차(relative error)라 하며, 필요에 따라 백분율이나 천분율로 나타낼 때도 있다. 절대오차가 작을수록 그 측정치의 정확도(accuracy)가 크다고 하며, 같은 조건에서 얻은 같은 시료에 대한 측정치 상호간의 차가 작을수록, 즉 측정치가 서로 밀집되어 있을수록 정밀도(precision)가 크다고 한다. 오차는 그 원인이나 특성에 따라 다음과 같이 분류한다.

〔1〕 계 통 오 차

오차의 발생원인을 규명할 수 있고, 참값을 기준으로 하여 일정한 방향(+ 또는 −)과 크기를 가지고 있는 오차를 계통오차(systematic error) 또는 정오차(定誤差, determinate error)라 한다. 그 원인에 따라서 다음과 같이 분류한다.

① 계기오차(instrumental error) : 저울과 분동, 측용기(測容器), 기타 사용계기의 부정확으로 인하여 생긴다.

② 환경오차(environmental error) : 온도, 습도, 기압 등 환경조건의 변화로 생긴다.

③ 방법오차(methodic error) : 분석법의 결함에서 오는 오차로서 각 단위조작의 단점, 반응의 불완전, 부반응, 시약의 비특이성이나 불예민성, 침전의 용해손실, 공침현상 등 그 분석법의 여러 과정에서 생기는 오차이다.

④ 개인오차(personal error) : 실험자의 그릇된 습성이나 주의력의 부족으로 말미암아 생긴다.

계통오차를 분류하는 방법은 관점에 따라서 달라질 수 있으며, 어느 종류의 계통오차에 속하는 것인가를 명확히 규정할 수 없을 때도 있다. 그러므로 원인에 따라 조작오차, 적정오차, 지시약 오차, 시약오차 등 여러 가지로 표현하기도 한다. 그리고 조작이나 계산상의 잘못으로 생기는 과실오차는 그 크기나 방향이 일정하지 않으므로 계통오차라고는 할 수 없다.

계통오차 중에서 시료량에 관계없이 그 절대치가 대략 일정한 것을 고정오차(constant error) 또는 부가오차(additive error)라고 하며, 시료량에 비례하는 것을 비례오차(proportional error)라 한다. 지시약 오차는 전자의 한 예이며, 시료 중의 불순물의 공침으로 생기는 오차는 후자에 속한다. 이와 같은 계통오차는 여러 가지 방법에 의해 제거 또는 감소시킴으로서 측정치의 정확도를 높일 수 있다.

〔2〕 우연오차

계통오차나 과실오차를 제거하여도 계기의 정밀성이나 관측자의 능력의 한계성 등, 여러 가지 원인으로 같은 조건에서 분석하여도 매회의 측정치에 원인을 알 수 없는 오차가 따를 수 있는데 이것을 우연오차(accidental error or random error) 또는 부정오차(不定誤差, indeterminate error)라고 한다. 우연오차가 작을수록 정밀도는 커진다. 적절한 방법으로 정밀도를 어느 한계까지 높일 수는 있으나, 우연오차의 본질적 특성을 생각할 때 이것을 완전히 제거하는 방법은 없다. 다만, 그 크기를 통계적 방법으로 평가하는 방법이 있을 따름이다.

3.2.2 불확정도

일반적으로 물체의 길이 또는 용액의 온도 등을 측정할 때 이에 관련된 우연오차를 추정하거나 측정할 수가 있다. 불확정도는 측정자가 기기나 기구의 수치를 얼마나 잘 읽을 수 있는지의 여부, 또는 측정방법에 얼마나 익숙한지에 따라 좌우된다. 가능한 한 불확정도는 통상 표준편차(standard deviation) 또는 신뢰구간으로 나타내며, 이 파라미터들은 일련의 반복측정의 결과물이다. 그리고 아래에 논의되는 것은 단지 우연오차에만 적용되는 것으로, 즉 모든 계통오차가 제거된 것을 전제로 한다.

절대 불확정도(absolute uncertainty)는 측정에 따르는 불확정도의 한계를 의미한다. 만약, 완벽하게 검정된 뷰렛을 읽는 데 추정된 불확정도가 0.02 mL라면, 읽기와 관련된 절대 불확정도는 0.02 mL라고 한다. 상대 불확정도(relative uncertainty)는 절대 불확정도를 관련된 측정의 크기와 비교하여 나타낸 것이다. 뷰렛을 12.35±0.02 mL이라고 읽었을 때의 상대 불확정도는 다음과 같다.

$$\text{상대 불확정도} = \frac{\text{절대 불확정도}}{\text{측정의 크기}} = \frac{0.02\ \text{mL}}{12.35\ \text{mL}} = 0.002$$

$$\text{상대 불확정도의 백분율(\% 상대 불확정도)}$$
$$= \text{상대 불확정도} \times 100 = 0.2\%$$

절대 불확정도가 일정하면 측정의 크기가 커질수록 상대 불확정도는 작아진다. 만약, 뷰렛 읽기에서 불확정도가 0.02 mL로 일정하다면 상대 불확정도는 10 mL 부피에 대해서는 0.2%이고, 20 mL 부피에 대해서는 0.1%가 된다.

3.2.3 불확정도의 전파

대부분의 실험에서는 각각의 우연오차를 가진 몇 개 숫자들에 대한 산술적 계산이 필요하다. 산술계산 결과의 불확정도는 각 오차들의 단순한 합이 아니다. 왜냐하면, 이들 중 일부는 양이고 일부는 음의 오차가 되어 서로 상쇄될 수 있기 때문이다.

〔1〕 덧셈과 뺄셈

다음의 계산값은 3.06인데, 불확정도는 얼마인가?

$$2.76(\pm 0.03) + 1.89(\pm 0.02) - 1.59(\pm 0.02) = 3.06(\pm e)$$

3개의 측정치의 불확정도를 e_1, e_2, e_3라 할 때, 덧셈과 뺄셈의 경우 계산치의 불확정도는 다음 식으로 구할 수 있다.

$$\begin{aligned} e &= \sqrt{e_1^2 + e_2^2 + e_3^2} \\ &= \sqrt{(0.03)^2 + (0.02)^2 + (0.02)^2} = 0.04_1 \end{aligned}$$

합계에 대한 절대 불확정도는 ±0.04 이므로 답은 3.06(±0.04)이다. 불확정도에는 단지 1개의 유효숫자만이 있을 뿐이지만, 첫 번째 비유효 숫자를 아랫첨자로 표시할 경우 0.04_1이라고 나타낼 수 있다. 숫자 0.04_1에서 1개 또는 그 이상의 비유효 숫자를 나타내는 이유는, 마지막 계산에서 반올림으로 인한 오차가 생기는 것을 피하기 위해서이다. 만약, 이 계산의 상대 불확정도 백분율을 나타내려면 다음과 같이 쓸 수 있다.

$$\text{상대 불확정도 백분율} = \frac{0.04_1}{3.06} \times 100 = 1._3\%$$

상기계산에 대한 최종결과는 3.06(±0.04) 또는 3.06(±1%)로 표시하면 된다.

〔2〕 곱셈과 나눗셈

곱셈과 나눗셈에서는 모든 불확정도를 먼저 상대 불확정도 백분율(또는, 상대 불확정도)로 전환한 후 결과의 오차를 계산한다.

$1.76(\pm 0.03) \times 1.89(\pm 0.02) \div 0.59(\pm 0.02) = 5.6_4(\pm e)$ 계산에 대한 상대 불확정도 %e는

$$\begin{aligned} \%e &= \sqrt{(\%e_1)^2 + (\%e_2)^2 + (\%e_3)^2} \\ &= \sqrt{(1._7)^2 + (1._1)^2 + (3._4)^2} = 4._0\% \end{aligned}$$

계산치는 상대 불확정도로 $5.6_4(\pm 4._0\%)$이다. 절대 불확정도는 $5.6_4 \times 4._0\% = 0.2_3$이므로 계산치는 5.6(±0.2) 또는 5.6(±4%)로 나타낼 수 있다.

〔3〕 혼합된 계산

다음과 같은 혼합된 계산을 생각해 보자.

$$[1.76(\pm 0.03) - 0.59(\pm 0.02)] \div 1.89(\pm 0.02) = 0.619_0 \pm e]$$

분자의 불확정도는 $\sqrt{(0.03)^2+(0.02)^2}=0.03_6$이므로 분자의 계산결과는 1.17 $(\pm 0.03_6)$이다. 이것을 정리하여 상대 불확정도를 구하면 $\sqrt{(3.1)^2+(1.1)^2}=3._3$이다.

$$\frac{1.17(\pm 0.03_6)}{1.89(\pm 0.02)}=\frac{1.17(\pm 3._1\%)}{1.89(\pm 1._1\%)}=0.619(\pm 3._3\%)$$

절대 불확정도는 $0.03_3 \times 0.619_0 = 0.02_0$이다. 그러므로 최종답은 0.619(±0.02) 또는 0.619(±3%)로 나타낼 수 있다.

3.2.4 분석치의 허용오차

여러 가지 분석조건에 따라 불가피한 것으로 인정되는 오차를 허용오차라고 한다. 1회 무게를 다는데는 최소한 0.1 mg의 허용오차가 따르므로, 칭량병을 사용하는 경우 물질량의 오차는 2 회의 칭량오차가 가산되어 약 0.2 mg 정도이다. 그리고 보통 뷰렛의 눈금 관측오차는 1회 약 0.01～0.02 mL이므로, 표준액 소비량의 오차는 뷰렛의 상하눈금 관측오차가 가산되어 약 0.02～0.04 mL 정도이다. 기타 표준액의 농도오차, 분석과정에서의 여러 가지 오차가 겹치므로 0.2 g 정도의 시료량을 달고, 표준액 소비량을 20～40 mL 정도로 하여 해당 측정치의 상대오차를 각각 0.1% 정도가 되도록 조작하여도 분석치의 허용오차는 약 0.3% 이내로 줄일 수는 없다. 따라서, 그 유효 자릿수는 최대 4개 정도이다.

3.3 분석오차의 관리

측정치의 오차 중에는 정확도를 지배하는 계통오차 및 정밀도를 지배하는 우연오차가 서로 섞여져서 나타난다. 그림 3·1은 참값에 대한 측정치의 분포모양을 네 가지로 나누어 나타낸 것이며, 그 중에서 (c)는 가장 이상적인 분포모양에 해당한다. (b)는 정확도가, (d)는 정밀도가 높은 반면 (a)는 양자가 모두 나쁘다. 모든 실험에서는 결과를 되도록 (c)에 가까운 모양이 되도록 여러 가지 개선책을 마련해야 할 것이다.

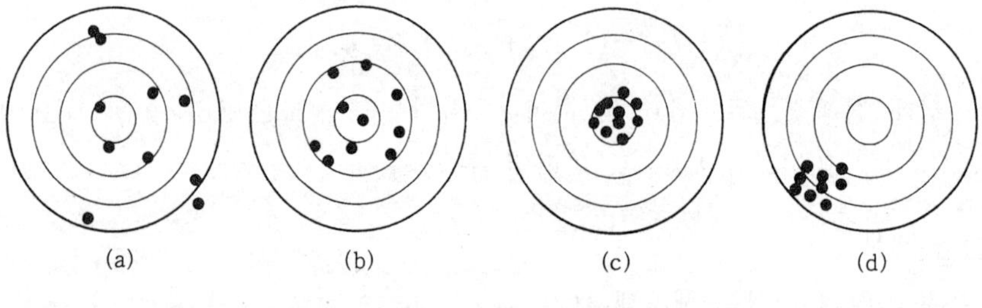

그림 3·1 측정치의 분포모양

3.3.1 계통오차의 처리

분석오차 중에서 계통오차나 과실오차에 대해서는 그 원인에 따라 다음과 같이 적절히 대처한다.

① 분석기술을 연마하고 기본 조작법에 숙달하도록 하며, 면밀한 관찰력과 주의력을 배양하고 분석계산에 능숙해지도록 한다.

② 저울과 분동, 측용기를 검정하고 환경오차에 대한 보정을 시행한다.

③ 시약의 순도, 시료 중의 방해성 물질의 유무, 표준액 농도의 정확성 등을 검토한다.

④ 시료채취, 칭량, 희석, 용해, 침전, 여과, 세척, 가열, 증발, 건조, 추출, 적정 등, 여러 가지 분석실험의 기본조작에 수반하는 오차요인을 제거하도록 유의한다.

⑤ 시료량이나 농도, 공존물질의 방해성, 분석목적에 타당한 분석치의 신뢰성, 사용계기의 성능 등, 여러 가지 실정에 따라 알맞는 분석법을 택하되, 그 분석법의 결함에서 유래되는 계통오차를 분석 관리도 등으로 규명하여 이를 제거한다.

⑥ 필요에 따라 공시험, 조절시험, 회수시험 등을 시행함으로서, 전반적인 계통오차, 특히 그 중에서도 방법오차를 제거한다.

3.3.2 오차를 줄이기 위한 시험법

〔1〕 공시험(blank test)

시료를 사용하지 않고 기타 모든 조건을 시료 분석법과 같은 방법으로 실험하는 것을 말한다. 이와 같이 함으로써 시약 중의 불순물로 인한 오차, 지시약 오차, 기타 조작 중 일어나는 여러 가지 계통오차의 대부분을 효과적으로 제거할 수 있다.

〔2〕 조절시험(control test)

시료와 가급적 같은 성분을 함유한 대조시료를 만들어, 시료 분석법과 같은 방법으로 여러 번 실험한 다음, 기지 함량치와 실지로 얻은 분석치와의 차이만큼 시료 분석치를 보정하여 준다. 보정치가 함량에 비례할 때에는 비례계산하여 시료 분석치를 보정한다. 즉,

$$\frac{\text{시료 성분량}}{\text{대조시료 성분량}} = \frac{\text{시료 분석치}}{\text{대조시료 분석치}}$$

〔3〕 회수시험(recovery test)

시료와 같은 공존물질을 함유하는 기지농도의 대조시료를 분석함으로서 공존물질의 방해작용 등으로 인한 분석치의 회수율을 검토하는 방법이다. 뇨, 혈청, 생체조직 등과 같이 공존물질의 성분이 복잡할 때에는 시료에 일정량의 목적성분을 추가하여 분석하고,

추가량에 대응하는 분석치의 증가량을 검토하는 방법이 흔히 이용된다.

〔4〕 맹시험(blind test)

실용분석에서는 분석치가 어느 범위 내에서 서로 비슷하게 될 때까지 실험을 되풀이하는 것이 보통이다. 이 때 얻어지는 처음 분석치는 조작에 익숙하지 못하여 흔히 오차가 크게 나타나므로 맹시험이라고 하며 버리는 경우가 많다. 때로는 그 결과에 따라 시험량, 시액농도 등을 보다 합리적으로 개선할 수 있으며, 따라서 일종의 예비시험에 해당한다.

〔5〕 평행시험(parallel test)

같은 시료를 같은 방법으로 여러 번 되풀이하는 시험으로, 이것은 우연오차를 가지고 있는 매회 측정치로부터 그 평균치와 표준편차 등을 얻기 위한 수단이며, 계통오차를 제거하는 방법은 아니다.

3.3.3 분석 관리도(Control chart)

같은 표준시료를 주기적으로(매일 또는 매주) 분석하여 그 결과를 도표로 기록한 것을 분석 관리도라고 하며, 다음과 같이 작성한다. 즉, 표준시료의 기지함량(x_0)을 나타내는 기선을 설정한 다음, 주기의 한 예로서 매일 분석한 값을 일별로 기입한다.

한편, 기선의 상하 일정한 거리로 관리한계(control limit)의 선을 설정한다. 한계선과 기선의 길이는 분석법의 정밀도에 따라 다음과 같이 책정하는 것이 상례이다. 즉, 되도록 많은 횟수의 분석치를 평균하여 표준편차(s)를 산출한 다음, 기선을 중심으로 하여 내부한계(inner limit)로서 $\pm 2s$, 외부한계(outer limit)로서 $\pm 3s$를 취한다. 이에 대한 확고한 확률적 근거는 없으나, 실제문제를 해결함에 있어 타당하다는 것이 경험으로 인정되고 있다.

참고로 정규분포 곡선과 그 모표준 편차 σ에 관하여 모평균치 μ를 중심으로 해서, 각 측정치가 $\pm 2\sigma$, $\pm 3\sigma$를 벗어나는 확률은 각각 5%, 0.3%이며, s는 σ의 근사치임을 생각할 때 전술한 각 한계선의 설정기준이 타당하다는 것을 납득할 수 있을 것이다. 물론, 보다 많은 분석치를 얻은 다음에는 다시 s를 계산하여 한계선을 수정할 수도 있다.

내부한계를 넘는 분석치는 계통오차의 존재 가능성을 경고하는 셈이며, 외부한계를 넘는 분석치는 거의 틀림없이 계통오차가 따른다는 것을 알리는 것이기 때문에, 그 원인을 찾아내어 개선책을 검토함으로써 해당 분석법의 표준화를 기할 수 있을 것이다. 내부 한계선 이내에서의 불규칙성은 단순히 우발적인 것으로 본다. 분석 관리도는 특히 시일경과에 따라 나타나는 일정한 경향성을 가진 이상현상을 단순한 불규칙 현상과 구별하는 데 매우 효과적이다. 즉, 분석 관리도를 작성하고 관찰한다는 것은 경시적으로 나타나는 계통오차(시액의 변질이나 농도변화 등)를 발견하는 동시에, 전반적인 계통오차 요인을 제거하고 정밀도의 윤곽을 파악하는 좋은 수단이다.

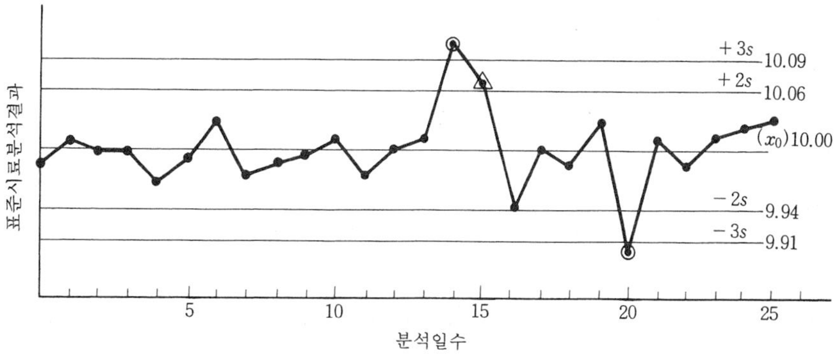

분석일수 표준시료 분석결과

표준시료 농도 = 10.00%　　　$s = 0.030$

외부한계 : 10.00 ± 0.090　　　내부한계 : 10.00 ± 0.060

◉ : 요검토　　　▲ : 필요하면 재고

그림 3 · 2 분석 관리도의 예

3.3.4 품질 관리도

제품의 품질을 일정한 수준(한계)으로 관리하기 위하여 생산공장에서 제품시료에 대한 분석치를 주기적으로 도시한 것을 품질 관리도라고 한다. 여기에서 나타나는 불규칙성은 품질차와 분석오차가 섞여진 것이다. 그러므로 여러 개의 제품시료를 분석할 때 같은 조건하에서 몇 개의 표준시료를 분석하여, 품질 관리도와 아울러 분석 관리도를 만들어 양자를 비교함으로써 품질 관리도에 나타난 이상치의 원인이 어느 쪽(품질차이 또는 분석오차)에 속하는가를 가려낼 수 있을 것이다.

· · · · 연 습 문 제 · · · ·

1. 다음을 비교 설명하라.
   ① 정확도(accuracy)와 정밀도(precision)
   ② 계통오차와 우연오차
   ③ 절대오차와 상대오차
   ④ 고정오차와 비례오차
   ⑤ 회수시험과 조절시험
   ⑥ 맹시험과 공시험
   ⑦ 분석관리도와 품질관리도

2. 다음의 측정치를 유효자릿수가 3이 되도록 반올림하라.
   ① 1.6194
   ② 0.08091
   ③ 1437
   ④ 8.6154×10^{-3}

3. 다음의 숫자를 모두 측정치라고 가정하고, 유효숫자를 유념하여 계산하라.
   ① $1.1037+0.914+8.62=$
   ② $9.388+1.4066-5.2=$
   ③ $3.1994\times10^{-3}+6.145\times10^{-1}+0.00317=$
   ④ $4.16\times10^{3}-3.79\times10^{2}=$
   ⑤ $(106.8)(21.4)=$
   ⑥ $(7.72\times10^{-2})(4.116\times10^{-3})=$
   ⑦ $1.6\div4.1793=$
   ⑧ $\sqrt{2.164\times10^{5}}=$
   ⑨ $\dfrac{(6.02\times10^{1})+4.4711}{12.833}+2.649=$
   ⑩ $\log(8.063\times10^{-4}+1.17\times10^{-2})=$

4. 유효숫자를 유념하여 다음의 답을 내고, 절대 불확정도와 %상대 불확정도를 계산하라.
   ① $6.2(\pm0.2)-4.1(\pm0.1)=$
   ② $9.43(\pm0.05)\times0.016(\pm0.001)=$
   ③ $[6.2(\pm0.2)-4.1(\pm0.1)]\div9.43(\pm0.05)=$

④ $9.43(\pm 0.05) \times \{[[6.2(\pm 0.2) \times 10^{-3}] + [4.1(\pm 0.1) \times 10^{-3}]\} =$

5. 다음 중 어느 것이 정오차(determinate error)이고 어느 것이 부정오차(indeterminate error)인지를 가려라.

① 흡습성이 있는 시료를 무게를 달기 전에 전기건조기에서 건조하지 않았을 때

② 뷰렛의 눈금을 28.24 mL라고 읽고, 쓰기를 28.42라고 썼을 때

③ 뷰렛의 눈금을 읽을 때 메니스커스의 하단을 0 mL 표시에 맞춘다고 하였으나 실제로는 약간 밑으로 맞춰졌을 때

④ 10 mL TD(to deliver) 피펫의 표선까지 채운 액체를 배출할 때 마지막 방울을 입으로 불었을 때

⑤ 실험대의 진동 때문에 계기의 바늘이 멈춘 위치를 정확히 읽지 못했을 때

제 4 장
분석치의 통계적 처리

같은 실험을 반복하였을 때는 여러 개의 측정치를 얻게 되며, 이에 대한 해석을 하여야 할 필요가 있다. 즉, 이들 측정치 중에서 어떻게 하면 가장 바람직한 결과를 유도해 낼 것이며, 또 그 결과는 얼마나 믿을 만한가를 평가하는 것이다. 또한, 일련의 실험결과 중에서 폐기해야 할 측정치가 존재하는지의 판단이나, 서로 다른 방법으로 얻어진 결과의 비교에 있어서도 자료의 통계적인 처리가 필요하다. 여기서는 실제자료에 적용할 수 있는 통계적인 방법을 간단히 소개한다.

4.1 정규분포 곡선

산재되어 있는 측정치들을 통계처리하는 첫 단계로서, 측정치를 크기 차례로 배열하되 적당한 폭을 가진 구간(cell)으로 세분하여 구간별 측정치의 크기와 그 도수(빈도)에 관한 도수 분포도를 그려보면, 실험치의 분포에 대한 정보를 얻을 수 있다. 정규분포 또는 가우스 분포(Gausian distribution)는 Gauss에 의하여 물리계측의 오차에 대한 확률분포로 처음 도입된 후로 천문학, 물리학 등 많은 분야에서 확률모형으로 적용되어 왔다. 통계학의 발전초기에는 모든 자료가 이 분포를 이루어야만 옳고, 그렇지 않은 경우에는 자료의 수집이 잘못되었다고 믿었다.

이러한 이유로 이 분포에 정규(normal)라는 이름이 붙게 된 것이다. 물론, 이는 잘못된 생각으로, 이 분포 이외의 분포들이 확률모형으로써 더 적합한 경우도 많다. 그럼에도 불구하고 여전히 정규분포는 통계적 추출의 중추적 역할을 하고 있다. 이 분포는 평균값 μ와 표준편차 σ에 의해 결정되며, 다음과 같은 확률밀도 함수를 갖는다. 이러한 정규

분포를 $N(\mu, \sigma^2)$으로 나타낸다.

$$f(x) = \frac{1}{\sigma\sqrt{2\pi}} e^{-\frac{(x-\mu)^2}{2\sigma^2}}$$

정규분포 곡선은 x의 정밀도에 따라 곡선의 폭과 높이가 달라지지만, 다음과 같은 공통적인 특징을 갖고 있다.

① 평균값 μ를 중심으로 하여 좌우대칭이며, μ에서 높이가 가장 크다.

② 큰 오차보다 작은 오차의 빈도가 크다.

③ 대단히 큰 오차는 거의 나타나지 않는다.

④ 곡선의 변곡점과 중앙선 사이의 거리는 표준편차와 같다.

⑤ 곡선아래의 면적은 그 범위의 측정치의 확률을 나타내며 표 4·1과 같다.

표 4·1 정규분포 곡선의 상대 빈도값 및 면적표

측정치 범위	확 률
$\mu \pm \sigma$	68.26%
$\mu \pm 2\sigma$	95.46%
$\mu \pm 3\sigma$	99.74%

4.2 유한개 측정치의 통계처리

정규분포 곡선에 관한 여러 가지 특징은 전기한 바와 같이 볼 때 분명하고 확고부동한 것이다. 그러나 아무리 모집단을 대표할 수 있도록 무작위로 시료를 채취하여도 그것은 한정된 개수(n)의 시료에 지나지 않으므로, 그 평균치 ($\bar{x}$)나 표준편차 (s)가 완전히 μ나 σ와 일치한다는 보증은 없다. 그 이유는 '무한과 유한' 사이의 오차 때문이며 양자간에 유사성은 있으나 같다고 단정할 수는 없다. 그러므로 n, $\bar{x}$, s 등의 수치를 이용하여 어느 확률수준에서 모집단에 관한 여러 가지 사항을 통계적 방법으로 추정하는 것이 합리적일 것이다.

4.2.1 집중경향(Central tendency)

n개의 측정치의 대표치로서 전체적으로 보아 어느 값으로 집중되는가를 나타내는 척도이며, 그 중에는 평균치, 중앙치, 최빈치 등이 있다.

〔1〕 평균치(mean)

n개의 측정치 $(x_1,\ x_2\ \cdots x_n)$의 산술 평균치이다.

$$\text{평균}(\bar{x}) = \frac{x_1 + x_2 + \cdots + x_n}{n} = \frac{\sum x_i}{n}$$

$\bar{x}$는 집중경향의 가장 합리적인 척도이며, 하나하나의 측정치보다 $\sqrt{n}$배의 신뢰성을 가지고 있으므로 n을 증가시킴에 따라 $\bar{x}$는 더욱 모평균치에 접근한다. 그러므로 정밀을 필요로 하는 분석일수록 n을 증가시켜야 하며, 실용분석에서는 보통 5회 정도이다. 그러나 만일 매회의 측정치마다 일정한 크기의 계통오차가 따른다면 n을 증가시켜도 $\bar{x}$에서 계통오차를 감소 또는 제거시킬 수는 없다.

〔2〕 중앙치(median)

n개의 측정치를 크기 차례로 나열하였을 때 n의 중간(예 ; 측정치 5개 중 3번째)에 해당하는 측정치(M)이다. n이 우수일 때에는 중간의 2개(예 ; 측정치 6개 중 3째와 4째)의 측정치의 평균치를 뜻한다.

〔3〕 최빈치(mode)

가장 빈도가 많은 측정치이다.

정규분포 곡선에서는 이상 세 가지 집중경향의 척도가 서로 일치하지만, 유한개 측정치에서는 일치하지 않을 수도 있으며, n이 적을수록 일치하지 않는 경향이 크다.

4.2.2 산포도(Dispersion)

분산 또는 변동(variation)이라고도 하며, n개 측정치의 분포를 나타내는 척도이다. 같은 평균치를 가지고 있는 두 군의 측정치도 그 정밀도에 따라 산포도는 일정하지 않다. 산포도의 종류는 다음과 같다.

〔1〕 범위(range)

측정치 중 최대치에서 최소치를 감한 것이다.

$$R = \text{최대치} - \text{최소치}$$

〔2〕 편차(deviation)

각 측정치에서 평균치를 감한 것이다.

$$d_i = x_i - \bar{x}$$

〔3〕 평균편차(average deviation)

각 편차의 절대치의 산술 평균치이다.

$$\bar{d} = \frac{|d_1| + |d_2| + \cdots + |d_n|}{n} = \frac{\Sigma|d_i|}{n}$$

〔4〕 상대 평균편차(relative average deviation)

평균치에 대한 평균편차의 비이며, 필요에 따라 %, ‰ 등으로도 표시한다.

$$\frac{\bar{d}}{\bar{x}}, \quad \frac{\bar{d}}{\bar{x}} \times 100\%, \qquad \frac{\bar{d}}{\bar{x}} \times 1000‰,$$

〔5〕 표준편차(standard deviation)

각 편차의 제곱의 합계를 자유도로 나눈 값의 제곱근이다.

$$s = \sqrt{\frac{d_1^2 + d_2^2 + \cdots + d_n^2}{n-1}} = \sqrt{\frac{\Sigma d_i^2}{n-1}}$$

$n-1$: 자유도(degree of freedom)

〔6〕 상대 표준편차(relative standard deviation)

평균치에 대한 표준편차의 비이며, 필요에 따라 %, ‰로서도 표시한다. 즉,

$$\frac{s}{\bar{x}}, \quad \frac{s}{\bar{x}} \times 100\%, \qquad \frac{s}{\bar{x}} \times 1000‰$$

〔7〕 분산(variance)

표준편차의 제곱값이다.

$$V = s^2$$

【예】 다음 측정치 0.2041, 0.2049, 0.2039, 0.2043에 대하여

$$\bar{x} = 0.2043$$

$$M = \frac{0.2041 + 0.2043}{2} = 0.2042$$

$$R = 0.2049 - 0.2039 = 0.0010$$

$$\bar{d} = 0.00030$$

$$\frac{\bar{d}}{\bar{x}} 1000 = 1.5‰$$

$$s = 0.00043$$

$$\frac{s}{\bar{x}} 1000 = 2.1‰$$

$$V = s^2 = 1.8 \times 10^{-7}$$

【참고】 residual(殘差) $= |x_i - \bar{x}|$

deviation(偏差) = $|x_i - \mu|$

bias(偏在) = $|\mu - x|$ = accuracy

error(誤差) = $|x_i - x_t|$

4.3 t-분포(t-distribution)

실제분석의 경우에 자료의 개수가 적기 때문에 모평균 (μ)과 모표준편차 (σ)는 알기 힘들고 단지 $\bar{x}$와 s를 알 수 있을 뿐이다. σ대신 s를 사용한 경우는 정규분포와 유사하지만, 이보다는 약간 낮고 꼬리부분이 두터운 분포를 이룬다. 이러한 분포는 Student의 t-분포 혹은 줄여서 t-분포라고 불리는 것으로서, W. S. Gossett가 Student라는 가명으로 논문에 발표하였다. 이 분포는 자료의 개수가 많으면 정규분포와 매우 일치하지만, 그렇지 않은 경우에는 그 모양이 달라진다. 그래서 t표는 표준정규 분포표와는 달리 항상 자유도에 따라서 나타내게 되어 있다.

표 4·2에 자유도와 확률에 대한 t값을 나타내었다. t-분포는 실제분석에 있어 신뢰

표 4·2 신뢰도와 자유도에 대한 t값

자유도	신 뢰 도(%)						
	50	90	95	98	99	99.5	99.9
1	1.000	6.314	12.706	31.821	63.657	127.32	636.619
2	0.816	2.920	4.303	6.965	9.925	14.089	31.598
3	0.765	2.353	3.182	4.541	5.841	7.453	12.924
4	0.741	2.132	2.776	3.747	4.604	5.598	8.610
5	0.727	2.015	2.571	3.365	4.032	4.773	6.869
6	0.718	1.943	2.447	3.143	3.707	4.317	5.959
7	0.711	1.895	2.365	2.998	3.500	4.029	5.408
8	0.706	1.860	2.306	2.896	3.355	3.832	5.041
9	0.703	1.833	2.262	2.821	3.250	3.690	4.781
10	0.700	1.812	2.228	2.764	3.169	3.581	4.587
15	0.691	1.753	2.131	2.602	2.947	3.252	4.073
20	0.687	1.725	2.086	2.528	2.845	3.153	3.850
25	0.684	1.708	2.068	2.485	2.787	3.078	3.725
30	0.683	1.697	2.042	2.457	2.750	3.030	3.646
40	0.681	1.684	2.021	2.423	2.704	2.971	3.551
60	0.679	1.671	2.000	2.390	2.660	2.915	3.460
120	0.677	1.658	1.980	2.358	2.617	2.860	3.373
∞	0.674	1.645	1.960	2.326	2.576	2.807	3.291

구간을 나타낼 때와 두 군의 실험결과를 비교하는 유의성 검정에 자주 쓰이고 있다.

4.3.1 신뢰구간 추정

한정된 수의 측정으로부터 모평균(μ)과 모표준편차(σ)를 구하는 것은 불가능하다. 실제로 결정되는 것은 측정치의 평균($\bar{x}$)과 표준편차(s)이다. 신뢰구간(confidence interval)은 모평균이 있으리라 추측되는 측정치의 평균의 구간을 나타낸다. 모평균의 신뢰구간은 $\mu = \bar{x} \pm \frac{ts}{\sqrt{n}}$ 와 같이 주어진다. 여기서 n은 측정횟수, t는 주어진 확률과 자유도에 따른 값이다. 일반적으로 사용되는 확률수준은 95%이다.

【예】 비타민 정제 중의 비타민의 함량이 0.123, 0.121, 0.127, 0.120, 0.125일 때 모평균의 신뢰구간을 구하라.

【풀이】 $\bar{x}=0.1232$, $s=0.0029$이므로

$$\mu = 0.1232 \pm \frac{2.776 \times 0.0029}{\sqrt{5}} = 0.123 \pm 0.004$$

이다.

【예】 $n=9$, $\bar{x}=0.456$, $s=0.0053$인 실험결과에서 $\bar{x}$의 신뢰구간은

$$\text{신뢰수준 95\%} : 0.456(\pm 2.306 \times 0.0053 \div \sqrt{9}) = 0.456 \pm 0.0041$$

$$\text{신뢰수준 99\%} : 0.456(\pm 3.355 \times 0.0053 \div \sqrt{9}) = 0.456 \pm 0.0059$$

이다. 즉, 신뢰수준이 높을수록 범위를 넓게 잡은 것이 되어 그만큼 위험률이 줄어진다.

4.3.2 실험결과의 비교

2군의 분석치 사이에 차가 생겼을 때 그 유의성(significance)의 유무를 판정하는 수단이며 t 검정(t-test) 또는 귀무가설(歸無假說, null hypothesis) 검정이라고도 한다.

〔1〕 2군의 측정치에 대한 평균의 비교

다음 식에 의하여 측정치에 대한 t값을 계산하고 이것을 표 4·2에서의 t값과 비교한다.

$$t_{계산} = \frac{|\bar{x}_1 - \bar{x}_2|}{s}\sqrt{\frac{n_1 n_2}{n_1 + n_2}}$$

이 식에 사용된 s는 2군의 표준편차를 결합시킨 합동 표준편차로 다음 식과 같이 계

산한다.

$$s = \sqrt{\frac{\sum(x_i - \overline{x_1})^2 + \sum(x_j - \overline{x_2})^2}{n_1 + n_2 - 2}}$$

또는

$$s = \sqrt{\frac{(n_1-1)s_1^2 + (n_2-1)s_2^2}{n_1 + n_2 - 2}}$$

x_i, x_j, $\overline{x_1}$, $\overline{x_2}$, s_1, s_2는 2군에 대한 측정치, 평균, 표준편차

여기서 계산된 t값을 주어진 신뢰도에서 자유도가 n_1+n_2-2에 대한 표상의 t값과 비교하여 $t_{계산} > t_{표}$이면 두 평균이 동일하다는 가설이 기각된다. 즉, 두 평균은 주어진 신뢰도에서 상당히 다르다.

한 예로서, 같은 시료를 두 가지 분석법으로 분석하였을 때 두 평균치 사이의 차에 유의성이 있다면, 어느 한쪽이나 또는 양자에 계통오차가 따르고 있다는 것을 뜻할 것이며, 그 원인을 제거하는 적절한 대책을 마련할 필요성이 있다고 판정한다. 또, 하나의 예로서, 2군의 시료를 같은 분석법으로 분석한 두 평균치 사이의 차에 유의성이 있다면, 그것이 우발적으로 생긴 것이 아니라 시료 중에 함유되는 성분량에 분명히 차가 있다는 것을 뜻한다.

기타 여러 가지 조건(실험자, 장소, 일시, 시약 등)을 서로 달리한 실험의 두 가지 평균치에 관하여, 그 차이의 유의성을 위와 같은 방법으로 판정한다. 이와 같은 판정은 확률수준에 따라 달라질 수 있으며, 대부분의 과학적 측정치는 앞에서 말한 바와 같이 95%의 확률수준을 기준으로 하는 것이 관례이다.

〔2〕 **측정치의 평균과 표준치의 비교**(정확도 검정)

때때로 실험자는 측정결과가 주어진 표준치와 동일한지의 여부를 결정할 필요가 있다. 예를 들어, 정제기가 주어진 규격의 무게를 갖는 정제를 생산하는지의 여부를 확인하고자 할 때, 이러한 비교를 수행하여야 한다. 이 때는 주어진 신뢰도에서 $\overline{x} = x_t$, $s = s_t$임을 확인하여야 한다.

여기서 표준편차의 동일성은 다음에 설명할 분산의 동일성으로 확인할 수 있고, 평균과 표준치와의 동일성은 다음 식에 의거 t값을 계산하고, 이것을 표 4·2의 자유도가 $n-1$에 대한 t값과 비교하여 검정한다. $t_{계산} > t_{표}$이면 측정치의 평균은 주어진 신뢰도에서 정상치와 상당히 다르다고 할 수 있다. 유의성이 있다는 것은 표준치와 일치하지 않는 원인, 즉 계통오차가 해당 확률수준에서 추정된다는 뜻이다.

$$t_{계산} = \frac{|\bar{x} - x_t|}{s}\sqrt{n}$$

【예】 표준가스 봄베(SO_2 농도 : 24.00 ppm)로부터 채취한 SO_2을 6회 분석한 결과 $\bar{x}=22.33$, $s=2.231$이었다. 이 분석치는 참값과 비교하여 유의한 차가 있는가(bias가 있는가 또는 정확도가 있는가)?

【풀이 1】 이 값은 $t_{표, 95\%}$값인 2.571보다 작으므로, 분석치는 참값과 유의한 차이가 없다.

【풀이 2】

ⓐ 가설세움 : $H_0 : \mu_M = \mu$라고 한다.

$$\mu_M = \mu = 24.00\ \text{ppm}$$

ⓑ 위험률(1－확률) α를 정한다.

$$\alpha = 0.05$$

ⓒ 신뢰구간 β를 정한다.

$$\beta = \pm t_{\alpha(0.05)} \times \frac{s}{\sqrt{n}} = \pm 2.571 \times \frac{2.231}{\sqrt{6}} = \pm 2.34$$

ⓓ 평균의 범위를 정한다.

$$19.99 < \bar{x} < 24.67$$

ⓔ 검정함 : $\mu=24.00$은 $\bar{x} \pm \beta$ 사이에 있으므로 가설 $\mu_M = \mu$을 버릴 수 없다. 즉, 이 분석치는 참값과 유의한 차이가 없다.

〔3〕 개별측정에 대한 비교

시료간의 차이가 인정되어 평균값의 의미가 적을 때, 두 가지 방법에 의해서 얻은 측정치를 비교하는 방법이다. 예를 들면, 실험쥐 5마리에 대해서 수면제의 수면시간을 서로 다른 방법으로 측정하고, 수면시간의 측정방법을 비교하고자 할 때 이 방법을 사용할 수 있다. 이것의 기본개념은 각 자료쌍에 대해서 그 차이를 구하고, 그 차이를 하나의 자료군으로 삼아서 표의 값과 비교하는 것이다.

각 시료의 두 방법에 의한 측정치를 $(x_i,\ y_i)$라 하고, 이것의 차이 $d_i = x_i - y_i$에 대한 t를 계산한다.

$$t_{계산} = \frac{|\bar{d}|}{s_d}\sqrt{n}$$

$$s_d = \sqrt{\frac{\Sigma(d_i - \overline{d})^2}{n-1}}$$

이렇게 계산된 t값을 표의 자유도가 $n-1$에 대한 t값과 비교하여 $t_{계산} > t_{표}$이면 두 가지 측정방법은 주어진 신뢰도에서 상당히 다르다고 할 수 있다.

4.4 F 분포와 분산의 비교

두 군의 측정치에 대한 분산이 중요한 척도가 되는 경우가 있다. 예를 들면, 두 종류의 정제기로 정제를 생산했을 경우, 평균치가 동일하다 할지라도 분산이 서로 다르다면 이는 심각한 문제를 야기시킬 수 있다. 두 군의 실험치에 대해 분산을 비교하는 목적은, 주어진 신뢰도 내에서 두 군의 실험치를 혼합할 수 있는지의 여부나, 어느 군의 정밀도가 더 좋은지를 검정하는 것이다. 즉, 주어진 오차범위 내에서 $s_1^2 = s_2^2$의 성립여부에 대한 해답을 구하는 것이다.

만약, 두 경우의 분산이 동일하다면 이론적으로 $s_1^2/s_2^2 = 1$이 될 것이며, 이것이 1로부터 떨어진 정도로 주어진 확률에서 분산의 동일성 여부를 검정하게 된다. 이 분산의 비는 F분포를 따른다는 것이 알려져 있고, 이 분포는 t-분포와는 달리 비대칭이고 오른쪽으로 긴 꼬리를 갖는다. 분포곡선의 형태는 자유도에 따라 변화한다.

정밀도간의 유의성 검정은 F값을 계산하고 이것을 표 4·3의 F값과 비교함으로써 이루어진다.

$F_{계산}$ …… s_1^2 / s_2^2

$F_{표}$ …… 주어진 신뢰도에서 자유도가 n_1-1, n_2-1일 때의 F값

표 4·3 자유도에 따른 F값(신뢰수준 95%)

f_1/f_2	3	4	5	6	10	20
3	9.28	9.12	9.01	8.94	8.79	8.66
4	6.59	6.39	6.26	6.16	5.96	5.80
5	5.41	5.19	5.05	4.95	4.74	4.56
6	4.76	4.53	4.39	4.28	4.06	3.87
10	3.71	3.48	3.33	3.22	2.98	2.77
20	3.10	2.87	2.71	2.60	2.35	2.12

* f_1, f_2는 s_1, s_2에 관한 자유도이며 $s_1 > s_2$이다.

$F_{계산} > F_{표}$이면 $s_1^2 = s_2^2$의 가설을 기각하게 되고, 이것으로부터 주어진 신뢰도 내에서 i) 두 종류의 측정치는 서로 혼합되어 처리될 수 없으며, ii) 분산이 작은 쪽이 큰 쪽보다 정밀도가 더 크다는 사실을 유추할 수 있다.

F값을 계산할 때 유의할 점은, F가 항상 1보다 크다는 점을 감안하여 분산이 작은 쪽을 분모로 취해야 한다는 것이다.

4.5 측정치의 기각검정

같은 조건에서 얻은 여러 개의 측정치 중에는 그 크기가 동떨어져 있는 이상치를 흔히 볼 수 있다. 조사결과 그 원인이 분명해지면(대개는 계통오차 또는 과실) 당연히 버려야 한다. 그러나 원인이 분명하지 않은 것을 직감적으로 적당히 판단하여 취사선택한다면 객관성이 흐려지기 쉽다. 단, 처음 몇 개의 측정치 중에는 조작에 익숙하지 못하여 정밀도가 나쁜 측정치를 얻는 수가 많은데, 이것은 소위 맹실험(맹시험)이라 하여 버리는 것이 타당할 것이다. 측정치의 상황에 따라 여러 가지 취사 선택법이 제안되어 있으나 각각 장단점이 있다. 분석화학에서 흔히 쓰는 Goodwin의 $4d$ 규칙과 Q시험을 설명한다.

4.5.1 $4d$ 규칙($4d$ rule)

4~8개의 측정치 중에서 1개의 이상치가 있을 때 적용된다. 즉, 이상치 x를 제외한 기타 측정치의 $\bar{x}$와 $\bar{d}$를 계산하여 $|x-\bar{x}| \geq 4\bar{d}$일 때 x를 버린다. 측정치가 3개 이하 또는 9개 이상일 때, 또는 이상치가 2개 이상일 때는 $4d$ 규칙을 적용할 수 없다.

4.5.2 Q시험(Q test)

이 방법은 10개 이하의 측정치에 대하여 시험하는데, 먼저 측정값의 범위(R)를 계산하고 의심스러운 값과 이것과 가장 가까운 값의 차(D)를 낸다. D/R의 비율 Q를 구하고, 이것이 표의 측정도수에 해당하는 $Q_{0.90}$값보다 크면 90% 자신을 가지고 이 측정값을 버려도 좋다. Q시험은 데이터 수가 적을 때 (n<5)에는 상당히 엄격해서 별로 유용

표 4·4 측정횟수와 Q값

측정도수	3	4	5	6	7	8	9	10
$Q_{0.90}$	0.94	0.76	0.64	0.56	0.51	0.47	0.44	0.41

하지 않다.

다음의 예에서 보는 바와 같이, 어떤 측정치는 검정법의 종류에 따라 버려질 수도 있고 버려지지 않을 수도 있고, 검정법의 채택 또한 매우 주관적이므로 분명한 경우가 아니면 자료를 취사선택하는 자체를 지양해야 한다. 대개, 의심스러운 실험은 반복하여 실시한다는 상식과 인내가 통계적 시험보다 더 가치 있는 것이다.

【예】 24.14, 24.20, 24.28, 24.26, 24.40, 24.19 중에서 24.40을 버리는 것이 타당한가?

$4d$ 규칙……24.40을 제외한 $\bar{x}=24.21$, $\bar{d}=0.044$

$$24.40-\bar{x}=0.19,\quad 4\bar{d}=0.18$$

0.19>0.18이므로 24.40은 버린다.

$$Q\text{시험} \cdots\cdots Q_{\text{계산}}=\frac{24.40-24.28}{24.40-24.14}=0.46$$

$Q_{\text{계산}}=0.46<Q_{\text{표}}=0.56$이므로 버릴 수 없다.

4.6 최적직선 구하기

4.6.1 직선의 식

가끔 우리는 그림 4·1에서와 같이 그래프로 나타낸 한 벌의 실험 데이터 점들을 통하는 최적직선을 그리고자 할 때가 있다. 여기서는 그러한 최적직선을 구하는 매우 중요한 방법인 최소 제곱법을 설명하고자 한다.

최소 제곱법(method of least squares)을 적용하기 전에 우리는 두 가지를 가정하여야

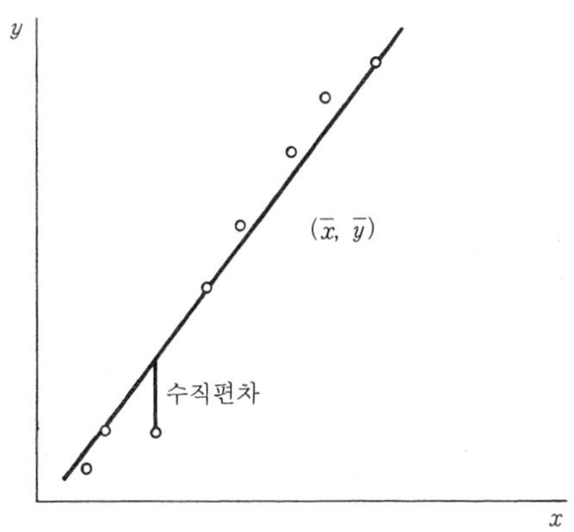

그림 4·1 최적직선 구하기

한다. 첫 번째 가정은 x값의 오차보다 y값의 오차가 상당히 크다는 것이고(x값의 오차는 무시함), 두 번째 가정은 모든 y값의 불확정도(표준편차)가 비슷하다는 것이다. 첫 번째 가정은 대부분의 경우에 있어서 맞고, 두 번째 가정은 전술한 분산의 동일성 검정으로 확인할 수 있다.

그림 4 · 1에서와 같이 점과 선 사이의 수직편차를 최소화함으로써 점들을 통하는 최적직선을 그려보자. 수직편차만을 최소화하는 이유는 x값의 불확정도보다 y값의 불확정도가 대단히 크다는 가정 때문이다.

그 직선의 식을 $y = \bar{y} + a(x - \bar{x})$와 같이 둘 수 있으며, 이것은 기울기가 a이고 x, y축의 평균인 $\bar{x}$, $\bar{y}$를 통과하는 직선이다. 점 $(\bar{x}, \bar{y})$에 대한 수직편차는 $y_i - y$로 주어지는데, 여기서 y는 $x = x_i$일 때 직선의 세로좌표이다.

$$\text{수직편차} = d_i = y_i - y = y_i - \bar{y} - a(x_i - \bar{x})$$

편차에는 양(+)의 편차도 있고, 음(−)의 편차도 있다. 편차의 부호에 관계없이 편차의 크기를 최소화하기를 원하므로, 편차를 제곱하여 양수만을 다룰 수 있다.

$$d_i^2 = (y_i - y)^2 = [y_i - \bar{y} - a(x_i - \bar{x})]^2$$

$$s_d = \sum d_i^2$$

편차의 제곱합, 즉 s_d를 최소화하려고 하기 때문에, 이것을 최소 제곱법이라고 한다. s_d는 a의 함수이며, 이것을 최소화하는 a는 간단한 미분식을 이용하여 구할 수 있다. 즉, $[y_i - \bar{y} - a(x_i - \bar{x})]^2$의 a에 대한 편미분이 0이 되는 상수 a를 구하고, 이를 원식에 대입하면 원하는 직선의 식을 계산할 수 있다.

$$a = \frac{\sum(x_i - \bar{x})(y_i - \bar{y})}{\sum(x_i - \bar{x})^2} = \frac{\sum(x_i y_i) - \dfrac{\sum x_i \sum y_i}{n}}{\sum(x_i^2) - \dfrac{(\sum x_i)^2}{n}}$$

$$= \frac{n\sum(x_i \cdot y_i) - \sum x_i \sum y_i}{n\sum(x_i^2) - (\sum x_i)^2}$$

$$b = \frac{\sum(x_i^2)\sum y_i - \sum(x_i y_i)\sum x_i}{n\sum(x_i^2) - (\sum x_i)^2}$$

근래에는 최소 제곱법에 의한 직선식을 구하는데 탁상용 계산기나 컴퓨터가 많이 이용되고 있다. 하지만, 이러한 계산기나 컴퓨터에 자료를 입력하기에 앞서 우리는 우선 자료를 여러 면에서 평가하여야 한다. 처음부터 곡선의 형태를 갖는 자료를 억지로 최소 제곱법에 의해 직선으로 맞춘다면, 애써 얻은 자료가 별로 타당하게 쓰이지는 않을 것이기 때문이다. 자료에 대한 평가를 내리는 것은 인간이지 결코 기계가 될 수 없다.

4.6.2 상관계수(Correlation coefficient)

상관계수 r는 직선에 자료가 얼마나 밀집되어 있는가 하는 직선성의 척도이다. 만약, r가 정상보다 낮게 나타난다면 실험의 정밀도가 낮거나 자료의 분포가 직선이 아니라는 추측을 할 수 있다. r는 자유도 $n-2$에서 상관 계수표 값과 비교하여 유의성을 판정한다(J. C. Miller).

$$r=\frac{\sum\{(x_i-\overline{x})(y_i-\overline{y})\}}{\sqrt{\sum(x_i-\overline{x})^2\sum(y_i-\overline{y})^2}}=\frac{\sum x_iy_i-\dfrac{\sum x_i\sum y_i}{n}}{\sqrt{\left(\sum x_i^2-\dfrac{(\sum x_i)^2}{n}\right)\left(\sum y_i^2-\dfrac{(\sum y_i)^2}{n}\right)}}$$

4.6.3 회귀직선의 기울기와 절편의 오차

회귀직선에 대한 표준편차 …… $s_r=\sqrt{\dfrac{\sum\{y_i-(b+ax_i)\}^2}{n-2}}$

기울기의 표준편차 …… $s_a=\dfrac{s_r}{\sqrt{\sum(x_i-\overline{x})^2}}=\dfrac{s_r}{\sqrt{\sum x_i^2-\dfrac{(\sum x_i)^2}{n}}}$

절편의 표준편차 …… $s_b=s_r\sqrt{\dfrac{\sum x_i^2}{n\sum(x_i-\overline{x})^2}}=s_y\sqrt{\dfrac{\sum x_i^2}{n\left(\sum x_i^2-\dfrac{(\sum x_i)^2}{n}\right)}}$

기울기의 신뢰한계(confidence limit) …… $a\pm ts_a$

절편의 신뢰한계 …… $b\pm ts_b$

4.6.4 측정치로부터 농도의 계산

미지농도 시료의 측정치 y_a를 이용하여 식 $y_a=\overline{y}+a(x-\overline{x})$로부터 x를 산출한다. 이 때 농도에 대한 추정 표준편차의 계산은 다음 식에 의한다.

$$s_{x_a}=\frac{s_{y/x}}{a}\sqrt{\frac{1}{m}+\frac{1}{n}+\frac{(y_a-\overline{y})^2}{a^2\sum(x_i-\overline{x})^2}}$$

여기서 y_a : 미지시료의 실험적인 측정치

x_a : 측정치 y_a를 사용하여 회기식으로 구한 농도값

s_{x_a} : x_a의 추정 표준편차

m : 미지시료 측정횟수

n : 검량선 작성시 표준품의 측정횟수

농도의 신뢰한계 : $x_a \pm ts_{x_a}$($n-2$ 자유도)

【예】 다음 표 4 · 5를 보고 농도와 표준편차 및 신뢰한계를 구하라.

표 4 · 5

The experimental value(y_a)(readings)	Conc.(x_a) from regression eq.(pg/mL)
2.9	0.72
13.5	6.21
23.0	11.13

$$S_y = 0.4329,\quad n=7\,;\ \bar{y}=13.1 : a=1.93$$

$$\Sigma(x_i-\bar{x})^2 = \Sigma x_i^2 - \frac{(\Sigma x_i)^2}{n} = 364-252=112$$

$$S_{x_a} = \frac{0.4329}{1.93}\sqrt{\frac{1}{1}+\frac{1}{7}+\frac{(y_a-\bar{y})^2}{1.93^2\cdot 112}}$$

$$=0.2243\sqrt{1+0.1429+\frac{(y_a-13.1)^2}{417.19}}$$

표 4 · 6

y_a	x_a	S_{x_a}	confidence limits(pg/mL) ($t=2.57$, $p<0.05$)
2.9	0.72	0.2646	0.72 ± 0.68
13.5	6.21	0.2398	6.21 ± 0.62
23.0	11.13	0.2633	11.13 ± 0.68

만약, y_a 13.5가 4회 측정의 평균이라면

$$S_{x_a} = 0.2243\sqrt{\frac{1}{4}+0.1429+\frac{(13.5-13.1)^2}{417.19}} = 0.14$$

따라서, 신뢰한계는 6.21±0.36이다.

···· 연 습 문 제 ····

1. 다음은 반복 측정치의 조합이고 각 조의 맨 아래칸은 이론치이다.

	A	B	C	D	E	F
	2.4	69.94	0.0902	2.3	69.65	0.624
	2.1	69.92	0.0884	2.6	69.63	0.613
	2.1	69.80	0.0886	2.2	69.64	0.596
	2.3		0.1000	2.4	69.21	0.607
	1.5			2.9		0.582
이론치	2.0	69.75	0.0930	3.0	69.05	0.635

① 각 조별로 i) 평균치, ii) 중앙치, iii) 범위, iv) 평균편차, v) 표준편차를 계산하라.

② 각 조에 대하여 절대오차와 상대오차를 계산하라.

2. 오래된 기기를 폐기할 것인가를 결정하기 위하여 새로운 기기와 같은 시료를 가지고 같은 방법으로 비교시험을 하여 다음과 같은 결과를 얻었다. 두 데이터의 정밀도 사이에 95% 신뢰수준으로 유의성 있는 차이가 있는지를 검정하라.

	시료의 함량%	
	오래된 기기	새로운 기기
1	12.7	12.3
2	12.3	12.3
3	12.4	12.5
4	12.0	12.0
5	11.9	12.6

3. 다음의 세 데이터 조합 중에서 가장 정밀도가 높은 것은 어느 것인가?

가	나	다
2.31	11.74	56.33
2.30	11.79	56.27
2.33	11.80	56.16
2.30	11.82	56.21

4. 다음은 똑같은 미네랄 영양제에 들어 있는 네 가지 금속의 농도를 두 실험실에서 따로따로 실험해서 얻은 결과 중에서 표준편차와 자유도를 정리한 것이다.

원소	"가" 실험실		"나" 실험실	
	표준편차	자유도	표준편차	자유도
Fe	0.10	6	0.12	12
Zn	0.07	12	0.04	20
Mg	0.05	20	0.07	6
Co	0.020	20	0.035	0

F test를 사용하여 한 실험실의 결과가 다른 실험실의 결과에 비해 통계적으로 더 정밀한지 여부를 검정하라.

5. 다음의 각 측정치의 묶음 중에서 이상치에 대해 Q test(95% 신뢰수준) 및 $4d$ 법칙을 사용하여 기각여부를 결정하라.

① 2.93, 3.08, 3.04, 3.11, 2.70

② 41.61, 41.27, 41.84, 41.70

③ 7.284, 7.388, 7.295, 7.292

④ 85.10, 84.62, 84.70

⑤ 85.10, 84.62, 84.60, 84.70

6. 유색물질의 농도는 흡광도에 비례한다. 다음은 과망간산 이온의 농도별로 흡광도를 측정한 것이다.

$C_{MnO_4^-}$(ppm)	흡광도	$C_{MnO_4^-}$(ppm)	흡광도
1.00	0.030	10.00	0.301
2.50	0.072	15.00	0.442
5.00	0.147	20.00	0.577
7.50	0.217	25.00	0.738

① 모눈종이에 그래프를 작성하고 육안으로 보았을 때 각 점들을 잇는 최적의 직선을 그어 보라.

② 최소제곱법에 의해 직선식을 구하고 ①의 그래프에 겹쳐서 그려 보라.

제 5 장 용량분석의 기초

5.1 용량분석의 정의

5.1.1 적정(Titration)

〔1〕 적 정 분 석

시료 중의 목적성분과 시액이 정량적으로 화학반응을 하여 시료 중의 목적성분을 분석하는 방법으로는, 반응에 소비된 시액량을 측정하는 방법, 생성물의 양을 측정하는 방법, 또는 시액의 과량 존재하에서 반응속도를 측정하여 목적성분을 분석하는 방법 등이 있다.

그 중 목적성분의 당량까지 반응하는 데 소모된 시액량(titrant)으로부터 목적성분을 분석하는 방법이 흔히 사용되는데, 이 때 시액의 농도를 미리 정확히 알아야 목적성분의 함량을 산출할 수 있다. 이 때 쓰이는 기지농도의 시액을 표준액(standard solution)이라 한다. 표준액을 뷰렛에 넣고 용액에 적가시키므로 이 조작을 적정(titration)이라고 하며, 종말점까지에 소비된 표준액의 용적을 측정하여 시료 중 목적성분을 분석하는 방법이므로 적정분석(titrimetric analysis) 또는 용량분석(volumetric analysis)이라고 한다. 비교적 간편하며 경제적이므로, 실제로 많이 사용되는 방법 중의 하나이다.

〔2〕 적정법의 종류

용량분석은 시료용액에 표준액을 적가하여 적정하는 직접적정(direct titration)과 시료 중 목적성분과 표준액과의 반응속도가 느리든지, 시료가 물이나 알코올에 녹지 않을 때에 A 표준액을 일정과량 넣어 반응을 완결시킨 후, 과량의 A 표준액을 다른 B 표준액으로 적정하여 전후의 표준액의 소비량의 차로부터 목적성분의 양을 산출하는 방법이 있는데 이런 방법을 역적정(back titration) 또는 간접적정(indirect titration)이라고 한다.

5.1.2 종말점 결정

〔1〕 지 시 약

적정에 있어 목적성분의 양과 반응한 표준액 중의 시약의 양이 당량으로 되는 점을 당량점(equivalence point)이라고 말한다. 이 때가 적정의 이론상 끝난 점이다. 당량점은 직접 육안으로 판정할 수 없을 때가 많으므로, 적당한 다른 시약을 넣음으로서 적정액의 변색 또는 침전의 생성 등으로 반응이 끝난 점을 결정한다.

이와 같이 첨가한 시약에 따른 적정액의 정색 또는 변색을 육안으로 판단하여 종말점을 결정하는 것을 목시적정(目視滴定, visual titration)이라 하고, 이러한 목적에 사용되는 시약을 지시약(indicator)이라고 한다. 또, 당량점에 매우 접근된 점(약 0.1%)을 적정의 종말점(end point)이라고 한다. 종말점은 당량점과 일치하는 것이 이상적이지만 실제로는 반드시 일치하지는 않는다. 따라서, 그 차이가 적정오차이다. 지시약을 선택할 때에는 가능한 한 적정오차가 작도록 주의하여 선택하여야 한다.

지시약은 일반적으로 적정액 중에 넣고 그 용액 중에서 일어나는 변화를 관측한다. 이와 같은 지시약을 내부 지시약(internal indicator)이라고 한다. 때로는 적정액 중에 지시약을 넣으면 이것이 목적성분 또는 표준액과 먼저 반응하여 종말점의 지시작용을 하지 못할 때가 있다. 이와 같은 경우에는 종말점 가까이에서 적정액 한 방울을 취하여 점적판 또는 여지 상에서 지시약과 작용시켜 종말점을 판정한다. 이와 같은 목적으로 사용하는 지시약을 외부 지시약(external indicator)이라고 한다. 요즈음은 잘 이용하지 않지만 디아조화 반응을 이용하는 적정법에 있어서 요오드화 아연전분 시액 등은 한 예이다.

〔2〕 흡광도법(spectrometric method)

Spectrophotometric titration에 사용되는 방법의 하나이다. 예를 들면, 혈액 중 철이온을 수송하는 단백질인 transferrin을 Fe^{3+}으로 적정하여 그 양을 알 수 있다. 철을 포함하지 않는 transferrin, 즉 apotransferrin은 무색이지만 철 두 분자와 결합하면 465 nm에 흡광도를 갖는 적색의 착화합물이 얻어지므로, Fe^{3+} 표준액을 사용하여 apotransferrin양을 정량할 수 있다.

$$\underset{(\text{무색})}{\text{apotransferrin} + 2\text{Fe}^{3+}} \longrightarrow \underset{(\text{적색})}{(\text{Fe}^{3+})_2\ \text{transferrin}}$$

〔3〕 기 타

이 밖에도 적정에 의한 여러 가지 물리 화학적 성질의 변화를 이용하는 방법으로서 전위차법(potentiometric method), 전기 전도도법(electroconductivity method), 전류법(amperometric method) 등을 이용한다든지, 고주파 · 온도 · 밀도 · 형광강도의 변화를 이용하거나 탁도(turbidimetry), nephelometry를 이용하는 방법들도 있다. 한편, 농도가 매우 희박하여 종말점 판단이 곤란한 경우, 예상되는 종말점 전후의 여러 point에서 pH를 측정하여 후술하는 Gran plot을 작성하여 종말점을 구할 수도 있다.

5.2 용량분석에 이용되는 반응

용량분석에 주로 이용하는 화학반응은 다음 네 가지로 분류할 수 있다.

〔1〕 중화 반응(산염기 반응)

산과 염기의 중화 반응이다.

$$HCl + NaOH \longrightarrow NaCl + H_2O$$

〔2〕 침전 반응

용액으로부터 난용성인 침전을 생성하는 반응이다.

$$Ag^+ + Cl^- \longrightarrow AgCl\downarrow$$

이 반응을 이용하는 방법을 침전적정(precipitation titration)이라고 한다.

〔3〕 착화합물 형성반응

착화합물을 생성하는 반응이다.

$$2\,CN^- + Ag^+ \longrightarrow [Ag(CN)_2]^-$$

$$Ca^{2+} + EDTA^{4-} \longrightarrow [Ca\text{-}EDTA]^{2-}$$

이 반응을 이용하는 방법을 착염적정(compleximetry, complexometric titration)이라 하고, 그 중에서 킬레이트 반응을 이용하는 방법을 특히 킬레이트 적정(chelatometry)이라고 한다.

〔4〕 산화환원 반응

산화성 물질과 환원성 물질 사이에서 일어나는 전자의 수수반응(授受反應)이다.

$$5Fe^{2+} + MnO_4^- + 8H^+ \longrightarrow 5Fe^{3+} + Mn^{2+} + 4H_2O$$

이 반응을 이용하는 방법을 산화환원 적정(oxidation reduction titration 또는 redox titration)이라고 한다.

위의 여러 반응을 적정에 이용하려면 다음의 세 가지 조건을 구비해야 한다.

① 목적성분과 표준액이 정량적으로 반응하고 부반응이 없을 것

② 반응속도가 빠를 것

③ 반응의 종말점을 명백히 알 수 있을 것

5.3 표준액의 농도와 당량

용량분석용 표준액(volumetric standard solution)은 용량분석을 할 때 기준이 되는, 미리 농도를 알고 있는 용액으로 몰용액 또는 노르말 용액을 사용한다. 대한약전 제 6 개정까지는 용량분석의 주요단위로 노르말 용액을 사용하였지만, 대한약전 제 7 개정부터 몰용액을 사용하는 것으로 바뀌었다.

5.3.1 몰농도(M : Molarity)

각각의 표준액에 대해 규정된 물질 1몰이 1000 mL 중에 정확히 들어있도록 조제한 용액을 1몰농도 용액이라고 하며, 1 mol/L이라고 표기한다. 그리고 필요에 따라 일정한 비율로 희석한 용액을 사용한다. 예를 들면, 1 mol/L 용액을 10배 용량으로 묽게 하면 0.1 mol/L 용액이 된다.

$$\text{moles} = (\text{moles/liter}) \times \text{liters} = \text{molarity} \times \text{liters}$$

$$\text{millimoles} = \text{molarity} \times \text{milliliters}(\text{mmol} = M \times \text{mL})$$

5.3.2 노르말 농도(N : Normality)

용량분석에 있어서 노르말 농도는 매우 유용하게 이용되고 있다. 용액 1 L 중에 들어있는 용질의 그램당량 수를 노르말 농도(normality)라 하며, 이것을 기호로 표시할 때에는 N을 쓴다. 즉, 용액 1 L 중에 용질 1 그램당량을 포함한 용액을 1 노르말 용액이라 한다.

5.3.3 당량과 그램당량(Equivalent & Gram equivalent weight)

〔1〕 당 량

일반적으로 화학반응에 있어서 반응물질이 정량적으로 반응하였을 때 각 반응물질의 양의 비는 항상 일정하며, 이 때 반응물질은 화학양론(化學量論 : stoichiometry)적으로 "서로 당량이다"라고 하며, "대응 또는 대등하다"라고도 한다.

예를 들면, 다음 반응에 있어서 HCl 1 분자는 KOH 1 분자와 당량이고, 또 황산 1 분자는 NaOH 2 분자와 당량이다.

$$HCl + KOH = KCl + H_2O$$

$$H_2SO_4 + 2NaOH = Na_2SO_4 + 2H_2O$$

따라서, 간접적으로 H_2SO_4 1 분자는 HCl 2 분자와 당량이다. 이 당량이라는 개념을 구체적으로 표시하기 위하여 다음과 같이 약속한다. 즉, 중화반응에서는 산이나 염기의 반응단위는 H^+(proton)이고, 산화환원 반응에서는 주고 받는 전자가 단위이기 때문에 반응하는 수소 1 원자(1.008) 또는 산소 1/2 원자(8.00)를 기본으로 하여 이것을 함유하든가, 또는 이에 대응하는 물질(원소, 이온, 원자단, 분자)의 양을 그 물질의 1 당량중량(equivalent weight) 또는 줄여서 1 당량이라 한다.

어떤 물질 1 분자가 반응에 참여하는 수소 n 원자를 갖거나 또는 전자수 n 개와 당량일 경우에 그 물질의 당량수는 n 이다. 또, 분자량을 1 당량으로 나누면 당량수(equivalent number) n 을 구할 수 있다.

$$\text{당량수}(n) = \{\text{분자량}\} \div \{\text{1당량}\}$$

예를 들면, H_2SO_4 1 분자는 2 원자의 수소를 함유하고 모두 중화반응에 참여하므로, 그 당량수는 2이며 1 당량은 49이다. $KMnO_4$ 2 분자는 산성에서 5 원자의 산소를 방출하므로 $KMnO_4$이 산화제로서 반응할 때 당량수는 5이다.

$$2KMnO_4 \rightleftharpoons K_2O + 2MnO + 5O$$

$$MnO_4^- + 5e + 8H^+ \rightleftharpoons Mn^{2+} + 4H_2O$$

그런데 당량수는 반응의 조건에 따라서 달라진다. 예로서, $KMnO_4$은 다음 식에서 보는 바와 같이

$$2KMnO_4 \rightleftharpoons K_2O + 2MnO + 5O(\text{산성})$$

$$2KMnO_4 \rightleftharpoons K_2O + 2MnO_2 + 3O(\text{약산성 또는 알칼리성})$$

산성에서 $KMnO_4$ 한 분자의 당량수는 5이고 1 당량은 158.03/5, 즉 31.607이고, 알칼리성에서는 당량수가 3으로 1 당량은 158.03/3, 즉 52.68이다. 다음 반응에서 보는 바와 같이 $K_2Cr_2O_7$이 산화제로 작용할 경우의 당량수는 6이고, 1 당량은 294.18/6, 즉 49.03이며, 침전제로 작용할 때 당량수는 4로써 1 당량은 294.18/4, 즉 73.55이다.

$$K_2Cr_2O_7 \rightleftharpoons K_2O + Cr_2O_3 + 3O$$

$$K_2Cr_2O_7 + 2BaCl_2 + 2CH_3COONa + H_2O$$
$$\rightleftharpoons 2KCl + 2NaCl + 2CH_3COOH + 2BaCrO_4$$

〔2〕 그램당량 중량

당량을 그램단위로 표시한 것을 그램당량 중량(gram equivalent weight), 줄여서 그램당량이라고 한다. 예를 들면 산-염기반응에서 HCl 1몰, 즉 34.461g이 1 그램당량이고, H_2SO_4 1몰(98.07g)은 2 그램당량이다. $KMnO_4$은 산성용액에서 그 2몰이 5 g 원자의 산소

를 방출하므로 $KMnO_4$ 1몰(158.03 g)은 5 그램당량이며 그 1/5몰(32.607 g)이 1 그램당량이다. 따라서, 당량 관계식은 다음과 같이 나타낼 수 있다.

$$\text{원소의 1그램당량} = \frac{\text{원소의 1그램 원자}}{\text{원자가}}$$

$$\text{산의 1그램당량} = \frac{\text{산의 1몰}}{\text{반응하는 H의 수(염기도)}}$$

$$\text{염기의 1그램당량} = \frac{\text{염기의 1몰}}{\text{반응하는 OH의 수(산도)}}$$

$$\text{염의 1그램당량} = \frac{\text{염의 1몰}}{\text{반응하는 이온의 원자가}}$$

$$\text{산화 환원제 1그램당량} = \frac{\text{산화 환원제의 1몰}}{\text{반응한 } {}^1/_2 \text{ O나 H의 수 또는 증감된 원자가}}$$

밀리그램당량은 당량을 mg 단위로 표시한 것이며, 1 그램당량은 1000 밀리그램당량이다.

5.3.4 표준액의 조제 및 표정

용량분석용 표준액은 다음 중 한 방법에 따라 만들고 규정된 농도 n(mol/L)에서 벗어나는 정도를 factor(f)로 나타낸다. 대한약전에서는 보통 factor(f)가 0.970~1.030의 범위 안에 들도록 만든다. 규정도 계수를 결정하는 조작을 표정이라고 한다.

(1) 순수한 물질 약 1몰 또는 그의 배수 또는 분수에 상당하는 양을 정밀히 달아, 규정의 용매에 녹여서 정확히 1000 mL로 만들어, 규정의 농도 n(mol/L)에 가까운 농도의 표준액을 조제한다. 이 경우에 칭량한 순수한 물질의 질량(g)을 그 물질 1 몰의 질량(g)으로 나누고, 다시 규정된 몰농도를 나타내는 수치 n으로 나눈 값을 그 표준액의 factor(f)로 한다. 만일, 순수한 물질을 얻을 수 없는 경우에는 순도를 정확히 알고 있는 순도가 높은 물질을 사용하여도 좋다.

(2) 순수한 물질 또는 순도를 정확히 알고 있는 순도가 높은 물질을 얻을 수 없는 경우에는 각각의 표준액에 대하여 정해진 물질 약 1몰 혹은 그것의 배수 또는 분수에 상당하는 양을 달아, 규정의 용매에 녹여서 약 1000 mL로 만들고, 규정된 농도 규정의 농도 n(mol/L) 부근의 표준액을 조제한다. 이 표준액의 정확한 농도를 알아내기 위하여 표정 조작을 하고, 각각의 표준액의 factor(f)를 정한다. 표정법에는 직접법과 간접법이 있다.

1) 직접법 : 표준시약 등 각각의 표준액에 대해 규정된 물질의 규정된 양을 정밀히 달아, 규정된 용매에 녹인 다음, 이 액을 조제한 표준액으로 적정하고, 다음 식을 써서 각각의 표준액의 factor(f)를 정한다.

$$f = \frac{1000a}{eVn}$$

여기서 e : 표준액을 조제하는데 사용한 물질(예를 들면, 1 mol/L 염산이라면 염산) 1 몰에 대응하는 표준시약 등의 질량(g)

a : 표준시약 등의 채취량(g)

V : 조제한 표준액의 소비량(mL)

n : 조제한 표준액의 규정된 몰농도를 나타내는 수치(예를 들면, 농도 0.02 mol/L의 표준액이라면, $n = 0.02$)

표준시약의 채취량은 표준액으로써 20～30 mL에 대응하는 양을 취한다. 적정할 때의 온도가 20℃ 이외일 때는 표 5・1을 사용하여 V에 대하여 보정한다. 예를 들어, 표준

표 5・1 용액의 용적보정표(1000 mL에 가감하는 mL수)

온도(℃)	물 및 0.1M 이하의 규정액	1M-HCl	1M-H_2SO_4	1M-NaOH
5	+1.4	+2.2	+3.2	+3.2
6	1.4	2.2	3.1	3.5
7	1.4	2.1	2.9	3.1
8	1.3	2.0	2.8	2.9
9	1.3	1.9	2.6	2.7
10	1.2	1.7	2.4	2.4
11	1.2	1.6	2.2	2.3
12	1.1	1.5	2.0	2.1
13	1.0	1.3	1.8	1.8
14	0.9	1.1	1.5	1.6
15	0.8	1.0	1.3	1.3
16	0.6	0.8	1.1	1.1
17	0.5	0.6	0.8	0.8
18	0.3	0.4	0.6	0.6
19	0.2	0.2	0.3	0.3
20	0.0	0.0	0.0	0.0
21	−0.2	−0.2	−0.3	−0.3
22	−0.4	−0.4	−0.6	−0.6
23	−0.6	−0.7	−0.9	−0.9
24	−0.8	−0.9	−1.2	−1.2
25	−1.0	−1.2	−1.5	−1.5
26	−1.3	−1.4	−1.8	−1.8
27	−1.5	−1.7	−2.1	−2.2
28	−1.8	−2.0	−2.5	−2.5
29	−2.1	−2.3	−2.8	−2.8
30	−2.3	−2.6	−3.1	−3.2

물질 탄산수소칼륨($KHCO_3$=100.11) 2.1104 g을 달아 물에 녹인 것을 $1M$-HCl 용액으로 25℃에서 적정하여 20.58 mL를 소비하였다고 하면, 25℃에 있어서의 $1M$-HCl의 용적 보정치는 표 5·1에서 −1.2이므로 20.58 mL에 대해서는 −0.02 mL이다. 즉, 이 소비량은 20℃에서는 $V = 20.58 - 0.02 = 20.56$ (mL)로 된다.

따라서

$$f = \frac{1000 \times 2.1104}{100.11 \times 20.56 \times 1} = 1.025$$

2) 간접법 : 직접적으로 표준시약 등을 사용하지 않는 경우로, 조제한 표준액의 일정량 V_2(mL)를 취하여, factor(f_1)를 미리 알고 있는 규정의 적정용 표준액을 써서 적정하고, 다음의 식을 사용하여 조제한 표준액의 factor(f_2)를 계산한다.

$$f_2 = \frac{V_1 \times f_1}{V_2}$$

여기서 f_1 : 적정용 표준액의 factor

f_2 : 조제한 표준액의 factor

V_1 : 적정용 표준액의 소비량(mL)

V_2 : 조제한 표준액의 채취량(mL)

실험의 온도가 20℃ 이외일 때에는 V_1, V_2에 대하여 보정을 하여야 하나, 양자의 값의 차가 작을 때에는 계산상 상쇄하게 된다.

표정은 어느 때에나 최소한 3회 이상 반복하고, 만일 이상치를 얻었을 때에는 실험을 되풀이하여 앞의 측정치의 취사항(4.5 참조)에서 기술한 방법으로 검토해서 선택여부를 결정하고 factor의 평균치를 계산한다.

(3) factor를 미리 알고 있는 표준액의 일정용량을 취해, 규정의 방법으로 정확히 희석하여, 규정의 농도 n(mol/L)의 표준액을 조제한다. 이 경우에 원표준액의 factor와 희석하여 조제한 표준액의 factor는 바뀌지 않는 것으로 한다.

5.3.5 Factor의 의미

용량 분석용 표준액은 그것의 ±3% 이내의 농도의 것을 사용할 수 있다. 그러나 그 농도는 표정을 통하여 정확히 구하지 않으면 안 된다. 만일, 용량분석용 표준액으로써 0.1 mol/L 황산을 사용하도록 규정되어 있는 경우에, 조제한 황산의 농도가 표정한 결과 0.1024 mol/L라면, 규정된 농도의 ±3% 이내에 들기 때문에 사용하여도 좋다는 것이 된다. 이 0.1024 mol/L라는 농도는 규정된 농도인 0.1 mol/L의 1.024배이다. 이 1.024라고 하는 수치를 이 황산의 factor(f)라고 부른다. 따라서, 용량 분석용 표준액의 농도를 라벨 등에 기재할 때는 일반적으로 "0.1 mol/L 황산 $f=1.024$"와 같이 기재한다. 이 표시는 이 표준액의 농도는 꼭 0.1 mol/L은 아니지만, 분석법에서 "0.1 mol/L 황산으로 적정한다"라고 규정되어 있을 때에는 이 표준액을 사용하여도 좋다는 것을 의미한다. 그리고 동시에 이 표준액의 진짜농도는 0.1 mol/L×1.024=0.1024 mol/L인 것도 뜻한다.

따라서 factor의 의의를 종합하면 다음과 같다.

① factor는 실제농도(M)를 소정농도 n으로 나누어 주든가, 또는 소정농도 용액 mL수(V_0)를 그와 대응하는 실제농도 용액 mL수(V)로 나눈다.

② 소정농도 n에 factor를 곱하면 실제농도(M)가 된다.

③ 실제농도액 mL수(V)에 그 용액의 factor를 곱하면 대응하는 소정농도 mL수(V_0))를 얻는다.

④ factor가 1보다 크다는 것은 소정농도보다 진하다는 뜻이며, 1보다 작은 것은 소정농도보다 묽다는 뜻이다.

factor는 1±0.03의 범위 내에 드는 것을 원칙으로 하고, 소수점 이하 3자리까지를 유효숫자로 한다.

【예】 0.1250M-HCl 용액에 있어서

① 이 용액은 0.1M-HCl으로서 factor=1.250이다.

② 이 용액 100 mL에 물 25 mL를 가하면 0.1M-HCl이 된다.

③ 이 용액 50 mL는 0.1M-HCl 62.50 mL에 대응한다.

만일, 1±0.03 범위보다 너무 큰 차이를 나타내면, 되도록 1.000에 접근시키도록 한다.

예로서, 0.2M-HCl($f=1.125$) 500 mL에 물 몇 mL(x)를 추가하면 0.2M-HCl으로서 $f=1.000$이 되는가를 계산하려면 $fV=V_0$이므로

$$1.125\times500=562.5\text{ mL}$$

$$\therefore x=562.5-500=62.5$$

따라서, 62.5 mL의 물을 추가하면 된다.

일반적으로 소정농도액 mL수×($f-1$)=추가해야 할 물의 mL수이다. 또, 반대로 factor가 1.000보다 작을 때에는, 소정농도(M)×1몰×($1.000-f$)=필요한 시약의 g수가 되는데, 예로써 0.1M-HCl($f=0.855$) 1 L에 용질을 몇 g 더 넣으면 $f≒1.000$으로 되겠는가를 계산해 볼 때 0.5287 g을 더 가하면 된다.

그러나 HCl 같은 액체시약인 경우에는 그 조제에 있어 중량보다 용량으로 취하는 것이 편하므로, 이 g수를 mL수로 환산하는 것이 일반적이다. 위의 예에서 취해야 할 mL수

를 x라고 하면

$$x \times \text{HCl의 비중}(1.18) \times \text{함량}(35.4\%) = \text{g 수}(0.5287)$$

이다. 따라서

$$x = \frac{0.5287 \times 100}{1.18 \times 35.4} = 1.27(\text{mL})$$

를 측용기로 취하여 추가하면 된다.

이와 같이 factor를 1.000으로 접근시켜서 보정한 다음에는 반드시 1차 표준물질을 가지고 재표정하여 정확한 농도를 결정하여야 한다.

5.3.6 표준물질

〔1〕 표준물질

용량 분석법에 의하여 표준액의 정확한 농도를 결정하기 위해 그 기준물질로서 매우 순수한 시약을 사용하였을 때 이것을 1차 표준물질(primary standard)이라 하는데, 5.3.4항의 직접법에서 사용한 표준물질이 이에 해당한다. 위의 5.3.4항의 간접법에 설명한 표준액을 2차 표준물질(secondary standard)이라고 하며 이것은 1차 표준물질로 표정하여 정확히 농도를 정해 놓은 것이다.

일반적으로 1차 표준물질은 다음과 같은 조건을 갖추는 것이 바람직하다.

① 정제하기 쉬울 것

② CO_2 흡수, 흡습, 풍화 및 공기산화 등을 받지 않고 장기간 보관하여도 변질하지 않을 것

③ 반응이 정량적으로 진행되어야 할 것

④ 되도록 당량중량이 커서 상대적인 칭량오차를 감소시킬 수 있을 것

1차 표준물질은 규정된 건조온도에 따라 순도가 99.95% 이상 또는 99.90% 이상이어야 하며, 보통의 보관조건에서 분해되지 않아야 한다. 또한, 가열 또는 감압 건조 하에서도 안정해야 한다. 왜냐하면, 건조는 대기로부터 흡착된 미량의 수분을 제거하는 데 필요한 과정이기 때문이다.

표 5·2는 1차 표준물질로서 주요한 것들을 실은 것이다.

표 5·2 용량 분석용 표준물질(primary standards)

표 준 물 질	화학 식량	함량 (% 이상)	건 조 조 건	표정대상 용액
탄산수소칼륨 $KHCO_3$	100.11	99.98	100℃에서 2~3 시간 건조 후 데시케이터에서 방랭	산
탄산나트륨 Na_2CO_3	105.99	99.97	백금 도가니에서 500~650℃로 40~50분 강열 후, 데시케이터(실리카 겔)에서 방랭하여 사용	산
설파민산 $HOSO_2NH_2$	97.07	99.90	감압 데시케이터(실리카 겔) 속에서 48시간 보관	알칼리
프탈산수소칼륨 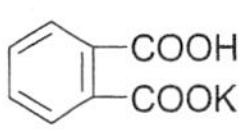	204.22	99.97	순수한 시판물질을 100~110℃에서 3~4 시간 건조하여 데시케이터에서 방랭	알칼리
염화나트륨 NaCl	58.44	99.98	백금 도가니에서 500~650℃로 40~50분 강열한 후 방랭하여 사용	$AgNO_3$
삼산화 비소 As_2O_3	197.84	99.98	105℃에서 3~4 시간 건조 후 데시케이터에서 방랭	$KMnO_4$ I_2
중크롬산 칼륨 $K_2Cr_2O_7$	294.22	99.98	mortar에서 분쇄하여 100~110℃에서 3~4시간 건조 후 데시케이터에서 방랭	$Na_2S_2O_3$ $FeSO_4$
옥살산 나트륨 $Na_2C_2O_4$	134.01	99.95	150~200℃에서 1~1.5 시간 건조 후 데시케이터에서 방랭	$KMnO_4$
요오드산 칼륨 KIO_3	214.02	99.95	120~140℃에서 1.5~2시간 건조 후 데시케이터에서 방랭	$Na_2S_2O_3$
아 연 Zn	65.39	99.995	HCl(1→3), 물, 아세톤으로 차례로 씻고, 직접 데시케이터 속에서 24시간 이상 보관 후 사용	EDTA

〔2〕 표준액 보관법

표준액은 깨끗한 시약병에 넣고 표준액의 명칭, 농도, 규정도 계수, 표준물질, 지시약명, 조제 년월일, 온도, 측정자명 등을 기입한 라벨을 첨부하여야 한다. 표정한 후 다소 기간이 경과된 것은 사용 전에 재표정하는 것이 원칙이다.

표준액 label 예

M-HCl
f = 1.005
표준물질 : $KHCO_3$ 지시약 : M.O.
실험온도 : 20℃
제 조 자 :
제조 년월일 :

5.3.7 측 용 기

용량분석에는 부피를 측정하기 위하여 여러 가지의 측용기, 즉 화학용 체적계가 이용되고 있다. 화학용 체적계의 종류와 사용법 및 보정법은 제 21 장의 실험편을 참고하기 바란다.

5.4 함 량 계 산

함량계산 결과는 일반적으로 고체 의약품일 경우에는 중량 백분율(%)로써 표시하며, 액체 의약품일 경우에는 중량대 용량 백분율 w/v%를 주로 사용한다. 계산은 앞에서 말한 유효숫자의 취급법에 따른다.

함량계산은 적정방법에 따라 조금씩의 차이가 있다. 즉, 직접 적정법인지 아니면 역적정법인지에 따르고 각각 공시험을 하는지 아닌지에 따라 또 다르다.

5.4.1 직접 적정

대한약전의 의약품 각조에 실린 정량법의 항에는 용량 분석용 표준액의 몰용액 1 mL와 반응하는 의약품의 중량 e(대응량, mg 단위)가 기재되어 있다. 따라서, 시료 S mg을 적정하는데 표준액 V mL를 사용하였을 때의 함량 P%는 다음과 같은 식으로 계산한다. 단, f는 factor이다.

$$P\% = \frac{e \times V \times f}{S} \times 100$$

사용한 표준액 1 mL에 대응하는 목적성분의 양을 그 표준액에 대한 성분의 대응량 또는 역가(titer)라 하며, 보통 e로써 표시한다. e를 알려면 먼저 목적성분과 표준액이 어떻게 반응하는지를 화학 반응식을 세워서 그 대응 관계를 알아내어야 한다.

아스코르빈산을 예를 들어 보면, 아스코르빈산 1몰이 I_2 1몰과 반응하므로,

$$C_6H_8O_6 + I_2 \rightleftharpoons C_6H_6O_6 + 2HI$$

$$C_6H_8O_6\ 176.13\,g \equiv M\text{-}I_2\ 1\,L$$

$$C_6H_8O_6\ 8.806\,g \equiv 0.05M\text{-}I_2\ 1\,L$$

$$0.05M\text{-}I_2\ 1\,mL \equiv 8.806\,mg\ C_6H_8O_6$$

아스코르빈산 0.2020 g을 적정하는데, 0.05 mol/L 요오드액(factor=1.015)을 22.50 mL 소비하였다면, 이 아스코르빈산의 함량은 다음과 같이 계산한다.

$$\frac{22.50 \times 1.015 \times 8.806}{0.2020 \times 1000} \times 100 = 99.56\%$$

또, 다른 예로서 Na_2CO_3 용액을 M-HCl으로 적정할 때의 경우를 보자. 탄산나트륨 1몰은 염산 2몰과 대응하여 반응한다.

$$Na_2CO_3 + 2HCl \;=\; 2NaCl + H_2O + CO_2$$

$$Na_2CO_3\ 105.99\,g \;\equiv\; M\text{-HCl}\ 2\,L$$

$$Na_2CO_3\ 0.052995\,g \;\equiv\; M\text{-HCl}\ 1\,mL$$

$$M\text{-HCl}\ 1\,mL \;\equiv\; 0.05300\,g \;\equiv\; 53.00\,mg\ Na_2CO_3$$

여기서 Na_2CO_3 2.3475 g을 중화하는데 M-HCl ($f=1.030$) 24.66 mL를 소비하였다고 하면 Na_2CO_3의 함량은

$$Na_2CO_3\% = \frac{0.05300 \times 24.66 \times 1.030}{2.3475} \times 100 = 57.35\%$$

이 실험에서 만일 공시험을 하여 0.12 mL가 소비되었다고 하면

$$Na_2CO_3\% = \frac{0.05300 \times (24.66 - 0.12) \times 1.030}{2.3475} \times 100 = 57.07\%$$

5.4.2 역 적 정

역적정은 간접적정이라고도 하며 직접적정을 할 수 없을 경우에 이용하는 방법이다. 시료에 일정과량의 A 표준액을 넣고 반응시킨 다음에 남아 있는 A 표준액을 B 표준액으로 적정하여 함량을 계산하는 방법이다.

아스피린의 적정을 예로 들면, 아스피린 시료에 일정과량의 수산화나트륨 표준액을 넣어 반응시킨 다음, 남아 있는 수산화나트륨을 황산 표준액으로 역적정한다. 아스피린 1몰은 NaOH 2몰과 대응하여 반응하므로

$$C_6H_4(COOH)OCOCH_3 + 2NaOH \rightleftharpoons C_6H_4(COONa)OH + CH_3COONa + H_2O$$

$$C_9H_8O_4\ 180.16\,g \;\equiv\; M\text{-NaOH}\ 2\,L$$

$$C_9H_8O_4\ 180.16\,g \;\equiv\; 0.5\,M\text{-NaOH}\ 4\,L$$

$$0.5\,M\text{-NaOH}\ 1\,mL \;\equiv\; 45.04\,mg\ C_9H_8O_4$$

한편,

$$2NaOH \;\equiv\; H_2SO_4$$

따라서, 아스피린 시료 1.500 g을 0.5M-NaOH($f_1=1.012$) 50.00 mL를 넣고 반응시킨 후, 0.25M-H_2SO_4($f_2=1.007$)으로 역적정하여 17.22 mL가 소비되었다면, 아스피린의 함량은 다음과 같이 계산한다.

$$C_9H_8O_4\text{의 함량\%} = \frac{45.04 \times (50.00 \times 1.012 - 17.22 \times 1.007)}{1.500 \times 1000} \times 100 = 99.87\%$$

이 실험을 하는 동안 공기 중의 이산화탄소가 0.5 mol/L 수산화나트륨액에 녹아 들어가기 때문에 그 영향을 소거하기 위하여 공시험을 하는데, 이 때 소비된 양이 50.20 mL 이었다면 함량계산은 다음과 같이 한다.

$$C_9H_8O_4\text{의 함량\%} = \frac{45.04 \times (50.20 - 17.22) \times 1.007}{1.500 \times 1000} \times 100 = 99.72\%$$

또, 다른 예로 Ca을 $KMnO_4$ 표준액으로 적정하는 것을 들어 설명한다.

$KMnO_4$ 표준액을 만들어 표정할 때의 계산방법과 이 표준액을 사용하여 뇨 중의 Ca을 적정분석하고 함량을 계산하는 방법은 다음과 같다.

【예】 $Na_2C_2O_4$(표준물질)으로 표정하여 $KMnO_4$ 표준액을 만들고, 이 $KMnO_4$ 표준액으로 뇨 5 mL 중의 Ca을 정량하였을 때의 함량을 계산해 보자. 옥살산염을 $KMnO_4$ 표준액으로 적정할 때의 반응은 다음과 같다.

$$5C_2O_4^{2-} + 2MnO_4^- + 16H^+ \longrightarrow 10CO_2 + 2Mn^{2+} + 8H_2O$$

$$5H_2C_2O_4 \equiv 5Na_2C_2O_4 \equiv 2KMnO_4 \equiv 10\text{당량}$$

$$Na_2C_2O_4\ 134.00\,g \times 5 \equiv 1M\text{-}KMnO_4\ 2\,L \equiv 1N\text{-}KMnO_4\ 10\,L$$

뇨 중의 Ca 함량을 적정분석하는 순서는 다음과 같다.

1단계 : 염기성 용액 중에서 Ca^{2+}을 옥살산염으로 침전시킨다.

$$Ca^{2+} + C_2O_4^{2-} \longrightarrow Ca(C_2O_4) \cdot H_2O(s)$$

2단계 : 침전물을 냉수로 씻어 유리 옥살산을 제거한 다음, 옥살산칼슘을 다시 산에 녹이면 용액 중에는 Ca^{2+}과 $H_2C_2O_4$이 존재한다.

3단계 : 용해된 옥살산을 55~60℃에서 $KMnO_4$ 표준액으로 적정한다.

【실험 및 계산】

1) $KMnO_4$ 용액의 표정

$Na_2C_2O_4$(표준물질, 분자량=134.00) 0.3547 g을 250 mL 메스플라스크에 취하여 물에 녹인 다음 표선까지 물로 채우고, 이 중 10.00 mL를 취하여 $KMnO_4$ 용액으로 적정하였더니 48.24 mL가 소비되었다면, 옥살산염 용액의 몰농도는

$$\frac{0.3547 \div 134.00}{0.2500} = 0.01059\,M$$

이며, 10.00 mL 중에 들어 있는 $C_2O_4^{2-}$의 몰수는 (0.01059 mol/L)×(0.01000 L)=1.059×10^{-4} mol=0.1059 mmol이다. 한편,

$$5C_2O_4^{2-} \equiv 2MnO_4^-$$

이므로, MnO_4^-의 몰수는

$$MnO_4^-\text{의 몰수} = \frac{2}{5}(C_2O_4^{2-}\text{의 몰수}) = \frac{2}{5} \times 0.1059 = 0.04236\ \text{mmol}$$

따라서 MnO_4^-의 몰농도는 0.04236 mmol/48.24 mL$=8.781\times10^{-4}M$

2) 시료분석

뇨시료 5 mL 중에 들어 있는 칼슘을 위와 같은 방법으로 침전시키고, 다시 녹인 다음 $KMnO_4$ 표준액으로 적정하여 16.22 mL가 소비되었을 때의 시료 중의 Ca^{2+}의 농도를 계산하는 방법은 다음과 같다.

$KMnO_4$ 표준액 16.22 mL 중에는 (0.01622 L)(8.781×10^{-4}mol/L)$=1.424\times10^{-5}$mol$=1.424\times10^{-2}$ mmol의 MnO_4^-이 들어 있다.

$$5Ca^{2-} \equiv 5Ca(C_2O_4)\cdot H_2O(s) \equiv 2KMnO_4$$

의 관계로부터 뇨 5.0 mL에 들어 있는 칼슘함량은 다음과 같다.

$$[Ca^{2+}] = \frac{1.424\times10^{-2}\ \text{mmol}\times\frac{5}{2}}{5.0\ \text{mL}} = 0.00712M$$

백분율 농도로 환산하면

$$\frac{\text{칼슘 원자량 } 40.07\times0.00712}{1000}\times100(\%) = 2.85\times10^{-2}(\text{w/v}\%)$$

【별 법】

위의 분석결과를 노르말 농도를 이용하여 계산하면 다음과 같다.

1) 표 정

$$N = \frac{0.3547\times1000\times\frac{10}{250}}{48.24\times\frac{134.00}{2}} = 4.390\times10^{-3}(\text{N})$$

2) 뇨 5 mL 중 함유된 Ca의 함량계산:

$$\text{칼슘의 밀리그램당량수/뇨 } 5\text{mL} = 4.390\times10^{-3}(N)\times16.22(\text{mL})/5\text{mL}$$
$$= 0.0712/5\ \text{mL}$$

백분율 농도로 나타내면

$$\frac{\text{Ca의 1그램당량 } 20.035\times0.0712}{5\times1000}\times100(\%) = 2.85\times10^{-2}(\text{w/v}\%)$$

제 6 장

산 · 염기의 중화 적정법

중화적정(neutralimetry) 또는 산염기 적정(acid-base titration)은 산과 염기가 반응하여 물을 생성하는 중화반응을 이용하는 적정법이다. 이 때 시료인 산을 알칼리 표준액으로 적정하는 방법을 산적정법(acidometry), 시료인 알칼리를 산표준액으로 적정하는 방법을 알칼리 적정법(alkalimetry)이라고 한다. 산과 염기의 화학반응이 화학 양론적으로 완결되는 점, 즉 당량점을 결정하기 위하여 지시약의 변색을 이용하는 방법, 전기 전도도, 전위차, 기타 물리적 성질의 변화를 측정하는 방법 등이 있다.

6.1 산 · 염기의 개념

6.1.1 Arrhenius 정의

산(acid)이란 물에 녹아서 수소이온 H^+과 음이온 A^-으로 전리하는 물질이며, 염기(base)란 물에 녹아서 수산이온 OH^-과 양이온 B^+으로 전리하는 물질이다.

6.1.2 Brönsted 정의

Arrhenius설은 수용액에서의 산과 염기의 중화반응을 설명하는 데 적용되어 왔다. 그러나 비수용액 중의 반응을 설명하기에는 불충분하므로, 1923년 Brönsted는 산과 염기를 정의하기를 산이라 함은 적당한 조건에서 proton을 내놓는 분자 또는 이온이며, 염기는 proton을 받아들이는 분자 또는 이온이라고 제창하였다. 따라서, Brönsted설에 따르면 산 또는 염기의 전리반응은 용매와의 반응이다. 산 HA가 물에서 전리할 때 물이 HA

로부터 proton을 얻어 H_3O^+을 생성한다.

$$HA + H_2O \rightleftharpoons H_3O^+ + A^- \quad (6 \cdot 1)$$

마찬가지로 염기 B의 전리는 물에서 proton을 받아들여 OH^-을 생성하는 반응이다.

$$B + H_2O \rightleftharpoons BH^+ + OH^- \quad (6 \cdot 2)$$

짝염기와 짝산 : Brönsted의 설에 따르면 산 HA는 식 (6 · 1)과 같이 proton을 얻어 염기 A^-을 생성한다. HA를 A^-의 짝산, A^-을 산 HA의 짝염기라 한다.

$$acid + H_2O \rightleftharpoons H_3O^+ + base \quad (6 \cdot 3)$$

강산에 있어서의 식 (6 · 3)의 평형은 거의 완전히 오른쪽으로 이동하고 역반응은 거의 일어나지 않으므로, 정의에 따르면 강산의 짝염기는 약하다. 또한, 강염기는 약한 짝산을 가지게 된다. 산 및 염기의 강도는 그들의 전리상수에 의하여 결정된다.

proton 공여체와 수용체 : 산과 염기에는 양이온, 음이온 및 중성분자가 있다. proton 공여체인 산의 예로는 NH_4^+, HAc 및 HPO_4^- 등이 있고, proton 수용체인 염기의 예로는 OH^-, NH_3, 및 $NH_2CH_2CH_2NH_2$ 등을 들 수 있다.

6.2 물의 전리 및 pH

6.2.1 물의 전리

중화반응의 기본은 산의 H^+과 알칼리의 OH^-이 결합하여 물을 생성하는 반응이다. 이 반응은 가역적이지만 그 역반응인 H_2O의 전리는 극히 적다.

$$H^+ + OH^- \rightleftharpoons H_2O \quad (6 \cdot 4)$$

엄밀히 말하면 H^+은 물 중에서 hydronium ion, H_3O^+으로서 존재하므로, 물의 전리는 다음과 같이 표시하는 것이 원칙이겠으나 편의상 식 (6 · 4)로 표시한다.

$$H_2O + H_2O \rightleftharpoons H_3O^+ + OH^- \quad (6 \cdot 5)$$

6.2.2 물의 활동도 계수

활동도의 개념은 강전해질 용액의 특성 중의 하나를 설명하기 위하여 도입되었는데, 즉 용액상태에서 완전히 이온으로 해리된다고 생각되는 데도 불구하고 실제적으로 이온 상호간의 작용으로 이론치의 농도(molar concentration, M)보다 작은 값의 농도임을 알 수 있는데 이를 활동농도(active concentration, a) 또는 활동도(activity)라고 한다. 이 두 농도는 다음의 식으로 표시할 수 있다.

$$a = fM$$

이 때 f를 활동도 계수(activity coefficient)라고 하는데, 이는 공존이온의 종류, 농도 및 온도 등의 함수로서 단위가 없는 수이다.

물의 경우 : 이온의 활동도를 고려하여 이것에 질량작용의 법칙을 적용하면 일정한 온도에서는 다음과 같다.

$$\frac{a_{H^+} \times a_{OH^-}}{a_{H_2O}} = \frac{[H^+][OH^-]}{H_2O} \times \frac{f_{H^+} \times f_{OH^-}}{f_{H_2O}} = K \qquad (6 \cdot 6)$$

여기서 a : 각 이온의 활동도,

f : 각 이온의 활동도 계수,

K : 평형상수

물은 극소량만이 전리하므로 H^+ 및 OH^- 농도도 극히 적다. 따라서, 물의 활동도 계수 f는 1이라고 할 수 있다. 그러므로 식

$$\frac{[H^+][OH^-]}{H_2O} = K \qquad (6 \cdot 7)$$

로 쓸 수 있다.

6.2.3 물의 이온곱

순수(純水) 혹은 희박한 수용액에 있어서 전리하지 않은 물의 농도(1000 g ÷ 18.016 = 55.5 mole)는 일정하다고 볼 수 있으므로

$$[H^+][OH^-] = K[H_2O] = K_w \qquad (6 \cdot 8)$$

K_w를 물의 이온곱(ionic product)이라 하며, 일정한 온도에서는 일정하며 22℃에서 그 값은 10^{-14}이다.

6.2.4 수소이온 농도지수(pH)

순수한 물에 있어서의 $[H^+] = [OH^-] = 10^{-7} M$이며 액성은 중성이다. 일반적으로 $[H^+] > 10^{-7}$이면 산성이고 반대로 $[H^+] < 10^{-7}$이면 알칼리성이다. 이와 같이 액성을 표시할 때 $[H^+]$로 표시할 수 있으나, 그 수치가 작아서 취급상 곤란하므로 pH라는 기호로써 표시하게 되었다.

$$pH = -\log[H^+] \ ; \ [H^+] = 10^{-pH} \qquad (6 \cdot 9)$$

그리고

$$pOH = -\log[OH^-] \ ; \ pH = 14 - pOH \qquad (6 \cdot 10)$$

6.3 산, 알칼리의 전리 및 수소이온 농도

6.3.1 강산, 강알칼리 수용액의 수소이온 농도

강산, 강알칼리의 예를 들면 HCl, HBr, HI, HNO_3, $HClO_4$, H_2SO_4, KOH, NaOH, $Ca(OH)_2$ 등이 있다. 보통 분석에서 사용하는 농도범위 내에서는 강산, 강알칼리는 완전 전리하므로 강산, 강염기의 농도가 곧 $[H^+]$ 및 $[OH^-]$가 된다.

6.3.2 약산 및 약알칼리 수용액의 수소이온 농도

약산, 약알칼리의 예를 들면 H_3PO_4, H_2CO_3, H_2SO_3, H_3BO_3, HCN, H_2S, NH_3, 대부분의 유기염기 등이다. 약산 및 약알칼리는 약전해질이므로 수용액에서는 일부분만 전리하고 대부분은 분자상태로 있으며, 이 때 pH는 다음과 같다.

$$\text{약산} \quad [H^+]=\sqrt{K_aC}$$

$$\text{약알칼리} \quad [OH^-]=\sqrt{K_bC} \Rightarrow [H^+]=\frac{K_w}{\sqrt{K_bC}}$$

이 식은 다음과 같이 유도한다.

〔1〕 산의 전리상수

지금 HA를 일양성자성 약산이라 하면

$$HA \rightleftharpoons H^+ + A^-$$

$$\frac{[H^+][A^-]}{[HA]}=K_a \text{ (단, } K_a\text{는 산의 해리상수이다)} \qquad (6 \cdot 11)$$

산의 몰농도를 C라 하고 평형에서의 $[H^+]=x$라고 하면

$$\begin{array}{cccc} HA & \rightleftharpoons & H^+ & + \ A^- \\ C-x & & x & x \end{array}$$

$$K_a=\frac{[H^+][A^-]}{[HA]}=\frac{(x)(x)}{C-x} \qquad (6 \cdot 12)$$

따라서

$$\frac{[H^+]^2}{C-[H^+]}=K_a$$

$$\therefore [H^+]=\frac{-K_a+\sqrt{K_a^2+4K_aC}}{2} \qquad (6 \cdot 13)$$

약산에서는 $C-[\mathrm{H}^+] \fallingdotseq C$로 볼 수 있으므로(한쪽의 농도가 다른 쪽의 5% 미만일 때 무시할 수 있다), 따라서 윗식은 다음과 같이 줄일 수 있다.

$$[\mathrm{H}^+]^2 = K_aC$$

$$[\mathrm{H}^+] = \sqrt{K_aC} \qquad (6 \cdot 14)$$

따라서

$$\mathrm{pH} = \frac{1}{2}\,\mathrm{p}K_a - \frac{1}{2}\log C \qquad (6 \cdot 15)$$

그러나 검산 결과 $[\mathrm{H}^-]$를 무시할 수 없는 경우에는 식 (6 · 13)을 이용하여야 한다.

【예】 o-hydroxybenzoic acid를 예로 들어서 $C=0.05M$이고 $K_a=1.07\times10^{-3}$이면

$$\frac{x^2}{C-x} = 1.07\times10^{-3}$$

$$x^2+1.07\times10^{-3}x-5.35\times10^{-5}=0\,;$$

$$x=6.80\times10^{-3}M$$

이므로

$$\therefore x = [\mathrm{H}^+]=[\mathrm{A}^-]=6.80\times10^{-3}M \Rightarrow \mathrm{pH}=2.17$$

〔2〕 알칼리의 전리상수

알칼리의 수용액에 있어서도 위와 같은 방법으로 수용액의 $[\mathrm{OH}^-]$ 및 pH를 다음과 같이 구한다.

$$[\mathrm{OH}^-]=\sqrt{K_bC} \qquad (6 \cdot 16)$$

$$\therefore [\mathrm{H}^+]=\frac{K_w}{\sqrt{K_bC}}$$ (단, K_b는 알칼리의 전리상수이다)

따라서

$$\mathrm{pH}=14-\frac{1}{2}\,\mathrm{p}K_b+\frac{1}{2}\log C \qquad (6 \cdot 17)$$

【참고】 연속 근사법(successive approximation)

예를 들어 $0.05M$-HA($K_a=1.07\times10^{-3}$) 인 경우

$$\frac{x^2}{C-x} = 1.07\times10^{-3} \Rightarrow x=\sqrt{K_a(C-x)}$$

1차 근사 :

$$x_1=\sqrt{K_aC}=\sqrt{(1.07\times10^{-3})\cdot(0.05)}$$
$$=7.31\times10^{-3}$$

2차 근사:

$$x_2=\sqrt{K_a(C-x_1)}=\sqrt{(1.07\times10^{-3})\cdot(0.05-7.31\times10^{-3})}$$
$$=6.76\times10^{-3}$$

3차 근사:

$$x_3=\sqrt{K_a(C-x_2)}=\sqrt{(1.07\times10^{-3})\cdot(0.05-6.76\times10^{-3})}$$
$$=6.80\times10^{-3}$$

4차 근사:

$$x_4=\sqrt{K_a(C-x_3)}=\sqrt{(1.07\times10^{-3})\cdot(0.05-6.80\times10^{-3})}$$
$$=6.80\times10^{-3}$$

따라서, 3자리 유효숫자까지 일정하고, 1차 근사는 7.5%의 오차를 가진다.

〔3〕 다양성자성산(polyprotic acid)의 전리

H_2SO_4, $H_2C_2O_4$, $C_6H_4(COOH)_2$ 등과 같이 K_1, K_2의 차가 작은 것을 제외한 다양성자성 약산, 예를 들면 H_2CO_3, H_3PO_4, H_2S 등은 K_1에 비하여 K_2 또는 K_3가 대단히 작으므로, 그 수용액 중의 $[H^+]$ 및 pH는 다음과 같이 유도할 수 있다.

【예】 이양성자성 산(H_2A) : H_2S

$$H_2S = H^+ + HS^-: \frac{[H^+][HS^-]}{[H_2S]} = K_1 = 9.1\times10^{-8} \qquad (6\cdot18)$$

$$HS^- = H^+ + S^{2-}: \frac{[H^+][S^{2-}]}{[HS^-]} = K_2 = 1.2\times10^{-15} \qquad (6\cdot19)$$

질량보존의 법칙에 의해

$$C=[H_2S]+[HS^-]+[S^{2-}] \qquad (6\cdot20)$$

전기적 중성의 법칙에 따라

$$[H^+]=[OH^-]+[HS^-]+2[S^{2-}] \qquad (6\cdot21)$$

식 (6 · 20)에서

$$[H_2S]=C-[HS^-]-[S^{2-}]$$

이것을 식 (6 · 18)에 대입하면

$$\frac{[H^+][HS^-]}{C-[HS^-]-[S^{2-}]}=K_1 \qquad (6\cdot22)$$

식 (6 · 21)에서

$$[HS^-]=[H^+]-[OH^-]-2[S^{2-}] \qquad (6\cdot21)$$

이것을 식 (6 · 22), (6 · 19)에 대입하면

$$\frac{[H^+]([H^+]-[OH^-]-2[S^{2-}])}{C-[H^+]+[OH^-]+[S^{2-}]}=K_1 \qquad (6 \cdot 23)$$

$$\frac{[H^+][S^{2-}]}{[H^+]-[OH^-]-2[S^{2-}]}=K_2 \qquad (6 \cdot 23)$$

이것을 $[S^{2-}]$에 관한 식으로 변환해서 식 (6 · 23)에 대입하여 $[H^+]$, $[OH^-]$, K_1, K_2만 포함한 식으로 바꾸면

$$\frac{[H^+]\left\{[H^+]-[OH^-]-2\frac{K_2([H^+]-[OH^-])}{[H^+]+2K_2}\right\}}{C-\left\{[H^+]-[OH^-]-\frac{K_2([H^+]-[OH^-])}{[H^+]+2K_2}\right\}}=K_1 \qquad (6 \cdot 24)$$

만약 $[H^+] \gg [OH^-]$이고, $[H^+] \gg 2K_2$이면 식 (6 · 24)를 간단히 하여

$$\frac{[H^+]^2}{C-[H^+]}=K_1$$

$$\therefore [H^+]=\frac{-K_1+\sqrt{K_1^2+4K_1C}}{2}$$

만약 $C \gg [H^+]$이면

$$[H^+]=\sqrt{K_1C} \qquad (6 \cdot 25)$$

$C \gg [H^+]-[OH^-]$이고, $[H^+] \gg 2K_2$이면서 매우 희박한 용액이거나 또는 매우 약한 산인 경우, 용매의 해리에 의한 $[H^+]$ 또는 $[OH^-]$ 농도를 무시할 수 없는 경우에는

$$\frac{[H^+]([H^+]-[OH^-])}{C}=K_1$$

$$\therefore [H^+]=\sqrt{K_1C+K_w} \qquad (6 \cdot 26)$$

다른 방법으로 검토하면 다음과 같다.

① 식 (6 · 19)에서

$$[S^{2-}]=K_2 \cdot \frac{[HS^-]}{[H^+]}$$

이것을 식 (6 · 21)에 대입하면

$$[H^+]=\frac{K_w}{[H^+]}+[HS^-]+2K_2 \cdot \frac{[HS^-]}{[H^+]}$$

$$[H^+]^2=K_w+[HS^-][H^+]+2K_2[HS^-]$$

$$[H^+]^2-[HS^-][H^+]-(K_w+2K_2[HS^-])=0$$

$$\therefore [H^+]=\frac{[HS^-]+\sqrt{[HS^-]^2+4(K_w+2K_2[HS^-])}}{2}$$

그러나 $[HS^-]^2 \gg 4K_w+8K_2[HS^-]$이므로

$$[H^+] \fallingdotseq \frac{[HS^-]+[HS^-]}{2}=[HS^-]$$

$$\therefore [H^+]=\sqrt{K_1C}=\sqrt{9.1\times10^{-8}\times10^{-1}}\approx10^{-4}$$

$$\therefore \frac{[H^+]}{C}\approx0.1\%$$

$0.1M$까지는 이 식의 사용이 가능하다.

② 식 (6 · 18), 식 (6 · 19)에서

$$[H^+]=\frac{K_1[H_2S]}{[H_2S][S^{2-}]}=\frac{K_2[HS^-]}{[S^{2-}]}$$

$$\therefore \frac{K_1}{K_2}=\frac{[HS^-]^2}{[H_2S][S^{2-}]}=\frac{[HS^-]/[H_2S]}{[S^{2-}]/[HS^-]}=\frac{9.1\times10^{-8}}{1.2\times10^{-18}}\fallingdotseq 7.6\times10^7$$

∴2차 해리에 의한 $[H^+]$는 무시할 수 있다. 따라서, 일양성자성 약산의 경우와 동일하게 취급할 수 있다.

6.4 염의 가수분해

6.4.1 개 요

대부분의 염은 물에 녹으면 그 염에서 생성된 양이온, 또는 음이온 혹은 양쪽 이온 모두가 용매인 물과 정도에 따라 반응하게 된다. 예를 들면, KCN의 수용액은 알칼리성을 나타낸다. 이것은 CN^-이 H_2O과 반응하여 OH^-을 생성하기 때문이다.

$$CN^- + H_2O \rightleftharpoons OH^- + HCN$$

이와 같은 현상을 염의 가수분해(hydrolysis)라고 하며, 염을 형성하고 있는 산과 염기의 한쪽 또는 양쪽의 전리상수가 작을 때 일어난다.

일반적으로 가용성염 BA가 강산과 약염기로 되었을 때는

$$B^+ + H_2O \rightleftharpoons H^+ + BOH \qquad (6 \cdot 27)$$

인 가수분해가 지배적이고, 용액은 산성을 나타내며 약산과 강염기로 되었을 때는

$$A^- + H_2O \rightleftharpoons OH^- + HA \qquad (6 \cdot 28)$$

인 가수분해 반응에 의하여 알칼리성을 나타낸다.

또한, 약산과 약염기로 된 염은 수용액 중에서 다음과 같이 가수분해된다.

$$B^+ + A^- + H_2O \rightleftharpoons HA + BOH \qquad (6 \cdot 29)$$

$K_a = K_b$일 때는 중성, $K_a > K_b$일 때는 산성, $K_a < K_b$일 때는 알칼리성을 나타낸다.

6.4.2 가수분해의 일반 평형식

가수분해 반응은 중화반응의 역반응으로, 염의 가수분해 반응의 일반 평형식은 다음과 같다.

$$\begin{array}{ccccc} BA & \rightleftharpoons & B^+ & + & A^- \\ & & + & & + \\ H_2O & \rightleftharpoons & OH^- & + & H^+ \\ & & \upharpoonleft\downharpoonright & & \upharpoonleft\downharpoonright \\ & & BOH & & HA \end{array}$$

$$\frac{[B^+][OH^-]}{[BOH]} = K_b, \quad \frac{[H^+][A^-]}{[HA]} = K_a \qquad (6 \cdot 30)$$

〔1〕 강산과 강알칼리로 된 염의 수용액의 수소이온 농도

NaCl, KCl, $CaCl_2$, NaBr, $KClO_3$, Na_2SO_4, $Ba(NO_3)_2$ 등은 수용액에서 각각 전리되어 중성을 나타낸다. 즉, 이 때 가수분해 반응결과 형성된 것으로 보게 되는 BOH, HA는 강염기·강산이므로, 분자상태의 BOH나 HA가 있을 수 없고 용액 중에는 B^+, A^-만이 존재하며, H^+이나 OH^-의 농도는 순수한 물일 때와 다름없기 때문에 이와 같은 염의 수용액의 $[H^+]$은 10^{-7}으로서 중성이다.

〔2〕 약산과 강알칼리로 된 염의 수용액의 수소이온 농도

Na_2CO_3, Na_2S, NaAc, KAc, K_2CO_3 등은 가수분해하여 알칼리성을 나타낸다. 이와 같은 염의 수용액의 $[H^+]$ 및 pH는 대체로 다음과 같이 표기할 수 있다.

$$[H^+] = \sqrt{\frac{K_a \cdot K_w}{C}}, \quad pH = 7 + \frac{1}{2}pK_a + \frac{1}{2}\log C \qquad (6 \cdot 31)$$

이 식 (6·31)은 다음과 같이 유도된다.

BA : 염, BOH : 강알칼리, HA : 약산

$$BA \rightleftharpoons B^+ + A^-$$

$$H_2O \rightleftharpoons H^+ + OH^- \qquad (6 \cdot 32)$$

$$A^- + H^+ \rightleftharpoons HA \qquad (6 \cdot 33)$$

HA는 약산이므로 H_2O의 전리에서 생긴 H^+은 HA의 형성에 소비되기 때문에 $[OH^-]$은 차차 증가하여 알칼리성을 나타낸다. 이 때 가수분해는 식 (6 · 32), 식 (6 · 33)을 동시에 만족할 때까지 진행한다. 따라서, 식 (6 · 32), 식 (6 · 33)을 합하면

$$A^- + H_2O \rightleftharpoons HA + OH^- \qquad (6 \cdot 34)$$

질량작용의 법칙을 적용하면

$$\frac{[HA][OH^-]}{[A^-][H_2O]} = K$$

$$\frac{[HA][OH^-]}{[A^-]} = K_h = K_b(\text{염기이므로 주로 } K_b\text{로 표시}) \qquad (6 \cdot 35)$$

(K_h : 가수분해 상수)

이 식 (6 · 35)의 분자, 분모에 $[H^+]$를 곱하면

$$\frac{[HA][OH^-][H^+]}{[A^-][H^+]} = \frac{[H^+][OH^-]}{\frac{[H^+][A^-]}{HA}} = \frac{K_w}{K_a} = K_h(K_b) \qquad (6 \cdot 36)$$

지금 $[BA] = C$, $[OH^-] = x$ 라 하면 식 (6 · 34)에서 $[HA] = x$, $[A^-] = C - x \fallingdotseq C$(단, 가수 분해도가 낮을 때)를 식 (6 · 35)에 대입하면

$$\frac{[HA][OH^-]}{[A^-]} = \frac{x^2}{C} = K_h(K_b)$$

$$x = [OH^-] = \sqrt{K_h C} = \sqrt{K_b C} = \sqrt{\frac{K_w C}{K_a}}$$

$$\therefore [H^+] = \frac{K_w}{[OH^-]} = \frac{K_w}{\sqrt{\frac{K_w C}{K_a}}}$$

$$= \sqrt{K_w^2 \frac{K_a}{K_w C}} = \sqrt{\frac{K_a K_w}{C}} \qquad (6 \cdot 37)$$

따라서

$$pH = -\log\left(\frac{K_a K_w}{C}\right)^{\frac{1}{2}} = -\frac{1}{2}(\log K_a + \log K_w - \log C)$$

$$pH = 7 + \frac{1}{2}\,pK_a + \frac{1}{2}\log C \qquad (6 \cdot 38)$$

〔3〕 약알칼리와 강산으로 된 염의 수용액의 수소이온 농도

NH_4Cl, $AlCl_3$, $(NH_4)_2SO_4$, $CuSO_4$, NH_4NO_3 등은 가수분해하여 산성을 나타낸다. 이와 같은 염의 수용액의 $[H^+]$ 및 pH는 다음과 같다.

$$[\mathrm{H}^+]=\sqrt{\frac{K_wC}{K_b}}$$

$$\mathrm{pH}=7-\frac{1}{2}\,\mathrm{p}K_b-\frac{1}{2}\log C \qquad (6\cdot39)$$

이 식 (6 · 39)는 다음과 같이 유도된다.

BA : 염, BOH : 약알칼리, HA : 강산

$$\mathrm{BA} \rightleftharpoons \mathrm{B}^+ + \mathrm{A}^-$$

$$\mathrm{H_2O} \rightleftharpoons \mathrm{OH}^- + \mathrm{H}^+ \qquad (6\cdot40)$$

$$\mathrm{B}^+ + \mathrm{OH}^- \rightleftharpoons \mathrm{BOH} \qquad (6\cdot41)$$

BA는 완전전리하고 B^+은 H_2O가 전리하여 생긴 OH^-과 작용하여 약전해질의 BOH를 생성하므로 $[H^+]$이 증가된다. 따라서, 액성은 산성을 나타내며 가수분해는 식 (6 · 40), 식 (6 · 41)이 동시에 만족할 때까지 진행된다. 따라서, 식 (6 · 40)과 식 (6 · 41)을 합하면

$$\mathrm{B}^+ + \mathrm{H_2O} \rightleftharpoons \mathrm{BOH} + \mathrm{H}^+ \qquad (6\cdot42)$$

질량작용의 법칙을 적용하면

$$\frac{[\mathrm{BOH}][\mathrm{H}^+]}{[\mathrm{B}^+][\mathrm{H_2O}]}=K$$

$$\frac{[\mathrm{BOH}][\mathrm{H}^+]}{[\mathrm{B}^+]}=K[\mathrm{H_2O}]=K_h(K_a) \qquad (6\cdot43)$$

윗식의 분자, 분모에 $[OH^-]$을 곱하면

$$\frac{[\mathrm{BOH}][\mathrm{H}^+][\mathrm{OH}^-]}{[\mathrm{B}^+][\mathrm{OH}^-]}=\frac{[\mathrm{H}^+][\mathrm{OH}^-]}{\dfrac{[\mathrm{B}^+][\mathrm{OH}^-]}{\mathrm{BOH}}}=\frac{K_w}{K_b}=K_h(K_a) \qquad (6\cdot44)$$

지금 $[BA]=C$, $[H^+]=x$라 하면, 식 (6 · 42)에 따라 $[BOH]=x$, $[B^+]=C-x \fallingdotseq C$ (단, 가수 분해도가 낮을 때)이므로 식 (6 · 43)에 따라

$$\frac{[\mathrm{H}^+][\mathrm{BOH}]}{[\mathrm{B}^+]}=\frac{x^2}{C}=\frac{K_w}{K_b}$$

$$x=[\mathrm{H}^+]=\sqrt{\frac{K_wC}{K_b}} \Rightarrow \mathrm{pH}=7-\frac{1}{2}\,\mathrm{p}K_b-\frac{1}{2}\log C \qquad (6\cdot45)$$

〔4〕 약산과 약알칼리로 된 염의 수용액의 수소이온 농도

가수분해 반응으로 약산과 약알칼리를 형성하는 경우는 산, 알칼리의 상대적인 세기에 따라서 pH가 달라진다. 예를 들면 CH_3COONH_4 수용액은 $K_b=K_a$이므로 중성을 나타내고, NH_4CN 수용액은 $K_b>K_a$이므로 알칼리성, $HCOONH_4$ 수용액은 $K_b<K_a$이므로 산성을 나타낸다. 이와 같은 염의 수용액의 $[H^+]$ 및 pH는 다음과 같다.

$$[H^+]=\sqrt{\frac{K_a}{K_b}K_w} \qquad (6 \cdot 46)$$

$$pH=7+\frac{1}{2}pK_a-\frac{1}{2}pK_b \qquad (6 \cdot 47)$$

이 식 (6 · 47)은 다음과 같이 유도된다.

BA : 염, HA : 약산, BOH : 약알칼리

$$BA \rightleftharpoons B^+ + A^- \qquad (6 \cdot 48)$$

$$H_2O \rightleftharpoons H^+ + OH^- \qquad (6 \cdot 49)$$

$$A^- + H^+ \rightleftharpoons HA \qquad (6 \cdot 50)$$

$$B^+ + OH^- \rightleftharpoons BOH \qquad (6 \cdot 51)$$

이 때 가수분해는 식 (6 · 49)~(6 · 51)이 동시에 만족할 때까지 진행되므로, 식 (6 · 49)~(6 · 51)을 합하면

$$B^+ + A^- + H_2O \rightleftharpoons HA + BOH \qquad (6 \cdot 52)$$

따라서

$$\frac{[BOH][HA]}{[B^+][A^-]}=K_h \qquad (6 \cdot 53)$$

윗식의 분자, 분모에 $[H^+]$와 $[OH^-]$를 곱하면

$$\frac{[BOH][HA][H^+][OH^-]}{[B^+][OH^-][H^+][A^-]}=\frac{K_w}{K_bK_a}=K_h \qquad (6 \cdot 54)$$

염의 농도를 C로 하면 $[B^+]=[A^-]=C$인데 이것을 식 (6 · 54)에 대입하면

$$\frac{[BOH]^2}{C^2}=\frac{[HA]^2}{C^2}=\frac{K_w}{K_bK_a}=K_h$$

$$\therefore [BOH]=[HA]=\sqrt{\frac{K_wC^2}{K_bK_a}} \qquad (6 \cdot 55)$$

그런데 $[H^+]$는 식 (6 · 55)에 의하여

$$[H^+]=\frac{[HA]K_a}{[A^-]}=\frac{\sqrt{\frac{K_wC^2}{K_bK_a}}\cdot K_a}{[A^-]}$$

$$=\frac{\sqrt{\frac{K_wC^2}{K_bK_a}}\cdot K_a}{C}=\sqrt{\frac{K_aK_w}{K_b}} \qquad (6 \cdot 56)$$

따라서

$$pH=7+\frac{1}{2}pK_a-\frac{1}{2}pK_b$$

이 식 (6·56)에서 $[H^-]$는 염의 농도에는 관계없고, $K_a > K_b$이면 산성, $K_a < K_b$이면 알칼리성을 나타내고 $K_a = K_b$이면 액성은 중성이다.

【예 1】 NH_4Ac 수용액의 pH는 얼마인가?

【예 2】 $HCOONH_4$ 수용액의 pH는 얼마인가?

【예 3】 $0.1M$-NH_4Cl 수용액의 $[H^-]$는 얼마인가?

【예 4】 $0.01M$-NaAc 수용액의 $[H^-]$는 얼마인가? 단, HAc의 $K_a = 1.8 \times 10^{-5}$이다.

〔5〕 산성염 수용액의 수소이온 농도

산성염은 양쪽성 물질(amphiprotic substance)이다. $NaHCO_3$, 아미노산 등은 산 및 염기 양쪽성이므로 다음과 같은 평형을 생각할 수 있다. 산성염 BHA, C mol/L에 대하여 생각해 보자.

$$BHA \rightleftharpoons B^+ + HA^-$$

$$HA^- \rightleftharpoons H^+ + A^{2-}\ ;\quad \frac{[A^+][A^{2-}]}{[HA^-]} = K_{a2} \qquad (6\cdot57)$$

$$HA^- + H_2O \rightleftharpoons H_2A + OH^-\ ;$$

$$\frac{[H_2A][OH^-]}{[HA^-]} = K_h(K_b) = \frac{K_w}{K_{a1}} \qquad (6\cdot58)$$

전기적 중성의 법칙에 따라;

$$[B^+] + [H^+] = [HA^-] + 2[A^{2-}] + [OH^-] \qquad (6\cdot59)$$

질량보존의 법칙에 따라;

$$C = [B^+] = [HA^-] + [A^{2-}] + [H_2A] \qquad (6\cdot60)$$

식 (6·59), (6·60)으로부터

$$\begin{aligned}
[H^+] &= [HA^-] + 2[A^{2-}] + [OH^-] - [B^+] \\
&= [HA^-] + 2[A^{2-}] + [OH^-] - [HA^-] - [A^{2-}] - [H_2A] \\
&= [A^{2-}] + [OH^-] - [H_2A] \\
&= \frac{K_{a2}[HA^-]}{[H^+]} + \frac{K_w}{[H^+]} - \frac{K_w[HA^-]}{K_{a1}[OH^-]} \\
&= \frac{K_{a2}[HA^-]}{[H^+]} + \frac{K_w}{[H^+]} - \frac{[H^+][HA^-]}{K_{a1}}
\end{aligned}$$

양변에 $[H^+]$를 곱한 다음 $[H^+]$에 대하여 정리하면

$$[H^+]=\sqrt{\frac{K_{a1}K_{a2}[HA^-]+K_{a1}K_w}{K_{a1}+[HA^-]}} \qquad (6 \cdot 61)$$

HA^-은 강전해질이므로 $[HA^-]\fallingdotseq C$

$$\therefore [H^+]=\sqrt{\frac{K_{a1}K_{a2}C+K_{a1}K_w}{K_{a1}+C}} \qquad (6 \cdot 62)$$

식 (6 · 62)에서 $K_{a1}K_{a2}C \gg K_{a1}K_w$이고 $C \gg K_{a1}$이면 $[H^+]=\sqrt{K_{a1}K_{a2}}$이다.

【예】 $0.1M$ 및 $0.001M$-$NaHCO_3$의 $[H^-]$는 얼마인가? 단, H_2CO_3의 $K_1=3.5\times10^{7}$, $K_2=6.0\times10^{-11}$이다.

6.5 등전점과 등이온점

6.5.1 등이온점(Isoionic point)

순수한 중성의 다양성자성 산(polyprotic acid) HA(중성 zwitter ion)를 물에 녹였을 때의 pH로, 용액에는 H_2A^+, A^-, H^+, OH^-이 존재하고 H_2A^+과 A^-의 농도가 같지는 않다.

$$[H^+]=\sqrt{\frac{K_1K_2C+K_1K_w}{K_1+C}}$$

【예】 $0.1M$-alanine의 isoionic pH는 상기식으로 계산하면 ⇒ pH=6.12이다.

6.5.2 등전점(Isoelectric point)

다양성자성 산(polyprotic acid)의 평균전하가 0이 되는 pH이다. H_2A^+과 A^-의 농도가 같은 pH이다.

$$[H_2A^+]=\frac{[HA][H^+]}{K_1}\,;\ [A^-]=\frac{K_2[HA]}{[H^+]}$$

$$[H_2A^+]=[A^-]\Rightarrow\frac{[HA][H^+]}{K_1}=\frac{K_2[HA]}{[H^+]}\Rightarrow[H^+]=\sqrt{K_1K_2}$$

【참고】 isoelectric focusing

6.6 완충액(Buffer solution)

6.6.1 정 의

약산과 그 짝염기의 혼합용액 또는 약알칼리와 그 짝산의 혼합물에 물 또는 소량의 산 또는 알칼리를 넣어도, 용액은 원래의 수소이온 농도를 유지하려는 성질을 가지고 있다. 이와 같은 성질을 완충작용이라 하며, 이러한 성질을 가지고 있는 용액을 완충액(buffer solution)이라 한다. 즉, 산이나 염기가 가해지거나 희석되더라도 급격한 pH 변화가 방지되는 용액으로, 과학의 모든 분야, 특히 생화학 및 전기화학 분야에서 중요하다. 생화학계의 여러 가지 조절기능은 pH에 매우 민감하다.

6.6.2 정량적 이해-공통이온의 효과

【예】 0.1M-HAc에 NaAc(100% 전리한다고 가정)을 0.1M이 되게 첨가하면 pH는 어떻게 변화하겠는가?

【풀이】 $HAc \rightleftharpoons H^+ + Ac^-$ (6 · 63)

$0.1-x \quad x \quad x$

$NaAc \longrightarrow Na^+ + Ac^-$ (6 · 64)

$$\frac{[H^+][Ac^-]}{[HAc]} = K_a = 1.8\times10^{-5} \text{에서}$$

$$\frac{x(0.1+x)}{(0.1-x)} = K_a = 1.8\times10^{-5}$$

여기서 $x \ll 0.1$이면 $x=[H^+]=1.8\times10^{-5}$이다.

한편, 염을 첨가하지 않은 0.1M-HAc 용액의 $[H^+] \fallingdotseq 1.34\times10^{-3} M$이므로, 공통이온의 효과로 $[H^+]$가 약 1/75로 감소하였다.

6.6.3 완충액식(Henderson-Hasselbalch식)

약산과 그 염으로 된 완충액의 pH를 구해 보자. 예로, HAc 및 NaAc의 혼합액은

$CH_3COOH \rightleftharpoons H^+ + CH_3COO^-$(부분전리) (6 · 65)

$CH_3COONa \rightleftharpoons Na^+ + CH_3COO^-$(완전전리) (6 · 66)

CH_3COOH은 약산이므로 단독으로 존재할 때도 그 전리가 적은데 CH_3COONa의 공존하에서는 공통이온의 영향을 받아 그 전리는 더욱 억제된다. 따라서, 완충액의 $[H^+]$는

CH_3COONa 공존하에서 CH_3COOH의 전리에 의하여 형성되는 H^+의 농도이므로

$$CH_3COOH \rightleftharpoons H^+ + CH_3COO^-$$

$$\frac{[H^+][CH_3COO^-]}{[CH_3COOH]} = K_a$$

$$\therefore [H^+] = \frac{[CH_3COOH]K_a}{[CH_3COO^-]} \quad (6 \cdot 67)$$

CH_3COOH은 처음 몰농도와 거의 같고 CH_3COO^-은 CH_3COONa의 처음 몰농도와 같다고 보면, 다음과 같은 근사식을 얻을 수 있다.

$$[H^+] = \frac{[CH_3COOH]}{[CH_3COONa]} \cdot K_a \quad (6 \cdot 68)$$

그러므로 완충액의 $[H^+]$는 약산과 그 짝염기의 농도비에 비례한다. 이 용액을 물로 희석하여도 분자와 분모의 농도비에는 변화가 없다. 만약, 소량의 HCl을 이 용액에 넣으면 HCl의 H^+은 CH_3COO^-과 결합하여 CH_3COOH 분자가 되어 CH_3COO^-은 약간 감소되나, CH_3COONa의 전리에 의하여 보충되므로 HCl 첨가의 영향은 별로 없다. 또, 소량의 NaOH을 이 용액에 넣으면 NaOH의 OH^-은 H^+과 결합하여 H_2O이 되어 H^+은 약간 감소되나, CH_3COOH의 전리에 의하여 보충되므로 NaOH 첨가의 영향은 별로 없다.

식 (6 · 68)을 일반화하면 다음과 같다.

$$K_a = \frac{[H^+][A^-]}{[HA]} \Rightarrow \log K_a = \log\frac{[H^+][A^-]}{[HA]}$$

$$= \log[H^+] + \log\frac{[A^-]}{[HA]}$$

$$\therefore pH = pK_a + \log\frac{[A^-]}{[HA]} \quad (6 \cdot 68\,a)$$

약염기 B와 짝산 BH^+로 이루어진 경우

$$pH = 14 - pK_b + \log\frac{[B]}{[BH^+]} \quad (6 \cdot 68b)$$

그러나 glass electrode로 측정한 pH는 다음 식으로 활동도를 고려한 식이다.

$$pH = pK_a + \log\frac{[A^-]a_{A^-}}{[HA]a_{HA}}$$

완충액의 pH는 완충액의 이온강도와 희석도 및 온도에 따라 영향을 받는다. 표 6 · 1은 자주 쓰이는 완충액의 예를 보인 것이다.

표 6·1 자주 쓰이는 완충액의 예

명 칭	A액	B액	pH 범위
Clark-Lubs의 완충액	0.2M 염화칼륨	0.2M 염산	1.0~2.2
	0.2M 프탈산수소칼륨	0.2M 염산 0.2M 수산화나트륨	2.2~3.8 4.0~6.2
	0.2M 인산이수소칼륨	0.2M 수산화나트륨	5.8~8.0
	0.2M 붕산+0.2M 염화칼륨	0.2M 수산화나트륨	7.8~10.0
Kolthoff의 완충액	0.1M 구연산이수소칼륨	0.1M 구연산	2.2~3.6
	0.1M 구연산이수소칼륨	0.1M 염산 0.1M 수산화나트륨	2.2~3.6 3.8~6.0
	0.05M 호박산	0.05M 사붕산나트륨	3.0~5.8
	0.1M 구연산이수소칼륨	0.05M 사붕산나트륨	3.8~6.0
	0.1M 인산이수소칼륨	0.05M 사붕산나트륨	5.8~9.2
	0.05M 사붕산나트륨	0.05M 탄산나트륨	9.2~11.0
	0.1M 염산	0.1M 탄산나트륨	10.2~11.2
	0.1M 인산수소이나트륨	0.1M 수산화나트륨	11.0~12..0
Michaelis의 완충액	0.1M 주석산	0.1M 주석산나트륨	1.4~4.5
	0.1M 젖산	0.1M 젖산나트륨	2.3~5.3
	0.1M 초산	0.1M 초산나트륨	3.2~6.2
	M/30 인산이수소칼륨	M/30 인산수소이나트륨	5.2~8.3
	0.1M 염화암모늄	0.1M 암모니아수	8.0~11.0
	M/7 디에틸바르비툴산나트륨 +M/7 초산나트륨	0.1M 염산	2.6~9.2
	0.1M 디에틸바르비툴산나트륨	0.1M 염산	6.8~9.6
	0.1M 디메틸글리신나트륨	1M 염산	8.6~10.6

(주) A, B 액을 적당한 비율로 혼합하여 pH 범위에 표시한 범위의 완충액을 얻는다.

6.6.4 완충액의 일반적인 특징

① 산 및 염의 조성과 완충액의 pH

염의 농도 $[A^-]$: 산의 농도 $[HA]=1:1$이면 식(6·68 a)에서 $pH=pK_a$이다. 완충성이 유지되는 것은 주로 $[A^-]/[HA]=1/10\sim10/1$로서 $pH=pK_a\pm1$ 범위이다.

표 6 · 2 〔A⁻〕/〔HA〕 변화에 따른 pH의 변화

$[A^-]/[HA]$	pH
100 : 1	pK_a+2
10 : 1	pK_a+1
1 : 1	pK_a
1 : 10	pK_a-1
1 : 100	pK_a-2

② n배 희석하거나 농축해도 pH 변화는 없다.

③ 완충능(buffer capacity ; β) : 강산 또는 강염기를 첨가할 때 pH 변화를 얼마나 극복하는가를 나타낸다.

$$\beta = \frac{\delta C_b}{\delta \mathrm{pH}} = -\frac{\delta C_a}{\delta \mathrm{pH}}$$

예를 들어서 강산을 ΔC만큼 첨가하면 식 (6 · 68 a)에서

$$\mathrm{pH} = \mathrm{pK}_a + \log\frac{[\mathrm{A}^-] - \Delta C}{[\mathrm{HA}] + \Delta C} \qquad (6 \cdot 69)$$

이다.

여기서 산의 농도 [HA], 염의 농도 $[A^-]$이 크면 pH 변화가 적다.

【예 1】 0.1M-HAc(α=0.01)에 NaAc(100% 전리가정)을 0.1M이 되게 첨가하면 pH 변화는?

【예 2】 1M-HAc+1M-NaAc으로 이루어진 완충액에 c-HCl을 0.1M이 되게 첨가하면 pH 변화는?

【예 3】 0.1M-HAc+0.1M-NaAc으로 이루어진 완충액 100 mL에 6M-HCl 1 mL를 첨가하면 pH 변화는?

【예 4】 0.1M-NH_4Cl 100 mL+0.1M-NH_3 150 mL로 된 완충액의 $[OH^-]$는?

6.7 지 시 약

6.7.1 개 요

용량분석에서 적정의 당량점 또는 아주 당량점에 가까운 점(종말점)을 육안으로 명확하게 인지하기 위하여 쓰이는 시약을 지시약이라고 한다. 그 중에서 중화적정에 사용되는 것이 산염기 지시약(중화 지시약)이다. 산염기 지시약은 그 자체가 약산, 약염기 또는 양쪽성의 유기색소 또는 이에 준한 물질로서, 지시약으로서의 구비조건은 어떤 특정한 $[H^+]$의 범위에 따라서 예민하게 변색하는 동시에 가역적이어야 한다.

예를 들어, phenolphthalein에 있어서 그림 6・1과 같은 lactone 형을 취할 때에는 무색이나, 염기성 용액에서는 구조의 변화를 일으켜 발색단 quinone형이 되어 곧 전리한다. 그리고 이 발색단이 존재하는 한 분자상태에서나 이온상태에서 홍색이다. 강염기성 용액에서는 carboxylic acid형이 되며, quinone형이 소실되기 때문에 무색으로 된다.

이와 같이 phenolphtalein은 lactone형으로부터 quinone형으로 변화하여 비로소 - COOH를 생성하므로 처음부터 산은 아니다. 이와 같이 그 자체가 산이 아니던 것이 분자내 변화

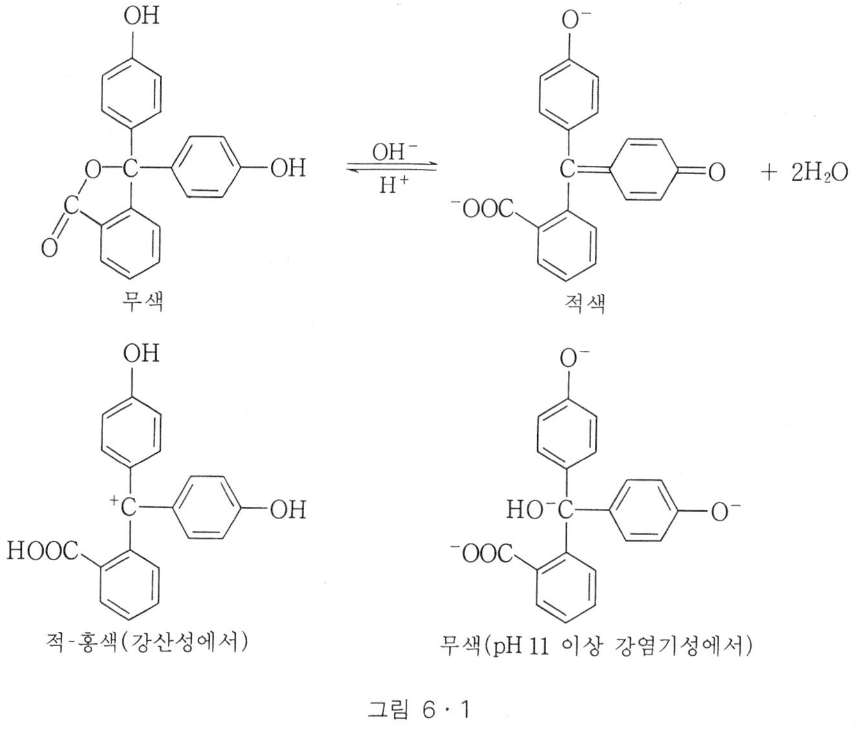

그림 6・1

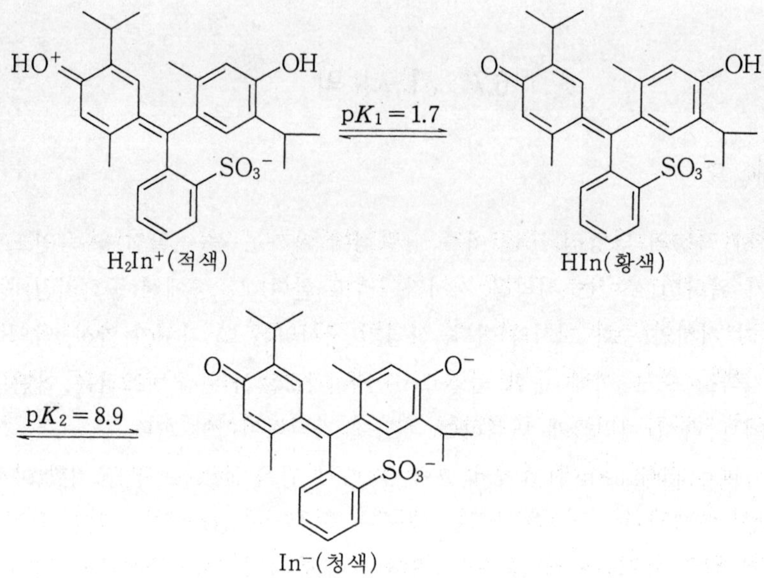

그림 6 · 2

(intramolecular change)로 산으로 될 때 이것을 의산(pseudo acid)이라 한다.

thymol blue의 경우 2개의 색조변화를 보인다. pH 1.7 이하에서는 주된 분자종이 적색이며, pH 1.7과 8.9 사이에는 황색, 그리고 pH 8.9 이상에서는 청색을 나타낸다.

methyl orange는 그 분자가 의염기(pseudo base)로서 황색을 나타내는 것은 azo기 때문이며, 이것이 해리하여도 역시 황색을 나타내지만 $[H^+]$에 의해서 quinoid 양성이온이 될 때 적색으로 변색된다고 설명하고 있다.

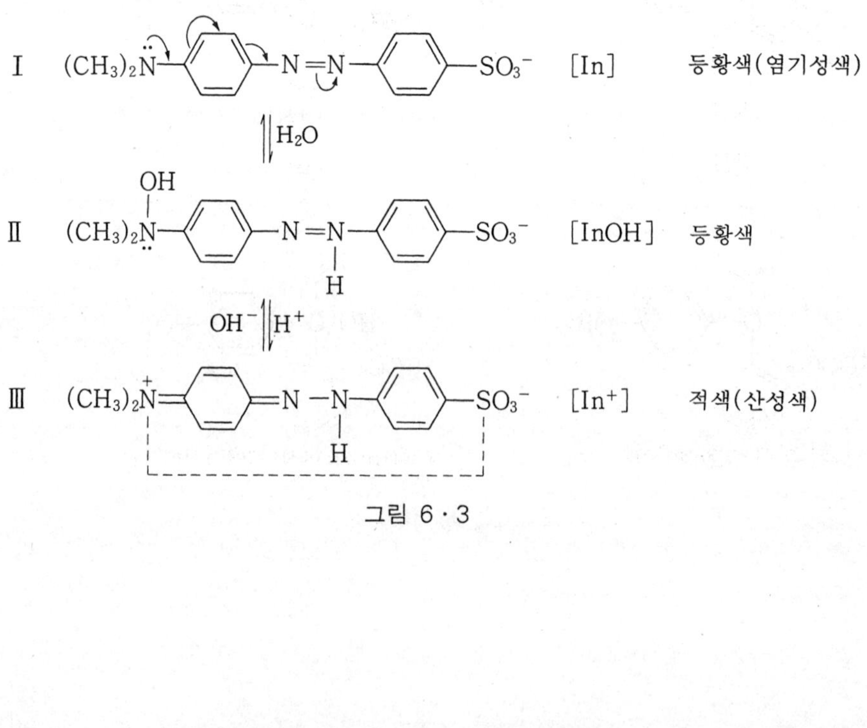

그림 6 · 3

6.7.2 변색범위(Colour change interval)

산염기 지시약은 어떤 특정한 $[H^+]$의 범위에 따라서 변색한다고 하였는데, 이를 편의상 이온설에 따라서 설명하면, 산성 지시약 HIn은 약산이므로, 수용액 중에서는 일부분만이 전리하여 비해리 부분과 평형을 이루게 된다.

$$\text{HIn(산형)} \rightleftharpoons H^+ + In^-\text{(염기형)}$$

이 식에 질량작용의 법칙을 적용하면

$$\frac{[H^+][In^-]}{[HIn]} = K_{HIn} \qquad (6 \cdot 70)$$

〔1〕 산성색과 염기성색

여기서 HIn은 지시약의 산형을 나타내며, 산성에서 다량 존재하므로 그 때 갖는 색을 산성색(acidic colour)이라 하고, In^-은 염기형을 표시하며, 염기성에서 다량 존재하므로 그 때 갖는 색을 염기성색(basic colour)이라 한다.

지시약의 색은 [HIn]과 $[In^-]$의 비로써 정해지는 것이며, 만일 $[H^+] = K_{HIn}$일 때는 $[In^-] = [HIn]$이 되며, 산형의 농도와 염기형의 농도가 동일함을 의미한다. 다시 말하면 지시약이 절반만 변색한 것을 나타낸다. 또한, 식 (6 · 70)으로써 추리할 수 있는 것과 같이, 변색(colour change)은 갑자기 일어나는 것이 아니고 $[H^+]$(또는 pH)의 변화에 따라서 천천히 변한다. $[H^+]$의 값에 따라서 지시약의 일정량은 산형으로 또 그 나머지는 염기형으로서 공존하고 있는 것이다.

〔2〕 지시약의 pH 범위

우리의 육안으로 다른 형의 존재하에서 한 형을 인식하려면 혼합의 비율에 한계가 있게 되며, 그 한계는 $[H^+]$와 관계를 가지게 된다. 염기성색을 육안으로 인식하려면 $[H^+]$가 어느 한계까지 감소되어 두 형의 혼합비율의 한계를 가지며, 반대로 산성색을 인식하려면 $[H^+]$가 어느 한계까지 증가하여 역시 두 형의 혼합비율의 한계가 결정지어진다. 이 2 개의 $[H^+]$의 한계치의 범위를 변색범위(interval of colour change)라 하고 pH로서 표시한 값을 지시약의 pH 범위(pH range)라고 한다.

지금 90%의 산형의 공존하에 산형을 육안으로 인식할 수 있다고 가정하면, 그 점이 변색범위의 산성쪽 끝이 된다. 그 점의 pH값은 다음과 같다.

$$\frac{[In^-]}{[HIn]} = \frac{K_{HIn}}{[H^+]} = \frac{10}{90} \fallingdotseq \frac{1}{10}$$

$$\therefore [H^+] = 10K_{HIn} \Rightarrow pH = pK_{HIn} - 1$$

다음에 염기형이 90% 존재할 때 육안으로 전부 염기형으로 된 것같이 인식된다고 가정하면(육안으로 산형이 10% 혼재하면 검출가능이라고 가정) 그 점이 변색범위의 염기성쪽 끝이 된다.

$$\frac{[\mathrm{In}^-]}{[\mathrm{HIn}]}=\frac{K_{\mathrm{HIn}}}{[\mathrm{H}^+]}=\frac{90}{10}\fallingdotseq\frac{10}{1}$$

$$\therefore [\mathrm{H}^+]=1/10K_{\mathrm{HIn}}\Rightarrow \mathrm{pH}=\mathrm{p}K_{\mathrm{HIn}}+1$$

즉, 이와 같은 가정적 지시약의 변색범위는 $\mathrm{p}K_{\mathrm{HIn}}-1$에서 $\mathrm{p}K_{\mathrm{HIn}}+1$인 범위의 pH 값에서 완결된다. 따라서, 지시약의 변색범위는 pH 단위로 2 정도이며 $[\mathrm{H}^-]$로서는 100배의 변화를 의미한다. $[\mathrm{H}^-]$가 100배 변할 때 $[\mathrm{In}^-]$과 $[\mathrm{HIn}]$의 비는 1/10에서 10 사이를 이동한다. 실제로 대개의 지시약의 pH 범위는 약 2이다. 또한, 염기성 지시약에 대해서도 위와 같은 고찰을 할 수 있다.

염기성 지시약을 InOH로 표시하면

$$\mathrm{InOH}\Rightarrow \mathrm{In}^+ + \mathrm{OH}^- \qquad (6 \cdot 71)$$

$$\frac{[\mathrm{In}^+][\mathrm{OH}^-]}{[\mathrm{InOH}]}=K_{\mathrm{InOH}}\Rightarrow\frac{[\mathrm{In}^+]}{[\mathrm{InOH}]}=\frac{K_{\mathrm{InOH}}}{[\mathrm{OH}^-]}$$

$$[\mathrm{OH}^-]=\frac{K_w}{[\mathrm{H}^+]}$$

이므로

$$\frac{[\mathrm{In}^+]}{[\mathrm{InOH}]}=\frac{K_{\mathrm{InOH}}[\mathrm{H}^+]}{K_w}=K'[\mathrm{H}^+]$$

여기서 K'는 지시약 상수로서 지시약의 해리상수를 H_2O의 이온곱으로 나눈 값이다. pH 범위는 지시약의 종류에 따라서 다르고 지시약의 농도, 용액의 농도 등에 의해서 조금 영향을 받으며, 또한 실험자의 판단에 따라서도 다소 다르다.

〔3〕 지시약 색

pH 변색범위보다 산성쪽의 색을 산성색(acidic color), 염기성쪽의 색을 염기성색(basic color)이라 하고, pH 변색범위의 중간에서 나타나는 색을 중간색 또는 이행색이라 하며, 산성색과 염기성 색의 혼합색을 나타낸다. 지시약의 소량을 증류수(pH 약 5.7)에 넣었을 때 나타나는 색을 수성색이라 한다.

주요한 지시약의 종류 및 변색범위는 표 6 · 3과 같으며, 변색범위가 서로 다른 것은 각 지시약의 전리상수가 각각 다르기 때문이다.

표 6·3 지시약과 변색범위

지 시 약 (A : acid) (B : base)	약 자	pH 범위	색 깔 (산) (염기)	사용량 100 mL당	조제법	
					%	용매
Tropaeolin OO(B)		1.3～3.2	적～황	1～3 방울	1	물
Thymol blue(A)	T.B.	1.2～2.8	적～황	2～5 방울	0.1	20% alc
β-Dinitrophenol(A)		2.4～4.0	무～황	1～4 방울	0.1	50% alc
Methyl orange(B)	M.O.	3.1～4.4	적～황	3～5 방울	0.1	물
Bromphenol blue(A)	B.P.B.	3.0～4.6	무～청자	2～5 방울	0.1	20% alc
Bromcresol green(A)	B.C.G.	3.8～5.4	황～청	2～5 방울	0.1	20% alc
Methyl red(A)	M.R.	4.2～6.3	적～황	2～4 방울	0.2	90% alc
Lacmoid		4.4～6.6	적～청	1～5 방울	0.2	90% alc
Bromcresol purple(A)	B.C.P.	5.2～6.8	황～자	1～4 방울	0.1	20% alc
Chlorophenol redA)	C.P.R.	5.4～6.8	황～적	1～4 방울	0.1	20% alc
p-Nitrophenol(A)		5.0～7.0	무～황	2～20 방울	0.4	물
Bromthymol blue(A)	B.T.B.	6.2～7.6	황～청	1～4 방울	0.1	물
Neutral red(B)	N.R.	6.8～8.0	적～황	2～4 방울	0.1	70% alc
Phenol red(A)	P.R.	6.8～8.4	황～적	1～4 방울	0.1	20% alc
Cresol red(A)	C.R.	7.2～8.8	황～적	1～4 방울	0.1	20% alc
α-Naphtholphthalein(A)		7.3～8.7	담홍～녹	2～5 방울	0.1	70% alc
Tropaeolin OOO(B)		7.6～8.9	황～적	1～5 방울	0.1	물
Phenolphthalein(A)	P.P.	8.0～9.6	무～적	3～10 방울	0.1	70% alc
Thymol blue(A)	T.B.	8.0～9.6	황～청	1～4 방울	0.1	20% alc
Thymolphthalein(A)	T.P.	9.3～10.5	무～청	3～10 방울	0.1	90% alc
Alizarin yellow(A)		10.0～12.0	황～담자	5～10 방울	0.1	물
Salicyl yellow(A)		10.0～12.0	황～등갈	1～4 방울	0.1	90% alc
Tropaeolin O(B)		11.0～13.0	황～등갈	5～10 방울	0.1	물
Nitramine(B)		10.8～13.0	무～등갈	1～3 방울	0.1	70% alc

6.7.3 지시약의 선택

예를 들어서 당량점의 pH가 5.54인 적정곡선에서 색깔변화(pH interval)가 당량점의 pH 부근인 지시약이 가장 유용하다. 그러나 당량점을 전후하여 pH가 급변하므로(pH 7에서 4로) pH 5.54에 가까운 범위의 지시약일수록 오차가 적겠지만, 이 범위에서 pH interval을 가지는 지시약을 사용해도 무방하다. 이론적인 당량점과 실제 관측되는 당량점간의 적정오차를 지시약 오차라 한다.

지시약도 산 또는 알칼리이기 때문에 사용하는 양에 따라서 오차가 생기지만, 실제 분석물질에 비하여 미량의 양을 사용하기 때문에 무시할 정도이다. 일반적으로 변색범위

(transition range)가 적정곡선의 예민한 부분, 즉 pH 비약(pH jump)상에 가깝도록 선택함이 원칙이다.

이 밖에도 지시약 사용에 있어서 고려해야 할 오차는 다음과 같다.

6.7.4 중화 지시약의 변색 또는 변색범위에 미치는 영향

〔1〕 지시약 농도의 영향

산성 지시약을 예로 들면

$$\frac{[\mathrm{In}^-]}{[\mathrm{HIn}]} = \frac{K_{\mathrm{HIn}}}{[\mathrm{H}^+]} = \frac{[\text{염}]}{[\text{산}]}$$

$$\therefore [\mathrm{In}^-] = \frac{K_{\mathrm{HIn}}}{[\mathrm{H}^+]}[\mathrm{HIn}] \qquad (6 \cdot 72)$$

In^-을 정색체, HIn을 무색체라고 하면 용액의 정색 정도는 $[In^-]$에 비례한다. 그리고 $[H^+]$를 일정하게 하면 $\frac{K_{\mathrm{HIn}}}{[\mathrm{H}^+]}$도 일정하다. 따라서, $[In^-]$는 [HIn]에 비례하므로 색이 빨리 나타나게 된다. phenolphthalein과 같은 단색 지시약은 $[H^+]$가 일정하여도 색조는 어느 정도 지시약의 농도에 비례한다.

〔2〕 온도의 영향

산성 지시약에서는 다음의 식이 성립한다.

$$\frac{[\mathrm{In}^-]}{[\mathrm{HIn}]} = \frac{\text{정색체}}{\text{무색체}} = \frac{K_{\mathrm{HIn}}}{[\mathrm{H}^+]}$$

이 때 K_{HIn}은 전리상수이며, 온도에 대하여 크게 영향을 받지 않는다. 따라서, 산성 지시약의 변색범위는 $[H^+]$가 일정하면 온도에 대하여 큰 영향을 받지 않는다. 그러나 염기성 지시약의 변색범위는 온도에 대하여 크게 영향을 받는다.

$$\mathrm{InOH} \rightleftharpoons \mathrm{In}^+ + \mathrm{OH}^-$$

$$\frac{[\mathrm{In}^+][\mathrm{OH}^-]}{[\mathrm{InOH}]} = K_{\mathrm{InOH}}$$

$$\frac{[\mathrm{In}^+]}{[\mathrm{InOH}]} = \frac{K_{\mathrm{InOH}}[\mathrm{H}^+]}{K_w} = \frac{[\text{염}]}{[\text{염기}]} \qquad (6 \cdot 73)$$

식 (6 · 73)에서 K_w는 온도의 상승에 따라 증가하는 반면에 K_{InOH}는 온도상승에 따라 별로 변화하지 않으므로, 결국 $\frac{K_{\mathrm{InOH}}}{K_w}$의 값은 적어진다. 그러므로 같은 $[H^+]$에서는 온도 상승에 따라서 염기성색이 진해지며 pH 범위가 산성쪽으로 다소 이동한다. 온도에 따른 pH 범위의 변화는 표 6 · 4와 같다.

표 6·4 온도에 의한 pH범위의 변화

$pK_w = 14.2(18℃)$
$pK_w = 12.2(100℃)$

지 시 약	18℃	100℃
Tropaeolin OO(B)	1.3~3.3	0.8~2.2
Thymol blue(A)	1.2~2.8	1.2~2.6
Dimethyl yellow(B)	2.9~4.0	2.3~3.5
Methyl orange(B)	3.1~4.4	2.5~3.7
Bromphenol blue(A)	3.0~4.6	3.0~4.5
Methyl red(A)	4.4~6.2	4.0~6.0
Bromcresol green(A)	4.0~5.6	4.0~5.6
p-Nitrophenol(A)	5.0~7.0	5.0~6.5
Bromcresol purple(A)	5.2~6.8	5.4~6.8
Bromthymol blue(A)	6.0~7.6	6.2~7.8
Phenol red(A)	6.8~8.2	7.0~8.4
Cresol red(A)	7.2~8.8	7.6~8.8
Phenolphthalein(A)	8.2~10.0	8.0~9.2
Thymol blue(A)	8.0~9.6	8.2~9.4
Thymolphthalein(A)	9.4~10.6	8.9~9.6
Nitramine(B)	11.0~13.0	9.0~10.5

〔3〕 용매의 영향

에틸알코올은 가끔 용매로써 시료용액에 사용하는데, 에틸알코올은 지시약의 전리상수를 감소시킨다. 따라서, 식 (6·72)에서 보는 바와 같이 에틸알코올의 존재하에서는 산성 지시약의 변색범위가 pH값이 큰 쪽으로 다소 이동하고, 반대로 염기성 지시약은 식 (6·73)에서 알 수 있는 바와 같이 변색범위가 pH값이 작은 쪽으로 이동한다. 이와 같이 에틸알코올은 지시약의 변색범위에 변화를 가져올 뿐만 아니라 적정하려는 약산 또는 약염기의 전리상수를 감소시킨다. 일반적으로 이와 같은 작용은 메틸알코올이 에틸알코올보다 약 10배 강하다.

〔4〕 기타 영향

시료용액에 공존하는 중성염, 교질, 단백질 등도 pH 범위에 다소 영향을 미친다.

6.7.5 배합 지시약

배합 지시약에는 혼합 지시약과 만능(범색) 지시약이 있다.

〔1〕 혼합 지시약(mixed indicator)

두 가지의 지시약을 혼합하든가 또는 지시약 한 가지에 다른 색소를 혼합하면 색변화의 pH 범위를 상당히 좁힐 수 있으므로, 일정한 pH값에서 색조가 급변하는 지시약을 얻을 수 있다. 이것을 혼합 지시약이라고 한다. 단일 지시약으로는 변색이 급변하지 않아 색조판단이 어렵기 때문에 일정한 pH값에서 적정을 끝마칠 필요가 있을 때 이 혼합 지시약을 쓰게 된다.

【예 1】 methyl orange + indigocarmine

methyl orange 1 g과 indigocarmine 2.5 g을 물 1 L에 녹인다.

pH 4.1에서 회색, pH 4.1 이하에서 자색, pH 4.1 이상에서 녹색이다. 그리고 약알칼리성에서는 황색이다.

【예 2】 neutral red + methylene blue

각 0.1% 알코올 용액을 1 : 1로 혼합한 용액이다.

pH 7.2 이하에서 자청색, 그 이상에서 녹색이다. 따라서, 약산과 약알칼리의 적정에 적당하다.

【예 3】 phenolphthalein + α-naphtholphthalein

50% 알코올에 각각 0.1%로 녹인 다음 전자의 50 mL에 후자의 25 mL를 혼합한 것이다.

pH 9.6에서 녹색, 그 이상에서 자색, 그 이하에서 담홍색이다. H_3PO_4을 제 2 당량점까지 적정할 때 사용한다. 흔히, 사용하는 혼합 지시약은 표 6 · 5와 같다.

〔2〕 만능 지시약(범색 지시약, universal indicator)

2 종 또는 그 이상의 지시약을 혼합한 것이며, 광범위한 pH값에서 각각 다른 색조를 나타내도록 배합되어 있다. 이 지시약은 용액의 pH값을 개략적으로 측정할 때 사용한다. 이 지시약을 적정에 이용하는 경우는 드물다. 이 지시약 몇 가지를 예를 들면 다음과 같다.

【예 1】 E. Bogen의 지시약

0.1 g phenolphthalein

0.2 g methyl red

0.3 g dimethylaminoazobenzene

0.4 g bromthymol blue

0.5 g thymol blue

이것을 500 mL의 알코올에 녹이고 황색이 나타날 때까지(pH=6) 0.1M-NaOH를 적가해 둔다. 각 pH값에 대하여 이 지시약은 표 6 · 6, 표 6 · 7과 같이 정색한다.

표 6·5 혼합 지시약 표

지 시 약 용 액	배합비	변색점 pH	산성색	염기성색	비 고
Dimethyl yellow (0.1% alc) Methylene blue (0.1% alc)	1 1	3.28	청자	녹	
Methyl orange (0.1% aq) Indigocarmine (0.25% aq)	1 1	4.1	자	녹	
Hexamethoxytriphenylcarbinol (0.1% alc) Methyl green (0.1% alc)	1 1	4.0	자	녹	pH=4.0 청자
Methyl orange (0.1% aq) Aniline blue (0.1% aq)	1 1	4.3	자	녹	
Bromcresol green (0.1% alc) Methyl red (0.2% alc)	3 1	5.1	적	녹	변색이 극히 예민
Methyl red (0.2% alc) Methylene blue (0.1% alc)	1 1	5.4	적자	녹	pH=5.4 오청 pH=5.6 오록
Bromcresol green (0.1% eq) Sodium alizarin-sulphonate (0.1% aq)	1 1	5.6	자	황록	pH=5.8 적갈
Chlorphenol red (0.1% aq) Aniline blue (0.1% aq)	1 1	5.8	녹	자	pH=5.8 담자
Bromcresol green (0.1% aq) Chlorphenol red (0.1% aq)	1 1	6.1	황록	청자	pH=5.4 청록 pH=5.8 자청 pH=6.2 청자
Bromcresol purple (0.1% aq) Bromthymol blue (0.1% aq)	1 1	6.7	황	자청	pH=6.2 황자 pH=6.6 자 pH=6.8 청자
Bromthymol blue (0.1% aq) Azolitmin (0.1% aq)	2 1	6.9	자	청	
Neutral red (0.1% alc) Methylene blue (0.1% alc)	1 1	7.0	자청	녹	pH=7.0 자청 pH> 7.2 오록
Neutral red (0.1% alc) Bromthymol blue (0.1% alc)	1 1	7.2	홍	녹	pH=7.2 담홍 pH=7.0 홍
Cyanin (0.1% in 50% alc) Phenol red (0.1% in 50% alc)	2 1	7.3	황	자	pH=7.2 등 pH=7.4 자
Bromthymol blue (0.1% aq) Phenol red (0.1% aq)	1 1	7.5	황	자	pH=7.2 오록 pH=7.4 담자 pH=7.6 농자
Cresol red (0.1% aq) Thymol blue (0.1% aq)	1 3	8.3	황	자	pH=8.2 홍 pH=8.4 농자
α-Naphtholphthalein (0.1% alc) Cresol red (0.1% alc)	2 1	8.3	담홍	자	pH=8.2 담자 pH=8.4 농자
α-Naphtholphthalein (0.1% alc) Phenolphthalein (0.1% alc)	1 3	8.9	담홍	자	pH=8.6 담록 pH=9.0 농자
Phenolphthalein (0.1% alc) Methyl green (0.1% alc)	1 2	8.9	녹	자	pH=8.8 담황청 pH=9.0 자
Thymol blue (0.1% in 50% alc) Phenolphthalein (0.1% alc)	1 3	9.0	황	자	황→녹→자
Phenolphthalein (0.1% 50% alc) α-Naphtholphthalein (0.1% alc)	2 1	9.6	담홍	자	담홍→녹→자
Phenolphthalein (0.1% alc) Thymolphthalein (0.1% alc)	1 1	9.9	무	자	pH=9.6 홍 pH=10.0 자
Phenolphthalein (0.1% alc) Nile blue (0.2% alc)	1 2	10.0	청	적	pH=10.0 자
Thymolphthalein (0.1% alc) Alizarin yellow (0.1% alc)	2 1	10.2	황	자	
Nile blue (0.1% aq) Alizarin yellow (0.1% aq)	2 1	10.8	녹	적갈	

표 6 · 6 E.Bogen의 지시약

pH	색조	pH	색조
1	홍	6	황
2	적홍	7	황록
3	적등	8	녹
4	등적	9	청록
5	등	10	청

【예 2】 I. M. Kolthoff의 지시약

0.1% dimethylaminoazobenzene 15 mL

0.1% methylred 5 mL

0.1% bromthymol blue 20 mL

0.1% thymolphthalein 20 mL

0.1% phenolphthalein 20 mL

표 6 · 7 I. M. Kolthoff의 지시약

pH	색조	pH	색조
2	적홍	7	황록
3	적등	8	녹
4	등	9	청록
5	황등	10	자
6	황		

시료용액 10 mL에 이 액 2~3방울을 넣어 사용하며, 이 때 표 6 · 6, 표 6 · 7과 같은 정색으로 개략적인 pH값을 알 수 있다. 기타 여러 가지 만능 지시약이 있다.

6.8 중화적정 곡선과 지시약의 선택

6.8.1 중화적정 곡선

산 적정 또는 알칼리 적정의 진행에 따라 용액 중의 pH가 어떻게 변화하는가를 그래프로 표시한 것을 중화적정 곡선(acid-base titration curve)이라 한다. 적가한 표준액의 mL수 또는 중화된 %를 가로축으로 하고, 표준액의 일정량을 넣을 때마다 변한 용액의 pH값을 세로축으로 하여 곡선을 그리면 중화적정 곡선이 된다. 적정액의 농도를 미리 알고 있을 때에는 그때 그때 적정액의 pH값을 이론적으로 산출할 수도 있으나, 농도미지의 용액에 대해서는 실험적으로 작성하는 수밖에 없다. 실험적으로 pH를 측정하는데는 비색적인 방법과 전기적인 방법이 있다. 이와 같이 하여 얻은 곡선은 적정을 할 때 어떤 중화 지시약을 선택해야 할 것인가를 판단하는 데 이용되고, 또 미지용액을 적정할 수 있는가 없는가를 판단하는 기준이 된다.

6.8.2 강산과 강알칼리의 중화

0.1M-HCl 100 mL를 0.1M-NaOH으로 적정할 때의 중화적정 곡선을 작성해 보자.

① 적정하기 전 용액의 pH는 0.1M-HCl의 농도로부터 구한다(활동도 계수 1).

$$[H^+]=10^{-1}, \quad pH=1$$

다음에 0.1M-HCl 100 mL 용액에 0.1M-NaOH a mL를 넣으면, 중화되지 않고 남아 있는 0.1M-HCl의 양은 $(100-a)$ mL가 되고 전용액량은 $(100+a)$가 된다. 이 때의 $[H^+]$ 및 pH는 다음 식에 따라 계산한다.

$$[H^+]=0.1\times\frac{100-a}{100+a}$$

② 0.1M-NaOH 50 mL를 넣었을 때

$$[H^+]=0.1\times\frac{50}{150}=3.3\times10^{-2}, \qquad \therefore pH=1.48$$

③ 0.1M-NaOH 90 mL를 넣었을 때

$$[H^+]=0.1\times\frac{10}{190}=5.3\times10^{-3}, \qquad \therefore pH=2.28$$

④ 0.1M-NaOH 99 mL를 넣었을 때

$$[H^+]=0.1\times\frac{1}{199}=5.0\times10^{-4}, \qquad \therefore pH=3.3$$

⑤ 0.1M-NaOH 99.9 mL를 넣었을 때

$$[H^+]=0.1\times\frac{0.1}{199.9}=5.0\times10^{-5}, \qquad \therefore pH=4.3$$

⑥ 당량점에서는 $[H^+]=[OH^-]=10^{-7}$이므로 pH=7이다.

⑦ 다음에 0.1M-NaOH이 과량으로 들어갔을 때를 생각해 보기로 한다. 이 때 과량으로 들어간 0.1M-NaOH의 양을 b mL라고 하면, 다음 식을 이용해서 pH를 계산한다.

$$[OH^-]=\frac{b}{200+b}\times0.1, \qquad \therefore pH=14-pOH$$

⑧ 0.1M-NaOH 0.1 mL가 과량으로 들어갔을 때

$$[OH^-]=0.1\times\frac{0.1}{200.1}\fallingdotseq5\times10^{-5}, \qquad \therefore pH=9.7$$

⑨ $0.1M$-NaOH 1 mL가 과량으로 들어갔을 때

$$[OH^-]=0.1\times\frac{1}{201}\fallingdotseq 5\times10^{-4}, \qquad \therefore\ pH=10.7$$

⑩ $0.1M$-NaOH 10 mL가 과량으로 들어갔을 때

$$[OH^-]=0.1\times\frac{10}{210}\fallingdotseq 5\times10^{-3}, \qquad \therefore\ pH=11.7$$

다른 농도일 때도 이상과 같은 방법으로 계산할 수 있으며, 그 결과는 표 6 · 8에서와 같다.

표 6 · 8 HCl 용액 100 mL를 NaOH 표준액으로 적정할 때의 pH값

HCl 농도 / NaOH 적가량(mL)	*M*	0.1 *M*	0.01 *M*
0	0	1.0	2.0
50	0.5	1.5	2.5
90	1.3	2.3	3.3
99	2.3	3.3	4.3
99.9	3.3	4.3	5.3
100.0(E.P.)	7.0	7.0	7.0
100.1	10.7	9.7	8.7
101	11.7	10.7	9.7
110	12.7	11.7	10.7

표 6 · 8에 따라 중화적정 곡선을 그리면 그림 6 · 4와 같다. 반대로 알칼리를 산으로 적정하는 중화적정 곡선도 같은 방법으로 구할 수 있으며, 곡선의 모양은 반대로 pH가 감소되는 방향으로 된다.

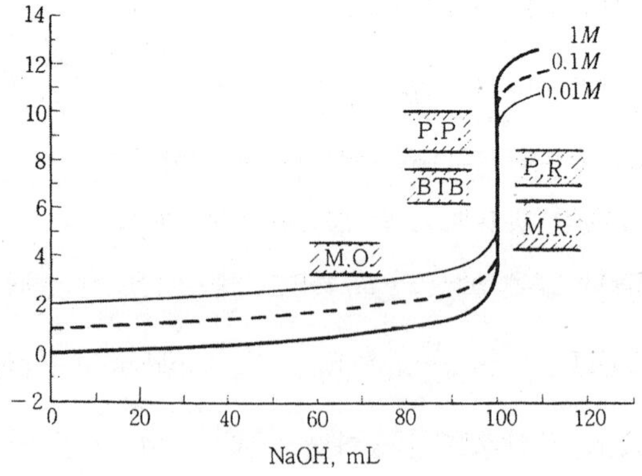

그림 6 · 4 강산과 강염기의 중화적정 곡선

〔1〕 pH 비약

이 곡선에서 알 수 있는 바와 같이, 일반적으로 당량점을 중심으로 해서 표준액의 0.1 mL 과부족으로 pH값에 급변화가 일어나는데 이것을 pH 비약(pH jump)이라고 한다. 즉, $\dfrac{\Delta pH}{\Delta V}$ 값이 최대인 곡선수직 중앙점까지 표준액이 적가되었을 때가 이론적 당량점에 도달한 것이며, 그 때의 pH값이 이론적 당량점 pH값과 일치한다. 그리고 상대오차 ±0.1% 범위 내에서 적정하려면 pH 비약범위 내에서 변색 범위를 가진 지시약을 택하면 된다.

〔2〕 지시약 선정

① 1M 용액을 1M 용액으로 적정할 때 pH 비약은 3.3~10.7이다. 따라서, 이 범위에서 변색하는 지시약으로 M.O., M.R., B.T.B., P.P., T.P. 등을 사용한다.

② 0.1M 용액을 0.1M 용액으로 적정할 때 pH 비약은 4.3~9.7이다. 따라서, 이 범위에서 변색하는 지시약으로 M.R., B.T.B., P.R., P.P. 등을 사용한다. M.O.는 변색범위가 3.1~4.4이므로 다소 오차가 있으나, 실용분석에서는 사용할 수 있다. P.P.은 탄산의 영향을 받으므로 주의하여야 한다.

③ 0.01M 용액을 0.01M 용액으로 적정할 때 pH 비약은 5.3~8.7이다. 따라서, 이 범위에서 변색하는 지시약으로 B.T.B., P.R., P.P. 등을 사용해야 한다. P.P.은 탄산의 영향을 받으므로 주의해야 한다.

6.8.3 약산과 강알칼리의 중화

〔1〕 중화적정 곡선

약산과 강알칼리의 반응에 의해 생성된 염은 가수분해되어 액성이 알칼리성을 나타낸다. 따라서, pH 7에서는 아직 중화되지 않은 산이 존재하며, 당량점의 pH는 7 이상이 된다. 지금 0.1M-HAc 100 mL를 0.1M-NaOH으로 적정할 때의 중화적정 곡선을 작성하여 본다.

1) 0.1M-NaOH을 적가하기 전 :

$$[\mathrm{H}^+] \fallingdotseq \sqrt{K_a C} = \sqrt{1.8\times10^{-5}\times10^{-1}} = \sqrt{1.8\times10^{-6}} = 1.34\times10^{-3}$$

$$\therefore \ \mathrm{pH} = 2.87$$

2) 적정도중 : 다음에 0.1M-NaOH a mL를 넣으면 중화되지 않고 남아 있는 0.1M-HAc의 양은 $(100-a)$ mL가 되고, 전액량은 $(100+a)$ mL가 된다. 이 때의 $[\mathrm{H}^+]$ 및 pH는 다음 식에 따라 계산한다.

$$[H^+] = \frac{[산]}{[염기]} \cdot K_a = \frac{[HAc]}{[Ac^-]} \cdot K_a$$

$$[H^+] = \frac{0.1 \times \dfrac{100-a}{100+a}}{0.1 \times \dfrac{a}{100+a}} \cdot K_a = \frac{100-a}{a} \cdot K_a$$

3) 0.1M-NaOH 50 mL를 넣었을 때

$$[H^+] = \frac{50}{50} \times 1.8 \times 10^{-5} = 1.8 \times 10^{-5}, \qquad \therefore pH = 4.74$$

4) 0.1M-NaOH 90 mL를 넣었을 때

$$[H^+] = \frac{10}{90} \times 1.8 \times 10^{-5} = 2.0 \times 10^{-6}, \qquad \therefore pH = 5.7$$

5) 0.1M-NaOH 99 mL를 넣었을 때

$$[H^+] = \frac{1}{99} \times 1.8 \times 10^{-5}, \qquad \therefore pH = 6.74$$

6) 0.1M-NaOH 99.9 mL를 넣었을 때

$$[H^+] = \frac{0.1}{99.9} \times 1.8 \times 10^{-5} = 1.8 \times 10^{-8}, \qquad \therefore pH = 7.74$$

이상과 같은 계산에서 pH값은 농도에 관계되지 않으므로 M, 0.01M 때에도 같은 pH 값이 된다.

7) 당량점에 있어서의 $[H^+]$ 및 pH는 다음 식에 의하여 산출한다.

$$[H^+] \fallingdotseq \sqrt{\frac{K_w K_a}{C}} = \sqrt{\frac{10^{-14} \times 1.8 \times 10^{-5}}{0.1 \times 1/2}} = \sqrt{3.6 \times 10^{-18}} = 1.9 \times 10^{-9}$$

$$\therefore pH = 8.72$$

8) 0.1M-NaOH 0.1 mL가 과량으로 들어갔을 때 : 이 때 용액 중의 $[OH^-]$은 강산과 강알칼리의 적정 때와 같이 계산한다.

$$[OH^-] = \frac{0.1 \times 0.1}{200.1} = 5 \times 10^{-5}, \qquad \therefore pH = 9.7$$

9) 0.1M-NaOH 1 mL가 과량으로 들어갔을 때

$$[OH^-] = \frac{0.1 \times 1}{201} = 5 \times 10^{-4}, \qquad \therefore pH = 10.7$$

10) 0.1M-NaOH 10 mL가 과량으로 들어갔을 때

$$[OH^-] = \frac{0.1 \times 10}{210} = 5 \times 10^{-3}, \qquad \therefore pH = 11.7$$

M 및 0.01M 일 때도 이상과 같은 방법으로 계산할 수 있으며, 그 결과는 표 6 · 9와

표 6·9 CH_3COOH 용액 100 mL를 NaOH 표준액으로 적정할 때의 pH값

NaOH 적가량(mL) \ CH_3COOH 농도	M	$0.1M$	$0.01M$
0	2.4	2.9	3.4
50	4.7	4.7	4.7
90	5.7	5.7	5.7
99	6.7	6.7	6.7
99.9	7.7	7.7	7.7
100	9.2	8.7	8.2
100.1	10.7	9.7	8.7
101	11.7	10.7	9.7
110	12.7	11.7	10.7

같다.

표 6·9에 따라 중화적정 곡선을 그리면 그림 6·5와 같다. 이 곡선에서 볼 수 있는 바와 같이 적정시초부터 pH값이 비교적 빨리 증가하며, 당량점의 pH값은 7 이상이다. 그리고 pH 비약범위는 강산과 강알칼리 적정곡선에 비하여 산성쪽이 단축되어 있다.

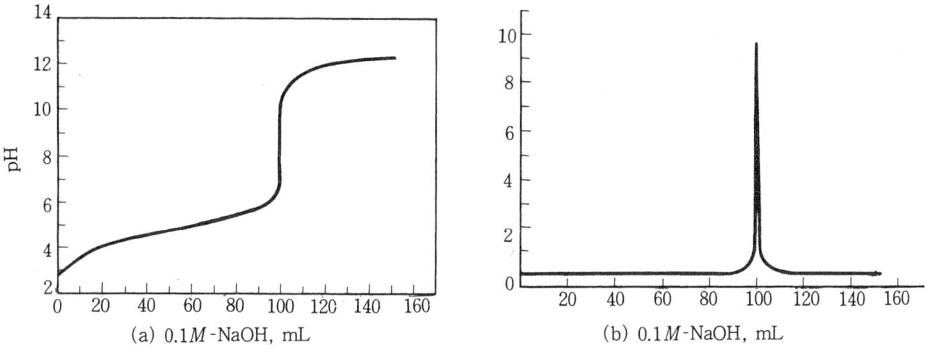

그림 6·5 약산과 강알칼리의 중화적정 곡선 및 미분곡선

〔2〕 지시약의 선정

약산을 강알칼리로 적정할 때 당량점을 중심하여 ±0.1%의 오차범위에 해당되는 pH 비약은, 표 6·9에 표시한 바와 같이 M액에서는 약 8~11, $0.1M$액에서는 8~10, $0.01M$액에서는 8~9이다.

약산의 pK_a가 7 이상인 경우에는 pH 비약이 거의 없어, 지시약을 사용해서는 적정이 불가능하다.

6.8.4 약알칼리와 강산의 중화

〔1〕 중화적정 곡선

약알칼리와 강산에 의해 생성된 염은 가수분해되어 액성이 산성을 나타낸다. 따라서, 당량점 pH는 7 이하로 된다. 지금 $0.1M$-NH_3 100 mL를 $0.1M$-HCl으로 적정할 때의 중화적정 곡선을 작성하면 다음과 같다.

1) $0.1M$-HCl으로 적정하기 전

$$[H^+] \fallingdotseq \frac{K_w}{\sqrt{K_bC}} = \frac{10^{-14}}{\sqrt{1.75\times10^{-5}\times10^{-1}}} = 7.57\times10^{-12}$$

$$\therefore \ pH = 11.12$$

2) 적정도중 : 다음에 $0.1M$-HCl a mL를 넣으면 중화되지 않고 남아 있는 $0.1M$-NH_3의 양은 $(100-a)$ mL가 되고 전용액량은 $(100+a)$ mL가 된다. 이 때의 $[H^-]$ 및 pH는 다음 식에 따라 계산한다.

$$[H^+] \fallingdotseq \frac{K_w[\text{염}]}{K_b[\text{염기}]} = \frac{K_w}{K_b}\frac{0.1\times\dfrac{a}{100+a}}{0.1\times\dfrac{100-a}{100+a}} = \frac{K_w}{K_b}\frac{a}{100-a}$$

한 예로써 $0.1M$-HCl 50 mL를 넣었을 때

$$[H^+] = \frac{10^{-14}}{1.75\times10^{-5}}\times\frac{50}{50} = 5.7\times10^{-10}, \qquad \therefore pH = 9.24$$

3) $0.1M$-HCl 90 mL를 넣었을 때

$$[H^+] = \frac{10^{-14}}{1.75\times10^{-5}}\times\frac{90}{10} = 5.7\times10^{-9}, \qquad \therefore pH = 8.30$$

4) $0.1M$-HCl 99 mL를 넣었을 때

$$[H^+] = \frac{10^{-14}}{1.75\times10^{-5}}\times\frac{99.9}{1} = 5.7\times10^{-8}, \qquad \therefore pH = 7.24$$

5) $0.1M$-HCl 99.9 mL를 넣었을 때

$$[H^+] = \frac{10^{-14}}{1.75\times10^{-5}}\times\frac{99.9}{0.1} = 5.7\times10^{-7}, \qquad \therefore pH = 6.24$$

6) 당량점에서의 $[H^+]$ 및 pH는 다음 식에 따라 계산한다.

$$[H^+] = \sqrt{\frac{K_wC}{K_b}} = \sqrt{\frac{10^{-14}\times5\times10^{-2}}{1.75\times10^{-5}}} = \sqrt{2.86\times10^{-11}} = 5.35\times10^{-6}$$

$$\therefore \ pH = 5.27$$

7) 0.1M-HCl 0.1 mL가 과량으로 들어갔을 때

$$[H^+]=0.1\times\frac{0.1}{200.1}=5\times10^{-5}, \qquad \therefore pH=4.3$$

8) 0.1M-HCl 1 mL가 과량으로 들어갔을 때

$$[H^+]=0.1\times\frac{1}{201}=5\times10^{-4}, \qquad \therefore pH=3.3$$

9) 0.1M-HCl 10 mL가 과량으로 들어갔을 때

$$[H^+]=0.1\times\frac{10}{210}=5\times10^{-3}, \qquad \therefore pH=2.3$$

M 및 0.01M일 때도 이상과 같은 방법으로 계산할 수 있으며, 그 결과는 표 6·10과 같다.

표 6·10 NH_3 용액 100 mL를 HCl 표준액으로 적정할 때의 pH값

HCl 적가량(mL) \ NH_3 농도	M	0.1 M	0.01 M
0	11.6	11.1	10.6
50	9.2	9.2	9.2
90	8.3	8.3	8.3
99	7.3	7.3	7.3
99.9	6.3	6.3	6.3
100.0	4.8	5.3	5.8
100.1	3.3	4.3	5.3
101	2.3	3.3	4.3
110	1.3	2.3	3.3

표 6·10에 따라 중화적정 곡선을 그리면 그림 6·6과 같다. 이 곡선에서 볼 수 있

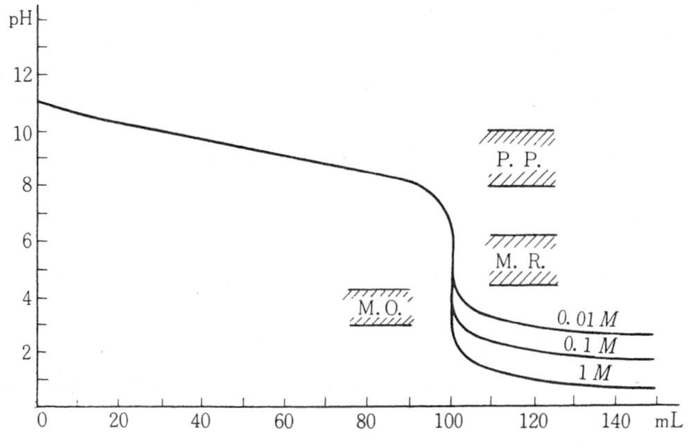

그림 6·6 약알칼리와 강산의 중화적정 곡선

는 바와 같이 적정시초부터 pH값이 비교적 빨리 감소되며, 당량점의 pH값은 7 이하이다. 그리고 pH 비약범위는 강알칼리와 강산의 중화적정 곡선에 비하여 알칼리성쪽에서 단축되어 있다.

〔2〕 지시약의 선정

약알칼리를 강산으로 적정할 때에는, 당량점을 중심으로 하여 ±0.1% 범위에 해당되는 pH 비약은 위의 곡선에 표시한 바와 같이 M액에서는 약 3~6, 0.1M액에서는 약 4~6, 그리고 0.01M액에서는 약 5~6이다. 따라서, 이 때에 사용할 수 있는 지시약은 M.O., M.R. 등이다.

역시, 약염기의 pK_b가 7 이상인 경우에는 pH 비약이 거의 없어 지시약을 사용해서는 적정이 불가능하다.

6.8.5 약산과 약알칼리의 중화

약산과 약염기는 약전해질이기 때문에 이들을 표준액으로 사용하면 당량점에서 pH 비약이 일어나지 않으므로, 실제적정에는 사용되지 않으나 전기 적정법을 이용하면 당량점을 구할 수 있다.

6.8.6 다양성자성 산의 중화

다양성자성 산의 전리의 형식은 다양성자성 산이지만, 실제로는 일양성자성 산과 같이 전리하는 것과 단계적으로 전리하는 두 가지가 있다.

〔1〕 단계적으로 전리하지 않는 산

H_2SO_4, $H_2C_2O_4$, H_3AsO_3, phthalic acid, malonic acid, citric acid, tartaric acid, succinic acid 등과 같은 산은 K_1과 K_2의 차가 별로 없으므로, 제 1 당량점에 도달하여도 용액 중의 $[H^+]$가 갑자기 감소되지 않아 pH 비약이 일어나지 않고, 최종 당량점에 이르러서 pH 비약이 일어난다. 따라서, 일양성자성 산과 같이 적정된다.

〔2〕 단계적으로 전리하는 산

H_3PO_4, H_2SO_3, H_3AsO_4 등과 같이 K_1, K_2, K_3 상호간의 차가 큰 다양성자성 산에 있어서는 제 1 당량점까지 중화되었을 때 용액 중의 $[H^+]$가 갑자기 감소되므로, 이 때 pH 비약이 일어난다. 같은 이유로 제 2 당량점에서도 pH 비약이 일어난다. 일반적으로 K_1/K_2, K_2/K_3의 값이 10^4 이상일 때, 제 1, 제 2 당량점에서 명확한 pH 비약이 일어난

다. 이 때 제 1 당량점 및 제 2 당량점의 $[H^+]$를 구하는 식은 각각 다음과 같다.

제 1 당량점 …… $[H^+] \fallingdotseq \sqrt{K_1K_2}$

제 2 당량점 …… $[H^+] \fallingdotseq \sqrt{K_2K_3}$

그리고 다양성자성 산이 완전히 중화된 최종 당량점의 $[H^-]$는, 약산을 강알칼리로 적정할 때 당량점의 $[H^+]$를 구하는 식과 같다.

$$[H^+] = \sqrt{\frac{K_wK}{C}} \quad (K\text{는 다양성자성 산의 최종 전리상수})$$

위의 제 1 당량점의 수소이온 농도를 구하는 식은 다음과 같이 유도된다. 전리상수의 차이가 약 10^4배 이상인 2종의 약산 HA_1, HA_2가 같은 농도 C로 혼합되어 있을 때, 전리상수가 큰 HA_1에 당량의 NaOH을 넣었다면 다음 관계가 성립한다.

$$[H^+] = \frac{[HA_1]}{[A_1^-]} \cdot K_1 = \frac{[HA_2]}{[A_2^-]} \cdot K_2$$

$$\frac{[A_1^-]}{[HA_1]} : \frac{[A_2^-]}{[HA_2]} = K_1 : K_2$$

이 때 $[A_1^-]$ 및 $[A_2^-]$는 중화된 산의 농도와 거의 같으므로, $\frac{[A_1^-]}{[HA_1]}$ 및 $\frac{[A_2^-]}{[HA_2]}$은 두 산의 중화비를 표시하며, 그 비는 K_1/K_2이다. 지금 HA_1이 $a\%$ 중화되었다고 하면 HA_2는 $(100-a)\%$ 중화된다. 따라서, 다음 식이 성립한다.

$$[A_1^-] = \frac{a}{100}C; \quad [HA_1] = C - \frac{a}{100}C = \frac{C(100-a)}{100}$$

$$[A_2^-] = \frac{(100-a)}{100}C; \quad [HA_2] = C - \frac{(100-a)}{100}C = \frac{a \cdot C}{100}$$

식 (6 · 73)에 의하여

$$[H^+]^2 = \frac{[HA_1]}{[A_1^-]}K_1 \times \frac{[HA_2]}{[A_2^-]}K_2$$

여기에 앞의 각 수치를 대입하면

$$[H^+]^2 = \frac{(100-a)a}{a(100-a)}K_1K_2 = K_1K_2 \Rightarrow \quad \therefore [H^+] = \sqrt{K_1K_2}$$

이양성자성 산의 제 2 당량점의 수소이온 농도는 $\sqrt{\frac{K_2K_w}{C}}$가 된다. 삼양성자성 약산의 제 1 당량점 또는 제 2 당량점의 수소이온 농도도 같은 방법으로 구한다.

【예】 H_3PO_4의 적정곡선과 각 당량점에서의 pH

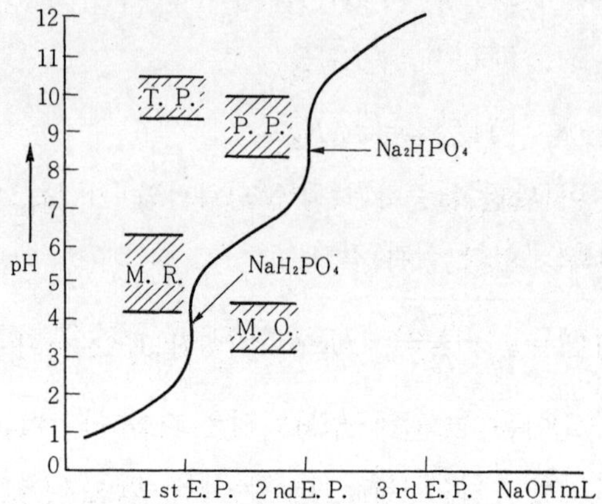

그림 6 · 7 인산의 중화적정 곡선

전리상수의 비는 $K_1/K_2 \fallingdotseq 10^5$, $K_2/K_3 \fallingdotseq 10^5$이므로, 제 1, 제 2 당량점에서 각각 pH 비약이 일어난다. 그리고 제 1 당량점의 pH는 4.68, 제 2 당량점에서의 pH는 9.77이다.

따라서 제1당량점까지 적정할 때 지시약으로서는 M.O., B.C.G., 제2당량점까지 적정할 때 지시약으로서는 T.P., P.P. 등을 사용할 수 있으며, 제3당량점에서는 pH 비약이 없기 때문에 목시적정으로는 적정할 수 없다.

6.8.7 가수분해하는 염의 적정

Na_2CO_3, KCN, $Na_2B_4O_7 \cdot 10H_2O$ 등과 같이 아주 약한 산의 강알칼리염을 수용액으로 하면, 크게 가수분해하여 알칼리성을 나타낸다. 이 때 약산의 전리상수가 대단히 작으면 강산의 표준액으로 이들 염을 정량할 수 있다.

그리고 염산아닐린, 염산피리딘, 황산히드라진, 염산히드록실아민 등과 같이 약염기의 강산의 염도 크게 가수분해하여 산성을 나타내므로, 강알칼리 표준액으로 적정할 수 있다. 반응의 종말점은 적정하려는 염으로부터 약산 또는 약알칼리가 완전히 추출되는 점이므로, 이와 같은 축출반응을 이용한 적정법을 축출(또는 추출) 적정법이라고도 한다.

축출반응의 당량점에서 pH의 급변이 일어나므로, 적당한 지시약을 사용하면 이와 같은 염을 적정할 수 있다. 당량점의 pH를 구하는 법과 적정곡선을 다음에 예시한다.

〔1〕 KCN을 HCl 표준액으로 적정할 때

$$KCN + HCl \rightleftharpoons KCl + HCN$$

0.1M-KCN에 당량의 0.1M-HCl을 넣었을 때 pH는 다음과 같다.

$$[H^+] = \sqrt{K_a C}, \qquad \therefore pH = 5.22$$

따라서, M.R.를 지시약으로 하여 적정할 수가 있다.

〔2〕 Na_2CO_3을 HCl으로 적정할 때

다음과 같이 2 단계로 당량점이 나타난다.

제 1 당량점 …… $Na_2CO_3 + HCl \rightleftharpoons NaCl + NaHCO_3$

제 2 당량점 …… $NaHCO_3 + HCl \rightleftharpoons NaCl + H_2CO_3$

이 때 제 1 및 제 2 당량점의 $[H^+]$는 다음과 같은 약식에 따라 개략적으로 산출할 수 있다.

제 1 당량점 …… $[H^+]=\sqrt{K_1K_2}=\sqrt{4.3\times10^{-7}\cdot5.6\times10^{-11}}$

$\therefore$ pH = 8.3

제 2 당량점 …… $[H^+]=\sqrt{K_1C}=\sqrt{4.3\times10^{-7}\cdot0.1}$ ($C=0.1$로 가정)

$\therefore$ pH = 3.7

단, K_1, K_2는 H_2CO_3의 제 1, 제 2 전리상수이다.

이 때 적정액의 $[H^+]$를 plot한 결과는 위와 같다. 따라서, 제 1 당량점까지 적정할 때에는 P.P., T.B. 또는 T.P. 등을 사용할 수 있으며, 제 2 당량점까지 적정할 때에는 M.O., M.R. 등을 사용할 수 있다.

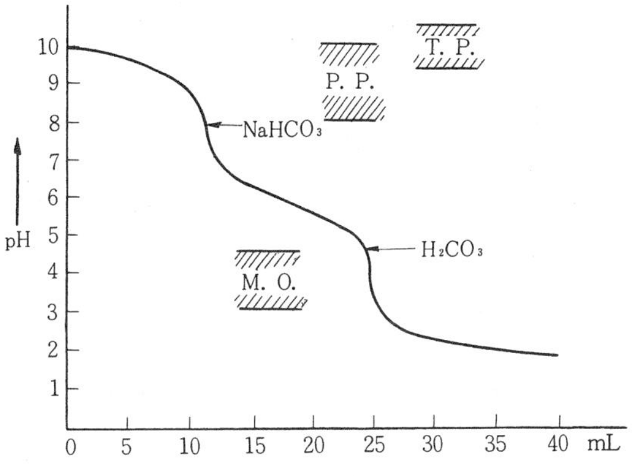

그림 6 · 8 Na_2CO_3-HCl 중화적정 곡선

〔3〕 염산 아닐린을 NaOH 표준액으로 적정할 때

염산 아닐린과 NaOH은 다음과 같이 반응한다.

$C_6H_5NH_2\cdot HCl + NaOH = NaCl + H_2O + C_6H_5NH_2$

($C_6H_5NH_2$의 $K_b=4\times10^{-16}$)

당량점의 $[H^+]$는 $[H^+]=\dfrac{K_w}{\sqrt{K_bC}}$ 에서 pH=8.8(단, 농도 $C=0.1$로 가정)이다. 따라서, P.P.를 지시약으로 사용할 수 있다.

6.9 Gran plot을 이용하여 당량점을 구하는 법

적정의 종말점을 찾는 데 이용되며, 유리 전극을 사용하므로 활동도(f)로 계산해야 한다. 지금 약산, HA(농도 C_a) V_a mL를 NaOH(농도 C_b)으로 적정하는 경우(V_b mL 소모)를 생각해 보자.

$$\underset{C_a,\ V_a\,\text{mL}}{\text{HA}} + \underset{C_b,\ V_b\,\text{mL}}{\text{NaOH}} \rightleftharpoons \text{Na}^+ + \text{A}^- + \text{H}_2\text{O} \qquad (6 \cdot 74)$$

여기서 당량점까지 들어간 NaOH의 부피를 V_e라고 하면 다음 관계식이 얻어진다.

$$C_a V_a = C_b V_e \qquad (6 \cdot 75)$$

적정에서 생성되는 각 이온의 농도는 다음과 같이 계산할 수 있다.

$$[\text{A}^-] = \frac{V_b C_b}{(V_a + V_b)} \ ; \quad [\text{HA}] = \frac{V_a C_a - V_b C_b}{(V_a + V_b)}$$

$$K_a = \frac{[\text{H}^+] f_{\text{H}^+} \cdot [\text{A}^-] f_{\text{A}^-}}{[\text{HA}] f_{\text{HA}}} = \frac{[\text{H}^+] f_{\text{H}^+} \cdot \dfrac{V_b C_b}{(V_a + V_b)} f_{\text{A}^-}}{\dfrac{(V_a C_a - V_b C_b)}{(V_a + V_b)} \cdot f_{\text{HA}}}$$

$$K_a = \frac{[\text{H}^+] f_{\text{H}^+} \cdot V_b C_b \cdot f_{\text{A}^-}}{(V_a C_a - V_b C_b) f_{\text{HA}}} \qquad (6 \cdot 76)$$

$$\therefore\ V_b [\text{H}^+] f_{\text{H}^+} = \frac{f_{\text{HA}}}{f_{\text{A}^-}} \cdot K_a \cdot \frac{(V_a C_a - V_b C_b)}{C_b} \qquad (6 \cdot 77)$$

여기서 $C_a V_a = C_b V_e$이므로

$$\frac{(V_a C_a - V_b C_b)}{C_b} = \frac{V_a C_a}{C_b} - V_b = \frac{V_e C_b}{C_b} - V_b = V_e - V_b$$

$[\text{H}^+] f_{\text{H}^+} = 10^{-\text{pH}}$이므로

$$V_b \cdot 10^{-\text{pH}} = \frac{f_{\text{HA}}}{f_{\text{A}^-}} \cdot K_a \cdot (V_e - V_b)$$

V_b에 대하여 $V_b 10^{-\text{pH}}$를 plot한 것이 Gran plot이며, 만약 $\dfrac{f_{\text{HA}}}{f_{\text{A}^-}}$가 일정하면 graph는 직선이고, 기울기 $= -\dfrac{f_{\text{HA}}}{f_{\text{A}^-}} \cdot K_a$이며 절편 $= V_e$이다.

만약, 약한 염기 B를 강산으로 적정할 때는 Gran function은 다음 식과 같이 유도할 수 있다.

$$V_a \cdot 10^{+\mathrm{pH}} = \left[\frac{1}{K_a} \cdot \frac{f_\mathrm{B}}{f_{\mathrm{BH}^+}} \right] \cdot (V_e - V_a)$$

여기서 V_a는 적가한 강한 산의 부피이고, K_a는 BH^-의 산해리 상수이다.

6.10 Micelle을 이용한 적정

비극성 유기물을 유기용매에서 보다 micelle을 형성한 수용액에서 분석하거나 합성하는 경우가 많아지고 있다. micelle이란 이온성 머리와 비극성인 긴 꼬리를 가진 계면활성제 분자가 회합(aggregation)된 것이다(그림 6 · 9). surfactant의 농도가 낮을 경우에 용해된 surfactant 분자는 회합하지 않지만, 임계농도(critical micelle concentration)를 초과하면 즉시 응집하여 micelle을 이루게 된다. 따로 있는 계면 활성제는 micelle과 평형상태에 있다. 비극성 분자는 micelle 내부에 친화력이 있는 부위에 놓이게 된다.

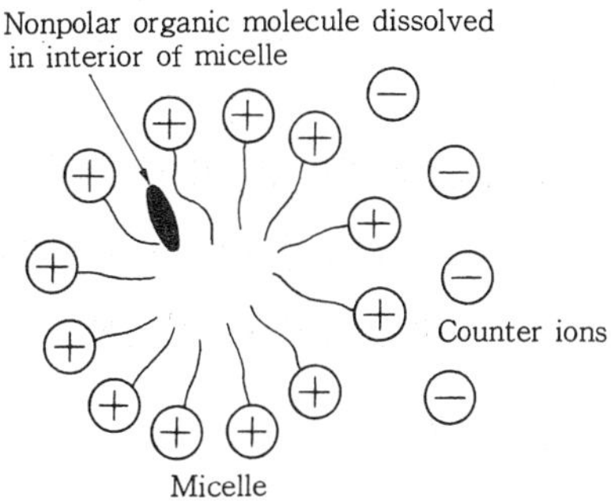

그림 6 · 9

매우, 약한 산인 리도카인 염산염을 KOH 용액으로 적정하는 경우, 산의 세기가 너무 약하기 때문에 거의 적정 종말점을 보기 힘들다. 그러나 계면 활성제를 첨가하면 비극성인 R_3N을 micelle에 녹이기 때문에 R_3NH^+의 해리를 촉진한다. 이 용액을 KOH으로 적

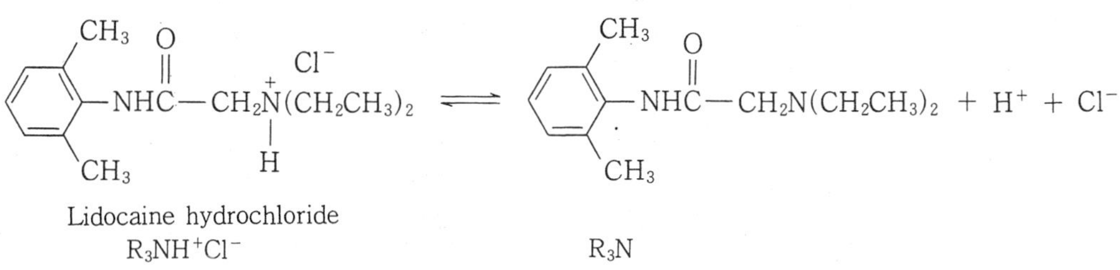

그림 6 · 10

정하면 예민하지는 않지만 종말점을 찾을 수 있다. 그러나 수용성 micelle 용액에 toluene을 첨가하면 2상 혼합물을 형성하여 종말점이 더 예민해짐을 볼 수 있다(그림 6 · 10).

6.11 표준액의 조제 및 표정

6.11.1 산 표준액

산 표준액으로서는 HCl 또는 H_2SO_4을 사용한다. 이 중에서 HCl을 흔히 사용하는 이유는 대다수의 염화물이 수용성이기 때문이다. H_2SO_4은 뜨거운 용액을 적정하거나 또는 산의 과량 존재하에 장기간 가열할 필요가 있을 때 적합하지만 Ba^{2+}, Sr^{2+}, Ca^{2+}, Pb^{2+} 등과 난용성 침전을 형성하므로 유의하여야 한다.

HNO_3은 사용하지 않는다. 그 이유는 HNO_3이 HNO_2을 함유하고 있어, 지시약에 대하여 산화반응을 일으켜 파괴하기 때문이다. 표정용 표준물질로서는 Na_2CO_3, $KHCO_3$을 주로 사용한다. 또한, 농도를 알고 있는 알칼리 표준액을 2차 표준물질로 사용하기도 한다.

〔1〕 M-HCl의 조제 및 표정

M-HCl 용액 1000 mL 중에는 HCl(분자량 36.461) 1몰인 36.461 g을 함유하고 있다.

① 조제 : 일반적으로 비중 S, 농도 P%인 HCl을 사용하여 M-HCl 1000 mL를 조제하는 데 필요한 HCl의 mL수(V)는 다음과 같이 계산한다.

$$V=\frac{36.461\times100}{P\times S}$$

실제로는 이상과 같은 계산량보다 조금 많은 양을 메스 실린더로 취하여, 소정의 내용적을 가진 volumetric flask에 넣고 표선까지 물을 넣어 잘 혼합한 다음 표정한다.

표 6 · 11 HCl의 비중과 농도

S.G.(15℃/4℃)	M	%	S.G.(15℃/4℃)	M	%
1.070	4.158	14.17	1.140	8.648	27.66
1.080	4.784	16.15	1.150	9.327	29.57
1.090	5.414	18.11	1.160	10.03	31.52
1.100	6.037	20.01	1.170	10.74	33.46
1.110	6.673	21.92	1.180	11.45	35.39
1.120	7.317	23.82	1.190	12.15	37.23
1.130	7.981	25.75	1.200	12.87	39.11

【예】 비중 1.18(35.4%)의 HCl을 사용하여 M-HCl 1000 mL를 조제하는 데 필요한 HCl

의 mL수를 계산하면 다음과 같다.

$$V = \frac{36.461 \times 100}{35.4 \times 1.18} \fallingdotseq 87.30\ \text{mL}$$

따라서, 35.4% HCl을 계산량보다 조금 많은 90 mL를 취하여 물을 넣어 1000 mL로 하면 된다.

② 표정 1 : $KHCO_3$으로 표정하는 방법

100℃에서 2~3시간 건조 후, 데시케이터(건조제 : 실리카 겔) 중에서 식힌 $KHCO_3$(표준시약 : 분자량 100.114) 일정량 ag(약 2 g)을 정밀히 달아 물 약 50 mL에 녹이고 M.O. 2방울을 넣는다. 다음에 표정하려는 HCl 용액을 뷰렛에 넣어 기포를 없애고, meniscus 하단을 영위선(零位線)과 일치시킨 후 뷰렛선단에 부착한 용액 방울을 제거한다. $KHCO_3$ 용액을 조제한 HCl 용액으로 적정(1~2 drop/sec)하면서 잘 저어 준다. 이 때 황색용액이 등적색이 되면 일단 적정을 중지하고 수욕상(水浴上)에서 약 2~3분간 가온하여 CO_2 가스를 완전히 제거한다. 식힌 다음 황변(黃變)하면 다시 HCl 용액을 한 방울씩 주의하면서 적가하여, 20초간 지속하는 등적색을 나타내는 점을 종말점으로 한다. 이 때 HCl 용액의 소비량을 V mL라 하면 M-HCl의 factor는 다음과 같이 계산한다.

$$KHCO_3 + HCl = KCl + H_2O + CO_2$$

$$KHCO_3\ 100.114\ \text{g} \equiv M\text{-HCl}\ 1000\ \text{mL}$$

$$a\,\text{g} \equiv M\text{-HCl}\ V_0\ \text{mL}$$

$$V_0 = \frac{1000 \times a}{100.114}\ \text{mL(이론량)}$$

따라서, M-HCl로서 factor는

$$f = \frac{V_0}{V} = \frac{1000 \times a}{100.114 \times V} = 9.989 \times \frac{a}{V}$$

【계산 예】 $KHCO_3$ 칭취량 …… 2.0150 g

M-HCl의 소비량(mL) …… 20.00 mL(25℃)

25℃의 용적을 20℃ 때의 용적으로 환산하면 다음과 같다.

20℃일 때 용액 용적 보정치 …… −1.2 mL

$$1000 : -1.2 = 20.00 : x \Rightarrow x = -0.024$$

$$\therefore V = 20.00 - 0.024 = 19.98\ \text{mL}$$

$$f = \frac{V_0}{V} = \frac{1000 \times 2.0150}{100.114 \times 19.98} = 1.007$$

이와 같이 표정한 표준액은 경질 유리병에 넣어 저장한다. 표준액을 표정하였을 때의 온도와 사용할 때의 온도가 같은 것이 이상적이지만, ±3℃ 범위 내에서는 그대로 사용하여도 좋다.

③ 표정 2 : Na_2CO_3으로 표정하는 법(공정법)

Na_2CO_3(표준시약)을 500~650℃에서 40~50분간 가열한 다음, 데시케이터(건조제 : 실리카 겔)에서 식힌 후 일정량 ag(약 1.3 g)을 정밀하게 달아 물 50 mL를 넣어 녹이고, M.R. 시액 3방울을 넣는다. 조제한 HCl 용액으로 적정하여 조금이라도 등색이 되면 2~3분간 끓여 CO_2 가스를 날려 보내고, 식혔을 때 황색이 되면 다시 한 방울씩 서서히 적가하여 등적색이 되면 다시 끓여 식히는 조작을 되풀이하다가, 지속되는 등적색이 되면 종말점으로 한다. 이 때 소비된 HCl 용액의 mL수로부터 다음과 같이 하여 factor를 구한다.

【계산】 Na_2CO_3 칭취량 ag, M-HCl의 소비량을 VmL라고 하면

$$Na_2CO_3 + 2HCl = 2NaCl + H_2O + CO_2$$

$$Na_2CO_3\ 105.99\,g \equiv M\text{-HCl}\ 2000\,mL$$

$$a\,g \equiv M\text{-HCl}\ V_0\,mL$$

$$\therefore V_0 = \frac{2000 \times a}{105.99}\ mL(\text{이론치})$$

따라서, M-HCl로서의 factor는

$$f = \frac{V_0}{V} = \frac{18.87 \times a}{V}$$

〔2〕 0.1M-HCl의 조제 및 표정

0.1M-HCl 용액 1000 mL 중에는 HCl 0.1몰인 3.6461 g을 함유하고 있다.

① 조제 : M-HCl을 10배로 희석하든가 〔1〕에서와 같은 방법으로 계산된 양보다 조금 많은 양의 HCl을 취하여 물을 넣어 1000 mL로 희석한다.

② 표정 : 표준물질 일정량 ag($KHCO_3$ 약 0.2 g 또는 Na_2CO_3 약 0.15 g)을 취해 M-HCl을 표정할 때와 같은 방법으로 표정하고 factor를 구한다.

$$0.1M\text{-HCl}\ 1000\,mL \equiv 10.0114\,g\ KHCO_3 \equiv 5.2995\,g\ Na_2CO_3$$

〔3〕 0.5M-H_2SO_4의 조제 및 표정

0.5M-H_2SO_4 용액 1000 mL 중에는 H_2SO_4(분자량 98.08) 0.5몰인 49.04 g을 함유하고 있다.

① 조제 : 비중 S, 농도 P%의 H_2SO_4 용액을 사용하여 0.5M-H_2SO_4 1000 mL를 조제하는 데 요하는 H_2SO_4의 mL수(V)는 다음과 같이 계산한다.

$$V = \frac{49.04 \times 100}{P \times S}$$

보통 진한 H_2SO_4(95~96%) 약 30 mL를 증류수에 넣어 냉각시킨 다음, 1000 mL의 메스 플라스크에 넣고 물을 표선까지 채워 잘 혼합한다.

② 표정 : M-HCl과 같은 방법으로 $KHCO_3$, Na_2CO_3을 표준물질로 하여 표정한다.

표 6·12 H_2SO_4의 비중과 농도

S.G.(15℃/4℃)	0.5M	%	S.G.(15℃/4℃)	0.5M	%
1.810	32.6	88.30	1.830	34.1	92.10
1.820	33.5	90.05	1.832	34.6	92.52
1.822	33.6	90.40	1.834	34.8	93.05
1.824	33.8	90.80	1.836	35.0	93.80
1.826	34.0	91.25	1.838	35.5	94.60
1.828	34.0	91.70	1.840	35.9	95.60

【계산】 표준물질 Na_2CO_3의 칭취량 ag, H_2SO_4 용액의 소비량을 VmL라 하면

$$Na_2CO_3 + H_2SO_4 = Na_2SO_4 + H_2O + CO_2$$

$$Na_2CO_3\ 52.995\,g \equiv 0.5M\text{-}H_2SO_4\ 1000\,mL$$

$$a\,g \equiv 0.5M\text{-}H_2SO_4\ V_0\,mL$$

$$\therefore V_0 = \frac{1.000 \times a}{52.995}\ \text{mL(이론치)}$$

$$f = \frac{V_0}{V} = \frac{18.87 \times a}{V}$$

〔4〕 0.05M-H_2SO_4의 조제 및 표정

0.05M-H_2SO_4 용액 1000 mL 중에는 H_2SO_4 0.05몰인 4.904 g을 함유하고 있다.

① 조제 : 0.5M-H_2SO_4을 10배로 희석하든가 〔3〕에서와 같은 방법으로 계산된 양보다 조금 많은 양의 H_2SO_4을 취하여 물을 넣어 1000 mL로 희석시킨다.

② 표정 및 계산 : 0.1M-HCl의 표정법과 같은 방법으로 표정한다.

6.11.2 알칼리 표준액

알칼리 표준액은 NaOH, KOH, $Ba(OH)_2$ 등을 사용한다. NaOH은 값이 싸서 일반적으로 많이 사용한다. KOH는 값이 비싸지만 NaOH보다 알코올에 잘 녹기 때문에 KOH 에탄올 용액을 조제하는 데 사용한다. 일반적으로 이와 같은 알칼리는 공기 중에서 CO_2, 습기를 흡수한다. $Ba(OH)_2$는 CO_2를 흡수하여 불용성인 $BaCO_3$을 침전시키므로, 이 용액

은 탄산염을 포함하지 않는 장점이 있다. 그러나 공기 중에서 쉽게 혼탁되므로 취급이 곤란하다.

표정용 1차 표준물질로서는 주로 프탈산수소칼륨, 옥살산, 설파민산, 안식향산 등을 사용하며, 2차 표준물질로서는 HCl, H_2SO_4 표준액을 사용한다. 표정을 마친 알칼리 표준액은 마개가 꼭 맞는 병이나 이산화탄소 흡수관을 단 플라스틱병에 저장한다. 오래 저장한 것은 사용 직전에 반드시 다시 표정해야 한다.

〔1〕 M-NaOH의 조제 및 표정

M-NaOH 용액 1000 mL 중에는 NaOH(분자량 39.997) 1 몰인 39.997 g을 함유하고 있다. 그러나 시판 NaOH은 일급품의 순도가 90% 정도이고 불순물로서 탄산염을 함유하고 있으므로, 보통 개략적 농도의 표준액을 조제한 다음 표정하여 사용한다.

① 조제 1 : 시판 NaOH 약 45 g을 저울로 달아 비커에 넣고, 세척병으로 표면의 탄산염을 재빨리 세척하고 CO_2를 함유하지 않는 물 약 900 mL에 녹여 조제한다.

② 조제 2 : NaOH 45 g에 물 950 mL를 넣어서 녹이고, 이에 새로 조제한 $Ba(OH)_2$ 포화용액을 침전이 생기지 않을 때까지 적가하여 잘 혼합하고, 마개를 꼭 막고 24시간 방치한 후 상징액을 경사(傾瀉 : decantation)하거나 glass filter를 써서 여과하여 조제한다.

③ 표정 1 : M-HCl으로 표정하는 방법

M-HCl 20 mL(factor = f')를 정확하게 취하여 새로 끓여 식힌 물 50 mL로 희석시키고, M.O. 시액 2방울을 넣고 조제한 NaOH 용액을 뷰렛으로부터 적가하여 용액이 적색에서 등적색으로 될 때까지 적정한다. 이 때 소비 mL수로부터 다음과 같이 factor(f)를 계산한다.

$$f \fallingdotseq \frac{M\text{-HCl mL수} \times f'}{\text{NaOH 용액 mL수}}$$

④ 표정 2 : 프탈산수소칼륨으로 표정하는 방법

$C_6H_4(COOK)COOH$(분자량 204.217)의 특급품(99.97%)은 흡습성과 변질성이 없으므로 표준물질로서 적당하다. 이 물질은 일양성자성 약산이므로 지시약은 P.P., T.P. 등이 적당하다.

조작 : 프탈산수소칼륨 특급품을 100℃에서 3시간 건조시켜 a g(약 5 g)을 정밀히 달고, 새로 끓여서 식힌 물 약 50 mL에 녹여 P.P. 2방울을 넣고, 조제한 NaOH 용액으로 담홍색이 될 때까지 적정한다. 이 때 소비 mL수로부터 factor를 구한다.

$$KHC_8H_4O_4 + NaOH = KNaC_8H_4O_4 + H_2O$$

$$KHC_8H_4O\ 204.217\text{ g} \equiv M\text{-NaOH } 1000\text{ mL}$$

$$a\text{g} \equiv M\text{-NaOH} \;\; V_0\,\text{mL}$$

$$\therefore \; V_0 = \frac{1000 \times a}{204.217}\;\text{mL(이론치)}$$

$$f = \frac{V_0}{V} = \frac{4.897 \times a}{V}$$

⑤ 표정 3 : 옥살산으로 표정하는 방법

순수한 옥살산($H_2C_2O_4 \cdot 2H_2O$ 분자량 126.07) ag(1.5~2 g)을 정밀히 달아 물 30~50mL에 녹인 다음, 지시약으로 P.P. 2방울을 넣고 M-NaOH으로 담홍색이 될 때까지 적정한다. 이 때 NaOH 용액의 소비 mL수로부터 다음과 같이 factor를 계산한다.

$$H_2C_2O_4 \cdot 2H_2O + 2NaOH = Na_2C_2O_4 + 4H_2O$$

$$H_2C_2O_4 \cdot 2H_2O \;\; 63.034\,\text{g} \equiv M\text{-NaOH} \;\; 1000\,\text{mL}$$

$$a\text{g} \equiv M\text{-NaOH} \;\; V_0\,\text{mL}$$

$$\therefore \; V_0 = \frac{1000 \times a}{63.034}\;\text{mL(이론치)}$$

$$f = \frac{V_0}{V} = \frac{15.864 \cdot a}{V}$$

⑥ 표정 4 : 설파민산으로 표정하는 방법(공정법)

설파민산(표준시약)을 데시케이터(감압, 실리카 겔)에서 약 48시간 건조시켜, 그 중에서 약 2.5 g을 정밀하게 달아 새로 끓여서 식힌 물 25 mL를 넣어 녹이고, 브롬티몰블루(B.T.B.) 시액 2방울을 넣고, 조제한 NaOH 용액으로 녹색을 나타낼 때까지 적정한다.

$$HOSO_2NH_2 + NaOH = NaOSO_2NH_2 + H_2O$$

$$HOSO_2NH_2 \;\; 97.09\,\text{g} \equiv M\text{-NaOH} \;\; 1000\,\text{mL}$$

$$a\text{g} \equiv M\text{-NaOH} \;\; V_0\,\text{mL}$$

$$\therefore \; V_0 = \frac{1000 \times a}{97.09}\;\text{mL(이론치)}$$

$$f = \frac{V_0}{V} = \frac{10.30 \times a}{V}$$

〔2〕 0.1M-NaOH의 조제 및 표정

0.1M-NaOH 용액 1000 mL 중에는 NaOH 0.1몰인 3.9997 g을 함유하고 있다.

① 조제 : M-NaOH에 새로 끓여서 식힌 물을 넣어 10배로 희석하든가 NaOH 4.5 g에 물 950 mL를 넣어 녹이고, 여기에 새로 만든 $Ba(OH)_2$ 포화용액을 침전이 생기지 않을 때까지 넣고 잘 혼합하여, 마개를 꼭 막은 병에 넣어 24시간 방치한 다음 상징액을 경사하여 취하든가 glass filter로 여과한다.

② 표정 : M-NaOH 표정법에 준하여 설파민산(표준시약) 약 0.25 g을 정밀히 달아 표정한다.

〔3〕 0.1M-KOH 에탄올 용액의 조제 및 표정

① 조제 : KOH(분자량 56.11) 7 g을 물 20 mL에 녹인 다음 알데히드를 함유하지 않은 알코올을 넣어 전량을 1000 mL로 하고, 마개를 꼭 막고 24시간 방치한 다음 그 상징액을 취하여 갈색용기에 저장한다. 알코올 중에 알데히드가 함유되면 조제한 수일 후에는 황색, 수개월이 경과하면 갈색으로 되어 사용할 수 없게 된다. 이 용액은 보관 중에 농도가 변하므로, 사용직전에 0.1M-H_2SO_4이나 프탈산수소칼륨 등을 표준물질로 해서 표정하여 사용한다.

이 용액은 지방의 비누화가(鹼化價), 아세틸가 측정 등에 이용한다.

② 표정 : 0.05M-H_2SO_4 25 mL를 정확하게 취하여 비커에 넣고, 새로 끓여서 식힌 물 50 mL로 희석한 다음 지시약으로서 P.P. 2방울을 넣고, KOH 용액으로 담홍색이 될 때까지 적정한다(사용할 때 표정한다).

〔4〕 0.05M-$Ba(OH)_2$의 조제 및 표정

이 용액은 baryta수라고도 하며, 0.05M-$Ba(OH)_2$ 용액 1000 mL 중에는 $Ba(OH)_2 \cdot 8H_2O$(분자량 315.5) 0.05몰인 15.775 g을 함유하고 있다. 또, 이 용액은 탄산염을 함유하지 않은 알칼리 표준액으로써 사용한다.

특히, 이 용액은 쉽게 공기 중의 CO_2를 흡수하므로, 실제 조제를 할 때는 CO_2를 함유하지 않은 물에 $Ba(OH)_2$를 녹여서 방치한 다음, 상징액을 사이펀으로 채취하여 CO_2를 제거한 공기로 충만되어 있는 보관병에 보관하는 동시에, soda lime관과 사이펀을 장치해 둔다. 이 용액은 보관 중에 CO_2 혼입으로 인하여 $Ba(OH)_2$ 일부가 $BaCO_3$로 침전되어 농도가 수시로 변하므로, 사용직전에 0.1M-HCl로 표정하여 쓴다.

① 조제 : $Ba(OH)_2 \cdot 8H_2O$ 약 18 g을 새로 끓여서 식힌 물 1000 mL에 녹여, 고무마개를 한 병에서 잘 흔들어서 2일간 방치하여, $BaCO_3$를 완전히 침전시키고, 상징액을 방탄산(防炭酸) 장치를 한 저장병에 저장한다. 이 용액은 보통 한번에 3~5 L 조제하여 두는 것이 편리하다.

② 표정 : 2차 표준물질로 0.1M-HCl 25 mL를 정확히 삼각 플라스크에 취하고, P.P. 지시약 2방울을 넣어 $Ba(OH)_2$ 용액으로 담홍색이 될 때까지 적정한다. 너무, 오래 적정하면 공기 중에서 CO_2를 흡수하여 $Ba(OH)_2$의 양이 감소되므로, 일단 정색(呈色)한 것도 탈색된다. 이 때 소비된 $Ba(OH)_2$ 용액의 mL수로부터 0.05M-$Ba(OH)_2$의 factor를 계산한다.

【참고】 CO_2 오차

NaOH 표준액 중에 CO_2가 흡수되어 NaOH 일부가 Na_2CO_3으로 변할 때, 이로 인하여 생기는 적정오차를 일반적으로 CO_2 오차라고 한다. 특히, 약산을 중화시키기 위하여 일정과량의 NaOH 표준액을 첨가시켜 방치한 후, 남아 있는 NaOH을 산표준액으로 역적정할 때(P.P. 시액 사용) CO_2 오차가 증가하기 쉽다.

이와 같이 CO_2 오차가 증가하는 이유는, 방치하는 동안에 CO_2를 흡수하였다가 HCl으로 역적정하면 마치 Na_2CO_3 중화적정 곡선과 같이 되어, 당량점 이전에 P.P.이 탈색되어 +오차가 생기기 때문이다.

M.O.와 같이 pH 5 이하의 변색범위를 가진 지시약에 대해서는 CO_2 오차가 거의 나타나지 않는다.

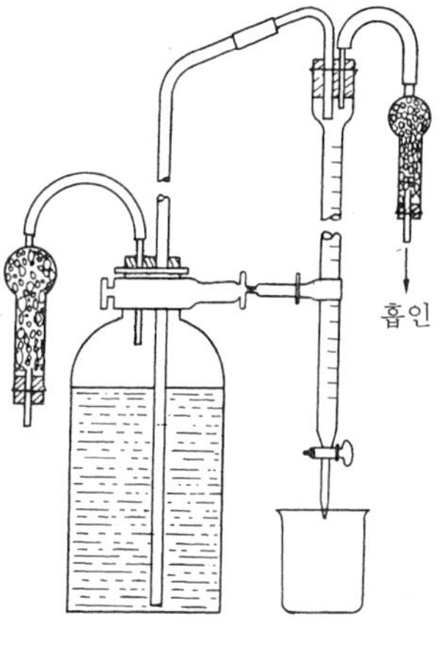

그림 6·11 방탄산 장치

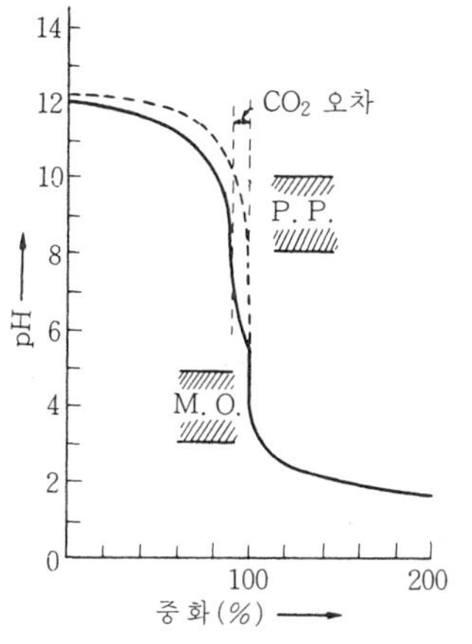

그림 6·12 CO_2 오차(역적정할 때)

6.12 산, 알칼리 적정실례

6.12.1 산의 정량

〔1〕 묽은 염산의 정량 : HCl(분자량 36.461)

염산은 강산이므로 M.O., M.R., P.P., T.P.을 지시약으로 하여 NaOH 표준액으로 적정한다.

조작 : 시료 10 mL(약 10%)를 정확하게 취하여 물 20 mL로 희석시키고, M.R.를 지시약으로 하여 M-NaOH로 황색이 될 때까지 적정한다(M-NaOH 소비량 V mL).

$$NaOH + HCl = NaCl + H_2O$$

$$M\text{-NaOH 1 mL} \equiv 0.036461\text{ g HCl}$$

$$\text{HCl\%(w/v)} = \frac{0.036461 \times V \times f}{S} \times 100$$

〔2〕 초산의 정량 : CH_3COOH(분자량 60.05)

CH_3COOH은 $K_a = 1.8 \times 10^{-5}$인 일양성자성 약산으로서 당량점의 pH는 약 9이다. 따라서, P.P.을 지시약으로 하여 M-NaOH로 적정한다.

$$CH_3COOH + NaOH = CH_3COONa + H_2O$$

$$M\text{-NaOH 1 mL} \equiv 0.06005\text{ g } CH_3COOH$$

$$\text{HAc\%(w/v)} = \frac{0.06005 \times V \times f}{S} \times 100$$

조작 : 시료 5 mL(약 30%)를 정확하게 취하여 물 30 mL를 넣고 P.P. 2방울을 넣은 다음, M-NaOH로 담홍색이 나타날 때까지 적정한다.

【참고】 약전수재 빙초산은 99% 이상의 $C_2H_4O_2$를 함유하고 있다. 그 정량법은 유리마개 플라스크에 물 10 mL를 넣어 정확히 무게를 달고, 이에 시료 약 1.5 g을 넣고 다시 정확히 무게를 단 후, 물 30 mL와 P.P. 2방울을 넣은 다음 M-NaOH로 담홍색이 될 때까지 적정한다.

〔3〕 살리실산의 정량 : $C_7H_6O_3$(분자량 138.12)

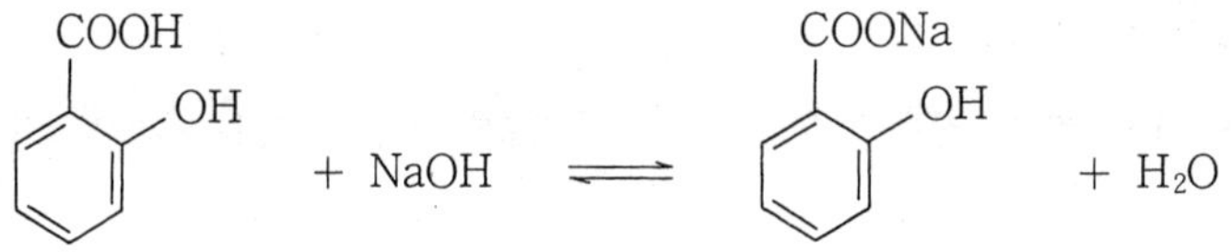

살리실산은 $K_a = 1.06 \times 10^{-3}$이며 당량점의 pH는 약 8.0이다. 따라서, P.P.를 지시약으로 하여 NaOH 표준액으로 적정한다.

조작 : 시료를 데시케이터(실리카 겔) 중에서 3시간 건조시켜, 약 0.5 g을 정밀히 달아 중성 에탄올 25 mL를 넣어 녹인 다음, P.P. 3방울을 넣고 0.1M-NaOH로 담홍색이 될 때까지 적정한다.

$$0.1M\text{-NaOH 1 mL} \equiv 13.812\text{ mg } C_7H_6O_3$$

〔4〕 인산의 정량 : H_3PO_4(분자량 98.00)

인산은 대표적인 삼양성자성 약산으로서 다음과 같이 3단계로 전리한다.

$$H_3PO_4 \rightleftharpoons H^+ + H_2PO_4^-, \quad K_1 = 7.5\times10^{-3}$$

$$H_2PO_4^- \rightleftharpoons H^+ + HPO_4^{2-}, \quad K_2 = 6.1\times10^{-8}$$

$$HPO_4^{2-} \rightleftharpoons H^+ + PO_4^{3-}, \quad K_3 = 4.8\times10^{-13}$$

전리상수의 비를 구하면 $K_1/K_2 \fallingdotseq 10^5$, $K_2/K_3 \fallingdotseq 10^5$이므로, 따라서 제 1, 제 2 당량점에서 pH 비약이 있다는 것을 적정곡선에서 알 수 있다. 따라서, 제 1 당량점까지의 적정은 M.O., bromcresol green(BCG) 등이 적당하다. 그러나 적정오차가 있으므로 KH_2PO_4의 비교액을 사용하여 적정하면 0.5% 오차 내에서 정량이 가능하다.

제 2 당량점까지의 적정은 P.P., T.P. 등을 지시약으로 사용하여 적정할 수 있다. 이 때 생성되는 Na_2HPO_4는 다음과 같이 가수분해되어 알칼리성을 나타낸다.

$$HPO_4^{2-} + H_2O \rightleftharpoons H_2PO_4^- + OH^-$$

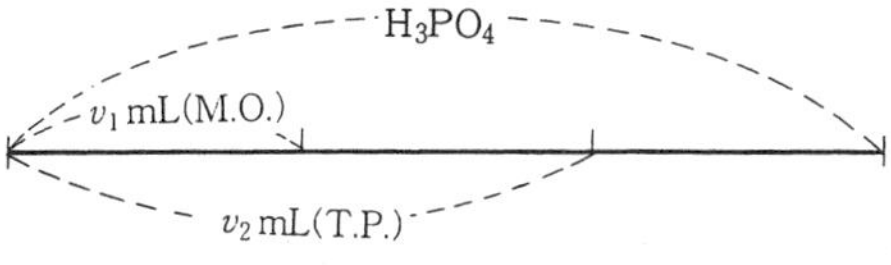

그림 6 · 13

따라서, P.P.을 지시약으로 사용하면 당량점 이전에 변색하므로 약 7%의 적정오차가 생기게 된다. 그러나 NaCl을 넣어 가수분해를 억제하면 오차는 약 1% 정도가 되므로 실용분석에 쓸 수 있다.

【계산】 제 1 당량점(S : 시료의 칭취량 g수, V_1 : M-NaOH의 소비 mL수)

$$H_3PO_4 + NaOH = NaH_2PO_4 + H_2O$$

$$M\text{-NaOH } 1\text{ mL} \equiv 98.000\text{ mg } H_3PO_4$$

$$\therefore H_3PO_4\%(w/w) = \frac{0.098 \times V_1 \times f}{S} \times 100$$

제 2 당량점(V_2 ; M−NaOH 당량 mL수)

$$H_3PO_4 + 2NaOH \rightleftharpoons Na_2HPO_4 + 2H_2O$$

$$M\text{-NaOH } 1\text{ mL} \equiv 49.000\text{ mg } H_3PO_4$$

$$\therefore H_3PO_4\%(w/w) = \frac{0.049 \times V_2 \times f}{S} \times 100$$

① 조작 1 : 제 1 당량점까지의 적정

시료 약 1 g을 정밀히 달아 물 25 mL를 넣고, M.O. 1방울을 넣어 M-NaOH으로 등황색이 될 때까지 적정한다. 이 때 종말점을 잘 보기 위하여 0.1M-KH_2PO_4 용액 약 50 mL

에 M.O. 1방울을 넣어 비교하면서 적정한다(V_1 mL).

② 조작 2 : 제 2 당량점까지의 적정

조작 1에서와 같은 방법으로 조제한 시료용액에 NaCl 약 5 g을 넣고, P.P. 5방울을 넣은 다음 M-NaOH로 담홍색이 될 때까지 적정한다(V_2 mL).

〔5〕 구연산의 정량(분자량 210.14)

$$\begin{array}{c} CH_2COOH \\ | \\ HO-C-COOH \cdot H_2O \\ | \\ CH_2COOH \end{array}$$

구연산의 전리상수는 다음과 같다.

$$K_1 = 8 \times 10^{-4}$$

$$K_2 = 5 \times 10^{-5}$$

$$K_3 = 2 \times 10^{-6}$$

그러므로 단계별 pH의 비약이 없으며 당량점의 pH는 약 8.0이다. 따라서, P.P.을 지시약으로 하여 NaOH 표준액으로 적정한다.

$$C_6H_8O_7 \cdot H_2O + 3NaOH = C_6H_5Na_3O_7 + 4H_2O$$

$$M\text{-NaOH } 1\text{ mL} \equiv 70.047\text{ mg } C_6H_8O_7 \cdot H_2O$$

조작 : 시료 약 1.5 g을 정밀히 달아 물 25 mL를 넣어 녹인 다음 P.P. 3방울을 넣고 M-NaOH으로 담홍색이 될 때까지 적정한다(M-NaOH 소비량 V mL).

$$\therefore C_6H_8O_7 \cdot H_2O\%(w/w) = \frac{0.070047 \times V \times f}{S} \times 100$$

〔6〕 붕산의 정량 : H_3BO_3(분자량 61.83)

H_3BO_3은 형식상 삼양성자성 약산과 같이 보이나 실제 수용액 내에서는 다음과 같이 일양성자성 약산인 메타붕산(metaboric acid)으로 전리한다.

$$H_3BO_3 - H_2O \rightleftharpoons HBO_2 \rightleftharpoons H^+ + BO_2^-$$

전리상수는 5.5×10^{-10}이고, 매우 약한 산이기 때문에 당량점에서의 pH 비약은 거의 일어나지 않는다. 동시에 $NaBO_2$은 심하게 가수분해되어 강알칼리성을 나타내므로 P.P.을 사용하여 직접 적정할 수 없다. 다만, Tropaeolin O나 nitramine과 같이 pH 11~13의 pH 범위를 가진 지시약을 사용하면 겨우 적정할 수 있으나 오차가 크다.

그러나 glycerin, mannitol, sorbitol, glucose, fructose, invert sugar 등 다가 알코올을 첨가하면, 다음과 같이 반응하여 전리도가 보다 큰 일양성자성 착붕산을 형성하므로, 이것을 P.P.을 지시약으로 사용하여 알칼리 표준액으로 적정할 수 있다.

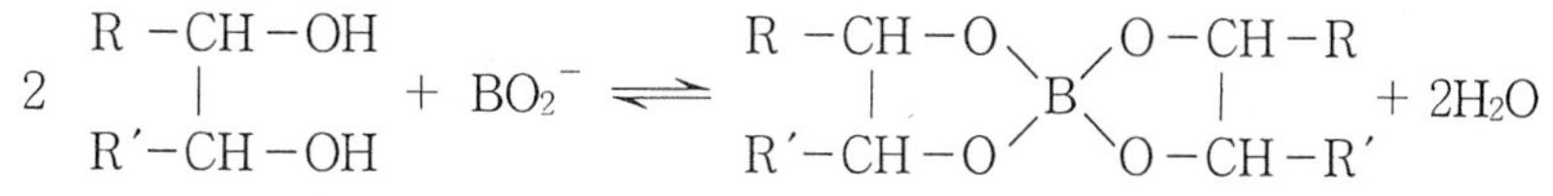

이 때의 양적관계는 위의 식으로부터

$$M\text{-NaOH } 1000\,\text{mL} \equiv \text{착붕산 1몰} \equiv H_3BO_3 \text{ 1몰}$$

$$M\text{-NaOH } 1\,\text{mL} = 61.83\,\text{mg } H_3BO_3$$

조작 : 시료를 데시케이터(실리카 겔) 속에서 5시간 건조시키고, 약 1.5 g을 정밀히 달아 *D*-sorbitol 15 g 및 물 50 mL를 넣어 가온하여 녹이고, 식은 다음 P.P. 2방울을 넣고, *M* -NaOH으로 홍색이 될 때까지 적정한다.

〔7〕 **혼산**(인산과 황산 혼합물)**의 정량** : H_3PO_4(분자량 98.00), H_2SO_4(분자량 98.08)

H_3PO_4과 H_2SO_4 혼합용액에 M.O.를 넣고 NaOH 표준액으로 적정하면 H_2SO_4 전량과 H_3PO_4의 1/3량, 즉 H_3PO_4이 NaH_2PO_4까지 중화된다(0.1*M*-NaOH 소비량 t_1 mL).

$$H_2SO_4 + 2NaOH = Na_2SO_4 + 2H_2O$$

$$H_3PO_4 + NaOH = NaH_2PO_4 + H_2O$$

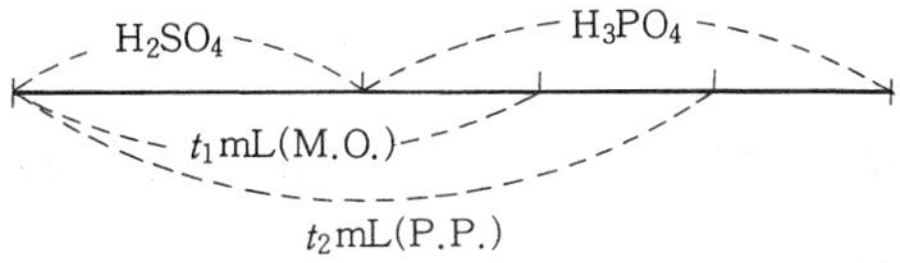

그림 6 · 14

따로, NaCl 공존하에서 P.P.을 지시약으로 하여 NaOH 표준액으로 적정하면 H_2SO_4의 전량과 H_3PO_4의 2/3량, 즉 H_3PO_4이 Na_2HPO_4까지 중화된다(0.1*M*-NaOH 소비량 t_2 mL).

$$\therefore H_3PO_4\%(\text{w/w}) = \frac{0.0098 \times (t_2 - t_1)}{S} \times 100$$

$$\therefore H_2SO_4\%(\text{w/w}) = \frac{0.004904 \times (2t_1 - t_2)}{S} \times 100$$

조작 : 시료 0.5~1.0 g을 정밀히 달아 물을 넣어 정확하게 100 mL로 해서 시료용액으로 한다. 이 시료용액 25 mL를 정확히 취하여 M.O. 2방울을 넣고 0.1*M*-NaOH으로 황색이 될 때까지 적정한다(t_1 mL).

다음에 따로 시료용액 25 mL를 취하여 NaCl 가루 약 5 g 및 P.P. 2방울을 넣고, 0.1*M* -NaOH으로 담홍색이 될 때까지 적정한다(t_2 mL).

별법 : 시료 약 0.2 g을 물 30 mL에 넣고 M.O. 2방울을 넣어 0.1M-NaOH으로 황색이 될 때까지 적정한다(소비량 t_1 mL). 계속하여 같은 용액에 NaCl을 포화시키고 P.P. 2방울을 넣고 0.1M-NaOH으로 적정한다(소비량 t_2 mL).

$$\therefore H_3PO_4\%(w/w) = \frac{0.0049 \times 2t_2 \times f}{S} \times 100$$

$$\therefore H_2SO_4\%(w/w) = \frac{0.004904 \times (t_1 - t_2) \times f}{S} \times 100$$

6.12.2 알칼리 정량

〔1〕 탄산나트륨의 정량 : Na_2CO_3(분자량 105.99)

탄산나트륨을 산 표준액으로 적정할 경우, 제 1 당량점에서 pH 8.3, 제 2 당량점에서 pH 3.8이 된다. 따라서, P.P.을 지시약으로 하여 HCl 또는 H_2SO_4 표준액으로 적정하면 제 1 당량점까지 중화되고, M.O.를 지시약으로 하여 적정하면 제 2 당량점까지 중화된다.

$$Na_2CO_3 + HCl = NaHCO_3 + NaCl \text{ (제 1 당량점)}$$

$$Na_2CO_3 + 2HCl = 2NaCl + H_2CO_3 \text{ (제 2 당량점)}$$

조작 1 : 제 1 당량점까지 적정

시료를 처음은 40～50℃에서, 그 다음은 105℃에서 4시간 건조시키고, 그 중 약 1～2 g을 정밀하게 달아 물 약 50 mL에 녹인다. 그리고 P.P. 1～2방울을 넣은 다음 M-HCl으로 무색이 될 때까지 적정한다(a mL).

조작 2 : 제 2 당량점까지 적정

조작 1에서와 같이 건조한 시료 약 1～2 g을 정밀히 달아 물 약 50 mL에 녹이고 M.O. 2방울을 넣은 다음 M-HCl으로 등적색이 될 때까지 적정한다(b mL).

〔2〕 붕사(sodium borate, borax)의 정량 : $Na_2B_4O_7 \cdot 10H_2O$(분자량 381.37)

붕사는 소독제로 사용되며 그 조성은 B_2O_3와 $2NaBO_2$의 분자 화합물이다. H_3BO_3은 아주 약산이며, 그 염인 $NaBO_2$은 가수분해하여 알칼리성을 나타내므로 M.R. 또는 M.O.를 지시약으로 해서 산표준액으로 적정할 수 있다. 이 때 B_2O_3는 H_3BO_3으로 되지만 이것은 매우 약산이므로 M.O. 또는 M.R.를 변색시키지 못한다. 따라서, 이 때 붕사의 정량은 $NaBO_2$의 정량에 해당된다(이 때 0.5M-HCl 용액의 소비량을 t_1 mL라고 한다).

$$Na_2B_4O_7 + 2HCl + 5H_2O = 2NaCl + 4H_3BO_3$$

$$Na_2B_4O_7 \cdot 10H_2O \text{ } 381.37 \text{ g} \equiv M\text{-HCl } 2000 \text{ mL}$$

$$Na_2B_4O_7 \cdot 10H_2O \text{ } 0.190685 \text{ g} \equiv M\text{-HCl } 1 \text{ mL}$$

$$0.5M\text{-HCl } 1\text{ mL} \equiv Na_2B_4O_7\ 0.0503\text{ g}$$

다음에 별도로 위와 같은 양의 시료용액을 취하여 전기 당량점까지 산으로 정확히 중화한 다음, 다가 알코올을 넣고 P.P.을 사용하여 $0.5M$-NaOH으로 담홍색이 될 때까지 적정하면 총 H_3BO_3을 정량할 수 있다(이 때 $0.5M$-NaOH 소비량을 t_2 mL라고 한다).

$$Na_2B_4O_7 \equiv 4H_3BO_3 \equiv 4NaOH$$

$$H_3BO_3\ 0.03092\text{ g} \equiv 0.5M\text{-NaOH } 1\text{ mL}$$

이 때 이론상 $0.5M$-HCl 소비 mL는 H_3BO_3을 중화하는 데 필요한 $0.5M$-NaOH의 소비 mL의 1/2량에 해당한다. 그러나 Na_2CO_3 또는 H_3BO_3과 같은 불순물을 함유할 때에는 다음과 같이 된다.

$t_1 = 1/2\ t_2$ …… 순수한 $Na_2B_4O_7$으로 불순물을 포함하지 않는다.

$t_1 > 1/2\ t_2$ …… Na_2CO_3 등 알칼리 불순물을 함유한다.

$t_1 < 1/2\ t_2$ …… H_3BO_3, B_2O_3 등을 여분으로 포함한다.

조작 :

① 알칼리 정량 : 시료 약 2 g을 정밀히 달아 물 약 50 mL에 녹이고, M.R.를 3방울 넣은 다음 $0.5M$-HCl으로 등적색이 될 때까지 적정한다(t_1 mL).

② 붕산정량 : ①에서와 같은 방법으로 조제한 같은 양의 시료용액에 $0.5M$-HCl t_1 mL와 D-sorbitol 약 15 g을 넣어 녹인 다음 P.P. 3방울을 넣고 $0.5M$-NaOH으로 담홍색이 될 때까지 적정한다(t_2 mL).

〔3〕 알칼리 혼합물(수산화나트륨과 탄산나트륨)의 정량 : NaOH(분자량 40.00), Na_2CO_3 (분자량 105.99)

이 혼합물의 정량법에는 Warder법과 Winkler법의 두 방법이 있다. Warder법은 NaOH에 비하여 Na_2CO_3이 훨씬 적을 때 적당하다.

1) Winkler법 : NaOH과 Na_2CO_3 혼합액에 M.O.를 넣고 산표준액으로 등적색이 될 때까지 적정하면, NaOH과 Na_2CO_3의 전부가 중화된다(소비량 t_1 mL).

$$NaOH + HCl = NaCl + H_2O$$

$$Na_2CO_3 + 2HCl = 2NaCl + H_2CO_3$$

다음에 위와 같은 양의 시료를 따로 취하여 소과량(小過量)의 $BaCl_2$ 시액을 적가하여 Na_2CO_3를 전부 불용성 $BaCO_3$으로 침전시킨 다음, 남은 NaOH을 P.P.을 지시약으로 하여 산표준액으로 적정한다. 이 때는 NaOH만이 중화된다(소비량 t_2 mL).

따라서, NaOH을 중화시키는데 산표준액이 t_2 mL 소비되고, Na_2CO_3을 중화시키는데는 산표준액 (t_1-t_2) mL가 소비된다.

$$\therefore Na_2CO_3\%(w/w)=\frac{0.0052995\times(t_1-t_2)\times f}{S}\times 100$$

$$\therefore NaOH\%(w/w)=\frac{0.004000\times t_2\times f}{S}\times 100$$

조작 : 시료 약 2.5 g을 정밀히 달아 새로 끓여 식힌 물에 녹여서 전량을 500 mL로 하고, 그 중에서 25 mL를 정확하게 취하여 M.O. 1방울을 넣고 0.1*M*-HCl으로 등적색이 될 때까지 적정한다(t_1 mL).

다음에 새로 시료용액 25 mL를 취하여 유리마개 플라스크에 넣고 흔들면서, 10% $BaCl_2$ 시액을 $BaCO_3$의 백침(白沈)이 생기지 않을 때까지 가온하면서 넣는다. 식힌 다음 P.P. 2방울을 넣고 0.1*M*-HCl으로 무색이 될 때까지 적정한다(t_2 mL).

2) Warder법 : 시료용액에 NaCl을 넣고 P.P.을 지시약으로 하여 HCl 표준액으로 무색이 될 때까지 적정하면, NaOH 전부와 Na_2CO_3는 제 1 당량점까지 중화된다. 이 때 HCl 표준액의 소비 mL를 t_1 mL라고 한다.

$$NaOH + HCl = NaCl + H_2O$$
$$Na_2CO_3 + HCl = NaHCO_3 + NaCl$$

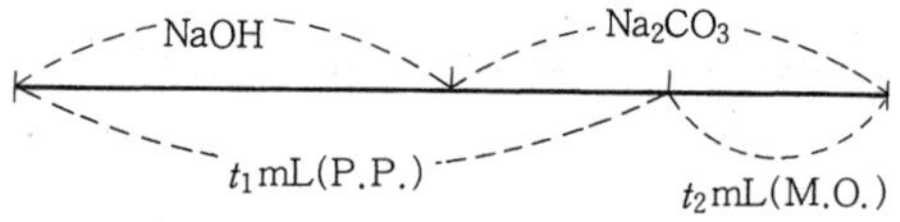

그림 6 · 15

다음에 계속하여 같은 적정액(同滴定液)에 M.O. 2방울을 넣고 황색이 등적색으로 될 때까지 HCl 표준액으로 적정하면, 용액 중의 $NaHCO_3$이 전부 중화된다. 이 때 HCl의 소비 mL를 t_2 mL라고 한다.

$$NaHCO_3 + HCl = NaCl + H_2CO_3$$

$NaHCO_3$을 중화시키기 위하여 HCl 표준액 t_2 mL가 소비되었으므로, 결국 Na_2CO_3을 전부 NaCl까지 중화시키려면 HCl 표준액 2 t_2 mL가 필요하고, NaOH만을 중화시키는 데는 HCl 표준액 (t_1-t_2) mL가 소요된다. 이 때 0.1*M*-HCl을 사용하였다면

$$\therefore NaOH\%(w/w)=\frac{0.004000\times(t_1-t_2)\times f}{S}\times 100$$

$$\therefore Na_2CO_3\%(w/w)=\frac{0.0052995\times 2t_2\times f}{S}\times 100$$

조작 : 앞에서 조제한 시료용액 25 mL를 정확하게 취하여 NaCl 5 g 및 P.P.을 2방울 넣고 무색이 될 때까지 0.1M-HCl으로 적정한다. 다음 계속하여 M.O. 1방울을 넣고 0.1M-HCl으로 등적색이 될 때까지 적정한다.

〔4〕 탄산수소나트륨과 탄산나트륨 혼합물의 정량 : $NaHCO_3$(분자량 84.01), Na_2CO_3(분자량 105.99)

1) Winkler법 : 시료용액 일정량을 취하여 M.O.를 지시약으로 하여 HCl 표준액(f_2)으로 등적색이 될 때까지 적정한다(이 때 소비량은 T mL).

$$Na_2CO_3 + 2HCl = 2NaCl + H_2O + CO_2$$

$$NaHCO_3 + HCl = NaCl + H_2O + CO_2$$

따로, 같은 양의 시료용액에 일정과량(t_1 mL)의 NaOH 표준액(f_1)을 넣어 $NaHCO_3$을 Na_2CO_3으로 변화시킨 다음, 10% $BaCl_2$ 시액을 가온하면서 넣어 Na_2CO_3을 $BaCO_3$으로 침전시킨다. 식힌 다음 P.P.을 넣고 남아 있는 NaOH을 HCl 표준액(f_2)으로 역적정한다(이 때 소비량은 t_2 mL).

$$NaHCO_3 + NaOH = Na_2CO_3 + H_2O$$

$$Na_2CO_3 + BaCl_2 = 2NaCl + BaCO_3$$

시료 중의 $NaHCO_3$을 중화하는 데 소비한 HCl 표준액 양 $= (t_1 - t_2)$ mL

시료 중의 Na_2CO_3을 중화하는 데 소비한 HCl 표준액 양 $= T - (t_1 - t_2)$ mL

이 때 0.1M-HCl을 사용하였다면

$$\therefore Na_2CO_3\%(w/w) = \frac{0.0052995 \times [Tf_2 - (t_1f_1 - t_2f_2)]}{S} \times 100$$

$$\therefore NaHCO_3\%(w/w) = \frac{0.008401 \times (t_1f_1 - t_2f_2)]}{S} \times 100$$

조작 : 시료 약 2.0 g을 정밀히 달아 물에 녹여 정확히 250 mL로 한 다음, 그 중에서 25 mL를 정확히 취하여 M.O. 2방울을 넣고 0.1M-HCl으로 등적색이 될 때까지 적정한다. 다음에 새로 25 mL를 취하여 0.1M-NaOH 25 mL를 넣고 가온하면서 10% $BaCl_2$ 시액을 적가해서 침전을 완결시킨 다음, 식힌 후 P.P. 3방울을 넣고 0.1M-HCl으로 무색이 될 때까지 역적정한다.

2) Warder법 : 시료용액에 P.P.을 넣고 HCl 표준액으로 적정하여 Na_2CO_3을 $NaHCO_3$까지 중화시킨다(이 때 소비량은 t_1 mL). 계속하여 M.O.를 넣고 HCl 표준액으로 시료 중의 $NaHCO_3$과 Na_2CO_3에서 생성된 $NaHCO_3$을 중화한다(이 때 소비량은 t_2 mL).

$$Na_2CO_3 + HCl = NaHCO_3 + NaCl$$

$$NaHCO_3 + HCl = NaCl + H_2O + CO_2$$

$NaHCO_3$을 중화시킨 HCl 표준액량 …… $(t_2 - t_1)$ mL

Na_2CO_3을 완전히 중화시킨 HCl 표준액량 …… $2t_1$ mL

$$\therefore NaHCO_3\%(w/w) = \frac{0.008401 \times (t_2 - t_1) \times f}{S} \times 100$$

$$\therefore Na_2CO_3\%(w/w) = \frac{0.0052995 \times 2t_1 \times f_1}{S} \times 100$$

조작 : 시료용액 25 mL를 정확히 취하여 P.P. 2방울을 넣은 다음, 0.1M-HCl으로 홍색이 무색으로 될 때까지 적정한다. 계속하여 M.O. 2방울을 넣어 황색이 된 용액을 등적색이 될 때까지 적정한다.

6.12.3 에스테르 화합물의 정량

〔1〕 아세틸살리실산(아스피린)(분자량 180.16)의 정량

1) 직접 적정 : 이 시료는 알칼리 표준액으로 쉽게 중화되므로 직접 적정할 수 있다.

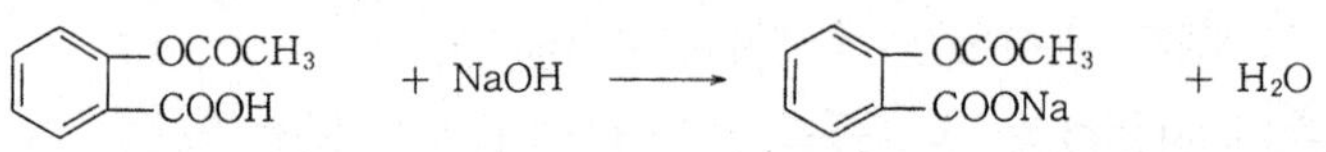

시료를 묽은 알코올에 녹이고 P.P.을 지시약으로 하여 알칼리 표준액으로 적정한다.

조작 : 시료 약 0.4 g을 정밀히 달아 알코올 약 10 mL에 녹인 다음, P.P.을 지시약으로 하여 0.1M-NaOH으로 적정한다.

2) 감화법(saponification method 비누화법) : 또는, 이와 같이 중화된 Na염 용액에 일정량의 알칼리 표준액을 더 넣고 가열하여, 아세틸기를 비누화시킨 다음 남아 있는 알칼리를 산표준액으로 역적정한다.

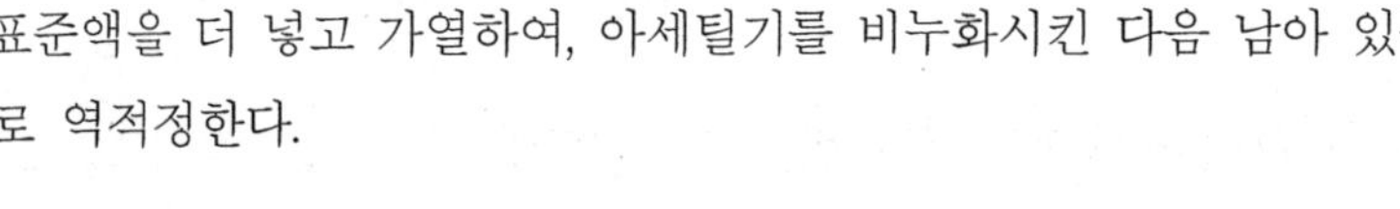

그러나 보통은 시료에 일정과량의 알칼리 표준액을 넣고 가열하여, 중화 및 비누화시킨 다음 남아 있는 알칼리를 산 표준액으로 역적정한다. 따로, 같은 방법으로 공시험을 한다.

$$2NaOH \equiv C_9H_8O_4$$

$$0.5M\text{-}NaOH\ 1\ mL \equiv 0.04504\ g\ C_9H_8O_4$$

조작 : 시료를 데시케이터(실리카 겔)에서 5시간 건조시키고, 그 중에서 약 1.5 g을 정밀

하게 달아 0.5M-NaOH 50 mL를 정확하게 넣고, CO_2 흡수관을 붙인 환류 냉각기를 써서 수욕상(水浴上)에서 10분간 가온한다. 식힌 다음 P.P. 3방울을 넣고 남아 있는 NaOH을 0.25M-H_2SO_4으로 무색이 될 때까지 역적정한다. 따로, 같은 방법으로 공시험을 한다.

〔2〕 젖산의 정량

젖산은 보통 젖산과 중젖산의 혼합물이다. 중젖산은 젖산 2분자에서 물 1분자가 탈수된 에스테르산이다.

$CH_3CH(OH)COOH$ 　　젖산(분자량 90.08)

$CH_3CHCOOH$ 　　중젖산(분자량 162.10)
　　|
　　$OCOCH(OH)CH_3$

이것을 정량하려면 시료에 일정량의 NaOH 표준액을 넣고 수욕상(水浴上)에서 가온하여 젖산을 중화하고, 또 중젖산도 중화 및 비누화한 다음 남아 있는 NaOH을 H_2SO_4 표준액으로 역적정한다. 따라서, 이 정량법은 총젖산을 정량하는 셈이 된다.

$$CH_3CH(OH)COOH + NaOH \rightleftharpoons CH_3CH(OH)COONa + H_2O$$

$$\underset{\displaystyle |\atop OCOCH(OH)CH_3}{CH_3CHCOOH} + 2NaOH \rightleftharpoons 2CH_3CH(OH)COONa + H_2O$$

조작 : 시료 약 3 g을 정밀히 달아 M-NaOH 40 mL를 정확히 넣어 시계접시를 덮고, 10분간 수욕상에서 가온한 다음에 P.P. 2방울을 넣고 남아 있는 알칼리를 0.5M-H_2SO_4으로 역적정한다. 따로, 같은 방법으로 공시험을 한다.

별법 : 젖산 약 5 g을 정밀히 달고 물을 넣어 정확하게 50 mL로 한 다음, 그 중 20 mL를 취하여 P.P. 2방울을 넣고 흔들면서 서서히 M-NaOH으로 담홍색이 될 때까지 적정한다. 이 때 M-NaOH 소비 mL를 A mL라고 한다.

$$CH_3CH(OH)COOH + NaOH \rightleftharpoons CH_3CH(OH)COONa + H_2O$$

$$\underset{\displaystyle |\atop OCOCH(OH)CH_3}{CH_3CHCOOH} + NaOH \rightleftharpoons \underset{\displaystyle |\atop OCOCH(OH)CH_3}{CH_3CHCOONa} + H_2O$$

다음에 M-NaOH 5 mL를 넣고 5분간 수욕상에서 가열하여 비누화시킨 다음, 남아 있는 NaOH를 0.5M-H_2SO_4으로 뜨거울 때 역적정한다. 이 때 0.5M-H_2SO_4 소비 mL를 t_1 mL라고 한다.

$$\underset{\displaystyle |\atop OCOCH(OH)CH_3}{CH_3CHCOONa} + NaOH \rightleftharpoons 2CH_3CH(OH)COONa$$

다음에 $0.5M$-H_2SO_4을 2 mL 더 넣고 2분간 수욕상에서 가열한 다음, 남아 있는 H_2SO_4을 M-NaOH으로 담홍색이 될 때까지 역적정하고, 이 때 M-NaOH 소비 mL를 t_2 mL 라고 한다.

【계산】 비누화하는 데 소비된 M-NaOH 순 mL$=(5+t_2)-(2+t_1)=B$ mL

$$\therefore \text{순젖산 } \%(\text{w/w}) = \frac{0.09008\times(A-B)}{S}\times 100$$

$$\therefore \text{중젖산 } \%(\text{w/w}) = \frac{0.1621\times B}{S}\times 100$$

$$\therefore \text{유리젖산 } \%(\text{w/w}) = \frac{0.09008\times A}{S}\times 100$$

$$\therefore \text{총젖산 } \%(\text{w/w}) = \frac{0.09008\times(A+B)}{S}\times 100$$

〔3〕 살리실산 메틸의 정량 : $C_8H_8O_3$(분자량 152.15)

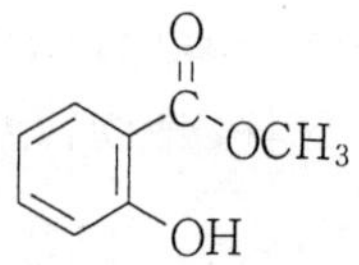

시료에 알코올성 KOH 표준액을 일정과량 넣어 반응시킨 다음, 남아 있는 KOH을 P.P.을 지시약으로 하여 HCl 표준액으로 역적정한다.

$$C_6H_4(OH)COOCH_3 + KOH \rightleftarrows C_6H_4(OH)COOK + CH_3OH$$

$$M\text{-KOH } 1000\text{ mL} \equiv 152.15\text{ g } C_8H_8O_3$$

$$0.5M\text{-KOH } 1\text{ mL} \equiv 0.076075\text{ g } C_8H_8O_3$$

조작 : 시료 약 2 g을 정밀히 달아 $0.5M$-수산화칼륨 · 에탄올액 50 mL를 정확하게 넣고, 환류 냉각기를 달고 수욕상에서 2시간 가열한 후에 식힌 다음, 남아 있는 알칼리를 P.P. 3방울을 넣고 $0.5M$-HCl으로 역적정한다. 같은 방법으로 공시험을 한다.

6.12.4 유기산 알칼리염의 정량

유기산은 약산이고 가열하면 C, CO_2로 분해되는 일반적 성질과 H_2O에 잘 녹지 않고 유기용매에 녹으며, 저급산은 휘발성이라는 점 등의 여러 성질을 이용하면 유기산의 알칼리염, 알칼리 토류 금속염 등을 중화 적정법에 의해서 정량할 수 있다. 시료의 처리에는 용매추출, 회화법, 증류법 등을 이용하며, 적정 예로는 살리실산 나트륨, 용성 사카린, 구연산 나트륨의 정량 등을 들 수 있다.

〔1〕 살리실산 나트륨의 정량 : $C_7H_5O_3Na$(분자량 160.10)

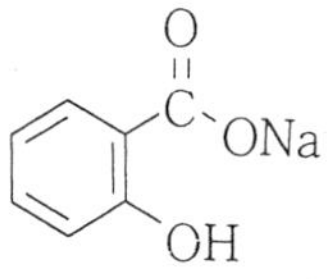

살리실산이 물에 녹기 어렵고 에테르에는 잘 녹는 성질을 이용한다. 시료용액에 에테르를 층적하고 산표준액으로 적정하면, 유리된 살리실산은 에테르층에 전용된다.

$$C_6H_5(OH)CO_2Na + HCl = C_6H_5(OH)CO_2H + NaCl$$

$$0.1M\text{-}HCl\ 1\,mL \equiv 0.01601g\ C_6H_5(OH)CO_2Na$$

조작 : 시료를 105℃에서 2시간 건조시켜 그 중에서 약 0.5 g을 정밀히 달아, 물 25 mL에 녹인 다음 분액 깔때기에 넣고 에테르 75 mL와 지시약으로 B.P.B 10방울을 넣어 잘 흔들면서, 0.1*M*-HCl으로 수층(水層)이 담록색이 될 때까지 적정한다. 에테르층과 수층을 분리하여 수층은 플라스크에 넣고, 에테르층은 물 5 mL로 씻어 세척액을 플라스크 중의 수층과 합친다. 이것에 에테르 20 mL를 넣어 잘 흔들면서 수층이 담록색이 될 때까지 0.1*M*-HCl으로 적정한다.

〔2〕 사카린 나트륨의 정량 : $C_7H_4NNaO_3S \cdot 2H_2O$(분자량 241.20)

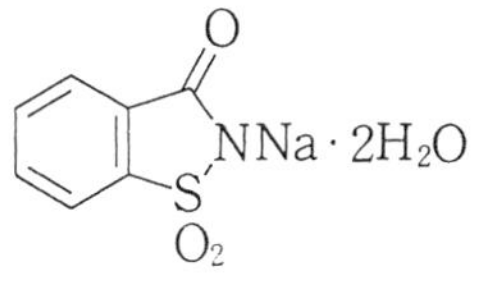

시료에 HCl을 넣어 석출되는 사카린을 유기용매로 추출한 다음 용매를 증발건고시키고, 그 잔류물을 물에 녹여서 NaOH 표준액으로 적정한다.

$$0.1M\text{-}NaOH\ 1\,mL \equiv 20.517\,mg\ C_7H_4NNaO_3S$$

조작 : 시료를 120℃에서 4시간 건조하여 그 약 0.5 g을 정밀히 달아 분액 깔때기에 넣고, 물 20 mL를 넣어 녹이고, 묽은 염산 2 mL를 넣어 생긴 침전을 클로로포름 · 무수에탄올 혼합액(9 : 1) 50 mL로 1회, 다음에 20 mL씩으로 4회 추출하여 추출액을 매회 먼저의 혼합액으로 적신 탈지면으로 여과한다. 분액 깔때기의 선단 및 탈지면은 먼저의 혼합액으로 씻고, 씻은 액은 추출액에 합하여 수욕상에서 증발건고한 다음 잔류물을 열탕 75 mL에 녹이고, 식힌 다음 P.P. 3방울을 넣고 0.1*M*-NaOH로 적정한다.

〔3〕 구연산 나트륨의 정량 : $C_6H_5Na_3O_7 \cdot 2H_2O$(분자량 294.10)

$$\begin{array}{c} CH_2COONa \\ | \\ HOCCOONa \\ | \\ CH_2COONa \end{array} \cdot 2H_2O$$

유기산의 알칼리염을 가열분해시켜 생성된 탄산염에 일정과량의 산표준액을 넣어 반응시킨 다음 남아 있는 산표준액을 NaOH 표준액으로 역적정한다.

회화시킬 때 온도는 약 700℃로 하여야 한다. 너무 온도가 높으면 탄산염이 융해(Na_2CO_3 851℃, K_2CO_3 891℃)되어 도가니를 침식하게 된다.

$$2C_6H_5Na_3O_7 + 9O_2 = 3Na_2CO_3 + 9CO_2 + 5H_2O$$

$$Na_2CO_3 + H_2SO_4 = Na_2SO_4 + H_2O + CO_2$$

$$2C_6H_5Na_3O_7 \equiv 3Na_2CO_3 \equiv 3H_2SO_4 \equiv 6NaOH$$

$$M\text{-}H_2SO_4\ 3000\ mL \equiv 2 \times 258.10\ g\ C_6H_5Na_3O_7$$

$$0.25M\text{-}H_2SO_4\ 1\ mL \equiv 43.02\ mg\ C_6H_5Na_3O_7$$

조작 : 시료를 180℃에서 18시간 건조시켜 그 중에서 약 2 g을 정밀히 달아 자제 도가니에 넣고, 처음에는 약하게 가열하고, 점점 온도를 높여 2시간 가열하여 완전히 회화시킨다. 가열온도는 도가니가 암적색이 되는 정도로 한다. 식힌 후 탄화물을 유리막대로 분쇄하고 도가니와 함께 비커에 넣고, 물 50 mL 및 $0.25M$-H_2SO_4 50 mL를 정확히 넣고, 시계접시로 덮어 수욕상에서 1시간 가열한 다음 여과한다. 비커, 도가니 및 여지상의 잔류물을 더운 물로 씻는다. 세액이 청색 리트머스 시험지를 적색으로 변하지 않을 때까지 씻어 전세액을 여액과 합한 다음 남아 있는 H_2SO_4을 M.R. 시액 2방울을 넣고 $0.5\,M$-NaOH으로 적정한다.

6.12.5 질소의 정량

암모늄염, 지방족의 저급아민의 염 및 산아미드에 NaOH을 넣고 가열하면 암모니아 또는 아민이 유리된다.

$$NH_4Cl + NaOH \rightleftharpoons NaCl + NH_3 + H_2O$$

$$RCONR_1R_2 + NaOH \rightleftharpoons RCOONa + R_1R_2NH$$

유리된 암모니아 또는 아민을 수증기 또는 불활성 가스로 구축(驅逐)하여, 일정 과량의 H_2SO_4 표준액에 흡수시킨 다음, 남아 있는 H_2SO_4 표준액을 알칼리 표준액으로 역적정한다.

$$2R_1R_2NH + H_2SO_4 = (R_1R_2NH)_2 \cdot H_2SO_4$$

$$2NH_3 + H_2SO_4 = (NN_4)_2SO_4$$

또, 암모니아 및 아민을 4% H_3BO_3에 흡수시켜 붕산염을 만들고, 이것을 $0.1M$- H_2SO_4으로 적정하는 법도 있다. 이 때 지시약은 M.R., B.C.G. 또는 M.R.와 B.C.G의 혼합 지시약을 사용한다.

$$NH_3 + H_3BO_3 \rightleftharpoons NH_4BO_2 + H_2O$$

이런 원리로 질소를 정량하는 방법에 Kjeldahl법이 있다.

1) Kjeldahl법

John Kjeldahl(1883)이 개발한 방법으로, 질소포함 유기물을 진한 H_2SO_4과 K_2SO_4으로 가열분해하여 질소를 $(NH_4)_2SO_4$으로 변화시킨 다음, NaOH 시액을 넣어 유리되는 NH_3를 증류해서 H_2SO_4 표준액 또는 4% H_3BO_3 용액에 흡수시켜 정량하는 방법이다.

암모늄염의 생성이론은 다음과 같이 생각된다. H_2SO_4은 유기물을 탈수 및 탄화시켜 C를 생성한다(carbonization). 생성된 C는 H_2SO_4을 환원하여 SO_2을 생성하고 C는 CO_2로 되며, SO_2은 N를 환원시켜 NH_3를 만들고 자신은 SO_3으로 된다. 유기물이 분해 탄화될 때 생기는 H는 NH_3의 생성을 크게 촉진시킨다. 생성된 NH_3는 곧 H_2SO_4과 반응하여 $(NH_4)_2SO_4$으로 된다. K_2SO_4의 첨가는 다음과 같은 반응을 일으켜 H_2SO_4의 비등점을 상승시키기 때문에 유기물에 대한 반응을 촉진시킨다.

$$K_2SO_4 + H_2SO_4 = 2KHSO_4$$

$$2KHSO_4 = K_2SO_4 + H_2O + SO_3$$

$CuSO_4 \cdot 5H_2O$의 첨가는 유기물의 분해를 접촉적으로 촉진시키는 효과가 있다. 이와 같은 목적으로 Cu 조각 또는 SnO_2 등을 사용하기도 한다.

유기 화합물 중에 함유된 N는 여러 형태로 존재하고 있다. 그 결합형에 따라서 반드시 전부가 NH_3로 변화하지는 않는다. 아미드기($-NH_2$), 이미드기($>NH$), 옥심기($=NOH$) 등은 이 법에 의해서 완전히 NH_3로 변화되나, 아조기($-N=N-$), 아족시기($-\underset{O}{N-N}-$), 시안기($-CN$), 니트로기($-NO_2$), 니트로소기($-N=O$) 등은 대부분 NH_3로 변화되지만, 일부는 유리 N_2로 되어 손실되며, 또한 같은 원자단이라도 화합물 종류에 따라서 변환정도가 각각 다르다. 따라서, 어떤 결합형이건 전부를 속히 NH_3로 환원시키는 방법을 강구하는 것이 중요하나, 아직 그와 같은 방법은 없고 이들 중 몇 가지는 특별한 시약의 첨가로 전부 NH_3로 변화된다.

예로서, 니트로 화합물, 시안 화합물은 자당(蔗糖, sucrose)과 혼합하고, 무기 질산염은 안식향산 또는 살리실산을 혼합하여 반응시킨 다음, $Na_2S_2O_3$을 써서 환원시키면 amide형으로 변화되며 알칼리로 처리하면 NH_3로 된다. 또, 질산염은 진한 H_2SO_4과 반응하면 HNO_3으로 변화하며, 이것이 다음과 같이 benzoic acid 또는 salicylic acid를 니트로화하고, 니트로 화합물은 SO_2, C 또는 $Na_2S_2O_3$으로 환원시켜 아미노 화합물로 변하게 되며, 이 아미노 화합물이 진한 H_2SO_4에 의해서 분해되어 $(NH_4)_2SO_4$으로 되는 것이다.

$$C_6H_4(OH)COOH + HNO_3 + H_2SO_4 = C_6H_3(NO_2)(OH)COOH + H_2SO_4 + H_2O$$

$$Na_2S_2O_3 + H_2O = Na_2SO_4 + H_2S$$

$$C_6H_3(NO_2)(OH)COOH + 3H_2S = C_6H_3(NH_2)(OH)COOH + 3S + 2H_2O$$

$$2C_6H_3(NH_2)(OH)COOH + 28H_2SO_4 = (NH_4)_2SO_4 + 14CO_2 + 27SO_2 + 32H_2O$$

2) Semimicro Kjeldahl법

Kjeldahl법에는 시료의 양에 따라 상량법, 반미량법, 미량법이 있는데, 대한약전에 수재된 반미량법은 상량법과 미량법의 장점을 취하여 고안된 방법으로서 이 방법의 원리도 상량법과 같으며, 그 조작에 있어서 20～30 mg의 시료를 정밀히 달아 분해제로서 진한 H_2SO_4과 30% 과산화수소수를 쓰고, NaOH에 의해 유리된 NH_3를 수증기로 축출해서 H_3BO_3 용액에 흡수시켜 B.C.G.와 M.R.의 혼합 지시약(또는 M.R.)을 사용하면 0.01M-H_2SO_4로서 직접 적정할 수 있다. 장치 및 조작법은 다음과 같다.

장치 : 그림 6 · 16과 같은 것을 사용하며, 전부 경질 유리제로서 접속부는 갈아 맞춘 것도 좋다. 장치에서 사용되는 고무는 모두 NaOH 시액 중에서 10～30분간 끓이고, 다음에 수중에서 30～60분간 끓인 후 최후에 물로 잘 세척하여 사용한다.

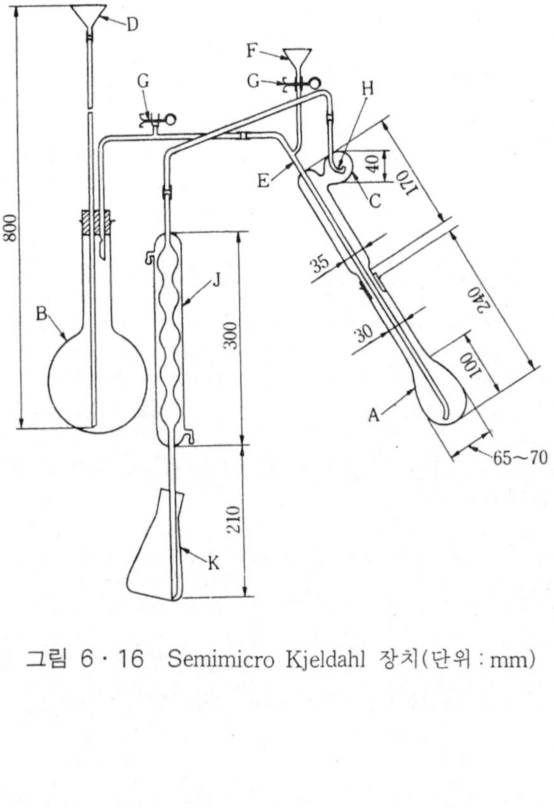

그림 6 · 16 Semimicro Kjeldahl 장치(단위 : mm)

조작법 : 별도로 규정이 없는 한 다음 방법에 따른다. 질소(N=14.007) 2~3 mg에 대응하는 양의 시료를 무게를 달거나 피펫으로 정확히 취하여 Kjeldahl flask A에 넣고, 이에 분말로 한 K_2SO_4 10 g과 $CuSO_4 \cdot 5H_2O$ 1 g의 혼합물 1 g을 넣는다. 또, 플라스크의 목에 붙은 시료를 소량의 물로 씻어 넣고, 다시 플라스크의 내벽에 따라 H_2SO_4 7 mL를 넣는다.

다음에 플라스크를 흔들면서 30% 과산화수소수 1 mL를 조금씩 내벽에 따라 주의하면서 넣는다. 플라스크를 석면상에서 가열하여 액이 청색으로 맑고 투명하게 되어 플라스크의 내벽에 탄화물이 없어졌을 때 가열을 중지한다. 필요하면 냉각하고 30% 과산화수소수 소량을 더 넣어 다시 가열한다. 식힌 다음 물 20 mL를 주의하면서 넣어 냉각시킨다. 플라스크를 미리 수증기 도입관에 수증기를 통해 세척한 증류장치에 연결한다. 수기 K에는 4% H_3BO_3 15 mL 및 B.C.G.와 M.R.의 혼합 지시약 3방울을 넣고, 적당량의 물을 넣어 냉각기의 끝이 잠기게 한다.

깔때기 F로 40% NaOH 시액 30 mL를 넣고, 다시 물 10 mL로 씻어 넣은 다음 곧 고무관 G에 있는 pinch cock을 잠그고, 수증기를 통해 주면서 유액(溜液)이 80~100 mL가 될 때까지 증류한다.

냉각관의 끝을 액면에서 떼어 소량의 물로 그 잠겼던 부분을 씻어 넣고, $0.005M$-H_2SO_4으로 적정한다.

적정의 종말점은 적정액의 녹색이 엷은 회청색을 거쳐 엷은 회적자색이 되는 점으로 한다. 따로, 같은 방법으로 공시험을 한다.

$$0.005M\text{-}H_2SO_4\ 1\ mL \equiv 0.14007\ mg\ N$$

〔1〕 아미노코르딘(*N*, *N*-diethylnicotinamide)의 정량 : $C_{10}H_{14}N_2O$(분자량 178.23)

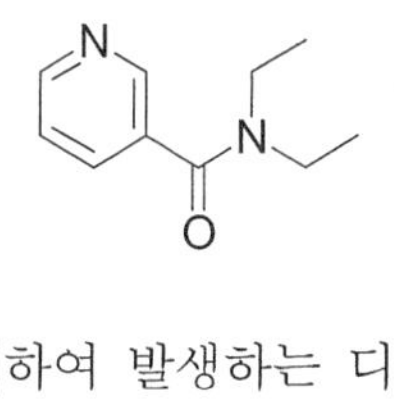

시료를 알칼리로 분해하여 발생하는 디에틸아민을 수증기로 구축(驅逐)하여 일정과량의 H_2SO_4 표준액에 흡수중화시키고, 남아 있는 H_2SO_4을 NaOH 표준액으로 역적정한다. 이 때 지시약으로는 M.R.를 사용한다.

$$C_5NH_4CON(C_2H_5)_2 + NaOH = C_5NH_4COONa + NH(C_2H_5)_2$$

$$NH(C_2H_5)_2 + \tfrac{1}{2}H_2SO_4 = NH(C_2H_5)_2 \cdot \tfrac{1}{2}H_2SO_4$$

$$0.05M\text{-}H_2SO_4\ 1\ mL \equiv 17.823\ mg\ C_{10}H_{14}N_2O$$

조작 : 시료 약 0.3 g을 정밀히 달아 300 mL의 플라스크에 넣고, 물 50 mL를 넣은 다음

15w/v% NaOH 시액 60 mL를 발생하는 디에틸아민이 휘발하지 않도록 주의하면서 넣고 수증기 증류장치(그림 6.17)를 연결한다. 수기(受器)에는 0.05M-H_2SO_4 25 mL를 넣고 처음 20분간은 약하게 끓인 다음 유액(溜液)이 약 150 mL가 될 때까지 수증기 증류하고 남아 있는 H_2SO_4을 M.R.를 지시약으로 하여 0.1M-NaOH으로 역적정한다. 같은 방법으로 공시험을 한다.

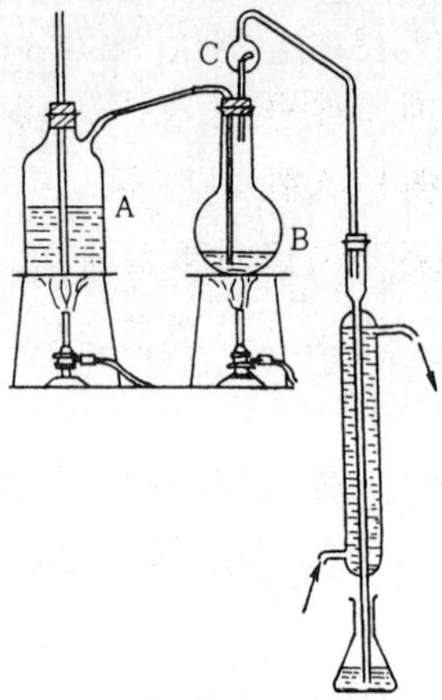

그림 6 · 17 수증기 증류장치

〔2〕 살리실아미드의 정량 : $C_7H_7NO_2$(분자량 137.14)

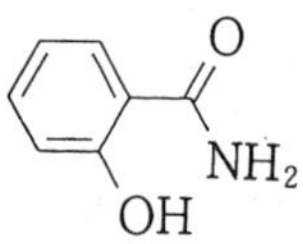

시료에 NaOH를 넣어 발생하는 NH_3를 수증기로 구축(驅逐)하여 H_3BO_3 용액에 흡수시킨 다음, M.R.를 지시약으로 하여 H_2SO_4 표준액으로 적정한다. 당량점의 pH는 약 5이다.

$$C_7H_7NO_2 + NaOH = C_7H_5O_3Na + NH_3$$

$$NH_3 + H_3BO_3 = NH_4BO_2 + H_2O$$

$$2NH_4BO_2 + H_2SO_4 + 2H_2O = (NH_4)_2SO_4 + 2H_3BO_3$$

$$0.5M\text{-}H_2SO_4\ 2000\ mL \equiv 2 \times 137.14\ g\ C_7H_7NO_2$$

$$0.05M\text{-}H_2SO_4\ 1\ mL \equiv 13.714\ mg\ C_7H_7NO_2$$

조작 : 시료 약 1 g을 데시케이터(silica gel)에서 4시간 건조시킨 것의 약 0.4 g을 정밀히 달아 500 mL의 Kjeldahl flask에 넣고, 물 200 mL를 넣어 녹이고, NaOH 시액(2→5) 500

mL에 넣은 다음 입상아연(粒狀亞鉛) 2~3개를 넣고, Wagner관이 붙은 증류장치를 연결한다. 수기(受器)에 4% H_3BO_3 40 mL를 넣고 냉각기의 끝을 그 액 속에 담그고 20분간 증류한다. Kjeldahl flask가 식은 다음 물 75 mL를 넣고 유액(溜液)이 70 mL가 될 때까지 증류한다. 이 유액에 M.R. 3방울을 넣고 $0.05M$-H_2SO_4으로 적정한다. 같은 방법으로 공시험을 한다.

〔3〕 질산칼륨의 정량 : KNO_3(분자량 101.10)

시료를 알칼리성에서 Devarda 합금(Cu 50 : Al 45 : Zn 5)으로 환원시켜 NH_3로 하고, 이것을 4w/v% H_3BO_3에 흡수시킨 다음 $0.05M$-H_2SO_4으로 적정한다.

$$2KNO_3 + 8Zn + 14NaOH = 2NH_3 + 7Na_2ZnO_2 + K_2ZnO_2 + 4H_2O$$

$$2KNO_3 \equiv 2NH_3 \equiv H_2SO_4$$

$$0.5M - H_2SO_4\ 2000\ mL \equiv 2 \times 101.10\ g\ KNO_3$$

$$0.05M - H_2SO_4\ 1\ mL \equiv 0.01011\ g\ KNO_3$$

조작 : 시료를 105℃에서 4시간 건조시키고, 약 0.4 g을 정밀히 달아 500 mL의 Kjeldahl flask에 넣고 물 300 mL에 녹인다. 다음에 Devarda 합금가루 3 g 및 수산화 나트륨 용액(2→5) 15 mL를 넣고 증류장치를 연결하며, 수기(受器)에는 H_3BO_3 용액(1→25) 40 mL를 넣고 냉각기의 끝이 잠기도록 한다. 2시간 방치한 다음 증류하여 유액(溜液)이 250 mL가 되면 Kjeldahl flask를 식히고, 물 75 mL를 넣고 다시 유액 70 mL를 얻을 때까지 증류한 다음 M.R. 3방울을 넣고, $0.05M$-H_2SO_4으로 적정한다.

같은 방법으로 공시험을 한다.

〔4〕 카세인 중 질소의 정량

카세인은 우유로부터 얻은 단백질이다. 건조물 중의 질소의 함량은 15.2~16.0%이다.

조작 : 시료를 105℃에서 항량(恒量)이 될 때까지 건조한 것 약 15 mg을 정밀히 달아, 질소 정량법(semimicro 법)에 준하여 정량한다.

$$0.005M - H_2SO_4\ 1\ mL = 0.14007\ mg\ N$$

〔5〕 건조효모 중 단백질의 정량

대한약전 규정에 의하면 건조효모 1 g 중에는 단백질 400 mg 이상을 함유한다.

조작 : 시료 약 50 mg을 정밀히 달아 질소 정량법에 따라 시험한다.

$$\text{시료 1 g 중 단백질(mg)} = \text{질소(N)의 양(mg)} \times 6.25 \times \frac{1}{\text{시료칭취량(g)}}$$

〔6〕 에텐자미드의 정량 : $C_9H_{11}NO_2$(분자량 165.19)

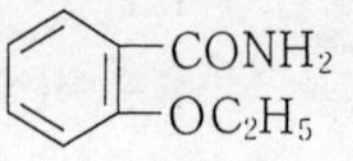

에텐자미드에 NaOH을 넣어 발생하는 NH_3를 증류하여 H_3BO_3액에 흡수시킨 다음, H_2SO_4 표준액으로 적정한다.

$$C_9H_{11}NO_2 + NaOH = C_9H_9O_3Na + NH_3$$

$$NH_3 + H_3BO_3 = NH_4BO_2 + H_2O$$

$$0.05M - H_2SO_4\ 1\ mL \equiv 0.016519\ g\ C_9H_{11}NO_2$$

조작 : 시료를 건조하여 약 0.3 g을 정밀히 달아 500 mL Kjeldahl flask에 넣고 물 200 mL, NaOH액(2→5) 50 mL를 넣어 비말(飛沫) 방지용 관구(管球)를 단 증류장치를 연결한다. 흡수용 수기(受器) 중에는 H_3BO_3 용액(1→25) 40 mL를 넣고 냉각기의 아래 끝을 이 액에 담근다. 주의하면서 20분간 가열하고 다음에 가열온도를 높여 유액(溜液)이 200 mL가 될 때까지 증류한다. Kjeldahl flask를 식힌 다음 물 75 mL를 넣고, 다시 증류하여 유액 70 mL를 같은 수기에 모은 후 냉각기의 아래 끝을 액면(液面)에서 꺼내어 소량의 물로 그 부분을 씻어 넣고 $0.05M$-H_2SO_4으로 적정한다(지시약 : 브롬크레졸그린 · 메틸레드 시약). 다만, 적정의 종말점은 액의 녹색이 엷은 회청색을 거쳐 엷은 적자색으로 변할 때로 한다. 같은 방법으로 공시험을 한다.

6.12.6 식물염기(Alkaloid) 및 유기염기의 정량

알칼로이드 및 합성유기염기는 일반적으로 물에 난용성인 약염기이며, 그 전리상수가 작아 산표준액으로 직접 적정되는 것이 적다. 그러므로 시료에 일정과량(一定過量)의 산 표준액을 넣어 반응시킨 후, 과량의 산을 알칼리 표준액으로 역적정한다. 이 때 지시약은 M.R.가 적당하다. 알칼로이드나 유기염기는 보통 무기산염으로 만들어져 물에 잘 녹는 염으로 되어 있다. 따라서, 이것들의 정량은 이들의 수용액에 알칼리(NH_3 또는 NaOH)를 넣어 유리된 염기를 물과 잘 혼화되지 않는 유기용매(에테르 또는 클로로포름)를 넣어 잘 진탕추출(振盪抽出)하고, 알칼로이드 또는 유기염기를 완전히 추출하여 용매를 증발 제거하고, 남은 잔류물(알칼로이드 또는 유기염기)에 일정과량의 산표준액을 넣어 반응시키고, 남은 과량의 산을 알칼리 표준액으로 역적정한다. 염기가 유기용매에 추출되지 않을 때 또는 전리상수가 극히 작을 때는 이 방법으로는 정량하기 곤란하므로, 염을 축출 적정법(逐出滴定法, displacement titration)에 의해서 정량한다.

〔1〕 주사액 중 염산 에페드린의 정량 : $C_{10}H_{15}NO \cdot HCl$(분자량 201.70)

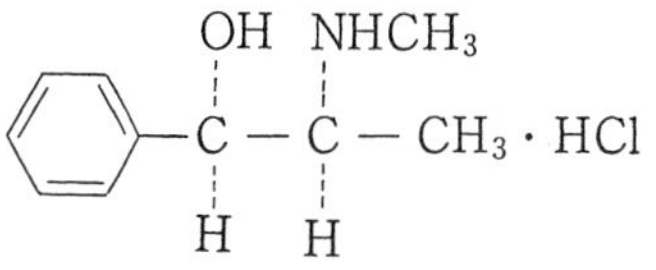

$C_{10}H_{15}NO \cdot HCl$ 분자량 201.70

$C_{10}H_{15}NO$ 분자량 165.23

시료에 NaOH 시액을 넣어 에페드린을 유리시키고, 이것을 에테르에 전용(轉溶)시켜 이 에테르층에 일정과량의 H_2SO_4 표준액을 넣어 에페드린과 반응시키고, 남아 있는 산을 NaOH 표준액으로 역적정한다.

$$C_{10}H_{15}NO + \frac{1}{2}H_2SO_4 = C_{10}H_{15}NO \cdot \frac{1}{2}H_2SO_4$$

$$C_{10}H_{15}NO \cdot HCl \equiv \frac{1}{2}H_2SO_4$$

$$0.05M-H_2SO_4\ 1\,mL \equiv 20.170\,mg\ C_{10}H_{15}NO \cdot HCl$$

조작 : 염산 에페드린 0.4 g에 해당하는 양을 정확히 취하여 분액 깔때기에 넣고, 여기에 NaCl을 넣어 포화시킨 다음 10% NaOH 시액 5 mL를 넣어 혼합하고, 처음에 에테르 25 mL로 추출한 다음 10 mL씩 6회 반복추출한다. 모든 에테르 추출액을 합하여 NaCl으로 포화한 물 5 mL씩으로 2회 씻고 세액(洗液)은 에테르 10 mL를 넣어 잘 흔들고, 이 에테르액을 먼저의 에테르액과 합친다. 다음에 $0.05M$-H_2SO_4 25 mL를 넣어 잘 흔들어 혼합하고, 수욕상(水浴上)에서 에테르 냄새가 없어질 때까지 가온(加溫)하여 에테르를 제거하고, 식은 후 과량의 산을 M.R. 3방울을 넣어 $0.1M$-NaOH으로 역적정한다. 같은 방법으로 공시험을 한다.

6.12.7 알칼로이드 함유생약 및 Galenus 제제 중 알칼로이드의 정량

생약 및 Galenus 제제 중에는 알칼로이드 이외에 휘발유, 지방산, 클로로필, 수지, 고무질, 배당체, 점액질 등을 함유하고 있으므로, 이와 같이 많은 성분 중에서 함량이 작은 알칼로이드를 추출한다는 것은 용이한 일이 아니다. 또한, 생약 및 Galenus 제제는 저장 중에 함유 알칼로이드가 분해되기 쉽고, 또한 추출조작 중에 산 또는 알칼리 및 열처리를 할 때 분해될 우려가 있으므로, 그 알칼로이드의 성질을 잘 관찰한 다음 조작을 하여야 한다.

다음에 알칼로이드 함유생약 및 Galenus 제제 중에서 알칼로이드를 분리정량하는 일반적인 방법에 대해서 개요(槪要)를 설명하고자 한다.

1) 시료의 처리 　시료생약은 세말(細末) 또는 중말(中末)을 사용한다. 만약, 생약자체를 시료로 할 때에는 원료로서 사용되는 각 부분을 빠짐없이 채취하여야 한다.

예로서, 잎을 시료로 할 때는 엽병(잎자루)까지 취해야 하며, 종자는 과피(果皮)까지 취해야 한다. 알칼로이드는 생약의 국부(局部)에 한정하여 존재하거나 국소(局所)에 따라 그 함량이 다른 경우가 많으며, 또한 채집시기에 따라 그 함량이 다른 것도 많다.

생약을 분말로 할 때에는 수분을 잃지 않도록 주의하고, 만약 그러한 염려가 있으면 분말로 하기 전에 저온으로 건조시키고, 그 건조된 양을 칭량하여 알칼로이드 정량 후에 그 값을 보정하도록 한다. 시료를 5 g 이상 취할 때에는 10 mg까지 정밀하게 달면 된다. 엑스와 같이 끈기 있는 물질을 취할 때에는 파라핀지를 사용하여도 된다.

2) 추출　생약 중의 알칼로이드는 각종 산의 염으로 존재하고 있기 때문에, 우선 암모니아 또는 NaOH에 의한 알칼리성으로 하여 알칼로이드를 유리시키고, 유기용매로써 침출(浸出)한다. 침출법에는 침지법(maceration), percolation, 연속 추출법(Soxhlet 추출법) 등이 있다.

3) 침지법(浸漬法)　침지법은 일정량의 용매를 넣고 가끔 진탕(振盪)하여 12~24시간 방치하여 침출(浸出)하고, 그 추출액 일정량을 취하여 정량한다. 이 방법은 알칼로이드의 함량이 비교적 많은 생약에 적용한다.

이 방법의 단점은 알칼로이드를 완전히 추출하지 못하며, 조작 중에 용매의 휘발로 손실이 많다.

4) percolation　percolation법은 조말(粗末) 또는 세절(細切)로 한 생약에 미리 침출제(알코올, 에테르 또는 알코올과 물의 혼액 등)를 조금씩 넣어 잘 혼화 습윤시키고, 실온(室溫)에서 약 2시간 방치한다. 이것을 적당한 침출기(percolator)에 되도록 치밀하게 다져넣고, 침출기의 하구(下口)를 열고 생약이 덮이도록 서서히 위쪽에서 규정량의 침출제를 넣어 침출액이 적하(滴下)하기 시작하면 하구 cock을 닫고, 밀폐하여 실온에서 규정시간 방치하였다가 매분 1~3 mL의 속도로 침출액이 흐르도록 한다. 침출기에 다시 규정량의 침출제를 넣어 침출을 계속하여 전량으로 한다. 시료용액은 잘 혼화한 다음 규정된 시간 방치하거나 여과하여 맑은 액을 일정량 취하도록 한다. 이 조작 중의 방치시간 및 침출제, 유출속도는 생약의 종류 및 양에 따라 적당히 조절한다.

이 방법은 부피가 크고 알칼로이드 함량이 비교적 작은 생약 중의 유효성분을 추출하는 데 적용된다. 일반적으로 정량분석에서 많이 이용되는 방법으로는 연속 추출법이 이용되며, 연속 추출기로는 그림 6 · 18과 같은 Soxhlet 추출기가 널리 이용된다. 이 방법에 의하면 알칼로이드를 완전히 추출할 수 있으며, 조작 중에 용매의 휘산(揮散)에 의한 손실도 억제할 수 있다.

5) 불순물의 제거　유기용매로 추출한 추출액 중에는 알칼로이드 이외에 유기용매에 가용성인, 많은 불순성분이 함유되어 있으므로 이들을 적당한 방법에 의해서 제거하여야 한다. 즉, 추출액을 분액 깔때기에 넣고, 1~5% H_2SO_4을 넣고 진탕(振盪)하여 방치하면,

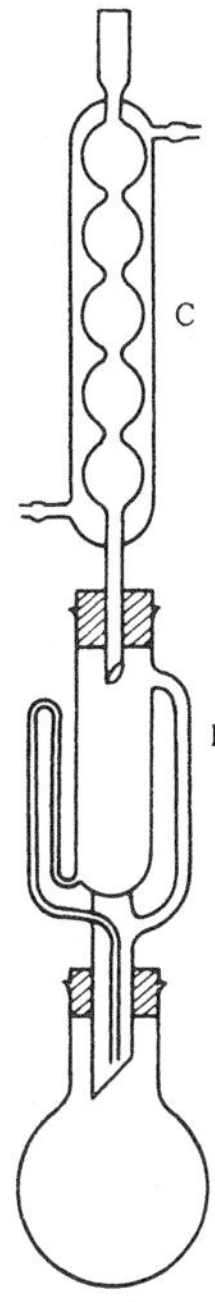

그림 6 · 18 Soxhlet 추출기

알칼로이드 및 염기성 물질의 황산염이 되어 수층(水層)으로 이행되며, 휘발유 · 지방 · 클로로필 · 수지 등의 불순물은 유기 용매층에 잔류하게 된다. 수층과 유기용매층을 분리하여 유기 용매층을 소량의 물로 세척하고, 세액(洗液)은 수층(水層)과 합하여 소량의 유기용매로 다시 세척하여 불순물을 제거한다.

이와 같은 조작은 될 수 있는 한 정량적으로 하여야 한다. Galenus 제제 중 불순물의 제거도 이에 준하다.

수층에 이행된 알칼로이드염은 다시 알칼리성으로 하여, 알칼로이드를 유리(遊離)시켜 유기용매를 사용해서 다시 추출한다. 이 조작에 의해 수용성 불순물은 수층에 남게 된다. 유기용매는 매회 새로운 것으로 몇 번 추출하고 전량을 손실없이 합하여 수욕상(水浴上)에서 가온(加溫)하여 증발제거시킨다.

6) 적정　용매를 증발제거하여 얻은 잔류물은 보통 물엿 모양으로 되어 있으며, 암모니아 및 유기용매를 미량 함유하고 있다. 따라서, 이것을 제거하기 위하여 에테르 또는 알코올 소량을 넣어 용해시킨 후, 다시 증발하는 것이 좋다. 물엿 모양의 잔류물에 산표준액을 넣어도 용이하게 용해하지 않으므로 먼저 알코올을 넣어 녹이고, 다음에 일정과량(一定過量)의 산표준액을 넣어 반응시킨 다음 과량의 산을 M.R.를 지시약으로 하여 알칼리 표준액으로 역적정한다.

atropine, hyoscyamine 및 cocaine 등과 같이 각 분자 중에 에스테르 구조를 가지고 있는 것은, 알칼리 또는 산과 장시간 접촉하면 분해할 우려가 있으므로 되도록 단시간 내에 처리하고, 용매의 증발도 60℃ 이하에서 하는 것이 안전하다.

〔1〕 아편가루 중의 모르핀의 정량

아편가루 중에는 모르핀($C_{17}H_{19}NO_3$ 285.35) 9.5~10.5%를 함유한다.

조작 : 시료 약 5.0 g을 정밀히 달아 약절구에 넣고 정확히 물 10 mL를 넣고, 잘 연화(煉和)한 후, $Ca(OH)_2$ 2 g 및 정확히 물 40 mL를 넣고 20분간 교반(攪拌)하고 여과한다. 여액 30 mL에 $MgSO_4$ 0.1 g을 넣고 1분간 진탕(振盪)하고 $Ca(OH)_2$ 0.3 g을 넣고 1분간 진탕하여 1시간 방치한 후 여과한다. 여액 20 mL를 정확히 취하여 유리마개 플라스크에 넣고, 에테르 10 mL 및 NH_4Cl 0.3 g을 넣고 강하게 진탕하여 결정(結晶)이 석출하기 시작하면 진탕기(振盪機)를 사용하여 30분간 진탕하고, 5~10℃에서 하룻밤 방치한 다음 먼저 에테르층을, 다음에 수층(水層)을 지름 7cm의 여과지를 써서 여과한다.

유리마개 플라스크에 부착되어 있는 결정을 에테르를 포화시킨 물 5 mL씩으로 3회 세척하고, 매회의 세액(洗液)으로 여과지상의 결정을 세척한다. 맨 나중에 에테르를 포화시킨 물 5mL로 유리마개 플라스크의 입과 여과지의 윗부분을 세척한다. 결정은 여과지와 같이 비커에 옮기고, 정확히 $0.05M$-H_2SO_4 15 mL를 취하여 이 액으로 유리마개 플라스크 중의 결정을 앞의 비커에 씻어 넣는다. 유리마개 플라스크는 물 5 mL씩으로 4회 세척하여 그 세액(洗液)은 비커 중의 용액과 합하고, 과량(過量)의 H_2SO_4을 메틸 레드 · 메틸렌 블루 시액 4방울을 넣고 $0.1M$-NaOH으로 역적정한다.

【계산】 $C_{17}H_{19}NO_3 + \frac{1}{2} H_2SO_4 = C_{17}H_{19}NO_3 \cdot \frac{1}{2} H_2SO_4$

$$0.5M - H_2SO_4 \ 1000\,mL \equiv 285.35\,g \ C_{17}H_{19}NO_3$$

$$0.05M - H_2SO_4 \ 1\,mL \equiv 28.535\,mg \ C_{17}H_{19}NO_3$$

〔2〕 스코폴리아 뿌리 중의 hyoscyamine의 정량

스코폴리아 뿌리 중에는 총알칼로이드(hyoscyamine $C_{17}H_{23}O_3N$: 289.37) 0.3% 이상을 함유한다.

조작 : 시료 분말을 60℃에서 8시간 건조한 것의 약 10 g을 정밀히 달아 Soxhlet 추출기에 넣고, 강암모니아수 3 mL, 에탄올 10 mL 및 에테르 20 mL의 혼액을 넣어 습윤시켜 12~18시간 방치한 후, 에테르를 사용하여 5시간 추출한다. 추출액을 수욕상(水浴上)에서 증발건조시켜 잔류물에 에테르 10 mL를 넣어 용해시키고, $0.25M$-H_2SO_4 30 mL를 넣고

잘 진탕혼화(振盪混和)하면서 수욕상에서 에테르의 냄새가 없어질 때까지 가온하고, 식힌 다음 여과하고 잔류물을 물 5 mL씩으로 2회 세척하여, 여액(濾液)과 세액(洗液)을 합해서 분액 깔때기에 넣고 10% NH_3 시액을 넣어 알칼리성으로 한 후, 곧 $CHCl_3$ 10 mL씩으로 3회 추출한다.

모든 $CHCl_3$ 추출액을 합하여 무수 Na_2SO_4 2 g을 넣고 잘 진탕(振盪)하면서 10분간 방치한 후 여과하고, $CHCl_3$ 5 mL씩으로 2회 세척하여 여액과 세액을 합하여 수욕상(水浴上)에서 증발하여 $CHCl_3$을 제거한다. 더욱, 송풍(送風)하면서 $CHCl_3$의 냄새가 없어질 때까지 가온한다. 잔류물에 에탄올 1 mL를 넣어 가온용해하고, 정확히 0.01M-H_2SO_4 20 mL를 넣어 잘 진탕혼화하고 과량의 H_2SO_4를 0.02M-NaOH로 M.R. 2~3방울을 넣고 적정한다.

【계산】 $2C_{17}H_{23}NO_3 + H_2SO_4 = (C_{17}H_{23}NO_3)_2 \cdot H_2SO_4$

$0.5M - H_2SO_4$ 1000 mL $\equiv$ 289.37 g $C_{17}H_{23}NO_3$

$0.01M - H_2SO_4$ 1 mL $\equiv$ 5.787 mg $C_{17}H_{23}NO_3$

· · · · 연 습 문 제 · · · ·

1. M-HCl 100 mL를 조제하려면 HCl(M.W. : 36.461, S.G. 1.15, 순도 30%) 몇 mL를 취하면 되겠는가?

2. 0.05M-H_2SO_4을 1000 mL로 조제하려면 98% H_2SO_4(비중 1.84) 몇 mL가 필요한가?

3. 96% H_2SO_4(M.W. 98.08, S.G. 1.84)은 몇 normal이며, 이 산 몇 mL 중에 0.5 mole의 H_2SO_4을 함유하고 있는가?

4. $KHCO_3$(M.W. 100.114) 2.0021 g을 정확히 달아 물 50 mL에 녹이고 M.O.를 지시약으로 하여 HCl 용액으로 적정할 때 19.76 mL를 소비하였다. 이 HCl액의 molarity 및 M-HCl로써 factor를 계산하라.

5. 아연화(亞鉛華) 시료 약 1 g에 NH_4Cl 1.7 g 및 0.510M-H_2SO_4 50 mL를 넣어 가열용해하고 식힌 후, 과량(過量)의 H_2SO_4을 1.020M-NaOH으로 역적정하여 26.7 mL 소비하였다. 다음 물음에 답하라.
   ① NH_4Cl을 넣는 이유
   ② H_2SO_4 대신에 HCl을 넣고 가열하면 어떠한가?
   ③ ZnO의 함량을 산출하라.

6. 붕사 시료 3 g을 정밀히 달고 물에 녹여 250mL로 한다. 그 중 25 mL를 취하여 M.O.를 넣고 0.1M-HCl(f=1.015)로 적정한바 15.5 mL를 소비하였다. 따로, 이 용액 25 mL를 취하여 0.1M-HCl(f=1.015) 15.50 mL를 넣고 중성 글리세린 용액을 넣은 후, P.P.을 지시약으로 0.1M-NaOH(f=1.002)으로 적정해서 31.25 mL를 소비하였다. 다음 물음에 답하라.
   ① 붕사의 함량은 얼마인가?
   ② 글리세린을 넣는 이유는 무엇인가?
   ③ 시료 중 붕사 이외에 Na_2CO_3 또는 H_3BO_3이 섞여 있는지의 여부를 검토하라.

7. 옥시시안화수은 시료 2.0505g을 정확히 달고 여기에 NaCl 2 g, 온수 100 mL를 넣어 녹인다. 식힌 다음 0.5M-HCl로 적정(M.O. 사용)한바 5.83 mL를 소비하였다. 이 적색의 적정액에 KI 8 g을 넣어 담황색액을 다시 0.5M-HCl로 적정한바 26.52 mL를 소비하였다. 다음 물음에 답하라.
   ① NaCl을 넣는 이유는 무엇인가?

② KI을 넣으면 담황색으로 되는 이유를 말하라.

③ HgO 및 $Hg(CN_2)$의 함량은 각각 얼마인가?

8. H_2SO_4과 H_3PO_4 혼합검액 20 mL에 M.O.를 넣고 0.1050M-NaOH로 적정하여 30.5 mL 소비하였다. 다음 계속하여 NaCl 포화용액 및 P.P.를 넣고 적정하여 0.1050M-NaOH 10.5 mL를 소비하였다. 다음 물음에 답하라.

① M.O.를 사용했을 때의 반응식을 써라.

② NaCl을 넣는 이유는 무엇인가?

③ H_2SO_4과 H_3PO_4의 함량은 각각 얼마인가?

9. 젖산시료 3.1050 g을 정확히 달고 M-NaOH 40 mL를 넣은 다음 수욕상(水浴上)에서 10분간 가열한다. P.P. 사용하에 0.5M-H_2SO_4으로 과량의 알칼리를 적정하여 10.02 mL를 소비하였다. 다음 물음에 답하라.

① NaOH을 과량 넣고 가열하는 이유는 무엇인가?

② 총젖산 함량은 얼마인가?

10. 아스피린 시료 1.6008 g을 정밀히 달아 알코올에 녹인 후 0.5M-NaOH 50.00 mL를 넣어 수욕상에서 서서히 가열하고, 과량의 NaOH를 지시약 P.P.을 넣고 0.252M-H_2SO_4으로 역적정한 결과 16.50 mL를 소비하였다. 따로 공시험하여 0.252M-H_2SO_4 49.70 mL를 소비했다. 다음 물음에 답하라.

① 수욕상에서 가열할 때의 반응식을 써라.

② 공시험을 하는 이유를 써라.

③ 아스피린의 함량은 얼마인가?

대한약전 수재 의약품

강산과 강염기의 상호 적정

a) 산을 알칼리로 적정하는 방법(산적정)

약 품 명	분 자 식	분자량	적정 표준액	지 시 약
구연산	$C_6H_8O_7 \cdot H_2O$	210.14	1*M* 수산화나트륨액	페놀프탈레인 시액
무수구연산	$C_6H_8O_7$	192.13	1*M* 수산화나트륨액	페놀프탈레인 시액
글리벤클라미드	$C_{23}H_{28}ClN_3O_5S$	494.01	0.1*M* 수산화나트륨액	페놀프탈레인 시액
나프록센	$C_{14}H_{14}O_3$	230.26	0.1*M* 수산화나트륨액	페놀프탈레인 시액
노르게스트렐	$C_{21}H_{28}O_2$	312.45	0.1*M* 수산화나트륨액	전위차 적정
노르에치스테론	$C_{20}H_{26}O_2$	298.43	0.1*M* 수산화나트륨액	전위차 적정
니코틴산	$C_6H_5NO_2$	123.11	0.1*M* 수산화나트륨액	페놀프탈레인 시액
데히드로콜린산	$C_{24}H_{34}O_5$	402.53	0.1*M* 수산화나트륨	페놀프탈레인 시액
정제데히드로콜린산	$C_{24}H_{34}O_5$	402.53	0.1*M* 수산화나트륨	페놀프탈레인 시액
메페남산	$C_{15}H_{15}NO_2$	241.29	0.1*M* 수산화나트륨	페놀렛 시액
부메타니드	$C_{17}H_{20}N_2O_5S$	364.42	0.1*M* 수산화나트륨	전위차 적정법
붕산	H_3BO_3	61.83	0.1*M* 수산화나트륨	페놀프탈레인 시액
살리실산	$C_7H_6O_3$	138.12	0.1*M* 수산화나트륨	페놀프탈레인 시액
아세토헥사미드	$C_{15}H_{20}N_2O_4S$	324.4	0.1*M* 수산화나트륨 시액	치몰프탈레인 시액
안식향산	$C_7H_6O_2$	122.12	0.1*M* 수산화나트륨 시액	페놀프탈레인 시액
염산	HCl	36.46	1*M* 수산화나트륨	메틸렛 시액
묽은염산	HCl	36.46	1*M* 수산화나트륨	메틸렛 시액
염산세트락세이트	$C_{17}H_{23}NO_4 \cdot HCl$	341.83	0.1*M* 수산화나트륨액	
염산에메틴 주사액	$C_{29}H_{40}N_2O_4 \cdot 2HCl$	553.37	0.02*M* 수산화나트륨액	메틸렛 시액 2~3방울
염산에페드린 주사액	$C_{10}H_{15}NO \cdot HCl$	201.7	0.1*M* 수산화나트륨액	메틸렛 시액 2~3방울
우르소데스옥시콜린산	$C_{24}H_{40}O_4$	392.58	0.1*M* 수산화나트륨액	페놀프탈레인 시액

약 품 명	분 자 식	분자량	적정 표준액	지 시 약
운데실렌산	$C_{11}H_{20}O_2$	184.28	0.1*M* 수산화나트륨액	페놀프탈레인
이부프로펜	$C_{13}H_{18}O_2$	206.28	0.1*M* 수산화나트륨액	페놀프탈레인
인도메타신	$C_{19}H_{16}ClNO_4$	357.79	0.1*M* 수산화나트륨액	페놀프탈레인
치아밀랄나트륨	$C_{12}H_{17}N_2NaO_2S$	276.34	0.1*M* 수산화나트륨-에탄올액	알리자린옐로우-치몰프탈레인
치오펜탈나트륨	$C_{11}H_{17}N_2NaO_2S$	264.32	0.1*M* 수산화나트륨-에탄올액	알리자린옐로우-치몰프탈레인
카이닌산	$C_{10}H_{15}NO_4 \cdot H_2O$	231.25	0.1*M* 수산화나트륨액	브롬치몰블루
케토프로펜	$C_{16}H_{14}O_3$	254.29	0.1*M* 수산화나트륨액	페놀프탈레인
클로람부실	$C_{14}H_{19}Cl_2NO_2$	304.22	0.1*M* 수산화나트륨액	페놀프탈레인
클로르프로파미드	$C_{10}H_{13}ClN_2O_3S$	276.74	0.1*M* 수산화나트륨액	페놀프탈레인
클리노피브레이트	$C_{28}H_{36}O_6$	468.59	0.1*M* 수산화나트륨액	페놀프탈레인
테오필린	$C_7H_8N_4O_2$	180.17	0.1*M* 질산은액, 0.1*M* 수산화나트륨액	브롬치몰블루
테트라가스트린	$C_{37}H_{42}O_8N_6S$	730.84	0.05*M* 수산화나트륨액	치몰블루
톨부타미드	$C_{12}H_{18}N_2O_3S$	270.35	0.1*M* 수산화나트륨액	페놀프탈레인
톨부타미드 정	$C_{12}H_{18}N_2O_3S$	270.35	0.1*M* 수산화나트륨액	페놀프탈레인
트리클로르메치아짓	$C_8H_8Cl_3N_3O_4S_2$	380.66	0.1*M* 수산화나트륨액	
페노바르비탈	$C_{12}H_{12}N_2O_3$	232.24	0.1*M* 수산화나트륨 에탄올액	알리자린옐로우 GG·치몰프탈레인
페노바르비탈 산	$C_{12}H_{12}N_2O_3$	232.24	0.1*M* 수산화나트륨 에탄올액	알리자린옐로우 GG·치몰프탈레인
페니토인	$C_{15}H_{12}N_2O_2$	252.27	0.1*M* 수산화나트륨액	치몰프탈레인
페니토인 산	$C_{15}H_{12}N_2O_2$	252.27	0.1*M* 수산화나트륨액	치몰프탈레인
펜부펜	$C_{16}H_{14}O_3$	254.29	0.1*M* 수산화나트륨 에탄올액	
플루르비프로펜	$C_{15}H_{13}FO_2$	244.26	0.1*M* 수산화나트륨	페놀프탈레인

b) 알칼리를 산으로 적정하는 방법(Alkali 적정)

약 품 명	분 자 식	분자량	적정 표준액	지 시 약
탄산수소나트륨	$NaHCO_3$	84.01	0.5*M* 황산	브롬크레졸그린
탄산수소나트륨 정	$NaHCO_3$	84.01	0.5*M* 황산	메틸오렌지
탄산수소나트륨 주사액	$NaHCO_3$	84.01	0.5*M* 황산	브롬크레졸그린
메글루민	$C_7H_{17}NO_5$	195.22	0.1*M* 염산	메틸렛
붕사	$Na_2B_4O_7 \cdot 10H_2O$	381.37	0.5*M* 염산	메틸렛시액
아미노필린	$C_{14}H_{16}N_8O_4$ $C_2H_8N_2 \cdot xH_2O$	60.1	0.1*M* 염산	브롬페놀블루
아미노필린 정	$C_{14}H_{16}N_8O_4$ $C_2H_8N_2 \cdot xH_2O$	60.1	0.1*M* 염산	메틸오렌지
아미노필린 주사액	$C_{14}H_{16}N_8O_4$ $C_2H_8N_2 \cdot xH_2O$	60.1	0.1*M* 염산	브롬페놀블루
안식향산나트륨	$C_7H_5NaO_2$	144.11	0.1*M* 염산	브롬페놀블루
암모니아수	NH_3	17.03	0.5*M* 황산	메틸렛

c) 산으로 역적정하는 방법

약 품 명	분 자 식	분자량	적정 표준액	지 시 약
살리실산메틸	$C_8H_8O_3$	152.15	0.5*M* 염산	페놀프타레인
니코몰	$C_{34}H_{32}N_4O_9$	640.65	수산화나트륨액/황산	페놀프탈레인
심피브레이트	$C_{23}H_{26}Cl_2O_6$	469.36	수산화칼륨 에탄올액/염산	페놀프탈레인
아스피린	$C_9H_8O_4$	180.16	0.5*M* 수산화나트륨액/ 0.25*M* 황산	페놀프탈레인
주사용 염화아세틸콜린	$C_7H_{16}ClNO_2$	181.66	0.1*M* 수산화나트륨액, 0.05*M* 황산	플루오레세인나트륨
젖산	$C_3H_6O_3$	90.08	0.5*M* 황산/1M 수산화나트륨액	페놀프탈레인
트리메타디온	$C_6H_9NO_3$	143.14	0.1*M* 수산화나트륨액, 0.1*M* 염산	크레솔렛
트리메타디온 정	$C_6H_9NO_3$	143.14	0.1*M* 수산화나트륨액, 0.1*M* 염산	크레솔렛
트리클로포스나트륨	$C_2H_3Cl_3NaO_4P$	251.37	0.5*M* 수산화나트륨액, 0.5*M* 염산	페놀프탈레인 치몰블루
포수클로랄	$C_2H_3Cl_3O_2$	165.4	1*M* 수산화나트륨, 0.5*M* 황산	페놀프탈레인

d) 알칼리로 역적정하는 방법

약 품 명	분 자 식	분자량	적정 표준액	지 시 약
디멘히드리네이트	$C_{17}H_{21}NO$ $C_7H_7ClN_4O_2$	469.97	황산/수산화나트륨액	메틸렛 시액
운데실렌산 아연	$C_{22}H_{38}O_4Zn$	431.92	0.05*M* 황산/0.1*M* 수산화나트륨액	페놀프탈레인
이크타몰			0.25 *M*황산/0.5 *M* 수산화나트륨액	메틸렛
치오테파	$C_6H_{12}N_3PS$	189.22	0.1*M* 수산화나트륨/0.05*M* 황산	메틸렛
칼라민	ZnO	81.37	0.5*M* 황산, 1*M* 수산화나트륨액	메틸오렌지
탄산리튬	Li_2CO_3	73.89	0.5*M* 황산, 0.5*M* 수산화나트륨액	메틸렛

e) 질소정량법 및 기타 방법

약 품 명	분 자 식	분자량	적정 표준액	지 시 약
살리실산나트륨정	$C_7H_5NaO_3$	160.10	0.1*M* 염산	브롬페놀블루
메틸황산네오스티그민	$C_{13}H_{22}N_2O_6S$	334.39	0.025*M* 황산	브롬크레졸그린·메틸렛
메틸황산네오스티그민 주사액	$C_{13}H_{22}N_2O_6S$	334.39	0.025*M* 황산	브롬크레졸그린·메틸렛
알디옥사	$C_4H_7AlN_4O_5(C_4H_6N_4O_3)$	218.11 (158.12)	0.005*M* 황산	브롬크레솔그린·메틸렛
피라진아미드	$C_5H_5N_3O$	123.11	0.05*M* 황산	브롬크레솔그린·메틸렛

제 7 장

비수적정법

물이 아닌 용매를 비수용매(非水溶媒, nonaqueous solvent)라고 하며, 비수용매 중에서 실시하는 적정법을 비수적정법(nonaqueous titration method)이라고 한다.

적정분석에서 용매로 상용하는 물은 값이 싸고 얻기 쉬우며, 정제하기 쉬울 뿐 아니라 "용해력이 크다"는 용매로서의 우수한 성질을 가지고 있다. 그러나 유기 산성물질 및 유기 염기성 물질 중에는 물에 녹더라도 수용액 중에서 적정이 불가능한 경우가 있는데, 이 때 물 대신에 다른 용매, 예를 들면 빙초산, n-부틸아민, 벤젠 등과 같은 유기용매나 액체 암모니아, 액체 아황산 등을 용매로 사용하면 적정이 가능하게 될 때가 많다.

이 비수적정법의 등장으로, 물에 대한 용해도가 낮아 수용액일 때 적정이 곤란하던 유기화합물(방향족 아민 등)의 산염기 적정이나, 기타 수용액 중에서 전리하기 어려워 적정이 불가능했던 약산, 약염기(전리상수가 10^{-8} 이하)를 적정할 수 있게 되었으며, 현재 대한약전 제 7 개정에서도 220여 품목의 의약품이 이 정량법을 이용하고 있다.

물질의 산성 및 염기성은 용매의 성질에 의해 크게 달라진다. 예를 들면 페놀과 같이 아주 약한 산성물질도 염기성 용매에 녹이면 강한 산으로서 반응하고, 또한 아닐린과 같이 아주 약한 염기도 산성용매에 녹이면 강한 염기로서 반응한다. 따라서, 물이 아닌 용매 중에서의 적정에는 용매의 역할이 매우 크므로, 이에 대한 충분한 지식이 필요하다.

7.1 비수적정법과 산, 염기

Arrhenius의 전리설은 수용액 중에서의 산염기 반응을 설명하기에는 적합하지만, 비수용액 중에서의 반응을 설명하기에는 불충분하다. 예를 들면 극성이 낮은, 즉 유전율이 작은 유기용매 중에서 나트륨메톡시드나 아민이 염기성을 띠는 것, 그리고 약산이나 약염기의 전리가 수용액 중에서 보다 증가하는 것 등을 설명할 수 없다. 비수용액 중의 산염기에 대해서는 Brönsted-Lowry설 및 Lewis설을 이용한다.

7.1.1 Brönsted-Lowry설

J. N. Brönsted와 J. M. Lowry는 1923년에 각기 독자적으로 비수용액 중의 산, 염기반응을 설명하기 위해 새로이 전자론적으로 고찰하고, 산은 다른 물질에 수소이온을 주는 물질, 곧 프로톤 공여체(proton donator)이고, 염기는 다른 물질로부터 수소이온을 받아들이는 물질, 곧 프로톤 수용체(proton acceptor)라고 정의하였다.

이것을 식으로 나타내면 다음과 같다.

$$\underset{(\text{산})}{A} \rightleftharpoons \underset{(\text{염기})}{B} + \underset{(\text{프로톤})}{H^+} \qquad (7 \cdot 1)$$

이 정의에 의하면 산과 염기의 관계는 프로톤을 주고 받음으로써 서로 바뀔 수 있는 상대적 관계이다. 이것을 짝(공역, conjugation)의 관계에 있다고 하며, 이러한 한 쌍을 짝산염기쌍이라고 부른다.

예를 들면, 다음 반응에 있어 CH_3COOH은 산이고 CH_3COO^-은 염기이다.

$$\underset{(\text{산}_1)}{CH_3COOH} + \underset{(\text{염기}_2)}{H_2O} \rightleftharpoons \underset{(\text{산}_2)}{H_3O^+} + \underset{(\text{염기}_1)}{CH_3COO^-} \qquad (7 \cdot 2)$$

또, 물에 암모니아를 녹일 때 암모니아는 프로톤 수용체, 즉 염기로서의 성질을 나타내며, 용매인 물은 위의 경우와 반대로 프로톤 공여체, 즉 산으로서의 성질을 나타낸다.

$$\underset{(\text{염기}_1)}{NH_3} + \underset{(\text{산}_2)}{H_2O} \rightleftharpoons \underset{(\text{염기}_2)}{OH^-} + \underset{(\text{산}_1)}{NH_4^+} \qquad (7 \cdot 3)$$

식 (7 · 2)에서 CH_3COO^-은 CH_3COOH의 짝염기, CH_3COOH은 CH_3COO^-의 짝산이고, 식 (7 · 3)에서 NH_4^+은 NH_3의 짝산, 그리고 NH_3는 NH_4^+의 짝염기라고 부른다.

또한, 산염기의 세기는 프로톤을 주고받는 경향이 강하냐 약하냐에 따라 나타낼 수 있으므로, 프로톤을 주려는 경향이 강한 것은 강산이고 약한 것은 약산이다. 마찬가지로 프로톤을 받으려는 경향이 강한 것은 강염기이고 약한 것은 약염기이다.

한편, 식 (7 · 2)와 식 (7 · 3)에서 H_2O은 상대에 따라 산으로도 염기로도 작용하고 있는데, 이와 같은 용매를 양쪽성 용매(兩性溶媒 : amphiprotic solvent)라 한다.

Brönsted-Lowry설, 즉 프로톤을 주고받는 반응에는 다음의 두 가지 원칙이 적용된다.

① 산이 강할수록 그 산의 짝염기는 약하며, 염기가 강해질수록 그 염기의 짝산은 약해진다.

② 프로톤이 이동하는 반응은 약한 산 및 약한 염기를 생성하는 방향으로 진행한다.

7.1.2 Lewis설

G. N. Lewis는 1938년에 산은 전자쌍을 받아들이는 물질(전자쌍 수용체)이고 염기는 전자쌍을 내놓는 물질(전자쌍 공여체)이며, 산염기 반응이란 산이 염기가 갖고 있는 전자쌍을 공유하여 배위 화합물(착체)을 형성하는 반응을 말한다. Lewis의 설에 의하면 Brönsted의 산은 염기(NH_3, H_2O, CN 등)가 H^+(Lewis산)에 배위한 착체이며, 그 산염기 반응(프로톤 이동)은 착체의 프로톤(산부분)에 대한 염기부분(배위자)의 치환반응이라고 볼 수 있다.

Lewis설은 수소이온(프로톤)이 관여하지 않는 반응도 설명할 수 있으므로, Brönsted-Lowry설을 확장한 개념이라고 생각할 수 있다.

이 장에서는 주로 Brönsted-Lowry설에 따라 용매, 적정시약 및 적정 종말점을 알아보는 방법에 대하여 기술한다.

7.2 비수용매의 산염기적 성질

7.2.1 비수용매의 구비조건

비수적정법에 사용되는 비수용매는 다음과 같은 조건을 구비해야 한다.

① 적정할 물질을 잘 녹일 것

② 매우 약한 약산 또는 약염기의 적정을 가능하게 할 수 있을 것

③ 적정반응의 생성물을 잘 녹이든가 그렇지 않을 경우에는, 생성물질을 결정성 침전으로 석출시키고 흡착성을 가진 콜로이드 침전을 생성하지 않을 것

④ 순품을 입수하기 쉬울 것

⑤ 많은 양을 사용하므로 값이 싸든가 회수하여 다시 사용하기 쉬울 것

비수적정법에 사용되는 용매는 용질과 반응하는 성질에 따라 프로톤 용매와 비프로톤 용매로 나눌 수 있다.

7.2.2 프로톤 용매(Protic solvent)

용매자신이 프로톤 H^+을 내놓든가 받아들일 수 있는 성질을 가진 것을 프로톤 용매라고 말하며, 이것은 그 자신이 산성, 염기성을 가진 용매로서 프로톤과의 결합력의 강약에 따라 산성용매, 염기성 용매 및 양성용매의 세 가지로 구분한다.

프로톤 용매의 성질 중에서 중요한 것은 자기해리 현상과 수평화 효과이다.

프로톤 용매를 SH로 표시하면 용매는 자기해리하여 산인 용매화 프로톤 SH_2^-(lyonium ion)과 염기인 용매 음이온 S^-(lyate ion)을 생성한다.

$$SH + SH \rightleftharpoons SH_2^- + S^-$$

프로톤을 주고받는 반응을 protolysis라고 부르며, SH와 같이 같은 분자간에 프로톤을 주고받을 때는 자기해리(autoprotolysis)라고 한다.

일반적으로 용질의 전리도는 용매의 산염기적 성질에 의해 결정된다.

비수적정에서 중요한 것은 약산 및 약염기의 적정인데, 약산은 염기성 용매에 녹이면, 프로톤의 수수에 의해 산성이 강해지며, 또한 약염기를 산성용매에 녹이면 프로톤의 수수에 의해 그 염기성이 강해진다. 어느 정도 강해지면 수용액에서는 너무 약하여 적정할 수 없었던 산 또는 염기도 적정할 수 있게 된다.

프로톤 용매 SH에 강산 HA를 녹이면 프로톤은 HA로부터 거의 완전한 용매인 SH로 옮아 용매화 프로톤을 생성한다.

$$HA + SH \rightleftharpoons SH_2^- + A^-$$

일반적으로 SH_2^-보다 강한 어떠한 강산이더라도 용매 SH에 녹이면 모두 용매화 프로톤으로 변형되어, 그 이상의 강한 산으로서 존재할 수 없다. 다시 말하면 프로톤 용매 중에서 가장 강한 산은 용매화 프로톤이고, 그보다 강한 산은 모두 용매화 프로톤의 수준까지 끌어 내려지게 된다.

강염기 B인 경우도 마찬가지로 용매 음이온의 형으로 변화되어 버린다. 이것이 프로톤 용매의 수평화 효과이며, 이 현상 때문에 프로톤 용매에서는 강산 또는 강염기의 혼합물의 분별적정은 곤란하다. 그러나 반면, 프로톤 용매는 물과 유사하여 유전율(誘電率)이 크고, 용해성도 우수하여 용매의 선택에 따라 약산, 약염기의 적정도 가능한 이점을 가지고 있다.

〔1〕 양쪽성 용매(amphiprotic solvent)

물과 같이 용질이 산일 때는 자신이 프로톤 수용체(염기)로서, 또 용질이 염기일 때는 자신이 프로톤 공여체(산)로 작용하는 것으로서, 프로톤을 주는 경향과 받아들이는 경향 사이에 거의 차가 없으므로, 이러한 용매를 양쪽성 용매 또는 중성용매라고 말한다. 알코올류로 대표되며, 메틸알코올, 에틸알코올, 프로판올, 에틸렌글리콜, 글리세린 등이 있다.

이 용매는 아주 약한 산이나 염기는 적정할 수 없으나 어느 정도 약한 산이나 염기는 적정할 수 있다. 대개, 유기물질을 잘 녹이므로 물에 잘 녹지 않는 물질을 알코올에 녹여 KOH 에탄올액, 나트륨메톡시드액 또는 HCl으로 적정할 수 있다.

카르복실산의 알코올용액을 나트륨메톡시드액으로 적정할 때의 반응은 다음과 같이 설명한다.

카르복실산 R′COOH는 알코올 ROH에 프로톤을 주어 용매화 프로톤을 생성한다.

$$R'COOH + ROH \rightleftharpoons R'COO^- + ROH_2^+$$ (용매화 프로톤)

나트륨메톡시드는 알코올로부터 프로톤을 받아들여 용매 음이온을 생성한다.

$$CH_3ONa + ROH \rightleftharpoons Na^+ + CH_3OH + RO^-$$ (용매 음이온)

이 용매화 프로톤은 강한 산이고 용매 음이온은 강한 염기이므로, 이 양이온과 음이온은 이온쌍을 형성한다.

$$ROH_2^+ + RO^- \rightleftharpoons ROH_2^+RO^- \rightleftharpoons 2ROH$$

이 반응의 평형이 완전히 오른쪽으로 기울어질 때 산염기 반응이 끝난다. 따라서, 중화반응은 다음 식으로도 나타낼 수 있다.

$$R'COOH + CH_3ONa \rightleftharpoons R'COONa + CH_3OH$$

일반적으로 물에 녹기 어려운 유기산은 알코올에 녹여서 적정할 수 있는 경우가 많다. 아민 R′N은 아주 약하지 않은 것이라면 알코올 ROH에 녹여서 HCl으로 적정할 수 있다. 이것을 반응식으로 표시하면

$$R'N + ROH \rightleftharpoons R'N \cdot H^+ + RO^-$$ (용매 음이온)

$$HCl + ROH \rightleftharpoons Cl^- + ROH_2^+$$ (용매화 프로톤)

여기서 강한 산인 용매화 프로톤과 강한 염기인 용매 음이온은 앞에서 말한 바와 같이 이온쌍을 형성한다. 이 반응의 평형이 완전히 오른쪽으로 기울어질 때 산염기 반응이 끝난다.

$$ROH_2^+ + RO^- \rightleftharpoons ROH_2^+RO^- \rightleftharpoons 2ROH$$

따라서, 중화반응은 다음 식으로도 나타낼 수 있다.

$$R'N + HCl \rightleftharpoons R'NHCl$$

〔2〕 산성용매(acidic protogenic solvent)

용매자신이 프로톤을 내놓는 경향이 강한 성질을 가진 것으로서, 용질의 염기와 강하게 반응하는 용매이며 산성용매라고 말한다. 초산, propionic acid, 트리플루오르아세트산 등이 사용되며 카르복실산으로서 대표된다. 이 중에서 빙초산은 입수하기 쉽고 정제도 간단하다는 장점을 가지므로, 가장 널리 사용되고 있다.

초산용매 중에서의 중화반응이라는 것은 앞에서 말한 바와 같이 초산의 짝산이며, 용매화 프로톤인 $CH_3COOH_2^+$과 초산의 짝염기인 용매 음이온 CH_3COO^-이 반응하여 초산 CH_3COOH를 생성하는 것이며, 따라서 프로톤 용매 중에서의 중성이라는 것은 용매화 프로톤과 용매 음이온의 양이 같은 상태, 즉 초산의 경우에는 초산이 자기해리한 상태와 다름없다.

$$2CH_3COOH \rightleftharpoons CH_3COOH_2^+ + CH_3COO^-$$

따라서, 물이나 알코올 등의 양쪽성 용매에는 약염기여서 적정할 수 없던 것, 예로써 방향족 아민도 초산용매 중에서는 상대적으로 염기성이 강하게 되므로 적정이 가능하게 된다. 초산용매 중에서는 과염소산($HClO_4$)이 가장 강한 산이며, 과염소산의 초산용액 또는 디옥산 용액을 일반적으로 표준액으로 사용한다.

약염기인 아닐린을 적정하는 경우는 다음과 같이 반응이 진행된다.

$$C_6H_5NH_2 + CH_3COOH \rightleftharpoons C_6H_5NH_3^+ + CH_3COO^-$$

$$HClO_4 + CH_3COOH \rightleftharpoons ClO_4^- + CH_3COOH_2^+$$

이것을 다시 표시하면

$$C_6H_5NH_2 + HClO_4 \rightleftharpoons C_6H_5NH_3ClO_4$$

각종 산의 알칼리 금속염도 마찬가지로 적정할 수 있다.

$$NaA + CH_3COOH \rightleftharpoons HA + Na^+ + CH_3COO^-$$

$$HClO_4 + CH_3COOH \rightleftharpoons ClO_4^- + CH_3COOH_2^+$$

이 때 산 HA의 빙초산 용매 중에서의 전리는 무시할 수 있을 만큼의 약산이어야 한다는 전제조건이 필요하다.

할로겐화수소산은 빙초산 용매 중에서 매우 강한 산이므로 염기의 할로겐화수소산염을 적정할 때는, 미리 당량보다 약간 과량의 $Hg(CH_3COO)_2$ 시액을 넣어 준다.

$$2RNH_3^+X^- + Hg(CH_3COO)_2 \rightleftharpoons RNH_3^+CH_3COO^- + HgX_2$$

이 때 복분해하여 생성되는 HgX_2은 빙초산 중에서는 이온화되지 않고 산성도 염기성도 나타내지 않으므로 반응에 영향을 미치지 않으며, 생성된 아민의 초산염을 $HClO_4$으로 적정하여 간접정량할 수 있게 된다. 그러나 근래에 들어 초산제이수은과 같은 유기수은은 수은중독을 일으킬 수 있기 때문에 사용을 제한하고 있다.

〔3〕 염기성 용매(basic protophylic solvent)

용매자신이 프로톤 수용체, 즉 염기로서 용질의 산과 강하게 반응하는 용매를 염기성 용매라고 하며 n-부틸아민, 에틸렌디아민, 에탄올아민, 아닐린, 디메틸포름아미드 등이 사용되는데, 이들 용매 중에서는 산성용매에서 말한 바와 같이 약산이 상대적으로 산성이 강화되므로 적정이 가능하게 된다. 이 밖에 프로톤을 받을 수는 있으나 내놓을 수는 없기 때문에 프로톤 용매에 속하지 않는 피리딘도 약산의 적정에 사용된다.

매우, 약한 약산인 페놀과 같이, 수용액 중에서는 적정이 곤란한 산도 염기성 용매 중에서는 나트륨메톡시드로 적정이 가능하며, 그 반응은 다음과 같다.

$$C_6H_5OH + RNH_2 \rightleftharpoons C_6H_5O^- + RNH_3^+$$

$$NaOCH_3 + RNH_2 \rightleftharpoons Na^+ + RNH^- + CH_3OH$$

이것을 다시 표시하면

$$C_6H_5OH + NaOCH_3 \rightleftharpoons C_6H_5ONa + CH_3OH$$

이 반응에서 생성되는 CH_3OH은 양쪽성 용매이며, 약산으로서의 성질을 나타내지만 소량이므로 문제가 되지 않는다. 그러나 적정시약인 나트륨메톡시드는 보통 벤젠, 메탄올을 용매로 사용하므로, 메탄올의 양이 많아지면 측정감도가 낮아지기 때문에 용매 중의 메탄올은 될 수 있는대로 적게 사용하는 것이 좋다.

일반적으로 아주 약한 산의 적정에는 용매로서 염기성이 강한 n-부틸아민을 사용한다. 또, 약산은 에틸렌디아민 중에서, 중 정도의 산은 염기성이 약한 디메틸포름아미드 중에 적정할 수 있다. 아민류는 공기 중의 이산화탄소나 수분을 흡수하기 쉬우므로 불활성 가스 기류 중에서 사용하는 것이 유리하나, 일반적으로 정제가 어려우므로 그다지 쓰이지 않는다. 그 중에서 디메틸포름아미드와 피리딘은 염기성이 약하고, 이산화탄소의 흡수도 적고 정제도 하기 쉬운 장점이 있으므로 산의 분별적정을 하는 데에도 적합하다.

7.2.3 비프로톤 용매(aprotic solvent)

벤젠, 디옥산, 아세톤, 클로로포름, 아세토니트릴, 에틸에테르, 메틸이소부틸케톤, 니트로메탄 등의 용매는 용질의 산 또는 염기와 프로톤의 수수(授受) 반응을 하지 않으며 불활성이다. 이와 같이 자신이 산, 염기의 성질을 나타내지 않는 용매를 비프로톤 용매라고 말한다. 이 밖에 각종의 탄화수소, 클로로벤젠, 염화티오닐 등의 용매도 쓰인다.

이 용매의 장점은 용매가 용질의 산 또는 염기에 전연 무관계하며, 용질에 대하여 앞에서 말한 수평화 효과(levelling effect)를 가지지 않는다는 것이다.

이들 용매 중에서 아세토니트릴, 메틸이소부틸케톤, 디옥산 등은 좋은 용매이다. 특히, 디옥산은 용해성이 크므로 적정시약의 용매로 쓰이고, 또 유전율이 작으므로 적정곡선의 전위변화를 크게 하기 위하여 쓰인다. 벤젠은 강도의 차가 많이 나는 산, 염기의 분별적정에 적합하다. 아주, 약한 산이나 염기를 적정할 수 있고 혼합물의 분별적정에도 응용된다. 단지 용매에 따라서는 유전율이 작아서 용해성이 적은 것이 있다. 아세톤은 정제가 쉽고 유전율도 커서 많은 유기약산의 적정에 쓰이나, 강산과는 아세톤 자체가 반응하므로 강산적정에는 적당하지 않다.

7.2.4 혼합용매

프로톤 용매는 용해성이 크고 유전율도 크므로 전위차 적정도 가능하지만, 전위변화가 작아 약산, 약염기의 적정이나 분별적정은 곤란하다. 비프로톤 용매는 전위변화가 커서 약산, 약염기의 적정에는 적합하나 용해성이 작든가 유전율이 작아 전위차법에 의한 적정조작이 어렵다는 결점이 있다. 그러므로 두 가지의 용매를 혼합하면 양자의 장점을 살리고 단점을 보완해서 유리하게 되는 경우가 있다. 즉, 용해성을 높이고 적정 종말점을 명확히 할 수 있는 것을 선택할 수 있다. 그 예로서 글리콜-탄화수소, 벤젠-메탄올, 벤젠-에탄올, 벤젠-클로로포름, 초산-니트로메탄, 디메틸포름아미드-클로로포름, 피리딘-이소프로판올 등의 혼합용매가 사용되고 있다.

7.3 표 준 액

약산 또는 약염기를 적정할 표준액으로 사용할 시약으로는, 각각 사용하는 용매 중에서 가장 강한 염기성을 나타내는 시약 또는 가장 강한 산성을 나타내는 시약을 선택한다.

이것은 물을 용매로 하는 적정인 경우와 마찬가지이다. 또한 산성, 염기성의 강도뿐 아니라 적정시약으로서 입수와 정제하기가 쉽고, 적정조작이 편리하고 오랜 기간 보존할 수 있는 점 등을 고려하여야 한다.

7.3.1 약염기의 적정 표준액

빙초산을 용매로 하였을 때 각종 산의 강도의 차례는

$$HClO_4 > HBr > H_2SO_4 > HCl > HNO_3$$

으로 되어 $HClO_4$이 가장 강하고, 기타의 여러 점을 고려해서 약염기의 적정 표준액으로서 과염소산이 가장 널리 사용된다.

실제의 적정에는 $HClO_4$을 빙초산 또는 디옥산에 녹인 $0.1M$-$HClO_4$ 빙초산액 및 $0.1M$-$HClO_4$ 디옥산액을 표준액으로 사용한다. 표정용 표준물질로서는 무수 프탈산 수소칼륨이 쓰인다. 이 밖에 약염기의 적정 표준액으로서 p-톨루엔설폰산을 사염화탄소, 에탄올에 녹인 것이 쓰인다.

7.3.2 약산의 적정 표준액

약산의 적정 표준액으로서는 염기성이 강한 알칼리 금속의 알코올레이트를 사용한다. 보통 알칼리 금속을 알코올에 녹여 알코올-벤젠 혼합액을 혼합용매로써 사용한다.

알칼리 금속은 Rb > K > Na > Li의 차례로 그 알코올레이트의 염기성이 강하나, 실제의 적정에는 나트륨 메톡시드($NaOCH_3$)와 칼륨 메톡시드($KOCH_3$) 용액이 널리 쓰인다. 칼륨 메톡시드는 적정의 감도를 저하시키는 용매(메탄올)의 사용량을 나트륨 메톡시드의 경우보다 적게 할 수 있는 이점이 있다.

알칼리 알코올레이트 이외에 적정 표준액으로서 테트라부틸암모늄히드록시드(tetra butyl ammonium hydroxide) 등이 사용된다.

7.4 종말점의 지시

비수적정법의 종말점을 지시하는 방법으로는 수용액의 경우와 같이 전위차법과 지시약법이 일반적으로 널리 사용된다.

7.4.1 전위차법

전위차법은 전극간의 전위차(기전력)를 측정하여 적정의 종말점을 지시하는 데 쓰이는 방법으로, 적당한 전극쌍을 써서 기전력의 변화를 알아내고, 적정량차 ΔV에 대한 기전력의 변화 ΔE의 비, 즉 $\Delta E/\Delta V$가 극대가 되는 점으로부터 적정 종말점을 구하든지, 또는 당량점에 상당하는 기전력의 값으로부터 적정 종말점을 구한다.

〔1〕 장 치

검체를 넣는 비커, 용량 분석용 표준액을 적가하는 뷰렛 또는 자동 적정용 시린지, 지시전극 indication electrode와 기준전극(참조전극) reference electrode, 양전극간의 전위차를 측정하는 전위차계 또는 적당한 pH 미터, 기록장치 그리고 비커에 들어 있는 용액을 저어줄 수 있는 교반기가 필요하다. 대개, 지시전극으로는 유리전극을, 참조전극으로는 감홍전극 또는 은-염화은 전극을 쓰며, 경우에 따라 참조전극과 지시전극이 합체된 복합형의 것을 쓰기도 한다.

〔2〕 조 작 법

일정한 양의 검체를 비커에 달아 넣고 규정된 양의 용매를 넣어 녹이고, 전극은 미리 물로 잘 씻은 다음 적정하는 용매 중에서 전위차 또는 pH가 평형상태로 된 다음, 참조전극 및 지시전극을 적정비커의 검체용액 중에 넣고 검액을 살살 저으면서 용량 분석용 표준액으로 적정한다.

뷰렛의 끝은 검액 중에 넣고 종말점의 전후에서는 0.1 mL 또는 그 이하의 용량으로 적가할 때의 전위차의 변화를 측정하여, 그 값을 그래프의 세로축에 넣어 준 용량 분석용 표준액의 적정량(mL)을 가로축에 기입해서 적정곡선을 그리고, 적정곡선의 변곡점, 즉 $\Delta E/\Delta V$의 극대값 또는 당량점에 상당하는 기전력의 값으로부터 적정의 종말점을 구한다. 또는, 위의 기능을 갖춘 자동적정 장치를 사용한다.

공기 중의 이산화탄소 및 산소 등의 영향이 있을 경우에는 적정비커는 뚜껑이 달린 것을 써서 질소와 같은 불활성 가스 기류 중에서 조작하고, 빛에 의하여 변화하는 경우에는 직사일광을 피하고 차광한 용기를 쓴다. 적정의 종말점은 대개 다음 중의 한 방법을 쓴다.

1) 작도법 : 적정곡선에 약 45°의 경사로 평행한 2개의 접선을 긋고, 이것과 평행한 이등분선과 적정곡선의 교차점을 종말점으로 하고, 교차점의 가로축의 눈금을 적정액의 mL수로 한다. 또는, 미분곡선(시차곡선)을 구해 이것으로부터 종말점을 구하기도 한다.

2) 자동종말 측정법 : 데이터 처리장치를 갖춘 자동적정 장치를 써서 종말점을 구한다. 이 때 사용하는 지시전극이나 참조전극에 대해서는 특별한 대책이 요망된다. 예컨대, 지시전극으로서 유리전극을 사용하는 것은 빙초산, 벤젠, 메탄올 등의 용매 중에서는 지장이 없으나, 에틸렌디아민 용매 중에서 $NaOCH_3$액으로 적정할 때는 유리전극의 알칼리 오차가 생겨 적당하지 않으므로, 테트라부틸암모늄히드록시드의 이소프로판올 용액을 표준액으로 사용한다.

7.4.2 지 시 약 법

지시약의 색깔의 변화로 적정 종말점을 알아내는 방법은 매우 간편하며 실용적이다. 같은 지시약이라도 비수용액과 수용액에서 색깔이 다르며, 적정되는 화합물의 종류에 따라 당량점에서의 색깔이 다르므로, 전위차 적정을 할 때 미리 지시약을 넣어 두어 변색의 어느 단계가 그 화합물의 종말점에 해당하는가를 관측하여 그 때의 색을 기준으로 한다.

예를 들면, 지시약으로서 크리스탈바이올렛(염화메틸로자닐린)은 빙초산 중에서 자색을 나타내지만, 강산을 가하면 프로톤이 부가되어 청록색을 지나 황색까지 변화하며, 빙초산 용액 중에서 $HClO_4$으로 적정할 때 그 종말점에 있어서 지시약의 색조는 시료의 종류에 따라서 다음과 같이 다르다.

강염기(예 : 프탈산수소칼륨) 자 → 청
중 정도의 염기(예 : 글리신) 청 → 청록
약염기(예 : 니코틴산메틸) 청록 → 녹황

수용액 중의 산, 염기의 지시약의 변색범위는 잘 알려져 있으므로, 어느 정도 이론적으로 지시약을 선정할 수가 있으나, 물 이외의 각종의 용매 중의 변색범위에 대해서는 그다지 데이터가 없으므로 현재는 경험적으로 지시약을 선정하고 있다. 염기의 적정 지시약으로는 크리스탈바이올렛이 널리 쓰이고, 이 밖에 메틸오렌지, 메틸레드, 메틸바이올렛, 말라카이트그린, α-나프톨벤제인 등을 사용한다. 또, 산의 적정 지시약으로서는 티몰블루, 브롬티몰블루, 메타닐옐로, 페놀레드, 뉴트럴레드, 티몰프탈레인 등을 사용하고 있다. 그러나 그 색깔은 수용액의 경우와 다르다.

7.5 표준액의 조제 및 표정

7.5.1 0.1M 과염소산액의 조제 및 표정

〔1〕 조 제

과염소산의 빙초산 용액으로서 1000 mL 중에 $HClO_4$(분자량 100.46) 0.1몰인 10.046 g을 함유한다. 과염소산(70～72%) 8.7 mL를 취하여 초산(100) 1 L 중에 약 20℃를 유지하면서 서서히 넣는다. 약 1시간 방치한 다음 이 액 3.0 mL를 취하여 따로 수분(g/dL)을 신속하게 측정한다(폐기 처리시에는 물을 가한다). 이 액을 약 20℃로 유지하면서 무수초산{[수분(g/dL)－0.03]×52.2} mL를 흔들어 섞으면서 천천히 넣고 24시간 방치한 다음, 다음과 같이 표정한다.

〔2〕 표 정

표준물질인 프탈산수소칼륨을 105℃에서 4시간 건조시켜 데시케이터(실리카 겔)에서 식히고, 약 0.5 g을 정밀히 달아 초산(100) 80 mL에 녹인 다음, 염화메틸로자닐린 시액 3방울을 넣어, 조제한 과염소산으로 청색을 나타낼 때까지 적정한다. 같은 방법으로 공시험을 하여 보정하고 규정도 계수를 계산한다. 습기를 피하여 보존한다.

$$0.1M \text{ 과염소산 } 1\,\text{mL} \equiv 20.422\,\text{mg } KHC_6H_4(COO)_2$$

$$RCOOK + CH_3COOH \rightleftharpoons RCOOH + K^+ + CH_3COO^-$$

$$HClO_4 + CH_3COOH \rightleftharpoons ClO_4^- + CH_3COOH_2^+$$

$$RCOOK + HClO_4 \rightleftharpoons RCOOH + KClO_4$$

프탈산수소칼륨은 빙초산 용액 중에서 카르복실산으로써 적정되는 것이 아니고, 카르복실산염으로 위 반응식에 따라 $HClO_4$과 반응한다. 그러나 이 때에 유리되는 카르복실산은 $HClO_4$에 비하여 무시할 수 있는 정도로 약한 산이기 때문에 적정에는 지장을 주지 않는다.

유기용매는 물에 비해 팽창계수가 크므로 표정시와 적정시의 온도차가 클 때는 다음식으로 온도를 보정하든지, 또는 표정할 때의 온도에서 적정을 한다.

$$M_{20} = M[1+\alpha(t-t_{20})]$$

여기서 t: 적정시의 온도

t_{20} : 표준온도(20℃)

α : 팽창계수

M_{20} : t_{20} 일 때의 몰농도

M : t일 때의 몰농도

한편, 과염소산을 표준액으로 하여 비수적정하는 용매로서 빙초산을 사용하는 경우에는, 특급 빙초산으로서 수분이 0.3 w/v% 이하이며, 다음과 같은 순도시험에 적합한 것을 사용하여야 한다.

순도시험 : 무수초산 아닐린 1.0 g에 이 약을 넣어 100 mL로 만들어 검액으로 한다. 검액 25 mL를 정확하게 취해서 0.1M 과염소산으로 적정하고, 그 소비량을 A(mL)로 한다. 다만, A는 26 mL 이상이다(전기 적정법). 다음에 검액 25 mL를 정확하게 취하여 이 약 75 mL를 넣은 다음 0.1M 과염소산으로 적정하고, 그 소비량을 B(mL)로 한다. A(mL)−B(mL)는 0.1(mL) 이하이다(0.001 w/v% 이하).

7.5.2 0.1M 과염소산-디옥산액의 조제 및 표정

〔1〕 조 제

과염소산 8.5 mL에 디옥산을 넣어 전체 양을 1000 mL로 한 후, 다음과 같이 표정한다.

〔2〕 표 정

프탈산수소칼륨을 표준물질로 하여 0.1M-$HClO_4$의 표정법을 준용한다.

7.5.3 0.1M 나트륨 메톡시드액의 조제 및 표정

〔1〕 조 제

1000 mL 중 나트륨 메톡시드(CH_3ONa : 분자량 54.02) 5.402 g을 함유한다. 금속 나트륨의 새로운 절편(切片) 2.5 g을 빙랭한 메탄올 150 mL 중에 소량씩 넣어 녹인 후, 벤젠을 넣어 전체 양을 1000 mL로 하고 다음과 같이 표정한다.

〔2〕 표 정

안식향산(표준물질)을 데시케이터(실리카 겔) 속에서 24시간 건조하고, 약 0.3 g을 정밀히 달아 디메틸포름아미드 80 mL를 넣어 녹여 티몰블루 · 디메틸포름아미드 시액(0.1 g/100 mL) 3방울을 넣고, 조제한 나트륨 메톡시드액으로 청색이 될 때까지 적정해서 factor를 계산한다. 같은 방법으로 공시험을 하여 보정한다.

습기를 피하여 냉소에 보존한다. 표정은 쓸 때마다 한다.

$$0.1M \text{ 나트륨메톡시드액 } 1\text{ mL} \equiv 12.212\text{ mg } C_6H_5COOH$$

7.5.4 0.1*M* 테트라부틸암모늄히드록시드액의 조제 및 표정

〔1〕 조 제

1000 mL 중에 테트라부틸암모늄히드록시드($(C_4H_9)NOH$ 분자량 259.48) 25.948 g을 함유한다.

사용할 때 테트라부틸암모늄히드록시드 26.0 g에 해당하는 양의 10% 테트라부틸암모늄히드록시드 · 메탄올 시액을 취하고, 이소프로판올을 넣어 전체 양을 1000 mL로 하고 다음과 같이 표정한다.

※10% 테트라부틸암모늄히드록시드 · 메탄올 시액 : 테트라부틸암모늄히드록시드($(C_4H_9)NOH$: 259.48)를 10% 함유하는 메탄올 용액이다.

〔2〕 표 정

안식향산(표준물질)을 데시케이터(실리카 겔) 속에서 24시간 건조하고, 약 0.3 g을 정밀히 달아 아세톤 50 mL에 녹여 조제한 0.1*M* 테트라부틸암모늄히드록시드액으로 적정한다(전위차 적정법). 같은 방법으로 공시험을 하여 보정한다.

마개를 해서 보존하고, 오랫동안 보존된 것은 다시 표정하여 쓴다.

$$0.1M \text{ 테트라부틸암모늄히드록시드액 } 1\text{ mL} \equiv 12.212\text{ mg } C_6H_5COOH$$

7.6 적 정 실 례

7.6.1 약산의 정량

〔1〕 페놀 : C_6H_5OH(분자량 94.11)

먼저, 정제한 에틸렌디아민 25～30 mL를 취하여 1.5% 니트로아닐린 · 벤젠시액 2～3방울을 넣고, 0.1*M*-$NaOCH_3$로 황색에서 등색이 될 때까지 적정한 후, 여기에 시료 일정량을 넣고 다시 0.1*M*-$NaOCH_3$로 등적색이 될 때까지 적정한다.

$$C_6H_5OH + NaOCH_3 = C_6H_5ONa + CH_3OH$$

$$0.1M\text{-}NaOCH_3 \ 1\text{ mL} \equiv 9.411\text{ mg } C_6H_5OH$$

〔2〕 카르복실산

벤젠 · 메탄올 혼액 25～30 mL를 취하여 0.3% 티몰블루 · 메탄올 시액 2～3방울을 넣고, 0.1*M*-$NaOCH_3$액으로 황색이 청색으로 될 때까지 적정한 다음, 여기에 0.5～0.8밀리당량의 시료(카르복실산)를 넣은 후 다시 0.1*M*-$NaOCH_3$로 황색이 청색으로 될 때까지 적정한다.

〔3〕 페놀과 카르복실산 혼합물의 분별적정

용매 아세톤 20~30 mL를 취하여 아조바이올렛 포화시액 2~3방울을 넣고, 0.1M-$NaOCH_3$로 무색이 황색으로 될 때까지 적정한 다음, 여기에 페놀과 카르복실산의 혼합 시료 일정량을 넣고 다시 0.1M-$NaOCH_3$로 황색이 될 때까지 적정한다(t_1 mL). 다음 여기에 아조바이올렛 포화시액 2~3방울을 넣고, 다시 0.1M-$NaOCH_3$로 청색이 될 때까지 적정한다(t_2 mL).

t_1 mL : 카르복실산에 대응하는 0.1M-$NaOCH_3$의 소비 mL수

t_2 mL : 페놀에 대응하는 0.1M-$NaOCH_3$의 소비 mL수

〔4〕 날리딕스산(Nalidixic acid) : $C_{12}H_{12}N_2O_3$(분자량 232.24)

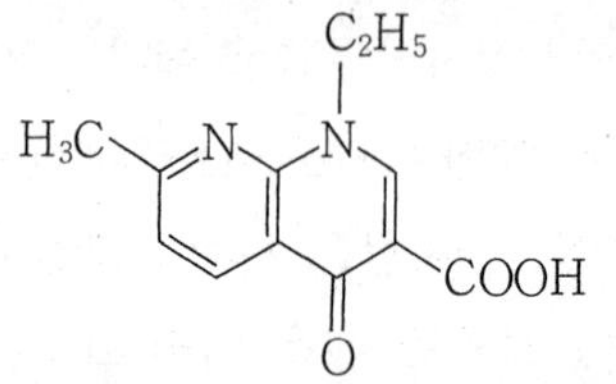

이 방법은 날리딕스산이 디메틸포름아미드에 녹았을 때 분자 중의 카르복실기(−COOH)가 산성을 나타내는 것을 이용해서 나트륨 메톡시드 표준액으로 적정한다.

조작 : 시료를 건조하여 약 0.3 g을 정밀하게 달고, 디메틸포름아미드 50 mL에 녹여 티몰프탈레인 시액 2방울을 지시약으로 해서 0.1M 나트륨 메톡시드 · 디옥산액으로 엷은 황색이 청색으로 변할 때까지 적정한다. 따로, 디메틸포름아미드 50 mL에 디옥산 · 메탄올 혼합액(17 : 3) 13 mL를 넣은 액을 가지고 같은 방법으로 공시험을 하여 보정한다.

$$0.1M \text{ 나트륨메톡시드 · 디옥산액 } 1\text{ mL} \equiv 23.224\text{ mg } C_{12}H_{12}N_2O_3$$

7.6.2 약염기의 정량

〔1〕 구연산 피페라진 : $(C_4H_{10}N_2)_3 \cdot 2C_6H_8O_7 \cdot xH_2O$

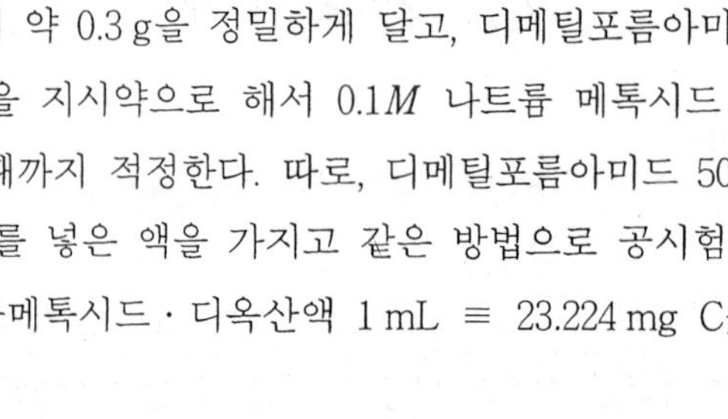

시료를 산성용매인 빙초산에 녹인 다음 0.1M-$HClO_4$로 적정한다. 이 때 piperazine의 2

개의 질소가 $HClO_4$과 반응하므로 1몰은 $HClO_4$ 6몰과 반응한다. 지시약은 녹색에서 황색으로 변한다.

조작 : 시료 약 0.2 g을 정밀하게 달아 빙초산 시액 100 mL에 녹인다. 필요하면 조금 가온하여 녹인다. 다음에 지시약으로 염화메틸로자닐린시액 3방울을 넣고 0.1*M* 과염소산으로 적정한다.

$$0.1M\text{-}HClO_4\ 1\ mL\ \equiv\ 10.71\ mg\ (C_4H_{10}N_2)_3 \cdot 2C_6H_8O_7$$

〔2〕 이소니코틴산 히드라짓 : $C_6H_7N_3O$(분자량 137.14)

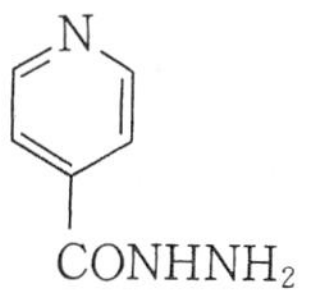

이소니아짓이라고도 하며 수용액 중에서는 중성이다. 그러나 빙초산 중에서는 일양성자성 염기로서 이소니코틴산 히드라짓 1몰이 과염소산 1몰과 반응한다.

조작 : 시료를 건조하여 약 0.3 g을 정밀하게 달아 빙초산 50 mL 및 무수초산 10 mL를 넣어 녹이고, α-나프톨벤제인 시액 0.5 mL를 지시약으로 해서 0.1*M* 과염소산으로 적정한다. 단, 적정의 종말점은 액의 황색이 녹색으로 변할 때로 한다. 같은 방법으로 공시험을 하여 보정한다.

$$0.1M\ 과염소산\ 1\ mL\ \equiv\ 13.714\ mg\ C_6H_7N_3O$$

이 방법은 간편하고 정밀도도 우수하며, 전위차법과 비교하여도 차이가 없다. 지시약으로 염화메틸로자닐린을 사용할 수도 있다(종말점에서 황록색).

〔3〕 *L*-이소로이신 : $C_6H_{13}NO_2$(분자량 131.17)

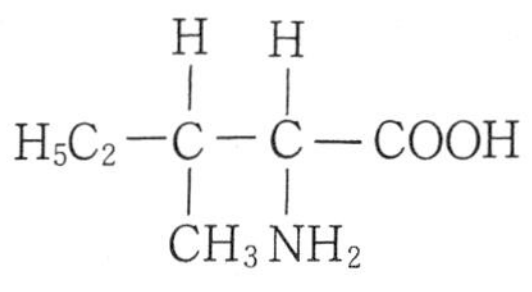

일반적으로 중성 아미노산(I) 1몰은 빙초산 중에서 1당량의 과염소산을 소비하여 과염소산 암모늄(II)이 된다. 이 때 카르복실산은 비해리형으로 존재하므로 적정을 방해하지 않는다.

$$\underset{(I)}{HO_2CCHR \cdot NH_2 + HClO_4} \xrightarrow{HAc} \underset{(II)}{HO_2CCHR \cdot NH_3^+ClO_4^-}$$

용매는 비수적정용 빙초산을 쓰면 그 안에 섞여 있는 무수초산의 양에 따라 정량값이 낮게 된다. 따라서, 카르복실기가 아세틸화하는 것을 피하기 위해 보통의 빙초산을 쓴다. 아미노산류의 적정은 이 방법에 준한다.

조작 : 시료를 건조하여 약 0.25 g을 정밀히 달아 개미산 3 mL에 녹이고, 빙초산 50 mL를 넣고 지시약으로 α-나프톨벤제인 시액 0.5 mL를 가한 다음 0.1*M* 과염소산으로 적정한다. 적정의 종말점은 액의 등황색이 황색을 띤 녹색을 거쳐 녹색으로 변할 때로 한다. 같은 방법으로 공시험을 하여 보정한다.

$$0.1M\text{-}HClO_4\ 1\ mL \equiv 13.117\ mg\ C_6H_{13}NO_2$$

〔4〕 카페인(caffeine) : $C_8H_{10}N_4O_2 \cdot H_2O$(분자량 212.21)

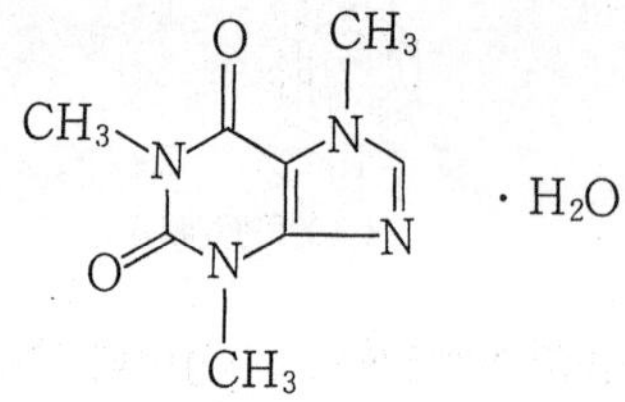

Imidazole은 약염기로 1당량의 과염소산과 반응하여 그 염이 된다.

조작 : 시료를 80℃에서 4시간 건조하여 약 0.4 g을 정밀히 달아 무수초산 · 빙초산 혼액 (6 : 1) 70 mL에 녹이고, 염화메틸로자닐린 시액 3방울을 지시약으로 하여 0.1*M* 과염소산으로 적정한다. 다만, 적정의 종말점은 액의 자색이 녹색을 거쳐 황색으로 변할 때로 한다. 같은 방법으로 공시험을 하여 보정한다.

$$0.1M\text{-}HClO_4\ 1\ mL \equiv 19.419\ mg\ C_8H_{10}N_4O_2$$

무수초산 · 빙초산 혼합용매 중에서 염화메틸로자닐린을 지시약으로 비수적정할 때, 변색점은 전위차 적정에 의한 당량점과 잘 일치하는데, 녹색에서 황색으로 변하는 점을 놓치지 않도록 주의해야 한다.

〔5〕 메티라폰(Metyrapone) : $C_{14}H_{14}N_2O$(분자량 226.28)

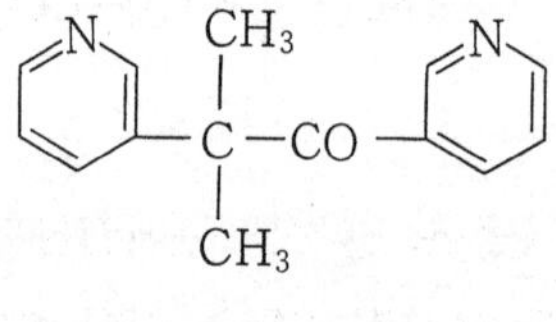

메티라폰은 2개의 피리딘 고리가 있다. 피리딘핵 중의 2개의 질소가 과염소산과 반응한다. 약염기이므로 니트로벤젠 · 무수초산 혼합용매 중에서 적정하여 당량점 부근에서의 전위의 비약을 크게 한다.

조작 : 시료를 감압 데시케이터(실리카 겔)에서 24시간 건조한 다음, 그 약 0.2 g을 달아

니트로벤젠 10 mL 및 무수초산 40 mL를 넣어 녹이고, 전위차법에 의해 0.1*M* 과염소산으로 적정한다. 같은 방법으로 공시험을 하여 보정한다.

$$0.1M\text{-}HClO_4\ 1\ mL\ \equiv\ 11.314\ mg\ C_{14}H_{14}N_2O$$

7.6.3 약산염의 정량

〔1〕 진단용 구연산 나트륨액(Diagnostic sodium citrate solution) : $C_6H_5Na_3O_7 \cdot 2H_2O$ (분자량 294.10)

CH_2COONa
|
$HOCCOONa \cdot 2H_2O$
|
CH_2COONa

이 약은 3.3～4.3 w/v%의 구연산 나트륨을 함유하는 수용액이다. 나트륨을 비수적정법으로 적정한다. 구연산 나트륨은 1분자 중에 3개의 나트륨을 가지므로 3당량의 과염소산과 반응한다.

$$R(CO_2Na)_3 + 3HClO_4 \longrightarrow R(CO_2H)_3 + 3Na^+ClO_4^-$$

조작 : 시료 5 mL를 정확히 달아 수욕상(水浴上)에서 증발건조한다. 잔류물을 180℃에서 2시간 건조한 다음, 이것에 빙초산 30mL를 가하고 가온하여 녹인다. 식힌 다음 지시약으로 염화메틸로자닐린 시액 3방울을 넣고 0.1*M* 과염소산으로 적정한다. 같은 방법으로 공시험을 하여 보정한다.

$$0.1M\text{-}HClO_4\ 1\ mL\ \equiv\ 9.803\ mg\ C_6H_5Na_3O_7 \cdot 2H_2O$$

〔2〕 말레인산 클로르페니라민(Chlorpheniramine maleate) : $C_{16}H_{19}ClN_2 \cdot C_4H_4O_4$(분자량 390.87)

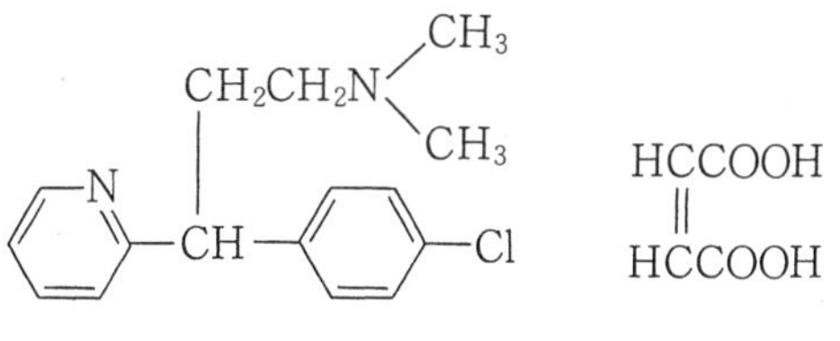

말레인산은 빙초산 중에서는 산성을 나타내지 않으므로, 말레인산 클로르페니라민을 클로르페니라민처럼 적정하더라도 양호한 정밀도로 정량할 수 있다. 지시약법으로 적정할 경우에는 염화메틸로자닐린액의 농도에 따라 색조가 약간 다르므로, 피적정 검액의 완충작용이 작을 때는 어느 정도 염기성을 띠기 때문에 주의를 요한다. 말레인산 클로르페니라민 1분자는 2몰의 과염소산과 반응한다.

조작 : 시료를 105℃에서 3시간 건조한 것 약 0.4 g을 정밀하게 달아, 빙초산 20 mL에 녹이고, 염화메틸로자닐린 시액 2방울을 넣은 다음 0.1*M* 과염소산으로 적정한다. 적정의 종말점은 액의 자색이 청록색을 거쳐 녹색으로 변할 때로 한다. 같은 방법으로 공시험을 하여 보정한다.

$$0.1M\text{-}HClO_4\ 1\ mL \equiv 19.543\ mg\ C_{16}H_{19}ClN_2 \cdot C_4H_4O_4$$

7.6.4 강산염의 정량

〔1〕 염산 피리독신(pyridoxine hydrochloride) : $C_8H_{11}NO_3 \cdot HCl$(분자량 205.64)

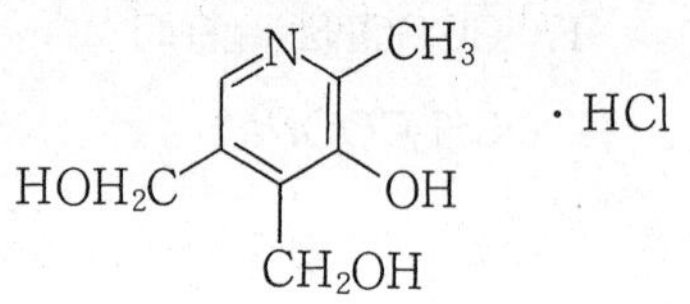

약염기(pyridine)의 강산염(PyN · HCl)으로 빙초산에서 과염소산으로 적정하기 곤란하므로, 무수초산을 넣어 전위차법을 이용한다.

$$PyN \cdot HCl + HClO_4 \xrightarrow{HAc \cdot Ac_2O} PyNH^{-}ClO_4^{-} + HCl$$

조작 : 건조(감압, 실리카 겔, 4시간)한 시료 약 0.2 g을 정밀히 달아, 비수적정용 빙초산 5 mL 및 무수초산 5 mL를 넣고, 천천히 끓여 녹인다. 식힌 다음 무수초산 30 mL를 넣고 0.1*M* 과염소산으로 적정한다(전위차법). 같은 방법으로 공시험을 하여 보정한다.

$$0.1M\text{-}HClO_4\ 1\ mL \equiv 20.564\ mg\ C_8H_{11}NO_3 \cdot HCl$$

〔2〕 황산 퀴닌(quinine sulfate) : $(C_{20}H_{24}N_2O_2)_2 \cdot H_2SO_4 \cdot 2H_2O$(분자량 782.96)

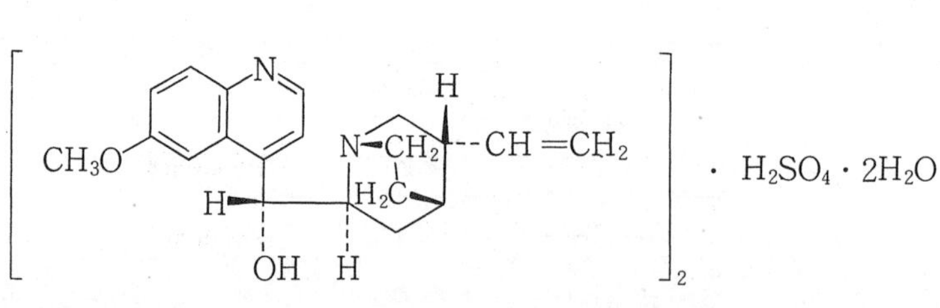

이 약은 정량할 때 환산한 건조물에 대하여 황산퀴닌($(C_{20}H_{24}N_2O_2)_2 \cdot H_2SO_4$: 746.93) 98.5% 이상을 함유한다. 질소가 4개 있지만 적정이 끝났을 때 HSO_4^-의 염이 남으므로 당량수는 3이다.

조작 : 시료를 건조(105℃, 3시간)해서 약 0.5 g을 정밀히 달아 빙초산 20 mL에 녹이고, 무수초산 80 mL를 넣어 0.1*M* 과염소산으로 적정한다(지시약 : 염화메틸로자닐린 시액 2

방울). 같은 방법으로 공시험을 하여 보정한다.

$$0.1M\text{-}HClO_4\ 1\ mL \equiv 24.898\ mg\ (C_{20}H_{24}N_2O_2)_2 \cdot H_2SO_4$$

〔3〕 황산 아트로핀(atropine sulfate) : $(C_{17}H_{23}NO_3)_2 \cdot H_2SO_4 \cdot H_2O$(분자량 694.84)

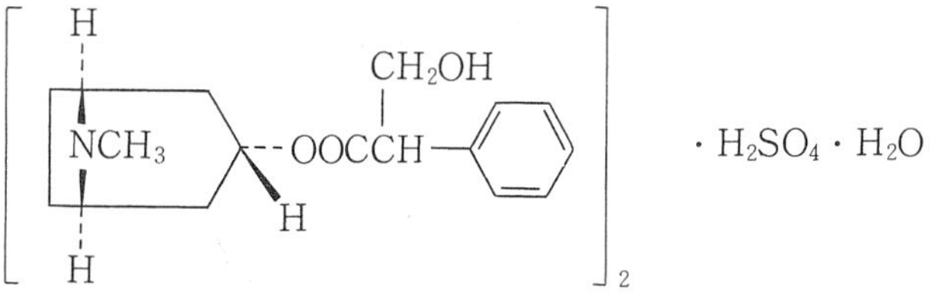

질소가 2개 있지만 적정이 끝났을 때 HSO_4^-의 염이 남으므로 당량수는 1이다. 직접 빙초산에 가온하여 녹여 0.05M 과염소산으로 적정한다. 미리, 암모니아 또는 탄산나트륨 알칼리성에서 클로로포름으로 추출한 추출물에 대해 비수적정법을 할 수도 있는데, 알칼리를 가할 때 혼탁이 생기며 이 혼탁물이 클로로포름 추출액으로 이행한다.

트로판 알칼로이드는 비수적정을 할 수 있지만, 황산 아트로핀은 그대로 적용하면 황산산성 때문에 적정 정밀도가 나쁠 뿐만 아니라 종말점 부근에서 침전이 생겨 중화점을 구하기 어렵다. 그러나 검체량을 줄이고, 또한 다른 트로판 알칼로이드의 존재가 적을 때는 침전을 생성하지도 않고, 적정곡선도 급격한 비약을 보인다.

조작 : 이 약을 건조(감압, P_2O_5, 110℃, 4시간)하여 약 0.25 g을 정밀히 달아 빙초산 30 mL를 넣고, 필요하면 가온하여 녹이고, 식힌 다음 0.05M 과염소산으로 적정한다(지시약 : 염화메틸로자닐린 시액 3방울). 적정의 종말점은 액의 자색이 청색을 거쳐 청록색으로 변할 때로 한다. 같은 방법으로 공시험을 하여 보정한다.

$$0.05M\text{-}HClO_4\ 1\ mL \equiv 33.841\ mg\ (C_{17}H_{23}NO_3)_2 \cdot H_2SO_4$$

7.6.5 할로겐화수소산염의 정량

앞에서도 언급한 바와 마찬가지로, 할로겐화수소산은 빙초산 용매 중에서도 상당히 강한 산이므로, 유기염기의 할로겐화수소산염을 적정할 때는 유리된 할로겐화수소산 때문에 반응이 정량적으로 진행되지 않으므로, 미리 당량보다 약간 과량의 $Hg(CH_3COO)_2$ 시액을 넣어 준다. 그러나 근래에 이르러 가능한 한 초산 제이수은을 쓰지 않고 적정할 수 있는 방법을 연구하여 채택하고 있다. 따라서, 과거에는(KP V 개정) 초산 제이수은을 사용하여 적정하던 할로겐화수소산염의 경우도, 대부분이 초산 제이수은을 쓰지 않는 방법으로 바뀌었다. 지시약법으로 적정하였을 때 종말점에서의 변색이 명료하지 않은 경우가 많으므로, 전위차법을 사용하여 종말점을 판정하고 있다. 용매는 대개 빙초산과 무수초산의 혼합용매를 쓰며, 더러 무수초산과 개미산의 혼합용매를 쓰기도 한다.

〔1〕 브롬화네오스티그민(neostigmine bromide) : $C_{12}H_{19}BrN_2O_2$(분자량 303.20)

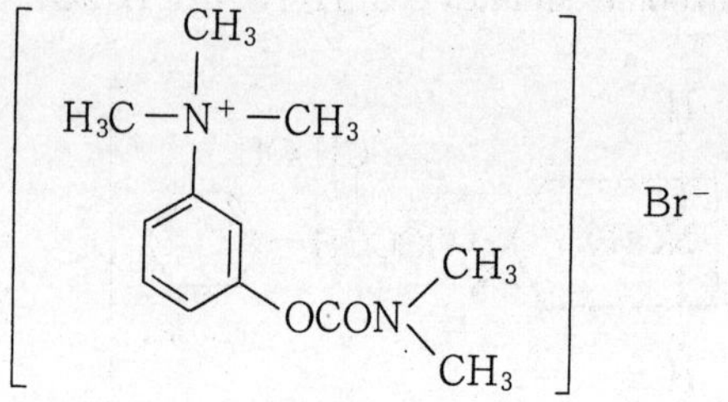

조작 : 시료를 건조(105℃, 3시간)해서 그 약 0.75 g을 정밀히 달아 빙초산 70 mL 및 초산 제이수은 시액 20 mL의 혼합액에 넣어 녹이고, $0.1M$-$HClO_4$으로 청색이 될 때까지 적정한다(지시약 : 염화메틸로자닐린 시액 4방울). 같은 방법으로 공시험을 하여 보정한다.

$$0.1M\text{-}HClO_4\ 1\ mL \equiv 30.32\ mg\ C_{12}H_{19}BrN_2O_2$$

〔2〕 브롬화수소산 덱스트로메토르판(dextromethorphan hydrobromide) : $C_{18}H_{25}NO \cdot HBr \cdot H_2O$(분자량 370.33)

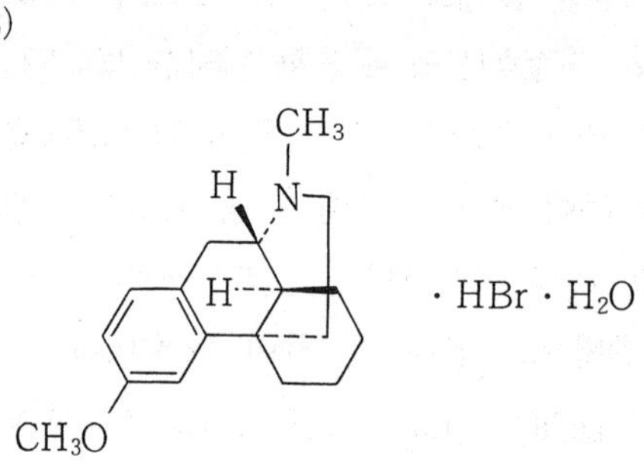

조작 : 시료 약 0.5 g을 정밀히 달아 빙초산 10 mL에 녹이고, 무수초산 40 mL를 넣고 $0.1M$ 과염소산으로 적정한다(전위차법). 같은 방법으로 공시험을 하여 보정한다.

$$0.1M\text{-}HClO_4\ 1\ mL \equiv 35.231\ mg\ C_{18}H_{25}NO \cdot HBr$$

〔3〕 염산 에페드린(ephedrine hydrochloride) : $C_{10}H_{15}NO \cdot HCl$(분자량 201.70)

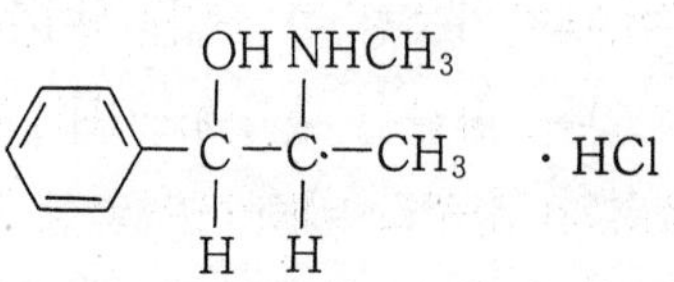

조작 : 시료를 건조(105℃, 3시간)해서 약 0.4 g을 정밀히 달아 무수초산 · 빙초산혼액(7 :

3) 50 mL를 넣고 가온하여 녹인다. 식힌 다음 0.1M 과염소산으로 적정한다(전위차법). 같은 방법으로 공시험을 하여 보정한다.

$$0.1M\text{-}HClO_4\ 1\ mL\ \equiv\ 20.170\ mg\ \ C_{10}H_{15}NO \cdot HCl$$

〔4〕 염산 테트라카인(tetracaine hydrochloride) : $C_{15}H_{21}N_2O_2 \cdot HCl$(분자량 300.83)

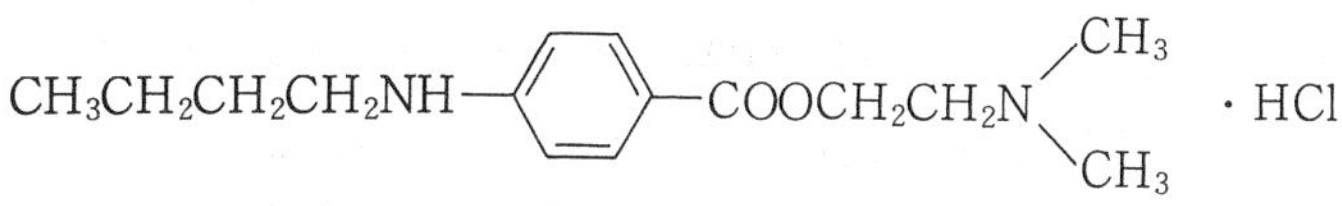

염산 테트라카인은 유기염기의 염산염이므로 무수초산을 쓰는데, 무수초산에 잘 녹지 않기 때문에 개미산을 용매로 사용한다.

조작 : 시료를 건조(105℃, 4시간)해서 약 0.5 g을 정밀히 달아 개미산 2 mL에 녹이고, 무수초산 80 mL를 넣어 30℃의 수욕(水浴) 중에서 15분간 방치하고, 식힌 다음 0.1M 과염소산으로 적정한다(전위차법). 같은 방법으로 공시험을 하여 보정한다.

$$0.1M\text{-}HClO_4\ 1\ mL\ \equiv\ 30.083\ mg\ \ C_{15}H_{24}N_2O_2 \cdot HCl$$

7.7 수분 정량법(Karl Fischer method)

7.7.1 수분 정량법의 의의

수분은 다른 성분의 함량 또는 품질에 영향을 미치므로, 수분의 정량은 매우 중요한 의미를 갖는다. 특히, 의약품 중에 들어 있는 수분은 불순물일 수도 있고, 경우에 따라 의약품을 변질시킬 수도 있으며, 역가를 떨어뜨릴 수도 있기 때문에 약전에 수재된 많은 의약품들이 수분의 상한선을 정해 놓고 있다.

7.7.2 Karl Fischer법의 원리

수분 측정법으로는 여러 가지가 있지만 대한약전에는 건조감량 시험법과 수분 측정법(Karl Fischer법)의 두 가지가 올라 있다. 이 중에서 Karl Fischer법은 신속하고 정확도 및 정밀도가 뛰어나며, 고체는 물론 액체, 기체 시료에도 적용할 수 있기 때문에 널리 쓰이고 있다.

1935년에 Karl Fischer는 "New Method for the Volumetric Determination of the Water Content in Liquids and Solids"를 발표하여 Karl Fischer법의 막을 열었으며, 그 후 꾸준히 발전을 거듭하여 오늘에 이르렀다.

Karl Fischer법은 Karl Fischer 시액(이하 KF 시액)을 사용하는데, KF 시액은 메탄올 중에 요오드, 이산화황 및 피리딘이 들어 있는 진한 적갈색의 용액으로, Smith 등은 다음과 같은 원리에 의해 물이 KF 시액과 반응을 일으킨다고 보고하였다.

$$I_2 + SO_2 + 3C_5H_5N + CH_3OH + H_2O = 2(C_5H_5N^+H)I^- + (C_5H_5N^+H)^-OSO_2OCH_3$$

실제로는 다음과 같은 부반응을 방지하기 위하여 대과량의 메탄올을 첨가하여 적정을 하는데, 메탄올이 충분하면 물은 KF 시액과 정량적으로 반응한다.

$$C_5H_5NSO_3 + H_2O = (C_5H_5N^+H)^-OSO_2OH$$

근래, 이 Karl Fischer 반응에 대해 Verhoef 등 및 Cedergren에 의해 이론적으로 고찰하는 연구가 이루어져, 이제까지 Karl Fischer 반응에서 필수라고 여겨졌던 피리딘이 아닌 다른 염기와도 Karl Fischer 반응이 진행되며, 또한 Karl Fischer 반응에서 액성이 중요하다는 것이 밝혀졌다. 이러한 연구결과를 밑거름으로 하여 특이한 냄새가 나는 피리딘 대신에 이미다졸이나 2-메틸아미노피리딘 등을 사용한, 냄새도 없고 더 안정한 수분 측정용 시액이 개발되었다. 이들 비피리딘형의 수분 측정용 시액은 종래의 피리딘형의 것과 측정 정밀도가 동등하다.

이상의 연구결과에 의하면 Karl Fischer법이란, 알코올 및 염기의 존재하에 다음에 나타낸 주반응에 따라서 물이 요오드와 정량적으로 반응하는 것을 이용한 수분 정량법이라고 할 수 있다.

$$I_2 + SO_2 + H_2O = 2HI + SO_3$$

수분 측정용 시액은 대기 중의 습기와도 예민하게 반응한다. 예로써 물 3.5 mg에 대응하는 KF 시액 1 mL를 상대습도 70%의 실내에 방치하면, 약 3분 정도이면 시액의 색이 아주 황색으로 변화하는 것을 볼 수 있다. 그러므로 적정에 사용하는 용매는 충분히 탈수 건조된 것을 사용해야 한다. 또, 적정할 때는 건조관 등을 써서 대기와 차단하고 자동뷰렛으로 적정하며, 시료를 투입할 때는 수분이 혼입되지 않도록 각별한 주의를 하여야 한다.

7.7.3 Karl Fischer법의 적정법

〔1〕 시 각 법

KF 시액 자신은 용존하는 요오드 때문에 진한 적갈색을 나타내나, 물과 반응하면 요오드 이온으로 되면서 등황색으로 변한다. 따라서, 시료 중의 수분을 KF 시액으로 직접 적정할 때는, 반응액의 황색이 한 방울 과량의 KF 시액에 의해 적갈색으로 변색하는 점을 종말점으로 한다. 또, 시료 중의 수분에 일정과량의 KF 시액을 작용시켜 반응시킨 다음, 잔여시액을 물 · 메탄올 표준액으로 역적정할 때에는 적갈색이 등황색으로 변색된 점을 종말점으로 한다.

시각법의 정밀도는 전기적 적정보다 떨어진다.

〔2〕 전기적 적정법

정확한 종말점을 결정하는 경우에는 시각법보다 우수하며, 특히 시료가 착색되어 있을 때에는 이 법에 의해야 한다. 가장, 널리 사용되고 있는 것은 정전압 분극 전류적정 장치와 정전류 분극 전위차 적정장치를 사용하는 방법이다.

1) 정전압 분극 전류적정 장치 : 2개의 같은 모양의 백금판 또는 백금선으로 된 전극을 적정액에 담그고, 양쪽 극에 아주 미약한 전압을 걸어 준다. 적정 플라스크에는 가역계의 산화체와 환원체(Karl Fischer법의 경우에는 I_2와 I^-)가 공존하면 양극에서는 산화가, 음극에서는 환원이 일어나며, 그 결과 회로에 전류가 흐른다.

그러나 산화체만 있다든가 환원체만이라면 이 회로에 전류가 흐르지 않는다. 따라서, 직접적정과 같이 I_2와 I^-이 공존하고 있는 KF 시액을 뷰렛에서 적가하는 경우는, 전류가 흐르기 시작하는 점, 역적정과 같이 KF 시액의 과잉이 적정 플라스크에 들어있고, 물·메탄올 표준액을 뷰렛에서 적가하는 경우는 전류가 흐르지 않게 되는 점이 종말점이다. 지시에는 통상 50~150 μA의 전류계를 사용하며, 가전압은 10~20 mV이다.

2) 정전류 분극 전위차 적정장치 : 적정액의 전위차를 측정하여 그 변화가 가장 큰 점, 즉 $\Delta E/\Delta V$의 극대값을 종말점으로 하는 방법이다. 역적정일 때가 직접적정 때보다도 전위차의 변화가 크므로 역적정법이 많이 이용된다.

7.7.4 시약, 시액 및 표준액의 조제

〔1〕 시 약

1) 수분 측정용 클로로포름 : 클로로포름 1 L에 건조용 합성 제올라이트 30 g을 넣어 마개를 하고, 때때로 조용히 흔들어 섞으면서 8시간 방치하고, 계속해서 약 16시간 정치한 다음 맑은 클로로포름층을 취한다. 그리고 습기를 피하여 보관한다. 이 시약 1 mL 중의 수분은 0.1 mg 이하이어야 한다.

2) 수분 측정용 메탄올 : 메탄올 1 L에 마그네슘 가루 5 g을 넣고, 수분 흡수관(수분 측정용 염화칼슘)을 연결한 환류 냉각기를 장치하여 가열한다. 필요하면 요오드 0.5 g을 넣어 반응을 촉진시킨다. 가스발생이 멈춘 다음 습기를 차단하고, 메탄올을 증류해서 습기를 피해 보관한다. 이 시약 1 mL 중의 수분은 0.1 mg 이하이어야 한다.

3) 수분 측정용 메틸셀로솔브 : 메틸셀로솔브 1 L에 건조용 합성 제올라이트 30 g을 넣어 마개를 하고, 때때로 조용히 흔들어 섞으면서 8시간 방치하며, 계속해서 약 16시간 정

치한 다음 맑은 메틸셀로솔브를 취한다. 그리고 습기를 피하여 보관한다. 이 시약 1 mL 중의 수분은 0.3 mg 이하이어야 한다.

4) 수분 측정용 피리딘 : 피리딘에 수산화칼륨 또는 산화바륨을 넣고 마개를 꼭 막아 수일간 방치한 다음, 그대로 습기를 차단하고 증류하여, 습기를 피해 보관한다. 이 시약 1 mL 중의 수분은 1 mg 이하이어야 한다.

5) 수분 측정용 이미다졸 : 박층 크로마토그래프용 이미다졸을 사용한다. 다만, 이 시약 1 g 중의 수분은 1 mg 이하이어야 한다.

6) 수분 측정용 2-메틸아미노피리딘 $C_6H_8N_2$: 맑은 액체로 비중 1.050~1.065, 끓는점이 200~201℃이다. 이 시약은 습기를 차단하고 증류해서 습기를 피해 보관한다. 이 시약 1 mL 중의 수분은 1 mg 이하이어야 한다.

〔2〕 시액 및 표준액의 조제

수분 측정용 시액의 조제법과 표정은 다음과 같다.

① 조제 1 : 요오드 63 g을 수분 측정용 피리딘 100 mL에 녹여 빙랭하고, 건조 이산화황을 통하여 그 중량이 32.3 g에 이르렀을 때 수분 측정용 클로로포름 또는 수분 측정용 메탄올을 넣어 500 mL로 해서 24시간 이상 방치한 다음 쓴다.

② 조제 2 : 수분 측정용 이미다졸 102 g을 수분 측정용 메틸셀로솔브 350 mL에 녹여 빙랭하고, 액온을 25~30℃로 유지하면서 건조 이산화황을 통해 그 중량이 64 g에 이르렀을 때, 요오드 50 g을 넣어 녹이고 24시간 이상 방치한 다음 쓴다.

③ 조제 3 : 수분 측정용 메틸셀로솔브 150 mL에 건조 이산화황을 통해서 그 중량이 32g에 이르렀을 때, 수분 측정용 2-메틸아미노피리딘 81 g을 수분 측정용 메틸셀로솔브 또는 수분 측정용 클로로포름 250 mL에 녹여 빙랭한 액을 넣고, 다시 요오드 36 g을 넣어 녹여 24시간 이상 방치한 다음 쓴다.

이들 시액은 시간이 경과함에 따라 변화하므로 사용할 때 표정한다. 차광하고 습기를 피해 냉소에 보존한다.

④ 표정 : 조작법에 따라 수분 측정용 메탄올 적당량을 건조한 적정 플라스크에 취해서, 미리 수분 측정용 시액으로 종말점까지 적정하여 플라스크 안을 무수상태로 하여 둔다. 다음에 물 약 50 mg을 정밀하게 달아 적정 플라스크에 빨리 넣고, 세게 흔들어 섞으면서 KF 시액으로 종말점까지 적정한다. 수분 측정용 시액 1 mL에 해당하는 물(H_2O)의 mg수 f를 다음 식으로 구한다.

$$f = \frac{\text{물}(H_2O)\text{의 채취량(mg)}}{\text{물}(H_2O)\text{의 적정에 소비된 수분 측정용 시액의 양(mL)}}$$

표준물질로 사용하는 물은, 물을 직접 소형 피펫 또는 소형 스포이트로 취하거나 일정한 결정수를 가지며, 공기 중에서 안정한 주석산 나트륨 이수화물 또는 옥살산 이수화물을 1차 표준물질로 쓰든지, 또는 표정이 끝난 물 · 메탄올 표준액을 2차 표준물질로 쓸 수 있다.

〔3〕 물 · 메탄올 표준액의 조제 및 표정

① 조제 : 수분 측정용 메탄올 500 mL를 잘 말린 1000 mL 메스 플라스크에 취하고, 물 2.0 mL를 정확히 넣은 다음 수분 측정용 메탄올을 넣어 1000 mL로 만든다. 이 표준액은 차광하고, 습기를 피하여 온도변화가 적은 냉소에서 저장하고, 다음과 같이 표정한다.

② 표정 : 조작법에 따라 수분 측정용 메탄올 적당량을 건조한 적정 플라스크에 취해, 미리 수분 측정용 시액으로 종말점까지 적정해서 플라스크 안을 무수상태로 하여 둔다. 다음에 수분 측정용 시액 10 mL를 정확하게 넣고 조제한 물 · 메탄올 표준액으로 종말점까지 적정한다. 물 · 메탄올 표준액 1 mL 중의 물(H_2O)의 mg수 f'을 다음 식으로 구한다.

$$f' = \frac{f \times 10}{\text{적정에 소비된 물 · 메탄올 표준액의 양(mL)}}$$

7.7.5 조 작 법

수분 측정법 시액에 의한 적정은 습기를 피하고 원칙적으로 이것을 표정하였을 때의 온도와 같은 온도에서 적정한다. 피적정액 중에 2개의 백금전극을 담그고, 가변 저항기를 알맞게 조절하여 전극간에 약한 전압을 걸어 주며, 수분 측정용 시액을 적가할 때 변화하는 전류(μA)를 측정한다(정전압 분극 전류 적정법). 적정이 진행됨에 따라 회로 중의 전류가 크게 변하고 수초 내에 다시 제자리로 돌아간다. 적정의 종말점에 이르면 이 전류의 변화가 일정시간 지속한다(보통 10～30초간 또는 그 이상). 이 상태가 되었을 때를 적정의 종말점으로 한다.

또는, 전극간에 약한 전류를 흘리면서 수분 측정용 시액을 적가할 때의 변화하는 전위차(mV)를 측정한다(정전류 분극 전위차 적정법). 적정이 진행됨에 따라 회로 중의 전압계의 값이 수백 mV의 분극상태로부터 갑자기 감소하여 소극상태로 되고, 수초 내에 다시 제자리로 돌아간다. 적정의 종말점에 이르면 소극상태가 일정시간 지속한다(보통 10～30초간 또는 그 이상). 이 상태가 되었을 때를 적정의 종말점으로 한다.

다만, 정전압 분극전류 적정법을 역적정으로 하는 경우는 수분 측정용 시액이 과량존재하는 동안, 전류계의 바늘이 한계점을 가리키다가 종말점에 이르면 갑자기 제자리로 돌아온다. 정전류 분극 전위차 적정법을 쓰는 경우는 수분 측정용 시액이 과량존재하는 동안, 밀리볼트 미터의 값이 제자리에 있다가 종말점에 도달하면 일정한 전압이 걸린다.

수분 측정용 시액에 의한 적정은 따로 규정이 없는 한 다음의 어느 방법에 따라도 무방하다. 적정의 종말점은 대개 역적정쪽이 명료하다.

〔1〕 직접 적정

수분 측정용 메탄올 25 mL를 건조한 적정 플라스크에 취하여 미리 수분 측정용 시액으로 종말점까지 적정하여, 플라스크 안을 무수상태로 하여 둔다. 다음에 수분 10~50 mg을 함유하는 양의 검체를 정밀하게 달아 신속히 적정 플라스크에 넣고 잘 저어 녹인 다음, 세게 저으면서 수분 측정용 시액으로 종말점까지 적정한다. 검체가 용매에 녹지 않는 경우에는 재빨리 가루로 하여 그 무게를 달고, 신속히 적정 플라스크에 넣어 습기를 피하면서 30분간 저은 다음 세게 저으면서 적정한다.

$$\text{물}(H_2O)\% = \frac{\text{검체의 적정에 소비된 수분 측정용 시액의 양(mL)} \times f}{\text{검체의 양(mg)}} \times 100$$

〔2〕 역 적 정

수분측정용 메탄올 25 mL를 건조한 적정 플라스크에 취해, 미리 수분 측정용 시액으로 종말점까지 적정해서 플라스크 안을 무수상태로 하여 둔다. 다음에 수분 10~50 mg을 함유하는 양의 검체를 정밀하게 달아 빨리 적정 플라스크에 넣고, 과량의 수분 측정용 시액 일정량을 넣은 다음 저어 녹이고, 세게 저으면서 물 · 메탄올 표준액으로 종말점까지 적정한다. 검체가 용매에 녹지 않는 경우에는 재빨리 가루로 하여 그 무게를 달아 신속히 적정 플라스크에 넣고, 과량의 수분 측정용 시액 일정량을 넣어 습기를 피하면서 30분간 저은 다음 세게 저으면서 적정한다.

$$\text{물}(H_2O)\% = \frac{\text{수분측정용시액의 양} \times f - \text{적정에 소비된 물 · 메탄올 표준액의 양} \times f'}{\text{검체의 양(mg)}} \times 100$$

7.7.6 Karl Fischer법의 장단점

Karl Fischer법은 수분정량에 유력한 수단이며, 유기 화합물과 무기 화합물 중의 수분의 정량은 물론 결정수의 정량도 가능하며, 특히 종래 곤란하였던 휘발성 물질 중의 수분을 정확, 신속히 정량할 수 있다. 더욱이, 어떤 반응에 의해 정량적으로 수분을 소비하거나 생성하는 유기 화합물이 있을 경우에는, 그 반응에 의해 증감된 수분을 KF 시액으로 적정함으로서 간접적으로 그 유기 화합물을 정량할 수도 있다. 예를 들면, 알코올류는 BF_3를 촉매로 하면 초산과 반응하여 물을 생성하고, 카르복실산류도 BF_3를 촉매로 할 때 메탄올과 반응하여 물이 생긴다.

$$ROH + CH_3COOH \longrightarrow CH_3COOR + H_2O$$

$$RCOOH + CH_3OH \longrightarrow RCOOCH_3 + H_2O$$

KF 시액은 물에 대하여 예민하나 미량의 물을 정량하는데는 부적당하며, 물 2 mg 이상을 함유하는 시료량이 아니면 정밀도가 좋은 정량은 곤란하다. 또, KF 시약은 물에 대해서 특이하게 반응한다고 앞에서 말한 바 있으나, 다음과 같은 몇 가지의 화합물이 존재할 때에는 방해를 받는 결점이 있다.

① 아스코르빈산은 요오드에 의하여 산화되어 디히드로아스코르빈산으로 된다.

② 알데히드, 케톤 등의 카르보닐 화합물은 메탄올과 반응하여 아세탈을 형성하고 물을 방출한다.

$$R\text{-}CHO + 2CH_3OH \longrightarrow R\text{-}CH(OCH_3)_2 + H_2O$$

③ 티올은 요오드에 의하여 산화된다.

$$2RSH + I_2 \longrightarrow R\text{-}S\text{-}S\text{-}R + 2HI$$

④ 결정수도 KF 시약에 의하여 적정되므로 유리수분과의 구별을 할 수가 없다.

⑤ 금속 산화물 중 CaO, MgO, ZnO, Ag_2O, Cu_2O, MnO_2 및 HgO 등은 다음과 같이 KF 시약과 반응하여 방해한다.

$$MO + 2HI \longrightarrow MI_2 + H_2O$$

$$MO + I_2 + SO_2 + CH_3OH \longrightarrow MI_2 + HSO_4CH_3$$

CuO, Fe_2O_3, Fe_3O_4, PbO, Al_2O_3 및 NiO 등은 반응하지 않는다.

⑥ 금속 수산화물도 방해하는 것이 많다.

$$MOH + I_2 + SO_2 + CH_3OH \longrightarrow MI + HSO_4CH_3 + HI$$

⑦ 황산염, 중황산염도 방해한다.

⑧ 황산구리는 HI를 산화시켜 요오드를 유리한다.

$$CuSO_4 + 2HI \longrightarrow CuI + \tfrac{1}{2}I_2 + H_2SO_4$$

이 방법에 의하여 수분을 정량하는 대한약전 수재품은 인산리보플라빈, 메나디온, 아황산수소나트륨, 아크리놀, 주석산 소노르에피네프린, 클로로부탄올, 염화벤잘코늄, 엽산 등이다.

···· 연 습 문 제 ····

1. 프탈산수소칼륨 505.0 mg을 빙초산 80 mL에 녹여 0.1M-$HClO_4$으로 적정했을 때 24.53 mL, 공시험에서는 0.05 mL 소비했다. factor를 구하라. 《답》 1.010

2. 피페나진(M.W. 404.0) 408.0 mg을 빙초산 50mL에 녹여 CV수(水)를 지시약으로 청록색이 나타날 때까지 0.1M-$HClO_4$으로 적정했을 때 20.05 mL, 공시험에서 0.05 mL 소비했다. 시료를 이산성 염기로서 함량(%)을 구하라. 《답》 99.0

3. 진단용 구연산나트륨액 5 mL를 본문과 같은 방법으로 적정(滴定)했을 때 0.1M-$HClO_4$ 20.2 mL을 소비하였다. 구연산나트륨(M.W. 294.1)의 함량 %(w/v)를 구하라.
《답》 3.96

4. 염산리신($C_{16}H_{14}N_2O_2$: 182.65) 101.0 mg을 개미산 2 mL에 녹여 0.1M-$HClO_4$ 15.00 mL를 넣어 수욕상에서 30분 가온, 냉후 빙초산을 넣어 60mL로 하고, 과량의 $HClO_4$을 0.1M 초산나트륨액으로 전위차 적정하였을 때 4.06 mL, 공시험에서는 15.06 mL를 소비하였다. 시료 중의 함량 %를 구하라. 《답》 99.5

5. 황산퀴니딘[$(C_{20}H_{24}N_2O_2)_2 \cdot H_2SO_4$]을 빙초산 무수초산(20 : 80) 중에서 0.1M-$HClO_4$으로 적정할 때 3당량으로 반응하는 이유는 무엇인가?

6. ① 0.2F NH_4^+ + 0.2F NaOH(수중)
② 0.2F NH_4^+ + 0.2F C_2H_5ONa(EtOH)
① 및 ②의 반응 당량점에서 미반응의 NH_4^+의 %를 계산하라.
단, $K_w = 1\times10^{-14}$, $K_s = 8\times10^{-20}$이고 NH_4^+의 $K_a(H_2O) = 6\times10^{-10}$, $K_a(EtOH) = 1\times10^{-10}$이다. 《답》 수중 1%, EtOH 중 0.01%

7. 0.05M-$HClO_4$ 50 mL를 0.1M-C_2H_5ONa로 a) 0.00 mL, b) 12.5 mL, c) 24 mL, d) 24.9 mL, e) 25 mL, f) 25.1 mL, g) 26 mL, h) 30 mL를 각각 적가(適加)하였을 때의 pH($-\log[C_2H_5OH_2^+]$)를 구하라(무수 EtOH 중에서).

$$K_s(EtOH) = 8\times10^{-20}$$

8. 다음 용어의 뜻을 간략히 설명하라.
① self-ionized solvent
② ion pair
③ solvated proton

④ leveling effect

9. 아래에 표시한 각 화합물의 정확한 적정을 하고자 할 때(99.9% 중화) 적당한 titrant와 solvent를 생각해 보라. 만일, 비수적정법을 사용해야 한다면 그 화합물을 수용액 중에서는 적정할 수 없음을 어떻게 알 수 있는가?(ionization constants 참조)

① phenol

② *m*-nitrophenol

③ 2,4-dinitrophenol

④ 2,4,6-trinitrophenol(picric acid)

또, 이들 phenol류의 산성도에 있어서 nitro group의 치환에 의한 효과를 설명하라.

《답》 ① sod. methoxide : pyridine, acetone or *tert*-butyl alc.

② sod. methoxide($K_a=10^{-8}$)

③ sod. hydroxide : water or alc-water($K_a=10^{-4}$)

④ sod. hydroxide : ($K_a=10^{-1}$)

(nitro group의 치환이 증가되면 phenol의 산성도는 더 강해진다)

10. $0.1M$-HCl으로 $0.1M$-pyridine($K_b=10^{-8.8}$)을 적정시 대략적인 적정곡선을 그려보자. pyridine은 수용액 중에서 정확하게(99.9% 중화) 적정을 할 수 있는가? 산, 염기 적정에 의한 pyridine 측정에 있어서 더 좋은 방법을 생각해 보라.

대한약전 수재 의약품

비수적정법

a) 약산의 정량

약 품 명	분 자 식	분자량	적 정 용 매	적정 표준액	지 시 약
날리딕스산	$C_{12}H_{12}N_2O_3$	232.24	디메틸포름아미드	0.1*M* 나트륨메톡시드 · 디옥산	치몰프탈레인
디노프로스트	$C_{20}H_{34}O_5$	354.49	디메틸포름아미드	0.02*M* 테트라메틸암모늄히드록시드액	전위차 적정
로라제팜	$C_{15}H_{10}N_2O_2$	321.16	아세톤	0.1*M* 테트라부틸암모늄히드록시드액	전위차 적정
메르캅토푸린	$C_5H_4N_4S$	170.19	디메틸포름아미드	0.1*M* 테트라메틸암모늄히드록시드	전위차 적정법
메프루시드	$C_{13}H_{19}ClN_2O_5S_2$	382.89	디메틸포름아미드	0.1*M* 테트라메틸암모늄히드록시드	전위차적정법
벤즈브로마론	$C_{17}H_{12}Br_2O_3$	424.09	디메틸아미드	0.1*M* 테트라메틸암모늄히드록시드	치몰블루
부페사막	$C_{12}H_{17}NO_3$	223.27	디메틸포름아미드	0.1*M* 테트라메틸암모늄히드록시드	전위차 적정법
설티암	$C_{10}H_{14}N_2O_4S_2$	290.36	디메틸포름아미드	0.2*M* 테트라메틸암모늄히드록시드	전위차 적정법
아모바르비탈	$C_{11}H_{18}N_2O_3$	226.28	에탄올 : 클로로포름 (5 : 50)	0.1*M* 수산화칼륨 에탄올액	알리자린옐로우GG-치몰프탈레인시액
주사용 아모바르비탈나트륨	$C_{11}H_{17}N_2NaO_3$	248.26	에탄올 : 클로로포름 (3 : 16)	0.1*M* 수산화칼륨 에탄올액	알리자린옐로우GG-치몰프탈레인시액
아자치오프린	$C_9H_7N_7O_2S$	277.27	디메틸포름아미드	0.1*M* 테트라메틸암모늄히드록시드액	치몰블루
알로푸리놀	$C_5H_4N_4O$	136.11	디메틸포름아미드	0.1*M* 테트라메틸암모늄히드록시드액	전위차 적정법
에토석시미드	$C_7H_{11}NO_2$	141.17	디메틸포름아미드	0.1*M* 테트라메틸암모늄히드록시드액	전위차 적정법

약 품 명	분 자 식	분자량	적 정 용 매	적정 표준액	지 시 약
이독수리딘	$C_9H_{11}IN_2O_5$	354.10	디메틸포름아미드	0.1*M* 테트라메틸암모늄히드록시드액	치몰블루
카르모푸르	$C_{11}H_{16}FN_3O_3$	257.26	디메틸포름아미드	0.1*M* 테트러부틸암모늄히드록시드	치몰블루
프로글루미드	$C_{18}H_{26}N_2O_4$	334.42	메탄올	0.1*M* 수산화나트륨	전위차법
플로프로피온	$C_9H_{10}O_4$	182.18	디메틸포름아미드	0.1*M* 테트라메틸암모늄히드록시드	전위차법
플루오로우라실	$C_4H_3FN_2O_2$	130.08	디메틸포름아미드	0.1*M* 테트라메틸암모늄히드록시드	치몰블루 디메틸포름아미드
히메크로몬	$C_{10}H_8O_3$	176.17	디메틸포름아미드	0.1*M* 테트라메틸암모늄히드록시드	전위차법

b) 약염기의 정량

약 품 명	분 자 식	분자량	적 정 용 매	적정 표준액	지 시 약
염산로페라미드	$C_{29}H_{33}ClN_2O_2 \cdot HCl$	513.51	초산	과염소산	
염산이미프라민	$C_{19}H_{24}N_2 \cdot HCl$	316.87	클로로포름	0.1*M* 과염소산	메타닐엘로우
염산트리메타지딘	$C_{14}H_{22}N_2O_3 \cdot HCl$	339.26	클로로포름	0.1*M* 과염소산	α-나프톨벤제인
염산파파베린주사액	$C_{20}H_{21}NO_4 \cdot HCl$	375.85	빙초산	0.05*M* 과염소산	염화메틸로자닐린
구연산디에틸카르바마진	$C_{10}H_{21}N_3O \cdot C_6H_8O_7$	391.42	빙초산	0.1*M*과염소산	
구연산클로미펜	$C_{26}H_{28}ClNO \cdot C_6H_8O_7$	598.09	빙초산	0.1*M* 과염소산	염화메틸로자닐린
구연산펜타닐	$C_{22}H_{28}N_2O \cdot C_6H_8O_7$	528.60	빙초산	0.02*M* 과염소산	
구연산펜톡시베린	$C_{20}H_{31}NO_3 \cdot C_6H_8O_7$	525.60	빙초산	0.1*M* 과염소산	염화메틸로자닐린
구연산피페라진	$(C_4H_{10}N_2)_3 \cdot 2C_6H_8O_7 \cdot xH_2O$		빙초산	0.1*M* 과염소산	염화메틸로자닐린
노르에피네프린	$C_8H_{11}NO_3$	169.18	빙초산	0.1*M* 과염소산	염화메틸로자닐린
노스카핀	$C_{22}H_{23}NO_7$	413.43	빙초산	0.1*M* 과염소산	염화메틸로자닐린

약 품 명	분 자 식	분자량	적 정 용 매	적정 표준액	지 시 약
니트라제팜	$C_{15}H_{11}N_3O_3$	281.27	빙초산	0.1*M* 과염소산	
단트롤렌나트륨	$C_{14}H_9N_4NaO_5$ 3H_2O	399.29	프로필렌글리콜/아세톤	0.1*M* 과염소산	
드로페리돌	$C_{22}H_{22}FN_3O_2$	379.43	빙초산	0.1*M* 과염소산	전위차 적정
디모르폴라민	$C_{20}H_{38}N_4O_4$	398.55	무수초산	0.1*M* 과염소산	뉴트랄렛
디소피라미드	$C_{21}H_{29}N_3O$	339.48	빙초산	0.1*M* 과염소산	전위차 적정
디아제팜	$C_{16}H_{13}ClN_2O$	284.75	무수초산	0.1*M* 과염소산	전위차 적정
디펜히드라민	$C_{17}H_{21}NO$	255.36	무수초산	0.1*M* 과염소산	전위차 적정
디피리다몰	$C_{24}H_{40}N_8O_4$	504.63	메탄올	0.1*M* 과염소산	전위차 적정
레보도파	$C_9H_{11}NO_4$	197.19	개미산	0.1*M* 과염소산	염화메틸로자닐린
L-로이신	$C_6H_{13}NO_2$	131.17	개미산	0.1*M* 과염소산	α-나프톨벤제인
리도카인	$C_{14}H_{22}N_2O$	234.34	빙초산	0.1*M* 과염소산	염화메틸로자닐린
말레인산레보메프로마진	$C_{19}H_{24}N_2OS \cdot C_4H_4O_4$	444.56	빙초산+아세톤	0.1*M* 과염소산	브롬크레졸그린 · 염화메틸로자닐린
말레인산클로르페니라민	$C_{16}H_{19}ClN_2 \cdot C_4H_4O_4$	390.87	빙초산	0.1*M* 과염소산	염화메틸로자닐린
말레인산클로르페니라민-*d*	$C_{16}H_{19}ClN_2 \cdot C_4H_4O_4$	390.87	빙초산	0.1*M* 과염소산	염화메틸로자닐린
말레인산프로클로르페라진	$C_{20}H_{24}ClN_3S \cdot 2C_4H_4O_4$	606.10	빙초산	0.05*M* 과염소산	α-나프톨벤제인
메다제팜	$C_{16}H_{15}ClN_2$	270.76	빙초산	0.1*M* 과염소산	전위차 적정법
메벤다졸	$C_{16}H_{13}N_3O_3$	295.30	빙초산	0.1*M* 과염소산	전위차 적정법
메실산디히드로에르고타민	$C_{33}H_{37}N_5O_5 \cdot CH_4O_3S$	679.79	무수초산 · 빙초산 혼합액(10 : 1)	0.02*M* 과염소산	전위차 적정법
메실산베타히스틴	$C_8H_{12}N_2 \cdot 2CH_4O_3S$	328.41	무수초산 · 빙초산 혼합액	0.1*M* 과염소산	전위차 적정법
메실산브로모크립틴	$C_{32}H_{40}BrN_5O_5S \cdot CH_4O_3S$	750.71	빙초산 · 무수초산 혼합액(1 : 7)	0.1*M* 과염소산	전위차 적정법
DL-메치오닌	$C_5H_{11}NO_2S$	149.21	빙초산	0.1*M* 과염소산	α-나프톨벤제인
L-메치오닌	$C_5H_{11}NO_2S$	149.21	빙초산	0.1*M* 과염소산	α-나프톨벤제인
메틸도파	$C_{10}H_{13}NO_4 \cdot$ 11/2H2O	238.24	빙초산	0.1*M* 과염소산	염화메틸로자닐린

약 품 명	분 자 식	분자량	적 정 용 매	적정 표준액	지 시 약
메토클로프라미드	$C_{11}H_{15}ClN_3O_2$	299.80	빙초산 · 무수초산 혼합액	0.1*M* 과염소산	염화메틸로자닐린
메트로니다졸	$C_6H_9N_3O_3$	171.16	빙초산	0.1*M* 과염소산	*a*-나프톨벤제인
메티라폰	$C_{14}H_{14}N_2O$	226.28	니트로벤젠+무수초산	0.1*M* 과염소산	전위차 적정법
바르비탈	$C_8H_{12}N_2O_3$	184.19	에탄올5 mL+클로로포름 50 mL	0.1*M* 수산화칼륨 · 에탄올액	알리자린옐로우 GG.치몰프타레인
바클로펜	$C_{10}H_{12}ClNO_2$	213.66	빙초산	0.1*M*과염소산	염화메틸로자닐린
L-발린	$C_5H_{11}NO_2$	117.15	빙초산	0.1*M* 과염소산	*a*-나프톨벤제인
발프로산나트륨	$C_8H_{15}NaO_2$	166.20	빙초산	0.1*M* 과염소산	전위차 적정법
브로마제팜	$C_{14}H_{10}BrN_3O$	316.16	빙초산	0.1*M* 과염소산	전위차 적정법
브롬화네오스티그민	$C_{12}H_{19}BrN_2O_2$	303.20	빙초산+초산제이수은	0.1*M* 과염소산	염화메틸로자닐린
브롬화디스티그민	$C_{22}H_{32}Br_2N_4O_4$	576.33	무수초산 · 빙초산 (8 : 1)	0.1*M* 과염소산	전위차 적정법
브롬화메틸베낙티즘	$C_{21}H_{38}BrNO_3$	422.36	무수초산 · 빙초산 (4 : 1)	0.1*M* 과염소산	전위차 적정법
브롬화메펜졸레이트	$C_{21}H_{36}BrNO_3$	420.35	개미산 · 무수초산	0.1*M* 과염소산	전위차 적정법
브롬부틸스코폴라민	$C_{21}H_{30}BrNO_4$	440.38	무수초산 · 빙초산 (4 : 1)	0.1*M* 과염소산	전위차 적정법
브롬화수소산덱스트로메토르판	$C_{18}H_{25}NO \cdot HBr \cdot H_2O$	370.33	무수초산 · 빙초산	0.1*M* 과염소산	전위차 적정법
브롬화수소산스코폴라민	$C_{17}H_{21}NO_4 \cdot HBr \cdot 3H_2O$	438.32	무수초산 · 빙초산	0.1*M* 과염소산	전위차 적정법
브롬화수소산호마트로핀	$C_{16}H_{21}NO_3 \cdot HBr$	356.26	무수초산 · 빙초산	0.1*M* 과염소산	전위차 적정법
브롬화이프라트로퓸	$C_{20}H_{30}BrNO_3 \cdot H_2O$	430.38	빙초산+디옥산+질산비스므스	0.1*M* 과염소산	전위차 적정법
브롬화프로판텔린	$C_{23}H_{30}BrNO_3$	448.40	무수초산 · 빙초산 (7 : 3)	0.1*M* 과염소산	전위차 적정법
브롬화피리도스티그민	$C_9H_{13}BrN_2O_2$	261.12	무수초산 · 빙초산	0.1*M* 과염소산	전위차 적정법

약 품 명	분 자 식	분자량	적 정 용 매	적정 표준액	지 시 약
비사코딜	$C_{22}H_{19}NO_4$	361.40	빙초산	0.1*M* 과염소산	α-나프톨벤제인
살리실사피소스티그민	$C_{15}H_{21}N_3O_2 \cdot C_7H_6O_3$	413.47	빙초산	0.02*M* 과염소산	전위차 적정법
설피리드	$C_{15}H_{23}N_3O_4S$	341.43	빙초산	0.1*M* 과염소산	염화메틸로자닐린
시클로포스파미드	$C_7H_{15}Cl_2N_2O_2P\ H_2O$	279.1	무수초산 : 빙초산 혼합액(7 : 3)	0.1*M* 과염소산 디옥산액	염화메틸로자닐린
시타라빈	$C_9H_{13}N_3O_5$	243.22	빙초산	0.05*M* 과염소산	전위차 적정법
신나리진	$C_{26}H_{28}N_2$	368.52	빙초산	0.1*M* 과염소산	염화메틸로자닐린
아디핀산피페라진	$C_4H_{10}N_2$ $C_6H_{10}O_4$	232.28	빙초산 : 아세톤 (20 : 40)	0.1*M* 과염소산	브롬크레솔그린-염화메틸로자닐린
아미노카프론산 정	$C_6H_{13}NO_2$	131.17	빙초산	0.1*M* 과염소산 디옥산액	염화메틸로자닐린
아즈말린	$C_{20}H_{26}N_2O_2$	326.44	무수초산 : 아세톤 (1 : 1)	0.05*M* 과염소산	전위차 적정
아즈말린 정	$C_{20}H_{26}N_2O_2$	326.44	무수초산 : 아세톤 (1 : 1)	0.05*M* 과염소산	전위차 적정
안식향산나트륨카페인	$C_8H_{10}N_4O_2$/ $C_7H_5NaO_2$	194.19/ 144.11	무수초산 : 빙초산 혼합액(6 : 1)	0.1M 과염소산 디옥산액	전위차 적정
에난트산플루페나진	$C_{29}H_{38}F_3N_3O_2S$	549.7	빙초산	0.1*M* 과염소산	염화메틸로자닐린
에녹사신	$C_{15}H_{17}FN_4O_3 \cdot 1\frac{1}{2}H_2O$	347.35	빙초산	0.1*M* 과염소산	전위차 적정법
에스타졸람	$C_{16}H_{11}ClN_4$	294.74	무수초산	0.1*M* 과염소산	전위차 적정법
에치온아미드	$C_8H_{10}N_2S$	166.25	빙초산	0.1*M* 과염소산	α-나프톨벤제인
에피네프린	$C_9H_{13}NO_3$	183.21	빙초산	0.1*M* 과염소산	염화메틸로자닐린
에피리졸	$C_{11}H_{14}N_4O_2$	234.26	빙초산	0.1*M* 과염소산	염화메틸로자닐린
염산트리메토퀴놀	$C_{19}H_{23}NO_5 \cdot HCl \cdot H_2O$	399.87	0.1*M* 염산 및 무수에탄올	0.1*M* 수산화칼륨 에탄올액으로 적정	
염산플라복세이트	$C_{24}H_{25}NO_4 \cdot HCl$	427.93	빙초산 및 아세토니트릴	0.1*M* 과염소산	
염화베타네콜	$C_7H_{17}ClN_2O_2$	196.68	빙초산/무수초산	0.1*M* 과염소산	염화메틸로자닐린
옥사졸람	$C_{18}H_{17}ClN_2O_2$	328.80	빙초산/디옥산 (1 : 1)	0.1*M* 과염소산	염화메틸로자닐린

약 품 명	분 자 식	분자량	적 정 용 매	적정 표준액	지 시 약
옥세타자인	$C_{28}H_{41}N_3O_3$	467.65	빙초산	0.1*M* 과염소산	염화메틸로자닐린
이소니코틴산히드라짓	$C_6H_7N_3O$	137.14	무수초산-빙초산 (1 : 5)	0.1*M* 과염소산	나프톨벤제인 시액
L-이소로이신	$C_6H_{13}NO_2$	131.17	빙초산	0.1*M* 과염소산	나프톨벤제인 시액
이소프로필안티피린	$C_{14}H_{18}N_2O$	230.31	무수초산-빙초산 (1 : 2)	0.1*M* 과염소산	전위차 적정
L-카르보시스테인	$C_5H_9NO_4S$	179.2	빙초산	0.1*M* 과염소산, 0.1*M* 초산나트륨	
카페인	$C_8H_{10}N_4O_2 \cdot H_2O$	212.21	무수초산-빙초산 혼합액(6 : 1)	0.1*M* 과염소산	염화메틸로자닐린
무수카페인	$C_8H_{10}N_4O_2$	194.19	무수초산-빙초산 혼합액(6 : 1)	0.1*M* 과염소산	염화메틸로자닐린
칸레노산칼륨	$C_{22}H_{29}KO_4$	396.57	빙초산	0.1*M* 과염소산	
캄실산트리메타판	$C_{32}H_{40}N_2O_5S_2$	596.81	무수초산	0.1*M* 과염소산	
콜키신	$C_{22}H_{25}NO_6$	399.44	무수초산	0.05*M* 과염소산	
크로모글리크산나트륨	$C_{23}H_{14}Na_2O_{11}$	512.34	프로필렌글리콜-이소프로판올	0.1*M* 과염소산 디옥산액	
클로나제팜	$C_{15}H_{10}ClN_3O_3$	315.72	무수초산	0.1*M* 과염소산	
클로르디아제폭시드	$C_{16}H_{14}ClN_3O$	299.76	빙초산	0.1*M* 과염소산	염화메틸로자닐린
클로트리마졸	$C_{22}H_{17}ClN_2$	344.84	빙초산	0.1*M* 과염소산	
클로티아제팜	$C_{16}H_{15}ClN_2OS$	318.83	빙초산	0.1*M* 과염소산	
클록사졸람	$C_{17}H_{14}C_{12}N_2O_2$	349.22	빙초산	0.1*M* 과염소산	염화메틸로자닐린
테르페나딘	$C_{32}H_{41}NO_2$	471.69	빙초산	0.1*M* 과염소산	
트라넥사민산	$C_8H_{15}NO_2$	157.21	빙초산	0.1*M* 과염소산	염화메틸로자닐린
트라피딜	$C_{10}H_{15}N_5$	205.26	빙초산	0.1*M* 과염소산	
L-트레오닌	$C_4H_9NO_3$	119.12	빙초산	0.1*M* 과염소산	α-나프톨벤제인
트로픽아미드	$C_{17}H_{20}N_2O_2$	284.36	빙초산	0.1*M* 과염소산	염화메틸로자닐린
트리암테렌	$C_{12}H_{11}N_7$	253.27	빙초산	0.05*M* 과염소산	염화메틸로자닐린
L-트리프토판	$C_{11}H_{12}N_2O_2$	204.23	빙초산	0.1*M* 과염소산	α-나프톨벤제인
티니다졸	$C_8H_{13}N_3O_4S$	247.28	무수초산	0.1*M* 과염소산	

약 품 명	분 자 식	분자량	적 정 용 매	적정 표준액	지 시 약
파모산피란텔	$C_{11}H_{14}N_2S$ $C_{23}H_{16}O_6$	594.69	빙초산	0.1*M* 과염소산	염화메틸로자닐린
파모산히드록시진	$C_{21}H_{27}ClN_2O_2 \cdot C_{23}H_{16}O_6$	763.29	빙초산	0.1*M* 과염소산	염화메틸로자닐린
파모티딘	$C_8H_{15}N_7O_2S_3$	337.45	빙초산	0.1*M* 과염소산	
L-페닐알라닌	$C_9H_{11}NO_2$	165.19	빙초산	0.1*M* 과염소산	α-나프톨벤제인
페르페나진	$C_{21}H_{26}ClN_3OS$	403.98	빙초산	0.1*M* 과염소산	염화메틸로자닐린
펜타조신	$C_{19}H_{27}NO$	285.43	빙초산	0.1*M* 과염소산	염화메틸로자닐린
펜톡시필린	$C_{13}H_{18}N_4O_3$	278.31	빙초산	0.1*M* 과염소산	
폴리스티렌설폰산나트륨			빙초산	0.1*M* 과염소산	염화메틸로자닐린
프라노프로펜	$C_{15}H_{13}NO_3$	255.27	무수초산 빙초산 혼액(7 : 3)	0.1*M* 과염소산	전위차적정
프라제팜	$C_{19}H_{17}ClN_2O$	324.81	무수초산	0.1*M* 과염소산	전위차법
프라제팜 정	$C_{19}H_{17}ClN_2O$	324.81	아세톤	0.02*M* 과염소산	전위차법
프로치온아미드	$C_9H_{12}N_2S$	180.27	빙초산	0.1*M* 과염소산	나프톨벤제인
프로티렐린	$C_{16}H_{22}N_6O_4$	362.39	빙초산	0.02*M* 과염소산	전위차법
플록타페닌	$C_{20}H_{17}F_3N_2O_4$	406.36	빙초산	0.1*M* 과염소산	전위차법
플루니트라제팜	$C_{16}H_{12}FN_3O_3$	313.29	빙초산 : 무수초산	0.1*M* 과염소산	전위차법
플루디아제팜	$C_{16}H_{12}ClN_2O$	302.74	빙초산	0.1*M* 과염소산	전위차법
플루라제팜	$C_{21}H_{23}ClFN_3O$	387.88	무수초산	0.1*M* 과염소산	전위차법
플루시토신	$C_4H_4FN_3O$	129.09	빙초산 : 무수초산	0.1*M* 과염소산	전위차법
피코설페이트나트륨	$C_{18}H_{13}NNa_2O_8S_2\ H_2O$	499.43	메탄올, 빙초산	0.1*M* 과염소산	전위차법
피페미드산 3수화물	$C_{14}H_{17}N_5O_3\ 3H_2O$	357.37	빙초산	0.1*M* 과염소산	전위차법
할로페리돌	$C_{21}H_{23}ClFNO_2$	375.87	빙초산	0.1*M* 과염소산	전위차법
할록사졸람	$C_{17}H_{14}BrFN_2O_2$	377.21	빙초산	0.1*M* 과염소산	전위차법

c) 약산염의 정량

약 품 명	분 자 식	분자량	적 정 용 매	적정 표준액	지 시 약
수혈용 구연산나트륨주사액			빙초산	0.1*M* 과염소산	염화메틸로자닐린
진단용 구연산나트륨액			빙초산	0.1*M* 과염소산	염화메틸로자닐린
글루콘산클로르헥시딘액			빙초산	0.1*M* 과염소산	
나프록센나트륨	$C_{14}H_{13}NaO_3$	252.25	0.1*M* 과염소산으로 중화시킨 빙초산	0.1*M* 과염소산	*p*-나프톨벤제인
인산디메모르판	$C_{18}H_{25}NH_3PO_4$	353.40	빙초산	0.1*M* 과염소산	전위차 적정
인산디히드로코데인	$C_{18}H_{23}NO_3H_3PO_4$	399.38	빙초산	0.1*M* 과염소산	염화메틸로자닐린
인산코데인	$C_{18}H_{21}NO_3H_3PO_4\ \frac{1}{2}H_2O$	406.37	빙초산	0.1*M* 과염소산	염화메틸로자닐린
인산피페라진	$C_4H_{10}N_2H_3PO_4H_2O$	202.15	빙초산	0.1*M* 과염소산	전위차 적정
주석산레발로르판	$C_{19}H_{25}NO \cdot C_4H_6O_6$	433.50	빙초산	0.1*M* 과염소산	염화메틸로자닐린
주석산알리메마진	$(C_{18}H_{22}N_2S)_2 \cdot C_4H_6O_6$	746.99	빙초산	0.1*M* 과염소산	α-나프톨벤제인
주석산에르고타민	$(C_{33}H_{35}N_5O_5)_2 \cdot C_4H_6O_6$	1313.43	빙초산-무수초산 (50 : 3)	0.05*M* 과염소산	염화메틸로자닐린
주석산 이펜프로딜	$(C_{21}H_{27}NO_2)_2 \cdot C_4H_6O_6$	800.99	빙초산	0.1*M* 과염소산	전위차 적정
주석산프로티렐린	$C_{16}H_{22}N_6O_4 \cdot C_4H_6O_6 \cdot H_2O$	530.49	빙초산	0.1*M* 과염소산	전위차 적정
질산나파졸린	$C_{14}H_{14}N_2 \cdot HNO_3$	273.29	무수초산-빙초산 (4 : 1)	0.1*M* 과염소산	염화메틸로자닐린
질산미코나졸	$C_{18}H_{14}Cl_4N_2O \cdot HNO_3$	479.15	빙초산	0.1*M* 과염소산	전위차 적정
푸마르산클레마스틴	$C_{21}H_{26}ClNO \cdot C_4H_4O_4$	459.97	빙초산	0.1*M* 과염소산	전위차 적정
푸마르산포르모테롤	$(C_{19}H_{24}N_2O_4)_2 \cdot C_4H_4O_4$	840.93	빙초산	0.1*M* 과염소산	전위차 적정

d) 할로겐화수소산염의 정량

약 품 명	분 자 식	분자량	적 정 용 매	적정 표준액	지 시 약
구아야콜설폰산칼륨	$C_7H_7KO_5S$	242.29	개미산	0.1*M* 과염소산	
염산나파졸린	$C_{14}H_{14}N_2 \cdot HCl$	246.74	무수초산 : 빙초산 (7 : 3)	0.1*M* 과염소산	전위차 적정법
염산노르트립틸린	$C_{19}H_{21}N \cdot HCl$	299.84	무수초산 :빙초산 (10 : 1)	0.1*M* 과염소산	전위차 적정법
염산노스카핀	$C_{22}H_{23}NO_7 \cdot HCl \cdot xH_2O$	449.89	무수초산 : 빙초산 (7 : 3)	0.1*M* 과염소산	전위차 적정법
염 산 니 카 르 디핀	$C_{26}H_{28}N_3O_6 \cdot HCl$	515.99	무수초산 : 빙초산 (7 : 3)	0.1*M* 과염소산	전위차 적정법
염산도파민	$C_8H_{11}NO_2 \cdot HCl$	189.64	빙초산	0.1*M* 과염소산	전위차 적정법
염산독사프람	$C_{24}H_{30}N_2O_2 \cdot HCl \cdot H_2O$	432.99	무수초산 : 빙초산 (7 : 3)	0.1*M* 과염소산	전위차 적정법
염산디부카인	$C_{20}H_{29}N_3O_2 \cdot H_2Cl$	379.93	무수초산 : 빙초산 (7 : 3)	0.1*M* 과염소산	전위차 적정법
염산디싸이클로민	$C_{19}H_{35}NO_2 \cdot HCl$	345.96	빙초산	0.1*M* 과염소산/초산제이수은시액	염화메틸로자닐린
염산디페니돌	$C_{21}H_{27}NO \cdot HCl$	345.91	빙초산 : 무수초산 (1 : 1)	0.05*M* 과염소산	전위차 적정법
염산디펜히드라민	$C_{17}H_{21}NO \cdot HCl$	291.82	무수초산 : 빙초산 (7 : 3)	0.1*M* 과염소산	전위차 적정법
염산딜라제프	$C_{31}H_{44}N_2O_{10} \cdot 2HCl \cdot H_2O$	695.63	무수초산 : 빙초산 (7 : 3)	0.1*M* 과염소산	전위차 적정법
염산딜티아젬	$C_{22}H_{26}N_2O_4S \cdot HCl$	450.99	개미산 : 무수초산 (2 : 60)	0.1*M* 과염소산	전위차 적정법
염산리신	$C_6H_{14}N_2O_2 \cdot HCl$	182.65	개미산	0.1*M* 초산나트륨액	
dl-염산메틸에페드린	$C_{11}H_{17}NO \cdot HCl$	215.72	무수초산 빙초산 혼합액(7 : 3)	0.1*M* 과염소산	
염 산 메 칠 페 니데이트	$C_{14}H_{19}NO_2 \cdot HCl$	269.77	빙초산	0.1*M* 과염소산	*p*-나프톨벤제인
염 산 메 클 로 페녹세이트	$C_{12}H_{16}ClNO_3 \cdot HCl$	294.18	빙초산	0.1*M* 과염소산	말라카이트그린의 빙초산

약 품 명	분 자 식	분자량	적 정 용 매	적정 표준액	지 시 약
염산메클리진	$C_{25}H_{27}ClN_2 \cdot 2HCl \cdot H_2O$	481.9	클로로포름	0.1*M* 과염소산	전위차 적정법
염산메타돈	$C_{21}H_{27}NO \cdot HCl$	345.91	빙초산+초산제이수은시액(1 : 1)	0.1*M* 과염소산	염화메틸로자닐린 시액
염산메탐페타민	$C_{10}H_{15}N \cdot HCl$	185.7	무수초산 빙초산 혼합액(7 : 3)	0.1*M* 과염소산	전위차 적정법
염산메토클로프라미드	$C_{14}H_{22}ClN_3O_2 \cdot HCl \cdot H_2O$	354.28	초산제이수은시액 10 mL+무수초산 2 mL	0.1*M* 과염소산	전위차 적정법
염산메피바카인	$C_{15}H_{22}N_2O \cdot HCl$	282.81	빙초산	0.1*M* 과염소산	전위차 적정법
염산모르핀	$C_{17}H_{19}NO_3 \cdot HCl \cdot 3H_2O$	375.85	개미산	0.1*M* 과염소산	전위차 적정법
염산베라파밀	$C_{27}H_{38}N_2O_4 \cdot HCl$	491.07	무수초산 빙초산 혼합액(7 : 3)	0.1*M* 과염소산	전위차 적정법
염산벤세라짓	$C_{10}H_{15}N_3O_5 \cdot HCl$	293.71	개미산	0.1*M* 과염소산	전위차 적정법
염산부나조신	$C_{19}H_{27}N_5O_3 \cdot HCl$	409.92	개미산	0.1*M* 초산나트륨액	전위차 적정법
염산부쿠몰롤	$C_{17}H_{23}NO_4 \cdot HCl$	341.83	빙초산	0.1*M* 과염소산	전위차 적정법
염산부페톨롤	$C_{18}H_{29}NO_4 \cdot HCl$	359.89	빙초산	0.1*M* 과염소산	전위차 적정법
염산부프라놀롤	$C_{14}H_{22}ClNO_2 \cdot HCl$	308.25	무수초산 빙초산 혼합액(2 : 1)	0.1*M* 과염소산	전위차 적정법
염산브롬헥신	$C_{14}H_{20}BrN_2 \cdot HCl$	412.59	개미산	0.1*M* 과염소산	염화메틸로자닐린
염산비페리덴	$C_{21}H_{29}NO \cdot HCl$	347.93	개미산	0.1*M* 과염소산	전위차 적정법
염산시클로펜톨레이트	$C_{17}H_{25}NO_3 \cdot HCl$	327.85	무수초산 빙초산 혼합액(4 : 1)	0.1*M* 과염소산	염화메틸로자닐린
염산시프로헵타딘	$C_{21}H_{21}N \cdot HCl \cdot 1\frac{1}{2}H_2O$	350.89	비수적정용 빙초산	0.1*M* 과염소산	전위차 적정법
염산아로티놀롤	$C_{15}H_{21}N_3O_2S_3 \cdot HCl$	408.01	디메틸설폭시드	0.05*M* 과염소산	전위차 적정법
염산아르기닌	$C_6H_{14}N_4O_2 \cdot HCl$	210.66	개미산	0.1*M* 초산나트륨액	전위차 적정법

약 품 명	분 자 식	분자량	적 정 용 매	적정 표준액	지 시 약
염산아미트리프틸린	$C_{20}H_{23}N \cdot HCl$	313.87	무수초산 비수적정용 빙초산 혼합액 (7 : 3)	0.1*M* 과염소산	전위차 적정법
염산아세부톨롤	$C_{18}H_{28}N_2O_4 \cdot HCl$	372.89	빙초산	0.1*M* 과염소산	전위차 적정법
염산알프레놀롤	$C_{15}H_{23}NO_2 \cdot HCl$	285.81	무수초산 빙초산 혼합액(7 : 3)	0.1*M* 과염소산	전위차 적정법
염산에메틴	$C_{29}H_{40}N_2O_4 \cdot 2HCl$	553.57	빙초산	0.1*M* 과염소산	염화메틸로자닐린 시액 3방울
염산에칠모르핀	$C_{19}H_{23}NO_3 \cdot HCl\ 2H_2O$	385.89	무수초산 비수적정용 빙초산 혼합액 (7 : 3)	0.1*M* 과염소산	전위차 적정법
염산에탐부톨정	$C_{10}H_{24}N_2O_2 \cdot 2HCl$	277.23	수산화나트륨 용액	0.1*M* 과염소산	염화메틸로자닐린
염산에토프로파진	$C_{19}H_{24}N_2S \cdot HCl$	348.94	빙초산	0.1*M* 과염소산	메틸오렌지
염산에틸레프린	$C_{10}H_{15}NO_2 \cdot HCl$	217.7	빙초산	0.1*M* 과염소산	전위차 적정법
염산에페드린	$C_{10}H_{15}NO \cdot HCl$	201.7	무수초산 빙초산 혼합액(7 : 3)	0.1*M* 과염소산	전위차 적정법
염산에페드린산	$C_{10}H_{15}NO \cdot HCl$	201.7	무수초산 빙초산 혼합액(7 : 3)	0.1*M* 과염소산	전위차 적정법
염산에페드린정	$C_{10}H_{15}NO \cdot HCl$	201.7	무수초산 비수적정용 빙초산혼합액(7 : 3)	0.1*M* 과염소산	전위차 적정법
염산옥스프레놀롤	$C_{15}H_{23}NO_3 \cdot HCl$	301.81	무수초산 초산혼합액(7 : 3)	0.1*M* 과염소산	전위차 적정법
염산옥시부프로카인	$C_{17}H_{28}N_2O_3 \cdot HCl$	344.88	무수초산 비수적정용 빙초산혼합액(7 : 3)	0.1*M* 과염소산	전위차 적정법
염산옥시코돈	$C_{18}H_{21}NO_4 \cdot HCl$	405.88	무수초산 비수적정용 빙초산혼합액(7 : 3)	0.1*M* 과염소산	전위차 적정법
염산인데놀롤	$C_{15}H_{21}NO_2 \cdot HCl$	283.8	무수초산 빙초산 혼합액(4 : 1)	0.1*M* 과염소산	염화메틸로자닐린 시액
염산치오리다진	$C_{21}H_{26}N_2S_2 \cdot HCl$	407.04	무수초산 비수적정용 빙초산혼합액(1 : 1)	0.1*M* 과염소산	전위차 적정법

약 품 명	분 자 식	분자량	적 정 용 매	적정 표준액	지 시 약
염산카르테올롤	$C_{16}H_{24}N_2O_3 \cdot HCl$	328.84	빙초산	0.1*M* 과염소산	전위차 적정법
염산카테민	$C_{13}H_{16}ClNO \cdot HCl$	274.19	개미산	0.1*M* 과염소산	전위차 적정법
염산코카인	$C_{17}H_{21}NO_4 \cdot HCl$	339.82	무수초산 비수적정용 빙초산혼합액(7 : 3)	0.1*M* 과염소산	전위차 적정법
염산퀴닌	$C_{20}H_{24}N_2O_2 \cdot HCl \cdot 2H_2O$	396.91	무수초산 빙초산 혼합액(7 : 3)	0.1*M* 과염소산	전위차 적정법
염산클로니딘	$C_9H_9Cl_2N_3 \cdot HCl$	266.56	빙초산	0.1*M* 과염소산	전위차 적정법
염산클로르프로마진	$C_{17}H_{19}ClN_2S \cdot HCl$	355.33	무수초산 빙초산 혼합액(7 : 3)	0.1*M* 과염소산	전위차 적정법
염산클로르프로마진 정	$C_{17}H_{19}ClN_2S \cdot HCl$	355.33	무수초산 빙초산 혼합액(7 : 3)	0.05*M* 과염소산	전위차 적정법
염산클로르프로마진 주사액	$C_{17}H_{19}ClN_2S \cdot HCl$	355.33	물과 수산화나트륨용액	0.05*M* 과염소산	브롬크레솔그린 염화메틸로자닐린
염산클로르헥시딘	$C_{22}H_{30}Cl_2N_{10} \cdot 2HCl$	578.37	개미산	0.1*M* 과염소산	전위차 적정법
염산클로미프라민	$C_{19}H_{23}ClN_2 \cdot HCl$	351.32	무수초산 빙초산 혼합액(7 : 3)	0.1*M* 과염소산	전위차 적정법
염산테트라카인	$C_{15}H_{24}N_2O_2 \cdot HCl$	300.83	개미산	0.1*M* 과염소산	전위차 적정법
염산테트라히드로졸린	$C_{13}H_{16}N_2 \cdot HCl$	236.75	빙초산	0.1*M* 과염소산	퀴날딘렛
염산토드랄라진	$C_{11}H_{12}N_4O_2$ HCl H_2O	286.7	개미산	0.1*M* 과염소산	전위차 적정법
염산톨라졸린	$C_{10}H_{12}N_2$ HCl	196.68	빙초산	0.1*M* 과염소산	전위차 적정법
염산톨페리손	$C_{16}H_{23}NO$ HCl	281.83	무수초산 빙초산 혼합액(7 : 3)	0.1*M* 과염소산	전위차 적정법
염산툴로부테롤	$C_{12}H_{18}ClNO$ HCl	264.19	무수초산 빙초산 혼합액(7 : 3)	0.1*M* 과염소산	염화메틸로자닐린
염산트리펠레나민	$C_{16}H_{21}N_3$ HCl	291.83	빙초산 및 초산제이수은시액 혼합액(1 : 1)	0.1*M* 과염소산	전위차 적정법

약 품 명	분 자 식	분자량	적 정 용 매	적정 표준액	지 시 약
염산트리헥시페니딜	$C_{20}H_{31}NO\cdot HCl$	337.93	무수초산 빙초산 혼합액(1 : 1)	0.1*M* 과염소산 디옥산액	뉴트랄렛
염산티아라미드	$C_{15}H_{18}ClN_3O_3S\cdot HCl$	392.31	무수초산·빙초산 혼합액(7 : 3)	0.1*M* 과염소산	전위차 적정법
염산티클로피딘	$C_{14}H_{14}ClNS\cdot HCl$	300.25	빙초산	0.1*M* 과염소산	전위차 적정법
염산파파베린	$C_{20}H_{21}NO_4\cdot HCl$	375.85	무수초산 빙초산 혼합액(7 : 3)	0.1*M* 과염소산	전위차 적정법
염산페치딘	$C_{15}H_{21}NO_2\cdot HCl$	283.8	무수초산 빙초산 혼합액(7 : 3)	0.1*M* 과염소산	염화메틸로자닐린
염산페치딘정	$C_{15}H_{21}NO_2\cdot HCl$	283.8	클로로포름	0.1*M* 과염소산	전위차 적정법
염산프로메타진	$C_{17}H_{20}N_2S\cdot HCl$	320.89	무수초산 빙초산 혼합액(7 : 3)	0.1*M* 과염소산	전위차 적정법
염산프로카인아미드	$C_{13}H_{21}N_3O\cdot HCl$	271.79	무수초산 빙초산 혼합액(7 : 3)	0.1*M* 과염소산	전위차 적정법
염산프로카테롤	$C_{16}H_{22}N_2O_3\cdot HCl\ \frac{1}{2}H_2O$	335.83	개미산	0.1*M* 초산나트륨액	전위차 적정법
염산프로프라놀롤	$C_{16}H_{21}NO_2\cdot HCl$	295.81	빙초산, 무수초산	0.1*M* 과염소산	전위차 적정법
염산플루라제팜	$C_{21}H_{23}ClFN_3O\cdot HCl$	424.34	빙초산	0.1*M* 과염소산	염화메틸로자닐린
염산플루페나진	$C_{22}H_{26}F_3N_3OS\cdot 2HCl$	510.45	빙초산 및 초산제이수은시액 혼합액(1 : 1)	0.1*M* 과염소산	전위차 적정법
염산피리독신	$C_8H_{11}NO_3\cdot HCl$	205.64	빙초산 및 무수초산	0.1*M* 과염소산	전위차 적정법
염산필로카르핀	$C_{11}H_{16}N_2O_2\cdot HCl$	244.72	무수초산 빙초산 혼합액(7 : 3)	0.1*M* 과염소산	전위차 적정법
염산호모클로르시클리진	$C_{19}H_{23}ClN_2\cdot 2HCl$	387.78	무수초산 빙초산 혼합액(7 : 3)	0.1*M* 과염소산	전위차 적정법
염산히드록시진	$C_{21}H_{27}ClN_2O_2\cdot 2HCl$	447.83	무수초산 빙초산 혼합액(7 : 3)	0.1*M* 과염소산	전위차 적정법
염화석사메토늄	$C_{14}H_{30}Cl_2N_2O_4$	361.31	빙초산/무수초산	0.1*M* 과염소산	염화메틸로자닐린
염화암베논늄	$C_{28}H_{42}Cl_4N_4O_2$	608.48	빙초산/무수초산	0.1*M* 과염소산	전위차 적정법

약 품 명	분 자 식	분자량	적 정 용 매	적정 표준액	지 시 약
염화에드로포늄	$C_{10}H_{16}ClNO$	201.70	빙초산/무수초산	0.1*M* 과염소산	전위차 적정법
염화투보쿠라린	$C_{37}H_{41}ClN_2O_6 \cdot HCl \cdot 5H_2O$	771.73	빙초산/무수초산	0.1*M* 과염소산	전위차 적정법
요오드화옥사피움	$C_{22}H_{34}INO_2$	471.42	무수초산-빙초산 (9 : 1)	0.1*M* 과염소산	전위차 적정법(백금전극)

제 8 장

킬레이트 적정법

킬레이트 적정법(chelatometry)은 킬레이트 시약을 사용하여 금속이온을 적정하는 방법으로 금속이온의 킬레이트 생성반응을 이용하며, 이는 착염 적정법(complexometry)의 일종으로 1945년, G. Schwarzenbach에 의해 연구되어 분석화학 분야에서 실용화되었다.

킬레이트 시약으로 금속이온과 안정한 수용성 킬레이트를 생성하는 것을 선택하여 킬레이트 생성이 정량적으로 진행되고, 적정 종말점을 지시하는 방법이 있을 때 정량이 가능하다. 종말점 결정법으로는 전시적(電示的) 방법(전위차 적정, 전도도 적정, 전류적정 등) 및 금속 지시약을 사용하는 방법 등이 있다.

대표적인 킬레이트 시약으로는 polyaminocarboxylic acid인 EDTA(ethylenediamine tetraacetic acid), CyDTA 등을 사용하며, 많은 금속이온을 직접 적정할 수 있고, 간접적으로 SO_4^{2-}, CN^-, PO_4^{3-}, SCN^- 등의 음이온, 유기염기, 유기산 등도 적정할 수 있다.

8.1 킬레이트 적정법의 기초이론

8.1.1 킬레이트 시약

금속이온이 전자 공여체로부터 전자를 받아 서로 결합한 화합물을 일반적으로 배위 화합물 또는 착염이라고 한다. 이 때 금속이온 1개와 결합하는 전자쌍의 수를 그 금속 이온의 배위수라 하며, 각 금속이온에 따라 2~8개의 범위 내에서 각각 특유한 배위수를 가지고 있다. 또, 전자의 공여체를 배위자(ligand)라 하며 그 1분자가 공급하는 전자의 개수에 따라 단좌 배위자(monodentate ligand), 이좌 배위자(bidentate ligand), 삼좌 배위자

(tridentate ligand), 사좌 배위자(tetradentate ligand)라 하고, 이좌 배위자 이상을 다좌 배위자(polydentate ligand)라 한다.

다좌 배위자와 금속이온의 배위 화합물을 특히 금속 킬레이트 화합물(metal chelate compound)이라 하며, 금속이온과 킬레이트 화합물을 형성하는 다좌 배위자를 킬레이트 시약(chelate agent)이라고 한다. 표 8·1에 몇 가지 대표적인 킬레이트 시약을 수록하였다. 이 중 일반적으로 많이 이용되는 EDTA 및 CyDTA 등에 대해 설명하면 다음과 같다.

표 8·1 대표적인 킬레이트 시약

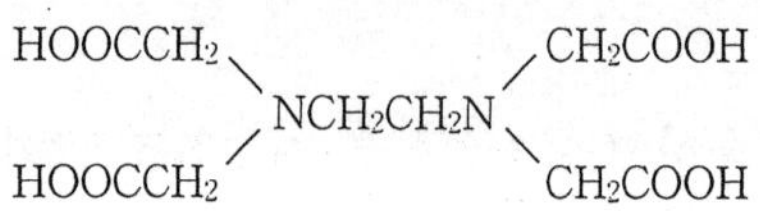

ethylenediaminetetraacetic acid
(EDTA) (Trilon B, Complexone Ⅲ)

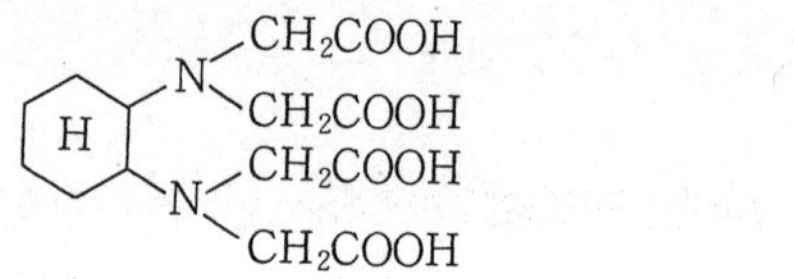

1,2-cyclohexanediaminetetraacetic acid
(CyDTA) (Complexone Ⅳ)

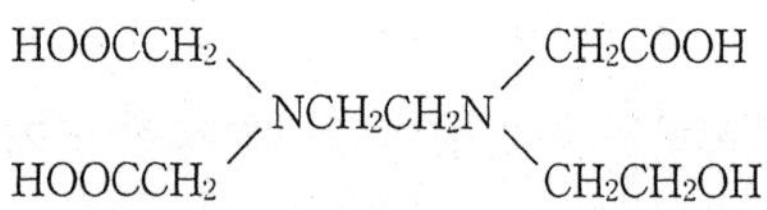

N'-hydroxyethyl-ethylenediamine-*N*, *N*, *N'*-triacetic acid(HEDTA)

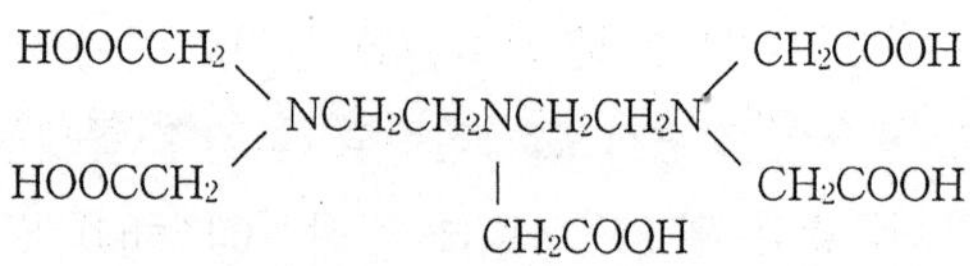

diethylenetriaminepentaacetic acid
(DTPA)

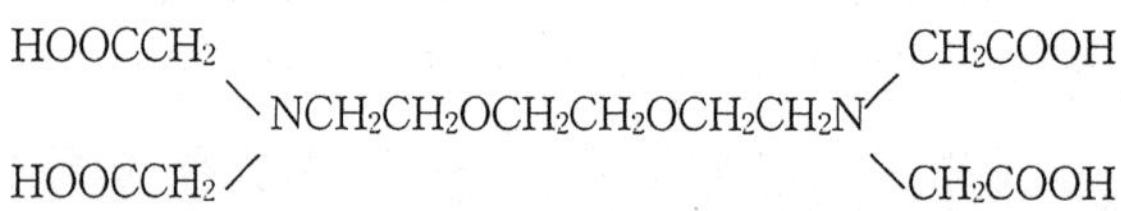

glycolethylenediaminetetraacetic acid(GEDTA)

〔1〕 EDTA(ethylenediamine tetraacetic acid) : (분자량 292.24)

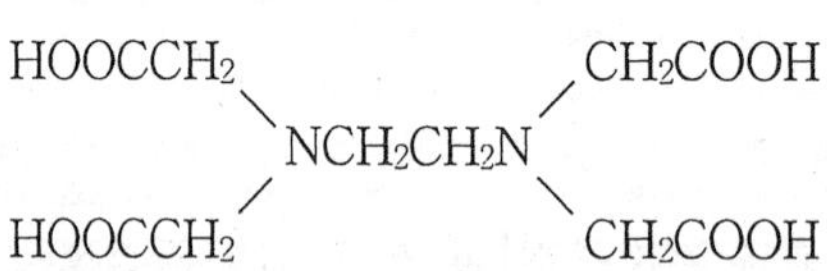

Trilon B라는 이름으로 1935년에 소개되었고, Schwarzenbach에 의해 여러 금속이온과의 complex에 대한 광범위한 연구가 이루어졌다. 사염기성 산 H_4Y의 구조로서, 2개의 N원자를 포함하고 있으므로, 배위가능 위치가 여섯 군데 있다. 20℃, 0.1*M* 정도의 이온강도일 때 $\log K_1 = -2.07$, $\log K_2 = -2.75$, $\log K_3 = -6.24$, $\log K_4 = -10.34$이다.

유리산은 무색 결정성 분말이며 물, 알코올, 에테르, 아세톤 등에 녹지 않으므로 실제로 분석에서 사용하는 것은 2Na염이다. EDTA는 사좌~육좌 배위자이며, 분석 응용범위 내에서는 금속이온과 항상 1 : 1의 몰비로 배위결합한다.

EDTA(이하 H_4Y로 표시)는 앞의 구조식에서 표시한 바와 같이 카르복실기 4, 아민기 2, 합계 6의 배위기를 가지고 있고, 배위수 4인 금속에 대해서는 사좌 배위자로서, 배위수 6인 금속에 대해서는 육좌 배위자로서 작용한다.

예로써, 사좌배위 Pt(III) 킬레이트, 육좌 배위 Fe(III) 킬레이트는 그림 8 · 1에서 보는 바와 같다.

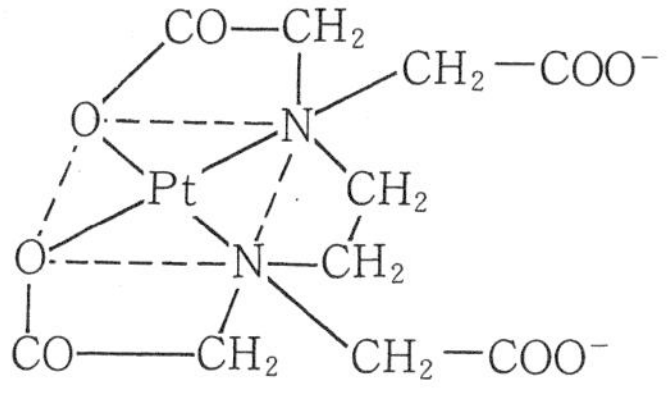

(a) Pt(Ⅲ)-EDTA

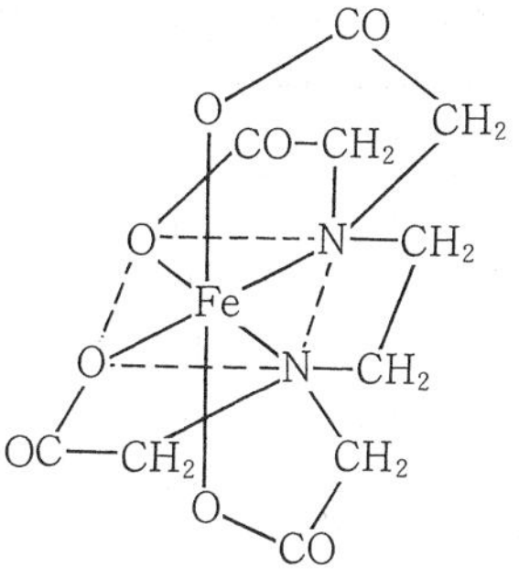

(b) Fe(Ⅲ)-EDTA

그림 8 · 1 EDTA 킬레이트의 구조

〔2〕 CyDTA(1,2-cyclohexane diamine tetraacetic acid) : (분자량 346.35)

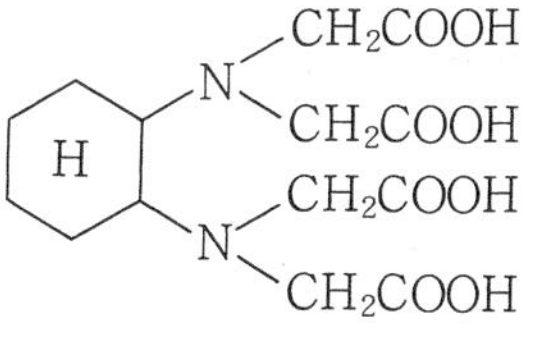

유리산이나 알칼리염의 성질은 EDTA와 비슷하며, EDTA에 비하여 금속이온과 보다 안정한 킬레이트 화합물을 형성하지만, 값이 비싸기 때문에 자주 사용되지 않는다. 이것은 사~육좌 배위자이며 금속이온과 1 : 1의 몰비로 결합하고, EDTA보다 킬레이트 생성의 반응속도가 느리므로 적정을 천천히 할 필요가 있다. 이 밖에 NTA(nitrilotriacetic acid)도 쓰인다.

8.1.2 안정도 상수

배위수 n의 금속이온 M과 n좌 배위자 L이 금속 킬레이트를 만들 때, 그 반응식은 식 (8 · 1)과 같으며, 평형상태에서는 식 (8 · 2)가 성립한다.

$$M + L \rightleftharpoons ML \qquad (8 \cdot 1)$$

$$\frac{[\text{ML}]}{[\text{M}][\text{L}]} = K_{\text{ML}} : [\text{M}] = \frac{[\text{ML}]}{K_{\text{ML}} \cdot [\text{L}]} \tag{8 · 2}$$

$$\text{pM} = \log K_{\text{ML}} + \log \frac{[\text{L}]}{[\text{ML}]} \tag{8 · 3}$$

이 반응의 평형상수 K_{ML}을 안정도 상수(stability constant)라고 한다. 금속이온과 EDTA 및 CyDTA와의 킬레이트 안정도 상수는 표 8 · 2와 같다.

표 8 · 2 주요 금속이온과 EDTA, CyDTA 킬레이트의 안정도 상수(log K_{ML})

금속	EDTA	CyDTA	금속	EDTA	CyDTA	금속	EDTA	CyDTA
Al^{3+}	16.13	17.63	Cu^{2+}	18.80	21.30	Ni^{2+}	18.62	19.4
Ba^{2+}	7.76	8.64	Fe^{2+}	14.33	16.27	Pb^{2+}	18.04	19.68
Bi^{3+}	26.47	–	Fe^{3+}	25.1	27.48	Sr^{2+}	8.63	10.54
Ca^{2+}	10.59	12.50	Hg^{2+}	21.80	24.95	Ti^{3+}	21.3	–
Cd^{2+}	16.46	19.23	Mg^{2+}	8.69	10.32	Zn^{2+}	16.50	18.67
Co^{3+}	16.31	18.92	Mn^{2+}	14.04	16.78			

킬레이트 반응이 정량분석에 이용되려면, 킬레이트 ML의 해리도가 0.1% 이하이어야 한다. 0.01M의 금속이온 및 배위자를 같은 양으로 반응시켰을 때, 킬레이트가 100% 생성된다면 킬레이트의 농도는 [ML]=0.005M이다. 킬레이트의 해리도가 0.1%라고 하면

$$[\text{M}] = [\text{L}] = 0.005 \times \frac{0.1}{100} = 5 \times 10^{-6}$$

$$[\text{ML}] = 0.005 \times \frac{99.9}{100} \fallingdotseq 5 \times 10^{-3}$$

이므로

$$K_{\text{ML}} = \frac{[\text{ML}]}{[\text{M}][\text{L}]} = \frac{5 \times 10^{-3}}{(5 \times 10^{-6})^2} = 2 \times 10^8$$

실용적으로 이용하려면 킬레이트 안정도 상수는 10^8보다 커야 할 것이다(0.001M은 2×10^9이고, 0.0001M은 2×10^{10}이다).

8.1.3 조건생성 상수(Conditional formation constant)

Y^{4-}과 2~4가의 금속이온과의 킬레이트 반응은 다음과 같다.

$$M^{2+} + Y^{4-} \longrightarrow MY^{2-}$$
$$M^{3+} + Y^{4-} \longrightarrow MY^{-}$$
$$M^{4+} + Y^{4-} \longrightarrow MY$$

Y^{4-} 1몰은 금속이온의 이온가에 관계없이 그 1몰과 반응하므로, 킬레이트 적정할 때 당량은 보통 중화반응이나, 침전반응과 같이 원자가로 결정되는 것이 아니다. 그러므로 적정에 사용하는 EDTA 표준액의 농도는 규정농도 대신에 몰농도(M)를 쓰는 것이 관습으로 되어 있다.

H_4Y는 사염기성 약산이므로 다음과 같이 전리한다.

$$H_4Y \rightleftharpoons H_3Y^- + H^+ \ ; \ K_1 = \frac{[H_3Y^-][H^+]}{[H_4Y]} \qquad (8 \cdot 4)$$

$$H_4Y^- \rightleftharpoons H_2Y^{2-} + H^+ \ ; \ K_2 = \frac{[H_2Y^{2-}][H^+]}{[H_3Y^-]} \qquad (8 \cdot 5)$$

$$H_2Y^{2-} \rightleftharpoons HY^{3-} + H^+ \ ; \ K_3 = \frac{[HY^{3-}][H^+]}{[H_2Y^{2-}]} \qquad (8 \cdot 6)$$

$$HY^{3-} \rightleftharpoons Y^{4-} + H^+ \ ; \ K_4 = \frac{[Y^{4-}][H^+]}{[HY^{3-}]} \qquad (8 \cdot 7)$$

그러므로 용액 중에는 H_4Y, H_3Y^-, H_2Y^{2-}, HY^{3-}, Y^{4-}이 공존하고, 각각의 농도는 용액의 pH에 따라 변화한다.

EDTA는 사양성자성 약산이므로, 특정 pH에서 금속이온과 결합하지 않은 EDTA의 총농도를 $[Y']$라고 할 때 $[Y']$는 다음과 같이 표시할 수 있다.

$$[Y'] = [H_4Y] + [H_3Y^-] + [H_2Y^{2-}] + [HY^{3-}] + [Y^{4-}] \qquad (8 \cdot 8)$$

이 때 $[H_4Y]$, $[H_3Y^-]$, $[H_2Y^{2-}]$, $[HY^{3-}]$ 및 $[Y^{4-}]$의 각각의 몰분율을 α_4, α_3, α_2, α_1 및 α_0라고 하면(단, $\alpha_0 + \alpha_1 + \alpha_2 + \alpha_3 + \alpha_4 = 1$), $[H_4Y]$의 몰분율 α_4는

$$\frac{1}{\alpha_4} = \frac{[Y']}{[H_4Y]} = 1 + \frac{[H_3Y^-]}{[H_4Y]} + \frac{[H_2Y^{2-}]}{[H_4Y]} + \frac{[HY^{3-}]}{[H_4Y]} + \frac{[Y^{4-}]}{[H_4Y]}$$

$$= 1 + \frac{K_1}{[H^+]} + \frac{K_1K_2}{[H^+]^2} + \frac{K_1K_2K_3}{[H^+]^3} + \frac{K_1K_2K_3K_4}{[H^+]^4} \qquad (8 \cdot 9)$$

이고, $[H_3Y^-]$의 몰분율 $\alpha_3 = \dfrac{[H_3Y^-]}{[Y']}$는

$$\alpha_3 = \frac{[H_3Y^-]}{[Y']} = \frac{[H_3Y^-]}{[Y']} \times \frac{[H_4Y]}{[H_4Y]}$$

$$= \frac{[H_4Y]}{[Y']} \cdot \frac{[H_3Y^-]}{[H_4Y]} = \alpha_4 \cdot \frac{[H_3Y^-]}{[H_4Y]} = \alpha_4 \cdot \frac{K_1}{[H^+]} \qquad (8 \cdot 10)$$

이다. 마찬가지로

$$\alpha_2 = \frac{\alpha_4 K_1 K_2}{[H^+]^2}, \qquad \alpha_1 = \frac{\alpha_4 K_1 K_2 K_3}{[H^+]^3}, \qquad \alpha_0 = \frac{\alpha_4 K_1 K_2 K_3 K_4}{[H^+]^4}$$

로 나타낼 수 있다.

따라서, EDTA의 α식을 정리하면 다음과 같다.

$$\alpha_0 = \frac{[Y^{4-}]}{[Y']}$$

$$\frac{1}{\alpha_0} = \frac{[H^+]^4}{K_1K_2K_3K_4} + \frac{[H^+]^3}{K_2K_3K_4} + \frac{[H^+]^2}{K_3K_4} + \frac{[H^+]}{K_4} + 1$$

$$\alpha_1 = \frac{[HY^{3-}]}{[Y']}$$

$$\frac{1}{\alpha_1} = \frac{[H^+]^3}{K_1K_2K_3} + \frac{[H^+]^2}{K_2K_3} + \frac{[H^+]}{K_3} + \frac{K_4}{[H^+]} + 1$$

$$\alpha_2 = \frac{[H_2Y^{2-}]}{[Y']}$$

$$\frac{1}{\alpha_2} = \frac{[H^+]^2}{K_1K_2} + \frac{[H^+]}{K_2} + \frac{K_3}{[H^+]} + \frac{K_3K_4}{[H^+]^2} + 1$$

$$\alpha_3 = \frac{[H_3Y^-]}{[Y']}$$

$$\frac{1}{\alpha_3} = \frac{[H^+]}{K_1} + \frac{K_2}{[H^+]} + \frac{K_2K_3}{[H^+]^2} + \frac{K_2K_3K_4}{[H^+]^3} + 1$$

$$\alpha_4 = \frac{[H_4Y]}{[Y']}$$

$$\frac{1}{\alpha_4} = \frac{K_1}{[H^+]} + \frac{K_1K_2}{[H^+]^2} + \frac{K_1K_2K_3}{[H^+]^3} + \frac{K_1K_2K_3K_4}{[H^+]^4} + 1$$

따라서, pH에 따른 α값을 plot하면 그림 8·2와 같다.

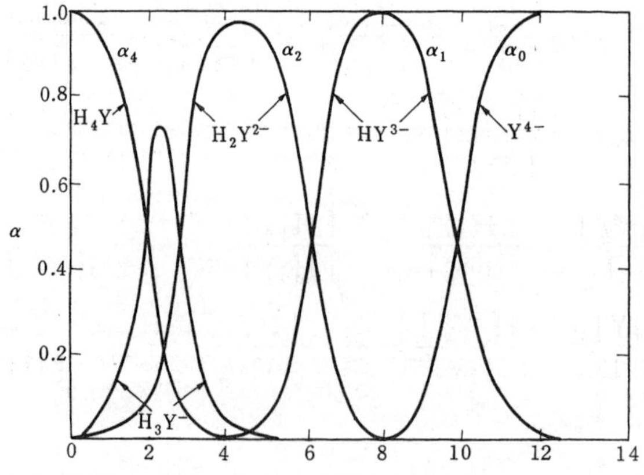

그림 8·2 EDTA의 pH에 따른 α 다이어그램

여기서 pH 10 이상인 경우 EDTA는 주로 Y^{4-}의 형태로 존재하고, pH 6~10에서는 주로 HY^{3-}의 형태로, pH 3~6에서는 H_2Y^{2-}으로, pH 2~3 사이에서는 H_3Y^-으로, pH 2 이하에서는 거의 H_4Y로 존재함을 볼 수 있다.

EDTA complex의 안정도 상수 계산에는 용액내 Y^{4-} 농도만이 필요하다. 따라서, pH와 α_0값만이 필요하게 되므로, pH에 따른 α_0값을 계산하면 표 8·3과 같고, $\log\alpha_0$값을 plot하면 그림 8·3과 같다.

표 8·3 EDTA 용액의 pH에 따른 α값의 변화

pH	α_0	pH	α_0
2.0	3.7×10^{-14}	8.0	5.4×10^{-3}
3.0	2.5×10^{-11}	9.0	5.2×10^{-2}
4.0	3.6×10^{-9}	10.0	3.5×10^{-1}
5.0	3.5×10^{-7}	11.0	8.5×10^{-1}
6.0	2.2×10^{-6}	12.0	9.8×10^{-1}
7.0	4.8×10^{-4}		

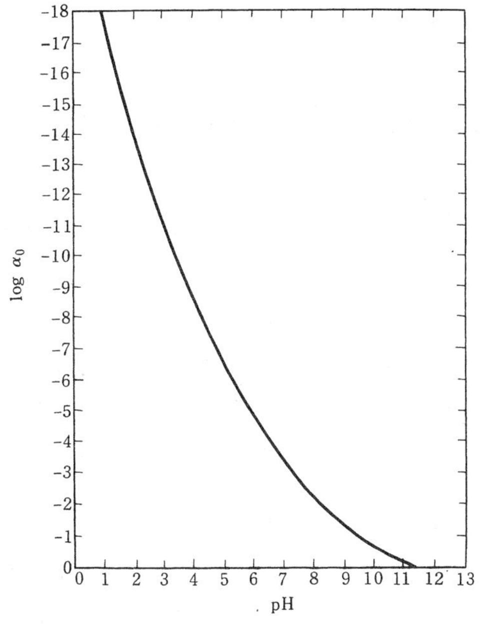

그림 8·3 EDTA의 pH에 따른 α_0값의 변화

따라서, 금속-EDTA complex의 생성상수(또는 안정도 상수)는 다음과 같이 표시할 수 있다.

$$M^{n+} + Y^{4-} \rightleftharpoons MY^{n-4}$$

에서

$$K_f = \frac{[MY^{n-4}]}{[M^{n+}][Y^{4-}]} \qquad (8 \cdot 11)$$

이고, $[Y^{4-}] = \alpha_0 \cdot [Y']$이므로

$$K_f = \frac{[MY^{n-4}]}{[M^{n+}]\alpha_0 \cdot [Y']}$$

pH를 완충액을 사용하여 고정하면 α_0는 일정하므로

$$K_f' = K_f \cdot \alpha_0 = \frac{[MY^{n-4}]}{[M^{n+}][Y']} \qquad (8 \cdot 12)$$

여기서 K_f'을 조건생성 상수(conditional formation constant) 또는 겉보기 안정도 상수(apparent stability constant ; effective formation constant)라 한다. 즉, 특정 pH에서의 MY의 생성상수이다. 따라서, 조건생성 상수는 pH에 따라(즉, α_0값에 의해) 변한다. 즉, pH가 높을수록 α_0값이 증가하게 되고, 따라서 킬레이트의 겉보기 안정도 값이 증가됨을 알 수 있다.

〔1〕 pH의 영향

일반적으로 pH가 증가할수록 α_0값이 증가하고, 따라서 K_f'이 커지게 되므로 금속 EDTA의 겉보기 안정도(apparent stability)는 커지게 됨을 알 수 있다. 예컨대 Ca^{2+}, Zn^{2+}, Fe^{3+}의 1 : 1 : 1 혼합물을 적정하는 경우를 생각해 보자. 표 8 · 2를 보면, 안정도 상수값($\log K_{MY}$)은 각각 10.59, 16.50 그리고 25.1이다.

pH에 따른 조건상수는 그림 8 · 3의 α_0값과 식 (8 · 12)로부터 구할 수 있다. 이 결과를 도시할 때 그림 8 · 4와 같은데, 이것은 단지 pH의 영향만을 고려한 것이고, 다른 금속에 영향을 줄 경우 질량작용 영향을 고려해 넣어야 할 것이다. 그림으로부터 Fe^{3+}, Zn^{2+}, Ca^{2+}의 선택적정이 pH 변화에 의해 가능함을 알 수 있다.

〔2〕 금속이온의 가수분해(hydrolysis)에 의한 영향

pH가 높아짐에 따라서 금속이온이 가수분해되어 수산화물이 형성되고 조건생성 상수값이 저하되며, 킬레이트 생성반응에 장애를 주는 경우가 있다. 따라서, 그림 8 · 5는 각종 금속이온에 있어서 EDTA로써 적정이 가능한 pH의 최저치를 나타낸 것이다.

예를 들면, Bi^{3+}은 약산성에서 벌써 염기성염이 침전되고, EDTA 킬레이트 생성반응의 진행이 곤란하게 된다. 이 때는 금속이온의 종류에 따라서 NH_3, 구연산 등을 가하여 그 masking에 의해 침전을 방지할 수가 있고, 염기성 용액 중에서도 적정이 가능하게

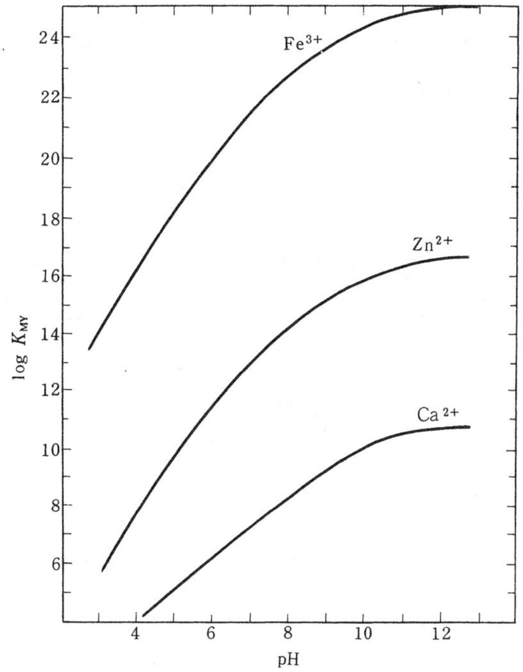

그림 8·4 금속-EDTA complex에 있어서 pH에 따른 조건상수변화(ligand에 대한 pH의 영향)

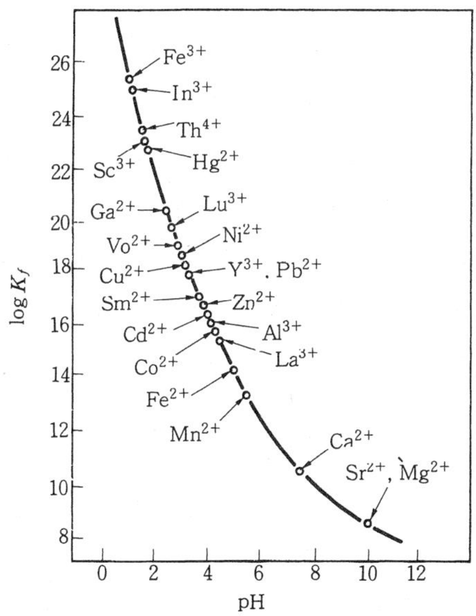

그림 8·5 EDTA 적정가능 pH 최저값

되는 경우도 있다. 이런 경우에는 적정을 하기 전에 금속의 이온농도가 작아지고, 따라서 적정곡선의 pM 비약도 작아진다. 그러므로 금속이온의 적정에는 가수분해가 일어나는 pM, 금속-킬레이트의 안정도, 킬레이트 시약의 K_a값을 고려하여 적정 pH 범위가 주어지게 마련이다.

〔3〕 경쟁 리간드 영향(Ligand effects)

한편, 킬레이트 적정시 사용되는 특정 pH의 완충용액의 성분이 금속과 착화합물을 형성하여, 유리금속 이온농도를 감소시키는 경우가 있다. 예를 들면, 암모니아-암모늄 완충용액의 경우

$$M^{n+} + 4NH_3 \rightleftharpoons [M(NH_3)_4]^{n+} \qquad (8 \cdot 13)$$

과 같이 암민착염을 형성한다. 따라서, 용액내 전금속 이온의 농도를 [M′]라 하고, 유리 M^{n+}의 농도를 [M]라고 할 때

$$[M] = \beta_0 \cdot [M'] \text{ (}\beta_0\text{는 유리금속 이온의 몰분율)} \qquad (8 \cdot 14)$$

로 나타낼 수 있다. 따라서

$$[M'] = [M] + [M(NH_3)] + [M(NH_3)_2] + [M(NH_3)_3] + [M(NH_3)_4] \qquad (8 \cdot 15)$$

이고

$$\frac{[M']}{[M]} = \frac{1}{\beta_0}$$
$$= 1 + K_1[NH_3] + K_1K_2[NH_3]^2 + K_1K_2K_3[NH_3]^3 + K_1K_2K_3K_4[NH_3]^4 \qquad (8 \cdot 16)$$

이 때 금속-암민착염의 단계해리 상수가 주어지면 β_0는 리간드 농도의 함수로 계산할 수 있다. 그림 8·6은 각 금속에 있어서 리간드 암모니아의 농도와 $\log \beta_0$를 plot한 것이다. 금속-암모니아 착염의 안정도가 증가하거나 또는 암모니아 농도가 증가할수록 유리금속 이온농도는 감소된다. 따라서, 금속-킬레이트의 조건상수는 낮아진다.

평형상수에 이 영향만을 고려하여 식으로 표시하면

$$K_M' = K_f \cdot \beta_0 = \frac{[MY^{2-}]}{[M'][Y^{4-}]} \qquad (8 \cdot 17)$$

따라서, pH 영향과 Ligand effect를 전부 고려한 조건상수는 다음과 같이 표시할 수 있다.

$$K_f = \frac{[MY]}{[M']\beta_0[Y']\alpha_0}$$

에서

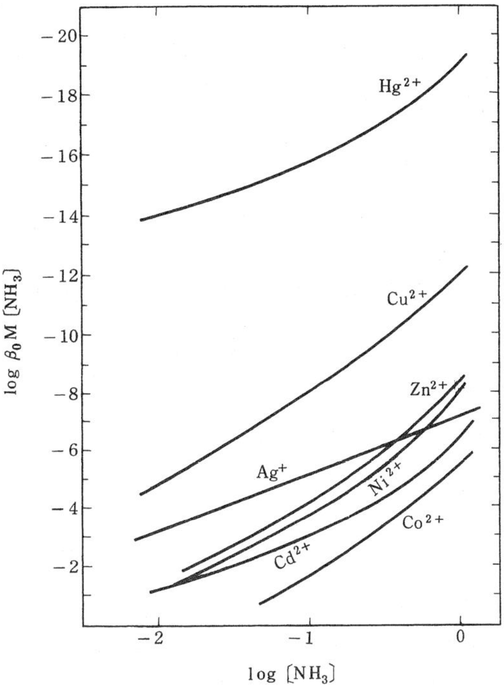

그림 8 · 6 β_0에 미치는 배위자 암모니아 농도의 영향

$$K_{M'Y'} = K_f \cdot \alpha_0 \cdot \beta_0 = \frac{[MY]}{[M'][Y']} \tag{8 · 18}$$

여기서 [M']는 금속이온의 전포르말 농도이고 [Y']는 리간드의 전포르말 농도이다. 즉, $K_{M'Y'}$는 pH 영향과 경쟁 리간드 영향을 모두 고려해 넣은 조건상수이다. 만약, 경쟁 리간드가 OH^-이면 pH에 따라 금속이온의 가수분해도 고려해야 한다. 식 (8 · 18)로 조건상수를 구할 수 있으며, 실제적정에 이용하려면 조건상수가 적어도 10^8 이상이어야 한다.

【예】 $0.1F$-Zn^{2+} 50 mL를 pH=10인 암모니아 완충액(완충액 중 암모니아의 농도는 $0.1F$로 가정)에서 $0.1F$-EDTA로 적정할 때 조건상수를 계산하라.

【풀이】 ① α_0 계산 : pH=10이므로 $[H^+]=10^{-10}$, p. 190의 식으로부터

$$\frac{1}{\alpha_0} = \frac{(10^{-10})^4}{1.00\times10^{-2}\times2.16\times10^{-3}\times6.92\times10^{-7}\times5.50\times10^{-11}}$$

$$+\frac{(10^{-10})^3}{2.16\times10^{-3}\times6.92\times10^{-7}\times5.50\times10^{-11}}$$

$$+\frac{(10^{-10})^2}{6.92\times10^{-7}\times5.50\times10^{-11}}+\frac{10^{-10}}{5.50\times10^{-11}}+1$$

$\alpha_0=0.355$(그림 8 · 3으로부터 구할 수도 있다)

② β_0 계산: 식 (8 · 16)으로부터

$$\frac{1}{\beta_0}=1+1.9\times10^2(0.1)+1.9\times10^2\times2.1\times10^2(0.1)^2$$
$$+1.9\times10^2\times2.1\times10^2\times2.5\times10^2(0.1)^3$$
$$+1.9\times10^2\times2.1\times10^2\times2.5\times10^2\times1.1\times10^2(0.1)^4$$

$\beta_0=8.33\times10^{-6}$(그림 8 · 6으로부터 구할 수도 있다)

③ $K_{M'Y'}$의 계산: 표 8 · 2로부터 Zn-EDTA의 안정도 상수 $K_f=10^{16.5}$이므로

$$K_{M'Y'}=K_f\alpha_0\beta_0$$
$$=3.2\times10^{16}\times3.55\times10^{-1}\times8.33\times10^{-6}$$
$$=9.46\times10^{10}$$

이상에서 살펴본 바와 같이 EDTA 적정을 할 때에 평형에 영향을 미치는 인자들 사이의 관계를 그림으로 나타내면 다음과 같다. 따라서, 적정을 할 때에 변수로서 pH 선택, 완충액의 종류, 농도, 그리고 적절한 은폐제(masking agent)의 선택 등이 고려되어야 한다.

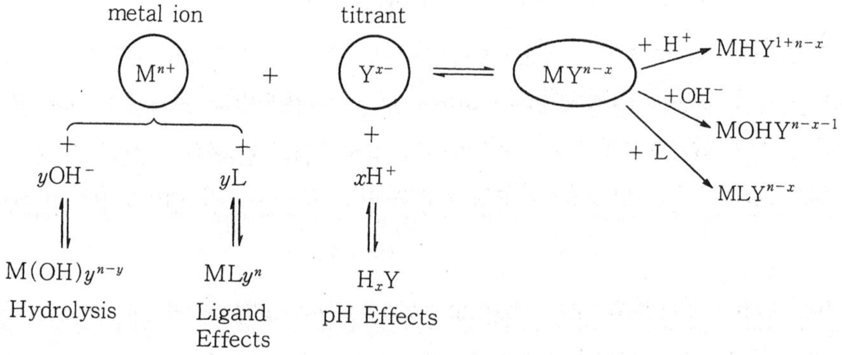

그림 8 · 7

그림 8 · 8은 주요 금속이온을 EDTA를 사용하여 직접 적정할 수 있는 pH 범위를 표시한 것이다.

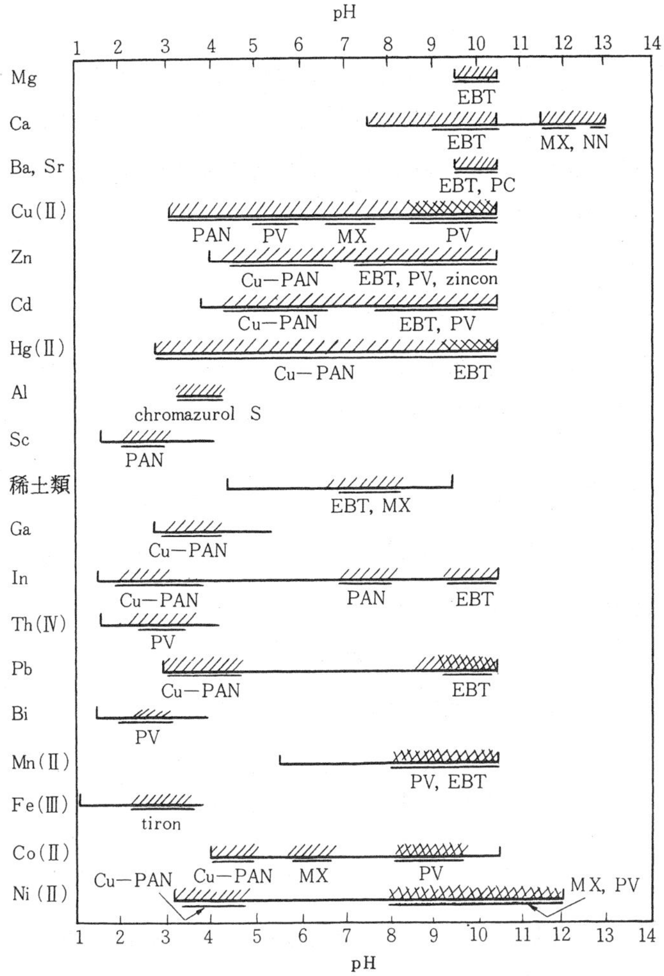

—— 직접적정 가능영역
////// 금속 지시약을 응용할 수 있는 영역
\\\\\\ 수산화물을 침전하거나 보조 킬레이트 시약을 병용하여 직접 적정할 수 있는 영역

EBT	eriochrome black T
MX	murexide
PC	phthalein complexone
PV	pyrocatechol violet
PAN	pyridyl azonaphthol
NN	NN 지시약

그림 8·8 EDTA 직접 적정법에 응용할 수 있는 pH 범위 및 지시약

8.2 킬레이트 적정곡선

8.2.1 적정곡선

금속이온 용액에 EDTA 용액을 적가할 때 다음 반응이 진행된다.

$$M + EDTA \rightleftharpoons MY \qquad (8 \cdot 19)$$

적정의 진행에 따라 용액 중의 [MY]는 증가하고 [M]은 감소되므로, 금속이온 농도지수 pM($-\log[M]$)과 표준액 적가량을 축으로 하여 그래프를 그리면 적정곡선이 얻어진다. 지금 농도 C의 금속염 용액 a mL를 같은 농도의 EDTA 용액으로 적정하는데 b mL를 적가했다고 하면,

(1) 적정 전에는

$$[M] = C, \qquad pM = -\log C \qquad (8 \cdot 20)$$

(2) 적정이 진행되어 당량점 이전에서는 K_{MY}가 충분히 크면, b mL에 대응하는 양의 킬레이트가 정량적으로 생성되고, 용액 중에 남아 있는 금속이온 $a-b$에 대응하므로,

$$[M] = \frac{(a-b)}{(a+b)} \cdot C, \qquad \therefore pM = \log\frac{(a+b)}{(a-b)} + \log C \qquad (8 \cdot 21)$$

(3) 당량점에서는 $a=b$가 되고 킬레이트는 거의 완전히 생성되므로, 순수한 MY를 물에 녹였을 때 MY에서 미량의 유리 M^{n+} 이온이 해리한 경우와 같다.

$$MY \rightleftharpoons M^{n+} + EDTA$$

$$[M] = [EDTA](\text{total conc. of EDTA : Y}')$$

$$K_{MY} = \frac{[MY]}{[M][Y]} \Rightarrow [M]^2 = \frac{C}{2K_{MY}}$$

$$\therefore pM = \frac{1}{2}\left(\log K_{MY} - \log\frac{C}{2}\right) \qquad (8 \cdot 22)$$

(4) 당량점을 지나면 킬레이트는 벌써 정량적으로 생성되고, 과량으로 가해진 Y는 유리한 채로 존재하므로

$$[MY] = \frac{a}{(a+b)} C, \qquad [Y] = \frac{(b-a)}{(a+b)} C$$

$$[M] = \frac{[MY]}{[Y]K_{MY}} = \frac{a}{(b-a)} \cdot \frac{1}{K_{MY}}$$

$$pM = \log K_{MY} + \log\frac{(b-a)}{a} \qquad (8 \cdot 23)$$

예로서, $0.1M$-$MgCl_2$ 용액($\log K_{MgY} = 8.69$)을 $0.1M$-EDTA로 적정할 때의 결과를 계산하면 표 8·4와 같으며, 그림 8·9는 그 적정곡선을 보인 것이다.

표 8·4 Mg^{2+} EDTA 적정에서의 pMg의 변화

가한 0.1M-EDTA mL	$[Mg^{2+}]$	pMg
0.0	0.100	1.00
40.0	0.011	1.37
80.0	0.043	1.96
90.0	0.0052	2.28
99.0	5×10^{-4}	3.30
99.8	1×10^{-4}	4.00
99.9	5×10^{-5}	4.30
100.0(당량점)	1×10^{-5}	5.00
100.1	2×10^{-6}	5.70
100.2	1×10^{-6}	6.60
101.0	2×10^{-7}	6.70
110.0	5.5×10^{-8}	7.26
120.0	1×10^{-8}	8.00

(0.1M-$MgCl_2$ 100 mL를 0.1M-EDTA로 적정할 때의 $[Mg^{2+}]$ 및 pMg의 개산식)

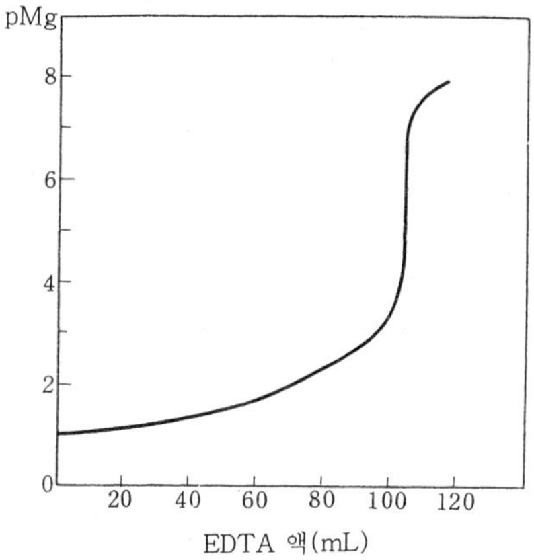

그림 8·9 킬레이트 적정곡선(Mg^{2+}를 EDTA로 적정)

8.2.2 적정곡선의 변화

〔1〕 적정곡선의 변화

당량점 및 당량점 후의 pM은 식 (8·22) 및 식 (8·23)에서 알 수 있듯이, 주로 안정도 상수 K_{MY}에 의하여 결정된다. K_{MY}는 금속의 종류에 따라 다르므로, 적정곡선은 금속의 종류에 따라 다르다. 그림 8·10에 $\log K_{MY}$에 따르는 적정곡선의 변화의 모양을 표시했다. 당량점 전후의 pM 비약은 $\log K_{MY}$가 클수록 현저하게 나타나고, 실제적정이 가능하기 위해서는 $\log K_{MY}$는 8 이상이어야 함은 앞에서 말한 바와 같다. 또, 액 중의

금속이온 또는 EDTA와 부반응을 일으키는 물질이 공존할 때는, [M] 및 [Y] 대신에 그 영향을 고려한 [M′], [Y′]로부터 계산된 조건상수 $K_{M'Y'}$를 고려해야 한다. 조건 상수값도 10^8 이상이어야 한다.

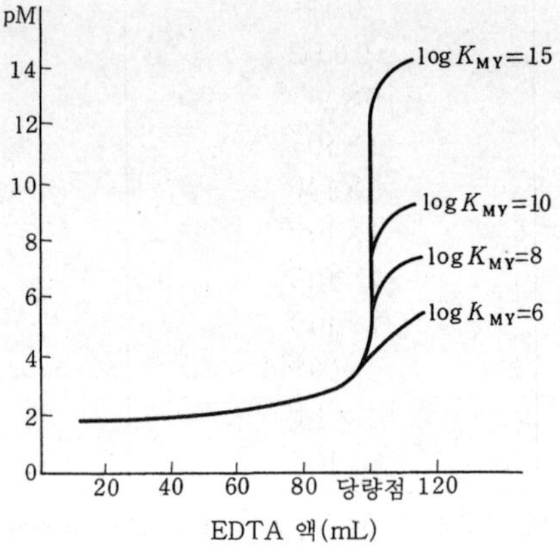

그림 8 · 10 킬레이트 적정곡선(안정도 상수의 경향)

〔2〕 보조 리간드의 영향

그림 8 · 11의 적정곡선에서와 같이 Zn^{2+}의 적정은 실제 이루어지지 않는다. 이 pH에서 EDTA가 첨가되기도 전에 벌써 $Zn(OH)_2$의 침전이 생긴다($K_{sp}=3.0\times10^{-16}$). 따라서, Zn^{2+}의 적정은 암모늄 완충액 중에서 하게 되는데, 이 완충액은 pH를 일정하게 할 뿐만 아니라 금속이온을 착체로 하여 용액에서 침전이 일어나지 않게 하기 때문이다. 이 때 암모니아는 보조 리간드라 할 수 있다.

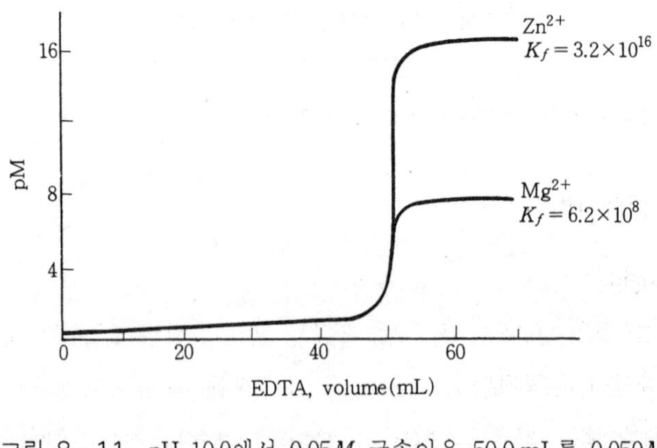

그림 8 · 11 pH 10.0에서 0.05*M* 금속이온 50.0 mL를 0.050*M* EDTA로 적정시의 이론적 적정곡선

금속이온이 또 다른 리간드 L과 두 가지 착물을 형성하는 경우를 보자.

$$M + L \rightleftharpoons ML, \qquad \beta_1 = \frac{[ML]}{[M][L]}$$

$$M + 2L \rightleftharpoons ML_2, \qquad \beta_2 = \frac{[ML]}{[M][L]^2}$$

착체를 형성하지 않고 유리상태인 금속 M의 분율을 β_M이라 하면

$$\beta_M = \frac{[M]}{C_M} \ (C_M \text{은 M의 전농도})$$

$$C_M = [M] + [ML] + [ML_2]$$

$$C_M = [M] + \beta_1[M][L] + \beta_2[M][L]^2$$

$$= [M]\{1 + \beta_1[L] + \beta_2[L]^2\}$$

$$\therefore \beta_M = \frac{[M]}{[M]\{1 + \beta_1[L] + \beta_2[L]^2\}} = \frac{1}{1 + \beta_1[L] + \beta_2[L]^2}$$

【예】 0.1M의 NH_3 존재하에서 $10^{-3}M$ Zn^{2+} 용액 50.0 mL를 pH 10.00에서 $10^{-3}M$의 EDTA로 적정하는 경우, EDTA를 각각 20.0, 50.0, 60.0 mL 첨가하였을 때의 pZn을 구하라.

【풀이】 $Zn^{2+} + NH_3 \rightleftharpoons Zn(NH_3)^{2+}, \ \beta_1 = K_1 = 10^{2.18}$

$$Zn^{2+} + 2NH_3 \rightleftharpoons Zn(NH_3)_2^{2+}, \ \beta_2 = K_1K_2 = 10^{2.18}10^{2.25} = 10^{4.43}$$

$$Zn^{2+} + 3NH_3 \rightleftharpoons Zn(NH_3)_3^{2+}, \ \beta_3 = K_1K_2K_3 = 10^{2.18}10^{2.25}10^{2.31} = 10^{6.74}$$

$$Zn^{2+} + 4NH_3 \rightleftharpoons Zn(NH_3)_4^{2+},$$

$$\beta_4 = K_1K_2K_3K_4 = 10^{2.18}10^{2.25}10^{2.31}10^{1.96} = 10^{8.70}$$

$$\therefore \beta_{Zn^{2+}} = \frac{1}{1 + \beta_1[L] + \beta_2[L]^2 + \beta_3[L]^3 + \beta_4[L]^4}$$

$[L] = 0.1M$을 대입하고 각 β값을 대입하면 $\beta_{Zn^{2+}} = 1.8 \times 10^{-5}$이다. 즉, 0.1$M$-$NH_3$ 존재하에서 Zn^{2+}으로는 거의 존재하지 않음을 알 수 있다.

또한, 이 pH에서 $\alpha_{Y^{4-}} = 0.36$이므로 조건상수는 다음과 같다.

$$K''_{MY} = \beta_{Zn^{2+}} \cdot \alpha_{Y^{4-}} \cdot K_f = (1.8 \times 10^{-5})(0.36)(10^{16.50}) = 2.05 \times 10^{11}$$

(a) 당량점 이전(예 : 20.0 mL가 들어갔을 때)

$$C_{Zn^{2+}} = \frac{50 - 20}{50 + 20} \cdot 1.00 \times 10^{-3} = 4.3 \times 10^{-4}M$$

그러나 EDTA에 결합하지 않은 Zn 대부분은 NH_3에 결합하므로 유리 Zn^{2+}의 농도는

$$[Zn^{2+}] = \beta_{Zn^{2+}} \cdot C_{Zn^{2+}} = (1.8 \times 10^{-5})(4.3 \times 10^{4}) = 7.7 \times 10^{-9} M$$

$$\therefore pZn = -\log[Zn^{2+}] = 8.11$$

(b) 당량점에서

$$[ZnY^{2-}] = (1.00 \times 10^{-3}) \times \frac{50.0}{100.0} = 5.00 \times 10^{-4} M$$

$$\begin{array}{ccccc} C_{Zn^{2+}} & + & EDTA & \rightleftharpoons & ZnY^{2-} \\ x & & x & & 5.00 \times 10^{-4} - x \end{array}$$

$$K''_f = 2.05 \times 10^{11} = \frac{[ZnY^{2-}]}{[C_{Zn^{2+}}][EDTA]} = \frac{5.00 \times 10^{-4} - x}{x^2}$$

$$\Rightarrow x = C_{Zn^{2+}} = 4.9 \times 10^{-8} M$$

$$[Zn^{2+}] = \beta_{Zn^{2+}} \cdot C_{Zn^{2+}} = (1.8 \times 10^{-5})(4.9 \times 10^{-8}) = 8.9 \times 10^{-13} M$$

$$\Rightarrow pZn = -\log[Zn^{2+}] = 12.05$$

(c) 당량점이 지난 후(예 : 60.0 mL 첨가시)

$$[ZnY^{2-}] = (1.00 \times 10^{-3}) \times \frac{50.0}{110.0} = 4.5 \times 10^{-4} M$$

$$[EDTA] = (1.00 \times 10^{-3}) \times \frac{10.0}{110.0} = 9.1 \times 10^{-5} M$$

$$\frac{[ZnY^{2-}]}{[Zn^{2+}][EDTA]} = \alpha_{Y^{4-}} K_f = K_f' = (0.36)(10^{16.50}) = 1.1 \times 10^{16}$$

$$\frac{4.5 \times 10^{-4}}{[Zn^{2+}][9.1 \times 10^{-5}]} = 1.1 \times 10^{16} \Rightarrow [Zn^{2+}] = 4.3 \times 10^{-16}$$

$$\therefore pZn = 15.36$$

8.3 금속 지시약

8.3.1 킬레이트 시약

금속 킬레이트의 안정도 상수가 클 때는 앞에서 말한 바와 같이 적정의 당량점에서 pM의 비약이 나타나므로, pM의 변화에 따라 색상이 예민하게 변화하는 시약, 곧 금속 지시약(metal indicator)을 쓰면 적정의 종말점을 결정할 수 있다. 종말점의 판정은 육안에 의한 방법 외에 광도적정, pH 적정, 전위차 적정, 전도도 적정, 고주파 적정, 전류적정

등의 물리 화학적 방법 등이 있다. 금속 지시약은 안정도 상수가 비교적 작은 금속 킬레이트를 만드는 킬레이트 시약이며, 그 금속 킬레이트일 때와 유리형일 때의 색상이 다른 색소이다. 예컨대, 금속이온 M을 포함한 용액에, 미량의 지시약 In을 넣으면, 금속 킬레이트 MIn을 생성하고 특유한 색을 나타낸다.

$$M + In \rightleftharpoons MIn \qquad (8 \cdot 24)$$

$$\frac{[MIn]}{[M][In]} = K_{MIn}, \quad pM = \log K_{MIn} + \log \frac{[In]}{[MIn]} \qquad (8 \cdot 25)$$

8.3.2 지시약의 해리형의 색

이 용액을 EDTA로 적정하면, 킬레이트 시약 Y는 먼저, 유리한 금속이온 M과 결합하는데, 당량점 부근에서는 [M]가 급격히 감소되므로 식 (8 · 24)의 평형은 왼쪽으로 이동된다. 이 때 킬레이트 MIn은 해리하며, 금속이온과 유리형 지시약 In을 생성한다. 금속이온은 넣어준 킬레이트 시약 Y와 곧 결합하고, 용액은 지시약의 유리형의 색을 나타내므로 적정의 종말점을 알 수 있다.

예컨대, eriochrome black T(EBT)는 나프톨계의 아조색소이고, 그림 8 · 12와 같이 설폰산기 외에 아조기의 O, O′에 2개의 페놀성 수산기를 가지고 있어서, H_3In으로 표시할 수 있다. 설폰산기는 약산이며 수용액 중에서 항상 전리하고 있다고 하면, 유리형의 색소 H_2In^-은 수용액에서 pH 6 이하일 때 적색을 나타낸다. 수산기는 약산성이며, 그 1개는 pH 7∼10에서 전리하여 HIn^{2-}으로 되어 청색을 나타내고, 제2의 수산기는 pH 11 이상에서 전리하여 In^{3-}으로 되어 적도색(赤桃色)을 나타낸다.

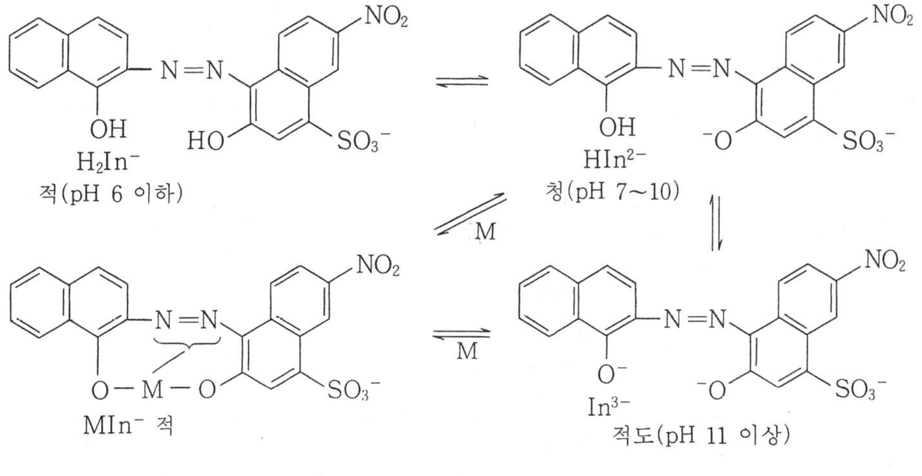

그림 8 · 12 EBT의 해리 및 킬레이트 생성

이 HIn^{2-} 및 In^{3-}은 많은 2가 금속이온과 킬레이트 MIn^-을 생성하고 적색을 나타낸다. 이들 관계를 그림 8 · 12에 표시하였다. 이 킬레이트 생성반응은 많은 경우 용액의 pM이 상승하면 MIn^-은 해리하고, pH 7~10에서는 HIn^{2-}을 생성하므로, pM에 따라 적 ⇌ 청의 변색을 나타내게 된다.

$$\underset{(적색)}{MIn^-} + H^+ \rightleftharpoons M^{2+} + \underset{(청색)}{HIn^{2-}} \quad (pH\ 7\sim10)$$

pH 11 이상에서는 지시약 In^{3-}으로 존재하여 적도색을 나타내지만, 적 ⇌ 적도색의 변색은 명확하지 않으므로 종말점 지시에는 적당하지 않다.

$$MIn^- \rightleftharpoons M^{2+} + In^{3-} \quad (pH\ 11\ 이상)$$

pH 6 이하에서는 지시약의 전리평형이 H_2In^- 쪽으로 기울어져, HIn^{2-}의 농도가 대단히 작아지므로, 금속이온의 농도가 크더라도 킬레이트 생성이 진행되지 않고 적색이 나타나지 아니한다. 그러므로 EBT가 정상적인 변색을 나타내는데는 pH 7~10의 범위에 한한다. 이와 같이 금속 지시약이 유효하게 작용하는 pH 범위는 한정되어 있으므로, 킬레이트 적정을 하려는 금속이온의 종류 및 용액의 pH 등의 조건에 따라, 적당한 지시약을 선택하여야 한다. 표 8 · 5에 상용되는 금속 지시약을 실었다. 또, 그림 8 · 8에는 각각의 조건에 따른 적당하다고 인정되는 지시약을 약호로 표시하였다.

표 8 · 5 금속 지시약

금속 지시약	약호	응용가능한 금속 및 pH	변 색	용액(분말) 조제법
Eriochrome black T	EBT	Ca, Mg, Ba, Sr (pH 10) Zn, Cd(pH 7~10)	적→청	0.1% EtOH : triethanolamine (1 : 1) 용액
1-(2-Hydroxy-4-sulfo-1-naphthylazo)-2-hydroxy-3-naphthoic acid	NN	Ca(pH 12~13)	적→청	K_2SO_4으로 100~200배로 희석분쇄
Hydroxynaphthol blue	HNB	Ca(pH 12~13)	적→청	KNO_3으로 100배로 희석분쇄
Pyridylazonaphthol Cu-EDTA 혼합 지시약	Cu-PAN	Al(pH 3) Ni, Co(pH>3) Zn, Cd, Fe, Hg, Pb(pH 4~4.5)	적자→황	PAN 1 g+Cu-EDTA 11.1 g 혼합물 용액 1% dioxane-물 (1 : 1)
Xylenol orange	XO	Bi(pH 1~3) Zn, Cd, Pb, Hg 희토류(pH 5~6)	적자→황	0.1% 수용액

Methylthymol blue	MTB	상기 외에 Ca(pH 12)	청→담황	KNO_3으로 100배 희석분쇄
Pyridylazonaphthol	PAN	Ca(pH 3~10)	적자→황	0.1% 알코올 용액
Phthaleine complexone	PC	Ba, Sr, Ca, Mg (pH 11)	pink →담홍	0.1% 메탄올 용액
Thymolphthalein complexone	TPC	Ca, Mg, Ba, Sr (pH 10~12)	청→회	KNO_3으로 100배 희석분쇄
Calcein		Ca(pH 12~13)	황록색 형광→소실	KCl으로 100배 희석분쇄
Variamine blue B	VBB	Fe(pH 3)	적자 →담황	KCl으로 100배 희석분쇄
Murexide	MX	Co(pH 8) Ni(pH 10)	황→자	K_2SO_4으로 100배 희석분쇄

8.4 킬레이트 적정법의 종류

킬레이트 적정법은 다음과 같이 4종류로 분류할 수 있다.

8.4.1 직접 적정법

금속이온을 포함한 용액에 적당한 완충액을 넣어, 일정한 pH로 조정한 다음, 지시약을 넣고 킬레이트 시약의 표준액으로 적정하는 방법이다. 용액의 pH는 목적이온과 시약과의 킬레이트 생성능과 지시약의 변색능에 따라 가장 적당한 pH를 선택한다. 예컨대, Ca염과 Mg염을 EBT를 지시약으로 하여 EDTA로 적정할 때는 pH 10으로 한다. 이 pH에서는 충분히 안정한 킬레이트가 생성되고, 지시약도 양호한 변색을 나타내기 때문이다.

같은 지시약을 써서 Zn염 또는 Cd염을 적정할 때는 NH_3 완충액으로 pH 7~10으로 한다. Zn 및 Cd의 EDTA 킬레이트는 Mg 킬레이트에 비해서 안정도 상수가 크고, NH_3가 존재할 때는 $Zn(OH)_2$, $Cd(OH)_2$의 침전이 생성되지 아니하고, 지시약도 이 pH 범위 내에서 뚜렷한 변색을 나타내기 때문이다. 일반적으로 적정을 위한 적당한 pH에서 금속 수산화물이 침전하는 경우에는 NH_3, 주석산 등의 은폐(masking)제를 넣어서 침전생성을 방지한다.

그러나 이들의 은폐제에 의하여 용액 중의 목적금속 이온의 농도가 지나치게 작아지지 않도록 그 종류 및 양에 대해서는 주의하여야 한다.

8.4.2 역적정법

금속이온과 킬레이트 시약과의 반응속도가 느릴 때, 적정하려는 pH에서 침전이 생성될 경우, 또는 적당한 금속 지시약이 없을 때에는 시료에 일정과량의 킬레이트 시약을 넣어 킬레이트 생성반응을 완결시키고, 남아 있는 과량의 킬레이트 시약을 적당한 금속이온 표준액으로 역적정한다. 이 역적정법에서 정량하려는 금속이온 M_a의 킬레이트 M_aY는 역적정에 쓰이는 금속이온 M_b의 킬레이트보다는 안정해야 한다. 그렇지 않으면 M_aY와 M_b와의 사이에는 식 (8 · 26)에서 보는 바와 같은 치환반응이 일어나 적정치가 과대하게 된다.

$$M_aY + M_b \longrightarrow M_bY + M_a \qquad (8 \cdot 26)$$

역적정에 쓰이는 금속염과 지시약과의 관계를 표 8 · 6에 실었다.

표 8 · 6 역적정에 사용하는 금속염 및 지시약

금 속 염	분자량	지 시 약		적정액 pH
$MgCl_2 \cdot 6H_2O$	203.33	EBT	청→적자	10
$ZnSO_4 \cdot 7H_2O$	287.56	EBT	청→적자	10
		XO	황→적자	5
$CuSO_4 \cdot 5H_2O$	249.69	PAN	황→적자	2.5~6
$CoCl_2 \cdot 6H_2O$	237.95	Cu-PAN	황→적	3~4
$Th(NO_3)_4 \cdot 4H_2O$	552.15	XO	황→적자	2.5~3.5

8.4.3 치환 적정법

금속이온 M_a를 포함한 용액에 킬레이트 M_bY를 넣을 때, 식 (8 · 27)과 같은 치환반응이 일어난다.

$$M_a + M_bY \longrightarrow M_aY + M_b \qquad (8 \cdot 27)$$

킬레이트 M_aY가 M_bY보다도 안정하면 이 반응은 오른쪽으로 진행하고, M_a와 당량의 금속이온 M_b가 유리되므로 이것을 적정하면 M_a의 정량을 할 수 있다. 이 방법은 역적정법의 변법이라고 생각할 수 있으며, 직접 적정시에 적당한 금속 지시약이 없을 때, 또는 적정하려는 pH에서 수산화물이 침전할 때에 응용된다.

이 방법에서 치환용의 금속 킬레이트로는 EDTA-Mg 또는 EDTA-Zn이 많이 쓰인다. 예를 들면, Ca염을 정량할 때는 pH 12~13으로 하고 NN을 지시약으로 하여 적정하는데, 만일 Ca염의 농도가 크고 이 pH에서 $Ca(OH)_2$의 침전이 생성될 때는, 소량의 EDTA-Mg를 첨가한 다음 pH 10으로 해서, Ca^{2+} 이온과 치환하여 생기는 Mg^{2+} 이온을 EBT 지시약을 써서 적정하면, 침전의 생성을 방지하고 예민한 종말점을 얻을 수 있다.

경우에 따라서는 피적정액에 치환용 킬레이트를 넣지 않고, EDTA 표준액 중에 미리 치환용 킬레이트를 첨가한 용액을 써서 적정을 할 때도 있다.

8.4.4 간접 적정법

킬레이트 시약과 반응하지 않는 금속은 앞의 방법으로 정량할 수 없으나, 킬레이트 적정이 가능한 금속과 정량적으로 반응한다면, 그 반응한 금속을 적정함으로서 간접정량이 가능하다. 예컨대, Na은 $NaZn(UO_2)_3 \cdot (CH_3COO)_9$로서, K은 $K_2NaCo(NO_2)_6$로서 정량적으로 침전시켜 침전을 분리한 다음, Zn^{2+} 또는 Co^{2+}을 킬레이트 적정한다. 또 Ag^+은 $Ni(CN)_4^{2-}$을 넣어 Ag^+과의 치환반응에 의하여 정량적으로 유리한 Ni^{2+}을 적정함으로써 정량이 가능하다. 이 방법은 또 음이온의 정량에도 응용된다. 예로서, SO_4^{2-}은 $BaSO_4$ 또는 $PbSO_4$으로 하고, PO_4^{3-} 이온은 $MgNH_4PO_4$ 또는 $ZnNH_4PO_4$으로서 침전시켜, 침전 또는 모액 중의 금속이온을 킬레이트 적정한다.

또, 어떤 종류의 유기염기는 BiI_4^- 또는 CdI_4^{2-}에 의하여 침전시키고, 같은 방법으로 정량할 수가 있다.

8.5 금속이온의 선택적정

시료 중에는 2종류 이상의 금속이온이 포함되어 있을 때가 흔히 있다. 그러나 적정에 쓰이는 EDTA는 여러 종류의 금속이온과 안정한 킬레이트를 생성하기 때문에, 응용범위가 넓은 이점을 가지고 있는 반면에 선택성이 적다는 불편이 있다. 그러므로 공존하는 금속이온 중에서 목적하는 금속이온만을 선택적으로 정량하기 위하여 특별한 방법을 생각하여야 하는데, 다음과 같은 방법이 연구되고 있다.

8.5.1 pH의 조절에 의한 방법

그림 8·5에서 설명한 바와 같이, EDTA를 쓰는 적정에서는 금속에 따라 그 정량이 가능한 pH가 다르므로, 시료의 pH를 조절함으로써 선택적정 또는 분별정량이 가능할 때가 있다.

예컨대, Zn^{2+}은 pH 4.5~10, Mg^{2+}은 pH 10~11에서 EDTA 용액으로 적정가능하므로, 이 두 이온을 함유한 용액을 먼저 pH 7로 해서 EBT를 지시약으로 Zn^{2+}을 적정하고, 다음에 pH 10으로 하여 Mg^{2+}을 적정한다. 또, Ca^{2+}과 Mg^{2+}의 공존시는, pH 10에서 EBT를 지시약으로 하여 EDTA액으로 적정해서 양자의 함량을 알아내고, 다음에 별도로 시액을 취하여 pH 12로 하면 Mg^{2+}은 $MgOH^+$ 또는 $Mg(OH)_2$으로 되어, EDTA와 반응하기 어려우므로 Ca^{2+}만이 적정된다. 전후의 적정치의 차가 Mg^{2+}에 상당한다.

8.5.2 Masking에 의한 방법

수용액 중에 특정의 금속이온과 강하게 결합하여 수용성의 착염을 만드는 시약을 넣으면, 그 금속이온과 EDTA와의 반응을 방지할 수 있다. 예로서 Cu^{2+}, Cd^{2+} 및 Pb^{2+}을 포함한 용액에서 각각을 정량하려면, 시액을 3등분하여 제1 액은 pH 10에서 적정하여 3종의 이온함량을 알아내고, 제 2 액에는 적당량의 KCN을 넣어 pH 10으로 하면 Cu^{2+}, Cd^{2+}은 cyano complex 이온이 되어 반응성을 잃어버리므로 Pb^{2+}만을 적정할 수 있다. 제 3 액에는 KCN을 넣은 다음, 소과잉의 HCHO를 넣어 가온하면 demasking 작용에 의해 $Cd(CN)_4^{2-}$이 분해되어 Cd^{2+}이 유리되므로 Pb^{2+}, Cd^{2+}이 적정된다. 이들 3회의 적정치로부터 3개의 이온 각각의 양을 산출할 수 있다.

이와 같은 은폐 시약으로 triethanolamine, dimercaptopropanol, diethyldithiocarbamic acid, *o*-phenanthroline, 기타 각종 킬레이트 시약이 쓰인다. 표 8 · 7에 은폐작용을 나타내었다.

표 8 · 7 EDTA 적정법에서 유용한 은폐작용의 보기*

은폐 리간드	은폐되는 금속	요구되는 조건
CN^-**	Cu***, Co, Ni, Zn, Fe, Hg, Cd	pH>7(HCN은 매우 약한 산이고 휘발성임), $Cd(CN)_4^{2-}$ 및 $Zn(CN)_4^{2-}$은 HCHO에 의하여 빨리 풀림.
OH^-	$Al^{3+} \longrightarrow Al(OH)_4^-$ $Mg^{2+} \longrightarrow Mg(OH)_2(s)$	
F^-	Sn(IV), Ti(IV), Al(III)→착체 Ca, Mg ⟶ 침전	
2,3-디메르카프토프로판올 (BAL****)	Hg, Cd, Zn, Pb, As, Sb, Sn, Co, Cu	이들 존재하에서 Ni을 EDTA로 적정할 수 있음.
티오요소 $(H_2N)_2C=S$	Cu	Fe 적정에서 Cu를 가림.
티오글리콜산 $HSCH_2COOH$	산성에서 황화물이 침전하는 금속 전부	Cu를 가리고 Co, Ni을 EDTA로 적정할 수 있음.

* F. L. Cheng, Anal. Chem. 53 783(1961) : Increasing Selectivity of Analytical Reactions by Masking 참조
** $CN^- + CH_2O + H^+ \longrightarrow CH_2(OH)CN$
*** $Cu^{2+} \longrightarrow Cu(CN)_2^-$
**** British anti-Lewisite의 약자

8.5.3 침전 또는 추출에 의한 방법

정량하려는 금속이온을 침전 또는 용매 추출에 의하여 분리한 다음, 킬레이트 적정하는 방법이다. Ca^{2+}을 옥살산염으로 하고 Zn^{2+}, Pb^{2+}을 ZnS, PbS로 하여 침전시키거나, 혹은 Zn^{2+}을 thiocyanato complex로 하여 methylisobutyl ketone으로 추출한다. 또, Cu^{2+}을 pyridine 착체로 해서 $CHCl_3$으로 추출하고, Bi^{3+}도 diethyldithiocarbamic acid complex로 하여 $CHCl_3$으로 추출, 분리할 수 있다. 이와 같은 침전법 또는 추출법을 적용할 때, 목적 이외의 금속이온이 공침(共沈) 또는 추출될 때는, 이에 상당한 은폐(masking) 시약을 병용한다.

예로서, Zn^{2+} 용액 중에 Cu^{2+}, Hg^{2+} 이온 등이 공존할 때는, thiourea를 넣어 thiocyanato complex로 해서 methylisobutyl ketone으로 추출하면 Zn^{2+}만이 추출된다. 추출액에 물과 아세톤을 넣어 희석시키고, pH 10으로 하여 Zn^{2+}을 적정한다.

이와 같은 선택적정의 예를 표 8·8에 실었다. 또, 이 밖에 아말감을 쓰는 선택적 환원, 이온교환 크로마토그래피 등의 분리조작을 이용할 수도 있다.

표 8·8 혼합이온의 선택적정

혼 합 물	목 적 금 속	pH	은 폐 제	비 고
알칼리 토류 (Ca, Mg, Sr, Ba)	Ca	pH 12		KOH으로 pH 12~13으로 하면 Ca 이외는 수산화물로 침전
알칼리 금속, 알칼리 토류	알칼리토류	pH 10 이상		알칼리 금속은 EDTA와 반응하지 않음.
알칼리 금속, 중금속, 희토류	중금속, 희토류	pH 4~6		알칼리 금속은 EDTA와 반응하지 않음.
Ag 알칼리 토류	알칼리토류	pH 10 이상		Ag은 EDTA와 반응하지 않음.
Ag, 중금속 (Zn, Cd, Pb 등)	중금속	pH 4~6		Ag은 EDTA와 반응하지 않음.
알칼리 토류, Zn, Cd	Zn, Cd 알칼리토류	산성 pH 10 이상	KCN	
알칼리 토류, 중금속	중금속	pH 10 이상	F^-	알칼리토류는 플로오르화물을 만들어 침전한다.
Al, Fe	Fe	pH 2.5		Al은 pH 3 이상이 아니면 EDTA와 반응하지 않음.

표 8·8 혼합이온의 선택적정(계속)

혼 합 물	목적금속	pH	은 폐 제	비 고
알칼리 토류, Al, Fe, Mn	알칼리토류	pH 10~11.5	triethanolamine $+KCN$	지시약으로 TPO 사용
Zn, Pb, Al	Zn, Pb	pH 3~4	F^-	Al은 플루오르화물이 됨
Zn, Cd, Pb	Zn, Cd Pb	pH 4~6 pH 4~6	β-mercaptopropionic acid o-phenanthroline	지시약으로 디티존을 사용, 에탄올용액으로 첨가. XO 사용
Zn, Cd	Zn	pH 5~6	dimercaptosuccinic acid	Pb-EDTA, Ba^{2+}을 사용하는 선택적 방법도 있다.
Cu, Zn, Cd, Ni	Zn, Cd, Ni, Cu	pH 4~6 pH 4~6	thiourea, $Na_2S_2O_3$ H_2O_2로 $Na_2S_2O_3$의 마스킹을 파괴	PAN 사용
Cu, CO, Ni	Ni	pH 10	β-mercaptopropionic acid	PV 사용
Pb, Zn, Cd	Pb Zn, Cd	pH 10 pH 10	KCN, NaCN formalin으로 시아노 착염을 파괴	CN^-은 Zn, Cd 외에 Mn, Fe 등도 마스킹한다.
Th, Bi, Pb, Zn, Cd	Th, Bi	pH 1~2		pH 2 이하에서는 Pb, Zn, Cd은 EDTA와 반응하지 않음
Th, Bi	Th Bi	pH 1~2 pH 1~2	$Na_2S_2O_3$ Na_2SO_4	XO 사용.
Th, Zr	Zr	pH 2~3	Na_2SO_4	XO 사용, 종말점은 약간의 등색으로 된다.
Bi, Zn, Pb*	Bi Zn+Pb Zn	pH 1~2 pH 4~6 pH 4~6	 o-phenanthrolin	pH 1~2에서는 Bi만 EDTA와 반응한다. 헥사민으로 pH를 조절한다. Zn-EDTA에서 o-phenanthrolin은 EDTA를 축출한다. 이 EDTA를 Pb 표준액으로 역적정한다.
Sn, Pb, Zn, Cd, Cu*	Pb, Zn, Cd Sn	pH 4~6 pH 4~6	thiourea로 Cu를 마스킹한다. F^-	Pb 표준액으로 역적정. F^-은 Sn-EDTA에서 EDTA를 축출한다. Zn, Th 표준액으로 역적정

표 8·8 혼합이온의 선택적정(계속)

혼 합 물	목적금속	pH	은 폐 제	비 고
Pb, Ni, Mg*	Pb+Ni	pH 4~6		MTB를 사용, Pb 표준액으로 역적정.
	Mg	pH 10		pH를 10으로 올려 Ca 표준액으로 역적정.
	Ni	pH 10	KCN	Ca 표준액으로 적정을 계속한다.
Co, Mn, Mg*	Mg+Mn^{2+}	pH 10		Mn^{2+}으로 환원하고 TPC를 사용하여 Ca 표준액으로 역적정.
	Co	pH 10	KCN	CN^-은 Co-EDTA에서 EDTA를 축출하므로, Ca 표준액으로 역적정을 계속하면 Co를 정량할 수 있다.

* 동일 시료용액을 연속적정

8.6 표준액 및 시약의 조제와 표정

시료용액의 조제에 쓰이는 물은 금속이온을 함유해서는 안 된다. 이온교환 수지를 써서 탈염 정제한 물이 가장 적당하다.

금속제 증류기에 의한 증류수는 미량의 금속이온 등을 함유하여 킬레이트 적정에 영향을 미친다. 조제한 용액은 polyethylene병에 넣어 둔다. 유리병을 쓰면 유리 중의 미량의 금속이온이 천천히 용출되므로 주의하여야 한다.

8.6.1 0.05*M*-EDTA의 조제 및 표정

1 L 중 에틸렌디아민사초산이나트륨($C_{10}H_{14}N_2O_8Na_2 \cdot 2H_2O$: 372.24) 18.612 g을 함유한다.

〔1〕 조제 : 특급시약 EDTA-2Na·$2H_2O$(함량 99.5%) 19 g을 달아 정제수에 녹여 1000 mL로 한다.

〔2〕 표정 1 : pH 10, 지시약 EBT를 쓰는 방법

Zn(원자량 : 65.37, 함량 99.99% 이상)을 6*M*-HCl 소량으로 씻어서, 표면의 산화피막을 제거하고 물, 아세톤, 에테르로 차례로 씻어, 110℃에서 5분간 건조시킨 후, 데시케이터

(silica gel) 중에서 식힌다. 이것의 약 0.8 g을 정밀히 달아 묽은 염산 12 mL 및 브롬(Br_2) 수(포화) 5방울을 넣어 천천히 가온해서 녹이고, 끓여서 과량의 브롬을 제거한 다음 물을 넣어 정확히 200 mL로 한다.

이 용액 20 mL를 정확히 취하여 NaOH 용액(1 → 50)을 넣어 중화한 다음, pH 10.7의 암모니아 · 염화암모늄 완충액 5 mL 및 EBT · NaCl 지시약 40 mg을 넣고 조제한 0.05M-EDTA액으로 적정한다. 액의 색이 적자색에서 청자색으로 변할 때를 종말점으로 한다.

$$Zn^{2+} + Y^{4-} \longrightarrow ZnY^{2-}$$

$$0.05M\text{-EDTA } 1\text{ mL} \equiv 3.2695\text{ mg Zn}$$

폴리에틸렌 병에 보관한다.

〔3〕 표정 2 : pH 5, 지시약 xylenol orange(XO)를 쓰는 방법

위의 $ZnCl_2$ 용액 25 mL를 정확히 취해서 NaOH 시약 몇 방울을 넣어 중화한 다음, 초산 · 초산나트륨 완충액(pH 5) 3 mL, XO 시액 3방울을 넣고 조제한 EDTA 용액으로 표정한다. 액의 색이 적자색에서 등색을 거쳐 황색으로 변하는 점을 종말점으로 한다.

8.6.2 금속 표준액의 조제

역적정법에서는 EDTA 표준액 외에 금속 표준액이 필요하다. 보통 금속의 염화물 또는 황산염의 소정량을 정제수에 녹인 다음 EDTA 표준액을 2차 표준물질로 해서 표정한다. 보통 사용되는 이온의 종류 및 적정의 조건을 표 8 · 6에 표시하였다. 0.05M-$MgCl_2$ 및 0.05M-$Zn(Ac)_2$, 표준액의 조제 및 표정은 다음과 같다.

〔1〕 0.05M-$MgCl_2$ 표준액의 조제 및 표정

1000 mL 중에는 $MgCl_2 \cdot 6H_2O$(203.30) 10.165 g을 함유한다. $MgCl_2 \cdot 6H_2O$ 10.2 g을 새로 끓여서 식힌 물에 녹여 1000 mL로 한다. 조제한 염화마그네슘 용액 25 mL를 정확히 취하여, 물 50 mL 및 pH 10.7의 암모니아 · 염화암모늄 완충액 3 mL 및 EBT · NaCl 지시약 40 mg을 넣고, 0.05M-EDTA로 적정하여 몰농도 계수를 계산한다. 종말점은 적정액의 적자색이 청자색으로 변하는 점으로 한다.

〔2〕 0.05M-$Zn(CH_3COO)_2$의 조제 및 표정

1000 mL 중에 $Zn(CH_3COO)_2 \cdot 2H_2O$(219.50) 10.975 g을 함유한다. 초산아연 11.1 g을 물 40 mL 및 묽은 초산 4 mL를 넣어 녹인 다음, 물을 넣어 1000 mL로 한다. 0.05M-EDTA 20 mL를 정확히 취하여, 물 50 mL 및 pH 7의 암모니아 · 염화암모늄 완충액 3 mL와 EBT-NaCl 지시약 40 mg을 넣고, 조제한 초산 아연액으로 적정해서 몰농도 계수를 계산한다. 종말점은 적정액의 청색이 청자색으로 변하는 점으로 한다.

8.6.3 금속 킬레이트 용액의 조제

치환적정에 쓰이는 금속-EDTA 킬레이트는 보통 Mg 또는 Zn의 킬레이트이다. EDTA-Mg-2Na($MgNa_2Y \cdot 4H_2O$: 430.69) 또는 EDTA-Zn-2Na($ZnNa_2Y \cdot 4H_2O$: 471.75)의 시판품을 물에 녹여 0.1～0.01M 용액으로 조제한다.

이들의 0.1M 용액은 pH 8～9이며, 완충액을 넣어 pH 10으로 해서 EBT 지시약 몇 방울을 넣을 때 자색을 나타낸다. 이것이 0.01M-EDTA액 한 방울에 의해 청색, 0.01M-$MgCl_2$ 또는 0.01M-$ZnSO_4$ 한 방울에 의하여 적색을 나타내어야 한다. 만일, 과부족이 있을 때에는 EDTA액, 또는 $MgCl_2$액, 혹은 $ZnSO_4$액을 더 넣어 정확히 당량이 되도록 조절한다. 시판품의 입수가 곤란할 때는, 당량의 EDTA-2Na과 금속염을 용해 혼합하고, 같은 방법으로 정확히 당량이 되도록 조절한 다음 pH 8～9로 한다.

8.6.4 완충액의 조제

킬레이트 적정은 적정액의 pH를 일정하게 하여야 하므로 완충액을 사용한다. 이 완충액은 목적금속 이온과 반응하는 성분, 예를 들면 H_3PO_4, H_2SO_3 등을 함유하지 않는 것이 좋다. 일반적으로 많이 사용되는 완충액은 표 8·9와 같다. 어느 것이나 조제한 다음 pH meter로 pH를 확인하여야 한다.

표 8·9 완 충 액

pH	완 충 액 의 조 제
12～13	1～8M의 NaOH 또는 KOH 용액
8～11	NH_3-NH_4Cl : M-NH_3 용액 및 M-NH_4Cl 용액을 소요 pH에 맞게 혼합한다.
10	NH_4Cl 70 g과 암모니아수(비중 0.9) 570 mL를 정제수에 녹여 전량 1 L로 한다.
6.5～8	Triethanolamine 및 그 염산염 : 소요 pH에 필요한 M-triethanolamine 및 M-HCl을 적당비율로 혼합한다. 특히, 주의할 점은 trietanolamine은 중금속 이온에 대해 은폐제로 작용하므로, 이 완충액을 쓸 때는 유리 triethanolamine의 함량을 되도록 적게 하여야 한다.
5～7	Hexamine 및 염산 : hexamine 결정과 염산을 시료용액에 적당량 넣어 pH를 조제한다. 또는, hexamine의 염산 수용액을 준비한다. 즉, hexamine 40 g, 진한 HCl 10 mL, 물 100 mL의 혼액은 pH 5.4가 된다.
4～6.5	초산-초산나트륨 : 소요 pH에 대응하게 M-CH_3COOH, M-CH_3COONa을 적당한 비율로 혼합한다. 초산착염을 생성할 우려가 있을 때에는 위의 hexamine 완충액을 쓴다.
2～4	*p*-Chloroaniline 및 그 염산염 : 고형물을 그대로 소요 pH에 대응하게 넣는다.
2～3	Monochloroacetic acid : 분말을 그대로 쓴다. Fe^{3+}의 적정에 적합하다.
2 이하	시료용액이 강산성일 경우 그대로 적당히 희석한다. 필요에 따라 M-HCl, M-HNO_3을 추가한다.

8.7 적 정 실 례

8.7.1 음료수 경도의 측정

물의 경도는 물 중의 Ca, Mg의 양을 이것에 대응하는 $CaCO_3$의 ppm으로 환산하여 표시한다. 경도의 측정법으로는 오래 전부터 비누법·소다 시약법 등이 있었으나, Schwarzenbach에 의하여 킬레이트 적정법이 발표된 후부터는 쓰이지 않게 되었다.

시료를 pH 10으로 하고 EBT 지시약을 써서 EDTA 표준액으로 직접 적정하여 Ca과 Mg의 함량을 구해 총경도로 한다. 이 때 EBT의 변색을 예민하게 하기 위해서 소량의 $MgCl_2$을 넣고, 또한 물 중에 존재하는 Fe, Cu, Mn 등의 중금속을 masking하기 위해 소량의 KCN을 첨가한다. 그리고 따로 시료를 취하여 pH 12로 하고, NN을 지시약으로 해서 Ca^{2+}만을 적정하여 Ca 경도를 계산한다. 총경도와 Ca 경도와의 차를 Mg 경도로 한다.

〔1〕 총경도의 측정

시료 100 mL를 정확히 취하여 10% KCN 시액 수방울, 0.01M-$MgCl_2$ 시액 1.0 mL, 암모니아·염화암모늄 완충액(pH 10) 2 mL 및 EBT 용액 5~6방울을 넣고, 0.01M-EDTA 액으로 액의 적색이 전부 청색이 되는 점을 종말점으로 한다(EDTA의 소비량 a mL).

$$0.01M\text{-EDTA } 1\text{ mL} \equiv 1.0000\text{ mg } CaCO_3$$

$$\text{총경도}(CaCO_3\text{ ppm}) = (a - 1.0) \times \frac{1000}{100}$$

〔2〕 Ca 경도의 측정

시료 100 mL를 정확히 취하여 20% NaOH 시액 1 mL, 10% KCN 시액 수방울, 10% hydroxylamine-HCl 수방울을 넣고(NN 산화방지 목적), 잘 저은 다음 3~5분간 방치한다. NN 희석분말 0.1 g을 넣어 녹인 다음, 0.01M-EDTA 액으로 액이 완전히 청색이 되는 점까지 적정한다(EDTA의 소비량 b mL).

$$\text{Ca 경도}(CaCO_3\text{ ppm}) = b \times \frac{1000}{\text{시료 mL 수}}$$

$$\text{Mg 경도} = \text{총경도} - \text{Ca 경도}$$

8.7.2 Ca염의 정량

Ca염이 수용성일 때는, 그 용액을 pH 12~13으로 하고, NN 또는 hydroxynaphthol blue를 지시약으로 하여 직접 적정하거나 혹은 EDTA-Mg 킬레이트를 넣고, EBT를 지시약으로 하여 치환적정한다. 알칼리성에서 난용성인 염류는 소량의 HCl에 녹이고 과량의 EDTA 시액을 넣고, pH를 조절하여 킬레이트를 생성시킨 다음, $MgCl_2$ 표준액으로 역적정한다. 예로서, 판토텐산 칼슘을 정량하는데는 EBT를 지시약으로 하는 $MgCl_2$ 역적정법을 쓰거나, hydroxynaphthol blue를 지시약으로 하는 직접 적정법을 쓴다.

판토텐산 칼슘은 수용성이므로 직접 적정에 의한 방법이 간편하다.

〔1〕 염화칼슘의 정량 : $CaCl_2 \cdot 2H_2O$(분자량 147.02)

시료 약 0.4 g을 정밀히 달아 물에 녹여 정확히 200 mL로 한다. 이것의 20 mL를 정확히 취하여 물 40 mL, 8M-NaOH 시액 2 mL를 넣고, 다시 NN 지시약 0.1 g을 넣은 다음 곧 0.02M-EDTA로 적정한다. 종말점은 적정액의 적자색이 청색으로 변하는 점으로 한다.

$$0.02M\text{-EDTA } 1\text{ mL} \equiv 2.2197\text{ mg } CaCl_2$$

Ringer's solution 중의 $CaCl_2$ 정량, $CaCO_3$, $CaBr_2$, 젖산칼슘, 글리세로인산칼슘의 정량도 이 법에 따른다.

〔2〕 판토텐산 칼슘 중의 칼슘의 정량

이 약 $C_{18}H_{32}O_{10}N_2Ca$(476.54)을 건조한 것을 정량할 때는 질소 5.7~6.0% 및 Ca 8.2~8.6%를 함유한다.

조작 : 시료를 105℃에서 4시간 건조시켜 약 0.4 g을 정밀히 달아 물 30 mL를 넣어 가온하여 녹이고, 식힌 다음 0.05M-EDTA 25 mL를 정확히 넣고 다시 pH 10.7의 암모니아 · 염화암모늄 완충액 10 mL 및 EBT · NaCl 지시약 40 mg을 넣은 다음, 과량의 EDTA를 0.05M-$MgCl_2$ 용액으로 적정한다. 종말점은 적정액의 청자색이 적자색으로 변하는 점으로 한다. 같은 방법으로 공시험을 하여 보정한다.

$$0.05M\text{-EDTA } 1\text{ mL} \equiv 2.0039\text{ mg Ca}$$

8.7.3 Al의 정량

EDTA-Al 킬레이트의 안정도 상수는 매우 크지만, Al^{3+}은 수용액 중에서 대부분 수산착이온 $Al(OH)_n^{(3-n)+}$으로 존재하여 킬레이트 생성반응의 속도가 느리므로, 짧은 시간에 정량적으로 반응시키기 위해서는 산성용액 중에서 가열하여야 한다. 직접 적정의 지시약으로서는 chromazurol S, hematoxyline, Cu-PAN 등이 쓰이는데 끓이면서 적정을 하여야 한다.

이와 같은 직접 적정보다도 오히려 과량의 EDTA를 넣고, 가열하여 반응을 완료시킨 후 xylenol orange(dithizone, PAN, EBT 등)를 지시약으로 하여, 염화아연 표준액으로 역적정하는 방법이 간편하면서 정확하다.

〔1〕 건조 수산화 알루미늄 겔 중의 Al_2O_3의 정량 : Al_2O_3(분자량 101.96)

시료 약 2 g을 정밀히 달아, 염산 15 mL를 넣어 30분간 수욕상(水浴上)에서 흔들어 섞으면서 가열하고, 식은 다음 물을 넣어 정확히 500 mL로 한다. 그 중에서 20 mL를 정확히 취하여 0.01*M*-EDTA 30 mL를 정확히 넣고 pH 4.8의 초산 · 초산암모늄 완충액 20 mL를 넣은 다음, 5분간 끓여 식힌다. 여기에 에탄올 55 mL를 넣고 0.05*M*-$Zn(Ac)_2$액으로 적정한다(지시약 : dithizone 시액 2 mL).

단, 적정의 종말점은 적정액의 담암록색이 담홍색으로 변하는 점으로 한다. 같은 방법으로 공시험을 하여 보정한다.

$$0.05M\text{-EDTA}\ 1\ mL \equiv 2.5490\ mg\ Al_2O_3$$

〔2〕 아스피린 알루미늄 중의 Al의 정량

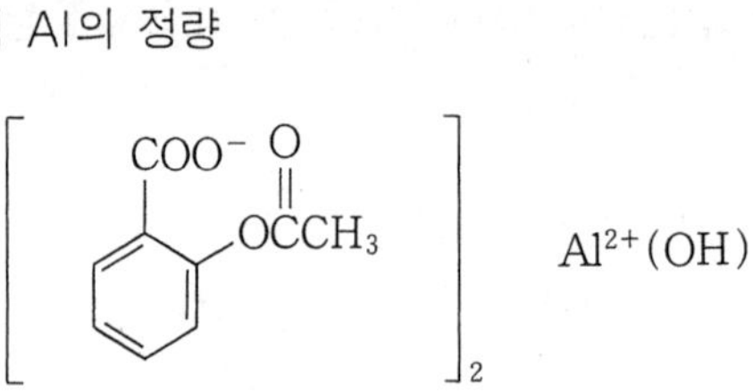

시료 약 0.4 g을 정밀히 달아 수산화나트륨 시액 10 mL에 녹이고, 1*M* 염산시액을 적가하여 pH를 약 1로 하고 다시 pH 3.0의 초산 · 초산암모늄 완충액 20 mL 및 Cu-PAN 시액 0.5 mL를 넣어 끓이면서 0.05*M*-EDTA로 적정한다. 적정의 종말점은 액의 색이 적색에서 황색으로 변하여 1분 이상 지속될 때로 한다. 같은 방법으로 공시험을 하여 보정한다.

$$0.05M\text{-EDTA}\ 1\ mL \equiv 1.3491\ mg\ Al$$

8.7.4 황산염의 정량

SO_4^{2-}에 Ba^{2+} 또는 Pb^{2+}을 넣어 $BaSO_4$ 또는 $PbSO_4$으로 정량적으로 침전시켜, 그 모액 중의 Ba^{2+} 또는 Pb^{2+}을 적정하면 간접적으로 SO_4^{2-} 이온을 정량할 수 있다.

침전시약으로서 $BaCl_2$을 일정과량 넣고 모액 중의 Ba^{2+}을 pH=10~12에서 phthalein complexone 또는 thymolphthalein complexone을 지시약으로 하여 직접적정하거나 EDTA-Mg을 넣어 치환적정을 한다. 이 때 $BaSO_4$의 침전은 여과하여야 하지만 침전조건을 적당히 선정하여, 적정을 빨리 하면 액 중에 $BaSO_4$이 존재하더라도 정량이 가능하다. 침전시약으로서 $Pb(NO_3)_2$을 쓸 때 $PbSO_4$의 액중농도를 적게 하기 위해서는, 알코올을 첨가하지 않으면 안 되지만, 침전입자가 비교적 크기 때문에 여과, 세척 등의 처리는 $BaSO_4$보다도 쉽다.

또, xylenol orange를 지시약으로 하는 Pb^{2-}의 적정은 Ba^{2+}의 적정보다 종말점을 보기가 쉽고 정밀도도 좋다. 단, PO_4^{3-} 또는 다량의 할로겐 이온의 공존은 방해가 된다.

황산이온의 정량 : SO_4^{2-}으로서 약 20 mg에 해당하는 양을 정밀히 달아 적당량의 물에 녹이고, 묽은 염산을 가하여 산성으로 해서 가열한다. 만일, CO_2가 발생하면 완전히 구축한다. 뜨거울 때 $0.01M$-$BaCl_2$ 표준액을 천천히 넣는다($0.01M$-$BaCl_2$ 1 mL ≡ SO_4^{2-} 약 1 mg). 더 이상 새로운 침전이 생기지 않게 되었을 때 소과량을 더 넣고 가해 준 총량을 읽어 이것을 a mL로 한다.

$$SO_4^{2-} + Ba^{2+} \longrightarrow BaSO_4$$

잠시 동안 가열을 계속하여 침전입자를 숙성시킨 후 방랭하고, 암모니아수로 중화한 다음 전량을 약 100 mL로 한다. 여기에 phthalein complexone 지시약 2～4방울을 가하고, 암모니아수를 가해서 pH를 10～11로 만든 다음, 전체적과 같은 양의 메탄올을 가한다. 이어서 남아 있는 Ba^{2-}을 $0.01M$-EDTA로 적자색이 무색이 될 때까지 적정한다. 그 소비량을 b mL라고 하면

$$0.01M\text{-EDTA } 1\text{ mL} \equiv 0.9606\text{ mg } SO_4^{2-}$$

Ba^{2-} 양에 상당하는 SO_4^{2-} 양 $=(a-b)\times 0.9606$ mg

8.7.5 아연의 정량

유기물 중의 아연을 정량하려면 그 유기성분을 적당한 방법으로 제거한 다음 EDTA 표준액으로 직접 적정한다. 또, 시료 중의 미량의 아연을 디티존-클로로포름액으로 추출하여 Zn-킬레이트로 해서 정량하는 법도 있다.

아연화의 정량 : 시료를 850℃에서 1시간 강열하고, 약 0.8 g을 정밀히 달아 물 2 mL, HCl 3 mL를 가해서 녹이고, 물을 넣어서 전량을 100 mL로 한다. 이 액 10 mL를 정확히 취하여 물 80 mL를 넣고 NaOH 용액(1 → 50)을 침전이 약간 생길 때까지 넣는다. 다음에 pH 10.7의 NH_3-NH_4Cl 완충액 5 mL를 넣어 $0.05M$-EDTA로 적정한다(지시약 : EBT · NaCl 지시약 40 mg).

$$0.05M\text{-EDTA } 1\text{ mL} \equiv 4.069\text{ mg ZnO}$$

8.7.6 유기염기의 정량

알칼로이드나 기타 유기 염기류 중에는 Dragendorff 시약($KBiI_4$), Marme 시약(K_2CdI_4) 등에 의하여 금속착염을 만들고, 적당한 조건에서 정량적으로 침전되므로, 침전을 여과하여 침전 중의 금속을 적정하거나 모액 중에 남아 있는 과량의 금속이온을 역적정하여 유기염기를 정량할 수 있다.

〔1〕 aminopyrine의 정량 : $C_{13}H_{17}ON_3$(분자량 231.30)

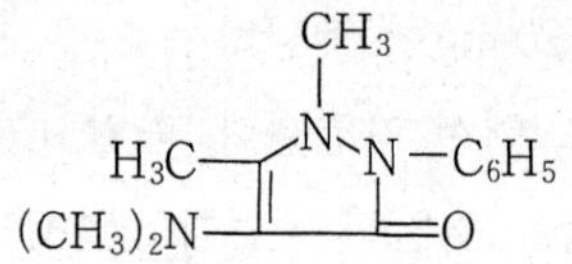

aminopyrine은 CdI_4^{2-}을 가하면 pH 6.5에서 $[(C_{13}H_{17}ON_3)H]_2 \cdot CdI_4$를 생성하며, 또 $Cd(SCN)_4^{2-}$에 의하여 pH 6.5~8.2에서 $[(C_{13}H_{17}ON_3)H]_2 \cdot Cd(SCN)_4$를 정량적으로 침전한다. 액성이 이보다 산성에서는 용해도가 증가되어 －의 오차를 가져오고, 또 알칼리성에서는 염기성염이 공침되어 ＋오차를 가져온다.

조작 : 시료 약 0.1 g을 정밀히 달아 물 약 20 mL에 녹인다. 여기에 $0.1M$-$Cd(SCN)_2$액 10 mL를 넣고 물을 넣어 정확히 50 mL로 한다. 30~60분간 방치한 다음에 건조 여과지로 여과하고, 처음 여액 10 mL는 버리고 다음 여액 25 mL를 정확히 취해서 물 15 mL, 암모니아 · 염화암모늄 완충액(pH 10) 3 mL와 EBT 지시약 3방울을 넣고, $0.05M$-EDTA로 적색이 청색으로 변할 때까지 적정한다. 같은 방법으로 공시험을 하여 보정한다.

$0.1M$-$Cd(SCN)_2$의 조제

$CdAc_2 \cdot 2H_2O$ 27 g 및 NH_4SCN 40g을 물에 녹여 1 L로 만들고, 묽은 수산화나트륨 시액으로 중화(pH 7)한다. 표정은 위의 적정조작의 공시험으로 대용할 수 있다.

$$C_{13}H_{17}ON_3 + Cd(SCN)_2 \longrightarrow C_{13}H_{17}ON_3 \cdot Cd(SCN)_2$$

$$0.05M\text{-EDTA } 1\text{ mL} = 5.620\text{ mg Cd} = 11.565\text{ mg } C_{13}H_{17}ON_3$$

이 약은 chelatometry 외에 비수적정법으로 정량하는 법이 있다.

···· 연 습 문 제 ····

1. 다음 용어를 설명하라.
   ① ligand
   ② quadridentate ligand
   ③ coordination number
   ④ electron-pair donor
   ⑤ chelate

2. 다음 각 용액에 대하여 pM을 계산하라.
   ① $0.0123F$-$CaCl_2$ 《답》 1.91
   ② $1.5\times10^{-7}M$-Na_2SO_4 《답》 6.52
   ③ $0.050F$-$FeSO_4\cdot(NH_4)_2SO_4\cdot5H_2O$ 《답》 1.30
   ④ 0.10% NaCl 《답》 1.30
   ⑤ 2.0 ppm KI 《답》 4.92

3. $0.01M$-Ni(II) 용액을 $0.01M$-EDTA로써 적정할 때, 50% 적정을 하였을 경우의 pNi를 계산하라.

   《답》 Ni^{2+} 농도는 처음 농도의 반 또는 $0.005M$
   EDTA 첨가로 용적은 50% 증가
   $\therefore [Ni^{2+}]=0.005\times\dfrac{2}{3}=0.0033\,M=3.3\times10_3M$
   $pNi=3-\log3.3=2.48$

4. $0.01M$-Ni(II) 용액에 pH 5.0 완충액을 가한 후, $0.01M$-EDTA를 사용하여 적정할 때 100% 적정을 마친 경우의 pNi를 계산하라.

   《답》 용액 용적이 100% 증가하였으므로 $[NiY]=0.005M$
   NiY의 매우 작은 양이 $Ni+Y'$으로 해리되므로, $[NiY]=[Y']$
   conditional formation constant 형식으로 바꾸면
   $$10^{12.0}=\frac{[NiY]}{[Ni]^2}=\frac{0.005}{[Ni]^2},\ [Ni]=\sqrt{\frac{5\times10^{-3}}{10^{12}}}=7.1\times10^{-8}$$
   $\therefore pNi=7.15$

5. EDTA 용액은 순수한 $CaCO_3$을 써서 표정한다. Ca 시료 0.5 g을 염산에 녹여 1 L로 희석하였다. 이 Ca 용액 50 mL는 EDTA 용액 35 mL에 대응한다면 EDTA 용액의

formality는 얼마인가?

《답》 $CaCO_3$ + EDTA

100   1F-1000 mL

$$0.5\times\frac{50}{1000}=0.025,\ x(=0.25),\ \therefore\ \frac{0.25}{35}=7.14\times10_3\text{F}$$

6. 어떤 형의 EDTA가 적정액 조제시 사용되는가?

   EDTA로 적정하기 전에 금속 이온을 함유하는 용액에 완충액을 가하는 이유는?

7. 다른 물질의 존재하에서 다음의 밑줄친 물질의 분석에 대한 EDTA법을 생각하여 보라. 즉, 적당한 지시약의 pH와 그외 필요한 시액 등을 조사하여 보라. 다른 종말점 확인방법도 역시 사용할 수 있다.

   ① Ca^{2+} 존재하의 $\underline{Cu^{2+}}$

   ② $Mg(NO_3)_2$ 존재하의 $\underline{Ca(NO_3)_2}$

   ③ Ca^{2+} 존재하의 $\underline{Fe^{3+}}$

   ④ 미량의 Fe^{3+}, Cu^{2-} 존재하의 $\underline{Ca^{2+}}$

   ⑤ Cd^{2+} 존재하의 $\underline{Bi^{3+}}$

   ⑥ Ni^{2+} 존재하의 $\underline{Mg^{2+}}$

   ⑦ K^{+} 존재하의 $\underline{Al^{3+}}$

8. EDTA 용액의 $MgCO_3$ titer는 1.240 mg/mL이다.

   ① EDTA의 formality? 《답》 0.01471

   ② EDTA의 $CaCO_3$ titer? 《답》 1.472 mg/mL

9. 다음을 계산하라.

   ① 0.02F-$Mg(NO_3)_2$ 용액의 pMg 《답》 1.70

   ② 0.005F-$CuCl_2$ 용액의 pCu 《답》 2.30

   ③ 1.0F-$CaCl_2$ 용액의 pCa 《답》 0.00

   ④ 0.00025F-$ZnSO_4$ 용액의 pZn 《답》 3.60

   ⑤ 0.001F-Na_2SO_4 용액의 pNa 《답》 2.70

10. 만일, 어떤 용액이 0.10F-EDTA를 함유하고 있다면 어떤 pH에서 $[HY^{3-}]$의 농도가 0.06M이 되겠는가? 《답》 6.5와 9.7

11. pH 10에서 EDTA(H_4Y)의 Y^{4-} 화학종의 mole fraction α_4를 구하라.

12. 0.01M-Mg^{2-}을 pH 9에서 EDTA 적정이 가능한가? 만일, 적정이 불가능하면 최적

pH를 구하라.

13. 0.01*M*-$CaCO_3$(M.W. 100.1) 표준액 25 mL를 적정하는데 EDTA 용액 20 mL가 필요하다.

① EDTA의 molarity?

② $CaCO_3$에 대한 EDTA의 titer?

③ Ca^{2+}(40.08)에 대한 EDTA의 titer?

14. 음료수 시료 100 mL를 정확히 취하여 20% NaOH 시액 1 mL, 10% KCN 시액 및 방울, 10% hydroxylamine-HCl 몇 방울을 넣고(NN-산화방지 목적) 잘 저은 다음 3~5분간 방치한다. NN 희석분말 0.1 g을 넣어 녹인 다음, 0.01*M*-EDTA액 24 mL로 액이 완전히 청색이 되었다.

$CaCO_3$(100.1)로써 경도를 구하라.

15. Ringer's solution[$CaCl_2 \cdot 2H_2O$ 147.02를 0.03~0.036%(w/v) 함유] 50 mL에 8*M*-KOH 시액 2 mL, NN 지시약 0.05 g을 넣어 0.01*M*-EDTA로 적자색이 청색으로 변할 때까지 적정하였다. 0.01*M*-EDTA액의 소비 mL는?

대한약전 수재 의약품

직접적정

약 품 명	분 자 식	분자량	적정 표준액	지 시 약
염산에탐부톨	$C_{10}H_{24}N_2O_2 \cdot 2HCl$	277.23	0.01*M* 에틸렌디아민테트라초산디나트륨액	Cu-PAN
규산마그네슘 중 산화마그네슘	MgO	40.30	0.05*M* 에틸렌디아민테트라초산디나트륨액	에리오크롬블랙 T·염화나트륨
글루콘산칼슘	$C_{12}H_{22}CaO_{14}$ H_2O	448.39	0.05*M* 에틸렌디아민테트라초산디나트륨액	NN
글루콘산칼슘주사액			0.05*M* 에틸렌디아민테트라초산디나트륨액	히드록시나프톨블루
산화마그네슘	MgO	40.30	0.05*M* 에틸렌디아민테트라초산나트륨	에리오크롬블랙 T·염화나트륨
산화아연	ZnO	81.39	0.05*M* 에틸렌디아민테트라초산나트륨	에리오크롬블랙 T·염화나트륨
아스피린알루미늄	Al	26.98	0.05*M* 에틸렌디아민테트라초산디나트륨액	Cu-PAN
염화아연	$ZnCl_2$	136.30	0.01*M* EDTA Na	에리오크롬블랙 T
염화칼슘	$CaCl_2 \cdot 2H_2O$	147.01	0.02*M* EDTA Na	NN
젖산칼슘	$C_6H_{10}CaO_6 \cdot 5H_2O$	308.30	0.02*M* 에틸렌디아민테트라초산디나트륨	NN
차몰식자산비스마스			0.02*M* 에틸렌디아민테트라초산디나트륨	크실레놀오렌지
차질산비스마스			0.02*M* 에틸렌디아민테트라초산디나트륨	크실레놀오렌지
침강탄산칼슘	$CaCO_3$	100.09	0.05*M* 에틸렌디아민테트라초산디나트륨	NN
탄산마그네슘	MgO	40.3	0.05*M* 에틸렌디아민테트라초산디나트륨액	에리오크롬블랙 T·염화나트륨
황산아연	$ZnSO_4 \cdot 7H_2O$	287.56	0.01*M* 에틸렌디아민테트라초산디나트륨	에리오크롬블랙 T·염화나트륨

역적정

약 품 명	분 자 식	분자량	적정 표준액	지 시 약
수산화알루미늄 겔	$Al(OH)_3$	78	0.05*M* 에틸렌디아민테트라초산디나트륨액/0.05*M* 초산아연액	디티존
건조수산화알루미늄 겔	$Al(OH)_3$	78	0.05*M* 에틸렌디아민테트라초산디나트륨액/0.05*M* 황산아연액	디티존
건조수산화알루미늄겔 세립	$Al(OH)_3$	78	0.05*M* 에틸렌디아민테트라초산디나트륨액/0.05*M* 초산아연액	디티존
수크랄페이트	$C_{12}H_{30}Al_8O_{51} \cdot x\,Al(OH)_3 \cdot y\,H_2O$	26.98/982.81	0.05*M* 에틸렌디아민테트라초산디나트륨액/0.05*M* 초산아연액	전분시액
판토텐산칼슘	$C_{18}H_{32}CaN_2O_{10}$	476.54	0.05*M* 에틸렌디아민테트라초산디나트륨액, 0.05*M* 염화마그네슘	에리오크롬블랙 T · 염화나트륨

제 9 장

침전 적정법

침전반응은 공존성분의 용액에서 단일성분의 분리와 확인, 적정분석, 중량분석 등으로 흔히 이용되고 있는 반응이다.

침전적정(precipitation titration)은 목적성분과 표준액이 화학양론적으로 평형상수가 큰 침전을 신속히 생성하는 반응을 이용한 적정분석의 일종이다.

표준액은 주로 $AgNO_3$, NaCl 등이 쓰이며, Ag^+, Hg^{2+}을 적정하기 위하여 티오시안산염(NH_4SCN)의 표준액을 쓰기도 한다.

X^-, CN^-, SCN^- 등의 목적성분을 $AgNO_3$ 표준액으로 적정시 은적정(argentimetry)이라 한다. 한편, $AgNO_3$ 표준액을 사용하여 착체가 생성되는 반응을 이용한 적정을 착염적정(complexometric titration)이라 부르는데, 편의상 침전 적정법에 묶어서 설명한다.

침전반응 중에서 금속이온과 OH^- 또는 S^{2-}과의 반응은 생성되는 금속염의 침전이, OH^- 또는 S^{2-}을 강하게 흡착하며, 흡착되는 양도 온도, 농도 등의 외부조건에 따라 달리 나타나기 때문에, 화학 양론적인 반응이 진행되지 않으므로 적정분석에는 이용되지 못한다.

또한, 묽은 용액에서의 침전반응은 중화반응이나 산화-환원반응에 비하여 반응속도가 느리고, 공존성분에 의한 공침현상도 많이 나타나므로 적정에 이용되는 반응은 그리 많지 않다.

9.1 적 정 방 법

침전적정은 적정 표준액, 지시약, 반응의 종류, 생성되는 침전의 성질 등으로 분류하는 방법이 있다.

9.1.1 $AgNO_3$ 표준액으로 적정하는 방법

사용하는 지시약에 따라 Mohr 적정법과 Fajans 적정법으로 나누며, 이 두 가지 방법은 은적정법으로서 침전 적정법에 속한다. 한편 Liebig 적정법, Liebig-Dénigès 적정법은 같은 $AgNO_3$ 표준액을 사용하지만 반응기구는 착염 적정법이다.

〔1〕 Mohr법

Cl^-, Br^-, CN^- 등의 용액에 K_2CrO_4 시액을 넣고 $AgNO_3$ 표준액으로 적정하는 방법이다.

$$NaCl + AgNO_3 = AgCl + NaNO_3$$

$$K_2CrO_4 + 2AgNO_3 = Ag_2CrO_4 + 2KNO_3$$

이 방법은 분별침전을 이용한 것으로 목적성분이 Ag^+에 의하여 모두 침전된 당량점 이후부터 미량의 Ag^+에 따라 Ag_2CrO_4의 적갈색 침전이 생성되므로, 이 점을 종말점으로 하여 정량한다.

〔2〕 Fajans법

Cl^-, Br^-, I^-, CN^- 또는 SCN^- 등의 용액에 fluorescein 등의 흡착 지시약을 넣고 $AgNO_3$ 표준액으로 적정하는 방법이다.

목적성분이 Ag^+에 의하여 모두 침전되고, 당량점 이전에 생성된 침전과 미량의 Ag^+으로 형성된 전기적 이중층의 침전에 지시약이 흡착되면, 지시약 고유의 색이 변색되므로 이 점을 종말점으로 하여 적정한다.

〔3〕 Liebig법

CN^-의 시료용액을 $AgNO_3$ 표준액으로 직접 적정하는 방법이다. 지시약을 사용하지 않는다. 목적성분인 CN^-은 Ag^+에 의하여 모두 수용성 $Ag(CN)_2^-$의 착이온을 형성한다. 당량점이 지나면 미량의 Ag^+에 의하여 $Ag[Ag(CN)_2]$의 백색침전이 생성되므로, 이 점을 종말점으로 하여 적정한다.

$$KCN + AgNO_3 = AgCN + KNO_3$$

$$AgCN + KCN = K[Ag(CN)_2]$$

$$Ag^+ + 2CN^- = Ag(CN)_2^-$$

〔4〕 Liebig-Dénigès법

CN^-의 용액에 NH_3와 KI 시액을 가하고 $AgNO_3$ 표준액으로 적정하는 방법이다. 목적

성분인 CN^-은 Ag^+에 의하여 모두 수용성 $Ag(CN)_2^-$의 착이온을 형성한다. 당량점이 지나면 NH_3 알칼리성에서 미량의 Ag^+과 I^-에 의하여 AgI의 황색침전을 생성하므로, 이 점을 종말점으로 하여 적정한다.

9.1.2 NH_4SCN 또는 KSCN 표준액으로 적정하는 방법

이 방법을 Volhard법이라 하며, 적정방법에 따라 직접적정과 간접적정이 있다.

〔1〕 직접적정

Ag^- 또는 Hg^{2-}에 HNO_3과 $NH_4Fe(SO_4)_2$ 시액을 가하고, NH_4SCN 또는 KSCN 표준액으로 적정하는 방법이다. 목적성분이 SCN^-에 의하여 모두 침전된 당량점 이후부터 미량의 SCN^-과 Fe^{3+}에 의해 엷은 적색의 수용성 $Fe(SCN)_6^{3-}$을 형성하므로, 이 점을 종말점으로 하여 적정한다.

$$AgNO_3 + NH_4SCN = AgSCN + NH_4NO_3$$
$$Fe_2(SO_4)_3 + 6NH_4SCN = Fe[Fe(SCN)_6] + 3(NH_4)_2SO_4$$

〔2〕 간접적정

Cl^-, Br^-, I^-, CN^- 또는 SCN^-의 용액에 일정과량의 $AgNO_3$ 표준액을 가하면, 목적성분은 모두 은염으로 침전된다. 잔여의 Ag^+에 HNO_3과 $NH_4Fe(SO_4)_2$ 시액을 가하고, NH_4SCN 또는 KSCN 표준액으로 적정하는 방법이다. 목적성분에 일정과량의 Ag^+을 가해서 침전을 완결시킨 다음, 과잉의 Ag^+도 SCN^-으로 모두 침전시킨다. 당량점 이후부터 미량의 SCN^-과 Fe^{3+}에 의하여 엷은 적색의 수용성 $Fe(SCN)_6^{3-}$이 형성되므로, 이 점을 종말점으로 하여 적정한다.

$$NaCl + AgNO_3 = AgCl + NaNO_3$$
$$AgNO_3 + NH_4SCN = AgSCN + NH_4NO_3$$
$$Fe^{3+} + 6SCN^- \longrightarrow Fe(SCN)_6^{3-}$$

9.1.3 NaCl 표준액으로 적정하는 방법

이 방법을 Gay-Lussac 적정법이라 하며, 지시약을 쓰지 않는 것이 특징이며 주로 Ag을 정량하는 데 이용한다. 종말점은 등탁법 등으로 알아낸다.

9.2 적 정 곡 선

Ag^+ 표준액으로 Cl^-을 적정할 때 용액 중 이온농도의 변화를 생각해 보자. 처음 Ag^+ 표준액 1방울을 가하면, 바로 AgCl의 백색침전이 생성되지만 이때의 평형은 다음의 식으로 표현된다.

$$Ag^+ + Cl^- \rightleftharpoons AgCl \qquad (9 \cdot 1)$$

$[Ag^+][Cl^-]=K_{sp}$이므로 당량점에 도달되기 이전의 $[Ag^-]$와 당량점 이후의 $[Cl^-]$는 매우 적게 된다.

$0.1M$-NaCl 용액 50.00 mL를 $0.1M$-$AgNO_3$ 용액으로 적정할 때 "이온 활동도나 기타의 영향은 무시하고" $[Cl^-]$, $[Ag^+]$, pCl 및 pAg의 값을 계산하고, Ag^+에 의한 Cl^-의 적정곡선을 그려 보자($K_{sp(AgCl)} \fallingdotseq 1.0\times10^{-10}$).

먼저, $0.1M$-$AgNO_3$액 10.00 mL를 가했을 때

$$[Cl^-] = \frac{(5.00-1.00)\text{mmol}}{60.00\,\text{mL}} = 6.7\times10^{-2}\,\text{mmol/mL}$$

$$pCl = -\log[Cl^-] = -\log(6.7\times10^{-2}) = 1.17$$

$$[Ag^+] = \frac{K_{sp}}{[Cl^-]} = \frac{1.0\times10^{10}}{6.7\times10^{-2}} = 1.5\times10^{-9}\,\text{mmol/mL}$$

$$pAg = -\log[Ag^+] = -\log(1.5\times10^{-9}) = 8.83$$

$0.1M$-$AgNO_3$ 액 50.00 mL를 가했을 때(당량점)

$K_{sp(AgCl)} = 1.0\times10^{-10}$이므로

$$[Ag^+][Cl^-] = 1.0\times10^{-10}$$

$$[Ag^+] = [Cl^-] = 1.0\times10^{-5}\,\text{mmol/mL}$$

$$pAg = pCl = 5.00$$

$0.1M$-$AgNO_3$액 60.00 mL를 가했을 때

$$[Ag^+] = \frac{(6.00-5.00)\,\text{mmol}}{110.0\,\text{mL}} = 9.1\times10^{-3}\,\text{mmol/mL}$$

$$[Cl^-] = 1.1\times10^{-8}\,\text{mmol/mL}$$

$$pAg = 2.04$$

$$pCl = 7.96$$

위와 같은 방법으로 $0.1M$-Ag^+액을 여러 단계로 가했을 때의 계산값을 표 9・1에 수

표 9.1 0.100M-NaCl액을 0.100M-$AgNO_3$액으로 적정할 때 용액 중의 $[Cl^-]$, pCl, $[Ag^+]$, pAg($pK_{sp(AgCl)}=10$)

$AgNO_3$(mL)	$[Cl^-]$ mmol/mL	pCl	$[Ag^+]$ mmol/mL	pAg
0.0	10×10^{-1}	1.00	1.0×10^{-9}	9.00
10.0	6.7×10^{-2}	1.17	1.5×10^{-10}	8.83
40.0	1.1×10^{-2}	1.96	9.1×10^{-9}	8.04
49.0	1.0×10^{-3}	3.00	1.0×10^{-7}	7.00
49.9	1.0×10^{-4}	4.00	1.0×10^{-6}	6.00
50.0	1.0×10^{-5}	5.00	1.0×10^{-5}	5.00
50.1	1.0×10^{-6}	6.00	1.0×10^{-4}	4.00
51.0	1.0×10^{-7}	7.00	1.0×10^{-3}	3.00
60.0	1.1×10^{-8}	7.96	1.0×10^{-3}	2.04
70.0	5.9×10^{-7}	8.23	1.0×10^{-2}	1.77

록하였다.

표 9·1에 따라 적정곡선을 그리면 그림 9·1과 같으며, 참고로 Br^-, I^-과 Ag^+의 반응에 대한 적정곡선도 함께 표시하였다.

그림 9·1에서 3종류의 할로겐화은 중 AgI의 용해도곱이 가장 작으므로, 당량점에서 I^-의 pI가 가장 크다.

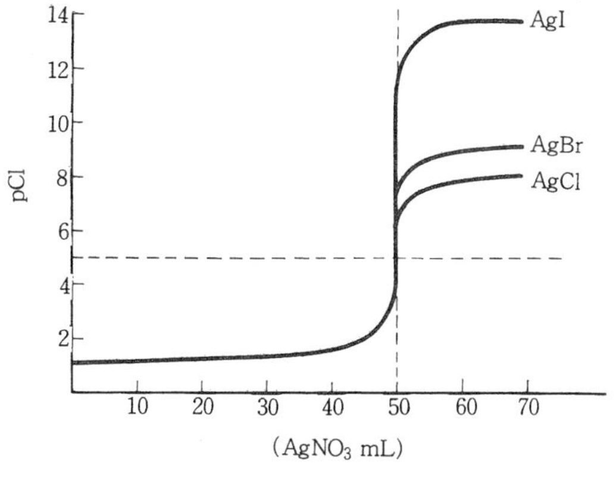

그림 9.1 0.100M-NaCl, NaBr, NaI 용액을 0.100M-$AgNO_3$ 용액으로 적정했을 때의 적정곡선 ($K_{sp(AgBr)}=3.5\times10^{-13}$, $K_{sp(AgI)}=1.7\times10^{-17}$)

9.3 종말점의 결정

종말점의 결정은 보통 3종류의 방법이 쓰이고 있다. 지시약법, 전기적인 방법으로 전위차 또는 전기량의 측정, 광산란 방법으로 비탁법(turbidimetry) 또는 네펠로법(nephelometry) 등이 쓰이지만, 이 장에서는 흔히 쓰이는 지시약에 의한 종말점의 결정방법에 대하여 고찰하기로 한다.

9.3.1 유색침전의 생성

〔1〕 Mohr 적정

Cl^- 용액에 적당량의 CrO_4^{2-}을 지시약으로 가한 다음 Ag^+ 표준액으로 적정하면, Ag_2CrO_4는 AgCl보다 용해도곱이 크므로 당량점에 도달될 때까지 Ag^+은 CrO_4^{2-}보다 Cl^-과 먼저 반응한다. Cl^-이 모두 AgCl로 침전된 다음 Ag^+은 CrO_4^{2-}과 반응하여 Ag_2CrO_4의 적갈색의 침전이 생성된다.

$$Cl^- + Ag + \rightleftharpoons AgCl$$

$$2Ag^+ + CrO_4^{2-} \rightleftharpoons Ag_2CrO_4$$

$0.1M$-NaCl 용액 50.00 mL를 $0.1M$-$AgNO_3$ 용액으로 적정할 경우, 당량점에서 Ag_2CrO_4의 침전에 필요한 $[CrO_4^{2-}]$는 다음과 같이 계산할 수 있다.

당량점에서 $[Ag^+]=[Cl^-]$이므로

$$[Ag^+]_{eq\ pt} = \sqrt{K_{sp(AgCl)}}$$

$$= \sqrt{1.0\times10^{-10}} = 1.0\times10^{-5}$$

당량점에서 Ag_2CrO_4이 침전되려면

$$[CrO_4^{2-}] = \frac{K_{sp(Ag_2CrO_4)}}{[Ag^+]^2_{eq\ pt}} = \frac{1.1\times10^{-12}}{(1.0\times10^{-5})^2} = 1.1\times10^{-2}$$

실제 이 정도의 $[CrO_4^{2-}]$를 함유한 용액은 황색이 진하여 적갈색 Ag_2CrO_4의 생성을 판단하기 어려우므로, 실질적으로는 지시약의 농도가 $0.002\sim0.005M$을 유지하도록 가하고 있다. 당량점에서 $[CrO_4^{2-}]$가 $0.002M$ 정도라면, 이 때 $[Ag^+]$와 $[Cl^-]$은 다음과 같이 계산한다.

$$[Ag^+]_{end\ pt} = \sqrt{\frac{1.1\times10^{-12}}{[CrO_4^{2-}]_{end\ pt}}} = \sqrt{\frac{1.1\times10^{-12}}{2\times10^{-3}}} = 2.3\times10^{-5}$$

$$[Cl^-]_{end\ pt} = \frac{1.0\times10^{-10}}{[Ag^+]_{end\ pt}} = \frac{1.0\times10^{-10}}{2.3\times10^{-5}} = 4.3\times10^{-6}$$

즉, 종말점에서 $[Ag^+]$은 $[Cl^-]$에 대하여 $2.3\times10^{-5}-4.3\times10^{-6}\fallingdotseq1.9\times10^{-5}M$만큼 초과되어 당량점이 약간 넘은 것으로 된다. 바꾸어 말하면, $0.1M$-$AgNO_3$액을 50.00 mL보다 $1.9\times10^{-5}\times100/0.1=0.019$ mL만큼 많이 가했을 때 Ag_2CrO_4의 적갈색 침전이 처음으로 보이게 된다.

이에 따른 오차는 약 +0.04%이며, 이 정도의 오차는 무시될 수 있다.

실제로 적정액 100 mL에 대하여 10% K_2CrO_4을 1 mL 정도($[CrO_4^{2-}]$로 $2.6\times10^{-3}M$이 된다)을 쓰는 수가 많으므로, 이 오차는 더 작은 편이다. 그러나 시료용액의 목적 성분량이 $0.01M$ 정도의 묽은 용액일 경우는 오차가 커지므로 공시험을 하여 보정한다.

적정액의 액성에 대한 K_2CrO_4의 지시약 범위는 중성~약알칼리성(pH 6.5~10.5)이다. 적정액이 산성이면 CrO_4^{2-}이 $Cr_2O_7^{2-}$으로 변하여 Ag_2CrO_4의 침전이 생성되지 않고, 알칼리성이 강하면 당량점 이전부터 Ag_2O이 침전된다.

$$2CrO_4^{2-} + 2H^+ \rightleftharpoons Cr_2O_7^{2-} + H_2O$$

$$2Ag^+ + 2OH^- \rightleftharpoons Ag_2O + H_2O$$

따라서, 적정액의 액성이 산성이면 $NaHCO_3$ 또는 붕사로, 알칼리성이면 HNO_3으로 중화한 다음 적정하여야 한다. 또한, 지시약 오차를 작게 하려면 Ag_2CrO_4의 침전생성에 필요한 Ag^+양을 적게 하고 CrO_4^{2-}양을 많게 하여야 한다.

그리고 I^-, SCN^-의 Ag^+에 의한 적정시 CrO_4^{2-}의 사용은 불가능하다. 왜냐하면, Ag^+에 의하여 당량점 이전에 생성되는 AgI, AgSCN 침전이 적정 중 일시적으로 생성되는 Ag_2CrO_4을 강하게 흡착하여, 당량점 이전에 미리 변색되기 때문이다.

〔2〕 Liebig 적정

CN^- 용액을 Ag^+ 표준액으로 적정하면 먼저 디시아노은산의 착이온을 생성하며, 이 때의 평형은 다음과 같다.

$$Ag^+ + 2CN^- \rightleftharpoons Ag(CN)_2^-$$

$$\frac{[Ag(CN)^{2-}]}{[Ag^+][CN^-]_2} = K_f$$

$$K_f = 1.3\times10^{21}$$

윗식에서 K_f를 안정도 상수(생성상수)라 하며, 이 값이 큰 착이온은 매우 안정함을 나타낸다. 이 반응은 CN^-량이 1/2 Ag^+량에 이를 때까지는 침전이 생성되지 않지만, 그 후부터 가해 주는 Ag^+으로 $Ag[Ag(CN)_2]$의 백색침전이 생성되어 혼탁되므로, 이 점을 종말점으로 하고 있다.

$$Ag(CN)_2^- + Ag^+ \rightleftharpoons Ag[Ag(CN)_2]$$

즉, $[Ag^+][Ag(CN)_2^-]=K_{sp}$의 관계가 이루어진 후부터 Ag^+의 첨가로 인하여 $Ag[Ag(CN)_2]$의 백색침전이 시작되어 혼탁된다.

(3) Liebig - Denigès 적정

Liebig 적정으로 CN^-을 Ag^+으로 적정할 때 용액 중에 NH_3가 공존하면, 당량점 후에 가해 주는 Ag^+은 $Ag[Ag(CN)_2]$의 침전을 생성하지 않고 디암민은의 착이온을 먼저 생성한다.

$$Ag^+ + 2NH_3 \rightleftharpoons Ag(NH_3)_2^+$$

그러나 용액 중에 I^-이 공존하면 $Ag(NH_3)_2^+$이 생성되지 않고, 용해도곱이 매우 작은 $AgI(K_{sp}=1.7\times10^{-17})$이 침전한다. 따라서, CN^-을 Ag^+ 표준액으로 적정할 때 용액을 NH_3 알칼리성으로 하고, I^-을 사용하면 당량점 후에 AgI의 황색침전이 생성되기 때문에 $Ag[Ag(CN)_2]$ 침전의 생성보다 종말점의 판정이 용이하다.

이 때의 평형은 매우 복잡하여 NH_3와 KI 시액 일정량을 넣지 않으면 당량점과 종말점이 일치되지 않는다. 보통 적정용액 100 mL에 대하여 10% NH_3 시액 5~8 mL, 10% KI 시액 2 mL를 넣으면 적당하다.

9.3.2 흡착 지시약

Fajans 적정

Cl^-과 Ag^+의 반응으로 침전되는 AgCl은, 일부가 전기적 2중층*을 형성하여 콜로이드 상태로 분산된다. 분산된 $(AgCl)_xAg^+$ 입자에 H^+을 방출한 fluorescein 이온이 흡착되면, fluorescein 이온의 고유색이 변색되므로 종말점의 결정에 이용된다. 적당한 조건에서 흡착에 의한 변색은 매우 예민하므로, $AgNO_3$ 표준액을 사용할 때 지시약으로 쓸 수 있다.

fluorescein과 같이 당량점이 지나면서 생성된 침전에 흡착되어 지시작용을 할 수 있는 화합물을 흡착 지시약(adsorption indicator)이라 한다. 흡착현상은 콜로이드상으로 분산되어 있는 침전의 표면에서 일어나지만, 용액 속에 다량의 중성염이 있으면 당량점에 도달하기 전에 AgCl이 응고되어 지시약에 의한 변색이 예민하지 않게 된다.

또한, 목적성분의 농도가 묽으면 생성되는 침전도 적게 되므로, 결국 분산이 부족하여

---

* NaCl 용액을 $AgNO_3$ 표준액으로 적정하면, 생성되는 AgCl 입자가 당량점 전에는 $(AgCl)_xCl^- \cdot Na^+)$을, 당량점 후는 $(AgCl)_xAg^+ \cdot NO_3^-$의 안정한 전기적 2중층을 형성해서 콜로이드 상태로 용액에서 분산된다.

변색되기 어렵다. 따라서, fluorescein 또는 dichlorofluorescein을 0.005M 이하의 Cl^- 용액에 쓰면 종말점을 알 수 없다.

fluorescein은 pK_a가 약 8 정도의 약산이고 흡착은 fluorescein 이온에 의하여 나타나므로, pH 7~10의 약알칼리성 용액이 아니면 사용할 수 없다. 그러나 dichlorofluorescein의 pK_a는 4로 fluorescein보다 전리가 용이하여 약산성(pH 4.4 이상)에서도 쓸 수 있다.

Br^-, I^-, SCN^-은 eosine(tetrabromofluorescein)이나 eosine I bluish가 적당하다.

pH 2의 액성에서도 eosine의 경우 지극히 예민하여 변색되므로 적정이 가능하지만, Cl^-은 생성되는 AgCl의 흡착성이 강하여 당량점 이전에 변색되므로 사용할 수 없다.

9.3.3 수용성 유색착체의 생성

Volhard 적정

Ag^+의 HNO_3 산성용액에 Fe^{3+}을 가하고, SCN^- 표준액으로 적정하면 다음과 같이 백색 난용성의 AgSCN이 침전된다.

$$Ag^+ + SCN^- \rightleftharpoons AgSCN$$

$$K_{sp(AgSCN)} = 1.07 \times 10^{-12}$$

적정을 계속해서 당량점이 지나면 Fe^{3+}과 SCN^-은 티오시안화철산의 착이온을 생성하여 엷은 적색으로 된다.

$$Fe^{3+} + SCN^- \rightleftharpoons FeSCN^{2+*}$$

이와 같은 정색은 매우 예민하여 0.2~0.5M-HNO_3 100 mL에 약 0.5 g의 $NH_4Fe(SO_4)_2$가 함유된 용액은 0.1M-NH_4SCN 0.01 mL로 엷은 적색으로 되며, 그 이상의 SCN^-을 가하면 엷은 적색에서 혈적색까지 된다.

따라서, 지시약 오차는 거의 무시될 수 있으나 AgSCN의 침전이 공존하면 미반응의 Ag^+이 침전에 흡착되므로, 처음부터 세게 저어서 흡착된 Ag^+을 분리하여 SCN^-과 정확히 반응시킬 필요가 있다.

즉, SCN^-을 소량씩 가하면서 세게 저어 소실되지 않는 엷은 적색이 되는 점을 종말점으로 하면, 정확한 결과를 얻을 수 있다. 이 때 SCN^-과 반응하는 NO_2^-이나 산화제가 공존하면 영향을 받는다. Volhard 적정의 중요한 응용은 역적정에 의한 할로겐 이온의 적정이다.

역적정에 의한 염화물의 정량시 당량점에서 AgCl과 AgSCN이 공존하므로, 다

* 티오시안화철(III) 산이온은 용액의 Fe^{3+}, SCN^-의 농도에 따라 생성되는 이온의 조성이 다르며, 이 화학종은 가장 간단한 조성식이다.

음의 두 식이 동시에 성립된다.

$$Ag^+ + Cl^- \rightleftharpoons AgCl$$

$$[Ag^+][Cl^-] = K_{sp(AgCl)} = 1.78 \times 10^{-10}$$

$$Ag^+ + SCN^- \rightleftharpoons AgSCN$$

$$[Ag^+][SCN^-] = K_{sp(AgSCN)} = 1.07 \times 10^{-12}$$

$$\therefore \frac{[Cl^-]}{[SCN^-]} = \frac{1.78 \times 10^{-10}}{1.07 \times 10^{-12}} = 1.66 \times 10^2$$

당량점에서 $[SCN^-]$은 $[Cl^-]$보다 훨씬 적고 착색될 정도의 $Fe(SCN)_6^{3-}$이 생성되지 않기 때문에, 종말점을 결정하려면 조금 더 많은 SCN^-이 필요하다. AgCl의 용해도곱이 AgSCN보다 크므로, 당량점 이후에도 이미 생성된 AgCl의 침전이 해리하여 생긴 Ag^+과 SCN^-이 계속하여 AgSCN의 침전을 생성한다. 또한, 이 반응은 결국 고체-액체간의 반응이기 때문에 반응이 서서히 진행되므로, 종말점의 결정에 어려움이 있다. 그러나 이와 같은 어려움도 먼저 소량의 nitrobenzene을 넣어 줌으로써 제거되어 명료한 종말점을 결정할 수 있다.

이것은 분산된 AgCl이 nitrobenzene과 물과의 계면에 흡착 응결되어 SCN^-과 반응을 못하기 때문이다. 혹은, 일정과량의 $AgNO_3$ 표준액을 가하여 일정용적으로 한 다음 침전은 여과하고, 여액의 일정량으로 역적정하여도 좋다. 다만, 이 방법은 여과를 해야 하는 불편함이 있지만 종말점을 결정하기가 쉽다. 그러나 브롬 화합물, 요오드 화합물을 Ag^+으로 적정할 경우에 생성되는 AgBr, AgI는 용해도곱이 작아 적정에 어려움이 없으므로, nitrobenzene을 넣지 않고 그대로 적정할 수 있다.

9.4 적정에 쓰이는 표준액 및 시액

9.4.1 표 준 액

〔1〕 0.1*M*-$AgNO_3$액의 조제 및 표정

① 조제 : 질산은($AgNO_3$: 169.89, 99.8% 이상) 17 g을 물에 녹여 1000 mL로 만든 후, 표정하여 차광용기에 넣어 보관한다.

② 표정 : 염화나트륨(NaCl : 58.45, 99.98% 이상)을 500～600℃에서 40～50분 동안 가열한 다음 데시케이터(실리카 겔)에서 방랭한다. 이 약 약 0.15 g을 정밀히 달아 물 50 mL를 넣어 녹이고, K_2CrO_4 시액 1 mL를 가한 다음, 잘 흔들면서 조제한 $AgNO_3$액으로 지속되는 엷은 적갈색이 나타날 때까지 적정하여 규정도 계수를 산출한다.

$$0.1M\ AgNO_3\ 1\ mL \equiv 5.8443\ mg\ NaCl$$

〔2〕 0.1M-NH_4SCN 또는 0.1M-KSCN액의 조제 및 표정

① 조제 : 티오시안산 암모늄(NH_4SCN : 76.12, 99.5% 이상) 8 g 또는 티오시안산 칼륨(KSCN : 97.19, 99.5% 이상) 10 g을 물에 녹여, 1000 mL로 만든 후 표정하여 차광용기에 넣어 보관한다.

② 표정 : 이미 표정한 0.1M-$AgNO_3$액 25 mL를 정확히 취해서 물 50 mL 및 $NH_4Fe(SO_4)_2$ 시액 2 mL를 가하고, 잘 흔들면서 조제한 NH_4SCN 또는 KSCN액으로 지속되는 엷은 적색이 나타날 때까지 적정하여 규정도 계수를 산출한다.

〔3〕 0.1M-NaCl액의 조제

조제 : 염화나트륨(NaCl : 58.44, 99.98% 이상)을 110℃에서 2시간 동안 가열한 다음, 그 5.8443 g을 정확히 달아 표준온도에서 물을 넣어 1000 mL로 만든다. 이 용액은 표정을 할 필요가 없다.

9.4.2 시 액

① K_2CrO_4 시액 : 크롬산칼륨 10 g을 물에 녹여 100 mL로 만든다.

② KI 시액 : 요오드화칼륨 16.5 g을 물에 녹여 100 mL로 만든다. 쓸 때 만들며, 차광하여 보관한다.

③ $NH_4Fe(SO_4)_2$ 시액 : 황산제이철암모늄 8 g에 HNO_3 5 mL를 가하고 물을 넣어 100 mL로 만든다.

④ 플루오레세인 나트륨 시액 : fluorescein sodium 0.2 g을 물에 녹여 100 mL로 만든다.

⑤ 디클로로플루오레세인 시액 : 4,5-dichlorofluorescein 0.1 g에 에탄올 70 mL를 가하여 녹인 다음, 물을 가해서 100 mL로 만든다.

⑥ Eosine 시액 : tetrabromofluorescein sodium 0.1 g을 물에 녹여 100 mL로 만든다.

9.5 적 정 실 례

〔1〕 링게르액(Ringer's solution)

조성

NaCl	8.60 g
KCl	0.30 g
$CaCl_2$	0.33 g
주사용 수	적당량
전체 양	1000 mL

이 약은 수성의 주사제로 정량할 때 염소(Cl : 35.45) 0.530～0.580 w/v%, 염화칼슘($CaCl_2 \cdot 2H_2O$: 147.01) 0.030～0.036 w/v%를 함유한다. 이 약 20 mL를 정확하게 취하여 물 30 mL와 K_2CrO_4 시액 1 mL를 넣은 다음, 세게 흔들어 섞으면서 0.1M-$AgNO_3$액으로 적정한다.

$$0.1M\text{-}AgNO_3\ 1\ mL \equiv 3.5453\ mg\ Cl$$

〔2〕 생리식염 주사액(Isotonic sodium chloride injection)

조성

NaCl	9.00 g
주사용 수	적당량
전체 양	1000 mL

이 약은 수성의 주사제로 정량할 때 염화나트륨(NaCl : 58.44) 0.85～0.95 w/v%를 함유한다. 이 약 20 mL를 정확하게 취하여 물 30 mL와 fluorescein sodium 시액 3방울을 넣고, 세게 흔들어 섞으면서 0.1M-$AgNO_3$액으로 적정한다.

$$0.1M\text{-}AgNO_3\ 1\ mL \equiv 5.844\ mg\ NaCl$$

〔3〕 질산은 점안액

조성

$AgNO_3$	10.00 g
멸균 정제수	적당량
전체 양	1000 mL

이 약은 수성의 점안액으로 정량할 때 질산은($AgNO_3$: 169.87) 0.95～1.05 w/v%를 함

유한다. 이 약 20 mL를 정확하게 취하여 물 30 mL와 HNO_3 2 mL를 넣고, $NH_4Fe(SO_4)_2$ 시액 2 mL를 가한 다음 0.1*M*-NH_4SCN액으로 적정한다.

$$0.1M\text{-}NH_4SCN \equiv 16.987\ \text{mg}\ AgNO_3$$

〔4〕 개자가루(powdered sinapis)

이 약은 겨자 *Brassica juncea* Czern. et. Coss(*Cruciferae*)의 조말(粗末)로 이소티오시안알릴(C_3H_5CNS : 99.16) 0.6% 이상을 함유한다. 이 약의 조말 약 5.0 g을 정밀하게 달아 플라스크에 넣고, 20～25℃의 물 100 mL를 넣어 마개를 한 다음, 흔들어 섞은 후 2시간 동안 방치한다. 증류장치를 연결하여 처음 나오는 유액 40～50 mL를 미리 암모니아 시액 10 mL와 에탄올 10 mL를 넣은 100 mL 메스플라스크에 넣고, 0.1*M*-$AgNO_3$액 20 mL를 가한 다음, 작은 깔때기를 플라스크에 꽂아 수욕에서 1시간 동안 가온해서 식힌 후, 물을 넣어 100mL로 만든 다음 여과한다. 여액 50 mL에 HNO_3 6 mL와 $NH_4Fe(SO_4)_2$ 시액 5 mL를 넣고 0.1*M*-NH_4SCN액으로 적정한다.

$$0.1M\text{-}AgNO_3\ 1\ \text{mL} \equiv 4.958\ \text{mg}\ C_3H_5CNS$$

〔5〕 행인수(apricot kernel water) 중 시안화수소의 정량(HCN 분자량 27.03)

이 약은 정량할 때 시안화수소(HCN : 27.03) 0.09～0.11 w/v%를 함유한다. 이 약 25 mL를 정확하게 취하여 물 100 mL와 KI 시액 2 mL 및 암모니아 시액 1 mL를 넣은 다음, 0.1*M*-$AgNO_3$액으로 적정한다.

$$C_6H_5CH\begin{cases}OH\\CN\end{cases} + NH_3 = C_6H_5CHO + NH_4CN$$

$$AgNO_3 + 2NH_4CN = NH_4Ag(CN)_2 + NH_4NO_3$$

$$2HCN \equiv 2NH_4CN \equiv AgNO_3 \equiv 1\text{당량}$$

$$0.1M\text{-}AgNO_3\ 1\ \text{mL} \equiv 5.405\ \text{mg}\ HCN$$

···· 연 습 문 제 ····

1. Cl^-을 Mohr법으로 적정할 때
   ① 당량점에서 Ag_2CrO_4 침전이 생성되는 데 필요한 $[CrO_4^{2-}]$를 구하라.
   ② 5.0×10^{-3}의 $[CrO_4^{2-}]$으로 Ag_2CrO_4 침전을 생성시키는 데 필요한 $[Ag^+]$을 구하라.
   ③ AgCl 침전이 Ag_2CrO_4 침전보다 먼저 생성되는 이유를 설명하라.

2. 요오드 또는 티오시안화물을 Mohr법으로 적정할 수 없는 이유를 설명하라.

3. 흡착 지시약의 정의와 결점을 설명하라.

4. $0.1M$-Cl^- 100 mL에 $0.1M$-Ag^+ 100 mL를 가했을 때의 pAg, pCl을 구하라.

5. 규정된 방법으로 전처리한 NaCl 0.1173 g을 정확히 달아 물에 녹이고, K_2CrO_4 시액을 가한 다음 조제한 $AgNO_3$ 표준액으로 적정한 결과 20.40 mL가 소비되었다. $0.1M$-$AgNO_3$으로써 factor를 구하라.

6. KBr 3.0000 g을 정확히 달아 물에 녹여 100 mL로 만들었다. 이 KBr 용액 10 mL를 정확히 취하여 물 약 10 mL로 희석한 다음, K_2CrO_4 시액 4방울을 넣고 $0.1M$-$AgNO_3$ 액으로 적정한 결과 25.40 mL가 소비되었다. KBr의 함량 %를 구하라.

7. $0.1M$-$AgNO_3$ 30 mL에 물 적량을 넣어 희석한 다음, HNO_3 산성으로 만든 후 $NH_4Fe(SO_4)_2$ 시액을 가하고, 잘 흔들면서 $0.1M$-NH_4SCN으로 적정한 결과 31.00 mL가 소비되었다. $0.1M$-NH_4SCN의 factor를 구하라.

8. 전처리한 은광석 0.2000 g을 Volhard의 직접법으로 적정한 결과 KSCN 용액 36.90 mL가 소비되었다. 이 용액 100 mL 중에는 KSCN(m.w. : 97.18)으로 0.4103 g이 녹아 있다.
   ① KSCN의 규정도를 구하라.
   ② 은광석 중 순은의 함량 %를 구하라.

9. NaCl 0.2500 g을 물에 녹인 후, $0.1M$-$AgNO_3$ 50 mL를 가하고 Volhard의 간접적정을 이용하여 적정한 결과 $0.1M$-NH_4SCN 7.30 mL가 소비되었다. NaCl의 함량 %를 구하라.

10. 용적의 증가와 관계없이 $0.1M$-KCN 용액을 $0.1M$-$AgNO_3$ 용액으로 적정하여 10%의 CN^-이 적정되었다면, 이 용액 중의 $[Ag(CN)_2^-]$, $[CN^-]$, $[Ag^+]$, pAg는 얼마인가? 단,

$[Ag(CN)_2^-]$의 K_f는 1.3×10^{21}이다.

11. KCN 0.2031 g을 정확히 달아 물 적량에 녹인 다음, Liebig법을 이용하여 0.1M-$AgNO_3$으로 적정하니 15.50 mL가 소비되었다.
① 당량점과 종말점에서 생성되는 화합물의 화학식을 써라.
② KCN의 함량 %를 구하라.

12. 생리식염 주사액 20 mL를 정확히 취하여, Fajans법을 이용해서 적정한 결과 0.1M-$AgNO_3$ 용액 30.00 mL가 소비되었다. 이 주사액 중 NaCl(f.w. : 58.44)의 함량 %(w/v)를 구하라.

13. 행인수 50 mL를 정확히 취하여 NH_3 알칼리성으로 만든 다음, KI 시액을 넣고 0.1M-$AgNO_3$로 적정하니 10.00 mL가 소비되었다.
① 종말점에서 생성되는 화합물의 화학식과 색상은?
② HCN(m.w. : 27.03)의 함량 %(w/v)를 구하라.

14. 행인수 50 mL를 정확히 취하여 물 10 mL와 KI 시액 2 mL 및 NH_3 시액 1 mL를 넣고, 0.1M-$AgNO_3$ 용액으로 적정한 결과 9.20 mL가 소비되었다. HCN(m.w. : 27.03)의 함량 %(w/v)를 구하라.

15. NaCN과 KCN을 함유하는 시료 0.4340 g을 적정하는데 0.1022M-$AgNO_3$이 38.42 mL 필요하였다. 시료 중의 KCN%를 구하라.

대한약전 수재 의약품

a) Ag의 정량

약 품 명	분 자 식	분자량	적정 표준액	지 시 약
아미노필린	$C_{14}H_{16}N_8O_4$ $C_2H_8N_2 \cdot xH_2O$	180.17	0.1*M* 질산은 시액/0.1*M* 치오시안산암모늄액	황산제이철암모늄
아미노필린 정	$C_{14}H_{16}N_8O_4$ $C_2H_8N_2 \cdot xH_2O$	180.17	0.1*M* 질산은 시액/0.1*M* 치오시안산암모늄액	황산제이철암모늄
아미노필린 주사액	$C_{14}H_{16}N_8O_4$ $C_2H_8N_2 \cdot xH_2O$	180.17	0.1*M* 질산은 시액/0.1*M* 치오시안산암모늄액	황산제이철암모늄
아질산아밀	$C_5H_{11}NO_2$	117.15	0.1*M* 질산은액/0.1*M* 치오시안산암모늄액	황산제이철암모늄
질산은	$AgNO_3$	169.87	0.1*M* 치오시안산암모늄	황산제이철암모늄
프로테인은			0.1*M* 치오시안산암모늄	황산제이철암모늄

b) Br의 정량

약 품 명	분 자 식	분자량	적정 표준액	지 시 약
브롬발레릴요소	$C_6H_{11}BrN_2O_2$	223.07	0.1*M* 질산은	황산제이철암모늄
브롬화나트륨	NaBr	102.89	0.1*M* 치오시안산암모늄	황산제이철암모늄
브롬화칼륨	KBr	119.00	0.1*M* 치오시안산암모늄	황산제이철암모늄
Cl의 정량				

c) Cl의 정량

약 품 명	분 자 식	분자량	적정 표준액	지 시 약
멜팔란	$C_{13}H_{18}Cl_2N_2O_2$	305.20	0.1*M* 질산은	전위차 적정법
생리식염 주사액	NaCl	58.44	0.1*M* 질산은액	플루오레세인나트륨
염화나트륨	NaCl	58.44	0.1*M* 질산은액	플루오레세인나트륨
염화칼륨	KCl	74.55	0.1*M* 질산은액	플루오레세인나트륨
트리클로포스나트륨 시럽	$C_2H_3Cl_3NaO_4P$	251.37	0.02*M* 질산은, 0.02*M* 치오시안산암모늄	황산제이철암모늄

d) CN의 정량

약 품 명	분 자 식	분자량	적정 표준액	지 시 약
시아나미드	CH_2N_2	42.04	0.1*M* 질산은액/0.1*M* 치오시안산암모늄액	황산제이철암모늄
이오포데이트나트륨	$C_{12}H_{12}I_3N_2NaO_2$	619.94	0.1*M* 질산은액	테트라브롬페놀프탈레인에칠에스텔

제 10 장

산화환원 적정법

산화환원 적정(redox titration or oxidation reduction titration)은 산화환원 반응을 이용하여 분석성분을 정량하는 방법의 하나이다.

적정방법은 산화제인 표준액으로 적정하는 산화적정과 환원제인 표준액으로 적정하는 환원적정이 있다.

산화제는 높은 전극전위를, 그리고 환원제는 낮은 전극전위를 가지며, 적정시 흔히 쓰이는 산화제는 $KMnO_4$, I_2, $K_2Cr_2O_7$, $Ce(SO_4)_2 \cdot 2(NH_4)_2SO_4 \cdot 4H_2O$, $KBrO_3$, KIO_3, $NaNO_2$ 등이 있고, 환원제는 As_2O_3, $H_2C_2O_4 \cdot 2H_2O$, $Na_2S_2O_3 \cdot 5H_2O$, $(NH_4)_2Fe(SO_4)_2 \cdot 6H_2O$, $TiCl_3$ 등이 있다.

10.1 산화환원 적정

10.1.1 산화환원 반응

산화형 화합물은 전자를 받는 물질(electron acceptor)이고 환원형 화합물은 전자를 제공하는 물질(electron donor)이다. 따라서, 산화형 화합물(Ox)이 n개의 전자를 수용하고, 환원형 화합물(red)이 n개의 전자를 제공하는 반응은 하나의 산화환원 반응계를 이룬다.

$$\mathrm{Ox} + n\mathrm{e} \rightleftharpoons \mathrm{Red}$$

한 예로, 산화형 화학종인 Fe(III)은 전자 1개를 수용하여 환원형 화학종인 Fe(II)로 되면서, 이 반응은 Fe(III)과 Fe(II)의 산화 환원계를 이루게 된다.

$$Fe^{3+} + e \rightleftharpoons Fe^{2+}$$

같은 방법으로 Sn(IV)과 Sn(II)의 관계도 아래와 같이 산화 환원계를 이루고 있다.

$$Sn^{4+} + 2e \rightleftharpoons Sn^{2+}$$

유리상태의 전자는 있을 수 없으므로 하나의 산화형 화합물이 전자를 수용하려면 전자를 제공하여야 할 환원형 화합물이 있어야 한다. 산화형 화합물을 Ox_1으로 하고 이와 반응할 환원형 화합물을 Red_2로 표시하면, 두 화학종 사이에 전자의 이동이 일어나 다음과 같은 산화환원 반응이 성립된다.

$$\begin{array}{lcl} a\mathrm{Ox_1} + n\mathrm{e} & \rightleftharpoons & a'\mathrm{Red_1} \\ +\, b\mathrm{Red_2} & \rightleftharpoons & b'\mathrm{Ox_2} + n\mathrm{e} \\ \hline a\mathrm{Ox_1} + b\mathrm{Red_2} & \rightleftharpoons & a'\mathrm{Red_1} + b'\mathrm{Ox_2} \end{array}$$

다음의 예로 산화환원 반응계를 익히도록 하자.

(1) Fe(III) 이온과 Sn(II) 이온과의 반응

$$\begin{array}{lcl} 2Fe^{3+} + e & \rightleftharpoons & 2Fe^{2+} \\ +\, Sn^{2+} & \rightleftharpoons & Sn^{4+} + 2e \\ \hline 2Fe^{3+} + Sn^{2+} & \rightleftharpoons & 2Fe^{2+} + Sn^{4} \end{array}$$

(2) I_2와 $S_2O_3^{2-}$과의 반응

$$\begin{array}{lcl} I_2 + 2e & \rightleftharpoons & 2I^- \\ +\, 2S_2O_3^{2-} & \rightleftharpoons & S_4O_6^{2-} + 2e \\ \hline I_2 + 2S_2O_3^{2-} & \rightleftharpoons & 2I^- + S_4O_6^{2-} \end{array}$$

(3) H_2SO_4 산성용액에서 $KMnO_4$과 H_2O_2와의 반응

$$\begin{array}{lcl} 2MnO_4^- + 10e + 16H^+ & \rightleftharpoons & 2Mn^{2+} + 8H_2O \\ +\, 5H_2O_2 & \rightleftharpoons & 5O_2 + 10e + 10H^+ \\ \hline 2MnO_4^- + 5H_2O_2 + 6H^+ & \rightleftharpoons & 2Mn^{2+} + 5O_2 + 8H_2O \end{array}$$

즉, 산화환원 반응은 반응에 참여하는 화합물의 계수와 출입되는 전자의 개수로 결정되며, 이로 인하여 해당 화학종의 주요원소는 산화수의 증감이 따른다.

10.1.2 산화환원 전위

하나의 산화 환원계에서 산화성 혹은 환원성의 크고 작음을 그 계의 산화환원 전위(redox potential)로 표시할 수 있다. 산화형(Ox)과 환원형(Red)의 산화 환원계 용액에 지시전극인 백금전극을 넣으면, 그 계의 산화환원 전위가 백금전극에 나타난다. 따라서,

$Hg-Hg_2Cl_2$ 전극이나 Ag-AgCl 전극과 같은 참조전극(기준전극)을 같이 쓰면 그 계의 전위를 측정할 수 있다.

어떤 산화 환원계가 25℃에서 평형상태에 있을 때 전위 E_{volt}는 Nernst식을 이용하여 다음과 같이 표시할 수 있다.

$$E = E^0 - \frac{0.0592}{n} \log \frac{[\mathrm{Red}]}{[\mathrm{Ox}]}$$

[Ox] : 산화형의 몰농도

[Red] : 환원형의 몰농도

E^0은 해당계의 고유상수인 표준 산화환원 전위(normal redox potential)로, 보통 '표준전위'라 부르며, 용액 중 Ox와 Red의 농도(엄격히 표현하면 활동도)가 같을 때 $\log \frac{[\mathrm{Red}]}{[\mathrm{Ox}]} = 0$이므로 $E = E^0$으로 된다.

표준전위는 산화형 혹은 환원형 화학종의 산화성과 환원성의 정성적인 지표가 되며, E^0값이 크면 산화성이 강하고 작으면 환원성이 강하다. 다만, 반응속도가 늦으면 산화환원 반응의 진행이 어려운 것도 있다. 산소가 들어 있는 화학종의 산화 환원계는 식 (10 · 1)과 같이 H^-이 반응에 참여하는 것이 있다.

$$a\mathrm{Ox} + ne + m\mathrm{H}^+ \rightleftharpoons b\mathrm{Red} + \frac{m}{2}\mathrm{H_2O}$$

$$E = E^0 - \frac{0.0592}{n} \log \frac{[\mathrm{Red}]^b}{[\mathrm{Ox}]^a[\mathrm{H}^+]^m} \qquad (10 \cdot 1)$$

식 (10 · 1)은 "전위가 $[H^+]$에 의해서도 변화됨"을 나타내고 있으며, 표준전위 E^0은 $[H^+]=1$, $[Ox]^a=[Red]^b$일 때의 전위에 해당된다.

$E^0 - \left(0.0592\frac{m}{n}\right)$pH를 E'로 하면

$$E = E' - \frac{0.0592}{n} \log \frac{[\mathrm{Red}]^b}{[\mathrm{Ox}]^a}$$

$$E' = E^0 - \frac{0.0592}{n}\,\mathrm{pH}$$

여기에서 E'을 조건 표준전위(conditional normal redox potential)라 하며, E'으로 특정 pH에 따른 산소산 등에서 산화 환원성의 정도를 판단할 수 있다.

표 10 · 1은 산화환원 적정과 기타 산화환원계에 관계되는 표준 산화환원 전위이다.

수용액에서 2계의 산화 환원계 Ox_1-Red_1과 Ox_2-Red_2가 평형상태에 있을 때 2계의 전위는 같으므로, 반응의 평형상수를 계산할 수 있다.

표 10·1 표준 산화환원 전위(25℃, pH=0)

산 화 형	환 원 형	반 응 식	E_{volt}^{0}
H_2O_2	H_2O	$H_2O_2+2e+2H^+ \rightleftharpoons 2H_2O$	1.78
MnO_4^-	MnO_2	$MnO_4^-+3e+4H^+ \rightleftharpoons MnO_2+2H_2O$	1.70
Ce^{4+}	Ce^{3+}	$Ce^{4+}+e \rightleftharpoons Ce^{3+}$	1.61
BrO_3^-	Br_2	$BrO_3^-+10e+12H^+ \rightleftharpoons Br_2+6H_2O$	1.52
MnO_4^-	Mn^{2+}	$MnO_4^-+5e+8H^+ \rightleftharpoons Mn^{2+}+4H_2O$	1.51
BrO_3^-	Br^-	$BrO_3^-+6e+6H^+ \rightleftharpoons Br^-+3H_2O$	1.42
Cl_2	Cl^-	$Cl_2+2e \rightleftharpoons 2Cl^-$	1.36
$Cr_2O_7^{2-}$	Cr^{3+}	$Cr_2O_7^{2-}+6e+14H^+ \rightleftharpoons 2Cr^{3+}+7H_2O$	1.33
MnO_2	Mn^{2+}	$MnO_2+2e+4H^+ \rightleftharpoons Mn^{2+}+2H_2O$	1.23
IO_3^-	ICl_2^-	$IO_3^-+4e+2Cl^-+6H^+ \rightleftharpoons ICl_2+3H_2O$	1.23
IO_3^-	I_2	$2IO_3^-+10e+12H^+ \rightleftharpoons I_2+6H_2O$	1.20
IO_3^-	I^-	$IO_3^-+6e+6H^+ \rightleftharpoons I^-+3H_2O$	1.09
Br_2	Br^-	$Br_2+2e \rightleftharpoons 2Br^-$	1.07
Fe^{3+}	Fe^{2+}	$Fe^{3+}+e \rightleftharpoons Fe^{2+}$	0.77
MnO_4^-	MnO_2	$MnO_4^{2-}+3e+4H^+ \rightleftharpoons MnO_2+2H_2O$	0.59
AsO_4^{3-}	AsO_3^{3-}	$AsO_4^{3-}+2e+2H^+ \rightleftharpoons AsO_3^{3-}+H_2O$	0.56
I_2	I^-	$I_2+2e \rightleftharpoons 2I^-$	0.54
IO^-	I^-	$IO^-+2e+2H^+ \rightleftharpoons I^-+H_2O$	0.49
$Fe(CN)_6^{3-}$	$Fe(CN)_6^{4-}$	$Fe(CN)_6^{3-}+e \rightleftharpoons Fe(CN)_6^{4-}$	0.26
Sn^{4+}	Sn^{2+}	$Sn^{4+}+2e \rightleftharpoons Sn^{2+}$	0.15
$S_4O_6^-$	$S_2O_3^{2-}$	$S_4O_6^-+2e \rightleftharpoons 2S_2O_3^{2-}$	0.13
H^+	$H_2(Pt)$	$2H^++2e \rightleftharpoons H_2$	0.00
Sn^{2+}	Sn	$Sn^{2+}+2e \rightleftharpoons Sn$	−0.14
CO_2	$H_2C_2O_4$	$2CO_2+2e+2H^+ \rightleftharpoons H_2C_2O_4$	−0.49

$$Ox_1+Red_2 \rightleftharpoons Red_1+Ox_2$$

예로써 Fe(II)을 Ce(IV) 표준액으로 적정할 때

$$Ce^{4+}+Fe^{2+} \rightleftharpoons Ce^{3+}+Fe^{3+}$$

$$E_{Ce}=E^0{}_{Ce}-0.0592\log\frac{[Ce^{3+}]}{[Ce^{4+}]}, \quad E^0{}_{Ce}=1.61 \qquad (10\cdot2)$$

$$E_{Fe}=E^0{}_{Fe}-0.0592\log\frac{[Fe^{2+}]}{[Fe^{3+}]}, \quad E^0{}_{Fe}=0.77 \qquad (10\cdot3)$$

평형상태에서 $E_{Ce}=E_{Fe}$이므로

$$1.61 - 0.0592 \log \frac{[Ce^{3+}]}{[Ce^{4+}]} = 0.77 - 0.0592 \log \frac{[Fe^{2+}]}{[Fe^{3+}]}$$

$$\log \frac{[Ce^{3+}]}{[Ce^{4+}]} - \log \frac{[Fe^{2+}]}{[Fe^{3+}]} = \frac{1.61 - 0.77}{0.0592} = 14.19$$

$$\frac{[Fe^{3+}][Ce^{3+}]}{[Fe^{2+}][Ce^{4+}]} = 10^{14.19} = 1.6 \times 10^{14}$$

평형상수의 값이 매우 크므로 반응은 현저히 우측으로 진행되어 있다.

적정 전 용액은 Fe(II)만 있으나 여기에 Ce(IV) 용액을 가하면 반응이 진행되는 동안 Fe(III)과 Ce(III)이 생성되며, 당량점에 도달되면 $[Fe^{3+}]$와 $[Ce^{3+}]$는 같게 된다. 처음 Fe(II)에 당량의 Ce(IV)을 가할 때 대부분은 Fe(III)과 Ce(III)으로 되지만, 평형상태에서 Fe(II)과 Ce(IV)도 미량으로 존재하며, $[Fe^{2+}]=[Ce^{4+}]$의 관계가 성립된다.

당량점에서

$$\frac{[Fe^{3+}]}{[Fe^{2+}]} = \frac{[Ce^{3+}]}{[Ce^{4+}]} = \sqrt{1.6 \times 10^{14}} = 1.3 \times 10^{7}$$

즉, 극히 미량의 Fe(II)도 존재하지만 반응은 거의 다 진행된 상태이다.

당량점에서 전위 E_{eq}는 $E_{Ce} = E_{Fe}$이므로, 식 (10 · 2)와 식 (10 · 3)을 합치면

$$2E_{eq} = E^0{}_{Ce} + E^0{}_{Fe} - 0.0592\left(\log \frac{[Ce^{3+}]}{[Ce^{4+}]} + \log \frac{[Fe^{2+}]}{[Fe^{3+}]}\right)$$

당량점에서 $[Ce^{4+}]=[Fe^{2+}]$, $[Ce^{3+}]=[Fe^{3+}]$이므로, 우측 큰 괄호 속의 값은 0이고

$$E_{eq} = \frac{E^0{}_{Ce} + E^0{}_{Fe}}{2} = \frac{1.61 + 0.77}{2} = 1.19\,\text{volt}$$

이다.

10.1.3 적정곡선

산화환원 적정에서 전위 E_{volt}는 식 (10 · 1)로 계산할 수 있다. $1M$-H_2SO_4의 $0.1M$-Fe(II) 용액 100 mL를 $0.1M$-Ce(IV) 용액으로 적정할 때, 식 (10 · 2), 식 (10 · 3)을 이용하여 적정곡선을 그려보자. 먼저, $0.1M$-Ce(IV) 용액 9 mL를 가했을 때 Ce(IV)의 완전반응으로 당량의 Fe(III)을 생성한다면

$$[Fe^{3+}] = 0.1 \times \frac{9}{100+9}$$

$$[Fe^{2+}] = 0.1 \times \frac{100}{100+9} - [Fe^{3+}] = 0.1 \times \frac{100-9}{100+9}$$

따라서

$$E = E^0{}_{Fe} - 0.0592 \log \frac{[Fe^{2+}]}{[Fe^{3+}]} = 0.77 - 0.0592 \log \frac{91}{9} = 0.71$$

0.1M-Ce(IV) 용액 99 mL를 가했을 때, 같은 방법으로

$$E = 0.77 - 0.0592 \log \frac{1}{99} = 0.89$$

Ce(IV) 용액 101 mL를 가했다면 당량점까지 가한 100 mL의 Ce(IV)은 거의 모두 반응하여 Ce(III)이 되었으므로 $[Ce^{3+}] \fallingdotseq 0.1 \times \{100/(100+101)\} \fallingdotseq 0.05$ mmol/mL이며, 나머지 당량점 후 1 mL 중의 Ce(IV)은 반응할 Fe(II)이 없으므로, 용액에 그대로 남아 있다고 생각할 수 있으므로

$$[Ce^{4+}] = 0.1 \times \frac{1}{100+101} = 5.0 \times 10^{-4} \text{ mmol/mL}$$

따라서

$$E = E^0{}_{Ce} - 0.0592 \log \frac{[Ce^{3+}]}{[Ce^{4+}]} = 1.44 - 0.12 = 1.32$$

이와 같은 계산방법으로 여러 단계의 적정액에서 $[Fe^{2+}]/[Fe^{3+}]$, $[Ce^{3+}]/[Ce^{4+}]$과 E_{volt}값을 구하여 표 10·2에 수록하였으며, 이 값으로 그림 10·1의 적정곡선을 그렸다.

표 10·2 Fe(II)-Ce(IV)의 적정시 전위의 변화

0.1M-Ce^{4+} 용액의 가한 양(mL)	$\frac{[Fe^{2+}]}{[Fe^{3+}]}$	$\frac{[Ce^{3+}]}{[Ce^{4+}]}$	E_{volt}
9	1×10^{1}	–	0.77−0.0592=0.71
50	1×10^{0}	–	0.77+0.00=0.77
90.9	1×10^{-1}	–	0.77+0.0592=0.83
99	1×10^{-2}	–	0.77+0.1182=0.89
99.9	1×10^{-3}	–	0.77+0.1773=0.95
100.0(당량점)	–	–	$\frac{0.77+1.44}{2}=1.11$
100.1	–	1×10^{-3}	1.44−0.1773=1.26
101	–	1×10^{-2}	1.44−0.1182=1.32
110	–	1×10^{-1}	1.44−0.0592=1.38

*1.44 : 1M-H_2SO_4 용액에서 Ce(IV)의 조건 표준전위(V *vs.* n-H_2-Pt)

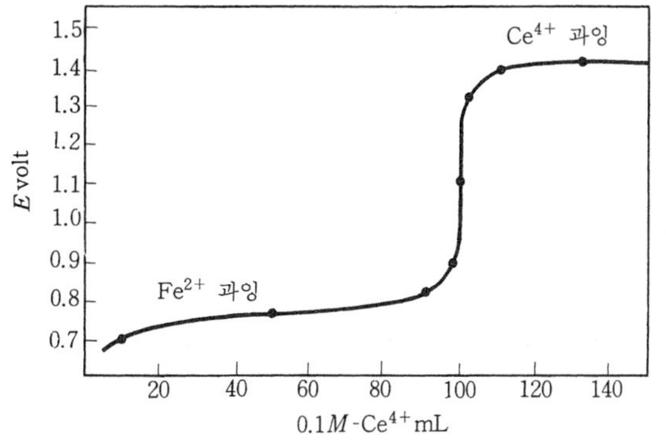

그림 10 · 1 산화환원 적정곡선

이 때 Fe(II)의 농도는 당량점 전 0.1 mL에서 $5.0\times10^{-5}M$, 당량점에서 $1.1\times10^{-7}M$, 당량점 후 0.1 mL에서 $2.6\times10^{-10}M$로 급격한 변화를 나타내며, 당량점 전후의 전위도 0.95V에서 1.26V로 급격한 변화를 보인다.

이러한 전위의 변화는 중화적정에서 pH 변화의 모양과 비슷하며, 산화 환원계에서도 표준전위의 차이가 크면 변하는 폭도 급격히 커지게 되므로, 결국 종말점의 결정이 용이하게 된다.

10.1.4 산화환원 지시약

종말점의 결정은 당량점 전후에서 반응물질의 농도 또는 전위의 급격한 변화를 측정하는 방법이 유용하게 쓰인다. 그러나 전위차의 측정은 장치가 필요하며, 간단한 방법이 아니므로 보통 지시약을 사용하여 육안으로 변색을 쉽게 판단할 수 있는 방법을 쓰고 있다. 전위의 급격한 변화로 민감하게 변색되는 물질을 산화환원 지시약(redox indicator)이라 한다.

그러나 색이 있는 표준액으로 적정하여 당량점까지 무색으로 탈색되고, 당량점 후부터 급격히 착색되면 이를 기준으로 하여 종말점을 결정할 수도 있다.

한 예로 $KMnO_4$ 용액은 진한 적자색으로, 이를 표준액으로 적정할 때 당량점까지 무색으로 탈색되지만, 당량점을 지나 반응액에 MnO_4^-이 미과량으로 되면 옅은 홍색이 되므로 $KMnO_4$ 적정은 별도의 지시약이 필요없다.

또한, I_2 표준액도 진한 적갈색으로 당량점을 지나 반응액에 I_2가 미과량으로 되면 옅은 황색을 띠므로, 지시약을 따로 쓰지 않아도 적정이 가능하다. 그러나 반응액에 소량의 전분을 가하면 극히 미량의 I_2만 있어도 민감하게 청색이 나타나므로, I_2 혹은 $KBrO_3$ 적정에서 지시약으로 이용하고 있다.

반응액의 I_2에 CCl_4, $CHCl_3$ 등을 소량 가하면 I_2는 유기 용매층으로 전용되어 자색~엷은 황적색으로 착색되지만, 적정을 계속하여 당량점이 지나면 유기 용매층이 무색으로 탈색되는 점을 종말점으로 이용하는 방법도 있다. 이 때 쓰이는 유기용매는 I_2와 화학적으로 반응하는 것은 아니지만, 넓은 의미에서 지시약으로 볼 수 있다.

$Ce(SO_4)_2 \cdot 2(NH_4)_2SO_4 \cdot 4H_2O$, $K_2Cr_2O_7$의 수용액은 시약특유의 색으로 황색이지만, 색이 연하므로 이를 표준액으로 한 적정은 지시약을 쓰는 것이 보통이다. 산화환원 지시약은 산화형 I_{Ox}와 환원형 I_{Red}의 색이 서로 다른 화학종이다.

$$I_{Ox} + ne \rightleftharpoons I_{Red}$$

그 계의 전위범위를 Nernst식으로 표기하면

$$E = E_I^0 - \frac{0.0592}{n} \log \frac{[I_{Red}]}{[I_{Ox}]}$$

육안에 의한 지시약의 색은 $[I_{Red}]/[I_{Ox}]$의 값에 의하여 결정된다.

반응액의 전위 E값이 지시약의 표준전위 E_I^0값보다 클 때는 $[I_{Ox}] > [I_{Red}]$로 된 산화형의 색이, 작을 때는 $[I_{Ox}] < [I_{Red}]$로 된 환원형의 색이 나타난다. 또한, $E = E^0$이면 중간색으로 나타난다.

산화환원 반응이 가역적일 때 산화형, 환원형의 색이 명확하고, 당량점에서 E값에 근접된 E_I^0값을 갖는 지시약이 우수한 산화환원 지시약이다.

표 10・3에 흔히 쓰이는 산화환원 지시약을 수록하였다. 산화환원 지시약의 일종인 diphenylamine이 산화되면 diphenylbenzidine으로 되고, 다시 산화되면 자색의 diphenylbenzidine violet으로 변색된다.

diphenylamine에서 diphenylbenzidine의 생성반응은 비가역적이며, 무색이고 반응속도가 비교적 늦지만 Fe^{2+}이 있으면 촉매역할을 하여 반응이 진행된다.

diphenylbenzidine에서 diphenylbenzidine violet의 생성반응은 가역적이고 전위가 0.7 V일 때는 자색이며, 그 이하일 때는 무색이므로 처음부터 diphenylbenzidine형을 지시약으로 쓸 수 있다. 다만, 과잉의 산화성 물질이 있으면 diphenylbenzidine violet은 서서히 비가역적으로 산화되어 지시약으로의 작용을 상실한다. 이 지시약을 쓸 때는 지시약을 가한 다음, 가능한 한 속히 적정하여야 한다.

diphenylamine은 물에 녹기 어려운 결점이 있으므로 diphenylamine sulfonic acid의 Na염 또는 Ba염을 쓴다.

이들 지시약은 수용성이며 0.87 V에서 변색되고, 산화형은 적자색, 환원형은 무색으로 가역성이 우수하고 변색도 매우 민감하다.

표 10·3 산화환원 지시약

지 시 약	변색전위(V) E^0(pH=0, 20℃)	색 상	
		산 화 형	환 원 형
Phenosafranine	0.28	red	colorless
Indigo tetrasulfonate	0.36	blue	colorless
Methylene blue	0.53	blue	colorless
Diphenylamine	0.75	violet	colorless
4′-Ethoxy-2,4-diaminoazobenzene	0.76	yellow	red
Diphenylamine sulfonic acid	0.85	red-violet	colorless
Diphenylbenzidine sulfonic acid	0.87	violet	colorless
Tris(2,2′-bipyridine) iron	1.12	pale blue	red
o-Phenanthroline iron(ferroin)	1.15	pale blue	red
Nitro-*o*-Phenanthroline iron	1.25	blue	red
Tris(2,2′-bipyridine)ruthenium	1.29	pale blue	yellow

o-penanthroline iron(II) 착이온은 일명 ferroin으로 불리며, 수용액이 적색이지만 산화되면 *o*-phenanthroline iron(III) 착이온으로 되어 엷은 청색으로 변색된다. 색이 옅으므로 거의 무색으로 보이지만 산화형은 상당히 안정하고 가역성이 좋다. 표준전위는 E^0= 1.15 V로 높은 편이며, 강한 산화성 시약인 Ce(IV) 표준액을 써서 적정할 때 지시약으로 적당하다.

10.1.5 산화 환원성 시약

산화환원 적정에 흔히 쓰이는 산화성 시약과 환원성 시약의 반응, 표준전위 또는 주요 원자의 산화수 변화 및 당량은 다음과 같다.

〔1〕 산화성 시약

(1) $KMnO_4$

$$MnO_4^- + 5e + 8H^+ \longrightarrow Mn^{2+} + 4H_2O \ ; \ E^0 = 1.51\ V$$

$$Mn : +7 \longrightarrow +2, \quad 1\ eq \equiv \frac{1}{5} KMnO_4$$

(2) I_2

$$I_2 + 2e \longrightarrow 2I^- \ ; \ E^0 = 0.54\ V$$

$$I : 0 \longrightarrow -1, \quad 1\ eq \equiv \frac{1}{2} I_2$$

(3) $K_2Cr_2O_7$

$$Cr_2O_7^{2-} + 6e + 14H^+ \longrightarrow 2Cr^{3+} + 7H_2O \ ; \ E^0 = 1.33\ V$$

$$Cr : +6 \longrightarrow +3, \quad 1\ eq \equiv \frac{1}{6} K_2Cr_2O_7$$

(4) $2(NH_4)_2SO_4 \cdot Ce(SO_4)_2 \cdot 4H_2O$

$$Ce^{4+} + e \longrightarrow Ce^{3+} \ ; \ E^0 = 1.61\ V$$

$$Ce : +4 \longrightarrow +3, \quad 1\ eq \equiv 2(NH_4)_2SO_4 \cdot Ce(SO_4)_2 \cdot 4H_2O$$

(5) $KBrO_3$

$$BrO_3^- + 6e + 6H^+ \longrightarrow Br^- + 3H_2O \ ; \ E^0 = 1.42\ V$$

$$Br : +5 \longrightarrow -1, \quad 1\ eq \equiv \frac{1}{6} BrO_3^-$$

(6) KIO_3

$$IO_3^- + 6e + 6H^+ \longrightarrow I^- + 3H_2O \ ; E^0 = 1.09$$

$$I : +5 \longrightarrow -1, \quad 1\ eq \equiv \frac{1}{6} KIO_3$$

$$IO_3^- + 5e + 6H^+ \longrightarrow \frac{1}{2} I_2 + 3H_2O \ ; E^0 = 1.20\ V$$

$$I : +5 \longrightarrow 0, \quad 1\ eq \equiv \frac{1}{5} KIO_3$$

$$IO_3^- + 4e + 6H^+ + Cl^- \longrightarrow ICl + 3H_2O \ ; \ E^0 = 1.23\ V$$

$$I : +5 \longrightarrow +1, \quad 1\ eq \equiv \frac{1}{4} KIO_3$$

(7) $NaNO_2$

$$R\text{-}NH_2 + HNO_2 + HCl \longrightarrow R\text{-}N \equiv NCl + 2H_2O$$

$$R\text{-}NH_2 \equiv HNO_2$$

〔2〕 환원성 시약

(1) $Na_2C_2O_4$

$$C_2O_4^{2-} - 2e \longrightarrow 2CO_2 \ ; \ E^0 = -0.49\ V$$

$$C : +3 \longrightarrow +4, \quad 1\ eq \equiv \frac{1}{2} Na_2C_2O_4$$

(2) As_2O_3

$$As_2O_3 + 6OH^- \longrightarrow 2AsO_3^{3-} + 3H_2O$$

$$AsO_3^{3-} - 2e + 2OH^- \longrightarrow AsO_4^{3-} + H_2O \ ; \ E^0 = 0.56\ V$$

$$As : +3 \longrightarrow +5, \quad 1\ eq \equiv \frac{1}{2} AsO_3^{3-} \equiv \frac{1}{4} As_2O_3$$

(3) $Na_2S_2O_3$

$$2S_2O_3^{2-} - 2e \longrightarrow S_4O_6^{2-}\ ;\ E^0 = 0.13\ V$$

$$S : -1 \longrightarrow 0, \qquad 1\ eq \equiv Na_2S_2O_3$$

(4) $TiCl_3$

$$Ti^{3+} - e + H_2O \longrightarrow TiO^{2+} + 2H^+\ ;\ E^0 = 0.1\ V$$

$$Ti : +3 \longrightarrow +4, \qquad 1\ eq \equiv TiCl_3$$

10.2 과망간산 적정

10.2.1 과망간산염의 반응

과망간산 적정(permanganimetry)은 $KMnO_4$ 표준액으로 적정하는 방법으로 산성에서 다음과 같이 반응한다.

$$MnO_4^- + 5e + 8H^+ \rightleftharpoons Mn^{2+} + 4H_2O, \qquad E^0 = 1.51\ V$$

이 반응에서 Mn의 산화수가 +7에서 +2로 변하므로 당량수는 5이다. 이 반응에 쓰이는 산은 보통 H_2SO_4이며, HCl은 Cl^-이 Cl_2로 산화되면서 MnO_4^-을 소비하므로 쓰지 않는 것이 원칙이다. HNO_3은 자신이 산화반응에 참여하는 수도 있어 특수한 경우에만 쓰인다. 반응액의 산성이 부족할 때는 MnO_2이 생성되어 갈색으로 혼탁되기 때문에 장애가 되므로, 충분한 양의 산을 넣고 적정하여야 한다.

$$MnO_4^- + 3e + 2H_2O \rightleftharpoons MnO_2 + 4OH^-$$

알칼리성 용액에서 적정하는 방법도 있으나 특수한 경우에만 이용되고 있다. 적정방법은 일정량의 반응액에 H_2SO_4을 충분히 가하여 산성으로 만든 다음, $KMnO_4$ 표준액으로 직접 적정한다. 적정을 계속하는 동안 당량점까지는 반응액이 무색이지만, 당량점을 지나 MnO_4^-이 조금만 과잉이 되어도 연한 홍색이 나타나므로 이를 종말점으로 한다.

산화성 물질을 정량하기 위해서는 일정과량의 환원성 Fe^{2+}, $C_2O_4^{2-}$ 등의 표준액과 반응시킨 다음, 과잉의 환원성 표준액을 $KMnO_4$ 표준액으로 적정한다. MnO_4^-이 Mn^{2+}로 환원되는 속도가 늦어 적정 초에는 다소 시간을 필요로 하지만, 반응이 진행됨에 따라 생성된 Mn^{2+}이 촉매작용을 하여 그 후의 적정은 빠르게 진행된다.

필요에 따라 가온하여 반응을 촉진시킬 수 있으나, 온도가 80℃를 넘으면 MnO_4^-이 분해되기 시작한다. 옅은 홍색으로 적정 종말점을 결정하는 데 필요한 $[MnO_4^-]$은 $2 \times 10^{-6} M$ 정도이며, 이 농도에 따른 오차는 무시하여도 지장이 없다. 표준액으로 $0.002M$ 이하의 농도를 사용할 때는 공시험으로 오차를 보정하여야 하며, 반응의 성질에 따라 예민한 산화환원 지시약을 쓸 수도 있다.

과망간산 적정에 영향을 미치는 요인으로는 위에서 말한 바와 같이 산의 영향 및 온도의 영향 그리고 Cl^-의 영향이 있다. 따라서, 염화제일철($FeCl_2$)을 $KMnO_4$으로 정량할 때는 Cl^-의 영향을 줄이기 위해 Reinhardt-Zimmermann 시약을 가해 준다.

10.2.2 적정에 쓰이는 표준액

$KMnO_4$ 표준액은 미량의 환원성 물질에도 서서히 반응하여 MnO_2을 생성하며, 생성된 MnO_2이 촉매작용을 하여 다시 MnO_4^-의 분해를 촉진한다. 따라서, $KMnO_4$ 용액을 조제하면 약 1주일 동안 어두운 곳에 방치하든가 수욕(水浴)에서 1시간 동안 가열한 다음 유리 여과기 또는 석면을 써서 여과한다. 여액의 농도를 결정한 다음, 갈색의 유리병에 넣어 어두운 곳에 보관한다. 장기간 보존한 표준액은 사용 전에 다시 여과한 다음 재표정한다.

뷰렛 등에 넣었던 표준액은 환원성 물질에 의한 오염의 우려가 있으므로 저장병에 되넣지 말아야 하며, 사용한 뷰렛 등을 바로 씻지 않으면 MnO_2이 생성되어 갈색의 자국이 남는다. 만일, 자국이 있으면 소량의 진한 염산이나 아황산염 혹은 아질산염의 산성용액을 묻혀보아, 갈색이 소실되면 물로 씻어 말린다. $KMnO_4$ 표준액의 표정에는 보통 $Na_2C_2O_4$를 쓴다.

$$2MnO_4^- + 5C_2O_4^{2-} + 16H^+ \rightleftharpoons 2Mn^{2+} + 10CO_2 + 8H_2O$$

이 반응은 여러 단계의 반응을 거치고 각 단계에서 반응외적인 영향을 받기 쉬우므로, 적정조건을 정확히 지켜야 할 필요가 있다.

보통 H_2SO_4에서 20～30℃를 유지하며, 천천히 잘 저으면서 $KMnO_4$ 표준액이 90～95% 소비될 때까지 적정한 다음, 55～60℃로 가온해서 종말점까지 적정하면 다른 표준물질을 사용해서 농도를 결정하는 방법과 비교적 잘 일치한다. 그러나 정밀을 필요로 하는 적정은 As_2O_3를 표준물질로 쓰는 방법을 권장하고 있다.

〔1〕 0.02M-$KMnO_4$액의 조제 및 표정

1) 조제 : 과망간산칼륨($KMnO_4$: 158.03, 99.3% 이상) 3.2 g을 물에 녹여 1000 mL로 한 후, 15분간 끓인 다음 마개를 하여 48시간 이상 방치한 후, 유리 여과기 또는 Gooch 도가니로 여과한다.

2) 표정 :

① 옥살산나트륨($Na_2C_2O_4$: 134.00, 99.95% 이상)을 150～200℃에서 1～1.5시간 건조한 후 데시케이터(실리카 겔)에서 방랭하고, 그 약 0.3 g을 정밀히 달아 500 mL 삼각

플라스크에 넣는다. 물 30 mL를 넣어 녹이고 묽은 H_2SO_4(1 → 20) 250 mL를 가하여 용액의 온도를 30~35℃로 하고, 조제한 $KMnO_4$ 용액 40 mL를 저으면서 신속히 넣어(1분에 25~35 mL의 속도로) 반응액의 홍색이 소실될 때까지 방치한다. 이어서 반응액의 온도가 55~60℃가 되도록 가온하면서, 적정을 계속하여 옅은 홍색이 30초 동안 지속되는 점을 종말점으로 한다. 다만, 종말점 전의 0.5~1 mL는 조심하여 적가하고, 과망간산칼륨액이 소실되면 1방울을 더 가한다.

$$2KMnO_4 + 5Na_2C_2O_4 + 8H_2SO_4$$
$$\rightleftharpoons K_2SO_4 + 2MnSO_4 + 5Na_2SO_4 + 10CO_2 + 8H_2O$$
$$2KMnO_4 \equiv 5Na_2C_2O_4$$
$$0.02M\text{-}KMnO_4\ 1\ mL \equiv 6.700\ mg\ Na_2C_2O_4$$

② 삼산화비소(As_2O_3 : 197.84, 99.98% 이상)를 105℃에서 3~4시간 건조한 후, 데시케이터에서 방랭한다. 그 후 0.25 g을 정밀히 달아 12% NaOH 용액 10 mL를 가해서 녹인 다음, HCl(1 → 2) 15 mL, 물 50 mL 및 0.004% KIO_3 1방울을 가한 후 조제한 $KMnO_4$ 용액으로 옅은 홍색이 지속적으로 나타날 때까지 적정한다. 지시약으로 *o*-phenanthroline iron(II)을 쓰면 좀더 정확한 종말점을 결정할 수 있다.

$$5As_2O_3 + 4KMnO_4 + 12HCl$$
$$\rightleftharpoons 5As_2O_5 + 4KCl + 4MnCl_2 + 6H_2O$$
$$4KMnO_4 \equiv 5As_2O_3$$
$$0.02M\text{-}KMnO_4\ 1\ mL \equiv 4.946\ mg\ As_2O_3$$

〔2〕 $0.05M\text{-}H_2C_2O_4$ 액의 조제 및 표정

1) 조제 : 옥살산이수화물($H_2C_2O_4 \cdot 2H_2O$: 126.07) 6.3 g을 물에 녹여 1000 mL로 만든 후 다음과 같이 표정하고 차광하여 보존한다.

2) 표정 : 조제한 옥살산액 25 mL를 정확히 취하여 500 mL 삼각 플라스크에 넣고, 여기에, 10~15분 동안 끓인 다음 27±3℃로 식힌 묽은 황산(1 → 20) 200 mL를 가한다.

새로 표정한 $0.02M\text{-}KMnO_4(f_2)$액을 뷰렛에 넣고 22 mL를 서서히 저으면서 신속히 가한 다음, 용액의 홍색이 없어질 때까지 방치한다. 이어서 반응액을 55~60℃로 가온하면서 30초간 지속되는 옅은 홍색이 될 때까지 적정하여(V mL) factor(f_1)를 산출한다. 다만, 종말점 전의 0.5~1 mL는 조심하여 적가하고, 과망간산칼륨액의 색깔이 소실되면 1방울을 더 가한다.

$$f_1 = \frac{f_2 \times V}{25}$$

10.2.3 적정실례

〔1〕 황산제일철(Ferrous sulfate)

이 약은 정량할 때 황산제일철($FeSO_4 \cdot 7H_2O$: 278.02) 98.0~104.0%를 함유한다. 이 약 약 0.7 g을 정밀하게 달아 물 20 mL 및 묽은 황산 20 mL에 녹인 다음, H_3PO_4 2 mL를 넣고, 곧 $0.02M$-$KMnO_4$액으로 적정한다. 인산을 가하는 이유는 적정이 진행되면서 Fe^{3+}이 생성되고, 이 Fe^{3+} 때문에 종말점이 불명료하게 되는 것을 막기 위해 Fe^{3+}을 PO_4^{3-}에 의해 $[Fe(O_2PO_2H(OH_2)_4]^-$으로써 마스킹하기 위해서이다.

$$2KMnO_4 + 8H_2SO_4 + 10FeSO_4$$
$$= 2MnSO_4 + K_2SO_4 + 5Fe_2(SO_4)_3 + 8H_2O$$
$$0.02M\text{-}KMnO_4\ 1\ mL \equiv 0.01519\ g\ FeSO_4$$
$$KMnO_4 \equiv 5FeSO_4 \cdot 7H_2O$$
$$0.02M\text{-}KMnO_4\ 1\ mL \equiv 27.802\ mg\ FeSO_4 \cdot 7H_2O$$

〔2〕 과산화수소수(hydrogen peroxide solution)

과산화수소가 산성용액에서 과망간산칼륨을 정량적으로 환원시키는 것을 이용한 것이다. 단, 유기물을 안정제로 넣은 시료는 그 유기물이 $KMnO_4$을 소비하므로, 이 방법은 적당하지 않으며 오히려 요오드 적정법을 이용하는 것이 낫다.

조작 : 이 약은 정량할 때 과산화수소(H_2O_2 : 34.01) 2.5~3.5 w/v%를 함유한다. 이 약 2 mL를 정확하게 취하여 물 20 mL를 넣은 플라스크에 넣고, 묽은 황산 20 mL를 넣은 다음 $0.02M$-$KMnO_4$ 용액으로 적정한다.

$$2KMnO_4 + 5H_2O_2 + 3H_2SO_4$$
$$= K_2SO_4 + 2MnSO_4 + 8H_2O + 5O_2$$
$$2KMnO_4 \equiv 5H_2O_2$$
$$0.02M\text{-}KMnO_4\ 1\ mL \equiv 1.7007\ mg\ H_2O_2$$

10.3 요오드 적정

요오드 적정은 I_2와 I^-계의 산화환원 반응을 이용한 적정이다.

$$I_2 + 2e \rightleftharpoons 2I^-, \qquad E^0 = 0.54\ V$$

적정방법은 I_2 표준액을 이용하는 iodimetry와 혹은 산화성 물질의 용액에 KI을 가하여 생성되는 I_2를 $Na_2S_2O_3$ 또는 Na_3AsO_3 표준액으로 적정하는 iodometry로 분류할 수 있다.

10.3.1 요오드 적정의 반응

I_2는 물에 녹기 어렵지만 KI 수용액에는 I_3^-을 생성하면서 녹으며, I_3^- 때문에 I_2-KI이 적갈색이다.

$$I_2 + I^- \rightleftharpoons I_3^-$$

I_3^-의 생성반응은 가역적이다. 그러나 이 용액을 가열하거나 $CHCl_3$와 같이 물에 섞이지 않는 유기용매 또는 환원성 시약을 넣으면, 수층의 I_2가 소실되어 평형은 좌측으로 이동된다.

I_3^- 용액은 실제 I_2 용액으로 작용한다. 따라서, 관습적으로 I_3^- 용액을 I_2 용액으로 부르기 때문에 편의상 반응식의 연결에 지장이 없는 한 I_3^-을 I_2로 쓰기로 한다.

I_2의 산화수는 0 → −1이 되므로 I_2의 1식량은 2당량, I^-의 1식량은 1당량이다. 용액이 산성일 때 I^-은 공기 또는 용액 중의 산소 때문에 산화되어 I_2를 생성한다.

$$4I^- + O_2 + 4H^- \longrightarrow 2I_2 + 2H_2O$$

이 반응은 중성용액에서는 서서히 진행되지만 H^- 농도의 증가에 따라 반응속도가 빨라지며, 직사광선이나 촉매작용으로 반응이 촉진되는 수도 있다. pH 9 이상의 알칼리성 용액에서 I_2는 불균일 반응이 진행되어 IO^-을 생성하며, 다시 IO_3^-으로 산화된다.

$$I_2 + 2OH^- \longrightarrow IO^- + I^- + H_2O$$

$$3IO^- \longrightarrow IO_3^- + 2I^-$$

따라서, I_2 용액으로 적정하는 iodimetry는 pH 5~9 범위의 용액이 적당하다. $S_2O_3^{2-}$은 I_2에 의하여 $S_4O_6^{2-}$으로 산화되며, $Na_2S_2O_3$의 1식량은 1당량이다.

$$2S_2O_3^{2-} - 2e \longrightarrow S_4O_6^{2-}$$

$$2S_2O_3^{2-} + I_2 \longrightarrow S_4O_6^{2-} + 2I$$

용액이 산성이면 $S_2O_3^{2-}$은 SO_3^{2-}으로 분해되면서 I_2를 소비한다.

$$S_2O_3^{2-} \longrightarrow SO_3^{2-} + S$$

$$SO_3^{2-} + I_2 + H_2O \longrightarrow SO_4^{2-} + 2I^- + 2H^+$$

용액이 알칼리성일 때 I_2로부터 생성된 IO^-은 $S_2O_3^{2-}$을 SO_4^{2-}까지 산화시킨다.

$$S_2O_3^{2-} + 4I_2 + 10OH^- \rightleftharpoons 2SO_4^{2-} + 8I^- + 5H_2O$$

알칼리성이 강하면 반응의 진행도 용이하지만, 약한 알칼리성에서도 어느 정도의 반응이 진행되어 IO^-을 생성한다. 특히, $S_2O_3^{2-}$으로 I_2를 I^-으로 정량적인 반응으로 진행시키려면, 0.05M-I_2 용액의 경우 pH 0.5~7.5의 범위가 필요하다. 0.005M-I_2 용액의 경우는 pH 0.5~6.5이며, 0.0005M-I_2 용액의 경우는 pH 0.5~5.0이다. 알칼리성에서 I_2 용액을 적정하려면 Na_3AsO_3 표준액을 사용하여야 한다.

10.3.2 종말점의 결정

I_2 수용액은 진하면 적갈색, 옅으면 황색을 나타낸다. I_2의 농도가 $5\times10^{-5}M$ 정도이면 옅은 황색의 정색(呈色) 또는 소실로 종말점을 결정할 수 있으므로, $0.01M$ 이상의 I_2 표준액을 사용하여 적정할 수 있다.

그러나 여기에 전분을 가하면 I_2-전분의 매우 예민한 청색이 나타나므로, I_2 표준액 사용시 대부분의 적정에서 전분시액을 지시약으로 쓰고 있다.

이 때의 I_2-전분 반응은 산화환원의 전위변화에 의한 것이 아니고 I_2-I^-의 존재에 의한 것이므로 전분은 산화환원 지시약이 아니다.

전분에 물을 넣어 약 50℃ 정도로 가온하면 물에 가용성인 amylose와 불용성인 amylopectine으로 분해된다. I_2와 I^-으로 형성된 I_5^-은 amylose의 나선(helix) 중심에서 긴 사슬을 형성하며, I_2-전분의 특징적인 청색도 I_5^-의 가시부 흡수 때문에 나타난다.

$$\cdots [I - I - I - I - I]^- \cdots [I - I - I - I - I]^- \cdots$$

따라서, I_2-전분의 청색은 I^-이 관계되며, $2\times10^{-5}M$ I_2 용액의 정색에는 $4\times10^{-5}M$ I^{-1} 이상이 필요하고, 이 농도보다 낮으면 정색의 감도가 현저히 떨어진다.

또한, H_2SO_4 또는 HCl이 공존하면 감도가 증가되어 15℃에서 $1\times10^{-5}M$의 I_2 용액도 정색된다. I_2 - 전분반응은 약산성에서 지극히 예민하므로, $0.005M$ 이상의 용액으로 적정할 때 지시약 오차는 거의 무시될 수 있다. 그러나 pH 2 이하에서는 amylose가 다시 분해되어 dextrin을 생성하고, 요오드와 반응하여 적색을 나타내며, 이 적색은 적정 종말점에서도 소멸되기 어렵다. 또한, pH 9 이상에서는 I_2가 IO^-이 되므로 정색되지 않는다.

온도가 25℃ 이상일 때 혹은 요오드화물과 결합되는 Hg^{2-}, 다량의 전해질이나 알코올 등이 있으면 정색의 감도가 낮아진다. I_2 표준액으로 환원성 물질을 적정하는 iodimetry는 전분용액을 적정 초에 넣지만, iodometry는 적정을 시작하여 대부분의 I_2가 소멸되고 반응액이 옅은 황색으로 되었을 때 전분용액을 가한다.

물과 섞이지 않는 CCl_4, $CHCl_3$과 같은 유기용매를 I_2 용액에 넣고 흔들면, I_2가 유기 용매층으로 전용되어 I_2가 많을 때 자색, 적을 때는 옅은 황색이 된다.

간단한 예로 $4\times10^{-5}M$-I_2 용액 50 mL에 $CHCl_3$ 10 mL를 넣고 흔들면 $CHCl_3$층이 밝은 황색으로 착색된다.

산성용액에서 적정하는 iodometry는 유기 용매층에 나타나는 I_2의 황색이 소실되는 점을 종말점으로 하며, 지시약 오차는 거의 없다. 다만, 측정용기는 갈아 맞춘 유리마개 플라스크를 쓰며, $Na_2S_2O_3$ 표준액을 가할 때마다 잘 저어 줄 필요가 있다.

전분시액의 조제법 : 전분 1 g과 물 10 mL를 유발(乳鉢)에서 잘 섞어 현탁액(懸濁液)으로 만든 다음, 물 200 mL를 끓이면서 현탁액을 서서히 넣고 윗층이 반투명액이 될 때까지

가온한다. 그러나 필요이상 가온하면 지시약으로써의 감도가 떨어지며, 가수분해로 생성되는 glucose가 환원제 역할을 하므로 오차의 원인이 된다. 방랭 후 경사 혹은 여과나 원심분리하여 불용성분은 버리고, 위의 맑은 액층을 취한다.

전분시액은 보관시 변질되기 쉬우므로 HgI_2, thymol 같은 방부제를 넣어 사용하기도 하는데, 새로 조제하여 사용하는 것이 바람직하다. 필요에 따라 미량의 I_2로 청색이 나타나는지를 확인하고, 지시약으로 적합한지를 시험한 뒤에 사용하도록 하며, 만일 적색의 불순물이 섞여 있을 때는 쓰지 않는 편이 좋다. 보통 반응액 100 mL에 대하여 전분시액 2～3 mL를 넣는다.

10.3.3 요오드 적정법

I_2와 I_2 화합물 이온계의 표준전위는 0.54 V이며, 비교적 약한 산화 혹은 환원성이 있다. I^-은 산화성 물질에 환원제로, I_2는 환원성 물질에 산화제로 작용하기 때문에 용량분석에서 다음과 같이 네 가지의 성질을 이용하고 있다.

① I_2 표준액으로 직접 적정하는 방법 : 환원성 분석성분과 I_2가 신속히 반응하는 물질에 이용되며, 표준전위는 비교적 작다.

② 분석성분에 과량의 I_2 표준액을 가하여 반응시킨 다음, 잔여의 I_2를 $Na_2S_2O_3$ 표준액으로 역적정하는 방법 : I_2와 환원성 분석성분의 반응이 늦으므로 과량의 I_2 표준액을 넣어 반응을 완결시킨 다음, 잔여의 I_2를 $Na_2S_2O_3$ 표준액으로 적정하는 방법이다. 산성의 반응액에서 I_2 표준액과 분석성분의 직접적인 반응과 I_2 표준액을 알칼리성(pH 9 이상)으로 하면 생성되는 IO^-으로 분석성분을 반응시키는 2종류의 방법이 있다.

③ $Na_2S_2O_3$ 표준액으로 분석성분을 직접 적정 혹은 반응액에 과량의 KI를 가할 때, 생성되는 I_2를 $Na_2S_2O_3$ 표준액으로 적정하는 방법 : 분석성분이 산화성 물질일 때 산성용액에 KI을 가하면 분석성분에 의하여 생성되는 I_2를 $Na_2S_2O_3$ 표준액으로 적정하는 방법이다.

④ 분석성분과 정량적으로 반응하는 산화성 표준액을 일정 과량 넣어 반응시킨 다음, 잔여의 산화성 표준액에 KI을 가하여 생성되는 I_2를 $Na_2S_2O_3$로 적정하는 방법 : 이 산화성 표준액은 공시험을 하여 역가를 결정하고, 본 시험값을 감하여 분석성분과 반응한 산화성 표준액의 소비량으로부터 분석 성분량을 계산한다.

10.3.4 요오드 적정의 오차

I_2 적정의 주된 오차는 I_2의 휘발에 의한 손실과 I^-의 공기산화에 의한 I_2의 생성이다. I_2는 용액에서 휘발되어 손실되기 쉽지만, I^-이 존재하면 I_3^-으로 되어 휘발성이 현저히

감소된다.

흔히 쓰는 I_2 용액에서 KI의 농도가 4% 이상이면 상온에서 오랫동안 방치하지 않는 한 I_2의 손실은 거의 무시될 수 있다. 또한, I_2의 반응을 위하여 용액을 잠시 방치할 필요가 있을 때는 요오드병 또는 유리마개 삼각 플라스크를 사용하며, I_2 용액을 $Na_2S_2O_3$ 표준액으로 적정할 때는 입구가 좁은 삼각 플라스크를 써야 한다.

I^-은 공기 또는 물에 녹아 있는 O_2에 의하여 I_2로 산화된다.

$$4I^- + O_2 + 4H^+ \rightleftharpoons 2I_2 + 2H_2O$$

이 반응은 직사광선이 닿거나 또는 강산성 용액일 때 현저히 촉진되므로 I_2 적정시 직사광선을 피하여야 하며, I_2 용액은 착색병에 넣어서 보관하여야 한다.

특히, 산화성 시료의 iodometry 적용시 반응액에 CO_2를 도입하거나 $NaHCO_3$ 또는 dry ice 소량을 가하여 발생되는 CO_2로, 용기 내의 공기를 구축한 다음 KI을 가하여 마개를 하여야 한다.

반응액에 Cu^+이 존재하면 공기 중의 산소로 인해 Cu^{2+}으로 산화되고, Cu^{2+}은 I^-을 I_2로 산화시키면서 Cu^+으로 환원되며, 이 반응은 연속적으로 반복하여 I_2를 생성한다.

$$4Cu^+ + O_2 + 4H^+ \rightleftharpoons 4Cu^{2+} + 2H_2O$$

$$2Cu^{2+} + 2I^- \rightleftharpoons 2Cu^+ + I_2$$

Cu(II)염을 iodometry로 적정할 때 종말점에서 I_2-전분의 청색이 소실된 잠시 후, 다시 나타나는 현상은 주로 이 반응 때문이다. NO_2^-도 I^-을 I_2로 산화시키고 NO로 되며, 생성된 NO는 공기 중의 O_2에 의해 서서히 산화되어 고급 산화물로 된다. 생성된 고급 산화물은 다시 I^-을 I_2로 산화시키고 NO로 되며, 이 반응도 연속적으로 반복되어 I_2를 생성한다.

$$2NO_2^- + 2I^- + 4H^+ \rightleftharpoons 2NO + I_2 + 2H_2O$$

특히, 질소의 산화물이 있을 때 iodometry는 사실상 불가능하다. 이런 경우 산성의 반응액을 끓이든가 요소 또는 설파민산을 넣어서 HNO_2을 완전히 제거시킨 다음 KI을 넣어야 한다.

$$2HNO_2 + (NH_2)_2CO \rightleftharpoons 2N_2 + CO_2 + 3H_2O$$

$$HNO_2 + HOSO_2NH_2 \rightleftharpoons N_2 + H_2SO_4$$

10.3.5 표준액의 조제 및 표정

(1) 0.05M-I_2액의 조제 및 표정

이 용액은 1000 mL 중에 요오드의 0.05몰인 12.69 g을 함유하고 있다. I_2 표준액의 조제는 KI 용액에 I_2를 녹여서 만들며, 소량의 HCl을 가하여 KI에 들어 있는 분순물인 요오드산염을 I_2로 환원시킨다.

표정은 As_2O_3를 쓰거나 미리 표정한 $Na_2S_2O_3$ 표준액을 쓸 수 있다.

① 조제 : 요오드(I_2 : 253.81, 99.8% 이상) 13 g을 KI 시액(2 → 5) 100 mL에 녹이고, 10% HCl 1 mL 및 물을 넣어 1000 mL로 만든 다음, 착색병에 넣어 어두운 곳에 보존한다.

② 표정 : 삼산화비소(As_2O_3 : 197.84, 99.98% 이상)를 105℃에서 4시간 동안 건조시킨 다음 데시케이터에서 방랭한다. 약 0.15 g을 정밀히 달아 NaOH 시액(1→25) 20 mL를 가하고, 필요하면 가온하여 녹인 다음 물 40 mL와 M.O. 지시약(0.1%) 2방울을 가한다. 엷은 적색이 될 때까지 10% HCl을 넣은 후 $NaHCO_3$ 2 g, 물 50 mL 및 전분시액 3 mL를 가한 다음, 지속적인 청색이 나타날 때까지 조제한 I_2액으로 서서히 적정하여 규정도 계수를 계산한다.

$$As_2O_3 + 6NaOH \rightleftharpoons 2Na_3AsO_3 + 3H_2O$$

$$2Na_3AsO_3 + 6HCl = 2H_3AsO_3 + 6NaCl$$

$$H_3AsO_3 + I_2 + 5NaHCO_3 \rightleftharpoons Na_3AsO_4 + 2NaI + 5CO_2 + 4H_2O$$

$$As_2O_3 \equiv 2H_3AsO_3 \equiv 2I_2$$

$$0.05M\text{-}I_2\ 1\ \text{mL} \equiv 4.946\ \text{mg}\ As_2O_3$$

〔2〕 0.1M-$Na_2S_2O_3$액의 조제 및 표정

$Na_2S_2O_3$의 무수물에는 불순물이 많으므로 결정을 물에 녹인다. 공기 중의 황박테리아가 조제한 $Na_2S_2O_3$액에 혼입되면 티오황산염이 분해되므로, 이를 억제하기 위하여 Na_2CO_3, 붕사 또는 Na_2HPO_4 등을 넣어 용액의 pH를 9~10으로 한다.

또한, 일광에 의해서도 분해가 촉진되므로 착색용기에 넣어 어두운 곳에 보관하여야 하며, 오래된 표준액은 사용 전에 다시 표정하여야 한다. 표정은 KIO_3의 산성용액에 KI을 가하여 생성되는 I_2를 조제한 $Na_2S_2O_3$ 액으로 적정해서 결정한다.

$K_2Cr_2O_7$은 적정 종말점 후 Cr^{3+}의 녹색이 남아 있으므로 주의하여야 하며, 새로 표정한 I_2 또는 $KMnO_4$ 표준액을 쓸 수도 있다.

① 조제 : 티오황산나트륨 오수화물($Na_2S_2O_3 \cdot 5H_2O$: 248.19, 99.5% 이상) 25 g과 무수탄산나트륨 0.2 g을 새로 끓여 식힌 물에 녹여 1000 mL로 만든 다음, 24시간 방치한 후 다음과 같이 표정한다.

② 표정 : 요오드산칼륨(KIO_3 : 214.00, 99.95% 이상)을 120~140℃에서 1.5~2시간 동안 건조하고 데시케이터(실리카 겔)에서 방랭한 다음, 약 0.1 g을 요오드병에 정밀히 달아 넣고 물 25 mL를 넣어 녹인 다음, KI 2 g, 10% H_2SO_4 10 mL를 가한 후 마개를 하여 10분간 방치한다. 여기에 물 100 mL를 가한 후 유리된 I_2를 조제한 $Na_2S_2O_3$액으로 담황색이 될 때까지 적정한 다음, 전분시액 3 mL를 가했을 때 나타나는 청색이 소실될 때까지

다시 적정한다. 같은 방법으로 공시험을 하여 보정한다.

$$KIO_3 + 5KI + 3H_2SO_4 \rightleftharpoons 3I_2 + 3K_2SO_4 + 3H_2O$$

$$I_2 + 2Na_2S_2O_3 \rightleftharpoons 2NaI + Na_2S_4O_6$$

$$KIO_3 \equiv 3I_2 \equiv 6Na_2S_2O_3$$

$$0.1M\text{-}Na_2S_2O_3\ 1\ mL \equiv 3.5667\ mg\ KIO_3$$

10.3.6 적정실례

〔1〕 아스코르빈산(ascorbic acid)

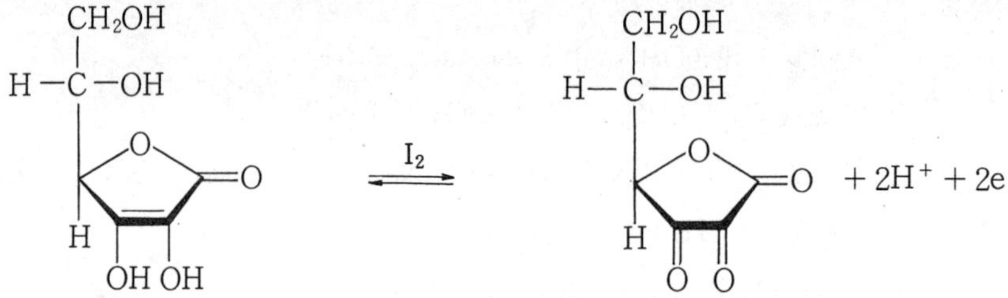

ascorbic acid   dehydroascorbic acid

아스코르빈산은 메타인산(HPO_3) 중에서 가장 안정하며, 이것을 I_2 표준액으로 산화적정하면 dehydroascorbic acid가 된다.

$$I_2 \equiv C_6H_8O_6$$

$$0.05M\ I_2\ 1\ mL = 8.806\ mg\ C_6H_8O_6$$

조작 : 이 약을 건조하여 약 0.2 g을 정밀하게 달아 메타인산 용액(1→50) 50 mL에 녹이고 $0.05M$-I_2액으로 적정한다(지시약 : 전분시액 1 mL).

〔2〕 포비돈 요오드액(povidone iodine topical solution)

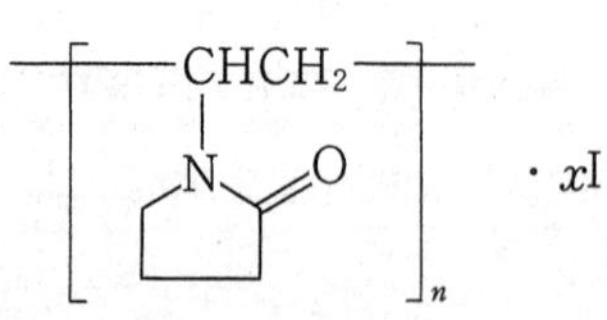

이 약은 외용으로 쓰이는 povidone iodine(포비돈과 요오드의 복합체)의 액제이다. 이 약은 정량할 때 표시된 요오드량의 85.0～120.0%에 해당하는 요오드(I : 126.90)를 함유한다.

조작 : 이 약을 I_2로서 약 50 mg에 해당되는 양을 정확하게 취하여, 유리마개 삼각 플라

스크에 넣고 물을 가해서 30 mL로 만든 다음, 0.02*M*-$Na_2S_2O_3$액으로 적정한다(지시약 : 전분시액 3 mL). 같은 방법으로 공시험을 하여 보정한다.

$$0.02M\text{-}Na_2S_2O_3\ 1\ mL \equiv 2.538\ mg\ I$$

〔3〕 *DL*-메치오닌(*DL*-methionine)

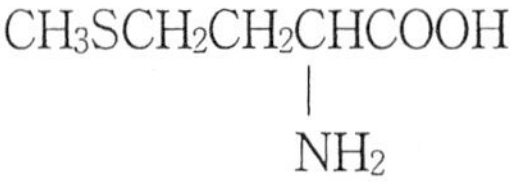

이 약을 건조한 것은 정량할 때 *DL*-methionine($C_5H_{11}NO_2S$: 149.21) 98.5% 이상을 함유한다.

조작 : 이 약을 건조하여 약 0.3 g을 정밀히 달아 요오드병에 넣고, 물 100 mL, K_2HPO_4 5 g, KH_2PO_4 2 g 및 KI 2 g을 넣고 흔들어 섞어 녹인다. 여기에 정확히 0.05*M*-I_2 용액 50 mL를 넣고 마개를 하여 흔들어 섞은 다음, 30분 동안 방치한 후 과량의 I_2를 0.1*M*-$Na_2S_2O_3$액으로 적정한다(지시약 : 전분시액 1 mL). 같은 방법으로 공시험을 하여 보정한다.

$$0.05M\text{-}I_2\ 1\ mL \equiv 0.1M\text{-}Na_2S_2O_3\ 1\ mL \equiv 7.461\ mg\ C_5H_{11}NO_2S$$

이 방법은 Lavine의 방법을 약간 변형시킨 것으로 인산염 완충액으로 액성을 pH 7로 조절하고, 일정과량의 I_2를 가해서 반응시킨 다음, 남아 있는 I_2를 $Na_2S_2O_3$로 적정하여 methionine을 정량한 것이다.

〔4〕 *D*-소르비톨액(*D*-sorbitol solution)

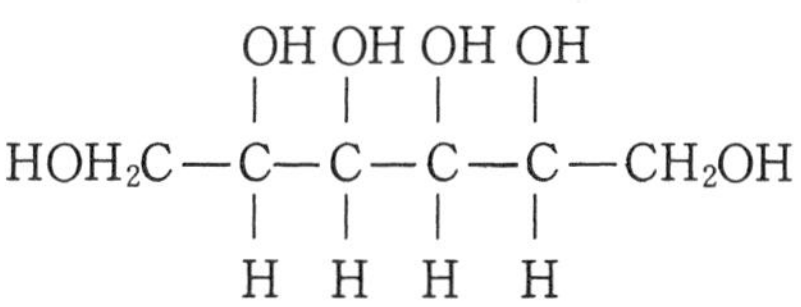

이 약은 정량할 때 표시량의 97.0～103.0 %에 해당하는 *D*-sorbitol($C_6H_{14}O_6$: 182.17)을 함유한다. 과요오드산으로 다가알코올인 *D*-sorbitol을 산화시켜 HCHO와 HCOOH으로 하고, 이 때 생성된 요오드산과 과량의 과요오드산에 요오드화칼륨을 작용시켜 유리되는 I_2를 티오황산나트륨으로 적정하고, 공시험 결과와의 차를 내어 함량을 계산한다.

$$C_6H_{14}O_6 + 5IO_4^- \longrightarrow 2HCHO + 4HCOOH + 5IO_3^- + H_2O$$

$$IO_4^- + 7I^- + 4H_2SO_4 \longrightarrow 4I_2 + 4H_2O + 4SO_4^{2-}$$

$$IO_3^- + 5I^- + 3H_2SO_4 \longrightarrow 3I_2 + 3H_2O + 3SO_4^{2-}$$

위의 반응식에서 알 수 있는 바와 같이 1몰의 D-sorbitol은 5몰의 IO_4^-를 IO_3^-로 바꾸므로 공시험과의 차, 즉 $5\times(4I_2-3I_2)$가 D-sorbitol 1몰에 대응한다. 그리고 I_2는 $2Na_2S_2O_3$에 대응하므로 결국 D-sorbitol 1 몰은 $Na_2S_2O_3$ 10몰에 대응하는 것이 된다. $0.1M$-$Na_2S_2O_3$액은 공시험에 약 50 mL를 소비하며, 검체에는 약 40 mL가 소요된다. 그 차 약 10 mL가 D-sorbitol 약 0.02 g에 상당한다.

조작 : D-sorbitol 약 5 g에 해당하는 양을 정확하게 취하여 물을 넣어 정확하게 250 mL로 만든다. 이 액 10 mL를 정확하게 취하여 물을 넣어 100 mL로 희석한 다음, 이 액 10 mL를 정확하게 취해서 요오드병에 넣고 KIO_4 시액 50 mL를 정확하게 가한 후, 수욕(水浴) 중에서 15분간 가열한다. 방랭 후 KI 2.5 g을 넣고 곧 마개를 하여 잘 흔들어 섞은 다음, 어두운 곳에 5분간 방치한 후 유리된 I_2를 $0.1M$-$Na_2S_2O_3$액으로 적정한다(지시약 전분시액 3 mL). 같은 방법으로 공시험을 하여 보정한다.

$$0.1M\text{-}Na_2S_2O_3\ 1\ mL \equiv 1.8217\ mg\ C_6H_{14}O_6$$

〔5〕 포르말린 수(formalin water)

이 약은 정량할 때 포름알데히드(CH_2O : 30.03) 0.9～1.1 w/v %를 함유한다.

제법

포르말린	30 mL
상수 또는 정제수	적당량
전체 양	1000 mL

조작 : 이 약 20 mL를 정확히 취하여 $1M$-KOH 2.5 mL를 넣은 100 mL 메스 플라스크에 넣고, 물을 가하여 100 mL로 한다. 이 액 10 mL를 정확하게 취하여 $0.05M$-I_2액 50 mL를 넣고, 다시 KOH 시액 20 mL를 가한 다음 상온에서 15분간 방치한다. 이어서 묽은 H_2SO_4 15 mL를 가한 다음 과량의 I_2를 $0.1M$-$Na_2S_2O_3$액으로 적정한다(지시약 : 전분시액 1 mL). 같은 방법으로 공시험을 하여 보정한다.

$$I_2 + 2KOH = KI + KIO + H_2O$$

$$HCHO + KIO + KOH = HCOOK + KI + H_2O$$

$$\therefore HCHO + I_2 + 3KOH = HCOOK + 2KI + 2H_2O$$

$$KIO + KI + H_2SO_4 = K_2SO_4 + I_2 + H_2O$$

$$KIO_3 + 5KI + 3H_2SO_4 = 3I_2 + 3K_2SO_4 + 3H_2O$$

$$I_2 \equiv KIO \equiv HCHO \equiv 2\text{당량}$$

$$0.05M\text{-}I_2\ 1\ mL \equiv \frac{30.03\ g\ HCHO}{20,000} \equiv 1.5015\ mg\ HCHO$$

〔6〕 표백분(chlorinated lime)

이 약은 정량할 때 유효염소(Cl : 35.45) 30.0% 이상을 함유한다.

조작 : 이 약 약 5 g을 정밀하게 달아 유발에 넣고 물 50 mL를 가해서 잘 갈아 섞은 다음, 메스 플라스크에 옮겨서 물을 가해 500 mL로 한다. 이 액을 잘 흔들어 섞은 다음 곧 50 mL를 정확하게 취하여 요오드병에 넣고, KI 시액 10 mL와 묽은 HCl 10 mL를 가한 후 유리된 I_2를 0.1M-$Na_2S_2O_3$액으로 적정한다(지시약 : 전분시액 3 mL). 같은 방법으로 공시험을 하여 보정한다.

$$CaOCl_2 + 2HCl = CaCl_2 + Cl_2 + H_2O$$

$$Cl_2 + 2KI = I_2 + 2KCl$$

$$0.1M\text{-}Na_2S_2O_3\ 1\ mL \equiv 3.5453\ mg\ Cl$$

〔7〕 아크리놀(acrinol)

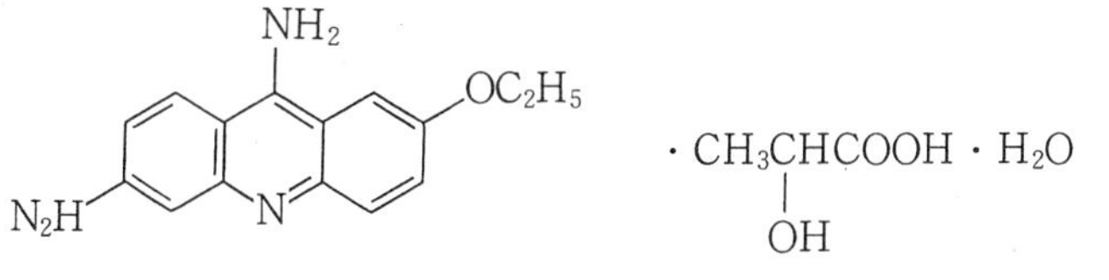

이 약을 정량할 때 acrinol($C_{15}H_{15}N_3O \cdot C_3H_6O_3 \cdot H_2O$: 361.40) 99.0 % 이상을 함유한다.

조작 : 이 약 약 0.3 g을 정밀하게 달아 100 mL의 메스 플라스크에 넣고 물 25 mL, 초산나트륨 시액 20 mL 및 묽은 염산 1.25 mL를 가하여 녹이고, 다시 $\frac{1}{60}M$ -$K_2Cr_2O_7$액* 50 mL를 정확히 넣고 물을 넣어 100 mL로 한 다음, 가끔 흔들어 섞으면서 1시간 동안 방치한 후 여과한다. 처음의 여액 20 mL는 버리고 다음의 여액 50 mL를 정확하게 취하여 요오드병에 넣고, 묽은 황산 30 mL 및 KI 시액 6 mL를 넣고 곧 마개를 하여 5분간 어두운 곳에 방치한다. 이어서 물 50 mL를 넣고 유리된 I_2를 0.1M-$Na_2S_2O_3$액으로 적정한다(지시약 : 전분시액 3 mL). 같은 방법으로 공시험을 하여 보정한다.

$$2C_{15}H_{15}N_3O \cdot C_3H_6O_3 + K_2Cr_2O_7 + H_2O$$
$$= 2C_{15}H_{15}N_3O \cdot H_2CrO_4 + 2C_3H_5O_3K$$

$$K_2Cr_2O_7 + 6KI + 7H_2SO_4$$
$$= Cr_2(SO_4)_3 + 4K_2SO_4 + 3I_2 + 7H_2O$$

$$K_2Cr_2O_7 \equiv 2C_{15}H_{15}ON_3 \cdot C_3H_6O_3 \equiv 6\text{당량}$$

---

* $K_2Cr_2O_7$: $Cr_2O_7^{2-} + 14H^+ + 6e \rightleftharpoons 2Cr^{3+} + 7H_2O$로 표준산화 전위는 1.3 V이며, 산성에서 산화제로서 1식량이 6당량이고 1 그램당량은 49.035 g이다. $KMnO_4$보다 산화력은 약하지만 표준액의 조제시 순품을 사용하면 표정이 필요없고 표준액도 안정하다.

$$\frac{1}{60} M\text{-}K_2Cr_2O_7\ 1\ \text{mL} \equiv 0.1\ M\text{-}Na_2S_2O_3\ 1\ \text{mL}$$

$$\frac{1}{60} M-K_2Cr_2O_7\ 1\ \text{mL} \equiv 12.047\ \text{mg}\ C_{15}H_{15}N_3O \cdot C_3H_6O_3 \cdot H_2O$$

10.4 브롬산 적정

10.4.1 브롬산의 반응

BrO_3^-은 산성용액에서 강한 산화제로 작용하면서 Br^-으로 된다.

$$BrO_3^- + 6e + 6H^+ \rightleftharpoons Br^- + 3H_2O, \qquad E^0 = 1.42\ \text{V}$$

이 반응을 이용한 적정이 브롬산 적정(bromatimetry)이며, Br_2의 산화수가 +5에서 −1로 변하므로 브롬산염의 당량수는 6이다. 브롬산염 용액에 먼저 KBr을 넣고 이 용액을 산성으로 만들면 Br_2이 발생한다.

$$KBrO_3 + 5KBr + 6HCl \rightleftharpoons 3Br_2 + 6KCl + 3H_2O$$

Br_2은 휘발하기 쉬워서 표준액으로 보존하는 것이 부적당하다. 그러나 $KBrO_3$과 과량의 KBr의 혼합용액을 사용할 때 강산성으로 해주면 $KBrO_3$과 당량의 Br_2을 유리하므로, 마치 Br_2 표준액을 사용한 것과 같은 결과가 된다. 따라서, 이 용액을 Br_2 표준액이라 하며, 이를 이용한 적정을 브롬적정(bromimetry)이라 부르기도 한다.

어떤 환원성 물질은 산성용액에서 BrO_3^-과 신속히 반응하므로 BrO_3^- 표준액으로 직접 적정할 수 있다. 이 적정은 환원성 물질의 산화가 모두 끝난 후 Br_2이 생성되기 시작하는 점을 종말점으로 한다. 그러나 Br_2이 생성되는 점의 판단이 어려우므로, 보통 지시약으로 M.O., M.R. 등을 사용하고 있다. 이들 지시약은 산화되면 적색이 소실되므로 판단이 용이하지만, 반응이 비가역적이므로 종말점 근처에서 잘 저어 주면서 천천히 적정할 필요가 있다.

α-naphthoflavone(청록색→적갈색), *p*-ethoxychrysoidine(적→황)은 어느 정도 가역적이므로 사용에 편리하다.

Br_2는 많은 유기·무기 환원성 물질과 반응하지만 특히 유기산 히드라짓의 산화, 페놀류 또는 방향족 아민류의 *ortho*-나 *para*-위치에서 Br_2 치환, 탄소 불포화 결합의 Br_2 치환 등을 이용해서 많은 유기 화합물을 정량하고 있다. 그러나 대다수의 반응이 서서히 진행되므로, 유리마개 삼각 플라스크의 반응액에 과량의 Br_2 용액을 가해서 반응을 완결시킨 다음, 잔여의 Br_2에 KI을 가해서 iodometry로 적정하는 방법이 많이 이용되고 있다.

10.4.2 표준액의 조제 및 표정

〔1〕 $\frac{1}{60}$ M-$KBrO_3$액

이 액은 1000 mL 중에 브롬산칼륨($KBrO_3$: 167.00) 2.7833 g을 함유한다.

① 조제 : 브롬산칼륨(99.8% 이상) 2.8 g을 달아 물에 녹여 1000 mL로 만든다.

② 표정 : 조제한 $KBrO_3$(factor= f_1)액 25 mL를 요오드병에 정확히 취해서 KI 2 g, 10% H_2SO_4 5 mL를 가하고 흔든 다음, 마개를 하여 5분 동안 방치한다. 여기에 물 100 mL를 넣은 다음 0.1M-$Na_2S_2O_3$(factor= f_2)액으로 적정하여 factor를 계산한다. 다만, 적정의 종말점은 액이 종말점 부근에서 담황색으로 되었을 때 전분시액 3 mL를 가하여 생긴 청색이 탈색될 때로 한다. 같은 방법으로 공시험을 하여 보정한다.

$$KBrO_3 + 6KI + 3H_2SO_4 = 3I_2 + KBr + 3K_2SO_4 + 3H_2O$$

$$2Na_2S_2O_3 + I_2 = 2NaI + Na_2S_4O_6$$

$$f_1 = \frac{f_2 \times V}{25}$$

〔2〕 0.05M-Br_2액

① 조제 : $KBrO_3$ 2.8 g과 KBr 15 g을 물에 녹여 1000 mL로 한다.

② 표정 : 조제한 Br_2액 25 mL를 정확히 취하여 요오드병에 넣고 물 120 mL, HCl 5 mL 및 KI 시액(16.5→100) 5 mL를 가하여 조용히 흔든 다음, 5분 동안 방치한 후 유리된 I_2를 0.1M-$Na_2S_2O_3$액으로 적정한다. 다만, 적정의 종말점은 액이 종말점 부근에서 담황색으로 되었을 때 전분시액 3 mL를 가하여 생긴 청색이 탈색될 때로 한다. 같은 방법으로 공시험을 하여 보정한다.

$$KBrO_3 + 5KBr + 6HCl = 6KCl + 3H_2O + 3Br_2$$

$$Br_2 + 2KI = I_2 + 2KBr$$

$$2Na_2S_2O_3 + I_2 = 2NaI + Na_2S_4O_6$$

0.05M-Br_2액의 factor 계산은 $\frac{1}{60}$ M-$KBrO_3$액의 factor 계산방법과 같다.

10.4.3 적정실례

〔1〕 phenol류의 정량

phenol에 Br_2을 반응시키면 방향족 화합물의 *ortho*-및 *para*-위치의 H가 Br으로 치환되어 tribromophenol을 생성한다. 많은 phenol 유도체 및 비슷한 방향족 아민도 같은 방법으로 반응한다.

이 반응을 적정분석에 이용할 때 신속히 진행되는 반응은 Br_2 표준액을 써서 직접 적

정하지만, 보통 과량의 Br_2 용액을 써서 반응시킨 후 역적정하는 Koppeschaar의 방법을 이용한다. 다만, benzene핵에 결합된 radical의 종류나 그 수에 따라 반응조건이 다르므로, Br_2을 반응시킬 때 phenol의 종류에 따라 적절한 반응시간, 온도 등을 설정하여야 한다.

phenol의 반응 생성물인 tribromophenol은 물에 녹지 않고 부유되어 종말점의 결정이 어려우므로, 소량의 $CHCl_3$을 가하여 이를 전용시킨다. 이 때 iodometry의 I_2도 $CHCl_3$에 전용되므로, 적정시 충분히 흔들어서 I_2를 물층으로 이동시켜야 한다.

$$KBrO_3 + 5KBr + 6HCl = 3Br_2 + 6KCl + 3H_2O$$

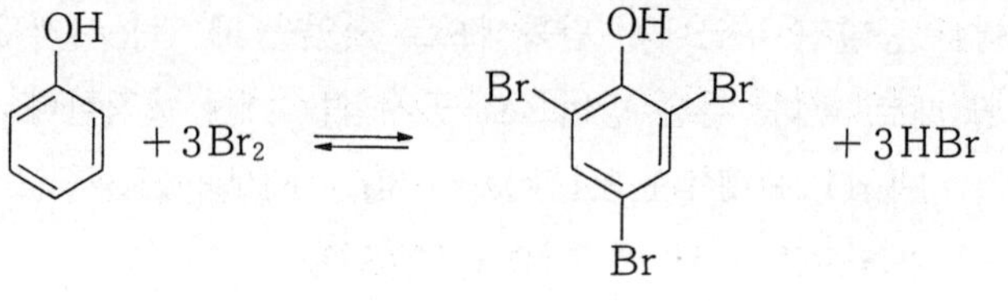

$$Br_2 + 2KI = I_2 + 2KBr$$

$$\therefore C_6H_6O \equiv 3Br_2 \equiv 6\text{당량}$$

$$0.05M\text{-}Br_2\ 1\ mL \equiv \frac{94.11\ g\ C_6H_5OH}{60,000} \equiv 1.5686\ mg\ C_6H_5OH$$

〔2〕 소독용 페놀수(phenolated water for disinfection)

제법

소독용 페놀	31 g
상수 또는 정제수	적당량
전체 양	1000 mL

이 약은 정량할 때 phenol(C_6H_5OH : 94.11) 2.8~3.3 w/v%를 함유한다.

조작 : 이 약 5 mL를 정확하게 취하여 물을 넣어 100 mL로 한 다음, 25 mL를 정확하게 취해서 요오드병에 넣고 정확히 0.05M-Br_2액 30 mL를 넣는다. 이어서 HCl 5 mL를 가한 다음, 곧 마개를 하여 30분 동안 흔들어 섞고, 다시 15분간 방치한다. KI 용액(1→5) 7 mL를 넣고 곧 마개를 하여 흔들어 섞고, 유리된 I_2를 0.1M-$Na_2S_2O_3$액으로 적정한다(지시약 : 전분시액 1 mL). 같은 방법으로 공시험을 하여 보정한다.

$$C_6H_6O(94.11) \equiv 3Br_2$$

$$0.05M\text{-}Br_2\ 1\ mL \equiv 1.5686\ mg\ C_6H_6O$$

〔3〕 파라아미노살리실산 칼슘 과립(calcium p-aminosalicylate granules)

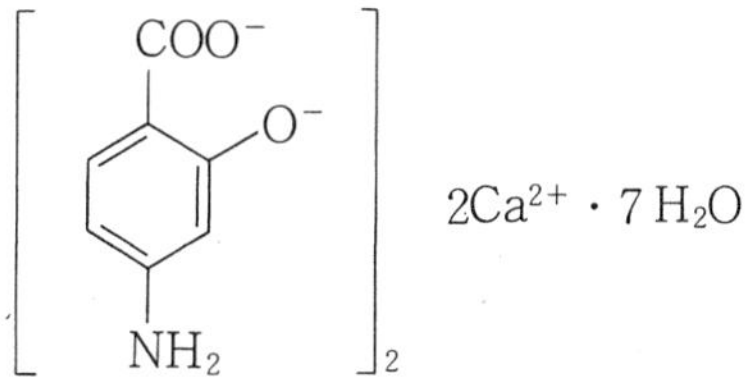

이 약은 정량할 경우, 표시량의 95.0～105.0%에 해당하는 파라아미노살리실산 칼슘($C_{14}H_{10}Ca_2N_2O_6 \cdot 7H_2O$: 508.51)을 함유한다.

조작 : 이 약을 가루로 하여 파라아미노살리실산 칼슘으로 약 0.4 g에 해당되는 양을 정확히 달아 물 120 mL, 묽은 염산 1.5 mL를 넣고, 수욕상(水浴上)에서 가온하여 녹인 후 식힌 다음에 물을 넣어 정확히 200 mL로 하고 여과한다. 여액 30mL를 정확히 취하여 요오드병에 넣고, 정확히 0.05M-Br_2액 25 mL를 넣은 다음 KBr 시액(1→4) 20 mL를 가한다. 빙초산/염산(5 : 2) 혼액 14 mL를 신속히 넣고, 곧 마개를 하고 때때로 흔들어 섞으면서 10분간 방치한 다음, KI 시액 6 mL를 조심하면서 넣고, 곧 마개를 하여 조용히 흔들어 섞고, 5분간 방치한 다음 유리된 I_2를 0.1M-$Na_2S_2O_3$액으로 적정한다(지시약 : 전분시액 1 mL). 같은 방법으로 공시험을 하여 보정한다.

$$0.05M\text{-}Br_2\ 1\ mL \equiv 4.238\ mg\ C_{14}H_{10}Ca_2N_2O_6 \cdot 7H_2O$$

10.5 요오드산 적정

요오드산염의 표준액으로 환원성 물질을 적정하는 방법이 요오드산 적정이다.

10.5.1 요오드산의 반응

IO_3^-은 환원성 물질의 성질, 용액의 상태 등 외적인 요인에 의하여 다음과 같이 3종류의 반응이 진행된다.

(1) 비교적 약한 환원제의 산성용액에서 보통 I_2를 생성한다.

$$IO_3^- + 5e + 6H^- \rightleftharpoons \frac{1}{2}I_2 + 3H_2O, \qquad E^0 = 1.20\ V$$

이 반응에서 I의 산화수는 +5에서 0으로 변하므로 IO_3^-의 당량수는 5이다. 이 반응은 $Na_2S_2O_3$ 표준액의 표정, 유기 화합물 중의 I_2 정량시 이용되고 있다.

(2) 산성용액에서 강한 환원성 물질과 반응할 때 요오드화물 이온을 생성한다.

$$IO_3^- + 6e + 6H^- \rightleftharpoons I^- + 3H_2O, \qquad E^0 = 1.09\ V$$

이 반응에서 IO_3^-의 당량수는 6이다.

(3) 반응액이 강산성으로 Cl^-을 함유하고, HCl의 농도가 $3M$ 이상일 때 ICl을 생성하여 용액 중에 ICl_2^-과 $ICl_n^{(n-1)-}$의 형태로 용해된다.

$$IO_3^- + 4e + Cl^- + 6H^+ \rightleftharpoons ICl + 3H_2O, \qquad E^0 = 1.23\ V$$

이 때 I의 산화수가 +5에서 +1로 변하므로 IO_3^-의 당량수는 4이다.

요오드산염은 반응조건에 따라 당량수가 다르다. 따라서, 표준액의 농도를 규정도로 표시하면 혼란이 오기 쉬우므로 보통 M농도로 표시한다.

10.5.2 표준액의 조제와 표정

KIO_3은 정제하기 쉽고 공기 중에서 안정하므로 순품을 구하기가 쉽다. 따라서 KIO_3의 표준물질을 사용하는 경우에는 따로 표정을 할 필요가 없으나, 순도가 높지 않은 KIO_3을 사용하여 표정이 필요할 경우에는 조제한 KIO_3 용액을 미리 표정한 $Na_2S_2O_3$ 표준액으로 농도를 결정한다.

$0.05M$-KIO_3액의 조제 : 요오드산칼륨(KIO_3 : 214.00, 99.95% 이상)을 120℃에서 2시간 동안 건조한 다음, 데시케이터(실리카 겔)에서 식힌 후 그 10.700 g을 정확히 달아 물에 녹여 정확히 1000 mL로 만든다. 이 KIO_3 표준액의 표정은 필요 없다.

10.5.3 적정실례

〔1〕 요오드팅크(iodine tincture)

제법

요오드	60 g
요오드화칼륨	40 g
70 v/v% 에탄올	적당량
전체 양	1000 mL

이 약은 정량할 때 요오드(I : 126.90) 5.7~6.3 w/v% 및 요오드화칼륨(KI : 166.00) 3.8~4.2 w/v%를 함유한다.

조작 :

① I_2 : 이 약 5 mL를 정확하게 취하여 KI 0.5 g, 물 20 mL 및 묽은 염산 1 mL를 가한 후, $0.1M$-$Na_2S_2O_3$액으로 적정한다(지시약 : 전분시액 2 mL).

$$I_2 + 2Na_2S_2O_3 = 2NaI + Na_2S_2O_3$$

$$I_2 \equiv 2Na_2S_2O_3 \equiv 2\text{당량}$$

$$\therefore 0.1M\text{-}Na_2S_2O_3\ 1\,mL \equiv \frac{253.80\,g\ I}{20,000} \equiv 12.690\,mg\ I$$

② KI : 이 약 5 mL를 정확하게 취하여 물 20 mL, 염산 50 mL 및 $CHCl_3$ 5 mL를 넣어 실온으로 식히고, $CHCl_3$층의 적자색이 없어질 때까지 세게 흔들어 섞으면서 0.05M-KIO_3액으로 적정한다. 5분간 방치하여도 $CHCl_3$층에 적자색이 다시 나타나지 않으면 이를 종말점으로 한다. 이 때 0.05M-KIO_3 용액의 소비량 a(mL)와 I_2 적정에서 소비된 0.1M-$Na_2S_2O_3$액의 소비량 b(mL)로부터 KI의 함량(mg)을 구한다.

$$2KI + KIO_3 + 6HCl = 3ICl + 3KCl + 3H_2O$$

$$2I_2 + KIO_3 + 6HCl = 5ICl + KCl + 3H_2O$$

$$0.05M\text{-}KIO_3\ 1\,mL \equiv \frac{2\,KI}{20,000} \equiv \frac{166.00\,g\ KI}{10,000}$$

$$\equiv 16.600\,mg\ KI$$

$$\text{KI의 함량(mg)} = 16.600 \times \left\{a - \frac{b}{2}\right\}$$

〔2〕 염산 히드랄라진 산(hydralazine hydrochloride powder)

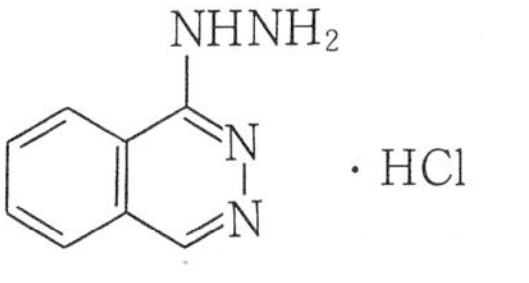

이 약은 정량할 때 표시량의 95.0～105.0%에 해당하는 hydralazine hydrochloride ($C_{18}H_8N_4 \cdot HCl$: 196.64)를 함유한다.

조작 : 이 약의 표시량에 따라 염산 히드랄라진으로 약 0.15 g에 해당되는 양을 정밀하게 달아 유리마개 플라스크에 넣고, 물 25 mL를 가하여 잘 흔들어 섞은 다음, 여기에 염산 25 mL를 가하여 실온으로 식힌다. 이어서 $CHCl_3$ 5 mL를 넣어 흔들어 섞으면서 0.05M-KIO_3액으로 $CHCl_3$층의 자색이 없어질 때까지 적정하고, $CHCl_3$층의 적자색이 5분 이내에 다시 나타나지 않으면 이를 종말점으로 한다.

염산히드랄라진이 KIO_3을 환원시켜, 일시적으로 요오드가 유리되면 이것이 $CHCl_3$ 층에 녹아서 자색을 나타낸다. 이 요오드는 염산 존재하에서 과량의 KIO_3에 의해 산화되어, 염화요오드가 되고, 탈색된다. 결국 다음의 반응에 의해 염산히드랄라진 1몰은 KIO_3 1몰을 소비한다.

$$R\text{-}NHNH_2 + KIO_3 + 2HCl \longrightarrow R\text{-}OH + N_2 + ICl + KCl + 2H_2O$$

$$0.05M\text{-}KIO_3\ 1\,mL \equiv 9.832\,mg\ C_8H_8N_4 \cdot HCl$$

10.6 디아조화 적정

10.6.1 디아조화 반응

방향족 제 1 급 아민은 염산 산성용액에서 $NaNO_2$와 디아조늄염을 생성한다.

$$RNH_2 + NaNO_2 + 2HCl \rightleftharpoons RN{\equiv}NCl + NaCl + 2H_2O$$

이 반응을 이용한 적정을 디아조화 적정(diazotization titration)이라 한다. NO_2^-은 산화시약으로 작용하지만, 보통 이용되는 산화반응과는 다르므로 디아조화 적정의 $NaNO_2$ 표준액은 관습적으로 M 농도를 쓴다.

방향족 제 1 급 아민의 반응은 거의 모두 이와 유사한 디아조화 반응이지만, 그 종류에 따라 반응의 양상도 다르고 반응속도가 늦어 직접 적정이 불가능한 것도 있다. 그러나 sulfanilamide류는 반응속도가 빠르고 정량적인 반응이 진행되므로, 직접 적정을 할 수 있다.

이 때 반응액의 온도는 5~15℃를 유지하여야 하며, 온도가 높으면 아질산의 분해 등 부반응이 따르고, 온도가 낮으면 반응속도가 늦다.

적정시 $NaNO_2$ 표준액은 서서히 가하면서 잘 저어, NO_2^-의 부분적인 과잉으로 인해 NO_2^-이 분해되지 않도록 특히 주의하여야 한다. 종말점은 당량점을 지나 과잉의 NO_2^-이 ZnI_2-전분지의 I^-을 I_2로 산화시키면 나타나는 청색을 이용한다. 즉, ZnI_2-전분지를 외부 지시약으로 사용하여, 종말점 부근에서 반응액 1방울에 의해 청색이 나타나는 점을 종말점으로 이용한다.

$$2HNO_2 + 2HI \rightleftharpoons I_2 + 2NO + 2H_2O$$

이 반응은 디아조화 반응보다 앞서 진행되므로 반응액에 KI을 내부 지시약으로 넣을 수 없다. 디아조화 적정은 반응시약 및 반응 생성물이 불안정하고 반응도 비교적 늦으며, 외부 지시약을 사용하므로 오차가 따르기 쉽다. 그러나 실험조건만 일정하면 오차를 1% 이내로 할 수 있다. 근래에 들어 종말점의 결정방법에 전위차 혹은 전류측정에 의한 방법을 점차 많이 쓰고 있다.

10.6.2 표준액의 조제 및 표정

① 조제 : 아질산 나트륨($NaNO_2$: 69.00, 98.0% 이상) 7.5 g을 물에 녹여 1000 mL로 한다.

② 표정 : sulfamic acid($HOSO_2NH_2$: 97.095, 99.90% 이상)를 진공 데시케이터에서 2일

동안 건조한 다음, 약 0.25 g을 정밀히 달아 염산 5 mL, 물 100 mL를 가하여 녹인다. 이 용액을 15℃로 냉각한 다음 얼음조각 25 g을 넣고 잘 저으면서 조제한 $NaNO_2$액으로 적정한다.

$$HOSO_2NH_2 + NaNO_2 + HCl \rightleftharpoons NaCl + H_2SO_4 + N_2 + H_2O$$

$$0.1M\text{-}NaNO_2\ 1000\ mL \equiv 9.7095\ g\ HOSO_2NH_2$$

$$M = \frac{10000 \times a}{9.7095 \times V}$$

10.6.3 적정실례

〔1〕 설파모노메톡신(sulfamonomethoxine)

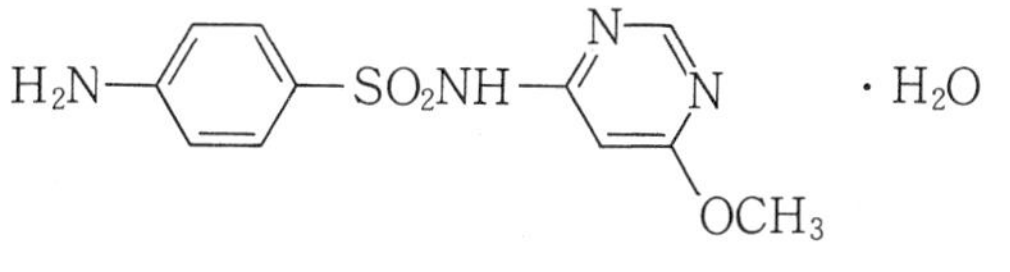

이 약을 건조한 것은 정량할 때 sulfamonomethoxine($C_{11}H_{12}N_4O_3S$: 280.31) 99.0% 이상을 함유한다.

조작 : 이 약을 건조한 후 약 0.5 g을 정밀히 달아 염산 5 mL 및 물 50 mL를 넣어 녹이고, 다시 KBr 시액(3→10) 10 mL를 가하여 15℃ 이하로 식힌 다음 $0.1M$-$NaNO_2$액으로 적정한다. 종말점은 전기 적정법의 전위차 또는 전류측정으로 결정한다.

$$0.1M\text{-}NaNO_2\ 1\ mL \equiv 28.031\ mg\ C_{11}H_{12}N_4O_3S$$

〔2〕 염산 프로카인(procaine hydrochloride)

이 약을 건조한 것을 정량할 때 염산 프로카인($C_{13}H_{20}N_2O_2 \cdot HCl$: 272.77) 99.0% 이상을 함유한다.

조작 : 이 약을 건조하여 약 0.4 g을 정밀히 달아, 염산 5 mL 및 물 60 mL를 넣어 녹인다. 여기에 KBr 시액(3→10) 10 mL를 가하고, 15℃ 이하로 식힌 다음, $0.1M$-$NaNO_2$액으로 전기 적정법의 전위차 적정법 또는 전류 적정법으로 적정한다.

$$0.1M\text{-}NaNO_2\ 1\ mL \equiv 27.277\ mg\ C_{13}H_{20}N_2O_2 \cdot HCl$$

· · · · 연 습 문 제 · · · ·

1. 다음 평형 반응식을 완결하라.

   $MnO_4^- \rightleftharpoons Mn^{2+}$

   $Cr_2O_7^{2-} \rightleftharpoons Cr^{3+}$

   $BrO_3^- \rightleftharpoons Br^-$

   $IO_4^- \rightleftharpoons IO_3^-$

   $CO_2 \rightleftharpoons C_2O_4^{2-}$

   $H_2AsO_4 \rightleftharpoons H_3AsO_3$

2. 다음 수용액의 전위를 구하라.

   0.01M-$FeSO_4$ — 0.01M-$Fe_2(SO_4)_3$

   0.05M-Mn^{2+} — 0.02M-$KMnO_4$(in 1M-H_2SO_4)

   0.05M-KBr — 0.02M $KBrO_3$(in 0.5M-HCl)

3. 다음 화학 반응식에 적당한 계수를 넣고 당량점에서의 전위를 구하라.

   $Fe^{2+} + Br_2 \longrightarrow Fe^{3+} + Br^-$

   $Sn^{2+} + Ce^{4+} \longrightarrow Sn^{3+} + Ce^{4+}$

   $S_2O_3^{2-} + I_2 \longrightarrow S_4O_6^{2-} + I^-$

   $H_3AsO_3 + I_2 + H_2O \longrightarrow H_3AsO_4 + HI$(pH 8.0)

4. Fe^{2+}을 Ce^{4+}으로 적정할 때 당량점에서의 전위를 구하라.

5. Fe^{2+}은 I^-으로 환원되지만 Cl^-은 환원되지 않는 이유를 설명하라.

6. $Na_2C_2O_4$ 0.1341 g을 정확히 달아서 $KMnO_4$액으로 적정하여 20.1 mL를 소비하였다. 0.02M-$KMnO_4$으로서의 factor를 구하라.

7. H_2O_2수 1 mL를 정확히 취하여 물 및 H_2SO_4을 넣고 0.0202M-$KMnO_4$으로 적정하여 17.20 mL를 소비하였다. H_2O_2의 w/v%를 구하라.

8. 순수한 $K_2Cr_2O_7$ 5.0000 g을 정확히 달아 물 1000 mL에 녹인 용액의 규정도를 구하라.

9. $K_2Cr_2O_7$ 0.1003 g을 정확히 달아서 물에 녹인 다음, HCl 및 KI을 넣어서 유리된 I_2를 0.1M-$Na_2S_2O_3$로 적정하니 20.30 mL가 소비되었다. $K_2Cr_2O_7$의 순도(%)를 구하라.

10. As_2O_3 0.1021 g을 정확히 달아 NaOH에 녹인 다음, HCl으로 중화한 후 $NaHCO_3$을 넣고 I_2 표준액으로 적정해서 20.50 mL를 소비하였다.

① HCl과 NaOH 및 $NaHCO_3$을 넣는 이유는 무엇인가?

② I_2 표준액의 규정도 및 0.05M로서의 factor는?

11. $CaOCl_2$ 5 g을 정밀히 달아 물에 녹여 500 mL로 하였다. 그 50 mL를 정확히 취하여 KI 및 HCl을 넣고, 유리된 I_2를 0.1M-$Na_2S_2O_3$액으로 적정해서 32.50 mL를 소비하였다. 표백분 중의 유효 염소량(%)을 구하라.

12. 포르말린 1.1020 g을 정확히 달아서 물을 넣어 100 mL로 하였다. 그 10 mL를 취하여 0.05M-I_2 50 mL 및 0.1M-NaOH 20 mL를 넣고, 15분 동안 방치한 다음 H_2SO_4 산성으로 한 후, 유리된 I_2를 0.1M-$Na_2S_2O_3$액으로 적정하여 29.70 mL를 소비하였다.

① 반응액에서 진행된 화학 반응식을 써라.

② 시료 중 포르말린의 함량 %를 구하라.

13. 페놀 1.5 g을 정밀히 달아 물을 넣어서 1000 mL로 한다. 그 25 mL를 정확히 취하여 0.05M-Br_2액 30 mL 및 HCl을 넣고, 15분 동안 방치한 다음 KI 및 $CHCl_3$을 가한 후, 유리된 I_2를 0.1M-$Na_2S_2O_3$액으로 적정하여 6.6 mL를 소비하였다.

① 반응액에서 진행된 화학 반응식을 써라.

② $CHCl_3$을 넣는 이유와 페놀의 순도를 계산하라.

14. I_2 표준액의 표정방법을 설명하라.

15. KIO_3 표준액에 의한 요오드팅크의 정량법을 설명하라.

16. KIO_3 101.25 mg을 물에 녹여 KI과 H_2SO_4을 충분히 가한 다음 0.1M-$Na_2S_2O_3$액으로 적정하여 26.47 mL를 소비하였다. 0.1M-$Na_2S_2O_3$액의 factor를 구하라.

17. 공업용의 KI 0.3107 g을 정확히 달아 물에 녹인 다음, 진한 HCl 및 $CHCl_3$을 넣어서 0.05M-KIO_3 용액으로 적정하여 18.7 mL를 소비하였다.

① 반응액의 산성이 약하면 어떤 지장이 있는가?

② $CHCl_3$을 넣는 이유는?

③ KI의 순도를 구하라.

18. 메티오닌($C_5H_{11}NO_2S$: 149.21) 0.3000 g을 정확히 달아 유리마개 삼각 플라스크에 넣고, 물 100 mL와 인산 완충액을 가하여 pH를 7로 하였다. 이어서 KI 2 g, 0.05M-I_2액 50 mL를 넣고 30분간 방치한 후, 0.1M-$Na_2S_2O_3$액으로 적정해서 10.15 mL를 소비하였다. 공시험시의 소비 mL가 49.97 mL이었다고 하면 메티오닌의 함량은 몇 %인가?

19. 디아조화 적정에서 쓰이는 $NaNO_2$ 표준액의 표정시 $KMnO_4$ 표준액을 쓰면 어떤 결

과로 되는가?

20. sulfamine($C_6H_8O_2N_2S$: 172.21) 시료 0.5 g을 정확하게 달아 물과 HCl을 넣어 녹인 다음, 약 25 g의 얼음조각으로 식히면서 0.1*M*-$NaNO_2$ 용액으로 적정하여 28.5 mL를 소비하였다.

① 얼음을 넣는 이유와 사용되는 지시약의 지시작용은?

② sulfamine의 순도는 몇 %인가?

대한약전 수재 의약품

a) 과망간산칼륨법

약 품 명	분 자 식	분자량	적정 표준액	지 시 약
과망간산칼륨	$KMnO_4$	158.03	0.05*M* 수산액	
과산화수소수			0.02*M* 과망간산칼륨액	

b) 요오드법

약 품 명	분 자 식	분자량	적정 표준액	지 시 약
디메르카프롤	$C_3H_8OS_2$	124.23	0.05*M* 요오드액	
디메르카프롤 주사액			0.05*M* 요오드액	
아스코르빈산	$C_6H_8O_6$	176.13	0.05*M* 요오드액	전분시액
염산히드랄라진	$C_8H_8N_4 \cdot HCl$	196.64	0.05*M* 요오드산칼륨액	종말점 : 클로로포름층이 탈색된 다음 5분 이내에 다시 적자색이 나타나지 않을 때
염산히드랄라진 주사용	$C_8H_8N_4 \cdot HCl$	196.64	0.05*M* 요오드산칼륨액	종말점 : 클로로포름층이 탈색된 다음 5분 이내에 다시 적자색이 나타나지 않을 때
요오드화에코치오페이트	$C_9H_{23}INO_3PS$	383.23	0.002*M* 요오드액	전위차 적정
치오황산나트륨	$Na_2S_2O_3 \cdot 5H_2O$	248.19	0.05*M* 요오드액	전분시액
캅토프릴	$C_9H_{15}NO_3S$	217.29	1/60*M* 요오드산칼륨액	전분시액

c) 요오드화법

약 품 명	분 자 식	분자량	적정 표준액	지 시 약
건조갑상선			0.01*M* 치오황산나트륨액	전분시액
디설피람	$C_{10}H_{20}N_2S_4$	296.55	0.1*M* 치오황산나트륨액	전위차 적정
만니톨-*D*	$C_6H_{14}O_6$	182.17	KI/치오황산나트륨	전분시액
아크리놀	$C_{15}H_{15}N_3O$ $C_3H_6O_3 \cdot H_2O$	361.4	1/60*M* 중크롬산칼륨액/0.1*M* 치오황산나트륨액	전분시액

염산프로카르바진	$C_{12}H_{19}N_3O \cdot HCl$	257.76	0.05*M* 요오드산칼륨액	클로로포름층의 자색이 없어질 때까지 적정, 종말점은 클로로포름이 탈색된 다음 5분 이내에 다시 적자색이 나타나지 않을 때로 한다.
치몰	$C_{10}H_{14}O$	150.22	0.05*M* 브롬/0.1*M* 치오황산나트륨	전분시액
크실리톨	$C_5H_{12}O_5$	152.15	과요오드산칼륨시액/0.1*M* 치오황산나트륨액	전분시액
테가푸르	$C_8H_9FN_2O_3$	200.17	1/60*M* 브롬산칼륨액, 0.1*M* 치오황산나트륨액	전분시액

d) Br_2법

약 품 명	분 자 식	분자량	적정 표준액	지 시 약
리오치로닌나트륨	$C_{15}H_{11}I_3NNaO_4$	672.96	0.02*M* 치오황산나트륨	전분시액
에타크린산	$C_{13}H_{12}Cl_2O_4$	303.14	0.05*M* 브롬액/0.1*M* 치오황산나트륨액	전분시액
에타크린산 정	$C_{13}H_{12}Cl_2O_4$	303.14	0.05*M* 브롬액/0.1*M* 치오황산나트륨액	전분시액
페놀설폰프탈레인	$C_{19}H_{14}O_5S$	354.38	0.05*M* 브롬액, 0.1*M* 치오황산나트륨액	전분시액
파라아미노살리실산칼슘	$C_{14}H_{10}Ca_2N_2O_6 \cdot 7H_2O$	508.51	0.05*M* 브롬액, 0.1*M* 치오황산나트륨액	전분시액
파라아미노살리실산칼슘 과립	$C_{14}H_{10}Ca_2N_2O_6 \cdot 7H_2O$	508.51	0.05*M* 브롬액, 0.1*M* 치오황산나트륨액	전분시액
판테친	$C_{22}H_{42}N_4O_8S_2$	554.73	0.05*M* 브롬액, 0.1*M* 치오황산나트륨액	전분시액

e) 직접 $Na_2S_2O_3$로 적정

약 품 명	분 자 식	분자량	적정 표준액	지 시 약
레보치록신나트륨	$C_{15}H_{10}I_4NNaO_4 \cdot xH_2O$		0.02*M* 치오황산나트륨액	전분시액
염산에틸시스테인	$C_5H_{11}NO_2S \cdot HCl$	185.67	0.1*M* 치오황산나트륨액	전분시액 1 mL

약 품 명	분 자 식	분자량	적정 표준액	지 시 약
염산페닐레프린	$C_9H_{13}NO_2 \cdot HCl$	203.67	0.1*M* 치오황산나트륨액	전분시액 1 mL
요오드	I	126.90	0.1*M* 치오황산나트륨액	전분시액
이오펜딜레이트	$C_{19}H_{29}IO_2$	416.34	0.1*M* 치오황산나트륨액	전분시액
포비돈 요오드	$(C_6H_9NO)_n \cdot xI$		0.02*M* 치오황산나트륨액	전분시액
포비돈요오드액	$(C_6H_9NO)_n \cdot xI$		0.02*M* 치오황산나트륨액	전분시액

f) 과량의 I_2를 $Na_2S_2O_3$으로 적정하는 방법

약 품 명	분 자 식	분자량	적정 표준액	지 시 약
디아스타제			0.05*M* 치오황산나트륨액	
레보치록신나트륨정			0.01*M* 치오황산나트륨액	전분시액
D-소르비톨	$C_6H_{14}O_6$	182.17	0.1*M* 치오황산나트륨	전분시액
D-소르비톨 액	$C_6H_{14}O_6$	182.17	0.1*M* 치오황산나트륨	전분시액
파라포름알데히드	CH_2O	30.03	0.05*M* 요오드액, 0.1*M* 치오황산나트륨액	전분시액
푸마르산철 정	$C_4H_2FeO_4$	169.91	0.1*M* 치오황산나트륨	전분시액
피로아황산나트륨	$Na_2S_2O_5$	190.11	0.1*M* 치오황산나트륨	전분시액
황화셀레늄	SeS_2	143.08	0.05*M* 치오황산나트륨	전분시액
설파메치졸	$C_9H_{10}N_4O_2S_2$	270.34	0.1*M* 아질산나트륨	전위차 적정법 또는 전류 적정법
설파모노메톡신	$C_{11}H_{12}N_4O_3S \cdot H_2O$	298.32	0.1*M* 아질산나트륨	전위차 적정법 또는 전류 적정법
불화나트륨	NaF	41.99	염화제이철	
아미노안식향산에칠	$C_9H_{11}NO_2$	165.19	0.1*M* 아질산나트륨액	전위차 적정법, 전류 적정법
아스코르빈산산	$C_6H_8O_6$	176.13	2,6-디클로로페놀인도페놀나트륨 시액	2,6-디클로로페놀인도페놀나트륨
아스코르빈산정	$C_6H_8O_6$	176.13	2,6-디클로로페놀인도페놀나트륨 시액	2,6-디클로로페놀인도페놀나트륨
아스코르빈산주사액	$C_6H_8O_6$	176.13	2,6-디클로로페놀인도페놀나트륨 시액	2,6-디클로로페놀인도페놀나트륨

약 품 명	분 자 식	분자량	적정 표준액	지 시 약
염산프로카인	$C_{13}H_{20}N_2O_2 \cdot HCl$	272.77	0.1*M* 아질산나트륨액	
염산프로카인 아미드 정	$C_{13}H_{21}N_3O \cdot HCl$	271.79	0.1*M* 아질산나트륨액	
염산프로카인 아미드 주사액	$C_{13}H_{21}N_3O \cdot HCl$	271.79	0.1*M* 아질산나트륨액	
염화메칠로자닐린	$C_{25}H_{30}ClN_3$	407.99	0.1*M* 삼염화티탄액/0.1*M* 황산제이철 암모늄액	치오시안산암모늄
요오드화나트륨	NaI	149.89	0.05*M* 요오드산칼륨액	클로로포름
요오드화칼륨	KI	166.00	0.05*M* 요오드산칼륨액	클로로포름
푸마르산철	$C_4H_2FeO_4$	169.91	0.1*M* 황산제이세륨	오르토페난트롤린
황산철	$FeSO_4 \cdot 7H_2O$	278.02	0.1*M* 황산제이세륨	*o*-페난트롤린
황산철 정	$FeSO_4 \cdot 7H_2O$	278.02	0.1*M* 황산제이세륨	*o*-페난트롤린

제 11 장

중량 분석법

중량 분석법이란 정량하려는 성분을 시료로부터 침전, 휘발, 추출, 전해 등의 방법으로 분리하여 원형(시료 중에 공존한 상태) 또는 조성이 일정한 화합물로 한 다음, 무게를 달아 목적성분의 함량을 결정하는 방법을 말한다. 무게를 다는데 중점을 두게 되므로 중량 분석법(gravimetric analysis)이라고 한다. 이 분석법에는 여러 가지 방법이 있는데 전처리할 때의 분리조작에 따라 다음과 같이 분류한다.

〔1〕 침전 생성법

시료용액에 적당한 침전시약을 넣어 정량하려고 하는 성분을 침전시키고, 이것을 여취해서 건조 또는 강열하여 칭량하는 방법이다.

〔2〕 휘 발 법

목적성분이 휘발성이든가 또는 휘발물질로 변화시킬 수 있을 경우, 또는 정량성분 이외의 것이 휘발성일 때 이 성질을 이용하여 시료로부터 성분을 분리해서 정량하는 방법이다.

〔3〕 용매 추출법

시료를 적당한 용매와 함께 흔들어 어떤 성분을 용매 중에 전용시켜 분리하고, 용매를 증류하여 제거한 잔류물을 칭량하는 방법이다.

〔4〕 전 해 법

금속염류의 수용액에 전극을 넣어 적당한 조건에서 직류전류를 통하고, 전극에 석출하는 금속을 칭량함으로써 정량하는 방법이다.

11.1 침전 생성법

침전 생성법(precipitation method)은 중량 분석법의 주된 방법으로서 시료용액에 침전제(precipitant)를 넣어 시료 중 목적성분을 난용성인 침전물로 만든다. 그 다음 여과세척해서 건조 또는 강열하여 일정한 조성의 화합물로 변형시킨 다음, 식혀서 무게를 달아 그 양으로부터 목적성분의 함량을 계산에 의하여 구하는 방법이다. 이 때 침전제에 의하여 침전된 침전물을 침전형(precipitation form)이라 하며, 칭량하기 위하여 목적성분과 일정한 양적관계를 가지도록 침전을 건조시키든가, 강열하여 만든 일정한 조성의 화합물을 칭량형(weighing form)이라 한다. 이 침전형 및 칭량형으로서 구비하여야 할 조건은 대개 다음과 같다.

(1) 침전형의 구비조건

① 용해도가 아주 작은 난용성 화합물(침전)이어야 한다.

② 순수하고 여과하기 쉬운 침전이어야 한다.

③ 목적성분의 함량비가 되도록 작은 칭량형을 만들 수 있는 침전이어야 한다.

(2) 칭량형의 구비조건

① 일정한 조성을 가져야 한다.

② 안정한 물질이어야 한다. 건조 또는 강열할 때 변질 또는 휘발하는 것이어서는 안된다.

③ 흡습 또는 풍화하지 않는 물질이어야 한다.

④ 가능하면 목적성분의 함량비가 작은 것이어야 한다.

대표적인 무기이온의 침전형 및 칭량형을 표 11·1에 실었다.

표 11·1 대표적 무기이온의 침전형과 칭량형

이온	침전형	칭량형	이온	침전형	칭량형
Ag^+	$AgCl$	$AgCl$	Mg^{2+}	$Mg(NH_4)PO_4 \cdot 6H_2O$	$Mg_2P_2O_7$
Al^{3+}	$Al(OH)_3$	Al_2O_3	Si^{4+}	$SiO_2 \cdot nH_2O$	SiO_2
	Al · oxine염	$Al(C_9H_6ON)_3$	Zn^{2+}	$Zn(NH_4)PO_4 \cdot 6H_2O$	$Zn_2P_2O_7$
As^{5+}	$Mg(NH_4)AsO_4 \cdot 6H_2O$	$Mg_2As_2O_7$	Cl^-	$AgCl$	$AgCl$
Ba^{2+}	$BaCO_3$	$BaCO_3$	Br^-	$AgBr$	$AgBr$
Ca^{2+}	$CaC_2O_4 \cdot H_2O$	CaO	I^-	AgI	AgI
Fe^{3+}	$Fe(OH)_3$	Fe_2O_3	CO_3^{2-}	$BaCO_3$	$BaCO_3$
Hg^{2+}	HgS	HgS	SO_4^{2-}	$BaSO_4$	$BaSO_4$
Pb^{2+}	$PbCrO_4$	$PbCrO_4$	PO_4^{3-}	$Mg(NH_4)PO_4 \cdot 6H_2O$	$Mg_2P_2O_7$

표 11·1로서도 알 수 있는 것과 같이 AgCl, $BaSO_4$, $PbCrO_4$ 등은 그 조성이 일정하므로 침전형이나 칭량형이 같다. $Al(OH)_3$, $Mg(NH_4)AsO_4 \cdot 6H_2O$, $Fe(OH)_3$ 등은 그 조성을 일정하게 침전시킬 수 없으므로, 일단 침전된 것을 조성이 일정한 것으로 만들기 위해서 강열하여 조성이 일정한 칭량형으로 만든다. 실제 칭량형은 침전형을 건조 또는 강열하면 휘발성 물질은 휘산되므로 무게의 변화가 있는데, 어느 정도 시간이 지나면 더 이상 무게가 줄지 않는다. 이와 같이 더 이상 무게가 줄지 않을 때 항량(constant weight)이 되었다고 한다. 보통 규정된 온도에서 1시간 더 건조 또는 강열하였을 경우, 전후의 무게의 차가 0.10% 이하가 되면 항량이 되었다 한다. 물론, 여기서 건조 및 강열한다 함은 각 물질에 따라서 그 온도와 시간이 규정되어 있다.

이상의 침전 생성법 조작과정을 도시하면 다음과 같다.

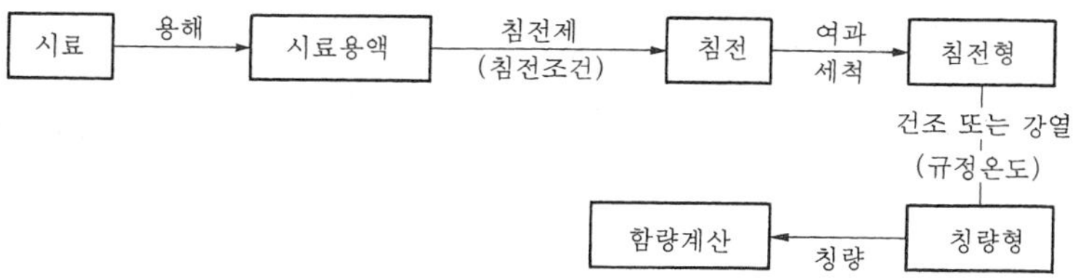

예를 들어, 침전 생성법으로 시료 황산제이철 암모늄 중 Fe를 정량하는 순서는 그림 11·1과 같다.

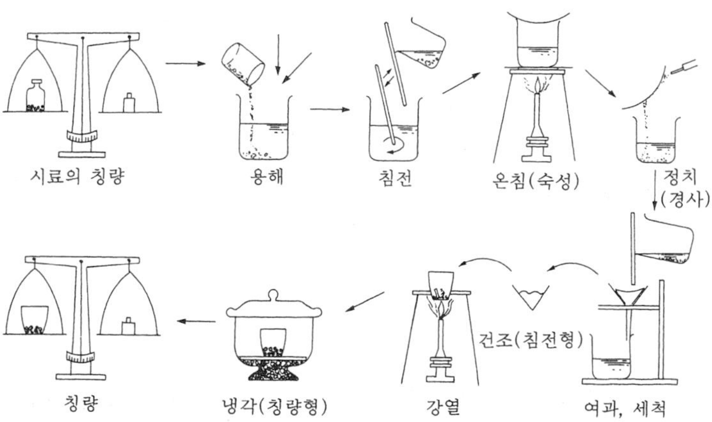

그림 11·1 중량분석 조작순서 해설도[$Fe^{3+} \longrightarrow Fe(OH)_3 \longrightarrow Fe_2O_3$]

11.1.1 함량 계산법과 환산계수

〔1〕 칭량형의 조성과 목적성분의 조성이 같을 때

$$\text{시료 중의 목적성분 \%} = \frac{\text{칭량형 중량} \times 100}{\text{시료량}}$$

〔2〕 칭량형의 조성과 목적성분의 조성이 다를 때

칭량형의 조성과 목적성분의 조성이 다를 때에는, 칭량형의 중량에 어떤 계수를 곱하여 목적성분의 중량을 구해서 함량계산을 하여야 한다. 이 계수를 환산계수(conversion factor) 또는 화학계수(chemical factor=gravimetric factor)라 하며 f로 표시한다.

$$\text{목적성분 중량} = \text{칭량형 중량} \times f$$

$$f = \frac{\text{칭량형에 대응하는 목적성분의 식량}}{\text{칭량형 식량}}$$

예로써 AgCl(칭량형)의 중량을 W라 하고 목적성분 Ag의 중량을 X라고 하면

AgCl 1식량 : Ag 1식량 $= W : X$

$$X = \frac{\mathrm{Ag}}{\mathrm{AgCl}} \times W = f \times W$$

따라서

$$f = \frac{\mathrm{Ag}}{\mathrm{AgCl}} = \frac{107.868}{143.32} = 0.7526$$

Fe_2O_3 중 Fe의 양을 계산할 때의 f는

$$f = \frac{2\mathrm{Fe}}{\mathrm{Fe_2O_3}} = \frac{2 \times 55.847}{159.69} = 0.6994$$

따라서, 목적성분의 함량계산은

$$\text{목적성분 \%} = \frac{\text{칭량형 중량} \times f}{\text{시료량}} \times 100$$

〔3〕 경험환산 계수

분자량 또는 원자량을 바탕으로 하여 이론적으로 계산하여 얻은 환산계수는 이론환산계수인데, 실험조작에 있어 분석법이 복잡하거나 반응이 불완전하여 침전의 용해, 목적성분의 손실, 공침, 부반응 등에 의한 오차로 인해서 실험오차(주로 계통오차)가 클 때에는, 이것을 보정하기 위하여 능숙한 분석자가 표준시료를 사용해서 정밀한 실험을 하여 얻은 분석치를 바탕으로, 표준시료의 양과 목적성분의 양의 비를 계산하여 계수를 얻게 된다.

이와 같이 하여 얻은 계수를 경험환산 계수(empirical factor)라 한다. 따라서, 유사한

조성을 갖는 미지시료를 분석하여 얻은 값에 경험환산 계수를 곱하면, 진정치에 가까운 값이 될 것이다. 한 예로서 칼륨을 K_2PtCl_6으로 무게를 달았을 때는 경험환산 계수를 사용한다.

목적성분	이론적 환산계수	경험환산 계수
K	$2K/K_2PtCl_6 = 0.1609$	0.1603
KCl	$2KCl/K_2PtCl_6 = 0.3068$	0.3056

따라서, 이럴 때 만일 이론적 환산계수를 사용하면 분석치는 +오차를 가지게 되며, 경험환산 계수를 사용하여야 진정치에 가까운 값이 되는 것이다.

11.1.2 침전생성 이론

〔1〕 침전의 용해도곱과 용해도

어떤 물질을 물에 녹일 때 그 농도를 점점 증가시키면 포화용액(saturated solution)이 되어 그 이상 넣는 물질은 침전한다. 이 포화용액 중 용질의 농도를 용해도(solubility)라고 한다. 용해도는 일반적으로 온도가 높아질수록 증가하지만 일정한 온도에서는 각 물질에 따라 일정하다. 지금 BA라는 난용성 염이 수용액 중에서 침전을 형성하였다면 용액은 그 염으로 포화되어 있을 것이며, 한편 녹아 있는 염은 BA라는 분자상태를 거쳐 B^-과 A^-으로 이온화되어 있으므로 다음과 같은 평형상태가 이루어진다.

$$\underset{\text{침전}}{BA} \rightleftharpoons \underset{\text{용해 비전리}}{BA} \rightleftharpoons \underset{\text{전리}}{B^+ + A^-}$$

이것에 질량작용의 법칙을 적용하여 다음 식을 얻는다.

$$\frac{[B^+][A^-]}{[BA]} = K$$

이 식에서 [BA]는 전리하지 않고 분자상태로 녹아 있는 염의 몰농도이며, 침전과 평형상태에 있으므로 일정한 농도에서는 그 농도가 일정하다. 따라서, 다음과 같은 관계식이 성립한다.

$$[B^+][A^-] = K[BA] = S(\text{const.})$$

S는 K_{sp}로도 표시하는데 BA로 포화된 용액 중의 두 이온 B^+과 A^-의 농도곱인바 이것을 용해도곱(solubility product)이라고 한다. 일정한 농도에서는 각 전해질마다 그 용해도곱이 일정하며, 또 용액이 BA로 포화되어 있는 한 B^+이나 A^-의 어느 한쪽 농도를 변화시켜도 그 용해도곱은 변하지 않는다. 포화용액에 대한 이와 같은 사실은 침전반응에서도 볼 수 있다.

지금 A^- 용액에 침전제로서 B^- 용액을 넣는다면 A^-과 B^-이 반응하여 생긴 BA로 용액이 포화되기 전에는 BA 침전이 생기지 않는다. BA 침전이 생기기 시작하려면 그 용액이 BA로 과포화되어야만 한다. 다시 말하면 용액 중 B^+과 A^-의 농도곱이 용해도곱과 같아질 때까지 침전제인 B^+ 용액을 넣고, 계속하여 B^+액을 넣으면 B^+과 A^-의 농도곱이 용해도곱을 초과하므로 두 이온이 반응하여 BA 침전이 생긴다.

이 침전반응은 두 이온의 농도곱이 그 용해도곱과 같아질 때까지 진행된다. 그리고 BA 침전이 용액 중에 존재하는 한 그 용액은 항상 BA로 포화되어 있는 것은 물론이다. 그러므로 포화용액 중의 두 이온의 어느 한쪽 이온농도를 알면 상대방 이온농도도 다음 식에 따라 계산할 수 있다.

$$[B^+] = \frac{S}{[A^-]}, \qquad [A^-] = \frac{S}{[B^+]}$$

그리고 특히 BA만으로 포화된 용액, 다시 말하면 B^+과 A^-이 당량점까지 반응한 용액에서는 $[B^-]$과 $[A^-]$이 같으므로 다음 관계식이 성립한다.

$$[B^-] = [A^-] = \sqrt{S}$$

염류는 대개 강전해질이므로 용해되어 있는 염의 대부분은 전리된다. 그러므로 이 때 각 이온의 농도는 실질적으로 용액 중 전체 염의 농도와 같으며, 따라서 이온농도로부터 그 염의 용해도를 구할 수 있다.

한 예로서 AgCl 포화용액에서는 AgCl의 용해도곱이 1.0×10^{-10}이므로

$$\text{AgCl 용해도} = [Ag^+] = [Cl^-] = \sqrt{S}$$
$$= \sqrt{1.0 \times 10^{-10}} = 1.0 \times 10^{-5}$$

이 경우의 AgCl의 용해도는 1.0×10^{-5} mol/L 이며, 이것을 g수로 환산하면 1 L당 0.0014 g이다.

B_2A형 염은 다음과 같이 전리한다.

$$B_2A \ = \ 2B^+ + A^{2-}$$
$$\therefore [B^-][A^{2-}] = S \cdots\cdots (\text{용해도곱})$$
$$\therefore [A^{2-}] = \frac{S}{[B^+]^2} \quad \text{또는} \quad [B^+] = \sqrt{\frac{S}{[A^{2-}]}}$$

특히, B_2A만으로 포화된 수용액의 경우에는 다음의 관계식이 성립한다.

$$[B^-] = 2[A^{2-}] \quad \text{또는} \quad [A^{2-}] = \frac{1}{2}[B^+]$$
$$\therefore [B^-]^2[A^{2-}] = 4[A^{2-}]^2[A^{2-}] = 4[A^{2-}]^3 = S$$
$$\therefore [A^{2-}] = \sqrt[3]{\frac{S}{4}} \ (= \text{몰 용해도})$$

또는

$$[B^+]^2[A^{2-}] = [B^+]^2\left[\frac{1}{2}B^+\right] = \frac{1}{2}[B^+]^3 = S$$

$$\therefore [B^+] = \sqrt[3]{2S}$$

그리고 이 때에는 B_2A 1몰이 전리하여 A^{2-} 1몰과 B^+ 2몰이 생기므로, B_2A 용해도는 $[A^{2-}]$ 또는 $\frac{1}{2}[B^+]$와 같다.

한 예로서 Ag_2CrO_4의 용해도곱은 2.0×10^{-12}이므로, Ag_2CrO_4만으로 포화된 용액에서는

$$[Ag^+] = \sqrt[3]{2\times2.0\times10^{-12}} = 1.6\times10^{-10}\ \text{mol/L}$$

$$[CrO_4^{2-}] = \sqrt[3]{\frac{2.0\times10^{-12}}{4}} = 7.9\times10^{-5}\ \text{mol/L}$$

이 때 Ag_2CrO_4의 용해도는 $[CrO_4^{2-}]$과 같으며 1 L당 7.9×10^{-5}mol, 즉 0.026 g/L이다.

일반적으로 목적성분을 되도록 완전히 침전시키려면 용해도가 작은 침전형을 선택해야 하는데, 용해도는 대개 용해도곱에 비례하므로 실제로는 되도록 용해도곱이 작은 침전형을 선택해야 한다.

〔2〕 분별침전

지금 Cl^-과 I^-이 공존하는 용액에 AgCl과 AgI의 두 침전이 생성되기에 충분한 만큼의 Ag^+ 시약을 넣었다면, 이 용액에 있어서

$$S = [Ag^+][Cl^-] = 1.0\times10^{-10}$$

$$S = [Ag^+][I^-] = 1.0\times10^{-16}$$

인 관계가 동시에 성립된다. 따라서

$$[Ag^+] = \frac{1.0\times10^{-10}}{[Cl^-]}, \qquad [Ag^+] = \frac{1.0\times10^{-16}}{[I^-]}$$

$$\frac{1.0\times10^{-10}}{[Cl^-]} = \frac{1.0\times10^{-16}}{[I^-]}$$

$$\therefore \frac{[Cl^-]}{[I^-]} = \frac{1.0\times10^{-10}}{1.0\times10^{-16}} = 1.0\times10^6$$

즉, AgCl과 AgI이 함께 침전하였을 때 용액 중에 공존하는 Cl^-과 I^-의 농도비는 용해도곱의 비와 같고, $[Cl^-]$는 $[I^-]$의 1.0×10^6(100만배)인 것을 알 수 있다.

즉, 이 혼액에 Ag^+을 넣어 AgCl이 침전하기 시작할 때, 액 중에 남아 있는 $[I^-]$은 $[Cl^-]$의 $\frac{1}{1.0\times10^6}$로서 매우 작으므로, 실제로 AgI의 침전은 완료되었다고 생각해도 좋다. 그 다음 생성되는 AgCl 중에 함유되는 AgI의 양도 $\frac{1}{1.0\times10^6}$밖에 안 된다. 이와 같이 침전의 용해도곱에 큰 차가 있을 때는 분별침전을 할 수 있다.

또한, Cl^-과 Br^-의 혼액에서는

$$\therefore \frac{[Cl^-]}{[Br^-]} = \frac{1.0\times10^{-10}}{1.0\times10^{-13}} = 1.0\times10^3$$

이 되는데, 이 정도의 용해도곱의 비로는 분별침전은 성립되기 어렵다.

〔3〕 공통이온의 영향

B^+을 함유한 용액에 A^-을 함유한 시약을 조금씩 넣어가면 처음에는 침전이 생성되지 않으나, $[B^+][A^-] > S_{BA}$가 되면 침전 BA가 석출되기 시작하고, 더욱 시약을 넣으면 $[A^-]$이 커져서 일시적으로 평형은 깨지나 $[B^+][A^-]=S_{BA}$를 만족시키는 방향으로 평형이 이동되어 침전 BA는 증가하고 $[B^+]$는 감소한다.

예를 들어, SO_4^{2-}를 함유한 용액에 Ba^{2+}을 함유한 시약을 넣어 $BaSO_4$를 침전시키는 반응에 대해서 설명하면 다음과 같다. $BaSO_4$의 용해도곱은 25℃에서 1×10^{-10}이다. 따라서, SO_4^{2-} 용액에 Ba^{2+} 시약을 조금씩 넣었을 때 $BaSO_4$의 침전이 석출하기 시작할 때는

$$[Ba^{2+}][SO_4^{2-}] = S$$

($BaSO_4$ 포화용액일 때)

$$[Ba^{2+}][SO_4^{2-}] > S=1.0\times10^{-10}$$

($BaSO_4$의 침전이 석출되기 시작할 때)

이 되고, Ba^{2+}을 더 넣으면 용액 중의 SO_4^{2-}은 $BaSO_4$으로 침전한다.

지금 용액 중의 $[Ba^{2+}]$가 10^{-5}이 되었을 때는

$$[SO_4^{2-}] = \frac{S}{[Ba^{2+}]} = \frac{1\times10^{-10}}{10^{-5}} = 10^{-5}$$

($BaSO_4$의 침전이 석출하기 시작할 때)

이다.

시약을 추가하여 $[Ba^{2+}]$을 10^{-3}으로 하면

$$[SO_4^{2-}] = \frac{S}{[Ba^{2+}]} = \frac{1\times10^{-10}}{10^{-3}} = 10^{-7}$$

이 되어, 용액 중의 $[SO_4^{2-}]$은 1/100이 되고 사실상 거의 침전하였다고 볼 수 있다.

이와 같이 공통이온의 증가에 따라 상대이온의 농도는 감소한다. 따라서, 침전의 용해도는 감소되는 것이다.

〔4〕 이종이온(異種 ion)의 영향

침전의 용해도는 일반적으로 이종이온의 농도를 증가시킴에 따라 커진다. 한 예로서 CdS나 CuS 침전에 염화알칼리를 다량으로 넣어 주면 그 침전 일부가 녹는다. 이와 같은 현상을 염류효과(salt effect)라 한다. 그 원인은 용액 중의 이온강도가 커져서 이온 상호

간의 정전기적인 척력이 증가하고, 이온의 활동도 계수가 줄어서 마치 각 이온농도가 감소된 것과 같은 결과를 가져오므로, 용해도곱을 만족시키고자 침전이 더욱 녹아서 이온화하기 때문이다. 그러나 보통 분석농도와 같이 묽은 용액에서는 이와 같은 염류효과가 크게 나타나지는 않는다.

그러나 염류효과와는 별도로 이종이온이 침전과 반응하여 침전의 용해도를 증가시킬 때가 있다. 즉, 가용성 착염을 형성하는 예로서 AgCl에 암모니아수를 작용시키면 $Ag(NH_3)_2^-$으로 되어 녹는다. 또 산이나 알칼리의 과량을 작용시키면 약산염류나 수산화물 등 침전 일부가 녹는다. 그 예로서 CaC_2O_4 침전에 강산을 작용시키면 H^+과 $C_2O_4^{2-}$이 결합하여 분자상태의 $H_2C_2O_4$으로 되어 $C_2O_4^{2-}$이 적어지므로 CaC_2O_4은 녹아서 전리하게 된다.

$Al(OH)_3$은 산에 녹지만 과량의 NaOH에도 녹으며, 또 암모니아수의 과량을 작용시켰을 때에도 일부 녹는다. 이 밖에도 과량의 산이나 알칼리에 녹는 침전물의 예는 화학반응에서 흔히 볼 수 있는 것이다. 그러므로 침전반응을 일으킬 때에는 용액을 적당히 묽게 하고 반응조건에 알맞도록 용액의 pH를 조절해야 한다.

〔5〕 유기용매의 영향

무기염류 수용액에 유기용매를 넣어 주면 그 용해도가 일반적으로 작아진다. 이것은 침전의 용해손실을 방지하기 위하여 분석에서 종종 이용되고 있으며, 물에 잘 녹는 에틸알코올, 메틸알코올, 아세톤 등을 주로 사용한다. 그러나 너무 지나치게 많이 넣어 주면 목적성분 이외의 물질도 불순물로서 같이 침전하므로 주의해야 한다.

〔6〕 시약의 선정과 반응시의 액성

Hg^{2+}을 HgS으로 침전시킬 때 산성에서 H_2S를 쓰면 완전히 침전시킬 수 있지만, 알칼리성에서 Na_2S 시액을 쓰면 비록 소과량을 넣어도 완전히 침전시킬 수 없다. 이것은 가용성의 HgS_2^{2-}이 되기 때문이다. 또한, Al^{3+} 이온을 $Al(OH)_3$으로 침전시킬 때 NH_3 시액을 쓰면 완전히 침전되지만 NaOH 시액으로는 AlO_2^-이 되어 침전이 불완전하다. Zn^{2+}을 H_2S로써 ZnS으로 침전시킬 때, 황산 강산성으로는 안 되나 초산 약산성으로는 가능하다.

이와 같이 한 번 생성한 침전이 과량의 시약에 의하여 녹거나, 용액의 액성에 따라 침전의 용해도가 변하는 일이 많으므로 주의하여야 한다.

〔7〕 불순물과 공침작용

실제로 침전물을 만들어 보면 여러 가지 원인으로 불순할 때가 많다. 시료 중 불순물이 침전제와 반응하여 난용성 화합물을 생성하고, 목적하는 침전물과 같이 침전할 때가 많다. 이 때에는 그와 같은 시료 중 장애물을 미리 적당한 방법으로 처리하여 제거하든가 침전제를 바꾸어 조작해야 한다. 이상 말한 것과는 달리 다음과 같은 공침작용으로 침전이 불순하여질 때도 있다.

곧, 본래 그 자신은 가용성 물질임에도 불구하고 다른 물질이 침전할 때에 그와 함께 침전하는 현상을 공침작용(coprecipitation)이라고 한다. 그 원인은 $Al(OH)_3$이나 $Fe(OH)_3$ 등과 같이 표면적이 큰 콜로이드상 침전의 표면에 나타나는 이온격자의 정전기적 인력으로 다른 이온이 흡착되는 것, 결정성 침전입자 중에 물리적으로 불순물이 끼어 들어가는 것, 그리고 침전물과 유사 화합물을 형성하는 세 가지로 나누어 생각할 수 있다.

이와 같은 공침작용은 침전반응과 동시에 일어날 때도 있고 침전반응이 끝난 다음에 일어날 때도 있으므로, 후자를 후기 침전작용(post precipitation)이라고 한다. 이 공침, 후침현상을 될 수 있는 대로 적게 하려면 다음과 같은 방법을 강구해야 한다.

공침, 후침을 적게 하려면,

① 되도록이면 시료용액 및 침전시약의 농도를 묽게 한다.

② 목적성분의 침전 최적 pH를 조절한다.

③ 시료용액을 저으면서 침전시약을 조금씩 서서히 넣는다.

④ 생성된 침전은 적당한 시간 온침하여 결정을 성장시키는 동시에 불순물을 녹여 없앤다. 필요이상으로 장시간 방치하지 말고 여과한다.

⑤ 침전이 그래도 불순할 때는 재침전시켜 정제한다.

이들 방법의 효과가 없을 때는 다른 침전형으로 바꾼다.

〔8〕 침전석출의 속도

용해도곱의 이론은 석출에 요하는 시간에 관해서는 고려하지 않는다. 그러나 용액 중의 이온 농도곱이 용해도곱을 초과하여도 곧 침전을 생성하지 않을 때도 있다. 때로는 침전의 완결에 24시간 이상 걸릴 때도 있어 이와 같은 성질의 침전을 만드는 반응을 중량분석에 이용함에 있어서는, 침전의 완결에 필요한 시간을 잡는 외에, 기벽을 유리막대로 긁어 주든지 심하게 흔들든지 하여 침전의 석출을 촉진시킨다.

〔9〕 결정성 침전

$Mg(NH_4)PO_4 \cdot 6H_2O$, $CaC_2O_4 \cdot H_2O$, $KClO_4$, K_2PtCl_6, $BaSO_4$, $BaCrO_4$, $BaCO_3$, $PbSO_4$, $CaCO_3$ 등과 같이 용해도가 별로 작지 않은 침전물은, 대개 그 침전 모양이 결정성이거나 분말상태로 되어 있다. 이와 같은 침전을 생성시킬 때에는 침전제를 시료용액에 넣는 순간, 정도의 차는 있으나 일단 과포화 상태로 된 다음에 침전이 석출한다. 그 과포화 정도가 심할수록(진한 시료액에 진한 시액을 한꺼번에 많이 넣을 때) 과포화 상태가 무너지면서 침전이 석출하기 시작하면 급속도로 침전이 생성되므로, 한 번에 다수의 침전 미립자가 생긴다. 반대로 너무 농도가 묽은 상태에서도 침전입자는 작은 것이 생긴다.

침전입자가 너무 작으면 이것을 여과할 때 여과지를 통과하므로, 침전을 만들 때에는 일반적으로 적당한 농도(0.1~0.01M 기준)로 선택한 시료액에 침전시약을 조금씩 넣으면서 저어 주어야 한다. 이와 같이 하면 과포화 상태는 즉시 없어지고 처음에 생긴 침전입자 표면에 다음 생기는 침전이 석출되어 굵은 입자가 된다. 이 때 일부 미세한 침전입자도 생기지만 침전시약을 넣은 다음 수욕상(水浴上)에서 온침하는 동안에 굵은 입자로 변한다.

즉, 미립자의 용해도는 굵은 입자의 용해도보다 크므로, 온침하는 동안에 미립자는 녹아서 굵은 입자를 형성하게 된다. 그 이유는 입자의 표면에 작용하는 표면장력이 그 표면적을 축소시키려 하므로, 전체적으로 볼 때 표면적이 큰 미립자가 없어지고 표면적이 작은 큰 입자로 변하는 것이다.

〔10〕 콜로이드상 침전

AgCl, $Al(OH)_3$, $Fe(OH)_3$, $Si(OH)_4$, As_2S_3 등과 같이 용해도가 작은 침전은 그 침전의 모양이 대개 콜로이드상으로 되므로 여과가 잘 되지 않는다. 그러나 이것을 가온하든가 또는 전해질을 첨가하여 응고시키면 여과가 잘 된다.

11.1.3 침전의 여과

생성된 침전과 모액을 분리하는 조작을 여과(filtration)라 하며, 정량분석에서 사용하는 여과법으로는 여과지(정량용, 회분량 기지)와 유리 깔때기를 사용하는 방법, 석면(asbestos)과 Gooch 도가니를 사용하는 방법, glass filter(흡인용)를 사용하는 방법 등이 있으며, 여과속도를 빠르게 하기 위하여 흡인여과할 때도 있다.

침전형을 건조시켜 칭량형으로 할 때에는 glass filter 또는 Gooch 도가니를 쓰며(예 : AgCl, HgS 등), 강열하여 칭량형으로 할 때에는 여과지를 쓴다.

〔1〕 여과지를 사용하는 여과법

1) 여과지 종류 : 정량용 여과지는 그 한 장의 회분량이 표시되어 있으며, 용도에 따라 여러 가지 특징을 가진 제품이 있으나, 대체적으로 볼 때 연질과 경질로 구분할 수 있다. 정량용 여과지는 일본 동양 여과지 회사 또는 영국 Whatman 회사제품이 있고, 지질과 여지의 회분량에 따라 No. 5A, No. 5B, No. 5C, No. 6 등이 있다. A는 조대(粗大) 젤라틴 상태침전을 여과하는 데 사용하고 B는 보통 침전, C는 비교적 미세한 침전을 여과하는 데 사용한다. No. 6은 미세 침전용의 얇은 여과지이다.

2) 여과지 사용법 : 여과지를 사용할 때는 원형 여과지를 반으로 접은 다음 또 한 번 접어서 90°가 되도록 하는데, 그림 11・2와 같이 원중심이 다소 한쪽으로 오게 한 다

음,그 반대쪽 여과지 끝을 찢어 버린다. 이것을 원추형으로 한 다음 여과지보다 다소 큰 깔때기에 꼭 맞도록 끼워 넣고, 물로 적시면서 깔때기에 밀착시킨다. 이 때 밀착시키지 않으면 여과지가 찢어지기 쉽고 여과속도도 느리다. 여과하려는 용매가 물이 아닐 때에는 물 대신 그 용매로 미리 여과지를 적셔야 한다. 다음에 깔때기 발을 용기벽에 대고 그림 11·2와 같이 모액을 여과지에 조용히 붓는다.

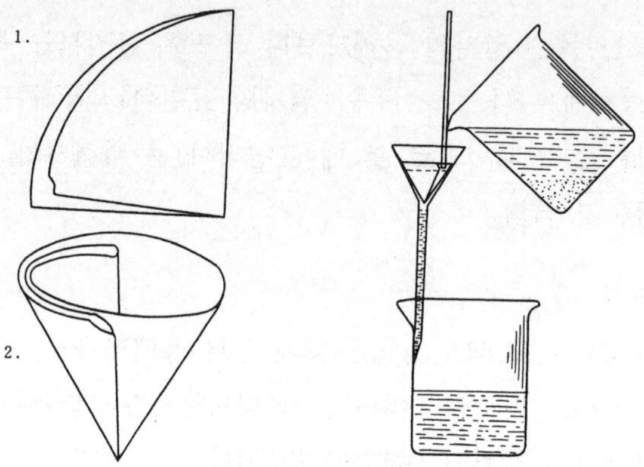

그림 11·2 여과지 접은 모양 및 경사여과

〔2〕 흡인 여과법

이 법은 여과속도가 빠르고 침전물에 남아 있는 모액이나 세척액을 가능한 한 흡인제거할 수 있으므로 대단히 편리하다. 따라서, 다량의 용액을 여과할 때, 또는 여과가 잘 되지 않는 침전을 분리할 때 많이 사용한다. 흡인 여과기를 사용할 때에는 흡인 여과병

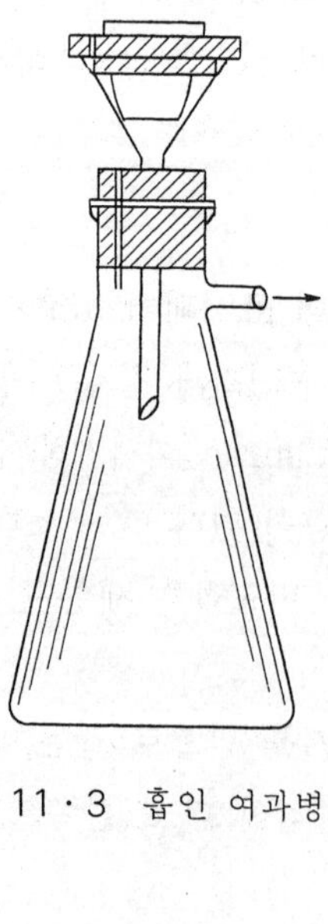

그림 11·3 흡인 여과병

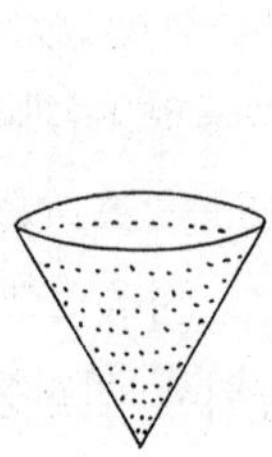

그림 11·4 filter cone

(그림 11 · 3)에 여과기를 고무 어댑터로 연결하고 aspirator나 진공펌프(vacuum pump)로 흡인 여과병 속의 공기를 뽑아낸다.

1) 깔때기와 filter cone을 사용하는 방법 : 깔때기 안에 백금이나 니켈, 자기 등으로 만든 다공 원추형 filter cone(그림 11 · 4)을 대고, 보통 여과할 때와 같이 경질 여과지를 원추형으로 접어서 깔고 흡인여과한다.

2) 석면을 사용하는 방법 : 여과기는 Gooch 도가니(그림 11 · 5)를 사용한다. Gooch 도가니는 바닥에 작은 구멍을 여러 개 뚫은 도가니와 구멍이 많은 자제원판으로 되어 있다. 여과기의 안쪽 밑바닥에 균일한 석면 여과층을 만들어서 사용한다.

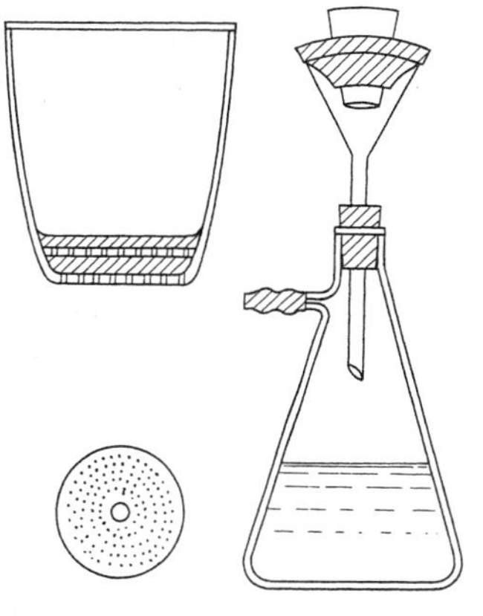

그림 11 · 5 Gooch 도가니와 여과 세트

3) glass filter를 사용하는 방법 : 석면 여과기를 사용할 때 여러 가지 불편을 덜기 위하여, 미세한 다공질 유리원판 여과층을 유리원통 속에 용접시켜 만든 각종 glass filter(그림 11 · 6)를 사용한다. 이것은 여과층의 구멍 크기에 따라 여러 가지 호수가 있으며, 각종 시약에 대한 저항력이 강하고 취급이 간편하며, 또 항량으로 하기 쉬운 여러

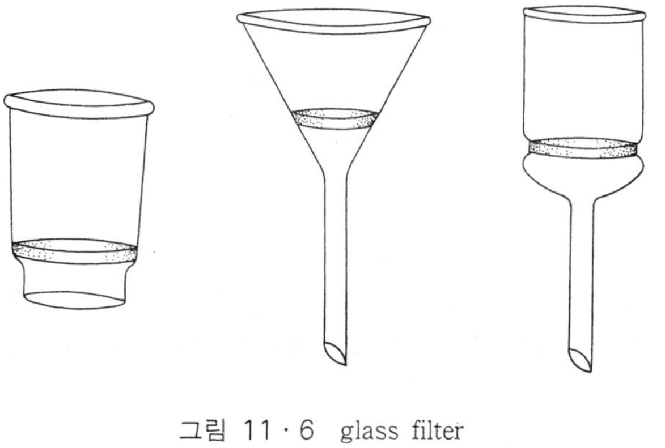

그림 11 · 6 glass filter

가지 장점을 가지고 있으나, 너무 고온으로 가열하면 파손되기 쉬우며 가격이 비싼 단점도 있다.

11.1.4 침전의 세척

〔1〕 세 척 액

침전물에 부착되어 있는 불순물을 씻어 버리되 되도록 침전물은 녹지 않도록 해야 한다. 세척액으로는 더운물을 흔히 사용한다. 더운물은 불순물을 잘 녹이고 점도가 냉수보다 3~4배 적기 때문에 그만큼 여과속도가 빠르며 능률적이다. 그러나 침전물이 더운물에 비교적 잘 녹아 그 용해 손실량을 무시할 수 없을 때는 냉수 또는 얼음으로 식힌 물로 씻어야 하며, 때에 따라서는 알코올과 같은 유기용매를 포함하는 세척액으로 씻어야 한다.

그리고 침전형과 공통이온을 가진 휘발성 전해질을 세척액에 첨가하여 침전물을 씻어 줌으로서, 침전물의 용해손실을 적게 할 수 있다. 예컨대, $CaC_2O_4 \cdot H_2O$은 묽은 $(NH_4)_2C_2O_4$ 용액으로 씻는다. 콜로이드상 침전물을 씻을 때에도 전해질을 포함하는 세척액을 사용하면 침전물이 응결하여 여과세척하기 쉽다. 예를 들면, AgCl은 묽은 HNO_3 용액으로 씻는다. 세척액에 첨가하는 이와 같은 전해질은 끝까지 침전물에 부착되어 있으므로, 가열할 때 날아가 버리는 휘발성 전해질을 사용해야 한다. 콜로이드상 침전을 세척할 때 사용하는 휘발성 전해질은 암모늄염, 암모니아수, HCl, HNO_3 등이다.

〔2〕 세 척 요 령

침전물을 세척할 때 조작요령은 다음과 같다. 앞에서 말한 바와 같이 침전물을 처음에 용기 안에서 3~5회 정도 경사(傾瀉)하여 씻는다. 다음에 침전물을 여과기에 옮기고, 세척병을 사용하여 세척액을 조금씩 뿜어 여과지의 상부 주변부터 잘 씻는다. 침전물이 세척액으로 완전히 덮이면 그 세척액이 전부 여과된 다음에 다시 같은 방법으로 세척액을 넣는 것이 세척 이론상 가장 효과적이다.

한정된 세척액량을 가지고 되도록 효과적인 세척을 하려면

① 세척액을 조금씩 나누어 여러 번 씻어야 한다.

② 침전물 중에 남아 있는 세척액량이 적어야 하며, 따라서 한 번 넣은 세척액이 거의 여과되면 다음 세척액을 넣는다.

세척할 때 침전물층에 금이 생기면 세척능률이 나빠지므로, 금이 생기기 전에 다음 세척액을 넣도록 주의해야 한다. 세척의 완결을 확인하기 위하여 마지막 세척액 일부를 시험관에 받아서 불순물의 정성반응을 하여 검사한다. 필요할 때에는 침전물을 적당한 방법으로 녹이고 침전시액을 넣어 다시 침전시킨다.

이 때 침전물에 흡착되어 있던 불순물은 대부분 제거된다. 이와 같은 조작을 **재침전**(reprecipitation)이라고 한다.

11.1.5 침전의 건조와 가열·회화

침전물은 세척이 끝난 다음 건조시키든가 고온으로 강열하여 조성이 일정한 칭량형으로 만들어야 한다. 침전을 건조시켜 바로 칭량형으로 하고자 할 때에는, 앞에서 말한 것과 같이 Gooch 도가니나 glass filter를 사용하여 여과세척한 다음, 적당한 항온 건조기 속에서 보통 100～130℃로 항량이 될 때까지 건조시킨다. 이 때 여과기는 같은 온도에서 항량이 될 때까지 건조하여 미리 무게를 알아둔다.

여과지를 사용하였을 때에는 반드시 침전물과 여과지를 강열회화하여 무게를 단 다음, 그 무게에서 여과지 회분량을 빼주어야 한다.

〔1〕 건조가열 기구

가온건조 장치로서는 항온전기 건조기(electric oven)를 주로 사용한다. 강열기구로서는 Bunsen burner나 Meker burner를 사용한다.

Meker burner는 그 선단에 작은 구멍이 여러 개 뚫려 있으며, 화염이 역류하지 않고 1000℃ 이상으로도 가열할 수 있으므로 편리하다. 이 밖에 전기 회화로(muffle furnace)도 사용한다. burner를 사용할 때에는 도가니 중 내용물이 환원되므로 주의해야 하지만, 전기 회화로를 사용할 때에는 그런 현상이 없고 한꺼번에 여러 개의 시료를 처리할 수 있으므로 편리하다.

〔2〕 도 가 니

침전물을 강열할 때 사용하는 용기를 도가니(crucible)라고 하며, 자기로 만든 것, 니켈· 백금·석영으로 만든 것 등이 있다. 자기 도가니(그림 11·7)는 1000℃ 이하 온도에서 침전물을 열작(ignition)할 때 가장 많이 사용한다.

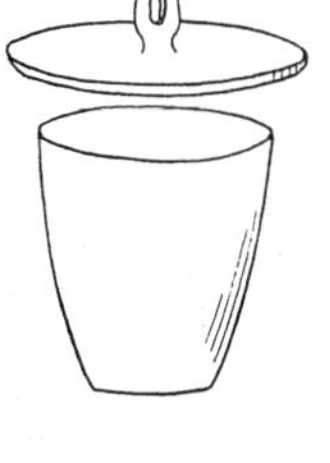

그림 11·7 도 가 니

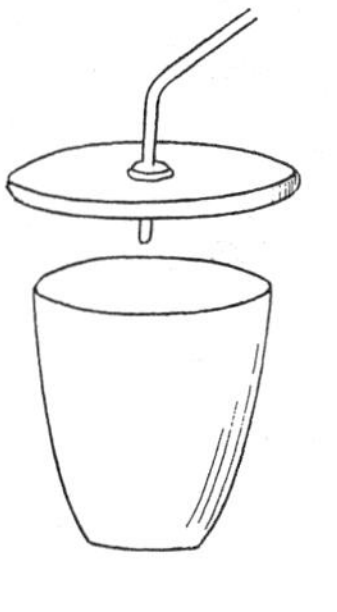

그림 11·8 rose 도가니

사용하기 전에 $K_2Cr_2O_7$-H_2SO_4 용액으로 처리해서 물로 씻어 말린 다음, 처음에는 저온에서 천천히 가열하고 점차 온도를 높여 적열상태에서 약 1시간 가열하여 항량으로 해야 한다. 자기 도가니 뚜껑에 가스 도입관이 연결되어 있는 것을 rose 도가니(그림 11·8)라 하며, H_2, CO_2와 같은 가스기류 중에서 침전물을 가열할 때 사용한다. 석영 도가니나 백금 도가니는 1000℃ 이상으로 가열할 수 있고 항량으로 하기 쉬우며, 약품에 대하여 안정하므로 편리하지만 가격이 비싸다. 백금 도가니를 사용할 때에는 다음과 같은 점에 주의를 해야 한다.

① 왕수, HCl과 산화제 혼합액, 수산화알칼리, KCN, 질산염, 아질산염 등과 같이 가열하면 침식된다.

② Au, Ag, Hg, Pb, Bi, Cu, Sn, Sb, As, Zn 등과 가열하면 합금이 되어 고온에서 용융된다.

③ 유기물을 탄화시키든가 환원염을 접촉시키면 PtC가 생성되고 S, P과 가열하면 PtS, PtP이 생성되어 변질된다.

11.1.6 칭량물의 제습(除濕)과 건조제

칭량물을 실온에서 건조시킬 때, 또는 가열 또는 강열한 칭량형을 실온으로 냉각시킬 경우 건조기나 제습기(desiccator : 그림 11·9)를 사용한다.

데시케이터에 넣는 건조제로서는 보통 $CaCl_2$이나 진한 황산 및 실리카 겔을 사용하며, 기타 여러 가지 건조제가 알려져 있다. $CaCl_2$을 사용할 때는 공업용 또는 건조용 $CaCl_2$ 입자를 약 200℃로 가열처리해서 탈수시킨 다음, 적당한 크기로 깨뜨려 사용한다.

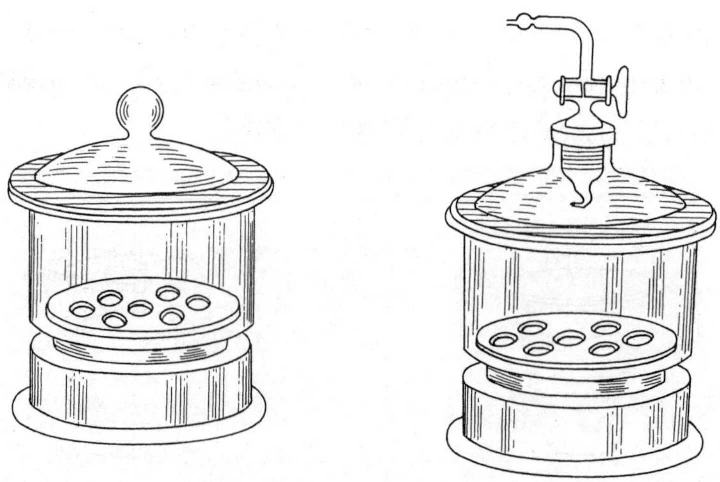

그림 11·9 제 습 기

사용하는 동안에 그 표면이 조해(潮解)하기 시작하면 다시 가열하여 재생시킨다. 탈수한 것은 $CaCl_2 \cdot 2H_2O$, $CaCl_2 \cdot H_2O$, $CaCl_2$ 등의 성분을 가지고 있으며, 건조능력은 비교적 약하지만 건조속도는 상당히 빠르다.

진한 황산은 강력한 건조제이지만 유동성이므로, 데시케이터를 이동할 때 내부에 들어 있는 도가니나 칭량병 밑바닥에 황산이 묻을 수 있고, 취급할 때 여러 가지 실수를 할 수가 있다. 따라서, 운반할 때에는 특히 주의해야 한다. 사용하는 동안에 수분을 흡수하여 묽어지든가, 먼지와 같은 유기물이 들어가서 착색되거나 SO_2 가스가 발생할 때에는 새로운 것으로 갈아야 한다. 참고로 여러 가지 건조제를 표 11·2에 실었다. 표 중의 수치는 각 건조제와 공존하는 공기 1 L 중의 수분 mg수이며, 그 수치가 적을수록 강한 건조제이다.

표 11·2 건조제와 건조능

건 조 제	공기 1L당 잔류 수분량(mg)	건 조 제	공기 1L당 잔류 수분량(mg)
P_2O_5	2×10^{-5}	$CaSO_4$	4×10^{-3}
$Mg(ClO_4)_2$	5×10^{-4}	$(SiO_2)_x$ silica gel	6×10^{-3}
$Mg(ClO_4)_2 \cdot 3H_2O$	2×10^{-3}	$CaBr_2$	0.14
KOH(봉상)	2×10^{-3}	NaOH(용융)	0.16
Al_2O_3	3×10^{-3}	CaO	0.2
c-H_2SO_4	3×10^{-3}	$CaCl_2$(용융)	0.14~0.2
		$CuSO_4$	1.4

11.1.7 양이온 분석실례

주요한 침전형과 칭량형별로 양이온을 분류하여 그 분석법 개요를 소개하고, 그 중에서 실제로 많이 이용하는 분석실례를 골라 설명한다.

〔1〕 수산화물로 침전시켜 산화물로써 칭량하는 방법

금속이온 수용액에 알칼리 침전제를 넣어서 금속 수산화물을 침전시킨 다음, 여과분리 또는 세척하고 강열하여 산화물로 무게를 단다. 침전제로는 암모니아수나 가성 알칼리(NaOH) 용액을 사용하는데, 암모니아수는 양쪽성 수산화물을 거의 녹이지 않고 침전물에 붙어 있더라도 가열할 때 날아가므로 편리하다.

그러나 암모니아와 가용성 착염(錯鹽)을 형성하는 금속이온은 가성 알칼리(NaOH, KOH))로 침전시킨다. 이 법으로 정량할 수 있는 금속이온 중에서 Al^{3+}, Fe^{3+}, Cr^{3+}은 암모니아수로 침전시키고 Ni^{2+}, Co^{2+}은 Br_2, Cl_2, H_2O_2 등으로 산화시켜 Ni^{3+}, Co^{3+}으로 한 다음 NaOH으로 침전시킨다. Sn^{4+}은 그 산성 수용액을 희석시키면서 가온하면 가수분해되어 수산화물로 침전된다.

(1) 명반(alum) 중의 Al의 정량 : Al(원자량 26.98)

알루미늄염 용액에서 암모늄염 공존하에 암모니아를 넣어 $Al(OH)_3$를 침전시키고, 이것을 강열하여 Al_2O_3로 변화시켜 무게를 단다.

주 의 사 항

① 암모니아가 너무 과량이면 $Al(OH)_3$이 조금 녹는다.

② Al_2O_3이 흡습성이다.

③ 시료에 흔히 공존하는 Ni^{2+}, Co^{2+}, Cu^{2+}, Zn^{2+} 등이 NH_3 공존하에 수산화물로 침전되어 협잡하게 된다.

④ Fe^{3+}, Fe^{2+}, Cr^{3+}, Ti^{4+}, Zr^{4+} 등도 NH_3에 의해 침전하므로, 이들이 공존할 때에는 분별침전시켜야 한다.

조작 : 시료 약 1 g을 정밀히 달아 물 250 mL에 녹이고, NH_4Cl 약 1 g을 넣어 끓을 때까지 가열한다. 이에 다소 과량의 암모니아 시액을 넣어 수산화알루미늄을 침전시킨 다음, 1～2분간 끓여 곧 상징액(上澄液)을 경사하고, 2% NH_4Cl 또는 NH_4NO_3의 뜨거운 용액으로 경사법에 의하여 몇 번 침전을 세척한 후, 침전을 완전히 여과지 위에 옮긴다. 다시 같은 세척액으로 침전을 세척하고, 세액 일부에 $BaCl_2$ 시액을 넣어도 백탁(白濁)이 생기지 않을 때까지 세척한 다음, 건조회화(乾燥灰化)하여 항량이 될 때까지 강열한 다음 무게를 단다(가열온도 800～1000℃).

(2) 철의 정량 : Fe(원자량 55.85)

제이철염의 용액에 NH_3 시액을 넣어 수산화제이철 $Fe(OH)_3$로 침전시켜, 이것을 Fe_2O_3로 변화시켜 무게를 단다.

제일철염은 미리 HNO_3, Br_2 또는 H_2O_2로 산화시켜, 제이철염으로 변화시킨 다음, 같은 조작에 의하여 분석한다.

주 의 사 항

① $Fe(OH)_3$를 강열할 때 환원이 일어난다.

② Al^{3+}, Cr^{3+}, Ti^{4+}, Zr^{4+} 등도 NH_3 시액으로 침전한다.

③ Mn^{2+}이 공존하면 산화제, 공기산화로 $MnO_2 \cdot H_2O$이 침전된다.

④ AsO_4^{3-}, PO_4^{3-}, SiO_3^{2-}, VO^{3-} 등이 공존하면 이들 음이온들도 Fe염으로 침전한다.

⑤ 주석산, 구연산이 공존하면 Fe과 가용성 착염이 형성된다.

조작 : 시료 일정량 S g(Fe_2O_3로서 약 0.1～0.2 g이 되도록)을 정밀히 달아 비커에 넣고, 물 20～25 mL를 넣어 시계접시로 덮고 직화(直火)에서 천천히 가열하여 끓게 되면, 이에 진한 HNO_3 약 1～2 mL를 넣고 다시 약 5분간 끓인다. 다음에 세척병을 사용하여 물 약 150 mL로 시계접시와 용기 내벽을 세척하여 넣고, 다시 약하게 끓여 유리막대로 저으면

서 암모니아 시액을 조금씩 넣는다. 액이 약간 NH_3 냄새가 나게 되면 넣는 것을 중지하고, 다시 1～2분간 가열하여 때때로 저어 주며, 갈색의 침전이 응고되면 방치한 다음 암모니아 시액 1방울을 그 상징액에 넣어도 더 이상 침전이 생기지 않는 것을 확인한다.

다음은 경사법에 의하여 모액을 따라 버리고, 더운물 약 40 mL씩으로 몇 번 침전을 세척하여 세액이 중성이 되면, 여과하여 침전을 완전히 여과지 위에 옮기고, 침전을 여과지와 같이 약 120℃에서 약 2시간 건조시킨다. 다음 앞에서 말한 바와 같이 회화법(灰化法)에 따라 강열하여 항량이 되게 한 다음 무게를 단다. 만약, 식었을 때 잔류물이 흑색물이 혼재하면 Fe_3O_4가 생긴 증거이다.

〔2〕 옥살산염으로 침전시켜 산화물로써 칭량하는 방법

옥살산염은 물에 난용성인 것이 많으나, 옥살산염으로 침전시켜 무게를 다는 데 적합한 것은 비교적 적고, 알칼리 토류(土類) 및 희토류 금속 정도이다. Ca을 NH_4Cl 공존하에 암모니아 알칼리성에서 침전제로 $(NH_4)_2C_2O_4$을 넣어, 옥살산 염으로 침전시킨다. 칭량형으로서 $CaC_2O_4 \cdot H_2O$도 되지만, 다소 오차가 크므로 보통 강열하여 탄산염 또는 산화물로 변화시켜 무게를 단다.

칼슘의 정량 : Ca(원자량 40.08)

약한 HCl 산성에서 칼슘염 용액을 가온하면서 $(NH_4)_2C_2O_4$ 용액을 넣고, NH_3 알칼리성으로 하여 $CaC_2O_4 \cdot H_2O$를 침전시켜 여과한다. 침전을 묽은 $(NH_4)_2C_2O_4$로 세척한 다음 약 110℃에서 건조시키고 $CaC_2O_4 \cdot H_2O$로 무게를 다는 방법도 있으나, 수분,$(NH_4)_2C_2O_4$의 공침(共沈) 등의 우려가 있으므로, 보통 강열하여 $CaCO_3$ 또는 CaO로 변화시켜 무게를 달거나, H_2SO_4로서 $CaSO_4$로 변화시켜 무게를 단다.

주 의 사 항

① $CaC_2O_4 \cdot H_2O$는 약 500℃에서 적어도 1시간 가열하거나 CO_2 기류 중에서 적열하여야 한다.

② $CaC_2O_4 \cdot H_2O$에 Ba, Sr 등의 옥살산염과 SO_4^{2-}, PO_4^{3-} 등은 중성～알칼리성에서 Ca염으로 침전하게 된다.

조작 : 시료(200 mL 용액 중의 Ca으로 0.2 g 이하) 일정량을 정밀히 달아 물 200 mL를 넣고, HCl 5 mL를 넣어 녹이고 M.R. 2방울을 넣는다. 다음에 약하게 끓이면서 3.5% $(NH_4)_2C_2O_4$ 약 30 mL를 넣어 저으면서 황색이 될 때까지 NH_3 시액을 적가(滴加)하고, 고온에서 약 1시간 방치하였다가 여과해서 침전은 0.1% $(NH_4)_2C_2O_4$로 세척한다.

침전은 다시 세척액 일부에 HNO_3 및 $AgNO_3$ 시액을 넣을 경우, 백탁이 생성되지 않을 때까지 0.1% $(NH_4)_2C_2O_4$로 세척한다. 침전은 여과지와 같이 건조시킨 다음, 무게를 아는 도가니에 넣어 전기로 속에서 천천히 800℃ 이상에서 1시간 가열해서 식힌 다음 무게를 달고, 다시 $(NH_4)_2CO_3$ 또는 $(NH_4)_2C_2O_4$ 시액 몇 방울을 넣어 적시고, 다시 같은 온도에서 항량이 될 때까지 강열한 다음 무게를 단다.

〔3〕 황화물로 침전시켜 황화물로써 칭량하는 방법

많은 중금속의 황화물의 조성은 일정하지 않으며, 어떤 것은 공기산화를 받아 변질하는 것도 있어서 칭량형으로 실용성이 있는 것은 HgS, ZnS 정도이다.

황화물로 침전시키는 침전제로는 주로 H_2S이 쓰이며, 황화물의 세척은 H_2S를 포함한 물을 쓰게 된다. 또한, 황화물에는 H_2S의 분해로 생긴 황이 혼재하게 되므로, Na_2SO_3으로 처리하거나 CCl_4 또는 CS_2로 용출제거하여야 한다.

승홍의 정량($HgCl_2$: 분자량 271.52)

$HgCl_2$을 HCl 산성의 더운물에 녹이고 H_2S를 통해서 침전시킨 후 Gooch 도가니 또는 glass filter로 여과하여 물, 알코올, CCl_4로 차례로 세척한 다음 건조하여 무게를 단다.

조작 : 시료를 황산 데시케이터 속에서 4시간 건조시키고, 약 0.5 g을 정밀히 달아 HCl 1 mL를 넣은 더운물 300 mL에 녹인다. 또, H_2S를 통해서 HgS을 완전히 침전시킨 다음, 무게를 아는 Gooch 도가니로 여과하고 침전을 찬물로 잘 세척한다. 다음에 알코올 약 10 mL씩으로 3회 세척하고, 침전을 덮을 정도로 CCl_4를 넣어 시계접시로 덮고 약 30분간 방치한다.

용매를 흡인하여 제거하고, 다시 CCl_4로 잘 세척하여 세액 약 1 mL를 취해서 증발시켰을 때 잔류물이 없게 되면, 다음 CCl_4는 알코올 10 mL씩으로 5회 세척하고, 공기 중에서 건조시킨 후 105℃에서 다시 2시간 건조시켜 HgS으로써 무게를 단다.

〔4〕 인산 암모늄염으로 침전시켜 피로인산염으로써 칭량하는 방법

Mg^{2+}은 암모니아 알칼리성에서 $MgNH_4PO_4$형으로 정량적으로 침전된다. 이와 같이 침전된 것을 약 900℃ 또는 그 이상의 온도에서 강열하여 $Mg_2P_2O_7$형인 피로인산염으로 변화시켜 무게를 단다.

황산 마그네슘의 정량($MgSO_4 \cdot 7H_2O$: 분자량 246.49)

$MgSO_4$을 HCl 산성용액에 $(NH_4)_2HPO_4$ 시액을 넣고, 액성을 암모니아 알칼리성으로 하여 생성되는 $MgNH_4PO_4 \cdot 6H_2O$의 침전을 건조강열하여 $Mg_2P_2O_7$으로 해서 무게를 단다.

조작 : 시료를 450℃에서 3시간 강열하여 약 0.3 g을 정밀히 달아 물 100 mL에 녹이고 HCl 1 mL를 넣는다. 이 액에 $(NH_4)_2HPO_4(1\rightarrow20)$ 용액 3 mL를 넣고 저으면서 암모니아 냄새가 날 때까지 진한 암모니아 시액을 적가하고, 암모니아 시액 15 mL를 더 넣어 적어도 4시간 방치한다. 이 액을 여과하고, 침전을 암모니아 시액$(1\rightarrow20)$으로 SO_4^{2-}의 반응이 나타나지 않을 때까지 세척한 다음 건조시키고, 다시 항량이 될 때까지 강열하여 $Mg_2P_2O_7$으로써 무게를 단다.

〔5〕 황산염으로 침전시켜 황산염으로써 칭량하는 방법

황산염으로 침전시킬 수 있는 것은 황산염이 물에 거의 녹지 않는 것이어야 한다. Ba^{2+}은 묽은 H_2SO_4에 의하여 정량적으로 $BaSO_4$이 침전되며, 이 침전들은 물 및 묽은 산에 거의 녹지 않으므로, 이 침전을 여과하고 건조시켜 무게를 달아 정량한다.

Ba^{2+}의 정량은 $BaSO_4$으로써 하며 SO_4^{2-}의 정량의 반대이나, 그 원리는 같으므로 그 항에서 설명하기로 한다.

〔6〕 염화물로써 침전시켜 염화물로써 칭량하는 방법

침전형으로 염화물로 만들 수 있는 금속이온은 Ag^+, Hg_2^{2+} 및 Ti^- 등이 있다. 곧, 이와 같은 금속의 염류용액에 소과량(少過量)의 HCl 또는 수용성 염화물 용액을 침전제로 넣으면, 조성이 일정한 난용성의 AgCl, Hg_2Cl_2, TiCl이 침전되므로, 여과하여 침전을 적당한 온도에서 건조시켜 무게를 단다.

AgCl으로써 Ag 및 Cl를 중량분석하는 방법은 정밀한 결과를 얻을 수 있다. Ti의 정량은 TiCl보다 TiI 또는 Ti_2CrO_4이 더 난용성이므로, 그 형의 침전형 및 칭량형을 택하는 것이 좋다. Hg^{2-}은 적당한 환원제(예 : Na_2HPO_4)로서 Hg_2^{2+}으로 환원시켜 정량한다.

$PbCl_2$은 다소 물에 녹으므로 알코올을 적량(適量) 가하는 방법도 있으나, $PbCrO_4$ 또는 $PbSO_4$을 침전형으로 하는 방법이 더 좋다.

Ag의 정량은 AgCl으로써 하며, Cl^-의 정량의 반대이나 그 원리는 같으므로 그 항에서 설명하기로 한다.

〔7〕 기 타

약전에는 수성현탁(水性懸濁) 주사액과 같은 제제 중의 의약품을 일정 조건하에서 침전시켜 칭량하는 정량법이 몇 가지 수재(收載)되어 있다. 또, 의약품을 불용성 물질로 하여 침전, 칭량하는 방법이나, 특수한 유도염으로 하여 침전, 칭량하는 방법이 있다.

① *d*-캄파의 정량($C_{10}H_{16}O$(*d*-camphor, 2-bornanone : 분자량 152.24)

캄파에 있는 ketone기에 2,4-dinitrophenyl hydrazine을 가해 hydrazone으로 해서 침전, 칭량하는 방법이다.

조작 : 이 약 0.2 g을 정밀히 달아 300 mL의 유리마개 플라스크에 넣고, 에탄올(무알데히드) 25 mL를 넣어 녹인다. 흔들어 섞으면서 2,4-디니트로페닐히드라진 시액 75 mL를 천천히 넣고, 환류 냉각기를 달아 수욕상(水浴上)에서 4시간 가열한다. 식힌 다음 희석시킨 황산(1→50) 100 mL를 넣고 24시간 방치한다. 생긴 침전을 glass filter(G 3)를 써서 여과한다. 잔류물을 냉수로 씻은 액이 중성이 될 때까지 씻은 다음, 105℃에서 2시간 건조하여 그 중량을 달아 *d*-캄파의 2,4-디니트로페닐히드라존($C_{16}H_{20}N_4O_4$: 332.36)의 양으로

한다.

d-캄파($C_{10}H_{16}O$)의 양(mg)

= d-캄파의 2,4-디니트로페닐히드라존($C_{16}H_{20}N_4O_4$)의 양(mg)×0.4580

② 페노발린의 정량(phenovalin $C_{20}H_{14}O_4$: 분자량 318.33)

이 약은 isovalerylphenolphthalein과 acetylphenolphthalein의 등량 혼합물(等量混合物)로서 정량할 때 phenolphthalein으로써 71.0～74.0%를 함유한다.

조작 : 이 약 약 0.5 g을 정밀히 달아 KOH · EtOH 시액 3 mL 및 EtOH 12 mL를 가해 10분간 수욕상에서 가열하고, 물 40 mL 및 묽은 염산 3 mL를 넣고 증발시켜 거의 건고하여 물 10 mL를 가하고 30분간 방치시킨 후, 불용물을 중량기지(重量既知) glass filter(G 4)를 써서 여취(濾取)하고 물 5 mL씩으로 4회 씻고, 건조(105℃, 4시간)하여 무게를 달아 phenolphthalein($C_{20}H_{14}O_4$)의 양으로 한다.

11.1.8 음이온 분석실례

〔1〕 은염으로 침전시켜 은염으로써 칭량하는 방법

적당한 산성용액에서 난용성 또는 불용성의 은염으로 침전되는 음이온은 Cl^-, Br^-, I^-, CN^- 및 SCN^- 등이 있다. 침전제로는 $AgNO_3$ 용액을 쓴다. AgCl, AgBr, AgI, AgCN, AgSCN으로 침전되며, 이들은 일정한 조성을 가지고 있으므로 분해하지 않을 정도의 온도에서 건조칭량한다. 일반적으로 은염은 감광성이 있으므로 직사광선을 피하여 조작하여야 한다.

유기 할로겐화물 중의 지방족의 할로겐화물(예 : $CHCl_3$, CCl_4, CCl_3CHO)는 알코올성 KOH으로 쉽게 감화(鹼化)되어 KCl으로 변화시킬 수 있으므로 AgCl으로 해서 정량할 수 있다. 방향족의 할로겐화물은 일반적으로 견고하게 결합되어 있으므로, CaO과 혼합하여 도가니에서 강열하여 할로겐화칼슘으로 만들거나, 봉관(封管) 중에서 진한 HNO_3 및 $AgNO_3$과 강열하여 할로겐화염으로 만들어 정량한다.

염화물의 정량 : NaCl과 같은 가용성 염화물의 일정량을 물에 녹여 HNO_3 산성으로 한 다음, $AgNO_3$을 넣어 생성되는 AgCl의 백색침전을 Gooch 도가니 또는 glass filter로 여과하고, HNO_3이 함유된 물로 씻고 건조시켜 무게를 단다.

주의사항

① 산성용액을 과열하면 HCl이 휘산된다.

② AgCl이 감광분해된다.

③ AgCl의 용해손실

④ AgCl의 과열분해

조작 : 시료 일정량(Cl로써 약 0.1 g)을 정밀히 달아 물 100 mL에 녹인 다음, 진한 HNO_3 10방울을 넣어 저으면서 5% $AgNO_3$을 직사광선을 피해 적가(滴加)해서 침전의 완결을 확인한 다음, 시계접시로 덮고 수욕상(水浴上)에서 10~20분간 가볍게 가온한다. 식은 다음 침전을 중량기지의 Gooch 도가니 또는 glass filter로 여과하고, 진한 HNO_3 1 mL를 물 500 mL에 넣은 용액으로 침전을 완전히 옮긴다. 다시, 침전을 같은 세척액으로 Ag^-의 반응이 나타나지 않을 때까지 세척한 다음, 이것을 약 130℃에서 항량이 될 때까지 건조시켜 무게를 단다.

〔2〕 바륨염으로 침전시켜 바륨염으로 칭량하는 방법

산성용액에서 난용성의 Ba염으로 침전되는 음이온은 SO_4^{2-}뿐이다. $BaSO_4$은 일정한 조성을 가지며 열에 대해서도 안정하기 때문에 칭량형으로 이용된다. S^{2-}, SO_3^{2-}, $S_2O_3^{2-}$ 및 CNS^- 중의 S는 적당한 산화제(예 : H_2O_2, Br_2 등)로, SO_4^{2-}로 산화시킨 다음 $BaSO_4$으로 침전시켜 정량한다. 침전제로는 $BaCl_2$이 쓰인다.

불용성 황화물(예 : 황화철 중 S) 중의 S의 정량은 강산과 Br_2을 작용, 산화시켜 S을 SO_4^{2-}으로 변화시키거나, Na_2CO_3을 융제로 하고 Na_2O_2 또는 KNO_3을 산화제로 하여 용융법에 의하여 S을 황산염으로 변화시켜 정량한다.

중성~약산성에서 바륨염으로 침전되는 것은 $BaCrO_4$ 및 유기산 바륨이다.

(1) 황산 칼륨의 정량(K_2SO_4 : 분자량 174.26)

HCl 산성에서 시료용액을 가온하면서 $BaCl_2$의 묽은 용액을 소과량 넣었을 때 생기는 $BaSO_4$ 침전을 여과지 또는 Gooch 도가니로 여과하고, 여과지를 사용하였을 때는 강열하여 회화(灰化)시키며, Gooch 도가니를 사용하였을 때는 건조하여 항량이 되었을 때 무게를 단다.

주 의 사 항

① 산성용액은 $BaSO_4$를 미량 녹인다.

② $BaCl_2$의 진한 용액 또는 시액을 한 번에 많이 넣으면 침전이 불순하게 된다.

③ 여과지를 회화할 때 $BaSO_4$가 일부 환원되어 BaS가 된다. 따라서, 침전을 분리하여 여과지를 먼저 회화한 다음, 침전과 합하여 다시 항량이 될 때까지 강열한다.

조작 : 시료를 110℃에서 4시간 건조한 후 약 0.5 g을 정밀히 달아 HCl 1 mL 및 물 200~300 mL에 녹이고, 시계접시로 덮어 거의 끓을 때까지 가열한다. 다음에 저으면서 5% $BaCl_2$ 시액 20~25 mL를 약 10분간 걸쳐 천천히 적가하고, 침전의 완결을 확인한 다음 뚜껑을 하여 1~2시간 끓는 수욕상에서 가열한다. 이 때 용액이 200 mL 이하가 되지 않도록 필요하면 물을 보충한다. 침전을 여과하고 뜨거운 물 소량으로 Cl^-의 반응이 나타나지 않을 때까지 여러 번(약 10회) 세척한다. 다음에 건조시켜 항량이 될 때까

지 강열하여 $BaSO_4$으로써 무게를 단다. 2회째 강열할 때 H_2SO_4 1~2방울을 넣고, 잠시 가열한 후 뚜껑을 제거하고 강열하여 생기는 백연(白煙)을 완전히 구축할 때 무게를 다는 방법을 사용하여도 좋다.

〔3〕 마그네슘염으로 침전시켜 피로인산염으로써 칭량하는 방법

암모니아 알칼리성 용액에서 PO_4^{3-}과 AsO_4^{3-}은 Mg^{2+}과 반응하여 물에 난용성의 암모늄마그네슘 중염(重鹽)이 침전된다.

PO_4^{3-}에 대해서는 양이온의 중량 분석법에서 설명하였으며, AsO_4^{3-}에 대해서도 거의 같은 방법에 따른다.

AsO_4^{3-}은 용량법이 간편하므로 이 중량법은 별로 이용되지 않는다.

인산나트륨의 정량($Na_2HPO_4 \cdot 7H_2O$: 분자량 268.09)

시료를 무수물(無水物)로 만들어 암모니아 알칼리성에서 Mg-mixture 시액을 넣어 $MgNH_4PO_4 \cdot 6H_2O$로 침전시키고, 이것을 강열하여 $Mg_2P_2O_7$으로 변화시켜 무게를 단다.

위의 방법은 알칼리 이외의 금속염, 특히 As, Zn, Mn, Bi, Al, Cd, Co 등의 염이 공존할 때에는 Mg과 같이 공침하게 되므로, 이와 같은 장해물질이 공존하면 미리 제거하거나 또는 다음과 같은 PO_4^{3-}을 분리하는 방법을 이용하여야 한다. 즉, PO_4^{3-}을 따뜻한 HNO_3 용액에서 $(NH_4)_2MoO_4$ 시액을 넣어 $(NH_4)_3PO_4 \cdot 12MoO_3 \cdot 2HNO_3 \cdot H_2O$의 황색침전을 만들어서 이것을 분리하면 공존염에서 분리되는데, 그 침전을 암모니아 시액에 녹여 위의 조작법에 따라서 정량한다.

조작 : 시료를 105℃에서 4시간 건조시켜 약 0.3 g을 정밀히 달아 물 100 mL에 녹이고, HCl 1 mL를 넣고 Mg-mixture 시액 20 mL 및 암모니아 시액 40 mL를 넣어 잘 혼화한 다음 4시간 방치한다. 여기서 생긴 침전을 여과하여 그 침전을 암모니아 시액 1용량 및 물 3용량의 혼액으로 Cl^-의 반응이 나타나지 않을 때까지 세척한 다음, 건조시킨 후 항량이 될 때까지 강열하여 $Mg_2P_2O_7$으로써 무게를 단다.

11.2 휘 발 법

〔1〕 흡 수 법

시료 중 목적성분 또는 그 밖의 성분이 휘발성이든가 휘발성 물질로 변화시킬 수 있을 때, 그 휘발성을 이용하여 서로를 분리하고, 목적성분을 정량하는 방법을 휘발법(evaporation method)이라고 한다. 휘발성분을 적당한 흡수제(desiccant)에 흡수시켜 그 증가량으로부터 휘발 성분량을 구하는 방법을 직접법 또는 흡수법이라고 한다.

흡수제에 흡수하는 휘발성분이 두 가지 이상 존재할 때는, 흡수법을 실시하기가 곤란

하므로 흡수제를 적절히 선택하여야 한다. 예로써 CO_2와 수분이 동시에 휘발할 때에는 처음에 수분을 P_2O_5, $CaCl_2$ 등에 흡수시킨 다음에 CO_2를 soda-lime(NaOH+CaO)에 흡수시킨다. 이 때 만일 흡수제의 순서를 바꾼다면 CO_2와 수분이 다같이 soda-lime에 흡수된다.

〔2〕 감 량 법

휘발성분을 날려 버린 다음, 그 때의 잔류물의 무게를 달고 그 감량으로부터 휘발 성분량을 구하는 방법을 감량법 또는 간접법이라고 한다. 목적성분이 잔류물일 때에는 잔류물의 성분이 순수해야 하며, 휘발성분이 목적성분일 때에는 휘발성분이 순수해야 한다.

대한약전의 일반 시험법 중의 건조감량 시험법, 강열감량 시험법 및 강열잔분 시험법은 휘발법에 관련된 방법이다.

11.2.1 분 석 실 례

〔1〕 수분의 정량

고체에 물리적 또는 화학적으로 결합되어 있는 성분을 가열하든가 건조제로 탈수시켜서 감량법 또는 흡수법으로 정량한다. 여기에서 말한 수분은 다음과 같은 종류로 구분할 수 있다. 고체표면에 흡착되어 있는 수분을 흡착수분(adsorbed water)이라 하며, 고체내부에 포함되어 있는 것을 흡장수분(occluded water)이라 한다. 그리고 고체와 화합하여 결정체를 형성하는 수분을 결정수(water of crystallization)라고 하며, 화합물이 분해되어 생성되는 수분을 구성수분(water of constitution)이라고 한다.

그러나 보통 수분이라고하는 것은, 고체시료를 105～110℃에서 항량이 될 때까지 가열건조시키든가, 또는 가열했을 때 분해되는 시료는 데시케이터에서 건조시켰을 때, 날아가는 휘발성분을 말하며, 대부분의 흡착수분과 일부 흡장수분, 결정수, 구성수분 기타 휘발성분을 포함한다. 결정수는 일반적으로 그 결합의 상태에 따라 휘발하는 온도에 차가 있다.

〔2〕 황산구리 중 결정수의 정량

$CuSO_4 \cdot 5H_2O$를 가열하면 다음과 같이 단계적으로 결정수가 날아가고 분해된다.

$$CuSO_4 \cdot 5H_2O \xrightarrow{43℃} CuSO_4 \cdot 3H_2O \xrightarrow{68℃} CuSO_4 \cdot H_2O \xrightarrow{218℃}$$

$$CuSO_4 \xrightarrow{575℃} CuOCuSO_4 \xrightarrow{618℃} CuO \xrightarrow{1050℃} Cu_2O \xrightarrow{1200℃} \text{용융}$$

그러므로 이것을 110～120℃로 가열하면 4분자의 결정수가 날아가서 담청색 $CuSO_4 \cdot H_2O$이 되며, 220～230℃로 가열하면 5분자의 결정수가 날아가서 회백색 $CuSO_4$가 남는다. 이 때 각각의 감량치로부터 4 분자 또는 5 분자 결정수를 정량할 수 있다.

$$CuSO_4 \cdot 5H_2O \text{ 중의 } 4H_2O \text{ 양} = 28.86\%$$

$$CuSO_4 \cdot 5H_2O \text{ 중의 } 5H_2O \text{ 양} = 36.07\%$$

조작 : 재결정 정제하여 실온에서 며칠간 건조시킨 시료분말 약 2 g(S)을 미리 항량으로 한 도가니에 넣고, 정밀하게 무게를 달아 항온 건조기(恒溫乾燥器)(110~120℃)에서 항량이 될 때까지 건조하고, 데시케이터에서 식힌 다음 무게를 단다. 이 때의 감량이 4분자 결정수의 양(A)이다. 다음에 도가니의 담청색 내용물을 220~230℃에서 다시 항량이 될 때까지 가열하고, 내용물이 완전히 회백색으로 된 다음 데시케이터에서 식혀 무게를 단다. 전후(前後) 전감량치(全減量値)를 5분자 결정수의 양(B)으로 한다.

계산 :

$$\text{시료 중 } 4H_2O(\%) = \frac{A}{S} \times 100$$

$$\left(\text{이론량} = \frac{4H_2O}{CuSO_4 \cdot 5H_2O} \times 100 = 28.86\%\right)$$

$$\text{시료 중 } 5H_2O(\%) = \frac{B}{S} \times 100$$

$$\left(\text{이론량} = \frac{5H_2O}{CuSO_4 \cdot 5H_2O} \times 100 = 36.07\%\right)$$

〔3〕 탄산염 중 CO_2의 정량

탄산염을 분해시켜 휘발하는 CO_2 가스를 감량법 또는 흡수법으로 정량한다. 그 방법에 따라 다음 세 가지로 분류한다.

1) 가열 감량법 : 시료 일정량에 융제로서 피로붕산염($Na_2B_4O_7$)이나 메타인산$(NaPO_3)_n$ 일정량을 넣고, 용융시켜 CO_2를 휘발시킨 다음 그 감량을 구한다.

$$Na_2B_4O_7 + CaCO_3 = 2NaBO_2 + Ca(BO_2)_2 + CO_2$$

$$NaPO_3 + CaCO_3 = NaCaPO_4 + CO_2$$

2) 알칼리 흡수법 : 시료를 산으로 분해시켜 CO_2를 soda-lime 흡수관에 흡수시켜 그 증가량을 구한다. 이 때 사용하는 장치(Fresenius 고안)는 그림 11 · 10과 같다.

조작 : B, C에 아무 것도 넣지 않고 15분간 흡인한 다음 G, H의 무게를 단다. 다시, 30분간 같은 조작을 한 다음 G, H의 무게를 달 때 전후 무게의 차가 0.5 mg 이하가 되면 본실험에 들어간다.

C에 시료 약 0.5 g을 정밀히 달아 넣고 물을 넣은 다음 마개를 한다. B에 $6M$-HCl 50 mL를 넣어 마개를 하고, D에는 냉수를 통하여 냉각시킨 다음 각 cock을 열어 놓고, HCl 2~3 mL를 천천히 떨어뜨린 다음, C가 거의 끓을 때까지 가온한다. 이 때 흡인하면서 다

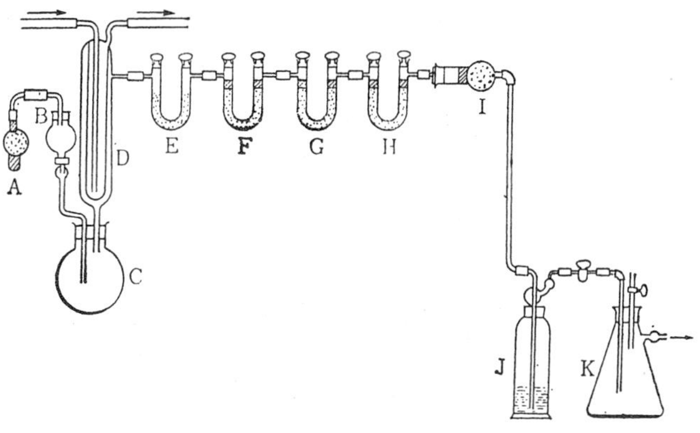

A : soda-lime 관(공기 중 CO_2를 흡수제거한다)
B : 시료 분해용 6N-HCl이 들어 있는 100 mL 용기
C : 150 mL 시료분해 용기
D : 수분냉각 환류장치
E : HCl 가스 또는 수분제거용 Ag_2SO_4과 진한 H_2SO_4이 유리알과 같이 들어 있음.
F : 수분제거용 $CaCl_2$관
G, H : CO_2 흡수관(soda-lime 이 들어 있음).
I : 습기 역류입 방지용으로 $CaCl_2$가 들어 있다.
J : 습기방지와 계포작용(計泡作用)을 하는 진한 H_2SO_4이 들어 있다.
K : 안전장치이며 흡인기에 연결한다.

그림 11 · 10 CO_2 흡수정량 장치

시 HCl을 적가하고, CO_2 발생이 끝나면 각 cock을 닫고 G, H를 분리하여 잘 닦은 다음 무게를 단다.

계산 : 증량(增量)을 Wg이라 하면

$$CO_2(\%) = \frac{W \times 100}{S}$$

검체(檢體)가 Na_2CO_3인 경우 : $\frac{Na_2CO_3}{CO_2} = f(2.4085)$이므로

$$Na_2CO_3\% = \frac{W \times 2.4085}{S} \times 100$$

이상과 같은 방법에 의하여 탄산염 중 CO_2를 정량할 수 있으며, 그 양으로부터 검체의 함량도 산출되는 경우가 많다.

3) 산분해 감량법 : 탄산염 시료를 산으로 분해시켜 CO_2를 휘발시킨 다음 감량법으로 정량한다. 이 때 사용하는 Schrötter가 고안한 alkalimeter(그림 11 · 11) 중에는 진한 황산이 들어 있으며, 수분이 날아가지 못하도록 장치되어 있다.

조작 : 물로 씻어 말린 장치 C에 진한 황산을 약 반 정도 넣고, B에 묽은 HCl 약 5 mL를 넣은 다음 전체의 무게를 단다. 무게를 달 때 공기의 부력오차를 없애기 위하여 같은 형의 alkalimeter를 오른쪽 pan 위에 놓고 무게를 단다.

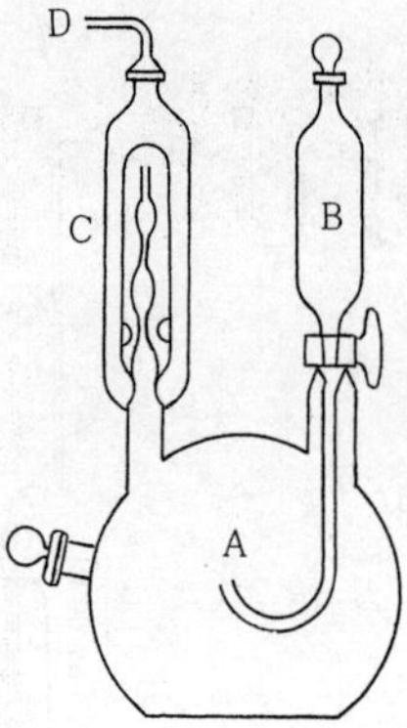

그림 11 · 11 alkalimeter

다음에 시료 일정량(CO_2로서 약 0.2 g)을 A에 넣고 다시 무게를 단다. 전후 무게의 차는 시료량이다.

다음 B 하부의 cock을 열어 묽은 염산을 천천히 적가해서 CO_2를 발생시킨 다음, 반응액 중에 용존되어 있는 CO_2를 완전제거시키기 위하여 A부를 약하게 가열하고, D로부터 약 30분간 천천히 흡인하여 용기 속의 CO_2를 공기로 치환한다. 다음에 용기를 잘 닦고 식힌 다음 무게를 단다. 분해 전후 무게의 차(감량)는 휘발한 CO_2의 양이다.

이 때 CO_2 양에 탄산염의 환산계수를 곱하여 CO_2 양에 대응하는 그 탄산염량을 산출한다.

〔4〕 규산염 중 SiO_2의 정량

산성에서 침전하는 $SiO_2 \cdot nH_2O$를 가열하여 약간 불순한 SiO_2로 만든 다음, HF를 작용시켜 SiF_4 가스를 휘발시키는 감량법으로 순 SiO_2를 정량한다.

조작 : 규산 알칼리염과 같은 가용성 규산함유 시료는 직접 HCl을 작용시키고, 광석과 같은 불용성 규산함유 시료는 일단 알칼리 용융법으로 처리하여 가용성으로 한 다음, HCl을 작용시켜 콜로이드상의 함수규산 $SiO_2 \cdot nH_2O$을 침전시킨다. 이것은 여과분리가 곤란하므로 HCl 산성에서 증발건고(蒸發乾固)시켜 함수규산을 탈수시킨 다음에, 물로 SiO_2 이외의 성분을 세척제거한 후 가열회화시키면, 약간 불순한 SiO_2를 얻는다(a g).

$$Na_2SiO_3 + 2HCl + (n-1)H_2O = SiO_2 \cdot nH_2O + 2NaCl$$

$$SiO_2 \cdot nH_2O \xrightarrow{\text{가열}} SiO_2 + nH_2O$$

이 때 SiO_2 중에는 $SiO_2 \cdot nH_2O$가 침전할 때 흡착된 불순물인 Al_2O_3, Fe_2O_3, TiO_2 등이 있다. 이것을 도가니(가급적 백금)에 넣어 HF 약 5 mL와 진한 황산 3~5 방울을 넣고, 천천히 가열증발시킨 다음 강열하여 SiF_4, HF, H_2SO_4 등을 완전히 제거한 후, 도가니에 남아 있는 불순물 잔류량의 무게(b g)를 달아 그 양으로부터 휘발한 순 SiO_2량을 구한다.

$$SiO_2 + 6HF = H_2SiF_6 + H_2O$$

$$H_2SiF_6 = SiF_4 + 2HF$$

이 법에서 H_2SO_4은 탈수작용을 하는 동시에 불순물을 황산염으로 변화시켜 줌으로써 불순물과 HF이 반응하는 것을 방지한다. 즉, TiO_2에 HF이 작용하면 TiF_4이 되어 휘발하지만 $Ti(SO_4)_2$은 HF과 작용하지 않는다. 불순물의 황산염은 가열할 때 다시 산화물로 된다.

$$\text{시료 중 } SiO_2\% = \frac{(a-b)}{S} \times 100$$

〔5〕 황산염으로 하여 정량하는 방법

휘발성 산의 예로서 HNO_3, HNO_2, HCl, H_2CO_3, H_2S, HCN, HSCN 및 저급 유기산의 염류는 H_2SO_4과 같이 가열하면 교환분해되어 유리된 휘발성 산이 구축되며, 금속의 황산염이 잔류하게 되므로 이것을 칭량하여 각 금속염의 정량을 할 수 있다. 따라서, 본방법은 검체(檢體)가 단일성분일 경우에만 이용할 수 있다. 한 예를 들면, 결정초산나트륨($CH_3COONa \cdot 3H_2O$)에 H_2SO_4을 넣고 가열하면 CH_3COOH과 Na_2SO_4이 생성되며, CH_3COOH은 구축되고 Na_2SO_4만 남게 되므로, 이것을 칭량하여 CH_3COONa의 양을 구하게 되는 것이다.

$$2CH_3COONa \cdot 3H_2O + H_2SO_4 = Na_2SO_4 + 2CH_3COOH + 6H_2O$$

황산염을 가열할 때 어떤 것은 황산염으로 휘산하고 또 어떤 것은 산화물과 SO_2으로 분해하므로, 가열온도에 대하여 주의하여야 한다.

표 11・3

금 속	칭 량 형	최고온도(℃)
K, Na	K_2SO_4, Na_2SO_4	750
Li	Li_2SO_4	550
Mg	$MgSO_4$	700
Ca, Sr, Ba	$CaSO_4$, $SrSO_4$, $BaSO_4$	900
Pb, Cd	$PbSO_4$, $CdSO_4$	800
Co, Zn, Mn	$CoSO_4$, $ZnSO_4$, $MnSO_4$	500

〔6〕 붕산의 정량

H_3BO_3은 CH_3COOH 산성에서 methanol과 반응하여 methylester를 생성한다.

$$H_3BO_3 + 3CH_3OH = B(OCH_3)_3 + 3H_2O$$

이 붕산의 methylester는 휘발성이기 때문에 증류하여 일정량의 CaO을 용해시킨 용액에 흡수시켜, 이 용액을 증발건고하여 그 잔류물을 칭량한다. 칭량물의 중량에서 CaO의 양을 감한 감량은 B_2O_3량에 해당한다.

$$2B(OCH_3)_3 + 3Ca(OH)_2 = Ca_3(BO_3)_2 + 6CH_3OH$$

$$Ca_3(BO_3)_2 = 3CaO + B_2O_3$$

붕소의 중량 분석법으로서는 이 방법보다 붕소주석산 바륨법에 의한 침전 생성법이 널리 이용되고 있다.

11.3 추 출 법

시료를 적당한 용매로 추출하여 가용성 성분과 불용성 성분을 분리정량하는 법을 추출법 또는 침출법이라고 한다. 용매로서는 ether, chloroform, petroleum ether, benzene, ethyl alcohol, acetone, amylalcohol 등을 사용하며, 사용하기 전에 일단 정제하는 것이 원칙이다. 목적성분이 유기용매에 녹지 않을 때와 녹을 때에 따라서 다음과 같이 두 가지로 나눈다.

〔1〕 목적성분이 녹지 않을 때

시료를 유기용매로 세척하여 여과하고, 잔사(殘渣)를 건조시킨 다음 목적성분을 직접 무게를 단다. 또는, 목적성분을 난용성 화합물로 한 다음에 위와 같이 조작하기도 한다. 이 때 용매에 목적성분이 소량이나마 녹으면 오차(－)가 생기므로, 때에 따라서는 용매 중에 그 성분을 미리 포화시켜 세척에 사용하든가, 또는 세척에 사용한 용매량으로부터 그 중에 녹은 성분량을 계산하여 보정해 주기도 한다.

〔2〕 목적성분이 녹을 때

시료를 용매로 추출(抽出)한 다음 추출액의 증발 잔류물의 무게를 단다. 시료가 고체일 때와 수용액일 때에 따라 조작법이 다르다.

고체시료를 추출할 때에는 적당한 용기에 분말로 한 시료를 넣은 다음 추출액을 여과한다. 그 추출액을 가온증발시켜 잔류물의 무게를 단다. 한정된 용매로 반복하여 자동적으로 고체시료를 추출할 때는 Soxhlet 추출기를 사용한다.

액체시료를 추출할 때에는 분액 깔때기를 사용하며, 용매는 물에 녹지 않고 목적성분을 잘 녹이는 것, 곧 분배계수가 큰 것일수록 추출능률이 좋다.

목적성분이 바르비탈산 유도체와 같은 산성물질일 때에는 시료를 알칼리 시액에 녹여 주성분을 물에 녹는 알칼리염으로 한 다음, 녹지 않는 전분, 탈크 등 부형제를 분리 또는 제거하고, 액성을 산성으로 하여 유리한 주성분을 용매로 추출한다. 또, 주성분이 아미노피린과 같이 염기성 물질일 때에는 묽은 산에 녹여 물에 녹는 염으로 한 다음, 녹지 않는 불순물을 분리하든가 용매로 씻어 버린 다음에 액성을 알칼리성으로 해서 유리한 염기성분을 용매로 추출하고, 그 증발 잔류물의 무게를 단다. 식물성 알칼로이드를 추출할 때에 이 방법을 많이 사용하지만 정량은 일반적으로 중화 적정법으로 한다. 목적성분이 중성물질일 때에는 시료 중 그 성분만을 녹이는 용매로 직접 추출하면 된다.

이와 같은 방법으로 목적성분을 추출정량할 때에는 그 성분과 용매에 대한 성질이 유사한 불순물이 시료 중에 없어야만 된다.

11.3.1 분석실례

〔1〕 염화칼륨 중 칼륨의 정량

다음 정량법은 시료 중에 알칼리 금속만이 존재한다는 조건 밑에서 성립하며, 기타금속은 미리 제거해야 한다.

K_2PtCl_6법 : 시료용액에 H_2PtCl_6 시액을 넣어 K_2PtCl_6을 침전시키고, 증발농축하여 80% 알코올로 침출한다. 이 때 가용성인 Na_2PtCl_6이나 Li_2PtCl_6은 녹아 제거되고, 여과기상에 잔류한 K_2PtCl_6을 건조시켜 무게를 단다. 또는, 분리된 K_2PtCl_6을 H_2 가스 중에서 가열하여 Pt과 KCl으로 분해시킨 다음 KCl을 녹여 제거하고, 남은 금속 Pt의 무게를 단다.

$$2KCl + H_2PtCl_6 = K_2PtCl_6 + 2HCl$$

$$K_2PtCl_6 + 2H_2 = Pt + 2KCl + 4HCl$$

조작 : 시료 약 0.2 g을 정밀히 달아 소량의 물에 녹인 다음, 10% H_2PtCl_6 시액을 넣고, 대부분의 수분이 없어질 때까지 수욕상(水浴上)에서 증발농축시킨 다음, 80% 알코올로 여액이 무색으로 될 때까지 경사법에 따라 침출하고 glass filter로 여과한다. 같은 알코올 용액으로 조금씩 수회 씻은 다음, glass filter와 같이 그 내용물을 약 130℃에서 항량이 될 때까지 건조시키고 무게를 단다.

칭량물 중에는 NaCl, Na_2SO_4, K_2PtCl_4, $PtCl_2$ 등 소량의 불순물이 함유되어 있으므로, 그 오차를 보정하기 위하여 다음과 같은 경험환산 계수를 사용한다.

K의 $f = 0.1603$(이론치 : 0.1608)

KCl의 $f = 0.3056$(이론치 : 0.3067)

K_2PtCl_6 중 불순물로 인한 오차를 없애기 위하여 K_2PtCl_6을 뜨거운 물에 녹이고, 진한 염산 약 2 mL와 순금속 Mg 약 0.5 g을 넣어 K_2PtCl_6을 발생기 수소로 무색이 될 때까지 완전히 분해시킨다. 여액 중의 흑색 Pt을 여과세척하고, 도가니 속에서 여과지와 같이 회화(灰化)하여 식힌 다음 무게를 단다.

$$\text{K의 } f = \frac{2K}{Pt} = 0.4008$$

$$\text{KCl의 } f = \frac{2KCl}{Pt} = 0.7645$$

〔2〕 주사용 페니토인나트륨의 정량 : $C_{15}H_{11}N_2NaO_2$(분자량 274.25)

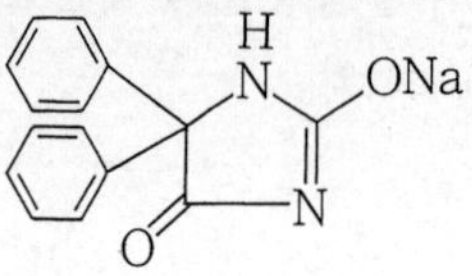

페니토인은 물에 거의 녹지 않으므로 나트륨염으로 만들어 주사제로 한다. 일반적으로 염은 물에 녹지만, 에테르나 클로로포름과 같은 유기용매에는 녹지 않는다. 따라서, 페니토인보다 강한 산인 염산을 가하여 에테르에 전용시킨 다음, 용매를 날려 보내고 잔사의 중량을 달아 페니토인의 양으로 한다.

조작 : 이 약 10개 이상을 취하여 내용물의 무게를 정밀하게 단다. 이것을 건조하여 약 0.3 g을 정밀하게 달아 분액 깔때기에 넣고, 물 50 mL를 넣어 녹인 다음, 묽은 염산 10 mL를 넣고 에테르 100 mL로 추출한다. 다시 에테르 25 mL씩으로 4회 추출하고, 추출액을 모두 합하여 수욕상에서 날려 보내고, 잔류물을 105℃에서 2시간 건조하여 그 무게를 달아 페니토인의 양으로 한다.

$$\begin{aligned}&\text{페니토인나트륨}(C_{15}H_{11}N_2NaO_2)\text{의 양(mg)}\\&= \text{페니토인}(C_{15}H_{11}N_2O_2)\text{의 양(mg)} \times \frac{274.25}{252.27}\\&= \text{페니토인}(C_{15}H_{11}N_2O_2)\text{의 양(mg)} \times 1.0871\end{aligned}$$

〔3〕 이노시톨의 정량 : $C_6H_{12}O_6$(분자량 180.16)

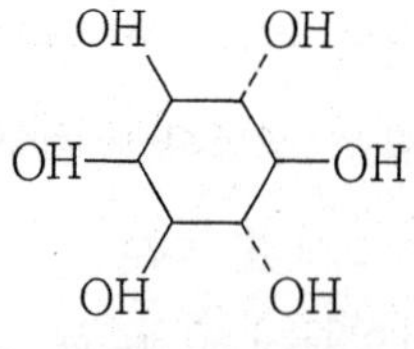

시료를 무수초산으로 acetyl화시킨 후 $CHCl_3$을 용매로 하여, 분액 깔때기로 추출, 여과, 건고, 칭량한다.

$$C_6H_6(OH)_6 \xrightarrow{(CH_3CO)_2O} C_6H_6(OCOCH_3)_6$$

이노시톨($C_6H_{12}O_6$)의 양(mg)

$$= \text{헥사아세틸이노시톨}(C_{18}H_{24}O_{12})\text{의 양(mg)} \times 0.4167$$

$$f = \frac{C_6H_{12}O_6}{C_{18}H_{24}O_6} = \frac{180.16}{432.38} = 0.4167$$

조작 : 시료를 105℃에서 4시간 건조한 것의 약 0.2 g을 정밀히 달아 250 mL의 비커에 넣고, 묽은 황산 1 mL 및 무수초산 50 mL의 혼합액 5 mL를 넣은 다음, 비커를 시계접시로 덮고 수욕상(水浴上)에서 20분간 가열한 다음 빙랭한다. 다음에 물 100 mL를 넣어 20분간 끓이고 식힌 후, 비커의 내용물을 250 mL의 분액 깔때기에 넣고 다시 소량의 물로 씻어 놓는다.

그리고 다음에 $CHCl_3$ 30 mL, 25 mL, 20 mL, 15 mL, 10 mL 및 10 mL로 비커를 씻고, 차례로 추출하여 모든 클로로포름 추출액을 합한 다음 물 10 mL로 씻는다. 이 $CHCl_3$층을 탈지면을 써서 여과하고, $CHCl_3$ 10 mL로 물층 및 탈지면을 씻어 여액과 씻은 액을 합한 다음 수욕상에서 증발건고하고, 105℃에서 2시간 동안 건조시킨다. 식힌 다음 그 무게를 달아 헥사아세틸이노시톨($C_{18}H_{24}O_{12}$: 432.38)의 양으로 한다.

‧‧‧‧ 연 습 문 제 ‧‧‧‧

1. 침전 생성법에 의한 정량조작 과정을 순서대로 표시(도시)하라.

2. 목적성분과 환산계수의 관계를 예를 들어 설명하라.

3. 침전형 및 칭량형의 구비조건을 들어라.

4. 침전의 여과법의 종류를 들고 설명하라.

5. 침전형에서 칭량형으로 변형시킬 때 쓰이는 회화법에 대하여 가급적 실례를 들고 설명하라.

6. 침전의 외관(성상) 및 색상에 대하여 대표적 예를 들어 설명하라.

7. 침전의 입자(粒子) 형성에 미치는 영향(인자)에 대하여 설명하라.

8. 재침전(再沈澱) 및 온침(溫浸)이란 무엇인가?

9. Fe 시료 2 g에서 Fe_2O_3 0.3850 g을 얻었다. 시료 중 철분 함유량은 Fe, $Fe_2(SO_4)_3$로서 각각 몇 %인가?

10. NaCl 시료 0.3 g에서 칭량형으로서 AgCl 0.5942 g을 얻었다. 시료 중 Cl, NaCl로서 각각 몇 %인가?

11. $KBrO_3$ 시료 0.5322 g을 취하여 KBr으로 환원시킨 다음, $AgNO_3$을 넣어 AgBr 0.5942 g을 얻었다. 시료 중 $KBrO_3$의 %를 구하라.

12. Ca 시료 0.9082 g에 $(NH_4)_2C_2O_4$ 용액을 넣어 $CaC_2O_4 \cdot H_2O$을 침전시킨 다음, 가열회화시켜 CaO으로써의 무게를 단바 0.5888 g이었다.
    ① 시료 중 Ca%는 얼마인가?
    ② 이 때 침전한 $CaC_2O_4 \cdot H_2O$은 몇 g이겠는가?
    ③ 이 때 CaO을 $CaSO_4$으로 하여 무게를 달았다면 몇 g이겠는가?
    ④ 이 때 생겼던 $CaC_2O_4 \cdot H_2O$을 H_2SO_4에 녹여 유리하는 $H_2C_2O_4$을 $0.02M$-$KMnO_4$으로 적정하였다면 몇 mL 소비하겠는가?

13. NaCl과 NaBr의 혼합시료 1 g을 취하여 용액으로 한 다음, $AgNO_3$ 용액을 넣어 얻은 할로겐화은 침전이 2.2650 g이었다면 시료 중 NaCl과 NaBr 함량은 각각 얼마인가?

14. NaCl과 KCl 혼합시료 1 g을 H_2SO_4과 같이 가열처리하여 얻은 황산염이 1.1860 g이었다. 시료 중 NaCl과 KCl 함량은 각각 얼마인가?

15. H_2SO_4과 HNO_3 혼합시료 1.0 mL에서 $BaSO_4$ 0.2 g을 얻었다. 그리고 시료액 1.0 mL를 취하여 중화(中和)하는데 0.1*M*-NaOH 25 mL가 소비되었다. 시료 중 H_2SO_4과 HNO_3의 w/v%를 구하라.

16. $CaCl_2$과 NaCl 혼합시액 20 mL에서 CaO 0.3033 g과 AgCl 2.0514 g을 얻었다. 시료 중 $CaCl_2$과 NaCl의 함량을 구하라.

17. Na_2HPO_4 0.3 g을 물에 녹이고, HCl을 넣고 magnesia mixture를 넣은 다음 암모니아 알칼리성으로 해서 방치하여 $MgNH_4PO_4 \cdot 6H_2O$를 침전시킨다. 이것을 여과세척하여 가열회화(加熱灰化)시켜 $Mg_2P_2O_7$으로써 무게를 단바 0.2320 g을 얻었다. Na_2HPO_4의 함량을 구하라.

18. 철염 1.0020 g을 수용액으로 하여 철분을 $Fe(OH)_3$로서 침전시키고, 이것을 Fe_2O_3로서 무게를 단바 0.1663 g을 얻었다. Fe의 함량을 계산하라.

19. 다음 각 성분을 침전 생성법에 따라 정량할 때의 ① 침전제, ② 침전형, ③ 칭량형 및 ④ 목적성분에 대한 환산계수를 각각 화학기호로 표시하라.

$$[Fe^{3+},\ Al^{3+},\ Mg^{2+},\ Cl^-,\ SO_4^{2-},\ PO_4^{3-}]$$

대한약전 수재 의약품

a) 침전 생성법

약 품 명	분 자 식	분자량	침 전 제
이크타몰			염화바륨
황	S	32.07	염화바륨

b) 추출법

약 품 명	분 자 식	분자량	용 매
세코바르비탈나트륨	$C_{12}H_{17}N_2NaO_3$	260.27	무수에탄올
이노시톨	$C_6H_{12}O_6$	180.16	클로로포름
페노바르비탈나트륨정	$C_{12}H_{11}N_2NaO_3$	254.22	2% 수산화나트륨액
펜토바르비탈나트륨	$C_{11}H_{17}N_2NaO_3$	248.26	염산
플루오레세인나트륨	$C_{20}H_{10}Na_2O_5$	376.28	

c) 기타 추출법

약 품 명	분 자 식	분자량
규산마그네슘 중의 이산화규소	SiO_2	60.08
산 소	O_2	32.00
설파살라진	$C_{18}H_{14}N_4O_3S$	398.40
페노발린		

제 12 장
자외 · 가시 흡광 광도법

빛을 흡수하는 성질을 가진 분자나 이온에 자외 가시광선을 쬐어 주면 에너지 상태가 높아져 들뜬상태가 되고, 곧 에너지를 방출하고 원래의 바닥상태로 되돌아간다. 바닥상태의 전자가 빛에너지를 흡수하면 들뜬상태로 천이하는데, 이것은 특정한 파장을 가진 빛의 흡수에 대해 일어나는 물질고유의 현상이다. 따라서, 흡광하는 정도를 입사하는 빛의 파장에 대해 측정하면, 물질의 종류나 그 존재량을 알 수가 있다. 이 방법을 흡광 광도법이라고 한다.

정량하고자 하는 분자나 이온자체가 빛을 흡수하는 성질이 없더라도, 광흡수 물질을 생성하는 시약(발색시약)으로 화학반응을 일으키면 정량할 수가 있다.

흡광 광도법의 장점은 매우 소량의 성분을 간편하고 신속하게 정량할 수 있다는 것이다. 즉, 0.1 % 이하의 성분에 대해서 보통의 용량 및 중량 분석법에서는 조작이 곤란하고 큰 오차를 수반하기 쉬우나, 이 방법은 오히려 $1 \sim 10^{-4}$%의 성분을 정량하는 데 적합하며, 조건만 알맞으면 측정조작은 몇 분내로 끝나는 경우가 대부분이고, 상대오차가 1~2% 정도의 높은 정밀도로 분석할 수 있다. 따라서, 이 방법은 각종의 기기 분석법 중에서 이용빈도가 높으며, 장치 또는 측정방법의 개량과 함께 고감도, 고선택성을 갖는 발색시약의 개발도 활발히 진행되고 있다.

12.1 광흡수의 법칙

빛이나 복사선(輻射線)이 물질층을 통과하면 그 중 일부가 흡수된다. 빛의 흡수에 관련된 법칙으로 Lambert 또는 Bouguer의 법칙 및 Beer의 법칙, 그리고 Lambert-Beer의 법칙이 있다.

〔1〕 Lambert의 법칙

강도가 I_0인 단색광(monochromatic light)이 매체 중을 통과할 때, 농도 (c)가 일정하면 투과광(I)의 강도는 투과하는 매체의 두께 b의 증가에 따라 지수 함수적으로 감소된다(1760년).

이것을 식으로 표시하면

$$A = -\log \frac{I}{I_0} = -\log T \qquad (12 \cdot 1)$$

여기서 A는 흡광도, T는 투과도, I_0는 입사광의 강도, I는 투과광의 강도이다. 지금 $\mathrm{d}N$개의 분자를 함유하는 액층을 빛이 통과하고, 그 빛의 양이 $\mathrm{d}I$만큼 미흡수되었다면 다음 식이 성립될 것이다.

$$-\frac{\mathrm{d}I}{I} = K\,\mathrm{d}N \qquad (12 \cdot 2)$$

K는 비례상수이다. 양변을 적분하면

$$-\mathrm{In}I = KN + C \qquad (12 \cdot 3)$$

C는 적분상수이고 $N=0$일 때 $I = I_0$이므로

$$-\mathrm{In}I_0 = C \qquad (12 \cdot 4)$$

$$\therefore \ln \frac{I_0}{I} = KN, \qquad \log \frac{I_0}{I} = aN = E \qquad (12 \cdot 5)$$

그런데 광이 통과하는 분자수 N은 광로의 길이 b에 비례한다. 그러므로 흡광도 A는 b에 비례한다.

$$N \propto b, \qquad \therefore A \propto b \qquad (12 \cdot 6)$$

이 관계를 Lambert의 법칙이라고 말한다.

〔2〕 Beer의 법칙

두께가 일정할 때 투과광의 강도는 흡수물질의 농도(c)의 증가와 더불어 지수 함수적으로 감소된다(1852년).

식 (12 · 6)에서 N은 용액의 농도 c에도 비례하므로 흡광 A는 c에 비례한다.

$$N \propto c, \qquad \therefore A \propto c \qquad (12 \cdot 7)$$

위의 관계를 Beer의 법칙이라고 한다.

〔3〕 Lambert-Beer(Bouguer-Beer)의 법칙

I_0라는 강도의 단색광이 성분농도 c인 액층 b를 통과했을 때, 투과광의 강도가 I로 되었다면 다음과 같은 식이 성립한다.

$$I = I_0 10^{-abc}, \qquad \therefore \log \frac{I_0}{I} = abc = A \tag{12 · 8}$$

이 A를 흡광도(absorbance)라고 하며 이 a를 흡광계수(extinction coefficient)라고 한다. 또, 이 관계식을 Lambert-Beer의 법칙이라 하며 $I/I_0 = T$를 투과도(transmittance), $100T = \%T$를 투과 백분율(percent transmittance)이라 한다. 투과도의 역수의 대수가 흡광도(A, absorbance)이다. 윗식에 의하면 액층의 두께 b가 일정하면 흡광도 $\log I_0/I$는 농도에 비례하는 것을 알 수 있다.

$$A = \log \frac{1}{T} = \log \frac{I_0}{I} = Kbc, \qquad E^{1\%}_{1\,\mathrm{cm}} = \frac{E}{c\% \times L}$$

$$K = \frac{A}{bc}, \qquad \varepsilon = \frac{E}{c\,\mathrm{mol} \times L} \tag{12 · 9}$$

특히, 검액의 농도가 1%(w/v), 액층의 두께가 1 cm일 때의 흡광계수를 비흡광도 또는 E값이라고 하고, $E^{1\%}_{1\,\mathrm{cm}}$로 표시하며, 농도를 몰농도로 표시하였을 경우에는 몰흡광계수(molar extinction coefficient)라고 하며 ε으로 표시한다.

지금 두 용액에 각각 입사하는 광의 강도를 I_0라 하고, 두 용액으로부터 나오는 광의 강도를 다같이 I가 되도록 용액의 농도 및 액층의 두께를 조절하면

$$c_1 b_1 = c_2 b_2 \tag{12 · 10}$$

이 때 b_1, b_2는 측정할 수 있으므로 c_1을 표준액 농도라고 하면, 시료 중의 성분농도 c_2는 식 (12 · 11)에 의하여 구할 수 있다.

$$c_2 = c_1 \times \frac{b_1}{b_2} \tag{12 · 11}$$

또, K의 값을 알면 식 (12 · 9)에 의하여 $c = A/Kb$로부터 성분농도를 구할 수 있다.

【예제 1】 어떤 용액을 층장 1 cm의 셀을 사용하여 측정하였더니 투과율이 90%였다. 이 용액을 층장 2 cm, 5 cm의 셀을 써서 측정하면 투과율은 얼마가 되겠는가?

【풀이】 Lambert의 법칙에 따라, 흡광도는 빛이 물질을 통과한 거리에 비례한다. 층장 1 cm일 때의 흡광도는 $A = \log(1/T) = -\log T = -\log 0.9 = 0.0458$이므로 층장 2 cm일 때는 0.0915, 5 cm일 때는 0.229가 된다. 따라서, 투과율은 각각 81.0, 59.0%이다.

【예제 2】 크롬산 칼륨(식량 194)을 0.0194 g을 달아 0.05 mol/L 수산화칼륨 수용액에

녹여 1 L로 만들었다. 이 용액을 층장 1 cm의 셀에 넣어, 0.05 mol/L 수산화칼륨 수용액을 대조로 하여 측정하였더니, 흡수극대 파장 372 nm에서의 투과율이 32.9%였다.

(a) 크롬산 이온의 372 nm에서의 몰흡광 계수를 계산하라.

(b) 농도를 모르는 크롬산 칼륨용액에 대해 투과율을 2 cm 셀로 측정하였더니 68.8%의 투과도를 보였다. 이 용액 중에 들어 있는 크롬산 칼륨의 농도를 구하라.

【풀이】 (a) 크롬이온으로서 1.00×10^{-4} mol/L의 용액의 흡광도 $A=-\log 0.329=0.483$이므로 몰흡광계수는 4.83×10^{3}이다.

(b) $A=-\log 0.688=0.162$이므로 $0.162/(4.83\times10^{3}\times2)=1.68\times10^{-5}$ mol/L이다.

12.2 광흡수의 원리

물질은 빛이나 열 등의 에너지를 흡수하여 물질내부의 상태를 변화시킨다. 예를 들면, 적외선이나 마이크로파는 분자나 이온을 구성하는 원자간의 진동상태나 회전상태가 변화할 때에 흡수된다. 분자나 이온이 자외, 가시영역의 빛을 흡수할 때에 얻어지는 흡수 스펙트럼은 주로 분자나 이온 중의 전자의 존재상태의 변화에 기인하는 것으로 전자 스펙트럼이라고 한다. 1개의 분자나 이온이 진동수 ν의 전자파를 흡수하면, $h\nu$의 에너지를 얻는 것이 된다. 그와 함께 분자나 이온은 최저의 에너지 상태(바닥상태라고 한다)로부터 한층 높은 에너지 상태(들뜬상태)로 옮는다. 운동 에너지를 제외하면 분자나 이온이 갖는 전에너지 E는

$$E=E_{\mathrm{el}}+E_{\mathrm{vib}}+E_{\mathrm{rot}}$$

와 같이 전자상태에 의해 결정되는 에너지 E_{el}, 진동상태에 의해 결정되는 에너지 E_{vib} 및 회전상태에 의해 결정되는 에너지 E_{rot}의 합으로 표현된다. 각각의 에너지는 연속된 것이 아니고, 각 분자나 이온에 고유한 불연속적인 양을 갖는다〔양자화(量子化)되었다고 한다〕. 바닥상태와 들뜬상태의 에너지 차는 E_{el}이 수백 kJ/mol, E_{vib}가 10~20 kJ/mol, E_{rot}가 수십 J/mol이다. 일반적으로 자외선이나 가시광선을 흡수하면, 분자나 이온은 대개 그 전자 에너지 상태의 들뜸이 일어나는데, 하나의 전자상태에는 다수의 진동상태가 포함되고, 각 진동상태에는 또 다수의 회전상태가 있으므로, 회전상태까지 포함하면 수많은 천이양식이 존재하여 폭넓은 흡수대가 이루어진다(그림 12 · 1). 들뜬상태로 있는 시간은 매우 짧아서, 곧 에너지를 방출하고 원래의 바닥상태로 돌아간다. 그러나 그 에너지의 일부는 열 등으로 변하므로 흡수한 전자파와 똑같은 파장의 전자파가 그대로 방출되는 것은 아니다.

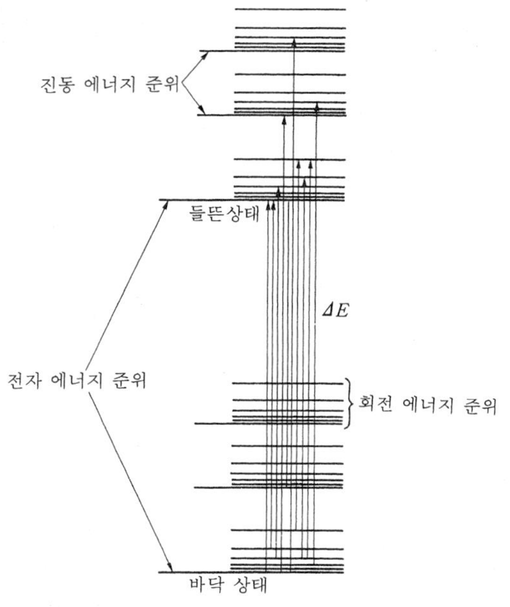

그림 12 · 1 에너지 흡수의 개념도

12.3 색과 파장

물질에 연속 스펙트럼의 빛을 쬐어 주면 그 중의 일부분을 흡수하여 연속 스펙트럼에 어두운 부분이 생긴다. 이 흡수가 마침 가시부에서 일어나면 우리들의 눈에는 착색되어 보이게 된다. 그리고 이 가시부의 흡수가 강하면 강할수록 착색은 진하게 되며, 물질에 따라서 흡수가 일어나는 파장이 다르므로 그 색상도 다르게 마련이다. 흡수되는 빛의 파장범위와 색깔과의 관계는 표 12 · 1과 같다.

시료용액의 색은 그것에 태양광선과 같은 백색광을 투과시켰을 때 용액에 흡수되는 빛의 여색이다. 예를 들면, $KMnO_4$ 용액은 녹색(525 nm)을 가장 많이 흡수하므로 용액은

표 12 · 1 파장범위와 색과의 관계

파장(nm)	색	여색	파장(nm)	색	여색
400～435	자	황록	560～580	황록	자
435～480	청	황	580～595	황	청
480～490	녹청	주황	595～610	주황	녹청
490～500	청록	적	610～750	적	청록
500～560	녹	적자	750～800	적자	녹

그 여색인 적자색을 나타낸다. 이와 같은 가시광의 파장은 400~800 nm이며, 이 범위 내에서는 색을 비교하여 농도를 측정할 수 있다. 그러나 가시광선뿐만 아니라 자외선, 적외부 또는 각종 전자파에 있어서 일어나는 흡수도 각종 기기를 사용하여 측정할 수 있으므로, 넓은 의미에서 이들 방법도 비색 분석법이라 할 수 있다.

12.4 측 정 장 치

흡광도를 측정하는데는 주로 분광 광도계가 사용되고 있다. 분광 광도계의 주요부분은 i) 광원, ii) 파장 선택부, iii) 시료실, iv) 검출기, v) 지시부로 구성되어 있다. 광원으로 가시부는 텅스텐 램프를 사용하고, 자외부는 중수소 방전관(deuterium lamp)을 사용한다. 파장 선택부는 광원에서 나오는 연속광을 좁은 파장범위의 단색광으로 바꾸기 위해 분광기(monochromator)가 필요한데, 주로 회절격자를 쓰고 있다. 시료실은 시료를 담을 수 있는 용기, 즉 시료셀을 놓을 수 있도록 만든 자리이며, 특별한 경우가 아니면 대개 층장 1cm의 셀을 사용한다. 시료셀의 재질은 측정하고자 하는 파장의 빛을 흡수하지 않아야 하므로, 가시부를 측정할 때는 주로 경질유리를 사용하고, 자외부는 석영으로 만든 셀을 쓴다.

검출기는 빛의 강도에 따라 정량적으로 전기신호를 발생하는 장치로, 주로 광전자 증배관(photomultiplier)을 쓰는데 최근에는 diode array detector를 쓰는 경우도 증가하고 있다. 지시부는 측정된 결과를 나타내는 것으로 미터 또는 기록계를 쓰기도 하고, 또는 데이터 시스템을 사용하여 측정전반에 걸친 내용을 CRT에 표시하거나 프린터에 출력하기도 한다.

분광 광도계는 기본적으로 광학계가 다른 싱글 빔(single beam)과 더블 빔(double beam)형이 있다. 싱글 빔 방식은 먼저 셔터를 닫은 상태에서 투과율이 0을 가리키도록 조정하고, 셔터를 열고 측정하고자 하는 파장의 빛에 대해 대조셀을 써서 I_0가 100%가 되도록 조정한다. 그 다음에 셀 홀더를 이동시켜 시료셀을 광로에 놓고 미터의 눈금 또는 수치를 직접 읽는다. 측정하는 동안에 광원의 밝기가 변동하면 안 되므로 측정할 때마다 이 조작을 반복한다. 특정파장에 고정해서 흡광도를 측정하여 분석하는 정량분석에 적합하다.

더블 빔 방식은 분광기로 분광한 단색광을 섹터거울을 써서 시간적으로 둘로 나누어, 시료셀과 대조셀에 번갈아 가며 입사시켜 양쪽의 투과도의 차이를 측정해서 시료의 흡수를 측정한다. 이 방식으로 측정하면 안정한 base line을 얻을 수 있다. 측정은 투과율 0을 맞추는 것은 싱글 빔 방식과 마찬가지지만, 100%를 조정할 때는 2개의 셀에 blank 용액을 넣고 실시한다. 다음에 한쪽의 셀에 시료를 넣고 측정을 하는데, 광원에서 나온 빛을 2방향으로 나누어 거의 동시에 시료셀과 대조셀에 빛이 입사하도록 설계되어 있으므로, 광원의 밝기가 일정하지 않아 생기는 변동은 상쇄된다.

12.5 측정의 오차

측정의 오차의 요인으로는 주로 i) 장치의 파장눈금 및 흡광도 눈금의 부정확, ii) 지시계기의 지침의 눈금을 읽을 때의 오차, iii) 흡수셀의 두께의 차에 의한 오차 등이 있다.

12.5.1 파장 눈금 및 흡광도 눈금의 보정

대한약전(제 7 개정)에 기재되어 있는 보정법은 다음과 같다.

"미리 분광 광도계를 조정한 다음 파장 및 투과율이 다음 시험에 적합한가를 확인한다.

파장은 파장 보정용 광학필터를 써서 각각의 필터에 첨부된 시험 성적서의 시험조건에서 시험 성적서에 표시된 기준치 파장 부근에서의 투과율을 측정하고, 투과율이 극소치를 나타낸 파장을 읽는 시험을 할 때, 그 측정파장과 기준치 파장과의 차이는 ±0.5 nm 이내이고, 측정을 3회 되풀이하여 시험할 때 측정치는 모두 평균치 ±0.2 nm 이내이다. 그리고 저압수은 램프의 263.65 nm, 365.02 nm, 435.84 nm, 546.07 nm 또는 중수소 방전관의 486.00 nm, 656.10 nm의 휘선을 써서 시험할 수 있다. 이 때의 측정파장과 휘선의 파장과의 차이는 ±0.3 nm 이내이고, 측정을 3회 되풀이하여 시험할 때 측정치는 모두 평균치 ±0.2 nm 이내이다.

투과율 또는 흡광도는 투과율 보정용 광학필터를 써서, 각각의 필터에 첨부된 시험성적서의 시험조건에서 시험 성적서에 표시된 기준치의 파장에서의 투과율을 읽는 시험을 할 때, 그 측정 투과율과 기준 투과율과의 차이는 시험 성적서에 표시된 상대정밀도의 상한치 및 하한치에 각각 1%를 더한 값 이내이고, 측정을 3회 되풀이 할 때, 흡광도의 측정치(또는, 투과율의 측정치를 흡광도로 환산한 값)는 흡광도가 0.500 이하일 때 모두 평균치±0.002 이내이고, 흡광도가 0.500을 초과할 때 모두 평균치 ±0.004 이내이다. 또한, 동일파장에서 투과율이 다른 투과율 보정용 광학필터의 여러 장을 써서, 투과율의 직선성을 확인하는 것이 바람직하다.

또한, 중크롬산칼륨 0.005 mol/L 황산용액을 써서 다음의 방법에 따라 시험할 수 있다. 중크롬산칼륨(표준시약)을 가루로 하여 100~110℃에서 3~4시간 건조한 다음, 약 60 mg을 정밀하게 달아 0.005 mol/L 황산을 넣어 녹여 정확하게 1 L로 한 용액을 써서 보정한다. 이 용액의 $E^{1\%}_{1\text{cm}}$는 파장 235 nm(극소), 257 nm(극대), 313 nm(극소) 및 350 nm(극대)에서 각각 122.9~126.2(기준치 124.5), 142.4~145.7(기준치 144.0), 47.0~50.3(기준치 48.6) 및 104.9~108.2(기준치 106.6)이다."

12.5.2 눈금을 읽을 때의 오차

지시계기의 눈금을 읽을 경우는 항상 오차를 동반하게 된다. 예를 들면, 비례눈금의 경우는 지침의 위치에 관계없이 0.2~1% 정도의 오차가 있다. 투과도를 읽을 때의 오차 (ΔT)와 구하고자 하는 농도의 상대오차($\Delta c/c$)와의 관계는

$$\frac{\Delta c/c}{\Delta T} = \frac{1}{T \ln T} = \frac{0.4343}{T \log T} \qquad (12 \cdot 12)$$

으로 나타내지며, Lambert-Beer의 법칙에 의해 유도할 수 있다. 이 관계를 $\Delta T = 1\%$의 경우에 대해 도시하면 그림 12 · 2와 같은 곡선을 얻는다. 이 곡선을 Twyman-Lothian의 곡선이라고 부르며, $T=0.368$($T=36.8\%$), 즉 $A=0.434$일 때의 오차가 최소가 된다. 그림에서 알 수 있듯이 농도가 너무 높아도, 너무 낮아도 오차가 커진다. 측정할 때는 투과율로 20~65%, 흡광도로 0.2~0.7의 범위가 되도록 시료의 농도를 조정하면 오차가 작아지게 된다.

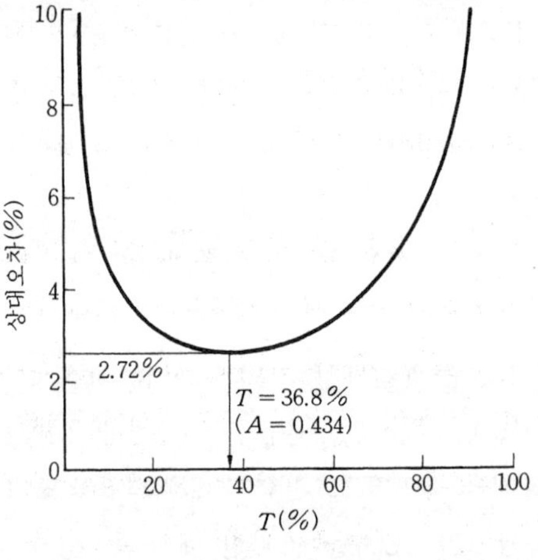

그림 12 · 2 Twyman-Lothian의 곡선(투과도 오차 1%에 대한 농도의 상대오차)

12.5.3 흡수셀에 의해서 생기는 오차

개개의 흡수셀의 두께가 다르므로 인해 오차의 원인이 될 수가 있다. 이 오차를 피하기 위해 통상 두께의 차가 작은 흡수셀끼리 짝을 지어 사용한다. 그러려면 흡수셀에 증

류수를 넣고 흡광도(또는 투과도)를 측정하여 흡수셀의 차를 구하면 된다.

기타 측정오차의 원인으로서 흡수셀의 오염에 의한 경우가 상당히 많으므로 주의가 필요하다. 셀은 증류수나 알코올 속에 담아 두든가 데시케이터 속에 보존한다. 건조한 셀을 사용할 때에는 우선 측정용매로 씻고, 다음에 시료용액으로 씻은 후 검액을 넣는다. 셀의 광로면에는 손을 대지 않아야 한다. 시험관형 셀은 특히 광의 통과 방향성이 강하므로 주의하여야 한다. 광의 방향성을 일정하게 하기 위하여 셀의 한쪽에 백선을 각입한 것을 이용하면 좋다.

휘발성 물질을 측정할 때는 셀의 마개를 사용한다. 마개를 하면 휘발에 의한 농도변화를 방지할 수 있을 뿐만 아니라 장치를 보호하기 위해서도 필요하다. 셀의 오염을 고려하여 에테르나 알코올 등의 유기용매로 씻는다. 그래도 오염이 제거되지 않을 때에는 과산화수소수 2~3%를 함유하는 약 20%의 질산혼액 속에 몇 시간 담갔다가 잘 세척하면서 면봉으로 닦아 준다. 크롬산 황산이나 강알칼리 또는 모래 등을 사용하여서는 안 된다.

12.5.4 용매에 의한 오차

용매는 정제하여 사용하고 특히 클로로포름은 분해하기 쉬우므로 주의를 요한다. 용매는 측정하려는 물질을 투명하게 녹일 수 있어야 할 뿐 아니라, 또 용질분자와 반응하든가 반응하는 불순물을 함유해서는 안 되며, 동시에 측정파장 영역에서 흡수하지 않는 것이어야 한다. 모든 용매는 일반적으로 단파장쪽에서 강한 흡수를 나타내나 장파장쪽으로 이동함에 따라 차차 흡수는 약해지고, 나중에는 전혀 흡수를 나타내지 않는다. 단파장쪽

표 12·2 여러 가지 용매의 흡수단

용 매	흡수단(nm)	용 매	흡수단(nm)
H_2O	200	Benzyl alcohol	250
96% H_2SO_4	210	Amyl acetate	250
Isopropanol	210	Ethyl acetete	255
Ethanol	210	Methyl formate	260
Methanol	210	CCl_4	265
Cyclohexane	210	Acetic acid	265
Dioxane	215	Benzene	280
Ethyl ether	215	Toluene	280
n-Butanol	220	Xylene	290
Acetonitrile	220	Acetone	330
Glycerin	220	allyl alcohol	330
Chloroform	220	CS_2	380

으로 측정할 수 있는 하한선의 파장을 그 용매의 흡수단(absorption edge)이라고 한다. 표 12 · 2는 각 용매의 흡수단을 표시한 것이다.

12.6 정량분석에의 응용

12.6.1 정량법의 종류

흡광 광도법을 써서 한 성분의 정량을 하는 방법에는 다음과 같은 것이 있다. i) 비흡광도(E값)를 쓰는 방법, ii) 표준품을 쓰는 방법, iii) 검량선을 쓰는 방법 등이 있다.

〔1〕 한 성분의 분석

(1) E값(비흡광도)를 쓰는 방법

시료용액(a g/ v dL)의 흡광도 A를 층장 1 cm에서 측정하여 순물질의 비흡광도 $E^{1\%}_{1\mathrm{cm}}$를 기준으로 한 시료 중의 순물질의 양(x mg)을 다음 식을 이용하여 구한다.

$$x = \frac{A}{E^{1\%}_{1\mathrm{cm}}} \times f, \qquad f = 10^3 v \tag{12 · 13}$$

(2) 표준품을 쓰는 방법

시료(C_r' mg) 및 표준품(C_s mg)을 같은 방법으로 처리하여 검액(v_T, v_s mL)으로 하고 흡광도(A_T, A_S)를 측정하여 시료 중의 순품의 양(C_T mg) 또는 함유율(x%)을 다음 식을 이용하여 구한다.

$$C_T = C_S \times \frac{A_T}{A_S} \times \frac{v_T}{v_S}, \qquad x = \frac{C_T}{C_r'} \times 100 \tag{12 · 14}$$

이 방법은 발색반응이나 추출 등 처리조건의 영향이 큰 경우에 적합하다.

(3) 검량선을 쓰는 방법

표준품 또는 순물질의 함량기지의 물질에 대하여, 시료용액과 똑같이 조작하여 투과도를 측정할 수 있는 범위에서 조금씩 농도를 다르게 한 일련의 용액들을 만들고, 이 용액들에 대해 각각의 흡광도와 농도와의 관계를 나타내는 검량선을 그린다. 다음에 시료용액을 측정하여 얻은 흡광도가 검량선상에서 어느 농도에 해당하는지를 살펴, 시료 중의 순물질의 양을 알아내는 방법이다.

그림 12 · 3은 검량선의 한 예이다.

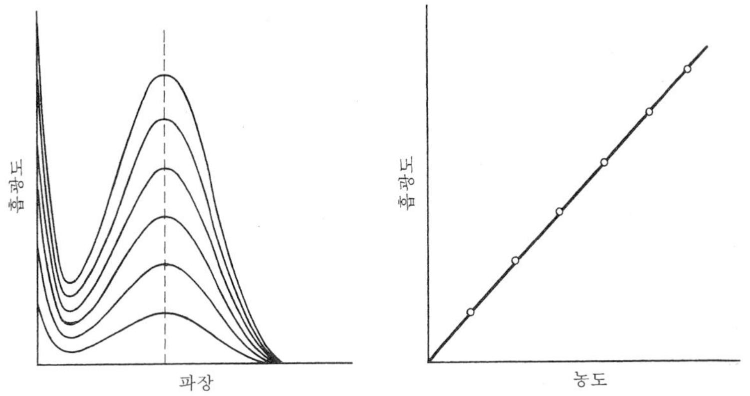

그림 12 · 3 검량선의 한 예

〔2〕 다성분의 동시 정량

설명을 간단히 하기 위해 두 성분으로 이루어진 시료를 예로 들어보자. 지금 X, Y라고 하는 두 성분으로 이루어진 계에 대해서 그림 12 · 4와 같은 세 가지의 경우를 생각할 수 있다.

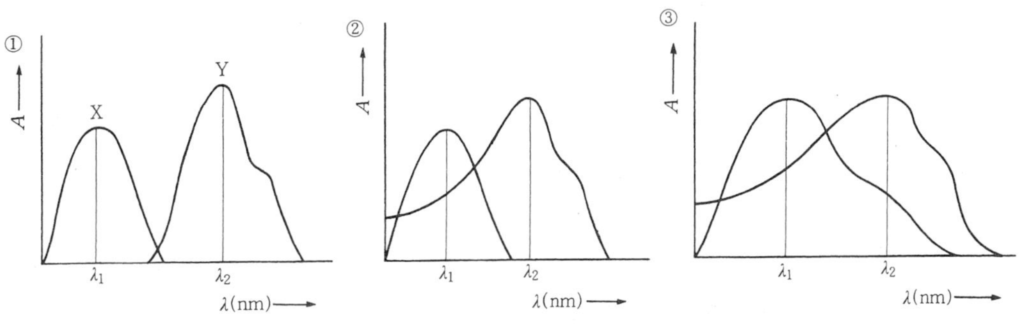

그림 12 · 4 두 성분계의 흡수곡선

① X, Y 성분의 흡수곡선이 겹치지 않는 경우 …… X, Y를 각각의 파장 λ_1, λ_2에서 측정한다.

② 한쪽의 흡수곡선이 겹치는 경우 …… 예를 들면 그림 12 · 4의 ②에서 보는 바와 같이 X성분의 흡수에 Y성분의 흡수가 겹칠 때, Y성분은 X성분의 영향이 없으므로 우선 λ_2에서 Y성분의 농도를 알아놓고, 이어서 그 양에 대한 Y성분의 λ_1에서의 흡광도를 미리 측정한 값에서 계산해 둔다. 그리고 λ_1에서의 흡광도에서 그 값을 빼면 X성분에 대한 흡광도를 알 수 있다.

③ 양쪽의 흡수곡선이 겹치는 경우 …… 만일, 10 mm의 셀을 사용하면 다음과 같은 식

이 성립한다.

$$A_1 = K_{X_1 C_X} + K_{Y_1 C_Y} \qquad (12 \cdot 15)$$

$$A_2 = K_{X_2 C_X} + K_{Y_2 C_Y} \qquad (12 \cdot 16)$$

여기서 A_1 : λ_1에서의 흡광도

A_2 : λ_2에서의 흡광도

K_{X_1} : X성분의 λ_1에서의 흡광계수

K_{X_2} : X성분의 λ_2에서의 흡광계수

K_{Y_1} : Y성분의 λ_1에서의 흡광계수

K_{Y_2} : Y성분의 λ_2에서의 흡광계수

C_X, C_Y : X, Y 성분의 각각의 농도

위의 연립 방정식을 풀면 C_X, C_Y를 구할 수 있다. 즉, 파장 λ_1, λ_2에서의 흡광도 A_1, A_2를 측정하여 위의 연립 방정식에 대입하면, X, Y 성분의 각각의 농도 C_X, C_Y는 다음과 같게 된다.

$$C_X = \frac{K_{Y_2} A_1 - K_{Y_1} A_2}{K_{X_1} K_{Y_2} - K_{X_2} K_{Y_1}} \qquad (12 \cdot 17)$$

$$C_Y = \frac{K_{X_1} A_2 - K_{X_2} A_1}{K_{X_1} K_{Y_2} - K_{X_2} K_{Y_1}} \qquad (12 \cdot 18)$$

이 방법은 두 성분이 서로 영향을 주지 않으면 정량이 가능하다는 것을 나타내는데, 실제로는 오차가 크며 세 성분 이상이 되면 정밀도는 아주 나빠진다.

12.6.2 정량분석에 이용할 때의 유의할 점

흡광 광도법에 의해 정량을 할 경우, 대상이 되는 시료에 따라 다음과 같은 수단을 강구한다.

① 시료자신이 지니고 있는 흡수를 이용하여 정량한다.

② 발색시약과 반응시켜 얻어진 것의 흡수를 이용하여 정량한다.

③ 시료자신이 지니고 있는 흡수를 화학반응으로 소실시키고, 그 비율을 가지고 정량한다.

④ 시약의 흡수를 시료와의 반응에 의해 소실시키고, 그 비율을 가지고 정량한다.

가장 일반적으로 이용되는 것은 ②의 수단이다. 이 경우에 적당한 발색반응을 찾아내야 되는데 획일적인 것은 생각하기 어렵고, 다만 여러 가지 시약과 반응시켜 보아 선택하지 않으면 안 된다. 이 때 유기 화합물이 갖고 있는 관능기의 반응성을 이용하는 것이

일반적이다. 주요반응으로서는 염의 형성, 산화환원, 축합, 부가, 디아조화, 커플링, 킬레이트 생성 등의 각 반응이 있다. 발색반응에 어떤 반응을 이용할 것인지의 여부는 다음의 조건을 고려하여 결정한다.

① 시약과 목적성분이 정량적으로 반응하든지, 또는 일정량만이 재현성이 양호하게 반응한다.

② 반응이 예민하고 목적성분과 선택적으로 반응한다.

③ 발색된 것이 장시간 안정하다.

④ 시약자신의 흡수가 측정을 방해하지 않는다.

⑤ Lambert-Beer의 법칙이 성립한다.

⑥ 시약이 안정하고 조제가 용이하다.

따라서, 발색반응을 이용한 정량법을 작성하는 경우는, 가능한 한 위의 조건을 되도록 많이 갖춘 것을 택하는 것이 바람직하다.

교과서나 공정서 등에 기재되어 있는 정량법을 이용하여 실험을 할 경우는, 반응에 필요한 조건(반응의 온도나 시간, 시약의 조제법이나 첨가순서 등) 및 측정조건(측정할 때까지의 방치시간이나 시료의 농도범위, 흡수셀의 길이 등)을 지시대로 실시하지 않으면 안 된다. 그리고 측정할 때의 온도에 대해서는 성분의 회합이라든가 평형 등이 크게 변화하지 않는 한 거의 영향이 없으며, 특별히 일정한 온도로 할 필요는 없다.

기타 문헌 등에 기재된 정량법을 이용하는 경우에, 반드시 감도가 높은 것이 좋다고는 할 수 없다. 목적성분의 양이 비교적 다량 들어 있는 경우에는 감도는 별로 좋지 않더라도 방해물질의 영향이 적고, 전처리라든가 반응조작이 간단한 방법이 바람직하며, 목적에 상응하는 선택을 하는 것이 좋겠다.

12.6.3 분석의 실례

〔1〕 초산 코르티손 수성현탁 주사액

대한약전의 의약품 중에는 여러 종류의 부신피질 호르몬이 수재되어 있으며, 항염증약 등으로 널리 쓰이고 있다. 이들 스테로이드 호르몬류의 $E^{1\%}_{1\mathrm{cm}}$가 판명되어 있어, 이것을 이용하여 정량하는 경우가 많다. 초산 코르티손 수성현탁 주사액은 초산 코르티손을 가지고 주사제의 제법에 따라 만든 수성현탁 주사제로, 이것을 정량할 때 표시량의 90.0~110.0%에 해당하는 초산 코르티손($C_{23}H_{30}O_6$: 402.49)을 함유한다. 초산 코르티손의 $E^{1\%}_{1\mathrm{cm}}$는 390이다.

조작 : 이 약을 잘 흔들어 섞고, 초산 코르티손($C_{23}H_{30}O_6$)으로 약 50 mg에 해당하는 양을 정밀하게 달아 메탄올을 넣어 정확하게 250 mL로 한다. 이 액 5 mL를 정확하게 취하

여 메탄올을 넣어 100 mL로 한다. 이 액을 가지고 흡광도 측정법에 따라 시험하여 238 nm 부근의 흡수극대 파장에서의 흡광도 A를 측정한다.

$$\text{초산 코르티손}(C_{23}H_{30}O_6)\text{의 양(mg)} = \frac{A}{390} \times 50,000$$

〔2〕 염산 에틸레프린정

염산 에틸레프린은 교감신경 흥분, 혈압 상승약으로 사용되는 에피네프린 유사 화합물이다. 염산 에틸레프린정은 염산 에틸레프린을 가지고 정제의 제법에 따라 만드는데, 이것을 정량할 때 표시량의 93～107%에 해당하는 염산 에틸레프린($C_{10}H_{15}NO_2 \cdot HCl$: 217.70)을 함유한다. 표준품과 시료를 같은 방법으로 처리하여 만든 검액의 흡광도를 측정하여 정량하는 방법이다.

조작 : 이 약 20정 이상을 취해서 그 무게를 정밀하게 달아 가루로 하고, 염산 에틸레프린($C_{10}H_{15}NO_2 \cdot HCl$) 약 5 mg에 해당하는 양을 정밀하게 달아 희석시킨 염산(1→1000) 60 mL를 넣고, 10분간 흔들어 섞은 다음 희석시킨 염산(1→1000)을 넣어 정확하게 100 mL로 하여 여과한다. 처음 여액 20 mL는 버리고 다음 여액을 검액으로 한다. 따로, 정량용 염산 에틸레프린(따로, 105℃에서 4시간 건조하고 그 감량을 알아둔다) 약 50 mg을 정밀하게 달아 희석시킨 염산(1→1000)에 녹여 정확하게 1000mL로 해서 표준액으로 한다. 또, 검액 및 표준액 5 mL씩을 정확하게 취해서 각각에 아세톤 5 mL 및 pH 9.2의 붕산 · 염화칼륨 · 수산화나트륨 완충액 25 mL를 정확하게 넣고, 5℃ 이하 얼음물 속에서 식혀 흔들어 섞으면서 p-니트로벤젠디아조늄플루오로보레이트 시액((1→2000) 10 mL를 정확하게 넣고 2분간 방치한다.

다시 실온에서 30분간 방치한 다음 pH 9.2의 붕산 · 염화칼륨 · 수산화나트륨 완충액을 넣어 정확하게 50 mL로 한다. 이 액을 가지고 희석시킨 염산(1→1000) 5 mL를 써서 같은 방법으로 조작하여 얻은 액을 대조해서 흡광도 측정법에 따라 시험한다. 파장 505 nm에서 흡광도 A_T 및 A_S를 측정한다.

$$\text{염산 에틸레프린}(C_{10}H_{15}NO_2 \cdot HCl)\text{의 양(mg)}$$
$$= \text{건조물로 환산한 정량용 염산 에틸레프린의 양(mg)} \times \frac{A_T}{A_S} \times \frac{1}{10}$$

〔3〕 혈액 중의 트랜스아미나아제의 정량

트랜스아미나아제란 α- L-아미노산과 α-케토산과의 사이의 가역적인 아민기의 전이반응에 도움이 되는 효소로서, 그 중에서 임상적으로 중요한 것은 글루타민산 · 옥살초산 트랜스아미나아제(GOT)와 글루타민산 피루빈산 트랜스아미나아제(GPT)의 두 종류이며, 그 작용은

$$아스파라긴산 + \alpha\text{-}케토글루탈산 \xrightleftharpoons{GOT} 글루타민산 + 옥살초산$$

$$알라닌 + \alpha\text{-}케토글루탈산 \xrightleftharpoons{GPT} 글루타민산 + 피루빈산$$

이다. 즉 α-케토글루탈산과 아스파라긴산 또는 알라닌을 포함하는 기질에 혈청을 섞어서 가온하면, 혈청 중에 있는 GOT, GPT는 위의 식에서 가리키는 바와 같이 옥살초산 또는 피루빈산 등의 케토산을 생성한다. 이들 케토산은 α-케토글루탈산과 마찬가지로 2,4-디니트로페닐히드라존을 만든다.

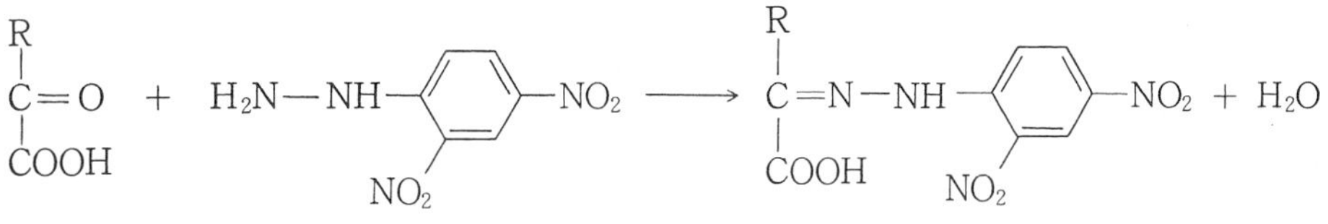

그래서 여기에 알칼리를 가하는 경우에 흡수곡선은 그림 12·5와 같이 되는데, α-케토글루탈산의 흡수곡선과 차가 있기 때문에 파장을 505 nm로 선택하여 그 흡광도를 측정한다.

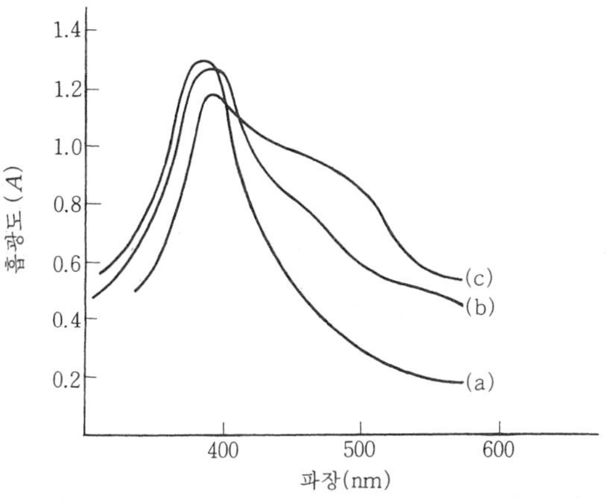

(a) α-케토글루탈산(6 μM), (b) 옥살초산 (0.4 μM) 및 (c) 피루빈산(0.4 μM)의 2, 4-디니트로페닐히드라존 알칼리 정색의 흡수곡선

그림 12·5

이들의 값으로부터 트랜스아미나아제의 값을 환산한다. 즉, 일정시간 내에 생성된 옥살초산 또는 피루빈산의 양이 각각 GOT 또는 GPT의 양을 나타내는 것이다.

1) 시 약

① 기질액

ⓐ GOT 기질액(2 mM α-케토글루탈산, 200 mM L-아스파라긴산 pH 7.4 완충액)

ⓑ GPT 기질액(2 mM α-케토글루탈산, 200 mM DL-알라닌 pH 7.4 완충액)

② 검량선용 피루빈산(20 mM 피루빈산 용액, 사용할 때에 10배로 희석하여 2 mM으로 하여 쓴다) : 순피루빈산 리튬($CH_3CO \cdot COOLi \cdot H_2O$) 224 mg을 pH 7.4, 0.1$M$ 인산 완충액에 녹여 전량을 100 mL로 한다. 클로로포름을 첨가하여 냉암소에서 보존한다.

③ 발색시약(1 mL 디니트로페닐히드라진 용액) : 2,4-디니트로페닐히드라진 20 mg을 진한 염산 7.0 mL에 녹이고, 물을 가하여 전량을 100 mL로 한다. 냉암소에서 보존한다.

④ 인산 완충액(pH 7.4 인산염 완충액)

⑤ 0.4M-NaOH

2) 검량선 작성법 : 시험관 5개에 다음과 같이 피루빈산 용액 및 GOT(또는 GPT)용 기질용액을 가하고, 혈청 대신에 0.1 mL의 증류수를 가해서 다음에 발색시약 1.5 mL를 가한다. 20분간 실온에서 방치하고 0.4M-NaOH 용액 5.0 mL를 가해서 발색시키고, 발색 후 30분 지나서 505 nm에서 흡광도를 측정한다.

3) 혈액 중의 트랜스아미나아제의 측정법

① 시험관에 기질액(GOT, GPT용)을 0.5 mL 취하여 37℃ 항온조에 담근다. 2~3분 후 신선한 혈청 0.1 mL를 가해서 혼화하고, GOT는 1시간, GPT는 30분간 37℃로 유지한다.

② 발색시약 1.5 mL를 가하고 혼화하여 실온에서 30분간 방치한다.

③ 0.4M-NaOH 용액 5.0 mL를 혼화하고 실온에서 30분간 방치한다.

④ 505 nm의 파장에서 흡광도 A_1을 구한다.

⑤ 기질액 0.5 mL, 발색시약 1.5 mL, 증류수 0.1 mL의 순으로 혼화하고, 실온에서 20분간 방치한 다음 0.4M-NaOH 용액 5.0 mL를 혼합해서 30분 후에 흡광도 A_2를 구한다.

⑥ blank를 뺀 흡광도(A_1-A_2)에 상당하는 효소단위를 검량선에서 구한다.

표 12 · 3

	피루빈산 리튬 (mL)	GOT 기질액 (mL)	피루빈산 μM	효소단위(Karmen 단위)	
				GOT	GPT
1	0.00	0.50	0	0	0
2	0.05	0.45	0.1	21.6	27.8
3	0.10	0.40	0.2	52.3	52.1
4	0.15	0.35	0.3	95.4	83.1
5	0.20	0.30	0.4		

12.7 정량분석 이외에의 응용

12.7.1 화학평형의 해석

〔1〕 산염기 전리상수의 결정

어떤 종류의 산 또는 염기성의 유기 화합물의 흡수 스펙트럼은 용액의 pH에 따라 매우 큰 영향을 받는다. 약산 HA를 예로 들면

$$HA \rightleftharpoons H^+ + A^-$$

전리상수 K_a는

$$pK_a = pH - \log \frac{[A^-]}{[HA]} \tag{12・19}$$

으로 표현된다. 여기서 HA와 A^-의 흡수 스펙트럼을 측정하여, HA와 A^-의 흡광도의 차가 큰 임의의 파장 λ를 선택한다. 그 파장에 있어서 거의 모두 HA로 되었을 때의 흡광도를 A_{HA}, 거의 모두가 A^-으로 되었을 때의 흡광도를 A_{A^-}으로 한다. 그리고 HA와 A^-이 공존하는 pH 용액에서 λ에서의 흡광도를 A라고 하면, 식 (12・19)는

$$pK_a = pH - \log \frac{A - A_{A^-}}{A_{HA} - A} \tag{12・20}$$

이 된다. 따라서, pK_a는 $-\log \frac{A - A_{A^-}}{A_{HA} - A}$가 0, 즉 $A = \frac{A_{HA} + A_{A^-}}{2}$일 때의 pH와 같으며, 이것을 측정함으로써 구할 수 있다.

〔2〕 성분 결합비의 측정

금속착체를 예로 들면, 어떤 금속(M)과 배위자(L)에 의해 생성되는 착체(ML_n)가 갖는 자외・가시광의 흡수가 M+L의 그것과 크게 다를 때, 그 조성비 1 : n을 흡광 광도법에 의해 결정할 수가 있다. 이 방법에는 몰비법, 연속 변화법 등이 있다.

(1) 몰비법(molar ratio method)

L의 농도는 일정하게 고정하고, M의 농도는 각각 다르게 바꾸고, 그 이외는 동일한 조건에서 착체를 생성시켜 각각의 흡광도를 측정한다. [M]/[L]과 흡광도의 관계를 plot하면 2개의 직선의 교점($=1/n$)으로부터 성분의 결합비를 구할 수 있다.

응용 예 : N-살리실리덴-α-페닐에틸아민[I]과 Al^{3+}의 착체 성분비의 측정

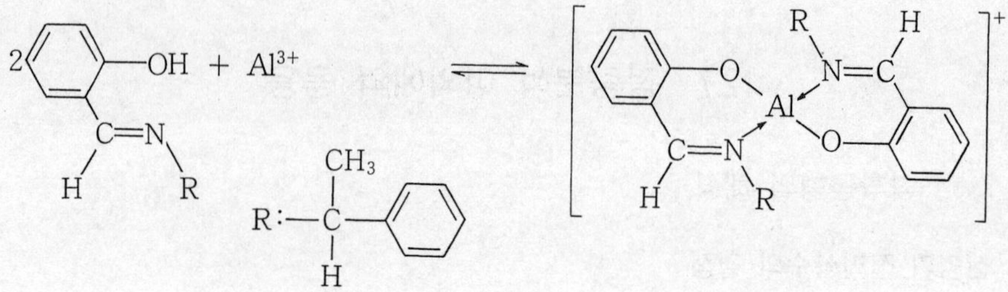

[I] [II]

I 및 Al^{3-} 용액을 같은 농도(1×10^{-3} M)로 준비한다. I 용액 1.0 mL에 Al^{3-} 용액을 0~5 mL 가한 다음, 메탄올을 가해서 전량을 10 mL로 한 것에 대해 흡수 스펙트럼을 측

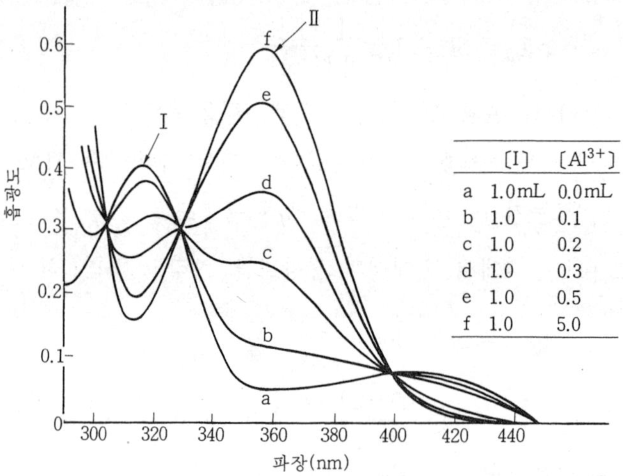

	[I]	[Al^{3+}]
a	1.0 mL	0.0 mL
b	1.0	0.1
c	1.0	0.2
d	1.0	0.3
e	1.0	0.5
f	1.0	5.0

그림 12 · 6 N-살리실리덴-α-페닐에틸아민의 Al^{3+} 이온에 의한 흡수 스펙트럼의 변화

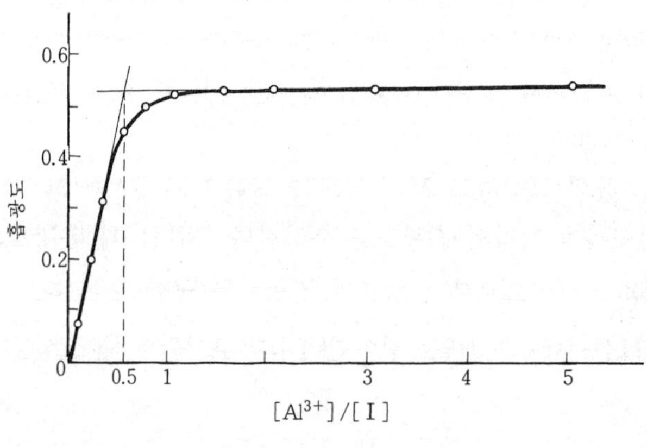

그림 12 · 7 몰 비 법

정한 것이 그림 12 · 6이다. 여기서 가장 흡광도 변화가 두드러진 파장 356 nm에서의 흡광도와 $[Al^{3-}]/[I]$의 관계를 plot한 것이 그림 12 · 7이다. 두 직선의 교점에서 $1/n=0.5$를 알 수 있으며, 따라서 $n=2$, 즉 $[Al^{3-}]:[I]=1:2$임을 알 수 있다.

(2) 연속 변화법(continuous variation method)

2성분 M과 L의 농도의 합이 일정하게 되도록 [M], [L]의 비율을 여러 가지로 바꾸어서 착체를 생성시켜 각각의 흡광도를 측정한다. L의 몰분율 x, 즉 [L]/([M]+[L])과 흡광도의 관계를 plot하여, 2점의 직선의 교점으로부터 x를 구하고, $x/(1-x)=n$으로부터 n을 구한다. 이 방법은 자주 쓰이기는 하지만 $n>4$일 때는 적합하지 않다.

응용 예 앞의 I과 Al^{3-}와의 착체에 있어서 I 및 Al^{3-} 용액의 합이 5.0 mL가 되도록 I과 Al^{3-}의 비율을 바꿔서 조제한 다음, 각각을 메탄올로 30mL가 되게 한다. 356nm에서의 흡광도와 $[I]/([I]+[Al^{3-}])$의 관계를 plot하면 그림 12 · 8을 얻게 된다. 이로부터 $n=\dfrac{0.67}{(1-0.67)}\fallingdotseq 2$를 구할 수 있다.

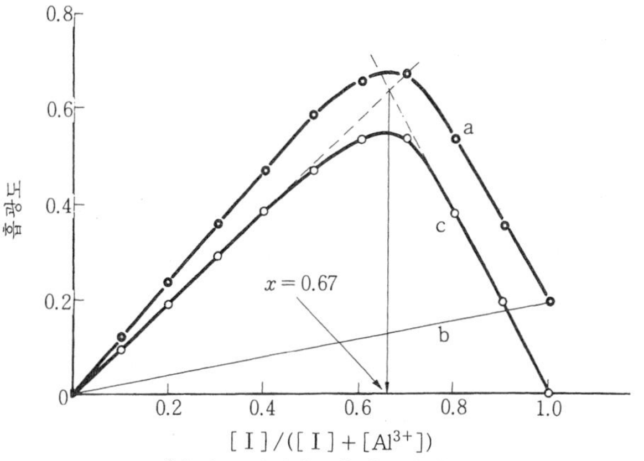

a : 실측치 b : 과잉의 I에 의한 흡광도 c : 보정치

그림 12 · 8 연속 변화법

12.7.2 분자량의 결정

어떤 화합물이 어떤 시약과 유도체를 생성할 때, 원래의 화합물이 흡수하지 않는 파장역에서 생성 유도체가 특유의 강한 흡수대를 갖는 경우에는, 그 유도체의 흡광계수는 통상 그 시약의 흡광계수와 동일하다. 따라서, 유도체 및 시약의 ε을 측정하면 분자량을 구할 수 있다.

예를 들면, 아민의 피크레이트(피크린산의 염)는 380 nm에서 $\varepsilon\fallingdotseq 13,400$의 흡수를 나

타내는데 이 ε은 피크린산의 그것과 같다. 따라서, 아민의 분자량을 M이라고 하면

$$\varepsilon = \frac{A}{C(\text{mol}) \times l}$$

또는

$$\varepsilon = E^{1\%}_{1\text{cm}} \times \frac{M}{10}$$

의 관계로부터 피크레이트의 380 nm에서의 흡광도, 또는 E치를 측정하면 쉽게 M을 구할 수 있다.

12.7.3 광도 적정법

보통의 적정법(목시적정)은 지시약의 색의 변화를 육안으로 판정하는 것인 데 반해, 광도 적정법은 흡광광도 측정을 이용하여 피적정액의 흡광도 변화를 측정하면서 적정을 실시한다(그림 12 · 9). 흡광도 변화가 두드러지게 나타나는 점을 적정의 종말점으로 하는 방법이다. 목시적정에 비하여 다음과 같은 이점이 있다.

① 정확도, 정밀도, 감도가 뛰어나다.

② 착색용액에도 적용할 수 있다.

③ 자외영역의 흡수를 이용할 수 있다.

광도적정에는 적정반응에 관여해서 물질이 보이는 흡수를 이용하는 직접적정과, 반응계에 지시약으로서 적당한 물질을 가하여 그 흡수를 이용하는 간접적정이 있다.

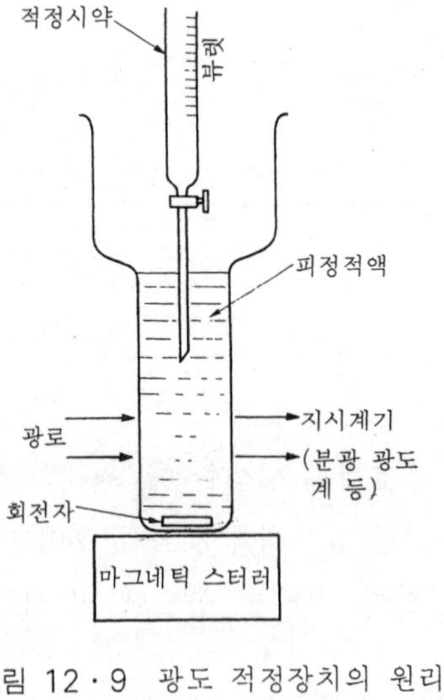

그림 12 · 9 광도 적정장치의 원리

대한약전 수재 의약품

a) 흡광 광도법

약 품 명	분 자 식	분자량	용 매	표 준 시 약	검출파장
구아이페네신	$C_{10}H_{14}O_4$	198.22	물		273 nm
구연산클로미펜정			메탄올		295 nm
낙산리보플라빈	$C_{33}H_{44}N_4O_{10}$	656.73	에탄올	리보플라빈 표준품	445 nm
낙산히드로코르티손	$C_{25}H_{36}O_6$	432.56	무수에탄올		241 nm
노르에치스테론정			무수메탄올	노르에치스테론 표준품	380 nm
노르에피네프린주사액			물	주석산수소노르에피네프린 표준품	515 nm
니코몰정			1*M* 염산 · 물	정량용 니코몰	262 nm
니코틴산아미드주사액			물	니코틴산아미드 표준품	398 nm
니트로글리세린정			빙초산	질산칼륨	410 nm
니페디핀	$C_{17}H_{18}N_2O_6$	346.34	메탄올		350 nm
데슬라노시드	$C_{47}H_{74}OS_{19}$	943.09	메탄올	데슬라노시드 표준품	485 nm
데슬라노시드주사액			메탄올	데슬라노시드 표준품	485 nm
디곡신	$C_{41}H_{64}O_{14}$	780.95	온에탄올	디곡신 표준품	620 nm
디곡신정			*n*-프로판올		590 nm
디곡신주사액			물		590 nm
디드로게스테론	$C_{21}H_{28}O_2$	312.45	메탄올		286 nm
디드로게스테론정			메탄올	정량용 디그로게스테론	286 nm
디프로피온산베타메타손	$C_{28}H_{37}FO_7$	504.60	1) 메탄올 & 2) 0.01*M* 수산화나트륨 · 물		1) 239 nm &
라나토시드C	$C_{49}H_{76}O_{20}$	985.13	메탄올	라나토시드 표준품	485 nm

약 품 명	분 자 식	분자량	용 매	표 준 시 약	검출파장
라나토시드C 정			에탄올	라나토시드 표준품	490 nm
레세르핀 주사액			물 · 암모니아	레세르핀 표준품	295 nm
리보플라빈	$C_{17}H_{20}N_4O_6$	376.37	빙초산(1→400)	리보플라빈 표준품	445 nm
리보플라빈산			빙초산(1→400)	리보플라빈 표준품	445 nm
리보플라빈정			빙초산(1→400)	리보플라빈 표준품	445 nm
리오치로닌나트륨정(liothyronine Sodium Tablets)	$C_{15}H_{11}I_3NNaO_4$	672.96	물	요오드화칼륨	600 nm
말레인산메틸에르고메트린	$C_{19}H_{23}N_3O_2 \cdot C_4H_4O_4$	441.48	물	*p*-디메틸아미노벤즈알데히드 · 염화제이철시액	545 nm
말레인산메틸에르고메트린 정	$C_{19}H_{23}N_3O_2 \cdot C_4H_4O_4$	441.48	물	*p*-디메틸아미노벤즈알데히드 · 염화제이철시액	545 nm
말레인산에르고메트린 주사액	$C_{19}H_{23}N_3O_2 \cdot C_4H_4O_4$	441.48	물	*p*-디메틸아미노벤즈알데히드 · 염화제이철시액	550 nm
말레인산클로르페니라민 산	$C_{16}H_{19}ClN_2 \cdot C_4H_4O_4$	390.87	0.2*M* 황산시액	0.2*M* 황산시액	265 nm
말레인산클로르페니라민 정	$C_{16}H_{19}ClN_2 \cdot C_4H_4O_4$	390.87	0.2*M* 황산시액	0.2*M* 황산시액	265 nm
말레인산클로르페니라민 주사액	$C_{16}H_{19}ClN_2 \cdot C_4H_4O_4$	390.87	0.2*M* 황산시액	0.2*M* 황산시액	265 nm
말레인산페르페나진 정	$C_{21}H_{26}ClN_3OS \cdot 2C_4H_4O_4$	636.12	물		255 nm
말레인산프로클로르페라진 정	$C_{20}H_{24}ClN_3S \cdot 2C_4H_4O_4$	606.10	물	염화팔라듐	495 nm
메스트라놀	$C_{21}H_{26}O_2$	310.11	무수메탄올		279 nm
메실산데페록사민	$C_{25}H_{48}N_6O_8 \cdot CH_4O_3S$	656.80	염화제이철 시액/황산		430 nm
메틸도파 정	$C_{10}H_{13}NO_4$	211.22	pH8.5(암모니아 · 초산암모늄 완충액)	주석산제1철시액	520 nm

약 품 명	분 자 식	분자량	용 매	표 준 시 약	검출파장
메틸테스토스테론	$C_{20}H_{30}O_2$	302.46	에탄올		241 nm
메틸프레드니솔론	$C_{22}H_{30}O_5$	374.48	메탄올		243 nm
메토카르바몰	$C_{11}H_{15}NO_5$	241.24	메탄올		274 nm
메토카르바몰 정	$C_{11}H_{15}NO_5$	241.24	pH4.5 완충액 및 내부 표준액		274 nm
메톡살렌	$C_{12}H_8O_4$	216.19	에탄올		300 nm
메틸디곡신	$C_{42}H_{66}O_{14}\cdot 1/2\ C_3H_6O$	824.02	메탄올		495 nm
바클로펜 정	$C_{10}H_{12}ClNO_2$	213.66	물·*n*-프로판올 (1 : 1)		570 nm
불화주석	SnF_2	156.69	물	0.05*M* 요오드산칼륨	
설파디아진은	$C_{10}H_9AgN_4O_2S$	357.14	암모니아 시액		255 nm
설파브로모프탈레인나트륨	$C_{30}H_8Br_4Na_2O_{10}S_2$	838.01	무수탄산나트륨		580 nm
설파브로모프탈레인나트륨 주사액	$C_{30}H_8Br_4Na_2O_{10}S_2$	838.01	물		580 nm
G-스트로판친	$C_{29}H_{44}O_{12}\cdot 8H_2O$	728.78	메탄올-물	피크린산 시액	490 nm
G-스트로판친 주사액	$C_{29}H_{44}O_{12}\cdot 8H_2O$	728.78	메탄올-물	피크린산 시액	490 nm
스피로노락톤	$C_{24}H_{32}O_4S$	416.58	메탄올		238 nm
시아노코발라민	$C_{63}H_{88}CoN_{14}O_{14}P$	1355.38	물		361 nm
시아노코발라민 주사액	$C_{63}H_{88}CoN_{14}O_{14}P$	1355.38	물		361 nm
아세타졸아미드	$C_4H_6N_4O_3S_2$	222.25	0.1*M* 염산시액		265 nm
아세트아미노펜	$C_8H_9NO_2$	151.17	메탄올 : 물		244 nm
아스피린알루미늄	$C_9H_8O_4$	180.16	클로로포름		278nm/ 308 nm
아자치오프린 정	$C_9H_7N_7O_2S$	277.27	디메틸설폭시드/ 0.1*M* 염산시액		280 nm

약 품 명	분 자 식	분자량	용 매	표 준 시 약	검출파장
에난트산메테놀론	$C_{27}H_{42}O_3$	414.63	메탄올		242 nm
에난트산메테놀론 주사액	$C_{27}H_{42}O_3$	414.63	클로로포름	이소니코틴산히드라짓 시액	384 nm
에난트산테스토스테론	$C_{26}H_{40}O_3$	400.6	에탄올		241 nm
에치닐에스트라디올 정	$C_{20}H_{24}O_2$	296.41	클로로포름	황산 : 메탄올(7 : 3)	540 nm
에치온아미드 정	$C_8H_{10}N_2S$	166.25	메탄올		290 nm
에텐자미드	$C_9H_{11}NO_2$	165.19	에탄올		290 nm
염산메칠에페드린 *dl*-산	$C_{11}H_{17}NO \cdot HCl$	215.72	물		241 nm
염산아미트리프틸린 정	$C_{20}H_{23}N \cdot HCl$	313.87	희석시킨 메탄올		239 nm
염산에틸레프린 정	$C_{10}H_{15}NO_2 \cdot HCl$	217.7	염산		505 nm
염산이미프라민 정	$C_{19}H_{24}N_2 \cdot HCl$	316.87	0.01*M* 염산시액	염산이미프라민 표준품	416 nm
염산클로르디아제폭시드 캅셀	$C_{16}H_{14}ClN_3O \cdot HCl$	336.22	메탄올	1 mL 중 6μg	245 nm
염산클로르프로마진 시럽	$C_{17}H_{19}ClN_2S \cdot HCl$	355.33	0.1M 염산	1 mL 중 6μg을 함유	254 및 277 nm
염산트리헥시페니딜 정	$C_{20}H_{31}NO\ HCl$	337.93	묽은 염산 물 메탄올		408 nm
염산프로마진	$C_{17}H_{20}N_2S \cdot HCl$	320.89	0.1*M* 염산		301 nm
염산프로마진 정	$C_{17}H_{20}N_2S \cdot HCl$	320.89	0.1*M* 염산		301 nm
염산플루페나진 정	$C_{22}H_{26}F_3N_3OS \cdot 2HCl$	510.45	수산화나트륨 용액, *n*-헥산	염화팔라듐액	480 nm
염산피리독신 주사액	$C_8H_{11}NO_3 \cdot HCl$	205.64	물	염산피리독신 표준품	650 nm
염화베르베린	$C_{20}H_{18}ClNO_4$	371.82	물	중크롬산칼륨	421 nm
염화에드로포늄 주사액	$C_{10}H_{16}ClNO$	201.70	물		273 nm

약 품 명	분 자 식	분자량	용 매	표 준 시 약	검출파장
염화투보쿠라린 주사액	$C_{37}H_{41}ClN_2O_6 \cdot HCl \cdot 5H_2O$	771.73	물		280 nm
엽산	$C_{19}H_{19}N_7O_6$	441.40	물		550 nm
옥시메톨론	$C_{21}H_{32}O_3$	332.48	메탄올		315 nm
와르파린칼륨	$C_{19}H_{15}KO_4$	346.42	0.02*M* 수산화칼륨 시액		308 nm
유로키나제			물		405 nm
주석산에르고타민 주사액	$(C_{33}H_{35}N_5O_5) \cdot 2C_4H_6O_6$	1313.43	물		545 nm
질산이소소르비드 정	$C_6H_8N_2O_8$	236.14	빙초산	질산칼륨	412 nm
초산노르에치스테론	$C_{22}H_{28}O_3$	340.46	에탄올		240 nm
초산메테놀론	$C_{22}H_{33}O_3$	344.49	메탄올		242 nm
초산코르티손 수성현탁 주사액	$C_{23}H_{30}O_6$	402.49	메탄올		238 nm
초산클로르마디논	$C_{23}H_{29}ClO_4$	404.93	에탄올		285 nm
초산플루드로코르티손	$C_{23}H_{31}FO_6$	422.49	클로로포름		525 nm
초산히드록소코발라민	$C_{62}H_{89}CoN_{13}O_{15}P \cdot C_2H_4O_2$	1406.43	초산-초산나트륨 완충액		361 nm
주사용 치오펜탈나트륨	$C_{11}H_{17}N_2NaO_2S$	264.32	물		304 nm
카르바마제핀	$C_{15}H_{12}N_2O$	236.27	에탄올		285 nm
카프론산히드록시프로게스테론	$C_{27}H_{40}O_4$	428.61	에탄올		240 nm
카프론산히드록시프로게스테론 주사액	$C_{27}H_{40}O_4$	428.61	메탄올		380 nm 부근
클로르족사존	$C_7H_4ClNO_2$	169.57	메탄올		282 nm
탄닌산베르베린	$C_{20}H_{19}NO_5$	353.37	메탄올 및 1*M* 염산	중크롬산칼륨	422 nm
톨나프테이트	$C_{19}H_{17}NOS$	307.42	메탄올		257 nm

약 품 명	분 자 식	분자량	용 매	표 준 시 약	검출파장
톨나프테이트 크림	$C_{19}H_{17}NOS$	307.42	클로로포름		258 nm 부근
트리옥살렌 정	$C_{14}H_{12}O_3$	228.25	클로로포름		252 nm
파모산피르비늄	$C_{75}H_{70}N_6O_6$	1151.43	빙초산 및 메탄올		505 nm
파모산피르비늄 정	$C_{75}H_{70}N_6O_6$	382.53	빙초산 및 메탄올		505 nm
파모산피르비늄 시럽	$C_{75}H_{70}N_6O_6$	382.53	빙초산 및 메탄올		505 nm
페놀설폰프탈레인 주사액	$C_{19}H_{14}O_5S$	354.38	무수탄산나트륨용액(1→100)		559 nm
페르페나진 정	$C_{21}H_{26}ClN_3OS$	403.98	메탄올		258 nm
포스페스트롤 정	$C_{18}H_{22}O_8P_2$	428.32	수산화나트륨(1→125) 및 물		242 nm
푸마르산벤시클란 정	$C_{19}H_{31}NO$ $C_4H_4O_4$	405.53	붕해시험법의 제 2 액	푸마르산벤시클란	525 nm
프로게스테론	$C_{21}H_{30}O_2$	314.47	무수에탄올		241 nm
프로게스테론 주사액	$C_{21}H_{30}O_2$	314.47	클로로포름		380 nm
프로베네시드 정	$C_{13}H_{19}NO_4S$	285.36	에탄올 : 1*M* 염산 (200 : 5)		248 nm
프로피온산테스토스테론	$C_{22}H_{32}O_3$	344.49	메탄올		241 nm
프리미돈	$C_{12}H_{14}N_2O_2$	218.26	에탄올		257 nm(A1) 254 nm(A2) 261 nm(A3)
플라빈아데닌디뉴클레오티드나트륨	$C_{27}H_{31}N_9Na_2O_{15}P_2$	829.52	물	리보플라빈	450 nm
플루라제팜 캅셀	$C_{21}H_{23}ClFN_3O$	387.88	메탄올		317 nm
피토나디온	$C_{31}H_{46}O_2$	450.71	이소옥탄		248.5 nm
할로페리돌 액	$C_{21}H_{23}ClFNO_2$	375.87	메탄올-희석 염산 (10 : 1)		245 nm
함당펩신			0.01*M* 염산	함당펩신	660 nm

약 품 명	분 자 식	분자량	용 매	표 준 시 약	검출파장
호박산프레드니솔론	$C_{25}H_{32}O_8$	460.52	메탄올		242 nm
호박산히드로코르티손나트륨	$C_{25}H_{33}NaO_8$	484.52	메탄올		240 nm
황산베타니딘정	$(C_{10}H_{15}N_3)_2 \cdot H_2SO_4$	452.58	물	황산베타니딘	624 nm
황산빈블라스틴	$C_{46}H_{58}N_4O_9 \cdot H_2SO_4$	909.07	초산-초산나트륨 완충액(pH 5.0)		269 nm
황산빈크리스틴	$C_{46}H_{56}N_4O_{10} \cdot H_2SO_4$	923.05	초산-초산나트륨 완충액(pH 5.0)		296 nm
황산아트로핀주사액	$(C_{17}H_{23}NO_3)_2 \cdot H_2SO_4$	694.84	물	황산아트로핀	416 nm

b) 형광 광도법

약 품 명	분 자 식	분자량	용 매	표 준 시 약	검출파장
건조효모			묽은염산・물		여기파장 370 nm, 형광파장 440 nm

제 13 장
적외선 흡광 광도법

유기 화합물의 자외·가시부 스펙트럼이 비교적 단순하여 소수의 흡수극대밖에 보이지 않는 데 비해, 적외선 흡수 스펙트럼은 매우 많은 흡수대를 나타낸다. 이들의 흡수대는 정확히 귀속할 수 없는 것도 수없이 많으나, 귀속이 가능한 것만으로도 분자의 구조에 관한 귀중한 정보를 얻을 수 있다. 물질의 적외선 흡수 스펙트럼은 그 물질의 화학구조에 따라 제각기 다르며, 이것을 이용하여 물질을 확인하거나 또는 정량할 수 있다.

적외선 흡수의 위치를 나타내는데는 파수(cm^{-1})와 파장(μm) 두 가지를 다 쓰고 있다. 통상 적외선 영역이라고 하면 2.5~25 μm(4000~400 cm^{-1})의 범위를 일컬으며, 0.8~2.5 μm(12,500~4000 cm^{-1})의 영역을 근적외(near infrared)라 하고, 25~200 μm(400~50 cm^{-1})의 영역을 원적외(far infrared)라고 부른다. 자외흡수 스펙트럼의 경우와 마찬가지로 단파장(고파수)의 흡수일수록 높은 에너지를 필요로 한다. 흡수의 파수는 흡수 에너지에 직접 비례하고 파장은 에너지의 역수에 비례한다.

13.1 분자의 진동

분자는 원자가 움직일 수 없게 서로 결박된 것이라기보다는 분자를 이루고 있는 원자에 상당하는 다양한 질량의 공과, 분자의 화학결합에 상당하는 다양한 강도의 용수철로 이루어진 체계와 닮았다고 말할 수 있다. 분자에는 2종류의 기본적 진동, 즉 신축진동(stretching vibration)과 변각진동(bending vibration)이 있다. 전자는 항상 동일 결합축상에 있는 2개의 원자의 거리가 증가하거나 감소하는 진동이고, 후자는 원지의 결합축상의 위치가 변화하는 진동이다. 어떤 하나의 결합의 각종 신축진동 및 변각진동은 각각 양자화(量子化)된 일정한 진동수로 진동한다. 이들과 똑같은 진동수의 적외선이 분자에 조사(照射)되면, 그 빛의 에너지가 흡수되어 분자의 진동의 진폭이 커지게 된다. 흡수된 에너지는 분자가 들뜬상태에서 바닥상태로 되돌아갈 때 열로서 방출된다.

n개의 원자를 가진 비선형 분자는 $3n-6$개의 기준진동이 있으며, 그것이 적외선의 흡수에 관여한다. 즉, 메탄이나 벤젠과 같은 간단한 분자라도, 이론적으로는 각각 9개 및 30개의 기준진동을 갖는다. 그렇지만 적외선 에너지를 흡수할 수 있는 진동은, 분자의 쌍극자 모멘트를 변화시킬 수 있는 진동에 한한다. 그렇기 때문에 일정한 대칭요소를 갖고 있는 분자는 비교적 단순한 스펙트럼을 나타낸다. 에틸렌의 C=C 신축진동이라든가, 메탄의 4개의 C−H 결합의 대칭 C−H 신축진동 등은 적외선 스펙트럼에 흡수대로서 나타나지 않는다.

그 밖에도 예상되는 수의 흡수극대가 관측되지 않는 이유로, 흡수가 보통의 측정범위 바깥에서 나타나는 경우라든가, 흡수대가 아주 근접하여 분리할 수 없는 경우, 흡수의 강도가 현저하게 약한 경우 등이 있다.

상기의 기준진동 외에도 아주 약한 강도의 흡수를 나타내는데, 어떤 흡수의 2배, 3배, …의 파수(1/2, 1/3배의 …의 파장)의 배음진동(overtone or harmonics), 2개 이상의 다른 흡수의 파수가 더해진 결합음 흡수(combination band), 또는 2개 이상의 다른 파수의 차에 상당하는 차음흡수(difference band) 등이 여기에 해당한다.

분자 내의 다양한 신축진동 및 변각진동 중에서 몇 가지를 그림 13·1에 보였다. 변각진동은 신축진동보다 일반적으로 소량의 에너지밖에 필요로 하지 않으므로, 흡수는 저파수(장파장)에서 나타난다. 신축진동에 의한 흡수는 결합의 강도의 순으로 나타난다. 즉, 삼중결합(2300~2000 cm^{-1}, 4.4~5.0 μm에서 흡수가 나타난다)은 이중결합(1900~1500 cm^{-1}, 5.3~6.7 μm에서 흡수가 나타난다)보다 더 강하고, 이중 결합은 단일결합(C−

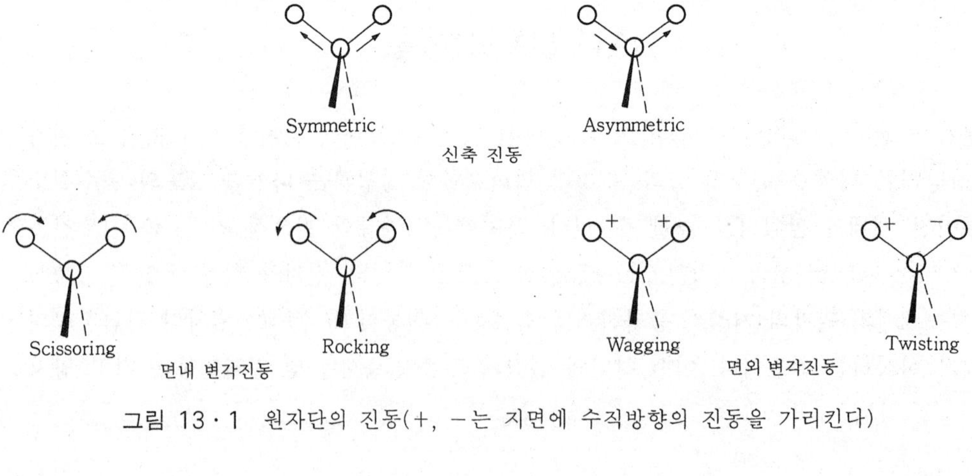

그림 13·1 원자단의 진동(+, −는 지면에 수직방향의 진동을 가리킨다)

C, C−N, C−O의 흡수가 1300∼800 cm^{-1}, 7.7∼12.5 μm에서 나타난다)보다 더 강한결합이다. 단일결합에 질량이 현저하게 작은 프로톤이 붙어 있을 때(C−H, O−H, N−H)는 그 신축진동은 훨씬 고파수에서 나타난다(3700∼2630 cm^{-1}, 2.7∼3.8 μm). O−H 결합은 3600 cm^{-1}(2.8 μm) 부근의 빛을 흡수하는데 O−D 결합은 2600 cm^{-1}(3.8 μm) 부근의 빛을 흡수한다. 이 경우, 양자의 결합강도는 거의 같지만 한쪽의 원자의 질량이 다른 쪽의 2 배이다.

어떤 결합의 신축진동의 파수(ν cm^{-1})와 결합에 관여하고 있는 2개의 원자의 질량(M_x, M_y), 빛의 속도(c), 결합의 힘의 상수(k, dyne/cm) 사이에는 다음과 같은 근사식이 성립한다.

$$\nu = \frac{1}{2\pi c}\sqrt{\frac{k}{M_x M_y / (M_x + M_y)}} \qquad (13 \cdot 1)$$

단일결합, 이중결합, 삼중결합의 힘의 상수는 각각 5, 10, 15×10^5 dyne/cm이다.

적외선 스펙트럼의 몰흡광 계수는 0부터 2000까지 다양하다. 이 값은 개개의 진동에 수반하는 분자의 쌍극자 모멘트의 변화의 제곱에 비례한다. 적외선 스펙트럼에서 가장 강한 흡수극대는 신축진동에 의한 흡수이다.

【예제 1】 탄화수소 중의 C−H 신축진동에 의한 흡수위치를 계산하라. 단, $k=5\times10^5$ dynes/cm, C의 원자량은 12이다.

《답》 3030 cm^{-1}

【예제 2】 이중결합 C=O의 신축진동에 의한 흡수위치를 계산하라. 단, $k=12\times10^5$ dynes/cm이다.

《답》 1720 cm^{-1}

【예제 3】 NH_2에서 N−H 결합의 신축진동에 대한 힘의 상수는 6.14×10^5 dynes/cm이다. 적외선 흡수 스펙트럼에서 이 N−H 신축진동에 대응하는 기준 진동수를 구하라.

《답》 3330 cm^{-1}

【예제 4】 O−H 결합과 O−D 결합의 진동 band의 파수의 비를 구하라.

《답》 1.39

13.2 측 정 법

13.2.1 분산형 적외선 분광 광도계

적외선 흡수 스펙트럼을 측정하는 장치는 빛을 분광하는 방식에 따라 분산형과 간섭형으로 크게 나눈다. 분산형의 분광 광도계는 회절격자에 의한 빛의 분산을 이용하고 있고, 그 구성은 앞장에서 설명한 자외·가시영역의 분광 광도계와 거의 같다. 주로 광원부, 시료실, 분광기, 증폭 기록부로 이루어져 있다. 적외선 스펙트럼을 측정하는데는 일반적으로 복광속 적외선 분광 광도계의 한쪽의 광로에 시료를 놓고, 각 파수(또는 파장)에 대해서 투과하는 빛에너지의 상대강도를 기록한다.

적외선의 광원으로는 대개 Nernst glower를 쓴다. 이것은 산화지르코늄, 산화이트륨, 산화에르븀의 혼합물을 융해하여 막대 모양으로 한 것으로, 전기적으로 약 1500℃로 가열한다. 단색광에 가까운 빛을 얻으려면 광학 프리즘이나 회절격자를 쓰는데, 회절격자가 분해능이 더 좋다. 유리와 석영은 적외선을 거의 전영역에 걸쳐 강하게 흡수하므로, 이들을 셀 용기라든가 프리즘으로 쓸 수가 없다. 그 대신에 통상 금속의 할로겐화물(예를 들면 염화나트륨)을 쓴다. 시판의 자기기록 분광 광도계로 10여분 정도 걸리면 전영역의 스펙트럼(4000~400 cm^{-1})을 측정할 수 있다.

적외선 스펙트럼을 측정할 때는, 보통 같은 기록용지에 파장 보정용으로 폴리스티렌의 흡수를 같이 기록할 때가 있다(그림 13·2).

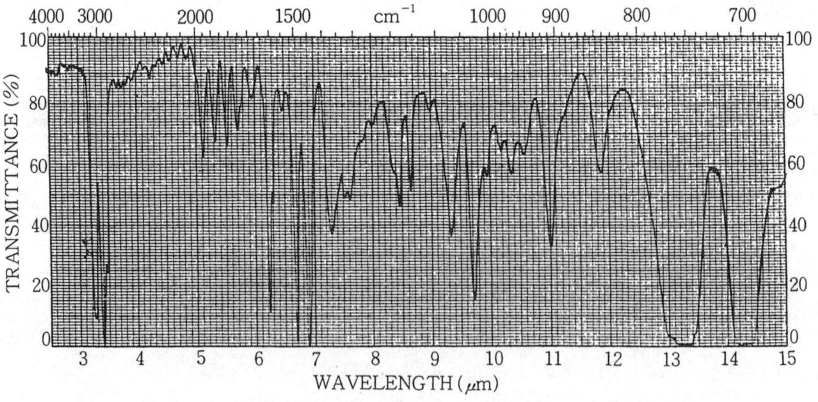

그림 13·2 폴리스티렌 필름의 IR 흡수 스펙트럼

검출기로는 주로 열전쌍(thermocouple)을 사용한다. 적외선은 열선이므로 적외선이 흡수된 만큼 열량이 줄어들게 되고, 이것을 열전쌍이 감지하여 전기신호로 변환해서 스펙트럼을 그리게 된다.

최근 분광 광도계에 마이크로컴퓨터를 도입하거나 혹은 부속 데이터 프로세서를 붙여서 장치의 제어를 디지털식으로 한다든가, 또는 투과율이나 흡광도의 계산, 차스펙트럼(差 spectrum)의 산출, 적산에 의한 S/N비의 개선 등의 데이터 처리가 있고, 나아가 특성 흡수대의 판별에 의한 부분구조의 해석을 할 수 있는 장치가 제품화되어 있다. 마이크로컴퓨터의 소형화, 저가격화는 더욱더 진행될 것으로 예상되며, 앞으로도 더욱 디지털화에 의한 장치의 간이화 · 고성능화가 이루어질 것이다.

적외선 스펙트럼을 측정하려면 시료는 기체, 고체, 액체, 용액 어느 것이라도 괜찮다. 그러나 시료는 건조한 상태이어야 한다. 그 이유는 물이 3700 cm^{-1}, 1650 cm^{-1} 부근에서 강한 흡수를 나타내기 때문이다. 충분히 건조되지 않은 상태에서 측정하면 측정하고자 하는 물질의 흡수를 불명확하게 한다든가, 때로는 잘못된 해석을 할 수 있는 원인이 되기도 한다. 염화나트륨 또는 브롬화칼륨의 창판(window)을 쓴 셀이 가장 일반적으로 사용되고 있다. 그리고 기체시료를 측정하기 위한 셀로서 광로가 수미터에 이르는 것이 시판되고 있다.

고체시료의 스펙트럼은 할로겐화 알칼리의 정제법으로 측정하는 것이 일반적이다. 대개, 시료 1 mg과 건조한 브롬화칼륨 200 mg 정도를 곱게 갈아 섞어서 고압으로 압축하면, 지름 약 10 mm, 두께 1~2 mm의 정제가 되는데 잘 만들면 투명하며, 고체시료는 브롬화칼륨 중에서 고용체(固溶體)로 된다. 브롬화칼륨은 4000~650 cm^{-1}의 범위에서 적외선을 흡수하지 않으므로, 이 방법으로 전영역의 스펙트럼을 측정할 수 있다. 고체시료를 측정하는 다른 방법으로서 고체시료의 용액을 할로겐화 알칼리 금속의 판상에서 증발시켜 얇은 필름으로 해서 측정하는 방법이 있다.

고체시료의 스펙트럼을 측정하는 방법으로 paste법도 편리하다. 이것은 약 5 mg의

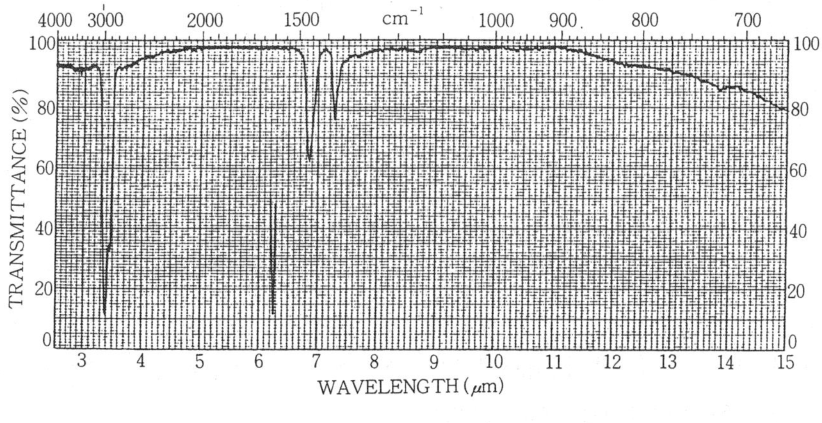

그림 13 · 3 nujol의 IR 흡수 스펙트럼, 액막법

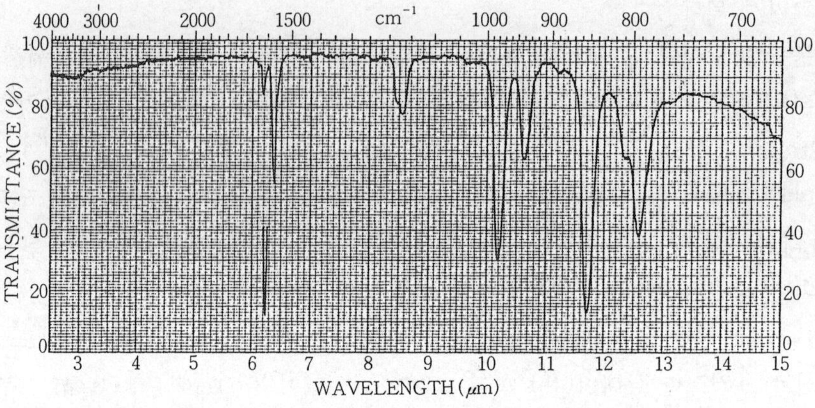

그림 13·4 헥사클로로부타디엔의 IR 흡수 스펙트럼, 액막법

고체시료와 적당한 paste제 한 방울을 같이 갈아 섞어서, 아주 고운 입자의 현탁액(懸濁液)으로 만든 다음, 이것을 두 장의 IR 측정용 창판 사이에 끼워서 측정하는 방법이다. 가장, 흔히 쓰이는 paste제로 nujol이 있다. 이것은 분자량이 큰 탄화수소의 혼합물(유동파라핀)이기 때문에, C－H 변각진동에 의한 흡수를 1460 cm^{-1}와 1375 cm^{-1}에서 한다. 따라서, paste제로서 nujol을 쓸 때는 이 영역에서의 시료의 흡수에 대한 정보는 얻을 수 없으므로, 이 영역에서 흡수를 하지 않는 다른 paste제를 써서 보완을 할 필요가 있다. 헥사클로로부타디엔은 역시 고유한 흡수대가 있지만 C－H 결합을 갖지 않으므로, nujol과 헥사클로로부타디엔을 paste제로 하여 각각 측정하면 전영역의 스펙트럼을 얻을 수 있다.

액체시료는 액막으로 하여 측정하면, 용매의 방해를 받지 않고 전영역의 스펙트럼을 얻을 수 있다. 액막법은 창판에 액체 한 방울을 떨어뜨리고 그 위에 창판을 한 장 겹치게 하여 전체를 지지대 위에 올려놓고 스펙트럼을 측정한다. 그리고 고체의 시료 중에서 융점이 낮은 것은, 창판 위에 녹여서 얇은 필름으로 만들어 스펙트럼을 측정할 수 있다.

스펙트럼을 측정할 때는 시료를 용액으로 만들어 측정하는 것이 좋을 때가 더러 있다. 자외 스펙트럼의 경우는 사용할 수 있는 용매가 다양하지만, 적외선 스펙트럼의 경우는 사정이 다르다. 모든 용매가 적외선 스펙트럼을 측정하면 적어도 몇 군데에서 강한 흡수를 보인다. 그렇기 때문에, 용매의 흡수를 되도록이면 최소한으로 하기 위하여, 순수한 용매만 넣은 셀을 대조광로에 놓고 측정해서 용매의 영향을 감소시키고, 농도를 진하게 하고 액층이 얇은 셀을 사용한다. 용액법으로 측정할 때는 액층의 두께가 0.1 mm의 셀이 가장 일반적으로 쓰인다. 이 0.1 mm의 셀을 이용할 때 10%(0.2 mL의 용매에 20 mg)로 하면 만족할 만한 스펙트럼을 얻을 수 있다.

바람직한 용매는 그 자체가 갖는 흡수대의 수가 적을수록 좋다. 적외선 스펙트럼을 측정할 때 가장 자주 쓰이는 용매로 사염화탄소(그림 13·5), 이황화탄소(그림 13·6), 클로로포름(그림 13·7)이 있다. 그림 13·5~13·7의 스펙트럼은 용매를 넣은 0.025 mm 두께의 셀을 공기를 대조로 하여 측정한 것이다. 짝을 맞춘 한 쌍의 셀을 쓰는 경우, 용매의 농도는 시료셀쪽보다 대조셀쪽이 항상 높다. 따라서, 용매의 흡수로 인해 이용할 수 없는 스펙트럼 영역의 %투과율은 100% 또는 이에 가까운 값이 된다.

대조광로에 용매를 blank로 놓고 0.1 및 0.5 mm의 셀로 측정하면, 용매로 인해 두 셀 간에 불균등하게 흡수되는 효과는 그림 13·5~13·7에서 보이는 만큼 뚜렷하지는 않게 된다. 용매의 흡수로 인해 이용할 수 없는 스펙트럼 영역은 순수한 액체를 0.025 mm의 셀로 측정한 스펙트럼을 보면 알 수 있다.

예를 들면, 사염화탄소를 용매로 할 때, 835~700 cm^{-1}(11.9~14.3 μm)의 영역은 이용할 수 없다. 사염화탄소와 이황화탄소의 두 가지 용매로 시료의 스펙트럼을 측정하면, 전

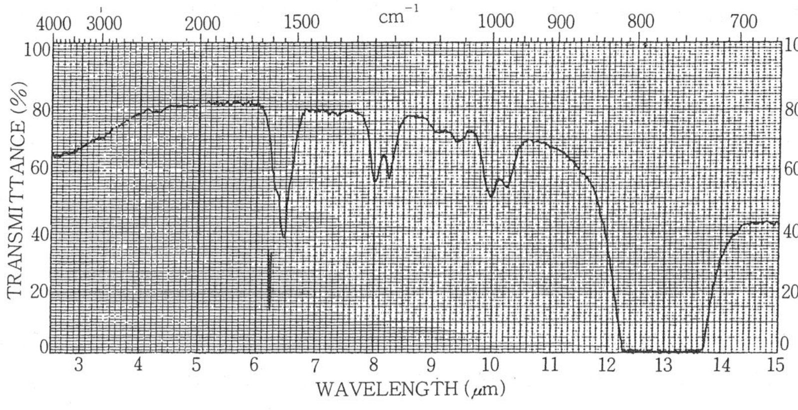

그림 13·5 사염화탄소, 액막법, 두께 0.025 mm

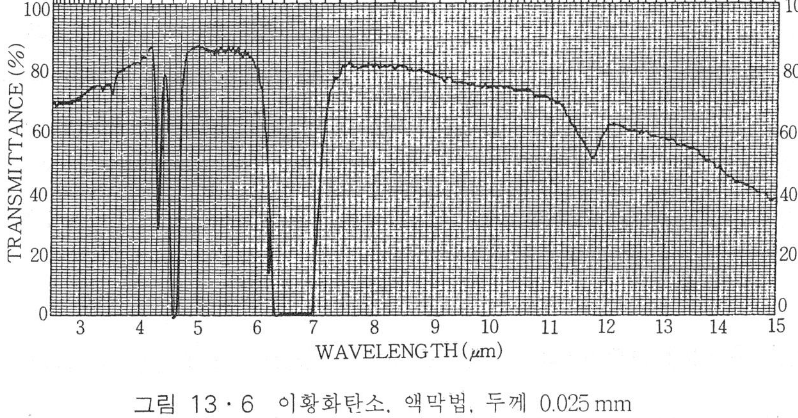

그림 13·6 이황화탄소, 액막법, 두께 0.025 mm

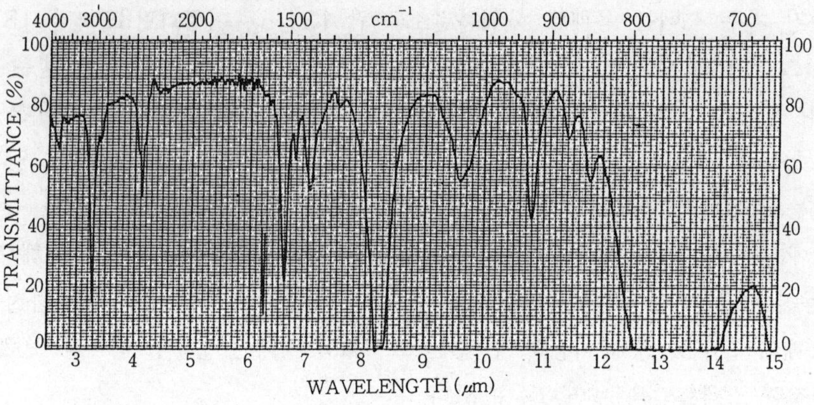

그림 13 · 7 클로로포름, 액막법, 두께 0.025 mm

영역을 통틀어 관측할 수 있다. 클로로포름은 사염화탄소나 이황화탄소보다 대칭성이 나쁜 분자이기 때문에, 이것들 보다 더 많은 흡수가 스펙트럼상에 나타나지만, 용해능이 높기 때문에 자주 쓰인다.

물은 적외선 스펙트럼의 몇몇 군데에서 강한 흡수를 하는 것 말고도, 일상적으로 사용하는 셀을 녹이기 때문에 용매로는 거의 사용하지 않는다. 그러나 물에 녹지 않고, 적외선을 투과하는 물질, 예를 들면 염화은, Irtron 2, KRS-5 등으로 창판을 만들면 물을 용매로 쓸 수 있다.

때에 따라 서로 다른 물리상태나 농도에서 스펙트럼을 측정하면 좋을 때가 있다. 아주 묽은 용액이나 기체상태에서는, 분자의 회합에 의한 영향이 거의 무시되며, 이에 반해 고체상태나 진한 용액은 분자의 회합에 의한 효과가 중요하게 된다. 수소결합에 의한 효과를 이 방법으로 흔히 연구하고 있다. 예를 들면, 회합하지 않은 알코올성 수산기는 3610 cm^{-1} 부근에서 좁은 폭의 흡수를 나타내는데(O−H 신축), 회합상태의 수산기는 3300 cm^{-1} 부근에서 폭이 넓고 강한 흡수를 보인다. 이 두 가지의 흡수의 상대적 강도는 무극성의 용매로 희석하면 변화한다. 초산의 경우도 같은 현상을 관측할 수 있다. 초산은 순수한 액체가 1718 cm^{-1}에서 흡수를 나타내는데(C=O 신축), 기체상태에서는 1733 cm^{-1}과 1786 cm^{-1}에서 흡수를 나타낸다. 뒤의 2개의 흡수는 기체상태에서 이량체(二量體)와 단량체(單量體)가 존재하기 때문이며, 이에 반해 액체상태에서는 이량체만이 존재하고 있기 때문이다. 수소결합을 함으로서 일반적으로 신축진동의 진동수는 감소하고, 변각진동의 진동수는 증대한다.

13.2.2 푸리에 변환 적외선 분광 광도계(Fourier transform IR spectrometer)

적외선 흡수 스펙트럼을 측정하는 또 하나의 방법은 빛의 간섭을 이용하는 것이다. 이 방법은 한꺼번에 전파장을 측정할 수 있으며, 또한 광량 이용률이 크다는 원리적 특징을 가지나 장치에 고정밀도를 요하고, 더욱이 전용의 컴퓨터를 필요로 하기 때문에 대형이고 고가였다. 그러나 최근의 기술진보로 말미암아 소형화 · 저가격화가 되고, 쓰기 편하게 되어 매우 널리 보급되고 있는 실정이다.

이 방법의 원리는 Michelson 간섭계에 의한 interferogram을 측정하여, Fourier 변환시켜 적외선 스펙트럼을 얻고자 하는 것으로, 그림 13 · 8은 Michelson 간섭계의 원리를 개략적으로 나타낸 것이다.

간섭계는 빔 스플리터(beam splitter : BS)와 고정거울, 가동거울로 구성되어 있다. 광원에서 나온 빛이 집광경(collimating mirror)에 의해 평행광선이 되어 BS에 입사되고, 여기서 2개의 빛다발로 나뉜다. 하나의 빛다발은 고정거울로, 또 하나의 빛 다발은 가동거울로 들어갔다가 반사되어 BS에 되돌아와서 합성된다. 이 때 합성파는 각각의 빛다발이 지나온 거리의 차(光路差)에 의해 간섭을 받아 강화되거나 약화된다. 빛의 파장을 λ, n을 정수라고 할 때, 광로차가 $n\lambda$일 경우는 강화되고, $(n+0.5)\lambda$일 때는 약화되게 된다. 따라서, 검출기로 관측되는 빛의 강도 $I(x)$는 광로차 x의 함수가 되며, 다음 식과 같이 표현된다.

$$I(x) = 0.5P(\lambda)\{1+\cos(2\pi x/\lambda)\} \qquad (13 \cdot 2)$$

여기서 $P(\lambda)$는 광원의 강도이다. 식 (13 · 2)는 직류성분과 교류성분의 합인데, 푸리에 변환에 대해서는 교류성분이 의미를 가지며, 이 변조된 간섭곡선을 인터페로그램이라고 한다. $\lambda=1/\nu$로 놓을 때 인터페로그램은

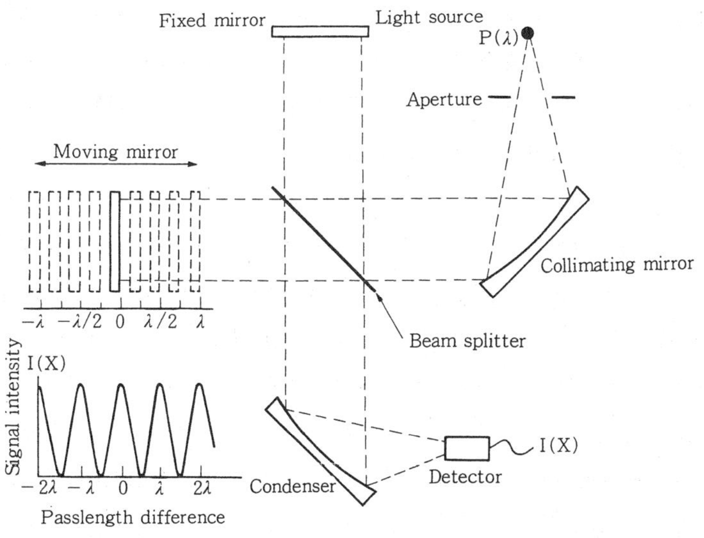

그림 13 · 8 Michelson 간섭계의 원리

$$I(x) = 0.5P(\nu)\cos(2\pi\nu x) \tag{13·3}$$

로 표현된다. 여기서 각종 파수를 포함하는 연속광원을 고려할 때 식 (13·3)은

$$I(x) = 0.5\int_0^{\infty} P(\nu)\cos(2\pi\nu x)d\nu \tag{13·4}$$

로 되며, $P(\nu)$는 푸리에 코사인 변환에 의해 구할 수 있다. 식 (13·2)~(13·4)는 이상적인 간섭계를 쓴 경우를 보인 것으로, 실제의 간섭계의 경우는 빔 스플리터의 효율 $H(\nu)$, 즉 빔 스플리터의 반사율과 투과율을 전파수 영역의 빛에 대해 0.5로 하는 것은 곤란하다. 여기서 $0.5H(\nu)P(\nu) \equiv B(\nu)$라고 놓으면,

$$I(x) = \int_0^{\infty} B(\nu)\cos(2\pi\nu x)d\nu \tag{13·5}$$

따라서

$$B(\nu) = \int_0^{\infty} I(x)\cos(2\pi\nu x)d\nu \tag{13·6}$$

이상에 의해 인터페로그램 $I(x)$를 측정하여 푸리에 변환을 하면, 분산형 분광 광도계에서 얻을 수 있는 것과 같은 스펙트럼을 얻을 수 있는데 현실의 측정계에서 이것을 실행하는데는 몇 가지 문제점이 생긴다. 첫째로 $I(x)$를 광로차가 무한대까지 측정하는 것이 불가능하다는 것이고, 이와 관련하여 apodization이나 샘플링의 문제가 생긴다. 둘째는 $I(x)$는 짝수 함수라고 생각해 왔지만, 현실적으로는 수치화된 인터페로그램은 샘플링 오차, 광학계의 오차 및 분산·검출기의 주파수 의존성, 또는 신호처리 회로의 주파수 특성에 의한 위상차 등에 의해 비대칭이 되며, 위상 보정의 필요성이 생긴다.

푸리에 변환의 계산을 하려면 대형이면서 고용량의 계산기가 필요한데, 최근의 소형 계산기의 발달로 간섭계형 분광기를 쉽게 제작할 수 있게 되었다. 이 장치는 광원에서 나온 각 파장의 빛을 한꺼번에 이용하는 데 반해, 분산형의 장치는 특정한 파장만을 주목하고 다른 빛은 모두 버린다는 것을 비교하면 원리적으로 유리하다. 즉, 똑같은 정도의 정밀도로 측정을 원한다면 간섭형의 경우가 측정시간이 적게 걸린다. 또한, 분산형의 분광기는 좁은 간격의 슬릿을 써야 하므로 에너지 이용률이 낮으나, 간섭형 분광기는 슬릿을 써서 빛을 가를 필요가 없으므로 에너지 이용률이 높게 되어 고감도이다.

이 두 가지 장점으로 단시간에 측정을 끝내야 할 필요가 있을 때(크로마토그래프법과 연결하여 쓰거나 반응이나 변화를 추적할 때), 투과율이 낮은 스펙트럼을 측정할 경우, 시료가 미량밖에 없을 때 또는 약한 발광 스펙트럼을 측정할 경우 간섭형이 특히 유력하다. 그리고 밝은 광원을 얻기 어려운 원적외선 영역에서는 간섭형의 분광 광도계가 회절격자를 이용하는 분산형의 것보다 압도적으로 유리하다. 한편, 검출기로는 주로 DTGS (Deuterated TriGlycine Sulfate)를 사용하는데, 이것은 분산형보다 FT IR의 경우는 훨씬

더 빠른 응답속도를 필요로 하기 때문이다.

그림 13 · 9는 폴리스티렌 필름을 FT IR로 측정하는 과정을 보인 것이다.

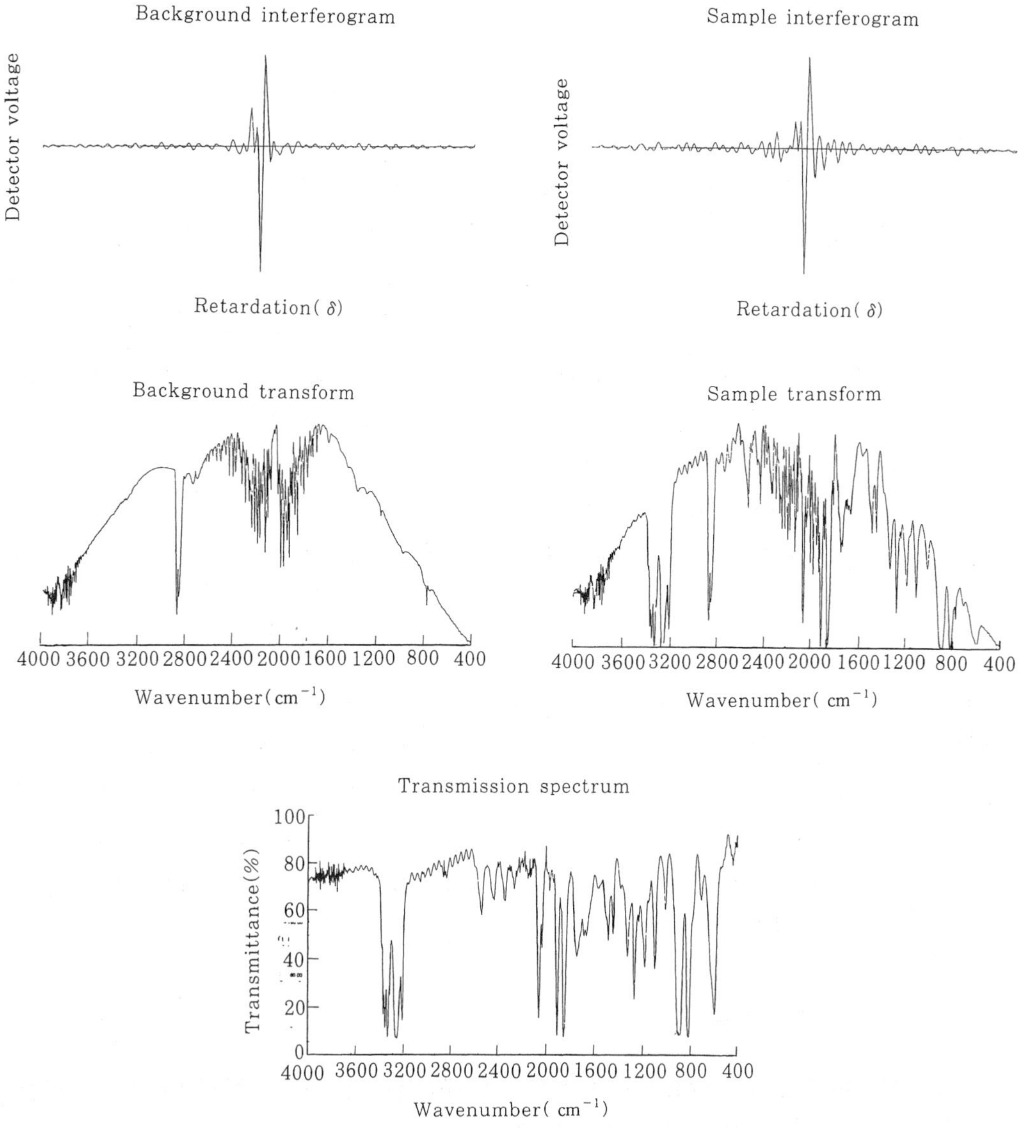

그림 13 · 9 폴리스티렌 필름의 FT IR 측정과정

13.3 적외선 흡수 스펙트럼의 응용

13.3.1 정성분석

적외선 흡수 스펙트럼으로서 관측되는 것은 분자진동 중 쌍극자 능률에 변화를 일으키는 진동에 기인한다. 따라서, 단일원자 분자나 동일원자로 된 2 원자 분자를 제외하고는 모든 화합물은 적외선 부분에 고유한 흡수 스펙트럼을 갖고 있다. 또, 원자단 특유의 강한 흡수, 즉 특성 흡수대를 나타내고, 분자의 다른 부분이 변하여도 그다지 영향을 받지 않을 때에는 그 파장으로부터 원자단의 추정이 가능하다. 이와 같이 하여 추정할 수 있는 원자단은 C−H, N−H, O−H, C=N, C−O, N−O, C=C 등의 결합을 갖고 있는 것이며, 또 ethylene 치환체의 각 형과 benzene 치환체의 각 이성체 등도 서로 조금씩 다른 특성흡수를 나타내므로 판별이 가능하다.

미지 화합물의 정성은 특정 원자단이나, 골격구조 등을 기초로 하여 추정할 수 있는 화합물의 표준 스펙트럼, 또는 표준물질을 미지 화합물과 동일한 조건으로 측정한 스펙트럼과 비교하여 정성한다.

일반적으로 적외선 흡수 스펙트럼은 가감성이 있으므로, 여러 가지의 혼합물의 스펙트럼은 그 각각 성분의 스펙트럼의 합으로 나타난다. 따라서, 불순물의 검출은 순물질의 스펙트럼과 비교함으로서 가능하게 된다. 그러나 적외선 흡수 스펙트럼은 화합물의 상태, 즉 액상과 고상, 또 용액의 경우 용매의 종류에 따라서 다르므로, 비교할 때는 같은 조건에서 측정해야 한다. 너무 성분이 많으면 특성 흡수대가 겹치게 되어 정성할 수가 없게 되므로, 이 때에는 증류나 재결정 또는 chromatography 등으로 전처리를 해서 분리한 다음 스펙트럼을 측정하는 것이 좋다.

13.3.2 고분자 물질

고분자는 대개 간단한 단위구조의 반복으로 이루어져 있으며, 그들의 배향이나 결정화도를 적외선 흡수 스펙트럼으로 추정할 수 있다.

고분자의 결정성(結晶性)이 높아지면 강도가 증가하는 흡수를 결정성 밴드, 그 반대의 것을 비결정성 밴드라고 한다. 폴리에틸렌을 예로 들면, 이 적외선 흡수 스펙트럼은 결정상태에서 730 cm^{-1}, 720 cm^{-1}에서 더블렛(doublet)의 구조를 갖지만, 융해시키면 730 cm^{-1}의 것은 소실되고 720 cm^{-1}의 1개만 남는다. 이것은 720 cm^{-1}의 CH_2 rocking vibration이 결정영역에서 인접분자 고리와 상호작용하여 2개로 분열하는 것이라고 설명하고 있다.

화학구조가 입체적으로 규칙 바르게 반복성을 갖는 입체 규칙성 고분자도 그 규칙성을 반영한 진동 스펙트럼을 보인다. 특히, 힘을 들여서 잡아늘여〔연신(延伸)〕 편광시킨 적외선을 입사시키면, 그 진동의 대칭성을 알 수 있어 귀속을 용이하게 할 수 있다.

13.3.3 정량분석

적외선 흡수 스펙트럼의 강도는 어떤 농도 범위 내에서 Lambert-Beer 법칙이 성립하므로 정량분석이 가능하다. 예를 들면, 어떤 물질 중의 불순물 농도를 알려고 할 때, 불순물의 흡광도를 순품과 비교하여 정량할 수 있다.

〔1〕 통 상 법

먼저, 검체 중의 모든 성분의 표준검체를 준비하고 그 스펙트럼을 측정한다. 다음에 성분특유의 흡수파장(key band)을 각각 선정하고, 그 파장에서 검량선을 작성한다. 가로축은 그 성분량, 세로축은 흡광도이다. 묽은 용액에서는 검량선은 직선이 되나, 가스의 경우에는 pressure broadening effect 때문에 직선이 되지 않는다.

혼합물의 스펙트럼은 각 성분의 스펙트럼을 가산한 것이므로, 다음과 같이 정량분석할 수 있다. 지금 두께 L의 흡수셀에 용매만을 넣었을 때와 농도 c용액을 넣었을 경우의 투과광선의 강도를 각각 I_0, I, 흡광계수를 K라 하면, 흡광도 A는 Lambert-Beer의 법칙에 의하여 다음과 같다.

$$A = \log \frac{I_0}{I} = KcL$$

따라서 K, L을 미리 알면 E를 측정하여 c를 구할 수 있다. K, L은 몇 가지의 기지농도의 용액을 사용하여 농도와 흡광도의 관계를 plot한 검량선에서 구한다. 검체의 두께와 농도는 투과율 20～60%에서 정량할 수 있도록 가감한다. 검체는 4 mg 이상이 필요하며 용매 125 mL에 녹인다. 용매가 증발하면 용액의 농도변화가 생겨 오차가 생기므로, 마개를 하여 신속히 측정한다.

〔2〕 보 상 법

2성분계 이상의 혼합 검체에 있어서 그 중의 한 성분이 많고, 다른 성분이 불순물로서 소량 들어있을 때, 보통 방법으로는 분석치의 정밀도나 정확도가 나빠진다. 이 때 유용한 방법이 보상법이다. 측정농도를 크게 하여 함량이 많은 성분의 흡수를 없애고, 소량성분의 흡수를 크게 함으로서 정밀도와 정확도를 좋게 한다.

즉, 복광속형의 장치를 사용하여 주성분의 표준물질을 대조 광로측에 놓고, 검체 광로

측과 같은 농도가 되도록 하여 주성분의 흡수를 상쇄시키는 법이다. 이 방법은 비교적 순수한 물질 중에 소량 들어 있는 불순물의 정량을 높은 정밀도로 분석할 수 있다. 예를 들면, 비교적 순도가 높은 물질 A의 품위를 조사하려고 할 때, 그 물질의 key band λ_A에서의 흡수를 이용하여 보통방법으로 정량하려고 하여도 분석오차가 커진다. 그래서 혼재하는 불순성분 B를 알고 있을 때는 그 key band λ_B에서 보상법으로 B의 정량을 하면, B의 함량 및 A의 순도도 100%$-C_B$%로서 더 정확하게 구할 수 있다.

〔3〕 관능기를 이용한 방법

위의 방법에서는 개개의 성분의 표준물질을 사용해서 작성한 검량선에 의해 정량을 하였지만, 분자 중에 존재하는 각종의 관능기를 이용하는 group type analysis가 있다.

유사 화합물에서는 각종의 관능기의 특성흡수는, 그 흡수위치와 관능기 1개당의 흡수강도는 일정하다. 따라서, 분석에 필요한 순품을 얻을 수 없을 때에도 다른 유사물질의 순품의 관능기를 사용하여 정량할 수 있고, 또 미지분자 중에 그 관능기가 몇 개 존재하는가를 측정해서 구조결정을 할 수 있다. 자주, 이용되는 관능기에는 CH_3, CH_2, OH, NH, C=O의 각종 oleffine C=C, $-$C≡N, $-NO_2$기, 방향족 화합물의 각종 치환체 등이 있다.

13.3.4 차스펙트럼(差 spectrum)

근래에 들어 장치의 안정성이 향상되고, 컴퓨터를 이용한 데이터 처리장치가 보급되면서 사소하게 다른 두 스펙트럼의 차를 정확하게 측정할 수 있게 되었다. 이 차스펙트럼은 주성분 중에 미량 혼재되어 있는 성분의 정량을 하는 데 유력한 수단인 동시에, 스펙트럼의 변화로부터 반응을 추적한다든가, 근소하게 구조가 다른 분자를 식별하는 데 효과를 발휘한다.

불순물을 검출한 예로서, *N, N*-디페닐히드라진의 합성품의 적외선 흡수 스펙트럼을 표준품의 것과 비교해서, 그 차를 내어 불순물이 디페닐아민임을 검출한 결과를 그림 13·10 (a)에 예시하였다. 그리고 포장지의 표면에 코팅한 물질을, 표면에서 측정한 반사 스펙트럼과 이면에서 측정한 반사 스펙트럼의 차스펙트럼에 의해 분석한 결과를 그림 13·10 (b)에 예시하였다. 스펙트럼의 근소한 차를 확대함으로서 이 종이의 표면에는 실리콘 수지가 코팅되어 있다고 판명할 수 있었다. 이러한 예와 같이 스펙트럼을 그냥 보기만 해서는 분명하지 않은 차가 명확하게 되고, 미량 혼재물을 분석할 수 있다는 것이 흥미롭다.

광학 이성체는 편광(偏光)에 대한 성질 이외의 물리적 성질은 같으므로, 편광을 이용하지 않는 분광학적 수법으로 구별하는 것은 곤란하다. 그러나 비대칭인 화합물과 결합시

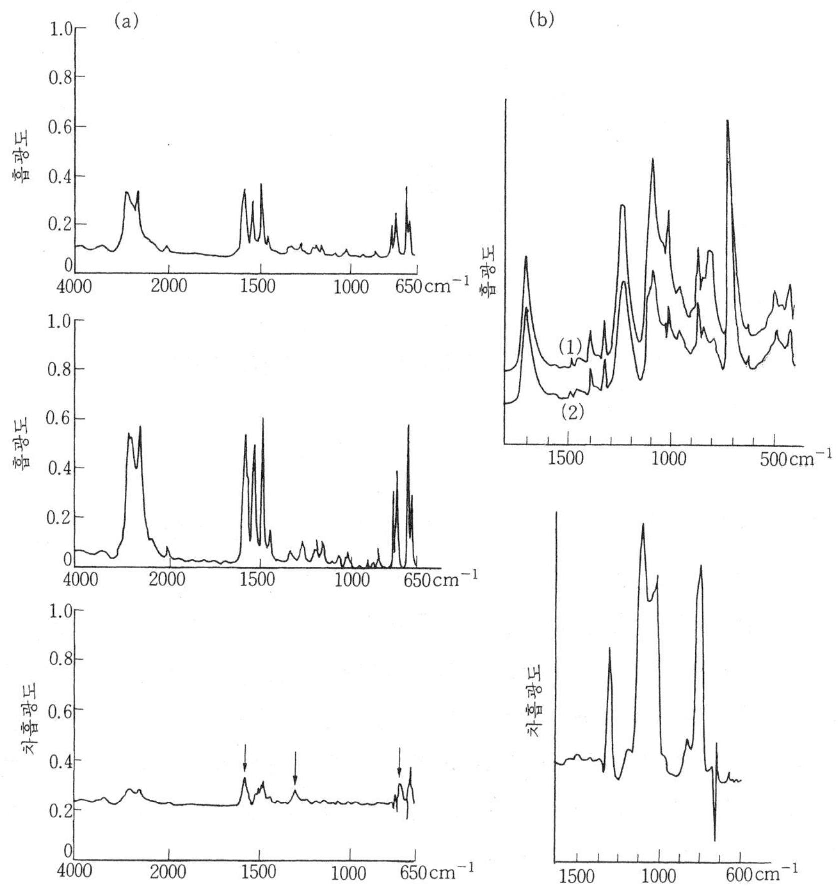

(a) 합성 N, N-디페닐히드라진 중의 불순물의 검출
(상) 합성품의 스펙트럼, (중) 표준품의 스펙트럼, (하) 상에서 중을 뺀 스펙트럼. 불순물은 디페닐아민이라고 추정가능.
(b) 포장지 표면코팅 물질의 분석
(상) : (1) 표면반사 스펙트럼, (2) 이면반사 스펙트럼, (하) (1)에서 (2)를 뺀 스펙트럼. 표면은 실리콘 수지가 코팅된 것이라고 추정가능.

그림 13·10 차스펙트럼의 이용

켜 디스테레오머(distereomer)로 만들면 전체적으로 대칭성이 변화하고, 진동 스펙트럼으로도 구별할 수 있는 가능성이 있다. 특히, 이 상대 화합물로서 용매를 선택할 수 있다면 조정이 용이하고, 분석 화학적으로 사용하기 쉽다. 예를 들면, malic acid(d, l)를 2-옥탄올 이성체(+, −)에 녹이면 $d+$, $d-$, $l+$, $l-$의 네 가지 조합에 상당하는 적외선 흡수 스펙트럼이 얻어진다. 이들은 얼핏보아 닮은 것 같지만 그림 13·11에서 보는 바와 같이 차스펙트럼을 구함으로서 서로 구별하여 귀속할 수 있다. 이와 같이 입체배치의 차도 진동 스펙트럼에 의해 구별할 수 있다.

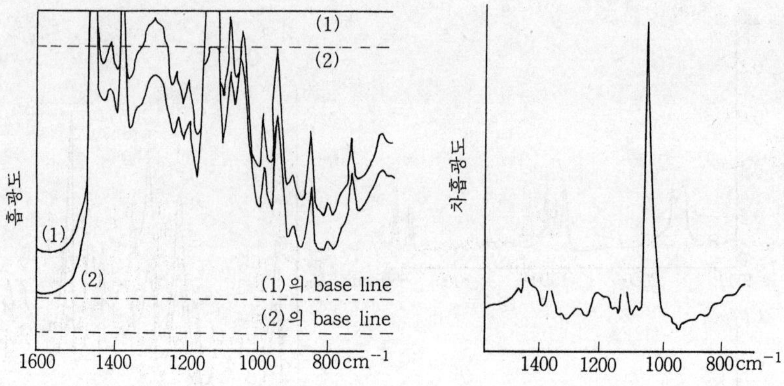

(a) : (1) d－체의 스펙트럼, (2) d＋체의 스펙트럼　　(b) : (1)～(2)의 차스펙트럼

그림 13·11 malic acid(d, l)의 2-옥탄올(+, −) 중에서의 적외선 차흡수 스펙트럼

이 차스펙트럼법의 앞으로의 응용으로서, 적외선 흡수 스펙트럼과 가스 크로마토그래프 또는 고속액체 크로마토그래프와의 결합이다. 적외법으로는 거의 모든 분자가 수많은 흡수대를 나타내므로, 혼합물의 경우에는 흡수가 서로 겹쳐서 스펙트럼이 복잡하게 되기 때문에 해석이 곤란하게 되는 약점이 있다. 따라서, 크로마토그래프법으로 일단 시료를 분리하고, 각각의 성분에 대해 스펙트럼을 측정할 수 있다면 강력한 분석수단이 될 것이다. 특히, 최근에는 소형의 푸리에 변환 적외선 분광 광도계가 등장하여 1초 정도에 측정을 끝낼 수 있게 되어 있고, 캐리어 가스 혹은 용리용매와의 차스펙트럼을 얻으면 성분마다의 스펙트럼을 측정할 수 있게 되었다.

제 14 장
핵자기 공명 분석법

핵자기 공명(nuclear magnetic resonance spectroscopy : NMR)에는 고분해능 핵자기 공명(high resolution NMR)과 광폭 핵자기 공명(broad line NMR)이 있으며, 전자는 시료를 용액상태(또는 액체상태)에서 측정하며, 시그널의 폭이 좁고 예리하다. 이는 미세구조의 스펙트럼을 나타내는 데 반해 후자는 시료를 고체인 채로 측정하며, 시그널 폭이 넓고 단조로운 스펙트럼을 보이며, 응용범위가 제한되어 있다.

한편, 고분해능 NMR는 유기화학, 분석화학, 생화학, 고분자 화학의 분야에서 광범위하게 이용되고 있으며, 초기에는 주로 프로톤(^{1}H) NMR만을 측정했으나 현재는 ^{13}C, ^{19}F, ^{31}P, ^{14}N, ^{15}N, ^{17}O 등과 같이 유기 화합물을 구성하는 다른 핵종의 NMR도 측정되고 있다. 그리고 NMR 분광학은 근년에 와서 컴퓨터의 발전과 펄스이론의 도입 등에 힘입어, 1970년경부터는 Fourier 변환(FT) NMR 측정장치가 시판되기 시작했다.

지금은 거의 대부분이 FT NMR로 바뀌었고, 초전도 자석의 개발로 인하여 혁명적인 발전을 가져왔으며, 특히 다차원 NMR의 개발 및 발전은 분자량이 10,000 이상인 단백질이나, 핵산과 같은 생체분자의 3차원적 구조의 규명도 가능하게 하였다.

이 장에서는 고분해능 NMR 중에서도 가장 많이 이용되고 있는 프로톤 NMR를 중심으로 설명하고자 한다.

14.1 핵자기 공명(NMR)의 이론

14.1.1 핵스핀(核 spin)

원자는 －전하를 띤 전자와 원자핵으로 이루어져 있고, 원자핵은 ＋전하를 띤 양성자

(프로톤)와 전하를 띠지 않는 중성자로 이루어져 있다. 어떤 종류의 원자핵은 이 전하가 원자핵의 축 주위를 돌고 있다. 즉, 역학적으로 '스핀운동(자전)'을 하고 있으며, 핵전하의 스핀운동에 의해 축방향의 자기 쌍극자가 생긴다. 스핀운동을 하고 있는 전하의 각운동량(角運動量)은 스핀 양자수 I에 따라 다음과 같이 나타낼 수 있다.

$$각운동량 = \frac{Ih}{2\pi} \tag{14 · 1}$$

h는 플랑크의 상수이다. 이 스핀 양자수 I는 개개의 원자핵의 종류에 따라, 0, 1/2, 1, 3/2, …의 값을 갖는다($I=0$은 스핀이 없다는 것을 나타낸다). 핵전하의 스핀운동에 의해 생긴 쌍극자의 고유의 크기는 핵자기 모멘트 μ로 나타낼 수가 있다. μ는 각운동량에 비례하며, 다음 식으로 나타낸다.

$$\mu \propto 각운동량 = \gamma\left(\frac{Ih}{2\pi}\right) \tag{14 · 2}$$

γ는 각운동량과 자기 모멘트를 연결해 주는 계수로 자기 회전비(magnetogyric ratio)라고 부르며, 각각의 핵에 따라 정해져 있다.

이렇게 설명하면, 모든 원자핵이 핵자기 모멘트를 갖고 있는 것처럼 생각되겠지만 그렇지는 않고, 일반적으로 짝수개의 양성자와 짝수개의 중성자를 갖는 원자핵은 스핀 양자수 I가 0이다. $I=0$의 핵은 핵자기 모멘트를 갖지 않는다. 표 14 · 1에서 나타낸 바와 같이 ^{12}C, ^{16}O, ^{28}Si, ^{32}S는 이에 해당하며, NMR 시그널을 생성하지 않는다.

일부 원자핵(^{1}H, ^{13}C, ^{15}N, ^{19}F, ^{31}P)은 I가 1/2이며 양성자나 중성자의 어느 한쪽이 홀수개인 특징이 있으며, 자기 모멘트를 가지므로 NMR 시그널을 생성한다. 즉, NMR를 측정할 수 있다.

표 14 · 1 각종 핵의 스핀 양자수

양성자의 수	중성자의 수	스핀 양자수	자기 모멘트	핵 종
짝수	짝수	0	없다	^{12}C, ^{16}O, ^{28}Si, ^{32}S
홀수	짝수	1/2	있다	^{1}H, ^{15}N, ^{19}F, ^{31}P
짝수	홀수	1/2	있다	^{13}C, ^{29}Si, ^{77}Se, ^{117}Sn
홀수	홀수	1	있다	^{2}H, ^{14}N
홀수	짝수	3/2	있다	^{11}B, ^{35}Cl, ^{37}Cl, ^{79}Br
짝수	홀수	5/2	있다	^{17}O, ^{25}Mg, ^{27}Al, ^{67}Zn
홀수	짝수	7/2	있다	^{51}V, ^{59}Co, ^{33}Cs

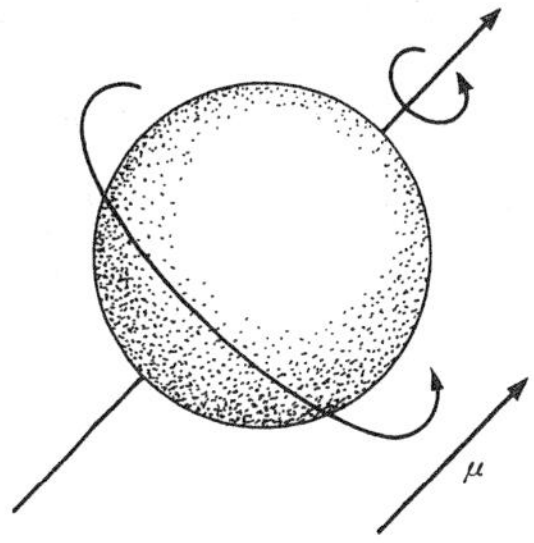

그림 14 · 1 핵전하의 스핀운동에 의해 회전축 방향으로 자기 모멘트 μ를 가짐

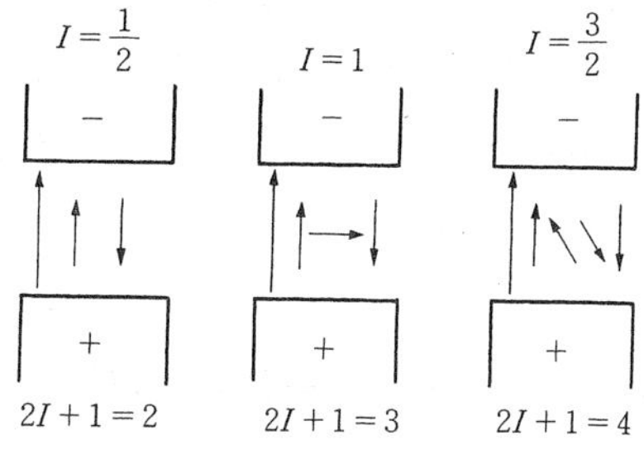

그림 14 · 2 스핀축의 배향의 방향과 수

14.1.2 제만 에너지(Zeeman energy)

I=1/2인 프로톤은 그림 14 · 1과 같은 스핀운동을 하고 있기 때문에, 스핀축의 방향으로 핵자기 모멘트 μ를 갖는다.

프로톤과 같이 자기 모멘트를 갖는 원자핵이 자장 중에 있게 되면, 자기 모멘트는 자장과의 상호작용으로 두 가지의 방향을 띠게 된다. 일반적으로 스핀축의 배향(配向)의 수는 $2I+1$에 의해 결정되므로 프로톤의 경우는 배향의 수가 $\left(2\times\frac{1}{2}\right)+1=2$이며, 외부에서 가해진 균일한 자장 내에서 자장에 평행(자장의 방향)인 방향과 역평행(자장의 역방향)인 방향의 두 가지의 배향을 하게 된다. 자장에 평행인 방향은 안정한 상태이며, 자장에 역평행인 방향은 불안정한 상태이다. 전자는 낮은 에너지 상태, 후자는 높은 에너지 상태이다. 이 경우의 에너지 준위는 핵자기 모멘트 μ의 크기와 외부자장의 세기 H_0의 함수이다.

즉, 프로톤의 경우는 그림 14 · 3에 나타낸 바와 같이 자장이 없을 때에 비해 $-\mu H_0$, $+\mu H_0$의 에너지 차가 있는 2개의 상태로 나뉜다. 이 자장에 의해 나누어진 에너지 준위를 제만 준위(Zeeman level)라고 부른다.

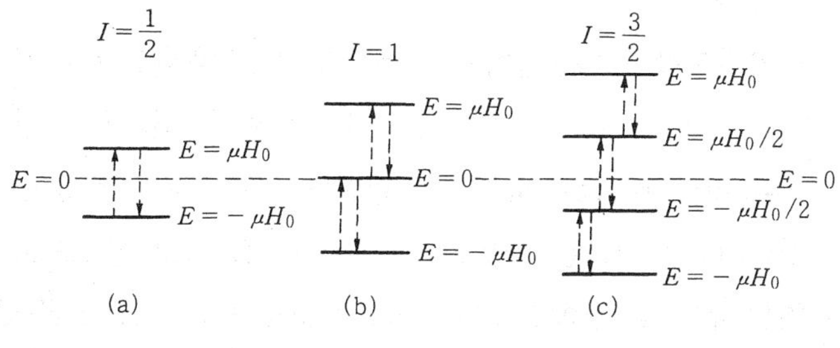

그림 14 · 3 스핀상태의 천이(⇢ 표는 천이)

프로톤의 경우 제만 준위의 차는 $2\mu H_0$이다. 프로톤 이외의 핵의 경우에 대해 일반적으로 말하자면, 스핀 양자수 I의 핵은 자장 중에서 $2I+1$의 방향을 향하고, 각각의 상태에 대응하여 $2I+1$개의 제만 준위가 생기며, 바로 위와 바로 밑의 간격은 $(\mu/I)\,H_0$의 에너지차가 생긴다.

14.1.3 핵자기 공명의 원리

프로톤이 자장 중에 들어 있을 경우는 $2\mu H_0$에 상당하는 에너지 차가 있는 두 가지의 에너지 상태를 취하게 된다. 이제 이 에너지 차 $2\mu H_0$에 상당하는 에너지를 갖는 전자파를 쬐어 주면, 낮은 에너지 준위에 있는 프로톤은 이 에너지를 흡수하여 높은 에너지 준위로 올라간다. 즉, 낮은 에너지 준위로부터 높은 에너지 준위로 천이가 일어난다. 이 흡수과정이 자기공명이다.

자기공명은 물질과 전자파의 상호작용이므로, 물질에 전자파가 흡수(또는 방출)될 때 두 가지의 조건이 필요하다.

첫째 조건은 에너지에 대해서 말하자면, 에너지 양자(量子) $h\nu$를 도입하여

$$\Delta E = h\nu \qquad (14 \cdot 3)$$

로 나타낸다. 여기서 h는 플랑크의 상수, ν는 전자파의 진동수, ΔE는 물질 중의 에너지 준위의 간격으로, 이 경우는 제만 에너지 $\Delta E = \mu H_0 - (-\mu H_0) = 2\mu H_0$이다.

식 (14 · 3)을 다시 쓰면

$$h\nu = 2\mu H_0 = 2\gamma\left(\frac{Ih}{2\pi}\right)H_0 = h\frac{\gamma H_0}{2\pi}$$

$$\therefore \nu = \frac{\gamma H_0}{2\pi} \qquad (14 \cdot 4)$$

식 (14 · 4)는 전자 진동수를 자장의 강도와 관계짓는 기본적인 NMR의 방정식이다. 또, 하나의 조건은 선택률(選擇律)이라고 부르는 것으로

$$\Delta m = \pm 1 \qquad (14 \cdot 5)$$

로 표현된다. m은 각운동량의 자장방향의 성분으로 스핀 양자수 I의 핵에 대해서 $2I+1$로 나뉜, 각각 I, $I-1$, $I-2$, …, $2-I$, $1-I$, $-I$가 m이다. 전자파를 흡수 또는 방출할 때는 물질쪽의 각운동량의 변화를 m으로 표현하면 ±1일 때만 허용된다. 이것이 선택률 $\Delta m = \pm1$의 의미이다. 전자파는 각운동으로서 $\pm1\hbar$를 갖고 있으므로, 물질이 전자파를 흡수 또는 방출할 때는 물질 쪽도 그에 따라 각운동량을 $\pm1\hbar$만큼 증감한다는 각운동량 보존법칙을 나타내고 있다. 여기서 $\hbar$는 플랑크의 상수 h의 2π분의 1인 각운동량

의 단위이다.

다음에 자장 중에 놓인 프로톤이 외부로부터 가해준 전자파를 흡수하여 핵자기 공명을 일으키는 과정을 다른 각도에서 설명해 보자. 일반적으로 회전체가 회전축에 대해 수직으로 토크(torque)가 작용하였을 때는 그림 14・4 (a)처럼 회전체의 각속도의 크기를 바꾸지 않지만, 회전축이 원궤도를 그리는 것처럼 축의 방향을 연속적으로 바꾼다. 이와 같은 운동의 예로서, 중력하에서 스핀운동을 하고 있는 팽이의 머리가 움직이는 운동, 즉 세차운동(precession)이 있다. 이 예와 같이 자전하는 핵이 자장 중에 놓이면 자장 H_0의 방향과 자전축(스핀축)과의 양쪽 방향에 수직인 토크를 받아 외부자장 방향을 축으로 한 세차운동을 한다〔그림 14・4 (b)〕.

자전하는 핵을 미시적 자석에 비겨 모식도로 나타내면, 이것이 세차운동을 하면 그림 14・5 (a)와 같이 자장방향에 수직으로 배향하는 것이 아니라, 그림 14・5 (b)처럼 배향한다. 그림 14・5 (b)에 있어서 자석의 배향의 시간평균을 내면 z성분은 남지만, x, y 성분(자장에 직각인 성분)은 제로이다. 즉, 그림 14・5 (a)는 그림 14・5 (b)의 시간적 평균도이다.

이와 같이 하여 일어나는 세차운동의 각속도 ω_0는 자기 회전비 γ와 외부자장 H_0의 곱과 같다.

$$\omega_0 = \gamma H_0 \tag{14・6}$$

따라서, 식 (14・4)에 의해

$$\gamma H_0 = 2\pi\nu \tag{14・7}$$

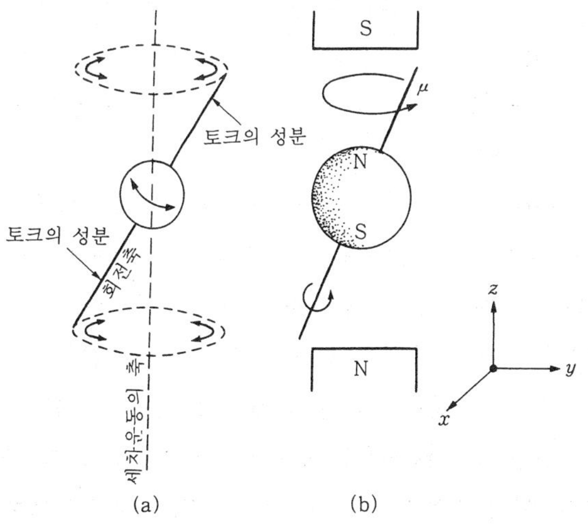

그림 14・4 회전체와 핵자석의 세차운동

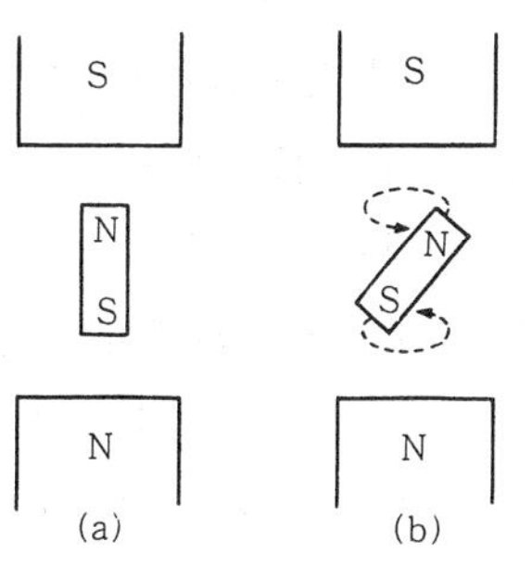

그림 14・5 미시적 자석의 세차운동

이므로

$$\omega_0 = 2\pi\nu \tag{14·8}$$

가 된다. 이 식의 의미는 프로톤을 높은 에너지 준위로 오르게 하는 데 필요한 에너지 γH_0와 똑같은 전자파 ν를 줄 수 있다면, 핵의 세차운동의 각속도에 동조(同調)한 것이다. 즉, 가해준 전자파의 주파수는 세차운동의 주파수와 공명한 것이 된다. 결과적으로 ω_0와 똑같은 주파수의 전자파를 걸어 줌으로서 자장 H_0와 평행방향을 향해서 세차운동을 하고 있는 핵을 자장 H_0와 역평행 방향으로 반전시킬 수 있다. 즉, 핵(프로톤)은 전자파의 에너지를 흡수하여 낮은 에너지 준위로부터 높은 에너지 준위로 천이가 일어난다.

더 구체적으로 말해 프로톤을 예로 들었을 때, 자장 H_0가 23,500 gauss에 대해 100 MHz의 주파수의 전자파를 가해 주면, 전자파의 주파수와 세차운동을 하고 있는 핵자석이 공명하게 된다. 이 때 핵자석은 가해준 전자파로부터 에너지를 흡수한다. 이 현상이 핵자기 공명현상이다.

14.1.4 포화(Saturation)와 완화(Relaxation)

프로톤이 자장 내에 놓이면, 제만 준위에 따라 높은 에너지 상태의 것과 낮은 에너지 상태의 것으로 분포하게 되는데, 양쪽의 상태로 분포하는 핵스핀의 수의 비는 다음 식으로 나타낼 수 있다.

$$\frac{N_+}{N_-} = \exp\left(\frac{2\mu H_0}{kT}\right) \tag{14·9}$$

N_+, N_-는 각각 낮은 에너지 상태 및 높은 에너지 상태에 있는 핵스핀 수이며, T는 절대온도(K)이다. 만일, 자장의 강도가 14,100 gauss이고, 상온일 경우 100만 개의 프로톤 중에서 낮은 에너지 상태의 핵스핀 수는 높은 에너지 상태의 그것보다 2~3개 정도 많다. 핵자기 공명은 이 약간 많은 낮은 에너지 핵스핀에 의해 일어난다.

또한, 핵자기 공명현상의 기구(機構)에 있어서 중요한 것으로, 핵스핀을 낮은 에너지 준위상태로 되돌리는 기구가 필요하다. 이와 같은 기구가 없으면 핵자기 공명이 일어났을 때 낮은 에너지 준위에 있는 핵스핀의 과잉분이 전부 높은 에너지 준위의 상태로 높아져 버린다. 그러나 다행히도 높은 에너지 준위에 있는 핵스핀은 주위의 분자진동이라든가, 브라운 운동 등의 계를 격자계라고 하면, 이 격자계에 흘러 에너지 준위가 낮은 상태로 되돌아가는 기구가 있다. 이 기구를 스핀-격자 완화(spin-lattice relaxation) 또는 가로완화(longitudinal relaxation)라고 부르며, 이것은 높은 에너지 상태에 있는 핵스핀으로부터 분자격자로의 에너지 이동에 관한 것이다.

여기서 이동에 요하는 시간은 스핀-격자 완화시간 T_1이라고 한다. 효율이 좋은 완화과정의 T_1은 짧으며, 이 경우에 흡수선의 선폭은 넓게 나타난다. 액체 및 기체의 흡수선의 경우는 적당한 시간 T_1(수초 정도)을 가지므로 선폭은 보통의 폭을 나타낸다. 그러나 고체에 대해서는 이 스핀-격자 완화의 기구가 유효하게 작용을 하지 않는다. 그렇기 때문에 T_1이 매우 길며, 만일 다른 어떤 효과도 없다면 결정(結晶) 고체의 흡수선은 극단적으로 좁은 선폭을 나타내게 되어 있다.

그러나 고체에 대해서는 스핀-스핀 완화(spin-spin relaxation) 또는 세로완화(transverse relaxation)라고 부르는 별도의 기구가 있기 때문에, 선폭은 극단적으로 좁아지지 않고, 오히려 넓게 나타난다. 이것은 1개의 높은 에너지의 원자핵으로부터 다른 원자핵으로 에너지가 이동하는 데 관련된 것이다. 전체적으로 에너지의 손실은 없으나 관계하는 원자핵 사이에 에너지가 퍼지는 결과, 선폭이 넓어지는 현상이 일어난다. 스핀-스핀 완화의 완화시간을 T_2라고 부르며, 스핀-스핀 완화는 상하의 에너지 상태의 분포밀도를 바꾸지 않고 스핀축의 방향만을 바꾸는 것으로, 외부자장의 방향과는 관계없이 상대의 스핀방향을 바꾸는 것이므로 열의 출입과는 관계가 없다.

만일, 완화가 느리면서 공명흡수가 계속되면, 위의 준위에 있는 상태의 수와 아래의 준위의 상태의 수가 같게 된다. 그렇게 되면 그 이상의 흡수는 관측되지 않게 된다. 이것이 포화이다. 포화된 계는 온도로 말하자면, 무한대의 고온이라고 할 수 있다. 고분해능 핵자기 공명의 경우는 실제로 측정을 할 때, 송신의 고주파 전자파(H_1)가 강할 경우 포화되기 쉽다. T_1이나 T_2는 포화의 계수를 결정한다든지, 스펙트럼선의 형태나 폭의 인자가 된다. 포화의 계수(포화인자라고도 부른다)란, 포화하고 있는 시그널의 높이를 포화되지 않았을 때에 대한 비 S로 나타낸다.

$$S = \frac{1}{1+\gamma^2 H_1^{\,2} T_1 T_2} \qquad (14 \cdot 10)$$

수소교환이나 분자내 회전일 때의 공명선의 모양의 변화는 T_2의 영향을 받는다. T_1, T_2가 길면 포화되기 쉽고, 또 너무 짧으면 공명선의 폭이 불확정성 원리에 따라 넓어진다.

14.2 측 정

14.2.1 장 치

공명조건을 얻기 위해서는〔식 (14 · 5)〕 발진코일의 주파수를 차례로 바꾸는 방식과 주

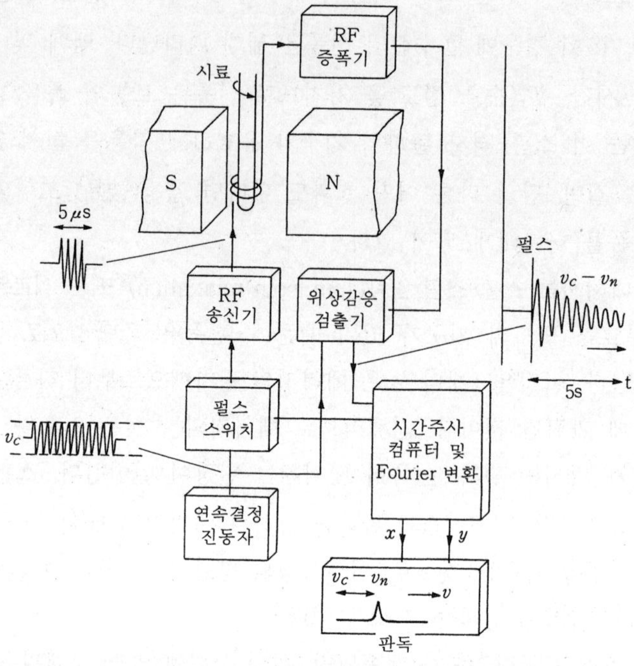

그림 14 · 6 NMR 장치의 개략도

파수를 일정하게 하여 자장을 소인(掃引)하는 방법이 있으나, 후자의 방법에 의한 장치가 일반적이다. 자장을 안정하게 유지하기 위한 방법을 lock 방식이라 한다. lock 방식에는 internal lock과 external lock의 두 가지 방법이 있다. 측정방법으로 종래에는 CW법(continuous wave method)을 이용하였으나 최근에는 FT 방식(pulse Fourier transform method)이 주류가 되었다(그림 14 · 6). 이 방법은 라디오파를 마이크로 초단위(~50 μs)의 펄스로써 시간 주기적으로 시료에 조사(照射)해서 모든 ^{1}H 핵을 동시에 여기시켜, 각 ^{1}H 핵에 의하여 각각의 주파수 성분의 흡수를 검출하는 것이다.

즉, 반복하여 펄스를 조사한 다음 얻어진 자유유도 감쇠(free induction decay, FID) 시그널을 수학적으로 Fourier 변환(computer 처리)하여 NMR 시그널을 얻는다. 미량시료를 측정하는 데 위력을 발휘하며 ^{13}C NMR에는 이 방법이 불가결하다. 현재는 액체헬륨을 사용하는 초전도 자석을 사용한 고자장 고분해능 NMR 분광계가 보편화되고 있다. 600 MHz의 장치도 시판되고 있으며, 700~1000 MHz 장치가 등장할 날도 그리 멀지 않을 것이다. 또, 간이형의 보급도 활발하고 자동측정 장치도 있어서 손쉽게 스펙트럼을 측정할 수 있다.

대표적인 핵의 공명 주파수와 상대감도를 표 14 · 2에 실었다.

표 14 · 2 대표적인 핵의 자기적 성질

동위체	천연 존재량 (%)	스핀 양자수 I	자기 모멘트 μ	23487G에 있어서 NMR 주파수 MHz	일정자장에서 같은 수의 핵에 대한 상대감도
^{1}H	99.9844	1/2	2.79	100	1.00
^{2}H	1.56×10^{-2}	1	0.85	15.351	9.64×10^{-3}
^{11}B	81.17	3/2	2.68	32.084	0.165
^{13}C	1.108	1/2	0.70	25.144	1.59×10^{-2}
^{14}N	99.635	1	0.40	7.2238	1.01×10^{-3}
^{15}N	0.365	1/2	-0.28	10.133	1.04×10^{-3}
^{17}O	3.7×10^{-2}	5/2	-1.89	13.56	2.91×10^{-2}
^{19}F	100	1/2	2.62	94.077	0.834
^{29}Si	4.70	1/2	-0.55	19.865	7.85×10^{-2}
^{31}P	100	1/2	1.13	40.481	6.64×10^{-2}

14.2.2 Chemical shift와 차폐상수 σ

에탄올은 분자 내에 세 종류의 프로톤, 즉 CH_3 프로톤, CH_2 프로톤, OH 프로톤을 가지고 있다. 에탄올의 NMR 스펙트럼은 그림 14 · 7에서 보는 바와 같으며, 각각의 프로톤의 공명위치가 다르다.

같은 프로톤이면서 CH_3와 CH_2의 프로톤의 시그널 위치가 다른 것처럼, 핵이 같더라도 화합물이나 치환기에 따라 시그널 위치가 다르다.

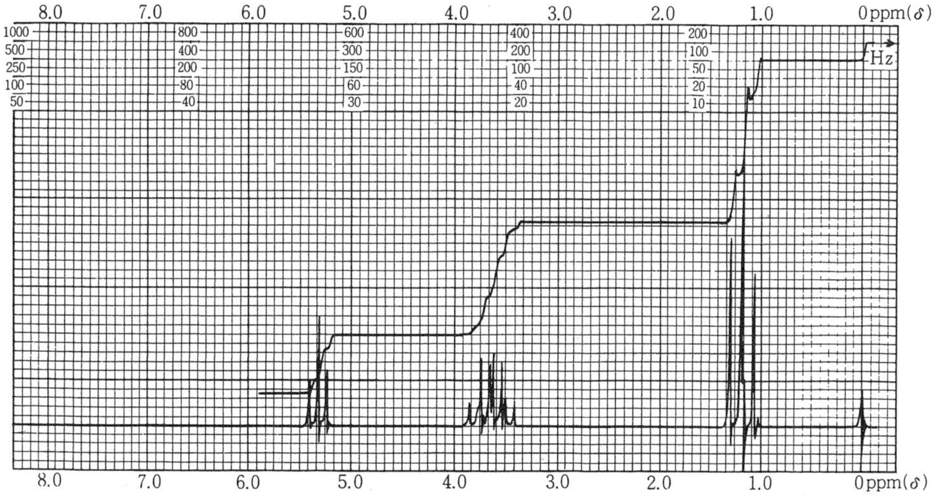

그림 14 · 7 에탄올의 ^{1}H-NMR 스펙트럼

프로톤은 전자에 의해 둘러싸여 있고 각각의 프로톤은 약간씩 서로 다른 전자적 환경에 처해 있기 때문에, 분자내 모든 프로톤이 전부 다 동일한 주파수로 공명을 일으키지 않는다.

다시 말해, 프로톤은 프로톤을 둘러싸고 있는 전자에 의해 차폐되어 있다. 자장이 주어진 상태에서 프로톤 주위의 전자는, 주어진 자장에 반대되는 반자장(反磁場)을 생성한다. 그래서 각 프로톤은 주어진 자장에 대해 차폐되는데, 그 정도는 프로톤 주위의 전자밀도에 따라 다르다.

핵주위의 전자밀도가 높을수록 유도된 반자장의 정도가 커지며, 핵에 미치는 자장의 영향은 핵을 차폐하고 있는 반자장에 의해 감소된다(그림 14·8). 그 결과 핵에는 주어진 자장보다 낮은 자장이 가해지게 되고, 그 핵은 낮은 진동수로 세차하게 되며, 낮은 진동수의 라디오파를 흡수한다. 이렇게 해서 분자내 여러 프로톤은 서로 약간씩 다른 전자차폐(shield)를 받아 각각의 고유한 진동수와 공명하게 된다.

공명 진동수의 차이는 실제로는 아주 작다. 예를 들어 chloromethane과 fluorometane의 경우 프로톤의 공명 진동수차는 자장의 크기가 14,100 gauss일 때 72 Hz에 불과하다. 그러므로 이 자장강도에서 스핀전이를 일으키는 진동수는 약 60 MHz이며, 이 때 두 분자의 프로톤 공명 진동수 사이의 차는 백만분의 1보다 약간 더 큰 값에 지나지 않는다. 이렇게 세밀한 진동수 측정은 매우 어렵기 때문에 어떤 프로톤에 대한 정확한 진동수를 측정하지 않고, 대신 측정하고자 하는 시료용액 중에 기준물질을 첨가해서 시료 중의 공명 진동수를 기준물질의 프로톤 공명 진동수에 비례한 진동수 차를 측정하는 방법을 사용한다. 가장 일반적으로 사용되는 기준물질은 tetramethylsilane〔TMS :$(CH_3)Si$〕이다.

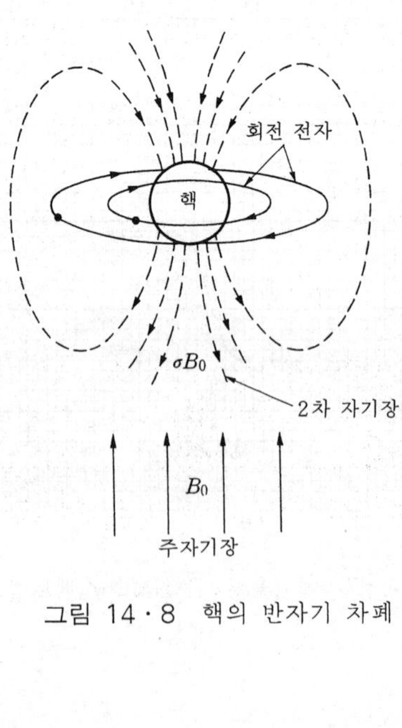

그림 14·8 핵의 반자기 차폐

TMS를 기준물질로 선택하는 이유는, TMS 중의 CH_3 프로톤이 대부분의 분자의 프로톤보다 가장 많이 차폐되어 있어서 고자장에서 공명현상이 나타나기 때문이다.

어떤 프로톤이 TMS의 프로톤으로부터 얼마나 떨어져 있는가를 Hz 값으로 표현할 때, 주어진 자장의 크기에 따라 달라진다. 14,100 gauss의 자장에 놓였을 때 프로톤의 공명은 약 60 MHz에서 일어나고, 이에 비해 23,500 gauss의 자장이 주어지면 대략 100 MHz에서 공명이 일어난다.

따라서, 100 MHz 범위에서 TMS로부터의 이동은 60 MHz 범위에서 동일한 프로톤이 일으키는 이동에 비해 5/3배만큼 더 크다. 만약, 자장세기가 다른 기기를 사용할 경우에는 데이터를 비교하는 데 있어 흔히 혼란을 일으키기가 쉬우나, 이러한 혼란은 자장세기에 무관한 새 변수 하나를 정의함으로써 쉽게 극복할 수 있다.

즉, 기준물질의 자장의 크기로 기준물질과 시료의 자장의 크기의 차를 나누면, 자장의 크기에 무관한 측정값을 얻는다. 이를 화학적 이동〔chemical shift(δ)〕이라고 부른다. δ 값으로 나타내는 화학적 이동은 TMS로부터 프로톤이 얼마만큼 떨어져 공명을 일으키는지를 표시한다. 그 단위는 60 MHz 또는 100 MHz에 무관하게 항상 일정하다. 자장 또는 주파수로 표시한 화학적 이동의 크기는 외부자장 H_0 또는 발진 주파수 ν에 비례하므로 관측된 화학적 이동을 표시하는데, 기준물질을 사용하여 상대치 δ로 나타낸다.

$$\delta = \frac{H_{0\,기준물질} - H_{0\,시료}}{H_{0\,기준물질}} \times 10^6\ \text{ppm} \qquad (14 \cdot 11)$$

일반적으로 기준물질의 H_0는 시료의 H_0보다 높다. 따라서, 식 (14 · 11)에 의한 차는 (+)값이 되며, 식 (14 · 4)에 의해 주파수 단위로 바꾸면 다음과 같이 된다.

$$\delta = \frac{(\nu_{시료} - \nu_{기준물질})}{분광기의\ 주파수} \times 10^6\ \text{ppm} \qquad (14 \cdot 12)$$

화학적 이동의 원인으로서는 i) 전자밀도, ii) 인접원자의 자기 이방성(磁氣異方性)에 의한 영향, iii) 환상(環狀) π 전자가 존재할 때의 인접원자의 반자성 효과에 의한 영향, iv) 수소결합을 형성하는 프로톤 등의 차폐, v) 용매라든가 주위의 분자가 끼치는 영향 등 여러 가지가 있다.

대부분의 수소핵은 δ 0.5~12의 사이에서 흡수가 나타난다. 그림 14 · 9는 대표적인 관능기의 ^{1}H NMR의 δ 값을 나타낸 것이다.

14.2.3 측 정 법

NMR를 측정할 때는 시료를 용액 또는 액체로 측정하는데, 액체 중에서 점성이 큰 것은 스펙트럼의 시그널 폭이 넓어지기 때문에 적당한 용매로 희석한 용액으로 만들어 측

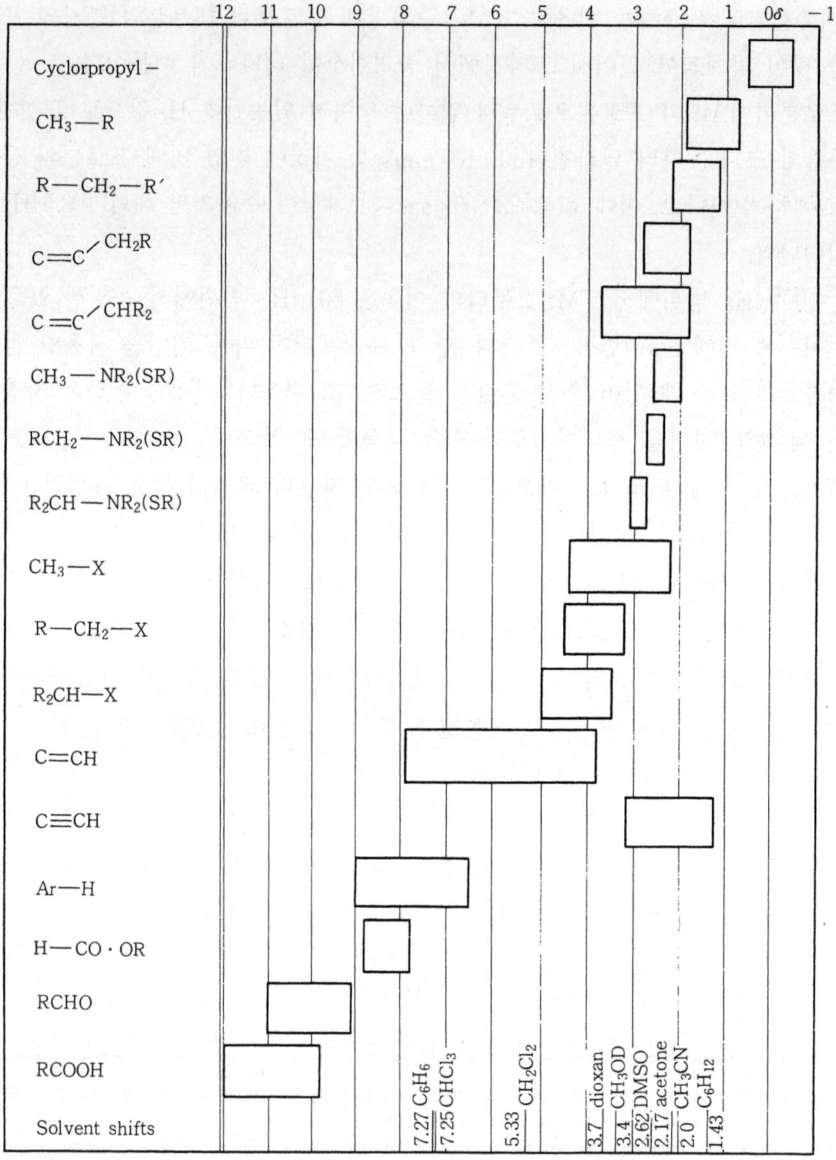

그림 14·9 대표적인 관능기의 ¹H-NMR의 δ값(X=할로겐, R, R'=알킬)

정한다. 시료는 바깥 지름 5 mm, 길이 15~20 cm의 원통형 파이렉스 유리 시험관에 넣어서 측정한다. 용매는 시료를 잘 녹이고, 화학적으로 불활성이고, 자기적으로 등방성이고, 프로톤이 없거나 있더라도 용매자신의 시그널이 시료의 시그널과 겹치지 않는 것이어야 한다. 용해력이 비교적 좋은 중클로로포름($CDCl_3$)을 주로 사용하며, 기준물질로 TMS를 넣고 측정한다. 중클로로포름에 녹지 않는 시료는 다른 적당한 중수소화 용매를 선택한다. 참고로 자주 쓰이는 NMR용 용매를 표 14·3에 실었다.

표 14 · 3 NMR용 용매와 성상

시 약 명	화학식	bp(℃)	mp(℃)	^{1}H(δ)	^{13}C(δ)
Acetone-d_6	$(CD_3)_2CO$	55	−94.5	2.05	30.5, 205.1
Benzene-d_6	C_6D_6	79	6.7	7.16	128.7
Carbon disulfide	CS_2	46.5	−112	−	192.8
Carbon tetrachloride	CCl_4	76.7	−22.6	−	95.3
Chloroform-d_1	$CDCl_3$	60	−64.1	7.26	77.7
Deuterium oxidc	D_2O	101.4	3.8	4.72	−
Dichloromethane-d_2	CD_2Cl_2	39	−97	5.31	53.73
Dimethyl sulfoxide-d_6	$(CD_3)_2SO$	190	20.2	2.5	39.5
Methanol-d_4	CD_3OD	65	−99	3.1, 4.79	49.0

중수(重水, D_2O)에는 TMS가 녹지 않으므로, 중수용액의 경우에는 기준물질로 2,2-디메틸-2-실라펜탄-5-설폰산 나트륨[$(CH_3)_3Si(CH_2)_3SO_3Na$(DSS))]을 사용한다. DSS의 메틸 프로톤은 TMS와 거의 같은 위치에서 시그널이 나타난다.

시료가 고분자일 때는 상온에서 용해도가 높은 용매를 찾아내기가 어렵다. 따라서, 이 경우에는 시료의 온도를 높여서 용해도를 높여 주고, 동시에 점도를 낮추는 방법을 취하고 있다.

14.2.4 스핀-스핀 상호작용

NMR 현상 중에서 화학적 이동과 더불어 화합물의 구조연구에 대단히 유력한 수단이 되는 것이 스핀-스핀 상호작용이다. 초기의 NMR는 분해능이 높지 않았기 때문에 에탄올의 ^{1}H NMR를 측정하면 OH, CH_2 및 CH_3의 세 종류의 프로톤의 화학적 이동에 대응하는 위치에 폭이 넓은 1 : 2 : 3의 피크를 나타낼 뿐이었다.

그러나 오늘날의 고분해능 장치로는 그림 14 · 7에서 보는 바와 같이 CH_2 및 CH_3의 피크가 각각 4개와 3개로 분열된 스펙트럼을 얻는다. 이것은 CH_2와 CH_3 사이에 프로톤의 스핀-스핀 상호작용이 생겼기 때문이다.

그림 14 · 10 (a)에서와 같이 H_b핵이 홀로 있을 때는 일중선(一重線 singlet)으로 나타난다. 그러나 14 · 10 (b)와 같이 인접한 탄소에 H_a핵이 있으면, 이 H_a핵의 영향이 화학적으로 다른 인접한 핵(H_b)에 결합한 전자를 거쳐서 전달된다.

H_b 프로톤은 외부자장뿐만 아니라 H_a 프로톤으로부터의 자장을 느낀다. H_a핵은 외부자장에 대해 두 가지의 배향[평행(↑)(낮은 에너지 상태)과 역평행(↓)](높은 에너지 상태)]을 취할 수 있으므로, H_a핵에 의해 생성되는 국소자장은 H_b핵이 감응하는 전자

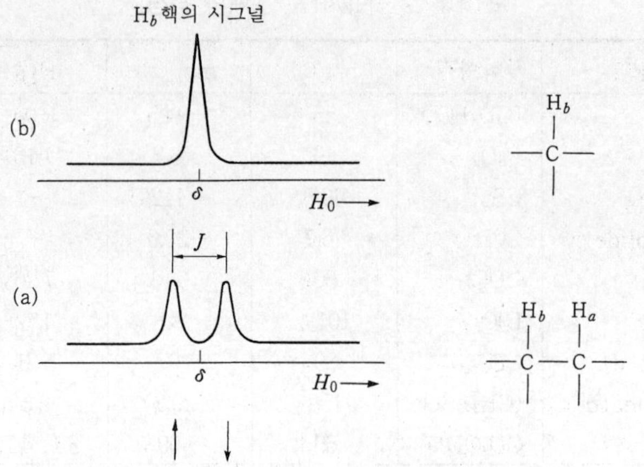

(a) H_b 단독의 경우, (b) 옆에 1개의 프로톤(H_a)이 있는 경우.

그림 14 · 10 H_b 프로톤의 스핀-스핀 결합

장 강도(H_0)를 증가 또는 감소시키는 결과가 된다. 그리하여 H_b핵의 시그널은 H_a핵이 인접한 경우에는 대칭인 이중선(doublet)으로 분열하고, 각 피크의 면적강도는 0.5가 되

표 14 · 4 ^{1}H-^{1}H 스핀결합 상수(J)

구조의 형태		J_{ab}(Hz)	구조의 형태		J_{ab}(Hz)
>C(Ha)(Hb)		12~15	>C=C(Hb)–CHa<		4~10
>CHa—CHb<		2~9	Ha(>C=C<)–CHb<		0.5~2.0
>CHa–(C)n–CHb<	n>0	0.0	>C=C(Ha)–C(Hb)=C<		10~13
$\underset{a}{CH_3}$, $\underset{a}{CH_3}$ >CHb—R		5.7~6.8	>CHa—CHb(=O)		1~3
$\underset{a}{CH_3}$—$\underset{b}{CH_2}$—R		6.7~7.2	>CHa—C≡CHb		2~3
CH—OH	no proton exchange	5	Ha–C₆H₄–Hb (benzene)	o	7~10
cyclopropane (H, H, H)	J_{tans}, J_{cis}	6.3		m	2~3
(ring)C(Ha)(Hb)		0~20		p	1
>C=C(Ha)(Hb)		0~3.5	(ring)C(Ha)=C(Hb)	5원환	3~4
				6원환	6~9
				7원환	10~13
Hb(>C=C<)Ha (cis)		6~14	indene (Ha, Hb on five-membered ring)		
Hb(>C=C<)Ha (trans)		11~18	indene (Ha, Hb on benzene ring)		10~12

며, 각 피크는 δ로부터 반대방향으로 등거리의 위치에 나타난다. H_b핵의 2중선의 분열의 크기는 H_0와는 무관하며, H_a핵의 거리와 그 환경에만 의존한다. 이 분열의 크기를 결합상수〔coupling constant(J)〕라고 하며 Hz 단위로 나타낸다. 주요 J값을 표 14・4에 실었다.

spin-spin coupling에 있어서 시그널 분열의 원리는, n개의 등가인 프로톤 분열까지 확장한다면 분열선은 $(n+1)$개가 되고 강도비는 $(a+b)^n$의 전개식의 계수비가 된다. $n+1$의 값을 다중도(mutiplicity)라고 한다. 다중도 결정법은 1 차의 계(프로톤간의 화학적 이동차(Δppm)가 결합상수 J보다 매우 클 때)에만 성립하며, 1차계에 있어서 강도비는 표 14・5와 같다.

표 14・5 peak의 강도비(1차계)

peak의 수 $n+1$	다른 핵의 수	강 도 비	화합물의 일반 예
1	0	1	$(C\underline{H}_3)_3X$, $(C\underline{H}_3)_2X$, $XC\underline{H}_2-X$
2	1	1:1	$(C\underline{H}_3)_2CH-X$, $C\underline{H}_3CH-X_2$
3	2	1:2:1	$C\underline{H}_3CH_2-X$, $X_2-CH-C\underline{H}_2-CH-X_2$
4	3	1:3:3:1	$CH_3C\underline{H}_2-X$
5	4	1:4:6:4:1	$X-CH_2-C\underline{H}_2-CH_2-X$

14.2.5 이중공명

수소핵 A와 자기적으로 등가가 아닌 수소핵 X가 스핀-스핀 결합에 의해 복잡하게 분열하고 있는 경우에, 이중공명(double resonance 또는 spin decoupling)이라고 부르는 수단을 이용하여 복잡한 스펙트럼을 단순화할 수 있으며, 어느 핵이 어느 핵과 coupling하고 있는가를 결정할 수 있다. 통상의 약한 진동자장 H_1으로 A핵을 관측하면서, 동시에 X핵에 X핵의 공명 주파수인 제 2 의 강한 진동자장 H_2를 조사하면, A의 분열선은 단순화되어 1중선(singlet)으로 된다. 반대로, X핵을 관측하면서 A핵을 강한 진동자장으로 조사하면 X핵의 피크가 1중선으로 된다. 이 방법을 이용하면 미지 화합물의 스펙트럼의 해석을 쉽게 할 수 있다.

14.3 ¹³C NMR

^{13}C NMR는 ^1H NMR에 비하여 상대감도가 약 100분의 1이며, 천연 존재비는 약 1.1%로 매우 작다. 따라서, 통상적인 CW법으로는 감도가 낮아서 측정이 곤란하였으나, FT-

NMR법의 발달과 더불어 손쉽게 측정할 수 있게 되었으며, 지금은 ^{1}H NMR와 함께 유기화학, 분석화학 등의 분야에서 필수적인 수단이다.

^{13}C NMR의 최대 특징의 하나는 유기 화합물의 골격구조에 관한 직접적인 정보를 얻을 수 있다는 것이다. 그리고 수소와 결합하고 있지 않은 탄소, 예를 들면 C=C, C≡C, C=O, C≡N 및 제 4 급 탄소에 관한 정보도 얻을 수 있다. 또, ^{13}C NMR의 화학적 이동은 약 250 ppm의 범위에 걸쳐 분포하므로 ^{1}H NMR보다 20~30배로 커서 ^{1}H NMR에서는 분리가 되지 않는 시그널도 ^{13}C NMR에서는 분리되어 검출할 수가 있는데, 유기화학, 분석화학의 분야에서 응용할 경우에 ^{1}H NMR보다 훨씬 유력하다.

^{13}C NMR를 측정할 때는 위에서 언급한 바와 같이 ^{13}C의 감도가 매우 낮기 때문에, 일반적인 측정일 때는, ^{13}C와 프로톤의 스핀-스핀 coupling으로 인하여 시그널이 분열되지 않도록 프로톤을 완전히 decoupling한 조건에서 측정한다. 분자 내의 모든 탄소핵을 공명시킬 수 있는 넓은 영역의 전자파를 펄스로 시료에 조사한다. 조사된 전자파는 출력이 상당히 강하므로 짧은 시간 펄스가 걸렸을 때 분자 내의 모든 탄소가 여기된다.

펄스를 끊으면 여기되었던 핵스핀은 완화기구에 의해 완화가 일어난다. 즉, 평형상태로 되돌아간다. 이 때 시그널은 지수 함수적으로 감쇠되어 0으로 수렴하는 형태로 검출된다. 이것을 자유유도 감쇠(free induction decay : FID)라고 부르며, 이와 같이 펄스파를 1000회 정도이상 반복하여 걸어 주면, 적산된 FID가 얻어지는데, 이 FID를 Fourier 변환하면 CW법과 같은 주파수 영역의 NMR 스펙트럼을 얻을 수 있다. 그림 14 · 11은 시

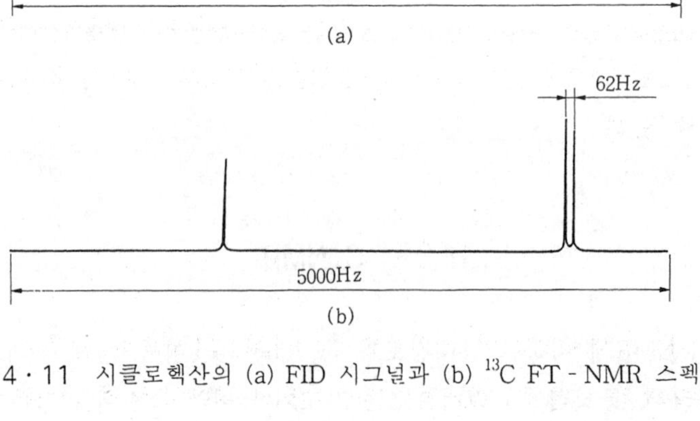

그림 14 · 11 시클로헥산의 (a) FID 시그널과 (b) ^{13}C FT-NMR 스펙트럼

클로헥산의 ^{13}C FT-NMR를 보인 것이다.

^{13}C의 화학적 이동은 TMS의 메틸탄소의 시그널을 기준으로 하여 ppm 단위로 나타낸다. 그림 14·12는 대표적인 관능기를 갖는 화합물의 ^{13}C 화학적 이동의 범위를 보인 것이다. 전반적으로 ^{1}H의 화학적 이동과 유사한 경향을 보인다. TMS로부터 저자장쪽으

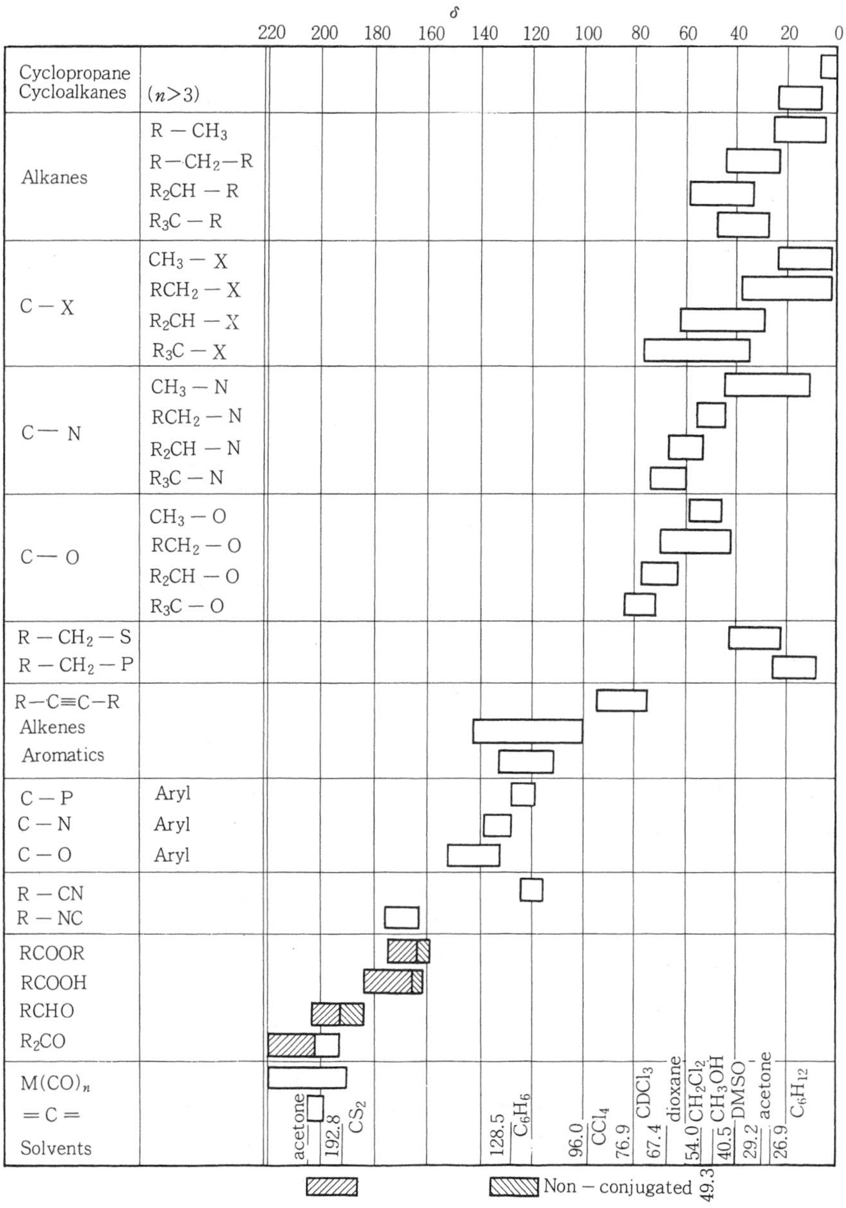

그림 14·12 대표적인 관능기의 ^{13}C NMR의 δ값(R=알킬)

로 alkane, 치환된 alkane, olefin, 방향족 화합물, ketone, aldehyde의 순서로 나타난다.

14.4 분석화학에의 응용

14.4.1 정성분석

NMR법에 의한 정성분석 방법은 저분자 화합물이나 고분자 화합물이 같다. 즉, 원자단에 함유된 프로톤(또는 ^{13}C, ^{19}F, ^{11}B, ^{31}P)이 제공하는 피크의 화학적 이동, 스핀 결합상수, 면적강도를 근거로 하여 분석한다.

구조결정의 예

테트라클로로에틸렌과 에탄올과의 부가반응 생성물의 구조결정

이 부가반응의 생성물은 다음의 A, B 두 가지 구조를 추정할 수 있다.

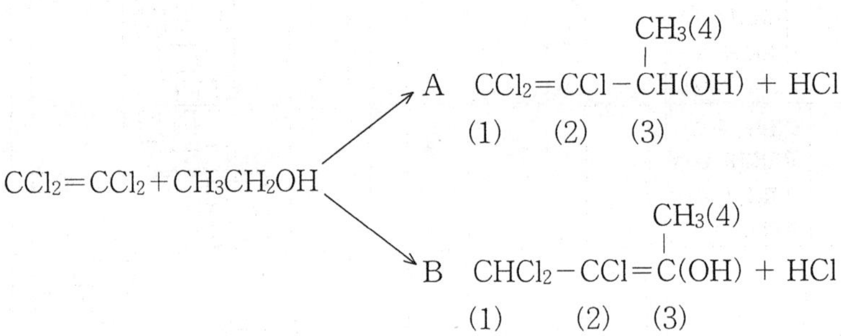

이 부가반응 생성물의 NMR 스펙트럼을 그림 14 · 13에 나타냈다.

만일, 구조가 B라면 스펙트럼은 고자장측에 4 위치의 CH_3에 의한 예리한 1개의 피크, 저자장측 6.0 ppm 부근에 CH에 의한 예리한 1개의 피크, 3 위치의 OH에 의한 1개의 피

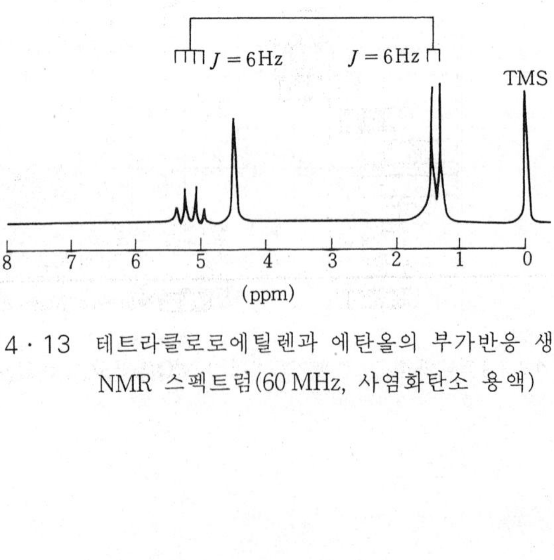

그림 14 · 13 테트라클로로에틸렌과 에탄올의 부가반응 생성물의 NMR 스펙트럼(60 MHz, 사염화탄소 용액)

크가 관측되어야 한다. 그러나 실제로는 고자장측 1.35 ppm에 doublet, 5.12 ppm에 quartet, 4.5 ppm에 singlet이 관측되고 있다. 만일, 구조가 A라면 스펙트럼은 가장 고자장측에 4 위치의 CH_3가 나타나고, 이 피크는 3 위치의 CH와의 스핀 상호작용에 의해 2개로 분열되어 doublet로 된다. 저자장측에는 3 위치의 CH가 나타나고, 이 피크는 4 위치의 CH_3와의 스핀 상호작용에 의해 4개로 분열하여 quartet로 된다. 또, 4.0~5.0 ppm 부근에 3 위치의 OH에 기인하는 1개의 피크가 나타나야 한다. 시료의 스펙트럼 측정결과는 그림과 같으므로 그 구조는 A라고 생각된다.

14.4.2 정량분석

NMR법에 의한 정량분석은 실험상의 조건을 충분히 주의할 때, 각 원자단에 들어 있는 프로톤 수와 피크면적이 정비례하는 것을 이용하여 실시한다.

【예 1】 결정수(結晶水), 수화수(水和水)의 정량 : 각종의 화합물 중의 수화수를 정량하는 경우에 잘 알려진 열중량 분석, 원소분석을 적용하면, 분해가 일어나서 실제로는 매우 곤란한 경우가 가끔 있기 때문에, 이들 방법이 모든 경우에 적당하다고는 할 수 없다. 이에 반해 NMR는 조작이 아주 간단하다. 시료를 중수(重水, 99.8 %)에 녹여 0.2~0.5M 농도의 용액으로 한 다음, NMR 스펙트럼의 전시그널의 면적강도를 적분한다. 배위자 중의 −NH기, −COOH기, −OH기는 중수와 교환되어 다음과 같이 HDO를 생성한다. 또 결정수, 수화수도 중수와 교환되어 HDO를 생성한다.

$$-NH + D_2O \longrightarrow -ND + HDO$$

$$-COOH + D_2O \longrightarrow -COOD + HDO$$

$$-OH + D_2O \longrightarrow -OD + HDO$$

$$H_2O + D_2O \longrightarrow 2HDO$$

이들 HDO 시그널은 융합되어 나타난다. 한편, 배위자 중에서 활성이 아닌 CH_3, CH_2기 등은 중수와 교환반응을 일으키지 않으므로, 이들의 프로톤 시그널은 고유의 화학적 이동의 위치에 나타난다. 이 활성이 아닌 프로톤 시그널 강도에 대한 HDO 시그널 강도의 비를 측정하면, HDO 시그널 강도는 몇 개의 수소원자에 상당하는지를 결정할 수 있다. 여기서 결정된 수소 원자수로부터 −NH기, −COOH기, −OH기 등에 기인한 수소원자수를 빼면 남는 것이 결정수, 수화수에 의한 물분자의 몫이다. 미리, 99.8% D_2O 중에 남아 있는 H_2O의 양을 보정하여 두면, 결정수나 수화수의 수를 결정할 수 있다. 중심금속이 상자성(常磁性) 이온인 경우의 시료는 시그널이 현저하게 넓어지기 때문에 이 방법을 적용할 수 없다. 정량 예를 표 14·6에 표시하였다.

표 14·6 결정수, 수화수의 정량 예

	이론값	실험값	표준편차	측정회수
$Na_2H_2EDTA \cdot 2H_2O$ (A)	2	1.89	0.06	20
$Na_2H_2EDTA \cdot 2H_2O$ (B)	2	2.04	0.04	5
$CH_3COONa \cdot 3H_2O$	3	3.08	0.03	5

【예 2】 의약품 분석 : 신경 불안증 치료약으로서 알려진 메프로바메이트는 NMR법으로 신속하게 정량할 수 있다. 메프로바메이트 정제 20개를 무게를 달아 고운 분말로 하고, 이 중에서 메프로바메이트로서 약 400 mg에 해당하는 양을 정밀히 달아 말론산(내부표준물) 400 mg과 함께 유리마개가 달린 원심 분리관에 넣고, 그 혼합물에 아세톤 5 mL를 가하여 5분간 원심분리한다. 약 0.4 mL의 상징액을 NMR 측정관에 옮겨 NMR 스펙트럼을 측정한다. 그림 14·14는 메프로바메이트의 NMR 스펙트럼이다.

메프로바메이트의 OCH_2 프로톤에 기인한 3.8 ppm 시그널의 적분치를 A_{mep}로 하고, 말론산의 CH_2 프로톤의 3.3 ppm 시그널의 적분치를 A_{st}로 하면, 1정 중의 메프로바메이트의 양(mg)은 다음 식으로 나타낼 수 있다.

$$\frac{\text{메프로바메이트의 mg}}{\text{정(tablet)}} = \frac{A_{mep}}{A_{st}} \cdot \frac{54.56}{52.03} \cdot W_{st} \cdot \frac{\text{1정의 중량(mg)}}{\text{시료의 중량(mg)}} \tag{14·13}$$

식 (14·13)의 W_{st}는 말론산의 중량(mg), 54.56과 52.03은 각각 메프로바메이트의 분자량의 1/4의 양, 말론산의 분자량의 1/2의 양이다. 이 방법에 의한 정량의 재현성은 평균편차 0.9%이며, 오차는 1~2%이다.

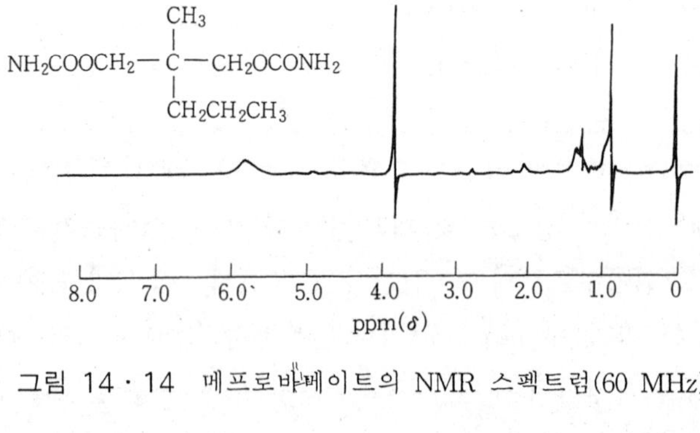

그림 14·14 메프로바메이트의 NMR 스펙트럼(60 MHz)

제 15 장

질량 분석법

질량 분석법은 1980년 아폴로 우주선에서 달표면 성분의 현장 분석시 활용되었고, doping test와 같은 금지약물의 고감도 분석에 활용되고 있는 극미량 분석법의 하나이다. 질량 분석법은 1900년대 초 원자량의 정밀한 측정을 위해 처음으로 개발되어, 동위원소 존재를 처음으로 밝혀낸 방법으로, 극히 고감도이고 신속한 분석이 가능하다. 현재는 간단한 무기분자에서부터 복잡한 유기 화합물에 이르기까지 질량 분석법의 응용은 광범위하다.

다음 그림과 같이 기체상태의 분자 AB에 큰 에너지(예를 들면, 전자류 등)를 가하면 분자 중 전자 1개가 탈리(1차 이온화 반응)되어, 내부 에너지가 높은 분자 라디칼 이온($AB^{+}_{\bullet}$)이 생성되고, 이것이 재차 개열되어 조각이온(fragment ion)과 재배열 이온(re-arrangement ion)들이 생성된다. 생성된 모든 이온들은 질량/전하비(m/z)에 따라 분리하여 기록하면 질량 스펙트럼(mass spectrum)이 얻어지고, 분자이온의 질량수와 각 이온들의 조각 pattern으로부터 물질의 확인이 가능하며, 이온의 세기로부터 정량분석이 가능하다. 이와 같은 분석법을 질량 분석법이라고 한다.

$$AB + e \longrightarrow AB^{+}_{\bullet} + 2e$$

$$\swarrow \quad \searrow$$

$$A^{+} + B^{\bullet} \qquad B^{+} + A^{\bullet}$$

특히, 크로마토그래피와의 결합은 혼합물의 분리, 구조확인 및 극미량 분석에 있어서 매우 유용한 수단이다. 예로서 유기물의 극미량 분석에서 GC-MS는 타분석법에 비하여 감도(sensitivity)가 월등히 우수하다(GC $10^{-6} \sim 10^{-12}$; IR 10^{-7}; UV 10^{-7}; MS 10^{-6}; MSCD $10^{-12} \sim 10^{-11}$). 질량 분석법은 현재도 여러 가지 시료분석에 적용할 수 있는 새롭고 다양한 기술이 계속 개발되고 있으며, 취급 및 조작도 화학기기 중 가장 복잡한 분야이므로, 이 장에서는 간단한 원리와 빈용되고 있는 질량분석 방법 몇 가지만을 간단히 소개하고, 질량 스펙트럼의 해석법 등은 관련 전문서적을 참조하기 바란다.

15.1 장 치 개 요

분자를 여러 가지 방법으로 이온화하고 여기에 전기장이나 자기장을 작용시키면, 전기장이나 자기장에서 하전입자는 그 m/z 값(m : 입자질량, ^{12}C의 질량을 12로 하는 질량단위, z : 하전의 크기, 전자의 하전을 1로 하는 하전단위) 차이에 따라 역학적 운동의 차이가 생겨 다른 하전입자로부터 분리되고, 그 존재량을 검출하여 기록한다. 질량 분석기의 구성을 나타내면 그림 15 · 1과 같다.

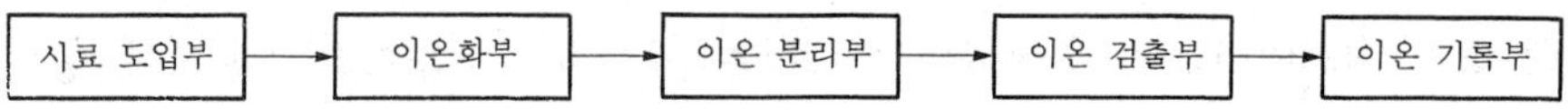

그림 15 · 1 질량 분석기의 구성도(시스템의 모든 부분은 진공으로 유지된다)

MS 장치의 특징은 시료 도입부로부터 검출부에 이르기까지 매우 높은 진공이 필요하다는 점이다. 이것은 이온화한 시료분자가 공존하는 같은 종류 또는 다른 종류의 분자나 이온과 상호작용하면, 질량 m, 하전 z의 하전입자의 거동을 정확히 알 수 없기 때문이다. 시료는 일반적으로 기체상태로 사용하고, 고체나 액체일 때는 기화할 수 있도록 적당한 시료도입 장치를 사용하여 측정한다. 최근에는 휘발성이 없는 물질도 여러 가지 시료도입법과 이온화법이 개발되어 측정할 수 있게 되었다. 이온화법은 시료분자를 양이온으로 하는 방법을 보통 이용하고 있으나, 경우에 따라서는 음이온으로 하여 측정하는 방법도 있다.

질량 분석법에 의해 얻어지는 정보는 우선 분자량을 들 수 있다. 간이형의 장치에는 1 amu(질량단위)까지 측정할 수 있는 데 비해, 고분해능 장치로는 1000분의 1 질량단위(millimass 밀리질량)까지 측정이 가능하며, 이 경우는 질량분석의 결과만 가지고 시료의 분자식을 정확하게 결정할 수 있다. 1회 측정에 필요한 시료량은 극히 적어서 100 ng 이하로도 가능하다.

시료를 이온화할 때 유기분자는 일반적으로 분자조성 그대로 이온화(분자이온)되는 것을 비롯하여, 여러 종류의 이온을 여러 비율로 동시에 생성시킬 수도 있다. 이들 이온 모두의 질량수와 존재비를 검출하여 그 결과 화합물의 고유 질량 스펙트럼(mass spectrum : MS)이 얻어진다. 질량 스펙트럼은 화합물의 구조에 따라 많은 정보를 갖고 있으며 화합물을 확인하는데 지문역할을 한다. 현재는 컴퓨터를 사용하는 데이터 처리방법이 크게 발전하여, 질량 스펙트럼의 측정방법 및 데이터의 기록과 이용면에 크게 기여하고 있다. 현재 질량 분석법을 분류하면 표 15・1, 15・2와 같다.

표 15・1 질량분석 방법의 구성상의 분류

이온화 방식에 따른 분류	EI, CI, FD, PD, Thermal ionization, LD, LI, FAB(wet SIMS) Secondary ion MS(dry SIMS), Collisionally induced dissociation (CID), Surface induced Dissociation, Multiphoton Ionization
질량분리(mass analyzer)에 따른 분류	Magnetic Resolution, TOF, Quadrupole, Ion cyclotron resonance, Ion Trap(quister).
검출기(detector)에 따른 분류	Scintillation screen, Photographic plate, Faraday cup, Channel plate, Channeltron EM(McCormick 1977), EM, PM

표 15・2 질량분석에 있어서 분리양식에 따른 분류

분리 Mode에 따른 분류	Hybridization Techniques	BE, EB, QQQ, QB, BEQQ, BEBE etc.
	Hyphenated Techniques	CG-MS, LC-MS, GC-IR-MS, ICP-MS, CE-MS etc.
LC-MS의 분류		Moving belt, Skimmer system, Thermospray, Plasma-spray, API, Hyper MS, ESI

15.2 이온화 방법(Methods of Ionization)

15.2.1 일반적인 방법(Standard Methods of Ionization)

〔1〕 전자충격 이온화법(Electron Impact Ionization : EI)

EI법은 가장 일반적인 방법으로 주로 양이온을 생성(electron impact positive-Ion MS : EI^+)하는 이온화법으로, 고진공 상태에서 기체상태의 시료분자를 전류로 가열한 필라멘트에서 방출되는 전자흐름으로 충격을 가한다.

전자 흐름의 에너지는 이온화실에 설치된 가속용 전극전압(이온화 전압)을 변화시켜 임의로 조절한다. 유기 화합물의 이온화 에너지는 7~15 eV이지만 보통 70 eV의 이온화 전압을 사용하는데, 이 부근에서는 구조정보에 도움을 주는 조각이온을 얻을 수 있고 전압이 약간 변하더라도 이온의 생성확률이 별로 변하지 않으므로, 재현성이 양호하다는 장점이 있다. 보통 분자로부터 전자 1개가 방출되어 시료의 분자량과 같은 질량수를 갖는 분자이온(molecular ion, $M^{+\bullet}$) 또는 M^+이 생성된다. 다음에 여분의 에너지를 가진

M^+은 결합의 약한 부분이 끊어져 조각이온(fragment ion)을 만든다. 조각이온이 에너지를 갖고 있을 때는 더 작은 질량수의 조각이온으로 분해된다.

분자이온은 일반적으로 짝을 이루지 않은 전자를 갖는 라디칼이지만, 조각이온은 분자에 포함된 기능기의 성질에 의해 라디칼 구조인 것도 있지만 아닌 것도 있다. 이렇게 하여 EI-MS 스펙트럼에는 많은 피크가 존재한다. 조작이 간편하고 재현성이 좋기 때문에 일반적으로 많이 사용되지만, $M^{+\cdot}$이 나타나지 않기도 하고 또는 극히 약해서 확인할 수 없는 경우도 있다. 따라서, 보다 쉽게 시료의 분자량에 관한 정보를 얻기 위해 여러 가지의 이온화법이 개발되어 왔는데, 그 중의 일부는 다음과 같다.

〔2〕 화학 이온화법(Chemical ionization, CI : Positive-Ion Chemical Ionization)

시약 가스(reagent gas)를 0.1～1 torr 정도의 압력으로 이온화실에 도입하고 이를 전자 흐름으로 충격을 가하면, 시약 가스로부터 많은 이온군이 먼저 생성되고, 이 이온군이 시료분자와 충돌하여 이온-분자반응을 일으켜 시료분자를 이온화시킨다. 시약 가스로는 메탄, 이소부탄, 암모니아 등을 사용한다. 알칸(메탄)을 예로 들면 EI에 의해 다음 반응이 일어나고

$$CH_4 + e^- \longrightarrow CH_4^{+\cdot} + 2e^- \quad \text{(primary ion formation)}$$

$$CH_4^{+\cdot} \longrightarrow CH_3^+ + H^\cdot \quad \text{(primary ion fragmentation)}$$

이들 1차 이온이 다량의 메탄분자와 다음과 같이 반응한다.

$$CH_4^{+\cdot} + CH_4 \longrightarrow CH_5^+ + CH_3^\cdot \quad \text{(secondary ion formation)}$$

$$CH_3^+ + CH_4 \longrightarrow C_2H_5^+ + H_2 \quad \text{(secondary ion formation)}$$

여기서 생성된 CH_5^- 및 $C_2H_5^+$ 등의 2차 이온이 다시 시료분자(M)와 반응한다.

$$CH_5^+ + M \longrightarrow CH_4 + (M+H)^+ \quad \text{(proton transfer)}$$

$$C_2H_5^+ + MH \longrightarrow C_2H_6 + (M-H)^+ \quad \text{(hydride abstraction)}$$

$$C_2H_5^+ + M \longrightarrow (M + C_2H_5)^+ \quad \text{(adduct formation)}$$

결국 CI 반응에는 양성자의 부가, 시약 가스의 부가 및 수소이온의 탈리에 의해 시료분자로부터 의분자 이온(quasi molecular ion, QM^+)이 생성된다. QM^+은 EI에서 생긴 $M^{+\cdot}$과는 달리 짝수전자를 가진 안정한 이온이고, 이온화 과정에서 결합의 개열이 일어나기 어렵다.

결과적으로 QM^-의 상대세기가 크고 조각이온이 적은 간단한 스펙트럼이 얻어진다. 또한, 낮은 질량부위에는 시약기체의 이온화 반응에 특징적인 이온군이 바탕값으로 나타난다. 이것을 그림 15・2에 보인다.

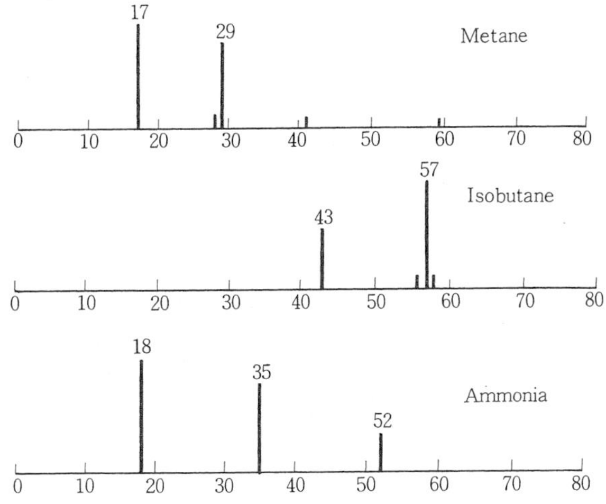

그림 15·2 화학 이온화 조건에서의 시약가스의 질량 스펙트럼

〔3〕 전자포획 음이온 화학 이온화(Electron Capture Negative-Ion MS : Cl^-)

이 이온화법도 CI 방법과 비슷한 조건하에서 이루어진다. 양이온뿐만 아니라 열전자(thermal electrons)도 생성되어 전자포획에 의해 음이온을 생성시킨다. 여러 기체가 사용되는데 그 중 methane이 주로 이용된다. 음이온이 다른 기전에 의해 생성되지만, 전자포획이 가장 중요한 과정이다. 과정을 요약하면 다음과 같다.

$$e^- \xrightarrow{CH_4} e^-(\text{thermal})$$

$$e^-(\text{thermal}) + M \longrightarrow M^-(\text{activated intermediate})$$

$$M^-(\text{activated intermediate}) \xrightarrow{CH_4} M^-(\text{thermal})$$

따라서, methane은 다음 두 가지 기능을 한다.

① 열전자 pool을 제공한다는 점

② 충돌에 의해 공명 활성화 중간체(resonance-activated intermediate species) 생성을 안정화시킨다는 점

때로는 이와 같은 방법이 양이온 생성법보다 훨씬 유리한 것은, 전자포획 성질을 가지는 유기물의 극미량 분석에 아주 유리하다. prostaglandin 등 다수의 생리활성 물질이 이 범주에 속한다.

15.2.2 비휘발성 및 열불안정 화합물의 이온화 (Ionization of Nonvolatile or Labile Compounds)

〔1〕 탈리 화학 이온화법(Desorption Chemical Ionization : DCI MS)

시료를 inert probe tip(주로 백금선)에 coating 하고, probe를 CI plasma와 직접 접촉하고 있는 source 내에 삽입해서 매우 급속히 가열하여 이온화시키는 방법이다.

〔2〕 장이온화법(field ionization : FI)과 장탈착법(field desorption : FD)

뾰족한 금속침으로 된 양극에 높은 전압을 걸고 여기에 기화된 시료분자를 도입하면, 시료분자는 금속의 뾰족한 끝에 전자를 빼앗기고 이온화되어(FI) 금속침에서 먼 방향으로 흐르는 이온빔을 형성한다. FI로 얻은 M^+은 EI의 경우에 비해 과잉 에너지가 적어 대부분의 경우 M^+의 상대세기가 크고, 조각이온이 적은 스펙트럼이 얻어진다.

FD법은 강한 전기장 gradient($10^7 \sim 10^8$ Vcm^{-1})를 시료표면에 가하여 양이온의 desorption을 일으키는 방법이다. 방출기(emitter)라고 하는 텅스텐선에 탄소 또는 규소침(침상의 작은 결정)을 생성시킨 곳에 시료용액을 살포하여 용매를 제거하고, FI와 같은 방법으로 이온화한다. 방출기에 정전위(正電位)로 유지하면서 전류를 흘려 가열하면 시료가 +이온이 되고, 방출기로부터 탈리되어 이온빔이 얻어진다.

이 방법은 시료를 기화시킬 필요가 없기 때문에 휘발성이 적은 물질, 또는 열에 불안정한 물질의 질량 스펙트럼을 얻는 데 유효하다. 아미노산은 EI-MS로는 $M^{+\cdot}$을 얻기 어려운 물질이지만 FD-MS로는 $[M+H]^+$이 크게 나타나 분자량을 확인할 수 있다. 그러나 이러한 방법들은 고도의 기술을 필요로 한다.

〔3〕 2차 이온화(secondary ion, SIMS)와 고속원자 충격(fast atom bombardment, FAB) 이온화

이들 이온화법은 일종의 ion sputtering법으로서 가속된 아르곤 이온(Ar^+)을 고체표면에 쬐어 2차적으로 시료를 이온화하는 방법으로, liquid SIMS 또는 2차 이온 질량 분석법(secondary ion mass spectrometry : SIMS)이라고 하며, FD-MS법에서와 같이 휘발성이 적은 물질의 이온화에 사용된다.

SI-MS에서 1차 이온 Ar^+을 쬐는 대신 가속된 중성의 기체(Ar, Xe 등)를 쬐는 방법을 고속원자 충격질량 분석법(FAB-MS)이라 한다. 이온총(ion gun)에서 생성시켜 가속시킨 Ar^+이 이온총 내에서 Ar 기체와 충돌하여 전하교환 반응이 일어나며, 이에 따라, 높은 운동량을 가진 고속의 중성원자 Ar이 생성되어 표적물의 표면을 충격하면 고체표면에서 이온화와 동시에 휘발되므로, 극성이 크며 휘발성이 적은 시료의 분자량을 얻을 수 있다. 특히, 글리세린을 matrix로 하여 여러 종류의 분자량이 비교적 큰 물질군의 분석에 유효

하게 이용된다. 그림 15 · 3은 nuceloside의 분석 예를 보인 것이다. 기타 desorption ionization에는 photon에 의한 방법(Laser desorption : LD), Plasma desorption ionization (^{252}Cf fissions에 의한 방법 : ^{252}Cf PDMS) 등이 있다.

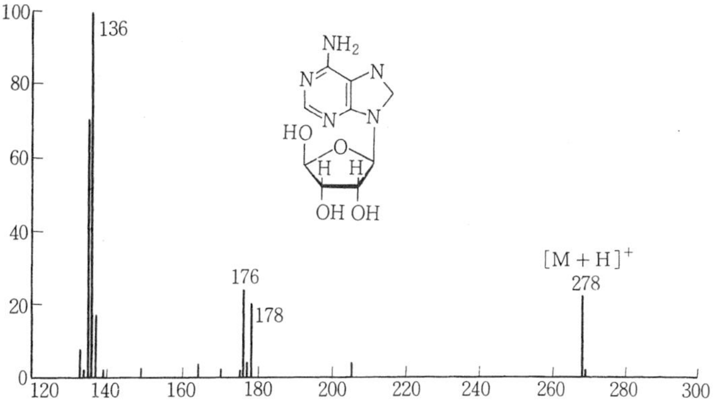

그림 15 · 3 nuceloside의 분석 예

15.3 시료도입 방법

15.3.1 분리하지 않고 시료를 도입하는 방법

〔1〕 가열시료 도입계

기체, 휘발성 고체 또는 액체는 가열하여 기체로 만든 다음 이온원에 도입한다. 기체상태로 이온원에 도입해야 하므로, 이온원까지의 중간부분은 적당한 온도로 가열해서 도중에 시료가 응축하는 것을 방지한다.

〔2〕 직접시료 도입계

휘발성이 적고 열에 불안정한 화합물은 이온원의 높은 진공도를 크게 변화시키지 않게 고안한 DIP(direct insertion probe)를 이용해서 직접 이온화실로 도입한다. DIP는 시료의 온도를 잘 조절할 수 있도록 냉각장치를 갖춘 것도 있고, 또 가열할 수도 있다.

15.3.2 분리 후 시료를 도입하는 방법(Hyphenated Techniques)

(1) 가스 크로마토그래피-질량 분석계(후술 GC-MS항 참조)

(2) 액체 크로마토그래피-질량 분석계(Liquid Chromatography-Mass Spectrometry : LC-MS 후술)

15.4 이온의 분리(Mass Analyzer)

이온원에서 생성된 이온은 이온화실에 걸어준 직류전압에 직접 비례하여 가속되고, 이온선을 만들어 분리부로 보내진다. 이온 분리부에서 자장이나 전장에 의해 분리된 후 검출부의 이온 증폭기에 의해 검출된다.

15.4.1 직교 자기장형 질량 분석계

일반적으로 가장 널리 보급되어 있는 질량 분석계는 직교 자기장형이다. 전하를 갖는 이온은 자장 중에서는 플레밍의 왼손법칙에 따라 자기장의 방향과 직각방향으로 구부러지는 성질이 있다.

그림 15・4와 같은 분석관에서 이온에 가해진 가속전압을 V(볼트), 자기장의 세기를 H(가우스)라고 할 때, 이온화실에서 가속전압 V로 가속된 질량 m, 전하 z의 이온은 다음의 관계를 갖는 곡률 반지름 r(cm)으로 굽어진다.

$$\frac{m}{z}=4.82\times10^{-5}\frac{r^2H^2}{\mathrm{V}} \qquad (15 \cdot 1)$$

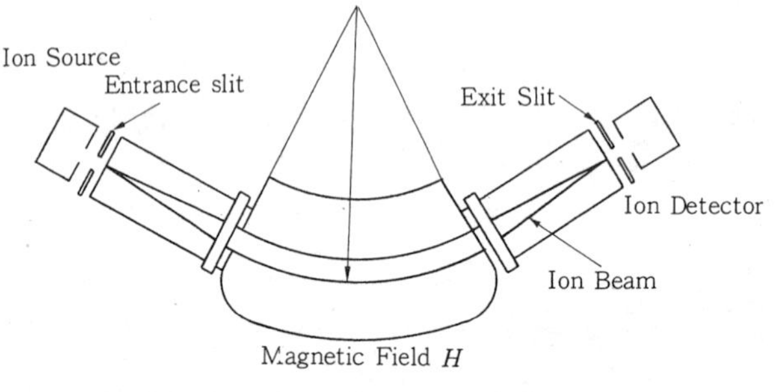

그림 15・4 자기장형 질량 분석계의 모식도

실제분석에서는 가속전압 V와 분리관의 곡률 반지름 r를 일정하게 하고, 자기장을 낮은 자기장에서 높은 자기장으로 주사한다. 그러면 m/z이 작은 이온부터 큰 이온의 순으로 차례로 이온이 분석관을 빠져나가 끝에 설치된 검출기에 도달한다. 이와 같은 분리는 원통형의 정전기장을 이용해서도 할 수 있다. 자기장에 의한 이온분리는 이온의 자장 내에서의 방향차를 이용한 것이고, 전장에 의한 이온분리는 속도차를 이용한 것이다.

【참고】

1) 자기장 내에서 가속화된 한 이온의 운동 에너지(kinetic energy)는 가속전압 V와 다음의 관계식을 가진다.

$$E=\frac{1}{2}mv^2=e\mathrm{V}\Rightarrow\therefore v=\sqrt{2\mathrm{V}\cdot\frac{e}{m}}$$

여기서 v : 이온속도,

e : 이온의 전화,

V : 이온가속 플레이트의 전위차,

m : 이온의 질량

2) 자장 내에서 하전된 입자는 원심력(centrifugal force)과 구심력(Lorentz force) 사이의 balance에 의해 다음 식에서와 같은 곡선형 비행행로(curved flight path)를 나타낸다.

$$F=\mathrm{H}\cdot ev=\frac{mv^2}{r}\Rightarrow\therefore r=\frac{mv}{e\mathrm{H}}=\frac{m}{e\mathrm{H}}\sqrt{2\mathrm{V}\cdot\frac{e}{m}}=\frac{1}{\mathrm{H}}\sqrt{2\mathrm{V}\cdot\frac{m}{e}}$$

$$\therefore\frac{m}{e}=\frac{\mathrm{H}^2r^2}{2\mathrm{V}}$$

15.4.2 고분해능 질량 분석계

식 (15 · 1)에서 알 수 있듯이 질량 스펙트럼은 m/z이 커짐에 따라 인접한 피크간의 거리가 좁아져 구별이 곤란해진다. 어느 m/z의 피크(질량수 m)와 인접이 확실히 분리된 피크(질량수 $m+\Delta m$)와의 질량수차를 Δm이라 하면, 식 (15 · 2)의 R를 분해능이라 정의한다. 이 분해능은 10,000 이상 얻을 수 있으면 1000분의 1 질량단위(밀리질량)의 질량측정이 가능하고, 따라서 이온의 원소조성을 정확히 알 수 있다. 예를 들면, N_2^+(질량 28.0061)과 CO^+(질량 27.9949)처럼 질량이 거의 같은 이온을 분리하여 측정하는 것이 가능하다. 이것은 측정물질의 구조를 아는 데 중요한 역할을 한다.

$$R=\frac{m}{\Delta m}\qquad(15\cdot 2)$$

질량 분석계의 분해능을 크게 하기 위해 그림 15 · 5처럼 정전기장(electrostatic sector)과 자기장(magnetic sector)을 결합시켜 이중 집속장치(double focusing)를 사용하고 있다.

이것은 정전기장에 의한 이온선의 에너지(속도)가 넓게 퍼지는 것을 감소시킨 후 자장 분리를 하는 방법이다(kinetic energy filter and direction focusing). 시판되고 있는 고분해능 질량분석 장치에는 그 geometry에 따라 Nier-Johnson형과 Mattauch-Herzog형이 있다.

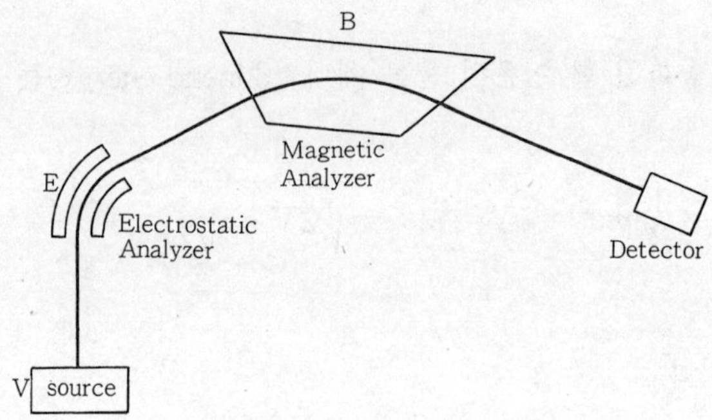

① magnetic scanning(the mode used for acquiring normal mass spectra) : E and V are held constant, and B is scanned exponentially from high to low mass, resulting in linear mass scale ② Selected ion recording ; B is held constant, and E and V are scanned together in a constant ratio and in a step-wise fashion. ③ Linked scanning(a form of tandem mass spectrometry) ; usually V is held constant, and B and E are scanned in a manner so that they maintain a constant mathematical relationship whose form depends on whether one wants to detect parent ions, daughter ions etc.

그림 15 · 5 대표적인 Double-focusing 질량 분석계의 개략도

15.4.3 사중극 질량 분석계

사중극 질량 분석계(quadrupole mass spectrometer)는 질량필터라고도 하며, 그림 15 · 6에서 보는 것과 같은 분리부를 갖는 질량 분석계이다.

마주보는 두 쌍극자 전극(dipole) 사이에 각각 $\pm(U+V\cos\omega t)$로 표현되는 전류전압 U와 고주파 전압 $V\cos\omega t$을 더한 전압을 걸어 준다. 이 전압에 의해 전극 내에서 생긴 전기장에서 사중극 전극의 z방향으로 입사된 이온은 x축 및 y축 방향으로 진동하면서 z축 방향으로 진행하는 성질이 있다. 이 거동을 나타내는 미분 방정식을 Mathieu 방정

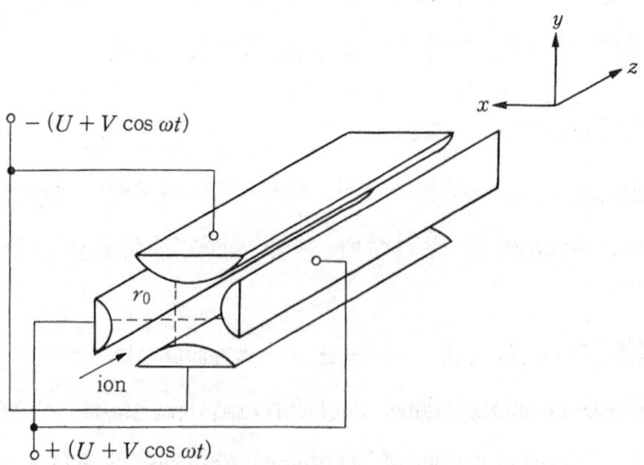

그림 15 · 6 사중극 질량 분석계의 구조 개략도

식이라 하며, U/V의 비가 일정한 값에 있을 때 이온이 전기장 내를 안전하게 통과하는 것을 나타낸다. 이 때 이온의 질량 m과 고주파의 전압 V 및 주파수 f(MHz), 거리 r_0 (cm) 간에는 식 (15·3)이 성립된다.

$$m = 0.14\frac{V}{f^2 \cdot r_0^2} \qquad (15 \cdot 3)$$

식으로부터 알 수 있는 것처럼 질량 m과 고주파 전압 V는 비례관계에 있다. 실제의 장치에서는 주파수를 일정하게 하고 고주파 전압 V를 변화시켜 질량주사를 한다.

사중극 질량 분석계는 감도가 높고 질량주사 속도가 빠르며, 동시에 여러 개의 조각이온을 측정할 수 있고 자기장형에 비해 작동압력을 높일 수 있기 때문에, 장치의 부피가 작고 무게도 가벼워서 가격이 저렴하며, 특히 bench-top형의 GC-MS에 많이 이용되고 있다. 그러나 분해능이 자기장형에 비해 나쁘고 측정질량의 제한성이 많으며, 스펙트럼의 상대세기가 자기장형과 상이한 경우가 많다. 따라서, 표준 스펙트럼의 데이터 수록수가 적다.

15.4.4 기타 장치들

사이클로트론 공명원리를 이용한 Fourier 변환질량 분석장치(FT-MS)와 레이저나 plasma desorption 등으로 펄스화한 이온을 발생시켜, 비행시간에 따라 질량을 결정하는 비행 시간형 질량 분석계(TOF-MS), 주로 bench-top MS system에 이용하는 3차원 quadrupole 이론을 이용하여 이온을 저장·방출하는 원리를 이용하는 이온트랩(ion trap), laser desorption과 비행 시간형 MS를 결합하여 주로 극성 고분자 물질의 측정에 이용되는 MALD-TOF MS 등이 있으나, 자세한 설명은 전문자료를 참조하기 바란다.

15.4.5 하이브리드 질량분석 장치

질량분리한 이온을 다시 가스충돌 등으로 분해하고 그 생성물의 질량결정을 하는 CID (collisionally induced dissociation), 혹은 CA법(collisional activation method)은 분자 구조를 조사하는 데 유력한 방법이다. 이 목적을 위해 자장 선행형 장치나 linked scan법 등이 고안되고 있으나, 최근에는 하이브리드형 장치가 만들어지게 되었다.

자장 선행형은 종래의 이중 수속 질량 분석계가 전장 뒤쪽에 자장이 배치되어 있는 데 대하여, 배치를 반대로 하여 자장을 선행시킨 것이다. 선행자장으로 단수속(單收束) 질량 분석계를 사용하고, 특정이온을 질량분리한 다음 가스충돌 등으로 분해시킨다. 분해한 딸이온은 어미이온과 속도가 같으므로 후단(後段)의 전장 에너지를 측정하면 그 질량을 정할 수 있다.

SIMS나 FAB 등의 경우 자장만으로 어미이온을 질량분리를 하게 되면 에너지 수차로 인해 분리가 완전하지 않으므로, 이중수속 질량 분석계의 후단에 편형자장을 배치하거나 다른 1대의 2중수속 장치를 연결시키기도 한다. 대형 고분해능 이중수속 질량 분석계 2대를 직렬로 배치하는 것과 같은 고가의 장치도 만들어져, 고분자량 물질의 구조를 조사하는 데 사용되고 있다.

자장형 질량 분석계와 Q매스를 연결하는 것은 양자의 이온 에너지가 다르기 때문에 곤란하나, Q매스의 전위를 조절하고 이온의 감속을 하게 되면 가능하다. 이렇게 해서 자장 선행형 2중수속 질량 분석계의 후단에 Q매스를 2대 직렬로 연결한 BEQQ 장치가 고안되어 그 유용성을 나타냈다.

이상 설명한 복잡한 장치를 하이브리드형 장치라 하며 분자구조에 관한 유용한 정보가 얻어지는데, MS/MS 또는 Tandem MS라 하며 계속 발전추세에 있다. 더 자세하게 설명하면 다음과 같다.

Tandem mass spectrometry는 분열경로, 목적물질의 선택적 검출과 구조규명, ion physics 등과 같은 여러 가지 실험에 응용되고 있다. MS/MS 실험은 metastable ion으로부터 이온원 바깥에서 생성되어 비행 중 저절로 분해되거나, 질량 분석계의 특정부위에 기체(주로 He)가 도입되는 CID법(collisionally induced dissociation method)에 의해 의도적으로 생성되는 조각이온의 관찰에 근거를 두고 있다.

이중수속 질량 분석계는 어느 것이나 B와 E 분리기가 일정비율로 주사(보통 software에 의한 조절)하는 'linked-scan법'에 의해 MS/MS 실험이 가능하다. 가장, 일반적인 MS/MS 구성은, triple Q-analyzer로 결합되어 있거나 또는 BEQ 결합양식으로 되어 있다. ion trap도 He 시약가스 환경에서 포집된 이온에 직류 및 rf-장 펄스 시퀀스를 조합함으로써 측정할 수 있다. 이 시도의 실현 가능성은 IT(ion trap)와 triple-Q spectrometer를 MS/MS experiments와 직접 비교할 때 잘 설명된다. IT는 triple Q에 비해 감도면에서 월등하게 우수하다. IT 방법은 현재 급속히 발전되고 있는 추세이며, IT spectrometer가 장래에 MS/MS 기기화의 중요한 역할을 할 전망이다.

MS/MS 실험은 Triple Q-analyzer(그림 15 · 7)를 참고로 설명하면 다음과 같다. 여기서 분석할 이온의 종류를 Q1에서 선택하며, 이온 해리는 CAD(collisionally activated decomposition) 또는 CID(collisionally induced dissociation)에 의해 증가되며, Q3에서 생성된 이온이 분리된다. quadrupole, Q2의 이점은 충돌부위로 이온을 매우 효과적으로 transmit한다는 점이다. 네 가지 기본실험으로는 ① 딸이온(daughter ion) 스펙트럼, ② 어미이온(parent ion) spectrum, ③ 중성이온 상실 스펙트럼(constant neutral loss spectrum), ④ multiple-reaction monitoring(MRM)이 있으며, BEQ 분리기는 어미 또는 딸이

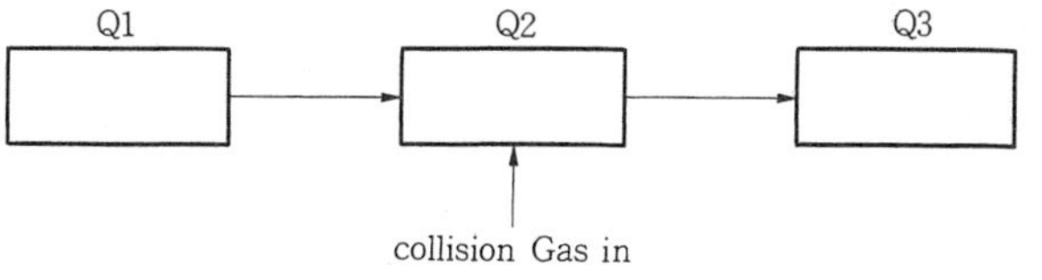

그림 15 · 7 triple-quadrupole analyzer의 모식도

온의 높은 분해능을 가능하게 하며, B, E와 Q sector의 보다 복잡한 조합도 가능하다.

이 밖에도 초고감도 동위체비 측정용 질량분석 장치는 이온 광학계에 탠덤 가속기가 조립되어 있어, 질량 분석계로서는 너무나 규모가 큰 장치이나 동위체비의 측정을 놀랄 만큼 가능하게 하는 장비도 시판되고 있다.

15.5 검 출 기

질량 분석기의 발달초기에는 이온검출에 사진건판을 사용하였으나, 건판을 진공 밖으로 꺼내 현상하는 거추장스러운 조작과 현상할 때까지 결과를 알 수 없다는 치명적인 결함이 있기 때문에, 현재는 스파크 소스 등 특수한 목적 외에는 사용하지 않게 되었다. 현재는 i) photographic plate, ii) Faraday Cup detector, iii) Electron multiplier, iv) Daly detector, v) array detector, vi) channel plate 등이 질량분석에 이용되고 있으나, 자세한 설명은 관련서적을 참고하기 바란다.

15.6 데이터 처리 및 질량보정(Data System and Calibration)

질량 분석기는 computer에 의해 시간대 전류를 질량대 이온전류로 변환함으로써 MS 스펙트럼이 얻어지며, 이 때 질량표준 물질을 사용하여 기기측정의 시간을 질량/하전비 단위로 보정하게 된다. 그림 15 · 8은 질량분석 실험시 질량보정하는 계통도를 보이고 있다.

표 15 · 3은 질량 스펙트럼의 질량보정에 사용되는 기준물질(mass marker)을 예시한 것이다.

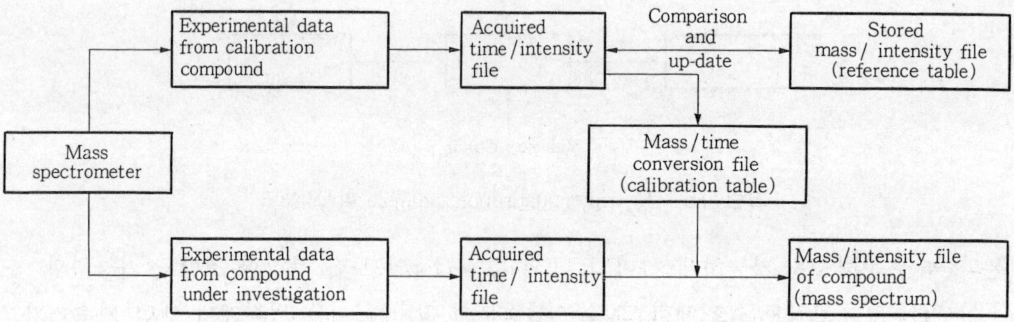

그림 15 · 8 질량 스펙트럼의 측정 및 질량보정 계통도

표 15 · 3 기준물질(Mass Marker : Calibration Compounds)

명 칭	분 자 량	최적 이온원
Triacontane	433	CI
Dotriacontane	450	CI
Perfluorokerosene	약 1000	EI, CI, FI
Tris-(Perfluoroheptyl)-*s*-triazine	1185	E
Tris-(perfluorononyl)-*s*-triazine	1485	EI, FI
Perfluoropropylene oxide	−6000	EI
Perfluoroalkyl phosphonitrilate	3623	EI
Polyethylene glycol	−2000	FD
Perfluoroalkyl phosphazine	921 ~ 2121	FAB

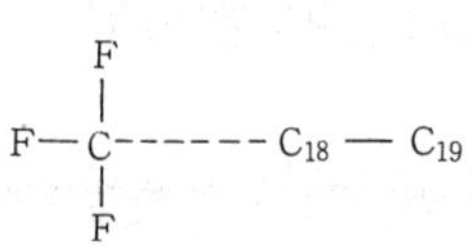

Perfluorokerosene

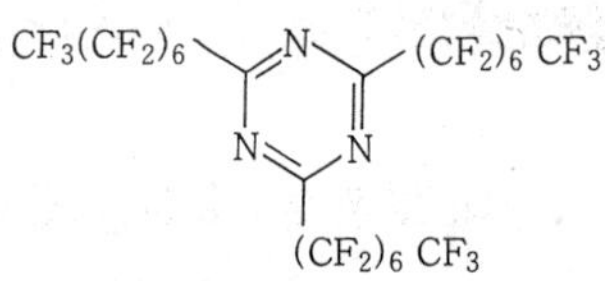

Tris-(perfluoroheptyl)-*s*-triazine

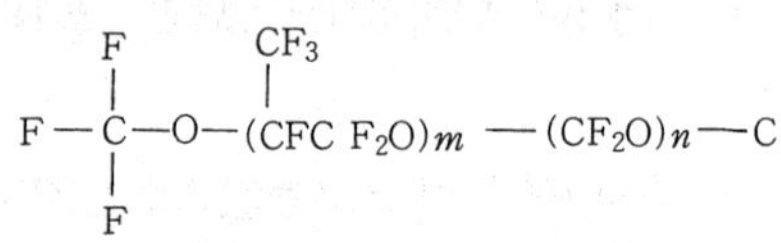

Perfluoropropyleneoxide

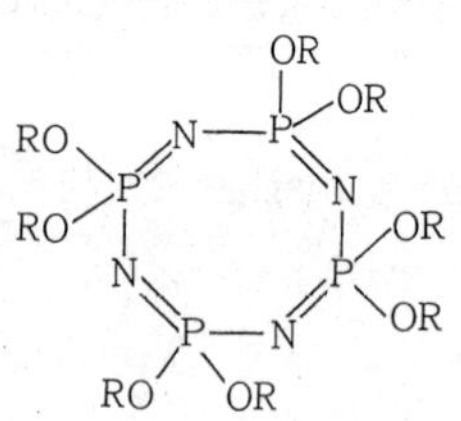

$R = CH_3(CF_2)_7 CF_2H$

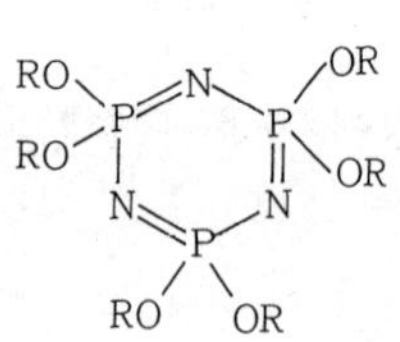

$R = CH_3(CF_2CF_2)_nH (n = 1, 2, 3)$

Fomblin-L(m/z-1500)
Fomblin-M(m/z-2000)
Fomblin-Y25(m/z-3000)
Fomblin-YR(m/z-6000)

15.7 가스 크로마토그래피-질량 분석법(GC-MS법)

15.7.1 가스 크로마토그래피와 질량 분석계의 결합

질량 분석법은 유기 화합물의 분자량과 구조에 관한 정보를 주는 분석법이다. 유기화학 분야뿐만 아니라 생화학과 환경과학 분야의 연구에 없어서는 안 될 기기분석 방법이다. 그러나 그의 약점은 혼합물의 분석이 곤란한 점이다. 그래서 이 약점을 극복하기 위해 혼합물의 분리에 우수한 분석방법인 가스 크로마토그래피와 결합하여 사용하는 방법이 가스 크로마토그래피-질량 분석법(GC-MS법)이다.

GC-MS에는 가스 크로마토그래프로 분리된 성분의 질량 스펙트럼을 측정할 수 있다. 다시 말하면 가스 크로마토그래프의 검출기로 질량 분석계를 사용하는 것이다. 그림 15・9는 GC와 MS를 직접 결합시키는 연결부로 GC capillary column을 가열된 sheath를 통해 이온원으로 연결되어 있는 direct coupling system 이다. 그러나 GC column 출구부위의 sub-atmospheric condition으로 인하여 분리에 어느 정도 장해가 되면 open-split GC/MS interface를 사용하기도 한다.

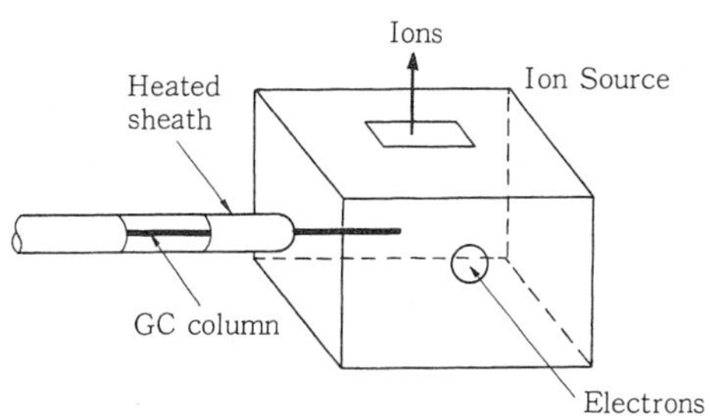

그림 15・9 GC column과 질량 분석계의 연결

이전의 가스 크로마토그래피에서 사용하는 충전칼럼의 운반기체의 유속은 20 mL/min 이상이다. 한편, 질량 분석계의 이온화실에서는 보통 10^{-6} torr의 고진공이 요구되므로, 분리기를 사용하여 운반기체의 대부분을 제거하고 분리된 성분만 질량 분석계에 도입할 필요가 있기 때문에 여러 가지 형이 고안되어 있다.

제트형 분리기(jet separator)는 분리관의 가느다란 부분을 운반기체(헬륨이 가장 일반적임)와 시료분자가 통과할 때, 시료분자에 비해 분자량이 작은 운반기체는 보다 많이 직각방향으로 확산되어 배기된다. 이 때문에 시료분자가 농축되어 이온화실에 필요한 고진공을 유지하면서 가스 크로마토그래프와 질량 분석계를 연결할 수 있다. 이 밖에 와트

슨-피만형이라고 하는 분리기가 있다. 이 형에서는 운반기체와 시료분자가 다공질의 관을 통과할 때보다 가벼운 운반기체가 다공질의 구멍을 통해 제거된다.

분리기는 위의 두 가지 형이 일반적으로 많이 보급되었으나 현재 제트형이 주류이고, 재질도 금속제의 2단 제트형에서 유리제의 1단 제트형으로 변하고 있다. 금속제 제트형 분리기는 내구성이 있지만 열분해를 일으키기 쉬운 시료(생체시료 등)를 분석할 때는 유리제 제트를 사용하는 편이 안전하다.

가스 크로마토그래피에서 용매가 검출기에 들어가는 일은 특별한 경우 이외는 시료분석에 방해되지 않으나, GC-MS에는 설사 용매의 주입량이 1 μL 이하에서도 이것이 그대로 이온화실에 도입되면 질량 분석계에 필요한 높은 고진공이 유지되지 못한다. 그 때문에 GC-MS 분석에서 시료를 주입한 후 칼럼에서 용매의 유출이 끝날 때까지 분리기와 이온화실 사이를 닫아 놓기 위한 특별한 밸브가 필요하다. 이 밸브의 구조도 GC-MS 분석계의 성능을 결정하는 중요한 요소이다.

15.7.2 칼럼 충전제

GC-MS에서 기본적으로는 가스 크로마토그래피에 사용하는 것과 같은 칼럼을 사용한다. 그를 위해 칼럼 제작상의 주의점은 가스 크로마토그래피의 경우와 같다. 그 밖의 GC-MS 분석에서 특히 주의할 점은, 분석시 고정상 액체가 칼럼에서 유출되는 점이다. 이것은 분석시의 바탕신호를 크게 하므로 질량 스펙트럼을 복잡하게 해서 스펙트럼 분석을 어렵게 하는 원인이 된다. 이를 막기 위해 분석용 칼럼의 선택과 온도설정에 주의하여 가능한 한 액상의 유출이 없는 조건에서 실험할 필요가 있다. 또한, 사용하는 액상 바탕의 질량 스펙트럼에 관해 미리 충분한 예비지식을 갖고 칼럼을 선택하여야 한다.

15.7.3 GC-MS의 측정

GC-MS의 측정으로 얻어지는 정보는 두 가지가 있다. 즉, 시시각각 가스 크로마토그래피 칼럼으로부터 유출되어 질량 분석계의 이온화실에서 이온화되는 물질의 전체 이온 모니터링(total ion monitoring : TIM)과 질량주사에 동반하는 질량 스펙트럼이다. TIM은 모니터 슬릿(monitor slit)으로 측정되어 기록기에 기록된다. 한편, 질량 스펙트럼은 수집 슬릿(collector slit)을 거쳐 이온 증배기에 의해 측정되어 UV 기록계에 기록되거나, 또는 컴퓨터를 경유하여 자기 테이프나 자기 디스크에 기록된다.

그림 15 · 10은 GC-MS 측정의 한 예를 나타냈다. 세로축은 전이온량이고 가로축은 소요시간과 질량주사 번호, 기울기축에는 얻어진 질량 스펙트럼을 나타내고 있다. 피크 1

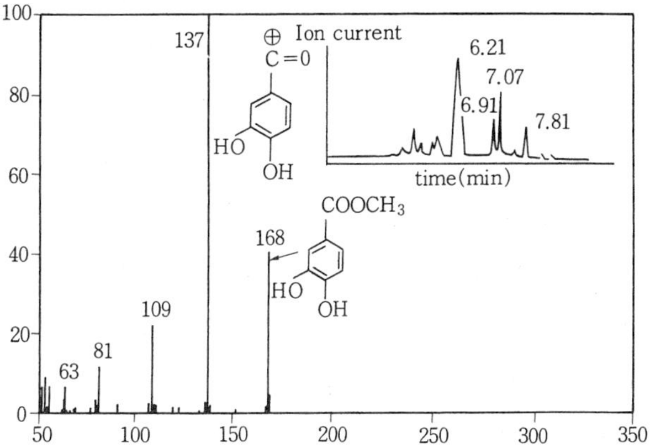

그림 15 · 10 GC-TIC의 실례

의 질량 스펙트럼을 보인다.

15.7.4 질량 크로마토그래피

GC-MS의 측정에 자기 테이프와 자기 디스크에 수록된 결과를 토대로 해서 임의의 m/z을 선택하여 주사번호(가스 크로마토그래피의 시간축에 해당)를 가로축에, 지정된 m/z의 이온세기를 세로축으로 하여 도시한 것을 **질량 크로마토그램**이라 하며, 이 방법을 **질량 크로마토그래피**(MC)라고 부른다. TIM 크로마토그램에서 보는 것같이 겹쳐 있는 봉우리에도 각각의 화합물이 서로 특징적인 m/z을 갖고 있는 경우, 각각 화합물을 분리하여 검출하고 출력하는 것이 가능하다

또한, 같은 계열의 특징적인 m/z을 이용하여 가스 크로마토그래피를 하면, 그와 같은 계열만을 다른 공존 화합물로부터 분리하여 관찰할 수 있다.

15.7.5 질량조각 그래피

질량조각 그래피(mass fragmentography : MF)에서 분석하려고 하는 화합물의 질량 스펙트럼을 미리 측정하여 두고, 이 화합물의 어느 임의의 m/z만 검출하도록 전장 또는 자장을 조정한 후, GC-MS에 시료를 주입해서 칼럼으로 분리시킨 유출물을 질량 분석계에서 이온화시켜 고유이온을 생성시킨다. 이 유출물 중에 목적하는 화합물이 있으며, 설정한 m/z 이온이 나타나고 검출기에 의해 검출된다. 이 경우 크로마토그래피의 유출시간도 그 화합물에 고유한 것이기 때문에, 가끔 분석목적 화합물과 같은 이온을 생성하는 화합물이 있어도 유출시간의 차가 있으면 구별할 수 있다. 또한, 같은 유출시간을 갖는 화합물에서 그것이 다른 조각이온을 갖는 경우를 측정할 수 있다.

질량 크로마토그래피는 자기 테이프 등에 수록된 데이터를 토대로 임의의 m/z에 의해 다시 크로마토그램을 만드는 방법이다. 이 방법은 1개의 수록된 데이터로부터 필요한 m/z을 자유로 선정할 수 있는 이점이 있는 반면, 각각의 데이터는 질량주사를 빠르게 하여 얻어진 결과이기 때문에 각 이온의 측정시간이 짧고 검출감도가 낮다. 또한, 한 측정과 다음 측정간의 질량주사에 필요한 시간간격이 있고, 데이터 점이 불연속으로 나타나므로 정량적 데이터를 얻기 어렵다. 이에 비하여 질량조각 그래프에는 m/z이 고정되어 있기 때문에 단위시간 사이에 검출기에 들어간 이온량이 많아져서 감도가 높고, 또한 측정은 연속적이기 때문에 정량적인 데이터를 얻을 수 있다.

15.7.6 응 용

〔1〕 GC-MS에 의한 바다 밑 물질 중의 많은 고리 방향족 탄화수소의 분석

벤조[a] 피렌 등과 같은 많은 고리 방향족 탄화수소(PAH류)는 강한 발암성을 갖고 있음이 알려졌다. PAH류는 석탄과 원유 중에 포함되어 있고, 또 이것들을 연소할 때 생성되기도 하고, 보다 고리수가 많은 화합물로 변하기도 하는 것이 밝혀져 있다. 공업지역에 가까운 바다 밑에 존재하는 PAH류는 유기용매를 써서 해저물에서 추출하여 칼럼 크로마토그래피에 의해 다른 유기물질과 분리된다. 얻어진 질량 스펙트럼과 표준 스펙트럼의 pattern을 비교하여 많은 수의 PAH가 확인된 바 있다.

〔2〕 질량조각 그래피에 의한 수도물 중의 BHC 정량분석

BHC(헥사클로로사이클로 헥산)는 생체에 강한 독성과 오랜 시간에 걸친 환경 잔류성 때문에 최근에 사용금지되고 있다. 그러나 현재에도 미량이 환경수 중에 잔류하고 있는 것이 밝혀져 있다. 수도물 중에 잔존하고 있는 BHC를 질량조각 그래프법을 사용하여 분석할 수 있다. BHC는 Amberlite XAD-2 수지 흡착법을 사용하여 약 백만 배로 농축하였다. TIM 크로마토그래피상에는 BHC는 다른 화합물의 봉우리와 겹쳐 판별이 어렵다. 그렇지만 m/z=217의 조각이온을 사용한 질량조각 그래피에서는 α-, β-, γ-BHC가 각각 약 5, 3, 1 ng/L의 농도로 계산되었다.

이렇게 질량조각 그래피는 고감도이고 선택성이 크기 때문에, 목적물질에 비하여 방해물질의 농도가 높은 생체시료와 환경시료의 분석에 가장 적당한 방법이며, 응용 예도 많다.

15.8 액체 크로마토그래피-질량 분석계 (Liquid Chromatography-Mass Spectrometry : LC-MS)

GC-MS와는 달리 LC-MS 시스템은 최근에 실용화되었다. LC-MS 시스템 구성이 어려웠던 점은 LC와 MS 각 시스템의 현격한 특성차이 때문이다. 원칙적으로 LC는 액상, MS는 기상에서, 또는 LC는 상온, MS는 섭씨 100~350℃에서 조작되도록 고안되었다. LC로부터 기체부피로 환산하여 분당 500 mL 정도가 유출되나 종래의 MS는 분당 10 mL의 기체를 감당할 수 있을 정도였다.

질량 분석법에서는 시료가 이온화실(ionization chamber)에 들어갈 때 완전히 기화되어 있는 경우가 가장 이상적이다. 용질이 분자단위로 분리되어 있으므로 열전자와 충돌하여 이온화하는 확률이 극대화하기 때문이다. LC와 MS를 연결시키기 위해서 고성능 고용량의 진공장치가 개발되었고, 용매를 효과적으로 용질과 분리시켜 제거하는 물리적인 개념과 기계적인 설비, 그리고 높은 수율의 저온 이온화 방법 등이 개발되었다.

10여년 전 처음 등장한, 움직이는 벨트식 LC-MS는, LC에서 흘러나온 시료가 연속적으로 움직이는 벨트 위에 도입되고, 단계적으로 저진공에서 고진공으로 이동가열되면서 용매가 제거되고, 이온화실에 이르러 열전자나 고속원자 또는 레이저 등의 충돌에 의해 이온화 및 쪼개지기(fragmentation)를 거쳐 질량분석되는 방법이다. 이 시스템은 운영과 관리에 많은 불편함이 있었으므로 진보된 LC-MS 시스템의 등장과 함께 퇴보하고 있다.

LC-MS 시스템에 대한 무한한 잠재적 시장성에 힘입어, 최근 10년간 여러 시행착오를 거쳐 다음과 같은 LC-MS 분석방법들이 성공적으로 상업화되었다. 즉, 가열된 모세관을 이용한 thermospray법, 고속원자의 충돌에 의하여 저온에서 이온화시키는 방법을 이용한 CFFAB법(continuous flow fast atom bombardment method), 비활성 기체에 의해 분무된 용질 덩어리와 용매의 혼합체 중에서 모멘텀의 차이를 이용해서 용매를 선택적으로 제거하는 Particle Beam법, 그리고 상압하에서 전기적인 방법에 의해 이온화시키는 API법(atmospheric pressure ionization method) 등이 그것이다. 초기에 발표된 Direct LC-MS와 Moving-Belt LC-MS는 생략한다.

15.8.1 Thermospray(TS) LC-MS, Plasmaspray LC-MS와 Particle Beam(PB) LC-MS

그림 15·11에 thermospray 이온원의 구조가 도시되어 있다. LC 용출액이 가열된 모세관을 통과, 미세입자 상태의 용질 덩어리와 용매분자로 기화되고, 질량 분석기 내부

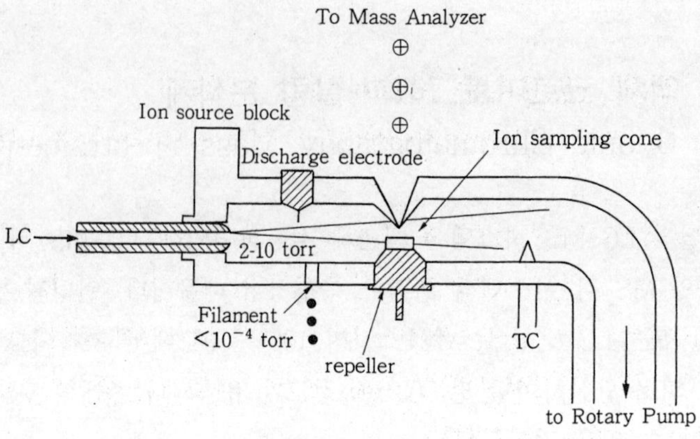

그림 15 · 11 TSP의 구조

로 분무되어 이온화된 후 분석되는 방법이다.

용매분자의 존재하에 이온화되기 때문에 화학 이온화의 성격을 띠고 있다. 한 변형으로서 용매분자가 차 있는 이온원 부근에 전압을 걸어 전기방전을 일으킴으로써 이온화 수율을 향상시킨 plasma spray라는 방법도 개발되고 있다. LC와 손쉽게 연결될 수 있기 때문에 용질이 열적으로 안정하고, 어느 정도의 휘발성이 있으면, 광범위하게 응용될 수 있는 방법이다.

Particle beam법이란 고압의 비활성 기체에 의해 LC 용출액이 분무되어 상대적으로 무거운 용질 덩어리와, 가벼운 용매분자들로 분리된 후 관성 분리기(momentum separator)를 통과하면서 가벼운 용매분자는 진공펌프에 의해 빨려나가 제거되고, 무거운 용질 덩어리만 관성에 의해 이온화실까지 직선적으로 이동하는 원리를 이용한 방법이다. 이온화율을 높이기 위해서는 가급적 작은 용질 덩어리가 유리한 반면, 관성분리기를 잘 통과하기 위해서는 가급적 큰 용질 덩어리가 유리하다는 모순을 지니고 있으며, 감도가 낮은 단점이 있다. 열적으로 불안정하거나 휘발성이 낮은 비극성 용질들의 분석에 적합한 방법이다.

15.8.2 Atmospheric Pressure Ionization(API) LC-MS

이것은 고압의 비활성 기체 또는 높은 전압을 이용하여 LC 용출액을 미세한 입자로 분무시키고, 코로나 방전 등의 방법으로 입자자체를 이온화시킨 후 특수하게 고안된 이온원의 바늘구멍(pin hole)을 통해 분무기류를 통과시킴으로써 유리된 이온을 생성시키는 것인데, 그 중에서 비활성 기체를 이용한 가열 분무식 방법이 그림 15 · 12에 도시되어 있다. 이 그림에서 보조가스(make up gas)는 분무기류의 방향을 유지하기 위한 것이

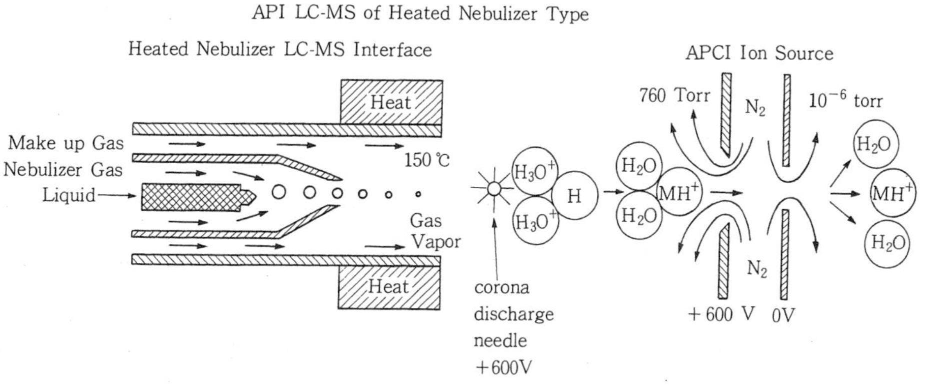

그림 15 · 12 API의 구조

며, 이온원의 바늘구멍 앞에 공급되는 커튼 가스(N_2 curtain gas)는 미세한 입자의 배위 용매를 제거하기 위해서 필요하다.

고압기체에 의하지 않고 높은 전압을 걸어서 전하를 띤 방울을 직접 분무시키는 일렉트로스프레이(electrospray)라는 방법도 개발되었다. 일렉트로스프레이는 분당 10 μL 이하의 유속에만 적용되는 단점이 있으므로, 이를 극복하기 위하여 고압기체에 의한 분무기능을 겸비한 장치도 개발되었는데 이를 이온 스프레이(ion spray)라고 부른다.

이온 스프레이는 지름 2 mm 이하의 칼럼을 사용하는 LC와는 유량분할 조절기 없이 손쉽게 결합될 수 있고, 주로 전하를 띠고 있거나 이온화하기 쉬운 극성물질의 분석에 유력한 방법이다. 분자이온(molecular ion)의 세기가 매우 크게 나타나며, 분무 및 이온화가 동시에 일어나 이온화율이 높으므로 감도가 좋고, FAB와는 달리 첨가물에 의한 스펙트럼 간섭효과도 없다는 등 장점이 많다. 용질 분리능이 뛰어난 CZE와 이온 스프레이가 결합된 CZE / IS(ion spray) MS 시스템이 단백질 및 펩타이드 등 생물질 혼합물 시료의 미량분석에 해답을 주는 것이 아닌가 하는 견해가 높다.

15.8.3 Electrospray Ionization(ESI) LC-MS

용액을 공급하는 capillary와 대극 사이에 수 kV의 전장을 가하면, 상압에서 전하를 가진 미립자상의 분무가 생성하는 electrospray 현상은 1917 년에 보고된 바 있다. 최근에는 5~10 μL/min의 유속의 시료용액을 약 4.5 kV의 전장을 걸어 spray하여, 연속적으로 생성된 이온을 Quadrupole MS로 분석하는 interface를 발표하였고, 보다 최근에 들어와서는 상압하에서 ESI를 이용하여 전기영동과 Quadrupole MS를 직접 결합한 시스템을 발표하였다.

전기 전도성 액체에 전장을 가하면 액체가 대전하여, 미세한 액적(液滴)으로 분무되는 현상은 이미 잘 알려진 바 있다. Dole 등은 약 20년 이상 전에 polystyrene의 benzene/acetone 용액(acetone 용액에서 전기 전도성을 부여)을 electrospray하고, polymer의 다가음이온 Faraday cup을 이용하여 검출하였다. 이것이 electrospray의 원형이다. electrospray가 대기압 이온화법에 사용되기 시작한 것은 비교적 최근의 일이다. Fenn 등은 LC를 대상으로 하는 전해질 용액 중의 이온을 처음으로 electrospray하여 MS 분석을 하였다. 그러나 그 시기는 thermospray가 화제의 중심으로 큰 관심을 끌 수 없었다.

그 후 Fenn은 electrospray에 의해 polyethyleneglycol 및 peptide 등 큰 분자량을 갖는 시료의 다가이온을 관측하기에 이르렀고, electrospray의 응용분야가 폭발적으로 신장하게 되었다. 이 발견에 힘입어 분자량이 10만을 초과하는 시료(peptide 등)는 물론 m/z이 1000 부근에서도 측정할 수 있게 되었다. 최근의 연구는 단백질 및 peptide 등 다가이온의 MS/MS에 의해 아미노산 배열의 결정 등에 관심이 모아지고 있다.

Electrospray가 적용될 수 있는 액체는 그 전기 전도도가 10^{-13}~10^{-5} Scm^{-1}(S=ohm^{-1})의 범위의 것에 한정되고 있다. 즉, 전기저항이 높을수록 비극성 용매 및 역으로 전해질 농도가 높은 액체시료를 취급하는 경우는, 그들의 전기 전도도가 적당한 범위에 오도록 조절할 필요성이 생긴다〔Smith가 발표한 sheath liquid를 이용하는 electrospray(그림 15·13) 등〕.

이와 같이 electrospray는 어느 특정한 조건에서만 적용이 가능하므로, 이것을 사용함에 있어서 계속적인 연구가 필요하다.

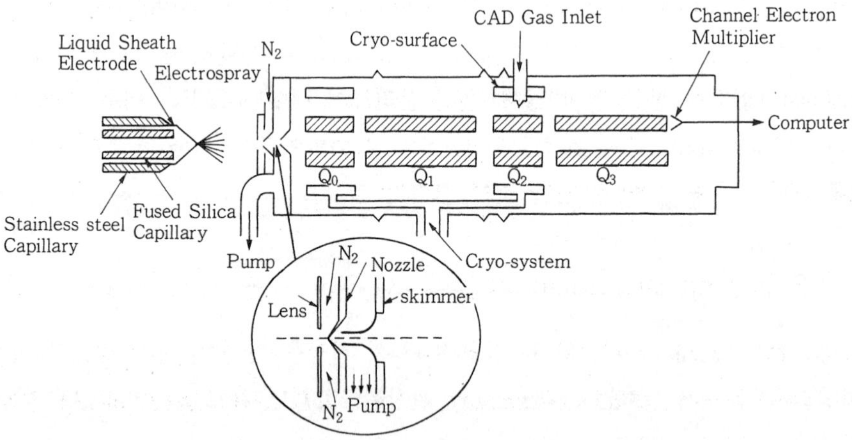

그림 15·13 ESI의 구조

15.8.4 Dynamic FAB/LSIMS LC-MS : Frit-FAB-CFFAB (Continuous Flow Fast Atom Bombardment) LC / MS

고속의 중성원자(Ar, Xe, Cs 등)가 고체 또는 액체표면을 때려서 그 표면을 구성하고 있는 분자들, 또는 그 조각들이 중성 또는 이온화된 형태로 튀어나오는 원리를 이용한 방법으로서, 극성도가 큰 분자들, 특히 전하를 띤 물질들의 분석에 유력한 방법이다. 표면에 일정한 점도를 유지하고 용질들의 표면농도를 증가시키기 위하여 글리세롤과 같은 것이 사용된다. 고정된 시료를 사용하는 DPFAB(Direct Probe Fast Atom Bombardment)에서는 10~100%, CFFAB에서는 1~10% 정도의 글리세롤을 사용한다. DPFAB는 단백질이나 펩타이드의 구조를 밝히는 등의 목적으로 이미 널리 쓰여 왔었으며, 특수한 프로브(probe)의 개발과 함께 LC와 직접 연결된 CFFAB LC/MS도 가능하게 되었다. 그 한 예가 JEOL사(일본)에서 개발된 Frit-FAB probe 이다.

모세관을 통해서 흘러온 글리세롤을 함유한 LC 용출액이 프로브 끝의 프리트 중심에 다다르면 고속원자의 충돌에 의해 일부 이온화되고, 나머지는 프리트 가장자리로 번져나가고 용출액이 계속 프리트 중심에 도달하는 원리로 조작된다. 따라서, 일정시간 조작 후에는 프리트 부분의 세척이 필요하다. 효율적인 프로브의 고안이 CFFAB의 당면문제로 보여진다. CFFAB는 분당 10~20 μL 정도의 용출액을 받아들일 수 있으므로, 일반 LC와 직접 연결되지 못하고 유량 분할 조절기(splitter)의 도움이 필요하다.

이러한 불편을 극복하기 위해 분당유속이 10 μL 이하인 마이크로 LC 시스템의 도입이 최근 활발해지고 있다. 마이크로 LC는 일반 LC에 비해 용질 분리능도 우수하여 복합물의 미량분석에 애용되는 방법으로서, 안지름이 1 mm인 칼럼(분당 유속 50 μL 정도)은 상업화되어 있으며, 그보다 작은 칼럼은 사용자가 직접 만들어 쓰는 경향을 보인다.

마이크로 LC의 개발과 더불어 글리세롤을 LC 용출액에 함유시키지 않고, 칼럼에서 용출된 액을 작은 모세관으로 흘리고, 그 모세관을 둘러싼 또 하나의 모세관으로 글리세롤액을 흘려서 프로브끝 바로 앞에서 두 액을 섞는, 이른바 동축(Coaxial) CFFAB 방법이 개발되어 많은 관심을 끌고 있다. 마이크로 칼럼 대신에 용질 분리능이 더욱 뛰어난 CZE(Capillary Zone Electrophoresis) 모세관을 이용한 CZE/FAB LC도 출현하여, 단백질이나 펩타이드 혼합물의 분석분야에 신선한 충격을 던져 주고 있다.

제 16 장
원자흡광 분석법 및 발광 분석법

분자 또는 원자는 통상 가장 낮은 에너지 상태에 있는 것으로 이 상태를 바닥상태(ground state)라고 하는데, 이 상태에서는 복사선(輻射線)을 방사(放射)하지 않는다. 그렇지만, 여기에 복사 에너지, 열에너지, 전기 에너지 또는 기계적인 에너지 등을 주면, 분자 또는 원자는 이들의 에너지 중에서 각각 고유의 양자화(量子化)된 에너지를 흡수하여 들뜨게 된다. 그러나 이 들뜬상태는 매우 불안정해서 거의 10^{-8} s 내에 들뜬상태보다 안정한 준위 또는 원래의 바닥상태로 되돌아가려고 한다. 이 때 그 에너지의 차 ΔE에 상당하는 진동수를 갖는 전자파를 복사(輻射)한다.

$$\Delta E = h\nu$$

여기서 주로 고체, 액체로부터는 연속된 복사선이 얻어지며, 이것을 분광하면 연속 스펙트럼이 얻어진다. 기체분자의 경우는 띠스펙트럼이 얻어지며, 기체의 원자 또는 이온의 가전자가 되면 불연속인 휘선 스펙트럼으로써 나타난다. 이 휘선 스펙트럼은 어떠한 전자준위의 천이에 의해 얻어지는지, 예를 들면 나트륨 원자에 관해서는 그림 16・1에 나타낸 Grotrian도가 이것을 분명하게 밝히고 있다.

이러한 발광을 일으키기 위한 여기수단으로서 아크라든가 스파크와 같은 전기적인 에너지를 사용하는 방법이 발광법이며, 화학염(化學炎)에 의한 순열에너지를 사용하는 방법이 염광분석이며, 고주파 에너지를 코일에 가하고 여기에 아르곤을 흘려서 고온의 유도 플라스마를 만들어, 그 에너지를 이용하는 것이 고주파 유도 플라스마(ICP)이다.

한편, 이 들뜬상태가 되기 위해 복사선의 에너지를 사용하는 경우, 분자가 복사선의 에너지를 흡수하는 경우에는 광흡수 현상이 일어나며, 이 흡수가 자외, 가시, 적외부에서 일어날 때는 각각의 흡수현상을 이용해서 분석할 수 있다. 이것이 원자상태가 되면 분자

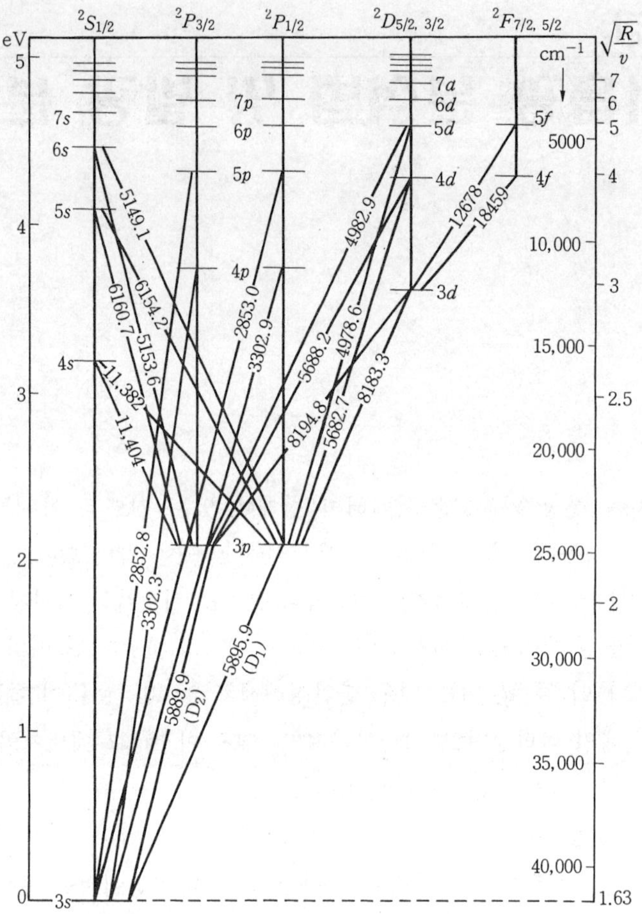

그림 16 · 1 나트륨의 Grotrian도

의 폭넓은 흡수와 달리 좁은 흡수대(선스펙트럼)를 나타내게 된다. 이 좁은 흡수대에서의 흡광도를 측정하여 정량하고자 하는 것이 원자흡광 분석이다.

16.1 발광 분석법과 그 응용

발광분석이란 열이나 전기 에너지를 이용하여 시료를 들뜨게 하고, 그 결과 복사하는 발광 스펙트럼을 분광기 등으로 분광하여, 그 휘선 스펙트럼이나 띠스펙트럼을 사진 또는 광검지기로 검지하여 정성 정량하는 방법이다.

16.1.1 장 치

발광분석은 기기적으로 말해 발광, 분광, 측광의 3단계를 거쳐 측정되는 것으로, 이를 단계별로 설명하고자 한다.

〔1〕 발 광

(1) 발 광 법

전기적으로 들뜨게 하는 방법으로 아크를 이용하는 방법, 스파크를 이용하는 방법이 있다. 아크는 직류전압이 걸린 2개의 전극막대를 일단 접촉시켰다가 떼어내면 발생한다. 이 때의 최고온도는 5000～7000℃ 이상에 달하며, 그렇기 때문에 이 높은 열에너지에 의해 발광하게 된다. 이 경우, 통상 얻어지는 것은 중성원자가 주로 발광한 휘선 스펙트럼이며 아크선이라고 불린다. 그 밖에 아크를 발생시키기 위해 직류단속 아크, 교류아크, 교류단속 아크 등도 쓰이고 있다.

교류단속 아크는 100～200 V의 교류를 양극에 걸어 주어, 고압 고주파 전압을 중첩시키는 동안 극간에 아크가 튀는데, 아크가 튀지 않는 동안의 냉각기간이 있으므로 안정하고 재현성 있는 값을 얻을 수 있으며, 특히 정성분석에 최적인 조건을 갖추고 있다.

다음으로 스파크법은 전기 스파크를 시료 사이에 튀게 하여 들뜨게 하는 방법으로, 고압(10～50 kV)을 양극에 걸어 주어 공기의 절연층을 깨고 방전하는 스파크를 이용하므로, 아크법보다 열효과가 적으며 훨씬 높은 여기 에너지를 내기 때문에 낮은 온도에서 용융하는 물질의 분석에 적합하다. 이 방법으로 얻어지는 스펙트럼은 중성원자 외에 가스분자 또는 이온에 의한 발광이 포함되어 있으며, 스파크 스펙트럼이라고 부른다. 이 방법은 안정된 정량치를 내므로 정량분석에 최적이라고 할 수 있다.

(2) 전 극

시료가 도체로서 열에 견디는 것이라면 시료자신을 전극으로서 쓸 수 있고, 시료가 분말 또는 용액일 경우에는 보조전극을 사용한다. 이 보조전극에 가장 보편적으로 사용되는 것으로 graphite가 있으며, 그 밖에 카본, 은, 구리, 텅스텐 등의 재질로 된 전극을 사용한다. 이들 보조전극은 시료의 상태에 따라 여러 가지 형태가 있는데, 그 중의 한 예를 그림 16・2에 나타내었다. 이것은 시료가 분말 또는 액체의 경우에 쓰이는 것으로, 한쪽 끝에 지름 2～3 mm, 깊이 3～4 mm의 작은 구멍을 뚫어 이 안에 시료를 채워서 측정한다.

예를 들면, 혈액 중의 Mg, Ca, Fe, Mn, Si 등의 존재여부를 판정할 때는, 시료인 혈액을 2～3방울 패인 구멍에 적하하여 측정한다.

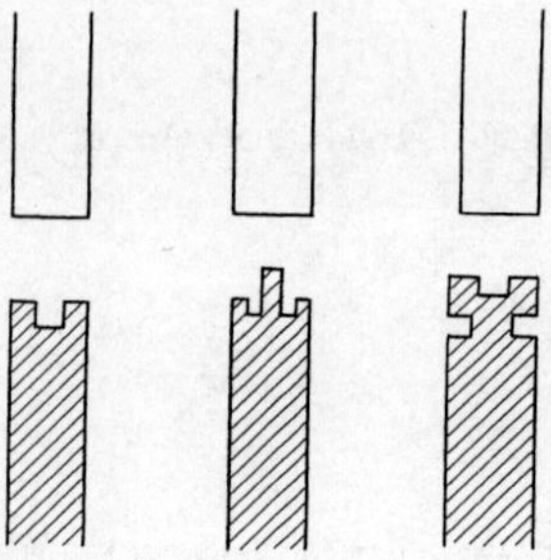

그림 16・2 Graphite 전극의 한 예

〔2〕 분 광

발광장치에 의해 전극간에 발생한 전자파는 분광부에서 분광되는데, 분해능이 아주 높아야 되기 때문에 회절 격자형의 분광기를 주로 사용되고 있다.

〔3〕 측 광

분광된 스펙트럼은 사진으로 찍어 그 휘선의 파장위치에 의해 정성을, 그 휘선의 흑도(黑度)에 따라 정량을 하는 소위 사진 측광법과, 휘선의 검지에 광전자 증배관 등을 사용하는 광전 측광법이 있다. 후자의 장치를 갖춘 것으로 Quantometer의 상품명으로 판매되는 것이 있다.

16.2 염광 분석법과 원자흡광 분석법의 관련성

염광 분석법(flame photometry)은 1840년에 Bunsen, Kirchhoff 등에 의해 개발되어, 이 방법에 의해 Cs, Rb 원소가 발견되었으나, 불꽃의 온도가 낮은 이유 등으로 일반화되지 못했다. 1929년에 이르러 Lundegardh에 의해 처음으로 고온의 불꽃이 만들어져, 그 결과 염광 분석법이 정량 분석법으로써의 가치를 나타내게 되었으며, 알칼리 및 알칼리 토류 금속의 분석에 유용하게 쓰였다.

한편, 원자흡광 분석법(atomic absorption spectrometry)은 1955년에 Walsh에 의해 고안된 방법으로, 현재 대부분의 원소의 분석에 널리 쓰이는 방법이다.

그림 16・3은 염광 분석법과 원자흡광 분석법을 하는 데 사용하는 장치의 개략도이다. 이 두 가지 방법의 공통점은 시료용액을 불꽃 중에 분무하는 점이며, 이 안개가 불꽃 중에 뿜어졌을 때 다음과 같은 일련의 결과가 신속하게 연속해서 일어난다. 즉,

① 물 또는 그 밖의 용매가 기화되고, 극소량의 건조된 염의 미립자가 남는다.

② 불꽃의 고열에 의해 그 미립자는 기화되어, 그 중의 일부 또는 전부가 직접 또는

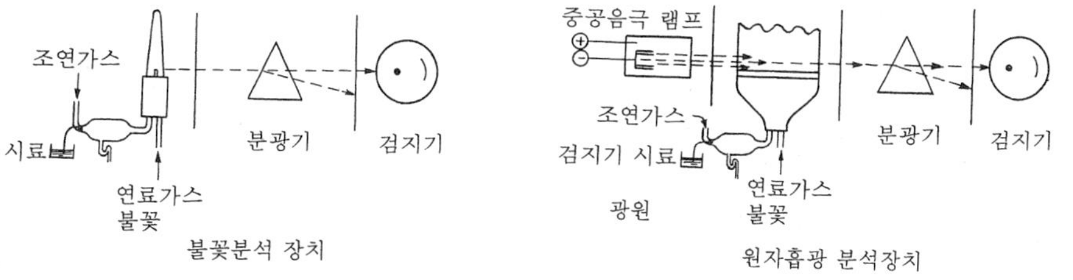

그림 16 · 3 염광 분석법과 원자흡광 분석법의 비교

모노옥시드의 상태를 거쳐 분해되어 바닥상태의 중성원자가 된다.

③ 여기서 불꽃의 열에너지가 불꽃 중에 존재하는 다른 성분의 화학적인 여기기구(勵起機構)에 의해 여기된 다음 원래의 전자상태로 되돌아가는데, 그 때에 발광이 일어난다.

불꽃의 경우는 온도가 그렇게 높지 않기 때문에 원자의 이온화와 그 이온화된 원자의 여기는 적다. 따라서, 그로 인한 발광은 거의 무시해도 좋으며, 대부분의 방사선은 중성원자가 내는 중성선이다.

한편, 이 여기는 전자파의 흡수에 의해서도 일어나며, 발광과 같은 에너지, 즉 같은 파장의 광량자(光量子)를 흡수한다. 이상의 것을 도시하면 그림 16 · 4와 같다.

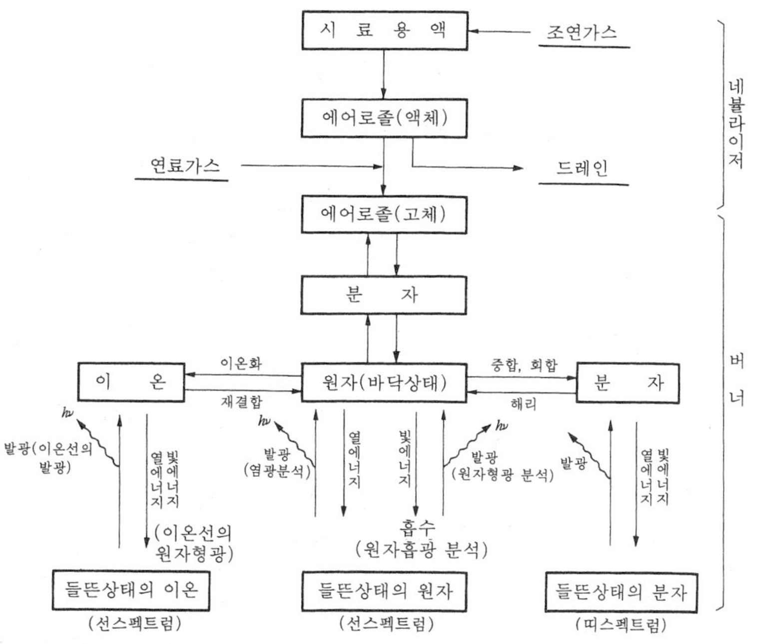

그림 16 · 4 염광 분석법과 원자흡광 분석법에서의 시료의 추이

〔1〕 불꽃 중의 원자밀도

불꽃 중의 원자는 열에너지에 의해 일부는 여기되고, 나머지의 대부분은 바닥상태에 존재한다. 이 양상태간의 밀도의 비는 Boltzmann의 열평형이 성립하고 있다고 보아도 좋다.

불꽃 중에서 여기상태의 원자와 원자흡광 분석에 관계하는 기저상태의 원자의 존재비는 다음과 같다. 여기 에너지로서 불꽃의 열에너지만 관여한다고 생각하면, 기저상태의 원자와 여기상태의 원자의 존재비는 다음에 나타내는 식으로 표시된다.

$$\frac{N_j}{N_0} = \frac{P_j}{P_0} e^{-E/kT}$$

여기서 N_j : 여기상태에 있는 원자수,

N_0 : 기저상태에 있는 원자수,

P_j : 여기상태에 있는 원자의 통계적 질량,

P_0 : 기저상태에 있는 원자의 통계적 질량,

E : 여기상태와 기저상태의 에너지 차,

k : Boltzmann 상수,

T : 절대온도

대표적인 원소에 대한 N_j/N_0의 비를 표 16 · 1에 실었다.

표 16 · 1 들뜬상태와 바닥상태의 원자의 분포비

원 자	공명선 nm	천 이	P_j/P_0	N_j/N_0			
				T=2000K	T=3000K	T=4000K	T=5000K
Cs	852.1	$^2S_{1/2}-{}^2P_{3/2}$	2	4.44×10^{-4}	7.24×10^{-3}	2.98×10^{-2}	6.82×10^{-2}
Na	589.0	$^2S_{1/2}-{}^2P_{3/2}$	2	9.86×10^{-6}	5.88×10^{-4}	4.44×10^{-3}	1.51×10^{-2}
Ca	422.7	$^1S_0-{}^1P_1$	3	1.21×10^{-7}	3.69×10^{-5}	6.03×10^{-4}	3.33×10^{-3}
Zn	213.9	$^1S_0-{}^1P_1$	3	7.29×10^{-15}	5.58×10^{-10}	1.48×10^{-7}	4.32×10^{-6}

이로부터 분명한 바와 같이, 염광분석은 들뜬상태에서 바닥상태로 천이할 때의 발광을 이용하여 분석을 하는 데 측정되는 광강도는 N_j에 비례한다. 따라서, 염광분석에 있어서는 불꽃의 온도를 높이면 N_j가 증가하여 검출감도가 높아진다.

한편, 원자흡광 분석의 경우는 측정되는 흡수강도가 N_0에 비례하므로, 바닥상태에 있는 원자밀도를 증가시키지 않으면 감도를 높일 수 없다.

〔2〕 원자의 종류와 검출감도

Zn은 여기 에너지가 크므로, Na에 비해 들뜬상태에 존재하는 원자밀도가 작다. 이 결과 Zn과 같은 원소는 염광분석으로 측정하는 것이 불가능하다.

한편, 원자흡광 분석의 경우는 빛의 흡수에 의한 것이므로, 여기 에너지의 대소에 의해 검출감도가 좌우되지 않으므로, Zn과 같은 여기 에너지가 높은 것도 검출가능하다.

〔3〕 불꽃의 배경(back ground)

불꽃은 통상 수소, 아세틸렌, 프로판 등과 산소 또는 공기와 조합한 것을 사용한다. 이 불꽃 중에는 물이 분해되어 생긴 OH에 의한 스펙트럼(OH 밴드)이 280～295 nm, 306～320 nm, 340～348 nm에서 나타나고, 800～1250 nm의 사이에서는 물의 스펙트럼에 의한 폭넓은 밴드가 있다.

그리고 아세틸렌을 사용한 경우는 OH의 밴드 스펙트럼과 해리한 CO에 의한 연속 스펙트럼이 나타나며, 게다가 431.5 nm와 438.4 nm에 CH에 의한 발광과 그보다 장파장쪽에 C_2의 몇 개의 발광 스펙트럼이 나타난다. 이 현상은 통상적으로 사용하는 연료가스와 조연가스의 비를 크게 하여 사용하면 더욱더 강하게 나타난다(그림 16・5).

염광분석은 발광강도를 측정하는 것이므로, OH 밴드에 의해 가리워지는 위치에 휘선을 갖는 것, 예를 들면 Mg 등은 정량하기에 곤란하므로, 가능하다면 background의 영향이 적은 산소-수소 불꽃을 사용하는 것이 좋다. 그러나 원자흡광 분석의 경우에는 OH 밴드의 영향을 전혀 받지 않는다.

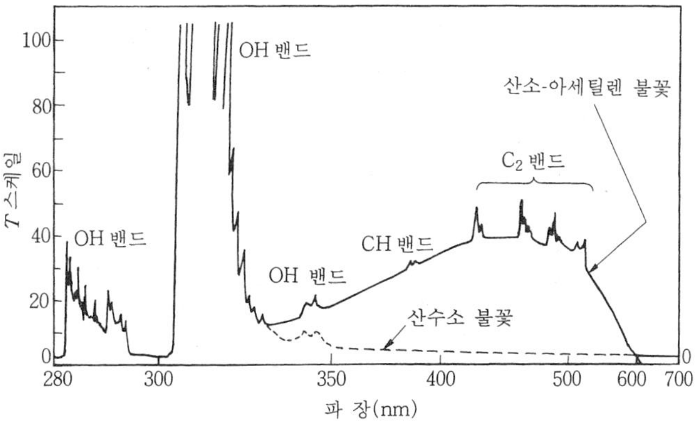

그림 16・5 불꽃의 배경

〔4〕 유기용매

시료용액에 유기용매를 가하여 분무하면, 발광강도 또는 흡수강도가 증대한다. 이와 같은 감도의 증대는 분무할 때의 기구에 어느 정도 의존한다는 것이 확실하다.

〔5〕 분광기(monochromator)의 슬릿폭과 검출감도

염광분석은 휘선의 수가 적으므로, 슬릿폭을 넓게 하더라도 방해하는 휘선이 검지부에 들어갈 가능성이 적다. 따라서, 어느 특정한 원소, 예를 들면 Na, K 등의 경우는 filter를 쓰더라도 정량이 가능하다. 그렇지만 원자흡광 분석의 경우는 슬릿 폭을 넓게 하면 근접 파장이 검지부에 들어가게 되므로 검출감도가 나빠진다. 따라서, 원자흡광 분석은 분광기의 분산도를 높게 하고 슬릿폭을 좁게 하여 목적으로 하는 휘선만이 통과하도록 할 필요가 있다.

〔6〕 간 섭

측정에 영향을 주는 간섭현상에는 분광학적인 간섭, 물리적인 간섭, 화학적인 간섭이 있는데, 염광 분석법, 원자흡광 분석법에 공통되는 화학간섭의 대표적인 예로서 칼슘에 대한 인산의 영향이 있다. 이것은 불꽃 중에서 불휘발성의 물질을 서서히 형성하여 일어나는 것으로, 이 간섭을 제거하고자 인산염을 억제하기 위하여 대량의 스트론튬이나 란탄을 첨가하는 방법, 인산염보다 안정도 상수가 큰 리간드, 예를 들면 EDTA를 가함으로써 칼슘착체를 만들어 불꽃 중에서 신속하게 분해시키는 방법, 또는 인산을 음이온 교환수지로 미리 제거하는 등의 방법이 강구되고 있다.

16.3 염광 분석법과 그 응용

〔1〕 장 치

염광분석을 하려면 염광 광도계를 사용해야 하는데, 전용의 기기를 쓰기도 하고 광전분광 광도계에 부속장치를 장착하여 사용하기도 한다. 이 장치를 대별하면 다음과 같이 세 부분으로 나눌 수 있다.

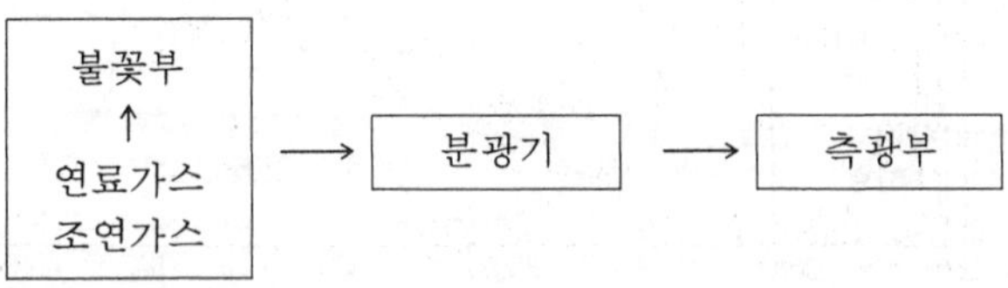

이 중에서 불꽃부가 이 방법에 특유한 것으로, 다른 부분은 광도계와 같은 구조이므로 이 부분에 대해 설명하겠다.

(1) 버 너

염광분석에 쓰이는 버너는 분무실을 갖는 것과 직접 불꽃 중에 분무하는 것으로 나눌 수 있다. 전자는 예비혼합 버너(premix burner)라고 하며, 분무된 시료의 미립자를 다시

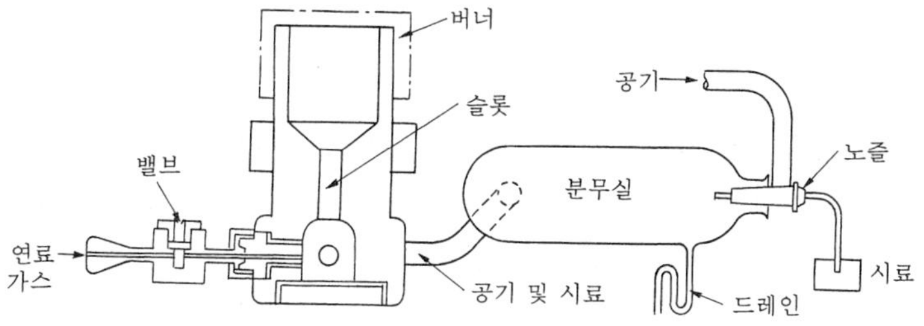

그림 16 · 6 분무실형 버너의 일종

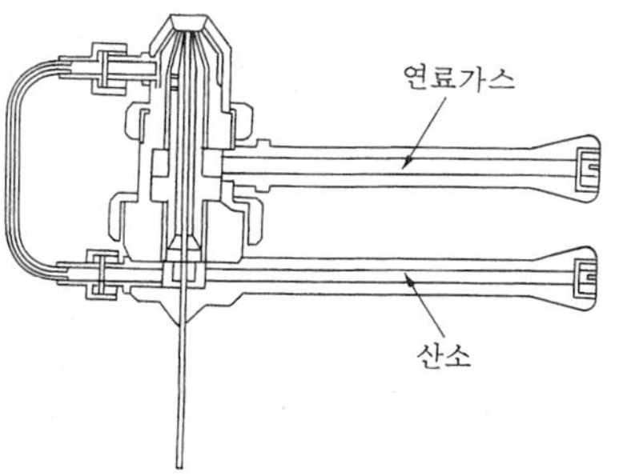

그림 16 · 7 분무버너의 일종

잘게 하는 한편, 큰 입자를 분리하는 작용을 갖는 분무실(nebulizer chamber)을 병용한 것으로, 그림 16 · 6에 그 한 예를 보였다. 후자는 시료용액을 빨아올려 미립자를 직접 불꽃 중에 분무하는 것으로 전분무 버너(total consumption burner)라고 부른다. 그림 16 · 7에 그 예를 보였다.

(2) 연료가스

염광분석에 통상적으로 사용되는 연료가스와 조연가스 및 그로 인해 얻어지는 온도를 표 16 · 2에 실었다. 이 중에서 산수소염이 비교적 고온이면서 배경이 깨끗하기 때문에 가장 흔히 쓰이고 있다.

표 16 · 2 각종 연료의 최고온도

연 료 가 스	온 도 [℃]	
	공 기	산 소
도 시 가 스	1700	2700
프 로 판	1925	2800
부 탄	1900	2900
수 소	2045	2660
아 세 틸 렌	2300	3050

〔2〕 정 량 법

(1) 파장의 선택

염광분석은 열에너지에 의해 여기시키는데, 여기 에너지의 한도가 있기 때문에 측정할 수 있는 원소가 제한되어 있다. 표 16·3에 그 한 가지 예를 보였는데, 이 경우에 광학계, 불꽃의 조성 등 기기에 따라 측정할 수 있는 원소의 종류, 감도는 조금씩 다를 수 있다.

표 16·3 염광분석에 자주 쓰이는 파장과 검출한계의 예

〔단위 : ppm〕

	파장 nm	산수소염광 광전분광 광도계를 사용할 때의 검출한계*	필터식 염광 광도계를 사용한 경우의 검출한계*
Ag	338.3	0.6	
Al	484.2	3	
B	318.0	0.2	
Ba	553.6	0.25	-
	873.0	0.3	
Ca	422.7	0.003	
	554.0	0.006	
	622.0	0.004	0.5
Cd	326.1	5	
Co	352.8	0.3	
Cr	427.5	0.12	
Cu	324.8	0.1	
Fe	372.0	0.25	
K	406.5	0.15	
	766.5		0.02
	766.9	0.003	

	파장 nm	산수소염광 광전분광 광도계를 사용할 때의 검출한계*	필터식 염광 광도계를 사용한 경우의 검출한계*
Mg	285.2	0.1	
	370.2	0.1	
	383.0	0.1	
Mn	403.3	0.01	
Na	330.3	1	
	589.3	0.0002	0.02
	819.0	2	
Ni	341.5	0.2	
Pb	405.8	1	
Sr	460.7	0.01	
	680.0	0.01	
V	522.8	0.3	

* 검출한도는 기종, 측정조건 등에 따라 상당히 달라진다.

(2) 시료의 조제

고체의 경우는 용액으로 한다. 이 때 용매는 물이 아니더라도 상관없으며, 적당한 유기용매를 첨가하면 발광강도가 강해진다. 용해 후에 간섭작용을 줄이기 위해 고도로 희석

을 한다든지, 기화법, 이온 교환법, 침전법, 용매 추출법 등 화학적인 간섭물질의 분리법을 실시하기도 한다.

(3) 기기의 조정과 측정

목적원소에 따라, 기기를 최적의 상태로 하여 휘도를 측정한다. 이 때 불꽃 자신이 그 파장에서 어느 정도의 휘도가 있으므로, 이 배경을 뺀 것을 목적원소의 휘도로 한다.

(4) 간섭의 유무와 보정

간섭을 일으킬 것이라고 생각되는 물질을, 그 존재가 예상되는 농도를 끼워 넣어서, 적어도 두 종류의 농도를 선택해서 목적원소에 첨가하고, 그 휘도가 달라지는지의 여부를 조사한다.

만일, 간섭이 없으면 그대로 농도와 빛의 강도와의 관계를 나타내는 검량선을 그려서 정량할 수 있지만, 휘도가 달라진다면 간섭이 있으므로, 다음과 같은 방법으로 보정을 하고 정량한다.

1) 표준 첨가법　시료에 농도를 알고 있는 표준용액을 첨가하여 각각의 빛의 강도를 측정하고, 그림 16 · 8처럼 작도를 하여 간섭을 받은 검량선 A-B가 직선이라고 가정하고, 빛의 강도를 0까지 외삽하여 시료 중의 목적원소의 농도를 알아내는 방법이다.

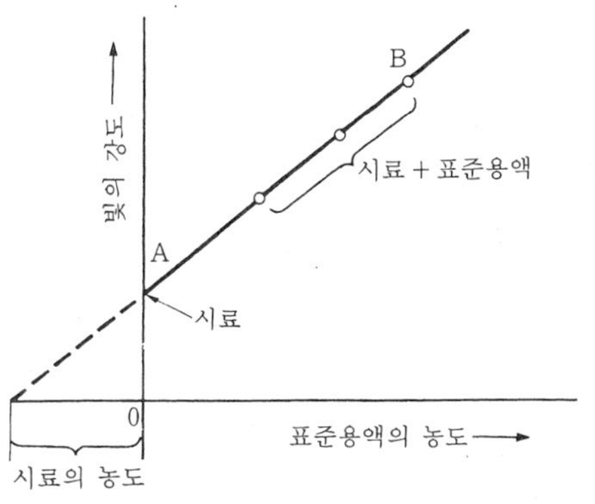

그림 16 · 8 표준 첨가법

2) 소거법　어느 원소 A, B에 있어서 A는 B에 간섭하지만, B는 A에 간섭하지 않는 경우에 A를 먼저 정량해 놓고, A를 그 양만큼 공존시킨 상태에서 B의 검량선을 그려서 정량하고자 하는 방법인데 칼륨(767 nm)과 나트륨(589 nm)의 관계는 여기에 속한다.

3) 완충법　간섭을 일으키는 물질이 어느 농도에서 일정량을 나타내는 영역, 즉 간섭불변의 영역이 있으면 그 농도범위에서 측정을 하는 방법이다.

【응용 예 1】

바다소금 중의 칼륨의 정량

K에 대해 Na는 간섭작용을 갖지 않으므로, 간섭을 고려할 필요없이 정량할 수 있다.

정량용 검액의 조제

시료 약 5 g을 정밀하게 달아 300 mL 비커에 넣고, 물 약 100 mL에 녹인 다음에 500 mL 메스 플라스크에 옮기고 표선까지 물을 넣어 검액으로 한다.

표준용액의 조제

KCl을 110±2℃의 전기 항온기 중에서 2시간 건조하고, 그것의 0.3814 g을 물에 용해시켜 1000 mL로 하여 원액으로 한다. 이 용액 1 mL는 칼륨이온 0.2 mg을 포함하므로 각각 일정량씩 표 16·4와 같이 취하고, 염화나트륨 10 g을 넣고 물을 가해 1000 mL로 한다.

표 16·4 표준용액

표준용액 번호	K농도(mg)	원액(mL)	NaCl(g)
No. 1	20.0	100	10
2	15.0	75	10
3	10.0	50	10
4	5.0	25	10
5	2.0	10	10
6	0	0	10

조작

파장을 757 nm으로 맞추고 측정한다. 표준용액으로 검량선을 작성하고 시료분석을 한 다음, 검량선에서 칼륨이온의 양을 구해 다음 식을 사용해서 계산을 한다.

$$\text{칼륨이온}(\%) = \frac{\text{검량선에서 읽은 칼륨 이온량(mg)}}{\text{시료(g)} \times 20}$$

【응용 예 2】

혈청 중의 Na, K, Ca의 측정

상호간섭에 의한 오차를 보정하기 위해 혈액에 거의 같은 전해질 조성의 표준시료를 만들어, 이것과 비교함으로써 정량을 한다. 이제 그 한 예에 대해 설명하고자 한다.

표준시료

표 16·5와 같은 조성의 것을 만들고, 여기에 살리실산 1 g을 각각 가한 후 잘 흔들어 섞는다.

이 표준시료 중의 Na, K, Ca의 농도는 표 16·6과 같게 된다. 이것은 건강인의 함유량의 거의 상한과 하한에 상당한다.

표 16·5 표준모액의 조성

시 약 명		첨 가 량 g	
		A 액	B 액
염화나트륨	NaCl	0.8770	0.7890
염화칼륨	KCl	0.0300	0.0240
탄산칼륨	$CaCO_3$	0.0245	0.0195
산화마그네슘	MgO	0.0060	0.0060
인산수소이암모늄	$(NH_4)_2HPO_4$	0.0210	0.0210
포도당	$C_6H_{12}O_6$	8.00	8.00
글리코콜	$CH_2(NH_2)COOH$	8.00	8.00
물을 넣어 전량을		1000 mL	1000 mL

표 16·6 표준시료 중의 Na, K, Ca의 농도

	Na	K	Ca
A 액	15.0 meq/L	0.50 meq/L	0.55 meq/L
B 액	13.5 meq/L	0.40 meq/L	0.45 meq/L

측정법

Na, K의 경우는 표준시료를 20배로, Ca의 경우는 2배로 희석해서, 표준시료 A액에 대한 지시의 눈금을 약 60배에 맞추고, 동일한 조건인 채로 B액의 눈금을 읽는다. 이 두 가지의 빛의 강도를 그래프상에 plot하여 직선으로 연결해서 검량선으로 한다.

시료혈청을 Na, K의 경우는 200배, Ca의 경우는 20배로 희석해서, 표준시료의 측정시와 동일한 조건에서 측정한 다음, 그 값을 먼저의 검량선에서 구하면 Na, K, Ca의 농도를 알 수 있다. 그리고 Na의 경우는 589 nm, K는 767 nm, Ca은 622 nm의 파장에서 측정한다.

16.4 원자흡광 분석법과 그 응용

(1) 장 치

원자흡광 분석을 하려면 전용의 원자흡광 분석장치, 또는 광전분광 광도계에 부속장치를 붙인 것을 사용한다. 이 장치는 크게 나누면 다음과 같이 네 부분으로 나눌 수 있다. 이 중에서 광원부와 시료 원자화부가 특유한 것이므로, 특히 그 부분에 대해 설명하고자 한다.

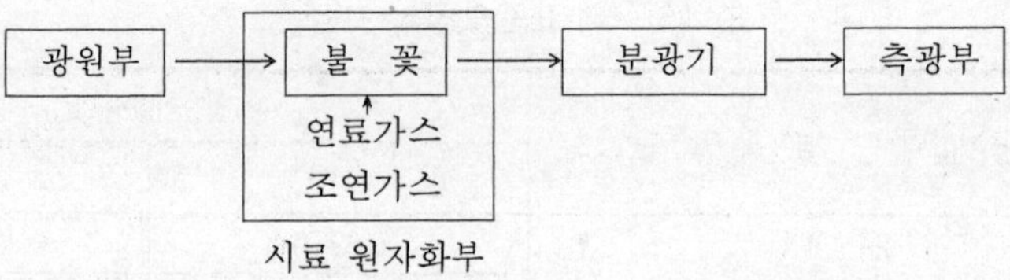

(1) 광 원 부

광원부에는 안정된 휘선 스펙트럼을 방사하는 램프가 필요하며, 그 목적으로 방전램프나 중공음극 램프(hollow cathode lamp) 등을 사용한다. 이 중에서 중공음극 램프가 가장 널리 사용되는데, 그 구조는 그림 16・9와 같다. 속에 네온 또는 아르곤과 같은 불활성 가스가 봉입되어 있으며, 음극의 컵의 내면은 목적의 원소와 동일한 원소로 만들든지, 또는 그 원소를 포함한 합금으로 만들어져 있다.

양극에 방전전압을 걸면 전극의 방전에 의해 불활성 가스 원자가 여기되고, 여기된 원자가 음극의 금속원자에 에너지를 주어 휘선 스펙트럼을 방사하는 것이다. 시료 중의 목적원소에 대해 각각의 원소를 음극으로 한 중공음극 램프가 필요하다.

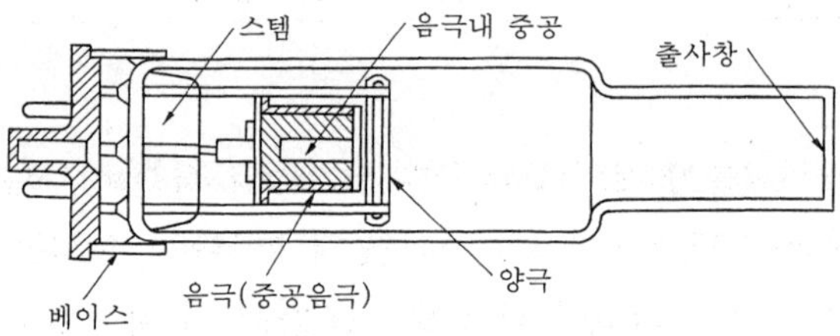

그림 16・9 중공음극 램프

(2) 시료 원자화부

원자화하는 데 불꽃을 사용하는 경우 원자화부는 염광분석의 장치와 거의 같지만, 버너부는 통상적으로 물고기 꼬리 모양의 슬롯 버너(slot burner)를 쓰고 있다. 그리고 보통 사용하는 연료, 조연가스 및 그로 인해 얻어지는 온도를 표 16・7에 실었다.

표 16・7 불꽃을 만드는 데 쓰이는 연료가스와 조연가스의 조합과 최고도달 온도(℃)

연 료	조 연 가 스	최 고 온 도 (℃)
아세틸렌	공 기	2300
아세틸렌	산 소	3050
아세틸렌	아산화질소	2955
수 소	공 기	2045
수 소	산 소	2660
수 소	아르곤*	1577

* 조연가스는 공기 중의 산소

〔2〕 정 량 법

(1) 파장의 선택

측정할 수 있는 원소와 최적의 분석선의 파장 및 그 파장에서의 검출한계의 예를 표 16 · 8에 실었다.

표 16 · 8 원자흡광 분석에 사용하는 파장과 검출한계의 한 예

원소	파장 (nm)	검출한계 (ppb)	비 고*	원소	파장 (nm)	검출한계 (ppb)	비 고*
Ag	328.1	1.5	AA	Li	670.8	1.5	AA
Al	309.3	40	AN	Mg	285.2	0.05	AA
As	197.2	1	AsH_3로 환원 아르곤 수소불꽃	Mn	279.5	1	AA
Au	242.8	3	AA	Mo	313.3	30	AA
B	249.7	1100	AN	Na	589.0	1	AA
Ba	553.6	110	AA	Ni	232.0	2	AA
Be	234.9	1	AN	Pb	283.3	5	AA
Bi	306.8	40	AA	Pd	247.6	3.5	AA
Ca	422.7	1	AA	Pt	265.9	20	AA
Cd	228.8	0.4	AA	Rh	343.5	4	AA
Co	240.7	2	AA	Sb	217.6	50	AA
Cr	357.9	2	AA	Si	251.6	40	AN
Cu	324.7	1	AA	Sn	284.0	140	AA
Fe	248.3	2	AA	Sr	460.7	3	AA
Ge	265.2	1000	AN	Ti	364.3	40	AN
Hg	253.7	0.04	환원기화 무염	V	318.4	30	AN
In	303.9	8	AA	W	255.1	500	AN
K	766.5	5	AA	Zn	213.9	0.6	AA

* AA는 아세틸렌 - 공기, AN은 아세틸렌 - 아산화질소의 고온버너

(2) 시료의 조제

염광분석에 준하여 조제한다.

(3) 기기의 조정과 측정

목적원소에 따라 중공음극 램프를 장착하고, 분광기를 써서 그 원소의 파장에 맞춘다. 기기를 최적의 상태로 한 다음 용매를 분무하고, 미터의 지침의 흡광도 눈금이 0을 가리키도록 한다. 이어서 시료를 분무하고 그 때의 흡광도 눈금을 읽는다.

(4) 간섭의 유무와 보정

염광 분석법에 준하여 검정을 한다. 만일, 간섭작용이 없다면 검량선법으로, 또 간섭작용이 있다면 표준 첨가법, 소거법, 완충법 또는 간섭물질과 경쟁적으로 결합하는 물질을 미리 대량으로 첨가하는 방법 등을 강구한다.

(5) 배경흡수의 보정

목적원소 이외의 물질에 의해 흡수가 일어나는 경우가 가끔 있다. 그 주요원인은 NaCl 등의 염류에 의한 분자흡수 또는 광산란이다. 이 현상은 270 nm보다 단파장의 분석선을 갖는 원소, 예를 들면 Cd(228.8 nm), Ni(232.0 nm) 등을 분석할 때에 일어나므로, 이들 원소를 분석할 때는 용매추출을 하여 염류의 방해를 제거하든지, 다음과 같은 기구를 가진 원자흡광 분석장치를 사용하여 배경을 보정할 필요가 있다.

① 보정용의 연속 스펙트럼 광원으로서 중수소 방전관을 가진 것

② 비흡수의 근접선을 이용할 수 있는 2채널 방식의 기기

③ Zeeman 분열을 한 선을, 보정에 이용하는 자장을 가진 기기

〔3〕 기타 원자화법에 의한 원자흡광 분석

기화된 수은금속은 열을 가하지 않아도 단원자의 상태로 존재하므로, 수은이온을 Sn^{2-}과 같은 환원제를 가하든지, 가열분해하여 생성된 금속수은을 기화시켜서, 이 기화된 원자상의 수은을 흡수셀에 유도하여, 254.7 nm의 수은의 분석선에서 측정할 수 있다.

$$Hg^{2-} + Sn^{2-} \rightarrow Hg + Sn^{4-}$$

이 목적을 위한 원자흡광 광도계의 부속장치나 전용기가 시판되고 있다.

비소를 아연으로 환원하면 비화수소가 발생한다. 이 생성된 비화수소를 불꽃중으로 인도하는 것이 직접 용액을 분무하는 것보다 감도적으로 유리하다. 그리고 이 때 비소의 분석선은 193.7 nm이므로, 불꽃은 투명도가 좋은 수소-아르곤 불꽃을 사용한다.

한편, 그래파이트 튜브(graphite tube)를 아르곤 가스 등의 불활성 가스 기류 중에서 전기적으로 가열하여 원자화시키는 방법도 시행되고 있다. 이 방법은 일반적으로 행하고 있는 불꽃을 사용하는 방법에 비교하여 무염법(flameless method)이라고 부른다. 이 장치의 한 예를 그림 16 · 10에 나타냈다.

10~100 μL의 용액을 마이크로 피펫으로 그래파이트 튜브의 중앙에 있는 시료주입 구멍에 주입하고, 이것을 전기적으로 가열하면 줄 열에 의해 원자화된다. 기기는 통상 용매

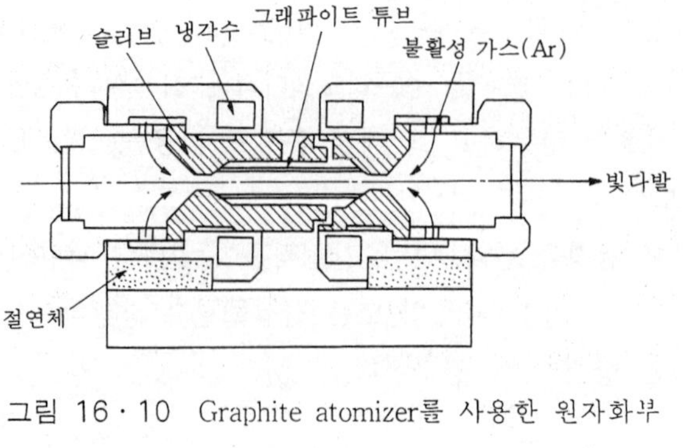

그림 16 · 10 Graphite atomizer를 사용한 원자화부

의 증발(dry), 시료의 회화 및 저온 휘발성분의 제거(ash or charling), 원자화(atomize)(최고 300A 정도)의 3단계로 설정되도록 되어 있으며, 이 과정의 온도와 시간을 시료 중의 목적물질의 정량에 가장 적합하도록 자유로 선택할 수 있게 되어 있다. 이 방법의 이점은 미량으로 고감도의 분석을 할 수 있고, 시료에 따라서는 전처리없이 직접 분석이 가능하다는 것이다. 그 검출한계의 한 예를 표 16・9에 실었다.

표 16・9 graphite atomizer를 사용한 원자흡광 분석의 검출한계의 한 예

원 소	측정파장 (nm)	검출한계* ($g\times10^{-12}$)	검출한계** (μgL^{-1})
Ag	328.1	0.4	0.04
Al	309.2	10	1
As	193.7	50	5
Au	242.8	10	1
Ba	553.6	70	7
Be	234.6	5	0.5
Bi	306.7	10	1
Ca	422.7	20	2
Cd	228.8	0.2	0.02
Co	240.7	20	2
Cr	357.9	15	1.5
Cu	324.7	5	0.5
Fe	248.3	5	0.5
In	304.0	50	5
K	766.5	2	0.2
Li	670.8	10	1
Mg	285.2	1	0.1
Mn	279.5	2	0.2
Mo	313.3	200	20
Na	589.0	5	0.5
Ni	232.0	20	2
Pb	283.3	5	0.5
Sb	217.6	50	5
Se	196.0	100	10
Si	251.6	300	30
Sn	224.6	200	20
Sr	460.7	10	1
Ti	365.4	2000	200
V	318.4	200	20
Zn	213.8	0.5	0.05

* absolute의 값

** relative의 값

【응용 예 1】

요(尿) 중의 칼슘, 마그네슘의 정량

인산이 알칼리 토류금속에 끼치는 화학간섭의 제거와 검량선법에 의한 정량의 예를 들어 보겠다. 요 중의 칼슘 및 마그네슘을 정량할 때에 요 중에 있는 단백질은 소량이어서 문제가 없으나, 비교적 다량으로 들어 있는 인이 화학간섭을 일으키므로 주의하지 않으면 안 된다. 이 화학간섭은 칼슘의 경우에 특히 현저하며, EDTA, 스트론튬, 란탄의 화학간섭을 막는 효과에 대해 그림 16 · 11에 나타냈다.

여기서 란탄이 흡광도의 감소를 일으킴이 없이 가장 좋은 방법이라는 것을 알 수 있다. 마그네슘은 요를 물로 20배 희석하여 그대로 시료용액으로 하고, 칼슘은 란탄용액을 첨가하여 측정하고 검량선을 사용하여 정량한다.

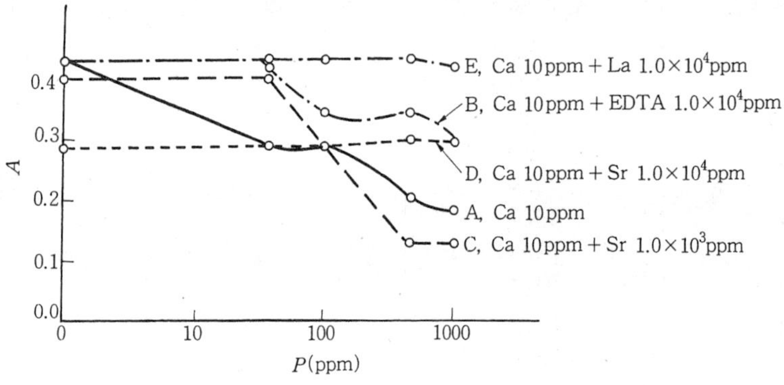

그림 16 · 11 Ca에 대한 P의 화학간섭(A), EDTA(B), Sr(C, D) 및 La(E)를 첨가할 때의 화학간섭의 제거

(1) 칼슘의 정량

시약

칼슘의 표준용액 탄산칼슘 2.500 g을 가능한 한 소량의 염산에 녹이고, 2차 정제수를 넣어 정확히 1 L로 한다(Ca 1000 ppm). 이 방법의 이점은 주입한 시료가 좋은 효율로 원자화되기 때문에 아주 높은 감도로 분석할 수 있다는 것이다. 그러나 시료의 주입량이 5~10 μL 정도의 소량일 때는 측정치의 편차나 주입방법에 따라 측정치의 재현성이 불꽃을 사용하는 방법에 비해 나쁘다는 점, 공존물에 의한 간섭현상이 크고 배경의 보정을 필요로 하는 경우가 많다는 등의 결점이 있으므로, 측정을 할 때는 충분히 주의를 해야 한다.

염화란탄 용액 염화란탄 58.64 g을 가능한 한 소량의 염산에 녹이고, 2차 정제수를 넣어 정확히 1 L로 한다(La 5.0×10^4 ppm).

장치

광원 : 칼슘/마그네슘 중공음극 램프 파장 422.7 nm

불꽃 : 아세틸렌-공기

조작법

란탄 1.0×10^4 ppm을 포함하는 5, 10, 20 ppm의 칼슘 표준용액을 조제하여 흡광도를 측정한 다음, 칼슘 양을 가로축으로, 흡광도를 세로축으로 하여 검량선을 작성한다.

정량

칼슘농도가 5~20 ppm의 범위에 들어가도록 시료 0.1~1 mL를 취하고, 란탄용액 2 mL를 가한다. 여기에 염산 1~2방울을 가하여 혼탁을 맑게 한다. 이것을 물을 넣어 정확히 10 mL로 묽게 하고, 이 용액을 분무하여 흡광도를 측정한 다음, 검량선으로부터 칼슘의 양을 구한다(요의 칼슘량은 잘 변화하므로 0.5 mL의 요에 2 mL의 란탄용액을 가하고, 물로 희석하여 10 mL로 한 용액의 흡광도를 측정하여 시료 칭취량을 정한다).

(2) 마그네슘의 정량

시약

마그네슘 표준용액 고순도의 금속 마그네슘 1.00 g을 정확히 달아 소량의 $6M$ 염산에 녹이고 식힌 다음, 2차 정제수를 넣어 정확히 1 L로 한다(Mg 1000ppm).

장치

광원 : 칼슘/마그네슘 중공음극 램프 파장 285.2 nm

불꽃 : 공기-아세틸렌 불꽃

조작법

검량선의 작성 : 마그네슘 0.5~2 ppm을 포함하는 용액을 조제하고, 이 용액을 분무하여 흡광도를 측정해서 마그네슘의 양을 가로축으로, 흡광도를 세로축으로 하여 검량선을 작성한다.

정량

시료 1 mL를 취해 물로 정확히 20배로 희석한다. 이것을 분무하여 흡광도를 측정하고 검량선으로부터 마그네슘의 양을 구한다(마그네슘 함량에 따라 0.5~2 ppm의 마그네슘이 들어가도록 적당히 희석한다).

【응용 예 2】

수액용 고무마개 중의 카드뮴의 시험

수액용 고무마개 중의 카드뮴은 먼저 회화시킨 다음 산에 녹여 시료로 하는데, 통상 카드뮴의 양은 매우 미량이므로 용매 추출법으로 농축한다. 이러한 목적을 위하여 킬레이트 시약으로서 디티존, 디에틸디티오카르바민산나트륨(DDTC) 등을 사용한다.

카드뮴의 정량

시약

카드뮴의 표준원액 고순도의 금속 카드뮴 1.000 g을 정확히 달아 묽은 질산 100 mL를 가하고 가열하여 녹인다. 식은 다음 묽은 질산을 가하여 정확히 1000 mL로 한다.

카드뮴의 표준액 표준원액을 묽은 질산으로 1000배로 희석하여 이것을 표준액으로 한다. 이 액 1 mL는 카드뮴 0.001 mg를 포함한다(1 ppm).

장치

광원 : 카드뮴 중공음극 램프 파장 228.8 nm

불꽃 : 아세틸렌-공기

조작법

고무마개를 물로 씻고, 실온에서 건조한 다음 잘게 잘라, 2.0 g을 백금 또는 석영 도가니에 취하고, 황산 2 mL로 적신 다음, 서서히 가열하여 건고시킨 후 450~500℃에서 회화한다. 만일, 회화가 불충분하면 다시 황산 1 mL로 적시고, 가열, 건고하고 회화한다. 필요하다면 이 조작을 반복한다. 식힌 다음 잔류물을 물로 적시고, 염산 2~4 mL를 가해 수욕상(水浴上)에서 증발건고한다. 다시 염산 1~5 mL를 가하고 가온하여 녹인다.

다음에 구연산 용액(1→2)·염산혼액(1 : 1) 0.5~1 mL 및 가열한 초산암모늄 용액(2→5) 0.5~1 mL를 가한다. 불용물이 남을 때는 유리 여과기로 여과한다. 얻어진 액에 구연산 암모늄 용액(1→4) 10 mL 및 브롬티몰블루 시액 2방울을 가하고, 액의 색이 황색에서 녹색으로 될 때까지 암모니아 시액을 가한다. 여기에 황산암모늄 용액(2→5) 10 mL 및 물을 가하여 100 mL로 한다.

그런 다음, 디에틸디티오카르바민산나트륨 용액(1→20) 20 mL를 가하여 혼화하고, 수분간 방치한 다음 메틸이소부틸케톤 20.0 mL를 가하여 세게 흔들어 섞는다. 이것을 정치(靜置)하여 메틸이소부틸케톤층을 분취하고, 필요하면 여과하여 시료용액으로 한다. 따로, 카드뮴 표준액 10.0 mL를 취하여, 구연산 암모늄 용액(1→4) 10 mL 및 브롬티몰 블루 시액 2방울을 가하고, 이하 시료용액과 같은 방법으로 조작하여 표준용액으로 한다. 시료용액 및 표준용액에 대하여 원자흡광 광도법에 의해 시험을 할 때, 시료용액의 흡광도는 표준용액의 흡광도 이하이어야 한다.

대한약전 수재 의약품

a) 원자흡광 분석법

약 품 명	분 자 식	분자량	용 매	표 준 시 약	검출파장
과당	$C_6H_{12}O_6$	180.16	암모니아 · 물		
과당 주사액			암모니아 · 물		
금치오사과산나트륨	$C_4H_3AuNa_2O_4S$ & $C_4H_4AuNaO_4S$	390.08 & 368.10	왕수	원자흡광 광도용 금 표준액	242.8 nm
덱스트란40		약 40000	물		
덱스트란40 주사액			물		
덱스트란70		약 70000	물		
덱스트란70 주사액					
알디옥사	$C_4H_7AlN_4O_5$(Al)	218.11 (26.98)	아세틸렌/아산화질소	알루미늄 중공음극 램프	309.2nm
염산아르기닌 주사액	$C_6H_{14}N_4O_2 \cdot HCl$	210.66	7.5*M* 염산시액		
염화칼륨 주사액	KCl	74.55	물		
이소판인슐린 수성현탁 주사액			물	아연표준액	213.9 nm
프로타민인슐린아연 수성현탁 주사액			0.1*M* 염산 : 물	원자흡광 광도용 아연표준액	213.9 nm

b) 선광도법

약 품 명	분 자 식	분자량	용 매	검출파장
에피네프린 주사액	$C_9H_{13}NO_3$	183.21	클로로포름	나트륨 D선
이소소르비드	$C_6H_{10}O_4$	146.14	물	나트륨 D선
포도당	$C_6H_{12}O_6$	180.16	암모니아 및 물	
포도당 주사액	$C_6H_{12}O_6$	180.16	암모니아 및 물	
탄산리튬 정	Li_2CO_3	73.89	물 및 염산	671 nm
탄산리튬 캅셀	Li_2CO_3	73.89	물 및 염산	671 nm

제 17 장

전기 분석법

전기 분석법의 대상은 주로 용액이다. 용액 속에 전극을 넣고(또는, 전극 사이에 용액을 채워 넣고) 전극전위, 전도도, 전기 분해량 또는 전극에 걸어 준 전위차와 전해전류의 관계 등을 측정하여 분석한다. 전극전위를 측정하는 방법을 전위차 분석법(potentiometry), 전도도를 측정하는 방법을 전도도 분석법(conductometry)이라 하고, 전기 분해량을 측정하는 방법은 석출물의 무게를 측정할 때 전해무게 분석법(electro-gravimetry), Faraday의 법칙을 이용하여 흘려준 전기량으로 전해량을 구하는 분석법을 전기량법(coulometry)이라고 한다. 전위차와 전해전류의 관계로부터 분석하는 방법은 모두 전압 전류법(voltammetry)이라고 일컫는다. 여기에는 여러 가지의 폴라로그래피, 순환전압 전류법 등이 있다.

전기분석 장치는 비교적 간단한 것이 많이 있으나, 최근 측정기술의 진보에 의해 μA, μV 또는 그 이하의 미소전류와 미소 전위차의 측정도 쉽고, 또 정밀하게 측정할 수 있게 되었으며, 감도와 선택성이 뛰어난 분석법이 많다. 자동 · 연속 · 원격분석도 쉽게 되었다.

17.1 전 위 차 법

17.1.1 전위차 분석법이란?

전위차 분석법은 용액내 특정 화학종의 활동도(또는 농도)에 감응하는 전극(지시전극, indicator electrode라고 한다)의 전극 전위차를 측정하여 목적성분을 분석하는 방법이다.

그림 17 · 1은 Fe^{3-}/Fe^{2-}의 비를 측정할 수 있도록 구성한 갈바니 전지로서, 기준이 되는 전극(기준전극, reference electrode)과 지시전극으로 구성된 전지를 구성하고, 기전력을 측정함으로써 농도를 구할 수 있다. 용액조성과 관계없이 일정한 전위를 나타내는 전극이 기준전극으로 쓰인다.

분석방법은 전극 전위값으로부터 농도 또는 활동도를 바로 구하는 직접 전위차 분석법(direct potentiometry)과 용량 분석법에서 종말점 결정에 전극전위 변화를 이용하는 전위차 적정법(potentiometric titration)의 두 가지로 나눌 수 있다. 전위차 분석법은 분석목적 외에도 용액 내의 화학평형을 해석하는데도 유력한 수단으로 쓰인다.

지시전극으로는 종래의 수소전극, 은전극, 백금전극, 유리전극 등이 있다. 최근 새로운 지시전극으로서 난용성 무기염막, 이온 교환체 액체막 등을 감응막으로 쓴 막전극(membrane electrode), 이온 선택성 전극(ion-selective electrode)이 많이 개발되어 전위차 분석법의 응용범위가 현저하게 넓어졌다. 더욱이, 이들 전극과 기체 투과막을 아울러 쓰는 기체감지 전극(gas-sensing electrode), 고정화 효소막으로서 감응막면을 입힌 효소전극(enzyme electrode) 등도 등장하여 기체분석, 생체와 관련 있는 성분의 분석에도 전위차 분석법이 이용되기에 이르렀다.

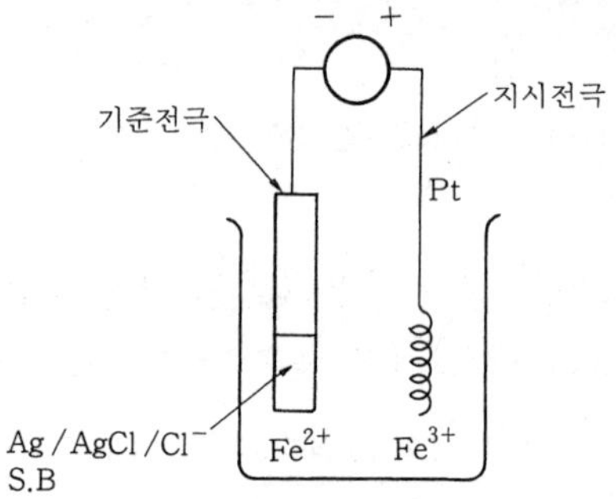

그림 17 · 1 전위차 측정계

17.1.2 전극과 Nernst식

일반적으로 전극과 용액 사이에 다음과 같은 전자의 주고받기 반응이 일어날 때, 전지(반쪽전지)의 전극전위 E는 다음 식으로 나타낸다.

$$\mathrm{Ox} + ne \rightleftharpoons \mathrm{Red} \qquad (17 \cdot 1)$$

$$E = E^0 + \frac{2.303RT}{nF} \log \frac{a_{\mathrm{Ox}}}{a_{\mathrm{Red}}} \qquad (17 \cdot 2)$$

여기에서 E^0는 일정한 온도와 일정한 압력의 조건하에서는 반응계의 고유상수이며, 표준환원 전위이고, a_i는 용액 중 이온의 활동도이며, R는 기체상수[8.314510 J/(K · mol) = 8.314510(V · C)/(K · mol)], T는 절대온도이다. 또, n은 반쪽반응에서의 관련 전자수이고, F는 패러데이 상수(9.6485309×10⁴ C/mol)이다.

25℃에서

$$E = E^0 + \frac{0.0592\,\text{V}}{n} \log \frac{a_{\text{Ox}}}{a_{\text{Red}}} \qquad (17 \cdot 3)$$

식 (17 · 2)~(17 · 3)을 Nernst equation이라고 한다. 표 17 · 1에는 주요한 산화 환원계의 표준환원 전위를 실었다. 표 17 · 1 중에서 분석에 이용할 수 있는 산화 환원계는 한정되어 있다.

표 17 · 1 표준 환원전위(NHE 기준)[a] 온도 25℃

반 응	E^0(volt)	반 응	E^0(volt)
$F_2+2e=2F^-$	2.65	$Cu^{2+}+2e=Cu$	0.34
$S_2O_8^{2-}+2e=2SO_4^{2-}$	2.01	$Hg_2Cl_2+2e=2Hg+2Cl^-$	0.28
$CO^{3+}+e=CO^{2+}$	1.82	$IO_3^-+3H_2O+6e=I^-+6OH^-$	0.26
$H_2O_2+2H^++2e=2H_2O$	1.77	$AgCl+e=Ag+Cl^-$	0.22
$Ce^{4+}+e=Ce^{3+}$	1.61	$Cu^{2+}+e=Cu^+$	0.15
$BrO_3^-+6H^++5e=\frac{1}{2}Br_2+3H_2O$	1.52	$Sn^{4+}+2e=Sn^{2+}$	0.15
$MnO_4^-+8H^++5e=Mn^{2+}+4H_2O$	1.51	$AgBr+e=Ag+Br^-$	0.10
$PbO_2+4H^++2e=Pb^{2+}+2H_2O$	1.46	$S_4O_6^{2-}+2e=2S_2O_3^{2-}$	0.08
$Cl_2+2e=2Cl^-$	1.36	$2H^++2e=H_2$	0.00
$Cr_2O_7^{2-}+14H^++6e=2Cr^{3+}+7H_2O$	1.33	$Pb^{2+}+2e=Pb$	−0.13
$MnO_2+4H^++2e=Mn^{2+}+2H_2O$	1.23	$CrO_4^{-2}+4H_2O+3e=Cr(OH)_3+5OH^-$	−0.13
$O_2+4H^++4e=2H_2O$	1.23	$Sn^{2+}+2e=Sn$	−0.14
$IO_3^-+6H^++5e=\frac{1}{2}I_2+3H_2O$	1.20	$AgI+e=Ag+I^-$	−0.15
$Br_2(aq)+2e=2Br^-$	1.09	$Ni^{2+}+2e=Ni$	−0.25
$VO_2^++2H^++e=VO^{2+}+H_2O$	1.00	$Co^{2+}+2e=Co$	−0.28
$2Hg^{2+}+2e=Hg_2^{2+}$	0.92	$PbSO_4+2e=Pb+SO_4^{2-}$	−0.36
$Cu^{2+}+I^-+e=CuI$	0.86	$Cd^{2+}+2e=Cd$	−0.40
$Ag^++e=Ag$	0.80	$Fe^{2+}+2e=Fe$	−0.44
$Hg_2^{2+}+2e=2Hg$	0.79	$2CO_2(gas)+2H^++2e=H_2C_2O_4(aq)$	−0.49

표 17·1 표준 환원전위(NHE 기준)[a] 온도 25℃(계속)

반 응	E^0(volt)	반 응	E^0(volt)
$Fe^{3+}+e=Fe^{2+}$	0.77	$Zn^{2+}+2e=Zn$	−0.76
$PtCl_4^{2-}+2e=Pt+4Cl^-$	0.73	$Mg^{2+}+2e=Mg$	−2.37
$Q+2H^++2e=H_2O$(히드로퀴논)	0.70	$Na^++e=Na$	−2.71
$MnO_4^-+e=MnO_4^{2-}$	0.56	$Ca^{2+}+2e=Ca$	−2.87
$I_3^-+2e=3I^-$	0.54	$K^++e=K$	−2.93
$I_2(s)+2e=2I^-$	0.54	$Li^++e=Li$	−3.05
$Fe(CN)_6^{3-}+e=Fe(CN)_6^{4-}$	0.36		

a) 표준 수소전극(normal hydrogen electrode). 수소전극에서 수소이온의 활동도가 1이고, 수소기체의 압력이 1기압일 때를 말한다.

〔1〕 지시전극

지시전극은 전극전위가 전자의 주고받기 반응(산화환원 반응)으로 결정되는 것과, 이온 교환성의 막에 발생하는 막전위를 재는 막전극으로 구분된다.

(1) 전자의 주고받기가 일어나는 지시전극

은선을 질산은 수용액에 담그면, 은선 속의 은원자는 은이온으로 산화되어 용액으로 녹으려고 하는 경향이 있다. 또, 역으로 용액 속의 은이온은 은선 위에 석출하려고 하는 경향이 있다. 따라서, 서로 상반되는 이 경향은 은선의 전위가 다음의 식으로 표시될 때 평형이 된다.

$$E = E^0_{Ag} + \frac{2.303RT}{F} = \log a_{Ag^+} \qquad (17 \cdot 4)$$

여기에서 E^0_{Ag}는 표준환원 전위이고 a_{Ag^+}은 용액 중 은이온의 활동도이다.

(2) 불활성 전극

가장 일반적인 금속지시 전극은 백금전극이고, 백금은 비활성이다. 금전극을 사용하는 경우도 있다. 금은 백금보다 더 비활성이다. 여러 종류의 carbon도 표면에서 산화환원 반응이 빨리 진행되기 때문에 지시전극으로 사용된다. 금속전극은 표면적이 크고 깨끗한 경우에 사용할 수 있다.

Fe^{2+}과 Fe^{3+}의 혼합용액이나 $I_2-I_3^-$ 혼합용액과 같은 산화환원 평형계에 백금과 같은 비활성 금속을 사용하며, 산화환원 적정의 지시전극으로도 중요하다. 예를 들면, 그림 17·1과 같이 $Fe^{2+}-Fe^{3+}$계에 백금전극을 담갔을 때, 전극전위 E는 식 (17·5)로 나타낸다. 반응계가 비가역적이거나 농도가 매우 희박할 때는 식 (17·5)에 따르지 않게 된다.

$$E = E^0 + \frac{2.303RT}{F} \log \frac{a_{Fe^{3+}}}{a_{Fe^{2+}}} \qquad (17 \cdot 5)$$

기준전극으로 Ag/AgCl을 사용하는 그림 17 · 1의 전극반응을 검토하면 다음과 같다.

$$\begin{array}{ll} Ag(s) + Cl^- = AgCl(s) + e & E^0 = -0.222\ V \\ Fe^{3+} + e = Fe^{2+} & E^0 = -0.771\ V \\ \hline Fe^{3+} + Ag(s) + Cl^- = AgCl(s) + Fe^{2+} & E^0 = -0.549\ V \end{array}$$

$$E = 0.549 - 0.0592 \log \frac{[Fe^{2+}]}{[Fe^{3+}][Cl^-]}$$

여기서 $[Cl^-]$은 일정하기 때문에 전극 전위차의 변화는 Fe^{2+}/Fe^{3+} 변화를 나타낸다.

〔2〕 기준전극

기준 전극으로는 은선을 질산은 수용액에 담가 만든 전극이나, 수소기체를 흡착한 백금흑을 입힌 백금을 염산용액에 담가 만든 수소전극 등이 있다. 수소전극의 구조를 그림 17 · 2에 나타내었다. 전극전위는 Nernst식으로 나타낸다. 수소전극의 표준환원 전위를 0 V로 정하고, 이것을 다른 산화 환원계의 표준환원 전위의 기준으로 삼는다. 보통의 조건에서 전위차법에 실제 쓸 수 있는 것은 Hg_2^{2+}/Hg과 Ag^+/Ag에 한정된다.

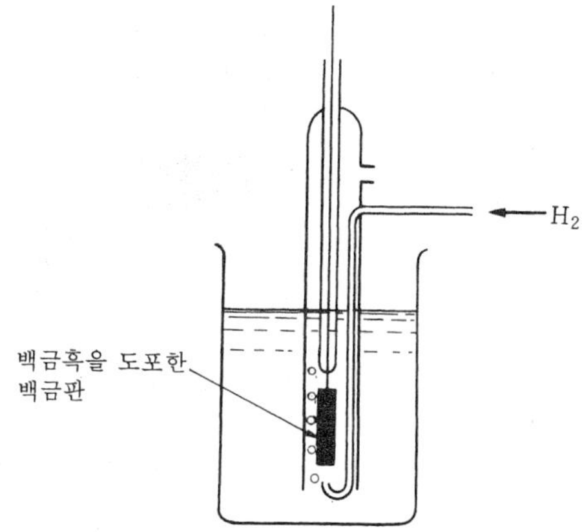

그림 17 · 2 수소전극의 구조

다른 기준 전극들 : 은-할로겐화은 전극(silver-silver halide electrode), 감홍전극(calomel electrode) 등과 같이 금속을 그 금속이온의 난용성염으로 입힌 전극이 기준전극으로서 흔히 쓰인다. 보기를 들면 은-염화은 전극이 본래는 은이온에 대하여 감응하지만, 용해도곱의 관계로부터 다음 식이 성립한다.

$$a_{Ag^+} = \frac{K_{sp(Agcl)}}{a_{Cl^-}} \tag{17·6}$$

따라서

$$E_{Ag} = E^0_{Ag} + 2.303\frac{RT}{F}\log a_{Ag^+} \tag{17·7}$$

$$= E^0_{Ag} + 2.303\frac{RT}{F}\log K_{sp(AgCl)} - 2.303\frac{RT}{F}\log a_{Cl^-} \tag{17·8}$$

$$= E^0_{AgCl} - 2.303\frac{RT}{F}\log a_{Cl^-} \tag{17·9}$$

전극전위는 염화물 이온의 활동도에 의하여 정해진다. 감홍전극(Cl^-, Hg_2Cl_2/Hg)의 경우에도 비슷한 전극반응이 일어나므로 염화물 이온에 감응한다. 참고로 많이 사용되는 기준전극을 그림 17 · 3에 보인다.

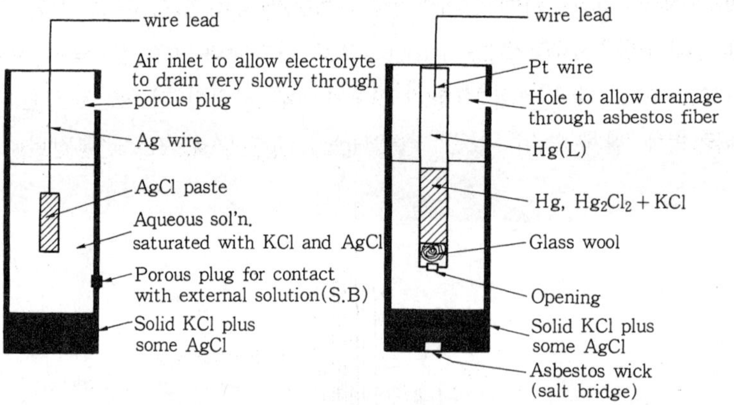

$Hg_2Cl_2(s) + 2e^- = 2Hg(L) + 2Cl^-$

$E^0 = +0.222\,V$(at 25℃)($A_{Cl^-} = 1$)　　$E^0 = +0$　$E = E^0 - \frac{0.0592}{2}\log[Cl^-]^2$

$E^0 = +0.197\,V$(at 25℃)(sat KCl)　　$E = +0.241\,V$(25℃, KCl sat.)　Saturated

그림 17 · 3 은 - 염화은 전극 및 감홍전극의 구조

보통 은-염화은 전극과 감홍전극이 쓰이고 있다. 이들은 염화물 이온에 의하여 전위가 정해진다. 그림 17 · 3의 은-염화은 전극의 구조에서 내부용액은 시료용액과 세라믹 마개 등을 통하여 접촉한다. 전극전위는 은-염화은 전극의 내부용액에 대한 전위와 내부용액 - 시료용액 사이의 액간 접촉전위의 합과 같다. 내부전극의 전위는 일정하고, 액간 접촉 전위는 진한 염화칼륨을 씀으로 무시할 수 있을 정도로 작게 된다. 염화물 이온 또는 칼륨 이온이 지시전극의 감응을 방해할 때에 제 2 전해질 용액을 넣은 관이 덧붙여져 있다. 이 관에는 염화물 이온이 방해할 때에는 10% 질산칼륨 용액을 넣는다. 표 17 · 2에는 널리 다방면으로 쓰이는 기준전극의 전위를 나타낸다.

표 17·2 주요한 기준전극

기 준 전 극	전 극 반 응	전 극 전 위(V) (NHE에 대한, 25℃)
감홍전극(1*M* KCl)[a]	$Hg_2Cl_2+2e=2Hg+2Cl^-$	0.281
감홍전극(포화 KCl)[b]	$Hg_2Cl_2+2e=2Hg+2Cl^-$	0.241
은-염화은 전극(1*M* KCl)	$AgCl+e=Ag+Cl^-$	0.236
은-염화은 전극(포화 KCl)	$AgCl+e=Ag+Cl^-$	0.197

a) normal calomel electrode, NCE로 줄임, b) saturated calomel electrode, SCE로 줄임.

〔3〕 전극전위

전지에서의 cell potential은 다음 식으로 표시할 수 있다.

$$E=E^+-E^- \qquad (17\cdot10)$$

예로서, 그림 17·4와 같이 기준전극과 지시전극을 사용하여 전지를 구성하였다면, 은전극을 사용하여 용액 중 Ag^-의 농도(실제는 활동도)를 측정할 수 있다. 전극반응은 다음과 같다.

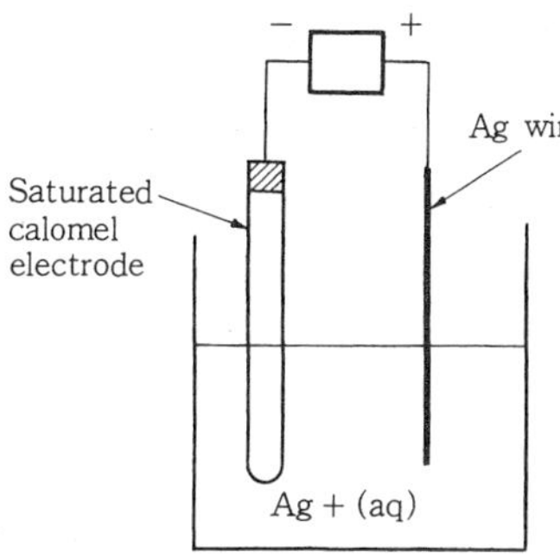

그림 17·4 은 전 극

(지시전극 반응) $Ag^- + e^- = Ag(s), \quad E^0=0.799\ V$

(기준전극 반응) $Hg_2Cl_2(s) + 2e^- = 2Hg(l) + 2Cl^-, \quad E^0=+0.268\ V$

따라서, cell potential은 Nernst eq.에서

$$E=E^+-E^-$$

$$=\left(0.799-0.0592\ \log\frac{1}{[Ag^+]}\right)-\left(0.268-\frac{0.0592}{2}\log[Cl^-]^2\right)$$

$$=\left(0.799-0.0592\log\frac{1}{[Ag^+]}\right)-0.241$$

$$\therefore E=0.558+0.0592\ \log[Ag^+]$$

따라서, $[Ag^-]$이 10배 변할 때마다 전압은 59.16 mV(25℃에서)씩 변한다

〔4〕 E^0와 평형상수

cell 반응이 평형에 도달하지 않는 이상 갈바니 전지는 전기를 생성한다. potentiometer로 cell voltage를 측정하지만, 각 반전지에서의 analyte 농도가 변하지 않도록 극히 소량의 전류만 흐르게 한다. potentiometer를 wire로 연결하면 훨씬 많은 전류가 흐른다. 반응물은 감소하고 생성물은 증가하여 cell이 평형에 도달할 때까지 계속된다. 평형에서 전기 화학적 반응을 더 이상 추진하지 못하고, 따라서 E는 0이 된다. 즉, $E = 0$일 때 전지는 평형상태이다.

$$E_p = \frac{0.0592}{n} \log K (\text{at } 25℃) \qquad (17 \cdot 11)$$

$$K = 10^{\frac{nE^0}{0.0592}} (\text{at } 25℃)$$

17.1.3 막전극(이온 선택성 전극)

pH 측정용 유리전극, Ca 전극 등 이온 선택성 전극은 전극내부에 일정한 활동도의 이온이 있고, 시료용액을 구분하는 얇은 막(membrane)을 가지고 있다. 또한, 막은 용액 내의 특정 화학종에만 선택적으로 감응하며, 따라서 이러한 막전극의 전극전위는 전자의 주고받기 반응이 아니라 막 양쪽의 용액 사이에 생기는 전위차(막전위, membrane potential)에 의하여 정해진다. 막 사이의 전위차는 분석물질의 활동도와 내부용액의 활동도 차이에 의해 결정된다.

그림 17·5는 Ca^{2+} 측정용 막전극의 원리를 보이고 있다. 막은 Ca^{2+}만을 수송할 수 있는 carrier가 포함되어 막 양쪽의 Ca^{2+} 농도 차이에 의해 다음 식에서처럼 전위차가 발생한다.

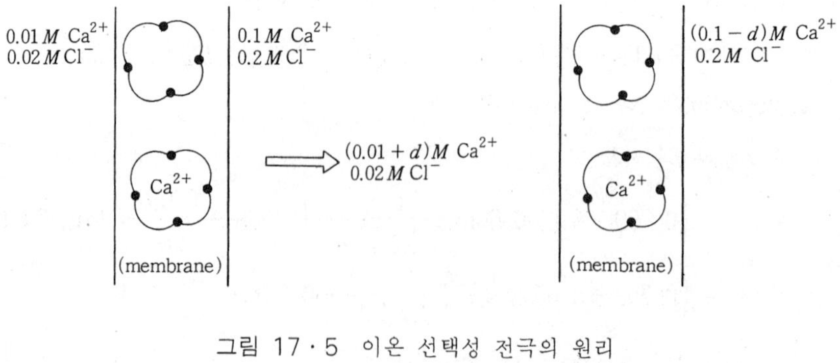

그림 17·5 이온 선택성 전극의 원리

$$\Delta G = -RT \ln \frac{A_{\text{high}}}{A_{\text{low}}}, \qquad \Delta G = -RT \ln \frac{A_1}{A_2} \tag{17·12}$$

$$\Delta G = -nFE \, ; \, E = \frac{0.0592}{n} \log \frac{A_1}{A_2} \tag{17·13}$$

식에서 Ca^{2+}의 활동도가 10배 변할 때마다 59.16/2=29.58 mV의 전위차가 생성함을 알 수 있다. 여러 가지 막전극의 구조를 개략적으로 그림 17·6에 나타내었다.

막의 재료가 난용성 무기염으로 이루어진 고체상태 막전극(solid-state membrane electrode)에서는 거의 대부분이 그림 17·6의 (b)와 같이 감응막에 도선이 연결되어 있는 구조로 되어 있다. 액체 막전극(liquid membrane electrode)에서는 이온 교환체나 중성 운반체로 이루어진 액체상이 감응막이고, 액체상은 다공성막에 머물러 있다.

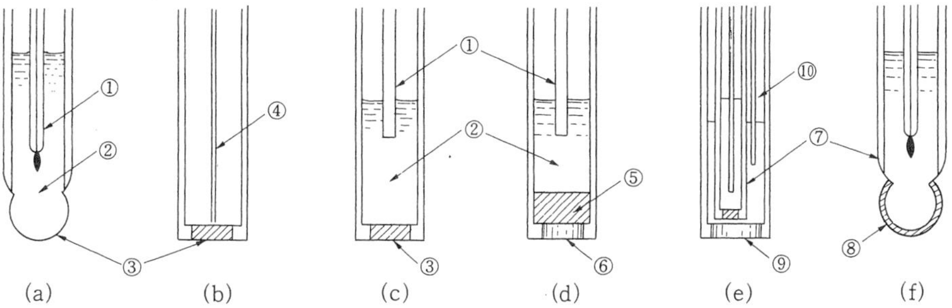

(a) 유리전극, (b),(c) 고체막 전극, (d) 액막형 전극, (e) 가스감응 전극, (f) 효소전극
① 내부전극, ② 내부액, ③ 감응막, ④ 도선, ⑤ 이온 교환액, ⑥ 다공성막,
⑦ 내부이온 선택성 전극, ⑧ 효소 함유막, ⑨ 가스 투과막, ⑩ 참조전극

그림 17·6 막전극의 구조

기체감지 전극에서는 안에 들어 있는 이온 선택성 전극의 감응막면을 기체 투과막으로 입히고, 막면과 기체 투과막 사이에는 내부용액의 얇은 층이 들어 있다. 효소전극은 이온 선택성 전극의 감응막면이 효소가 포함되어 있는 막으로 입혀져 있다.

이온 투과막에 발생하는 막전위는 계면 전위차와 막내 확산전위의 합과 같다. 막전극을 쓸 때의 cell 구성은 다음과 같다.

$$\text{기준전극} \parallel \text{시료용액}(a_i', a_j') \underbrace{| \text{감응막} | \text{내부용액}(a_i'') | \text{내부전극}}_{\text{중조}} \tag{17·14}$$

a_i 및 a_j는 각각 측정대상 이온 i와 이것과 같은 부호의 전하를 가진 이온 j의 활동도이다.

식 (17·14)로 나타낸 전지에 있어서 막전극의 전위 E는 니콜스키식(Nicolsky equation)으로써 나타낸다.

$$E = \text{const.} + \frac{2.303RT}{z_i F} \log\left(\frac{a_i' + k_{ij}^{\text{pot}} a_j'^{\ z_i/z_j}}{a_i''} \right) \qquad (17 \cdot 15)$$

여기에서 const.는 기준전극이나 내부전극 및 액간 접촉전위 등을 포함하는 상수이고, k_{ij}^{pot}은 선택계수(selectivity coefficient)라고 한다. 선택계수는 특정이온 i의 감응에 미치는 다른 이온 j의 방해정도를 나타내며, 작을수록 방해가 적다.

여러 가지 막전극의 선택성과 적용농도 범위를 표 17·3~17·7에 요약하였다. 이들 전극에 의하여 측정가능한 농도의 상한은 0.1~1M, 하한은 10^{-4}~$10^{-7}M$ 정도이다.

다음에는 막재질에 따라 막전극을 분류하여 그 성능을 개략적으로 설명하겠다.

표 17·3 유리전극의 보기

감응이온	막의 조성	감응범위	방해성분 (선택계수)
H^+	Na_2O(21.4%)−CaO(6.4%)−SiO_2(72.2%)	0~10(pH)	
	Li_2O(28%)−Ca_2O(3%)−La_2O_3(4%)−SiO_2(65%)	0~14(pH)	Na^+(~10^{-15})
Li^+	Li_2O(15%)−Al_2O_3(25%)−SiO_2(60%)		Na^+(~0.3)
			K^+(<0.001)
Na^+	Na_2O(11%)−Al_2O_3(18%)−SiO_2(71%)	1~10^{-8}(M)	Ag^+(~500)
			H^+(300)
			K^+(10^{-3})
	Li_2O(26.2%)−Al_2O_3(12.4%)−La_2O_3(4%)−SiO_2(65%)		Li^+(~10^{-3})
			Cs^+(10^{-3})
			NH_4^+(3×10^{-5})
K^+	Na_2O(27%)−Al_2O_3(4%)−SiO_2(69%)	1~5×10^{-6}(M)	Na^+(0.1)
			NH_4^+(0.3)
			Rb^+(0.5)
			Li^+(0.05)
			Cs^+(0.03)

〔1〕 유리전극

실용적인 전극(그림 17·7)으로서 pH 측정용 유리전극 이외에 나트륨 전극이 있다. 표 17·3에 주요한 유리전극의 성능을 나타내었다.

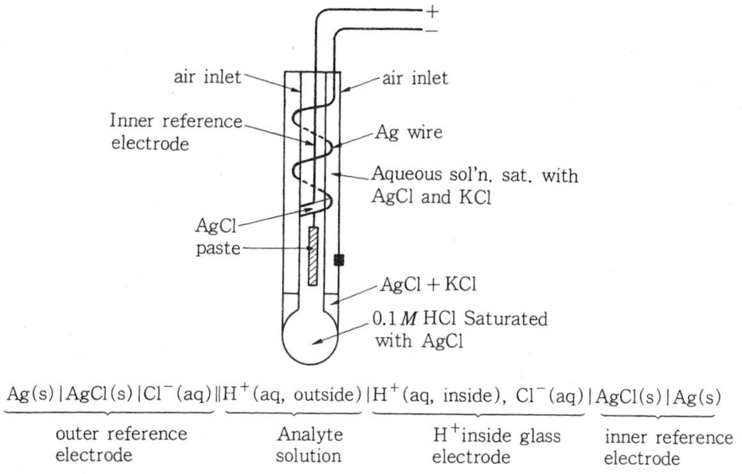

그림 17·7 유리전극의 구조

〔2〕 고체상태 막전극

난용성 무기염을 가압 성형한 막 혹은 희토류의 플루오르화물의 단결정막 등을 감응막으로 사용하고 있다. 시판되고 있는 전극을 표 17·4에 나타냈다.

표 17·4 주요한 고체상태 막전극

전 극	막 물 질	측정범위	주요 방해이온(선택계수)
F^-	LaF_3	$1\sim10^{-6}$	$OH^-(\sim0.1)$
Cl^-	AgCl, AgCl-Ag_2S	$1\sim10^{-5}$	$^*S^{2-}$, $I^-(2\times10^6)$, $CN^-(5\times10^6)$, $Br^-(3\times10^2)$
Br^-	AgBr, AgBr-Ag_2S	$1\sim5\times10^{-6}$	$^*S^{2-}$, $I^-(5\times10^3)$, $CN^-(1.2\times10^4)$
I^-	AgI, AgI-Ag_2S	$1\sim5\times10^{-6}$	$^*S^{2-}$
CN^-	AgI	$0.01\sim10^{-6}$	$^*S^{2-}$, $I^-(10)$
SCN^-	AgSCN	$1\sim10^{-5}$	$^*S^{2-}$, I^-, $Br^-(300)$
S^{2-}	Ag_2S	$1\sim10^{-7}$	
Ag^+	Ag_2S	$1\sim10^{-7}$	$^*Hg^{2+}$
Cu^{2+}	CuS-Ag_2S	$1\sim10^{-7}$	$^*Ag^+$, $^*Hg^{2+}$, $Fe^{3+}(10)$
Cd^{2+}	CdS-Ag_2S	$1\sim10^{-6}$	$^*Ag^+$, $^*Hg^{2+}$, $^*Cu^{2+}$, Fe^{3+}은 같은 양 이하
Pb^{2+}	PbS-Ag_2S	$1\sim10^{-6}$	$^*Ag^+$, $^*Hg^{2+}$, $^*Cu^{2+}$, Cd^{2+}, Fe^{3+}은 같은 양 이하

*표를 붙인 이온이 공존해서는 안 된다.

〔3〕 액체 막전극과 플라스틱 막전극

시판되고 있는 주요한 전극을 표 17·5에 나타내었다. 이온 교환체 용액 또는 발리노

표 17·5 주요한 시판 액체 막전극

전 극	교 환 기	측정범위(M)	주요한 방해이온(선택계수)
Cl^-	R_4N^{+} a)	$0.1 \sim 10^{-5}$	$ClO_4^-(32)$, $I^-(17)$, $NO_3^-(4.2)$, $Br^-(1.6)$, $OH^-(1.0)$, $OAc^-(0.32)$, $SO_4^{2-}(0.14)$, $F^-(0.10)$
ClO_4^-	FeL_3^{2+} b)	$0.1 \sim 10^{-5}$	$OH^-(1.0)$, $I^-(1.2\times10^{-2})$, $NO_3^-(1.5\times10^{-3})$, $Br^-(5.6\times10^{-4})$, $Cl^-(2.2\times10^{-4})$, $SO_4^{2-}(1.6\times10^{-4})$
NO_3^-	NiL_3^{2+} b)	$0.1 \sim 10$	$ClO_4^-(10^3)$, $I^-(20)$, $ClO_3^-(2)$, $Br^-(0.9)$, $S^{2-}(0.57)$, $NO_2^-(6\times10^{-2})$, $CN^-(2\times10^{-2})$, Cl^-, $CO_3^{2-}(6\times10^{-3})$
BF_4^-	NiL_3^{2+} b)	$0.1 \sim 10^{-5}$	$I^-(20)$, $NO_3^-(0.1)$, $Br^-(4\times10^{-2})$, $OAc^-(4\times10^{-3})$, OH^-, F^-, $Cl^-(10^{-3})$
Ca^{2+}	$(RO)_2PO_2^-$ c)	$1 \sim 10^{-5}$	$Zn^{2+}(3.2)$, $Fe^{2+}(0.8)$, $Mg^{2+}(0.12 \sim 0.014)$, $Ba^{2+}(0.01)$, $Na^+(0.015 \sim 0.003)$, $H^+(72 \sim 10^5)$
2가 양이온	$(RO)_2PO_2^-$ c)	$1 \sim 10^{-8}$	$Zn^{2+}(3.5)$, $Fe^{2+}(3.5)$, $Cu^{2+}(3.1)$, $Ni^{2+}(1.35)$
K^+	발리노마이신 (중성 운반체)	$1 \sim 10^{-6}$	$Cs^+(1.0)$, $NH_4^+(0.03)$, $Na^+(2\times10^{-4})$, $Li^+(1\times10^{-4})$, $H^+(0.01)$

a) Aliquat 336S(메틸트리옥틸암모늄) 등, b) L : o-페난트롤린 유도체, c) 디데실인산 등.

마이신 등의 하전이 없는 이온 운반체(중성 운반체 neutral carrier)의 유기용액을 감응막으로 쓰는 전극이다. 시판품의 대부분은 이온 교환체나 중성 운반체를 가소한 중합체 막 속에 녹이거나 분산하여 감응막으로 쓰고 있다.

〔4〕 기체감지 전극, 효소전극

시판되는 주요한 기체감지 전극을 표 17·6에 나타내었다. 이 전극에서는 기체 투과막을 통과한 분석대상 기체가 내부용액의 조성을 변화시킨다. 이 변화를 안에 들어 있는 전극이 검출한다. 예를 들면, 암모니아 기체전극에서는 기체 투과막을 통과한 암모니아가 내부용액의 pH를 바꾸며, 이 pH 변화를 안에 들어 있는 유리전극이 검출한다.

표 17·6 기체감지 전극

전 극	내부전극	내 부 용 액	측정하한(M)	전위 기울기 (mV)	액 성
이산화탄소	H^+	$0.01M$ 탄산수소나트륨	$\sim10^{-5}$	+60	<pH 4
암모니아	H^+	$0.01M$ 염화암모늄	$\sim10^{-6}$	−60	>pH 11
이산화항	H^+	$0.01M$ 아황산수소나트륨	$\sim10^{-6}$	+60	황산수소나트륨 완충액
	H^+	$0.1M$ 아황산수소나트륨	$\sim10^{-4}$		
이산화질소	H^+	$0.02M$ 아질산나트륨	$\sim5\times10^{-7}$	+60	구연산염 완충액

효소전극의 구조는 그림 17·6의 (f)에 나타내었다. 안에 들어 있는 전극은 효소의 작용에 의하여 기질로부터 생긴 분해 생성물에 감응한다. 요소 측정용 전극에서는 요소 가수분해 효소를 포함하는 폴리아크릴아미드의 얇은 막으로 양이온 감응 유리전극의 감응막 부분을 입힌다. 시료용액 속에 요소는 가수분해되어 암모늄 이온과 이산화탄소가 생긴다. 유리전극은 암모늄 이온을 검출하며, 따라서 요소가 분석된다. 수많은 무기·유기성분에 감응하는 효소전극이 개발되어 있다. 표 17·7에는 주요한 효소전극을 나타내었다.

표 17·7 효소전극

측정물질	효소	반응	감응성분	내장전극	측정범위(M)
요소	urease	요소 + $H_2O \longrightarrow NH_4^+ + HCO_3^-$	NH_4^+	양이온 감응 유리전극	$10^{-2} \sim 5\times10^{-5}$
			NH_4^+	실리콘 고무 베이스노낙틴NH_4^+ 감응 전극	$10^{-1.5} \sim \times10^{-4}$
			CO_2	CO_2 전극	$10^{-1} \sim \times10^{-4}$
L-아미노산 (*L*-페닐알라닌)	*L*-아미노산옥시다아제 (*L*-AAO)	$RCHNH_2COO^- + O_2 + H_2O \xrightarrow{L\text{-}AAO} R\underset{\overset{\|}{O}}{C}COO^- + NH_4^+ + H_2O_2$ $R\underset{\overset{\|}{O}}{C}COO^- + H_2O_2 \longrightarrow RCOO^- + CO_2 + H_2O$	NH_4^+	양이온 감응 유리 전극	$10^{-2} \sim \times10^{-4}$
D-아미노산 *D*-페닐알라닌 *D*-알라닌 *D*-발린 *D*-메티오닌 *D*-로이신 등	*D*-아미노산옥시다아제 (*D*-AAO)	$RCHNH_3^+COO^- + O_2 + H_2O \xrightarrow{L\text{-}AAO} R\underset{\overset{\|}{O}}{C}COO^- + NH_4^+ + H_2O_2$ $R\underset{\overset{\|}{O}}{C}COO^- + H_2O_2 \longrightarrow RCOO^- + CO_2 + H_2O$	NH_4^+	양이온 감응 유리전극	$5\times10^{-2} \sim 10^{-4}$
아미그달린	*β*-글루코시다아제	$C_6H_5CHCNOC_{12}H_{21}O_{10} \longrightarrow C_6H_5CHO + 2C_6H_{12}O_6 + HCN$	CN^-	CN^- 전극	$10^{-2} \sim \times10^{-5}$
글루코오스	글루코오스옥시다아제 + 퍼옥시다아제	글루코오스 + $O_2 \longrightarrow$ 글루콘산 + H_2O_2 $H_2O_2 + 2I^- + 2H^+ \longrightarrow I_2 + 2H_2O$	I^-	I^- 전극	$10^{-3} \sim \times10^{-4}$

17.1.4 분석법

〔1〕 직접 전위차 분석법(검량선법)

검량선을 만들어 두고, 시료용액에 대하여 측정한 전위와 검량선을 대조하여 농도를 구하는 방법이다. 이 방법의 보기로서 pH 측정을 들어 보자. pH는 식 (17・16)으로 정의되어 있다.

$$pH = -\log a_{H^+} = -\log f_{H^+}[H^+] \qquad (17\cdot 16)$$

여기에서 a_{H^+}은 수소이온의 활동도이고 f_{H^+}는 활동도 계수이다. 이온의 활동도(또는, 활동도 계수)는 실제로 잴 수 없는 양이기 때문에 실제로는 f_{H^+}가 이론에 가능한 한 일치하도록 표준액을 정하고, 이것을 기준으로 하여 pH를 측정하고 있다. pH 표준액을 표 17・8에 나타내었다.

표 17・8 pH 표준액

표 준 액	조 성	pH 표준값			
		15℃	25℃	35℃	60℃
옥살산염 표 준 액	0.05*M* 사옥살산칼륨 용액 〔$KH_3(C_2O_4)_2 \cdot 2H_2O$ 12.71 g/L〕	1.67	1.68	1.69	1.73
프탈산염 표 준 액	0.05*M* 프탈산수소칼륨 용액 〔$C_4H_4(COOK)(COOH)$ 10.21 g/L〕	4.00	4.01	4.02	4.10
중성 인산염 표 준 액	0.025*M* 인산일칼륨−0.025*M* 인산이나트륨 용액 〔KH_2PO_4 3.40 g+Na_2HPO_4 3.55 g/L〕	6.90	6.86	6.84	6.84
붕 산 염 표 준 액	0.01*M* 붕산나트륨(붕사) 용액 〔$Na_2B_4O_7 \cdot 10H_2O$ 3.81 g/L〕	9.27	9.18	9.10	8.96
탄 산 염 표 준 액	0.025*M* 탄산수소나트륨−0.025*M* 탄산나트륨 용액 [$NaHCO_3$ 2.10 g+Na_2CO_3 2.65 g/L]	(10.12)	10.02	(9.93)	-

통상 pH는 유리전극을 써서 잰다. 유리전극의 전위는 식 (17・17)로 표시된다.

$$E = \text{const.} + s \log a_{H^+} \qquad (17\cdot 17)$$

유리전극을 중성 인산염 표준용액과 프탈산염 표준용액(또는, 붕산염 표준용액 등)을 써서 교정한다. 전자로써 const.항을, 후자로써 기울기를 보정하고 있다. 곧, 실제의 전극에서는 식 (17・17)의 s가 이론값 $2.303\,RT/F$와 엄밀하게 일치하지 않기 때문이다.

수소전극, 퀸히드론 전극 및 안티몬 전극도 pH 측정에 쓸모 있다. 예를 들면, 안티몬 전극은 안티몬의 표면이 산화안티몬으로 입혀진 전극이다. 전위는 다음의 반응에 따라 정해진다. 안티몬 전극으로서 측정가능한 pH는 3에서 10까지이다.

$$Sb_2O_3 + 6H^+ + 6e^- \rightleftharpoons 2Sb + 3H_2O, \quad E^0 = 0.152\text{ V} \qquad (17\cdot 18)$$

여러 가지의 이온 선택성 전극이 등장함으로서, 많은 이온에 대하여 pH 측정과 마찬가지의 방법으로 이온의 활동도 또는 농도를 측정할 수 있게 되었다. 활동도의 측정에 있어서 여러 가지의 이온(할로겐화 이온, 칼슘이온 등)에 대한 표준액이 제안되어 있다.

이온농도의 측정이 목적일 때에는 표준액과 시료용액의 바탕조성(pH, 이온세기, 착체 생성의 조건 등)을 가능한 한 같도록 한다. 전체 농도를 잴 때에 착체생성이 문제가 되면 착체 해리제를 넣어 측정하면 된다.

〔2〕 **표준물 첨가법**(기지농도의 용액 첨가법)

시료용액에 농도를 이미 알고 있는(측정이온을 포함하는) 용액을 넣고, 그 전후의 전위변화로부터 시료 속의 측정이온의 전체 농도를 구한다. 시료용액의 목적이온 농도를 C, 농도기지의 첨가용액(표준액)을 일정한 양 가하였을 때 시료의 농도증가를 ΔC, 전위의 변화를 ΔE라고 하면

$$E = E^0 + s \log fC \tag{17 · 19}$$

$$E + \Delta E = E^0 + s \log f'(C + \Delta C) \tag{17 · 20}$$

가 된다. 용액을 첨가해도 활동도 계수가 변하지 않을 때에는 $f = f'$이므로, 식 (17 · 21)이 얻어진다.

$$C = \frac{\Delta C}{10^{\Delta E/s} - 1} \tag{17 · 21}$$

ΔC는 첨가용액의 농도와 부피 및 시료용액의 부피로부터 알 수 있는 값이다. 따라서, ΔE를 측정하면 C가 구해진다. 또, s가 이론치와 상당히 다를 때도 있으므로 미리 s를 실측하여 둔다. 이 방법의 변법으로서 표준용액에 시료를 첨가하는 방법도 있다.

〔3〕 전위차 적정법

중화적정, 침전적정, 킬레이트 적정, 산화환원 적정 등의 종말점 검출에 전위차 적정법을 널리 쓸 수 있다. 전위차 적정법은 직접 전위차 분석법이나 표준물 첨가법 등에 비하여 정밀도가 높은 분석을 할 수 있다. 또, 착색시료, 현탁시료 및 적당한 지시약이 없을 때 등에 쓸모 있을 뿐만 아니라, 자동적정 장치와 쉽게 아울러 쓸 수 있으므로 적정분석의 자동화에도 이바지하는 바가 크다.

그림 17 · 8에는 전위차 적정곡선의 보기로서 은적정 곡선을 나타냈다. 적정은 전극에 직접 감응하는 이온만이 아니라 이 이온과 정량적으로 반응하는 성분에 대해서도 가능하다. 더욱이, 적정제나 정량대상 성분 어느 것에도 감응하는 전극이 없을 때에도 종말점을 검출할 수 있다.

예를 들면, EDTA에 의한 아연의 적정에 있어서 Cu-EDTA를 시료용액에 넣고, 구리이온 선택성 전극으로 적정과정의 전위를 측정한다. 그림 17 · 9에 예를 나타냈다. 종점에서 Zn^{2+}의 소실과 동시에 유리된 Cu^{2+}의 농도도 급변하고 전위도 급변한다. 전위차 적정법은 단순히 분석수단으로서만 아니라 용액내 반응의 평형해석에도 쓸모 있다. 산

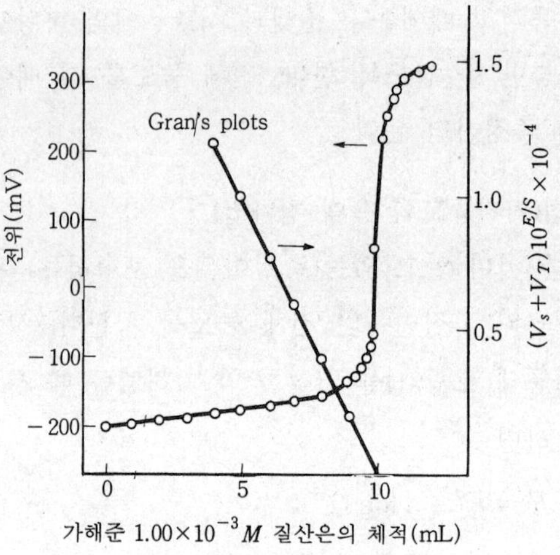

그림 17·8 은적정의 적정곡선과 Gran's plot
시료액 : $1.00\times10^{-3}M$ 요드화나트륨 10 mL

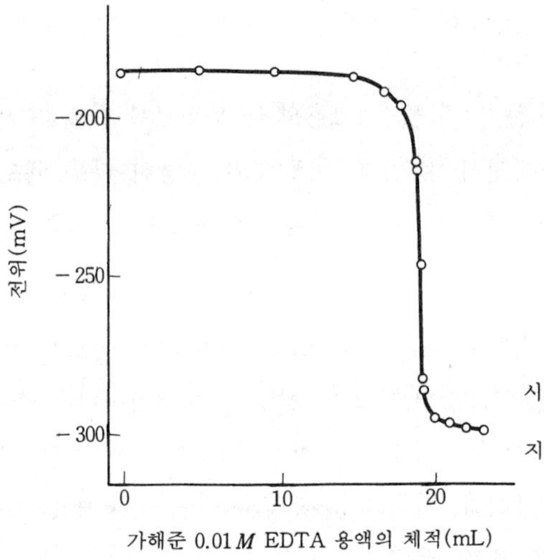

그림 17·9 Cu-EDTA 지시약 구리이온 전극을 병용한
아연의 EDTA에 의한 킬레이트 적정곡선

염기 반응, 용액평형, 착체생성 반응 등의 평형상수값의 대부분이 전위차 적정법에 의하여 얻어지고 있다.

〔4〕 Gran's plot

전위차 적정법에 있어서 종말점 부근에서는 지시전극에 감응하는 성분의 농도가 두드러지게 작게 된다. 이 때문에 전극전위가 농도변화를 따라가지 못하는 경우가 있을 뿐만 아니라 전위가 불안정하게 되는 경우가 많다. 이 때 Gran's plot법을 적용하면 정확하고 안정된 전위감응의 부분을 이용해서 정확하게 분석할 수 있다. 지시전극이 R에 대하여 감응한다고 가정하고, 전위차 적정에 대하여 이 방법을 설명한다.

$$\underset{C_R^0,\ V_0\,\text{mL}}{R} + \underset{C_T^0,\ V\,\text{mL}}{T} \rightleftharpoons R \cdot T$$

$C_R^0 \cdot V_0\,\text{mL} > C_T^0 \cdot V\,\text{mL}$이면

$$C_R = \frac{C_R^0 V_0 - C_T^0 V}{V_0 + V} \tag{17 · 22}$$

지시전극의 전위는 식 (7 · 23)으로 표시된다.

$$E = E_R^0 + s \log f_R \cdot C_R \tag{17 · 23}$$

$$E = E_R^0 + s \log f_R \cdot \frac{C_R^0 V_0 - C_T^0 V}{V_0 + V}$$

$$\frac{(E - E_R^0)}{s} = \log f_R \cdot \frac{C_R^0 V_0 - C_T^0 V_0}{V_0 + V}$$

$$\frac{10^{E/s}}{10^{E_R^0/s}} = f_R \cdot \frac{C_R^0 V_0 - C_T^0 V}{V_0 + V}$$

$$\therefore (V_0 + V)10^{E/s} = 10^{E_R^0/s} \cdot f_R(C_R^0 V_0 - C_T^0 V)$$

따라서, $(V_0 + V)10^{E/s}$를 세로축으로, V를 가로축으로 하여 plot하면 직선이 얻어진다. 이 직선과 가로축이 만나는 점을 V_e mL로 하면 다음 식에 의해 C_R^0를 구할 수 있다. 실례는 그림 17 · 8에서와 같다.

$$C_R^0 = \left(\frac{V_e}{V_0}\right) C_T^0$$

만약, pH 적정의 경우를 예를 들면 다음과 같다. 적정의 종말점을 찾는데 유리전극을 사용하므로 활동도로 계산해야 한다. 지금 약산, HA(농도 C_a) V_a mL를 NaOH(농도 C_b)로 적정하는 경우(V_b mL 소모)를 생각해 보자.

$$\underset{C_a,\ V_a\,\text{mL}}{\text{HA}} + \underset{C_b,\ V_b\,\text{mL}}{\text{NaOH}} \longrightarrow \text{A}^- + \text{H}_2\text{O} \tag{17 · 24}$$

여기서 당량점까지 들어간 NaOH의 부피를 V_e라고 하면 다음 관계식이 얻어진다.

$$C_a V_a = C_b V_e \tag{17 · 25}$$

적정에서 생성되는 각 이온의 농도는 다음과 같이 계산할 수 있다.

$$[\text{A}^-] = \frac{V_b C_b}{(V_a + V_b)} \quad ; \quad [\text{HA}] = \frac{V_a C_a - V_b C_b}{(V_a + V_b)}$$

$$K_a = \frac{[H^+]f_{H^+} \cdot [A^-]f_{A^-}}{[HA]f_{HA}} = \frac{[H^+]f_{H^+} \cdot \dfrac{V_bC_b}{(V_a+V_b)} f_{A^-}}{\dfrac{(V_aC_a - V_bC_b)}{(V_a+V_b)} \cdot f_{HA}}$$

$$K_a = \frac{[H^+]f_{H^+} \cdot V_bC_b \cdot f_{A^-}}{(V_aC_a - V_bC_b)f_{HA}} \qquad (17 \cdot 26)$$

$$\therefore V_b[H^+]f_{H^+} = \frac{f_{HA}}{f_{A^-}} \cdot K_a \cdot \frac{(V_aC_a - V_bC_b)}{C_b} \qquad (17 \cdot 27)$$

여기서 $C_aV_a = C_bV_e$이므로

$$\frac{(V_aC_a - V_bC_b)}{C_b} = \frac{V_aC_a}{V_b} - V_b = \frac{V_eC_b}{C_b} - V_b = V_e - V_b$$

$[H^+]f_{H^+} = 10^{-pH}$이므로

$$V_b \cdot 10^{-pH} = \frac{f_{HA}}{f_{A^-}} \cdot K_a \cdot (V_e - V_b)$$

V_b에 대하여 $V_b 10^{-pH}$를 plot한 것이 Gran's plot이며, 만약 $\dfrac{f_{HA}}{f_{A^-}}$가 일정하면 graph는 직선이고 slope $= -\dfrac{f_{HA}}{f_{A^-}} \cdot K_a$이고 intercept$=V_e$이다.

약한 염기 B를 강산으로 적정할 때 Gran function은 다음 식과 같이 유도할 수 있다.

$$V_a \cdot 10^{+pH} = \left[\frac{1}{K_a} \cdot \frac{f_B}{f_{BH^+}}\right] \cdot (V_e - V_a)$$

이다.

여기서 V_a는 적가한 강산의 부피이고, K_a는 BH^+의 산해리 상수이다.

〔5〕 기타 분석법

이온 선택성 전극은 자동분석과 연속분석에 있어서 검출에 이용된다. 흐름 주입법(flow injection method), 가스 크로마토그래피, 고속액체 크로마토그래피 등의 검출기로도 이용된다.

17.2 전해무게 분석법과 전기량법

17.2.1 전기분해와 전극전위

백금전극을 음극 및 양극으로 하고 직류전류를 통하여 황산구리의 수용액을 전기분해(전해)한다. 두 전극 사이에 걸어 놓은 전위차가 작으면 전류는 거의 흐르지 않으나, 걸어 준 전압이 어떤 크기 이상이 되면 용액저항에 반비례하는 전류가 흐르게 된다. 이 때 전극면 위에서 다음과 같은 전해반응이 일어나고 있으며, 음극에서는 금속구리가 석출하고, 양극에서는 산소기체가 발생한다.

$$\text{cathode(음극)}: Cu^{2+} + 2e \longrightarrow Cu \qquad (17 \cdot 28)$$

$$\text{anode(양극)}: H_2O \rightarrow \frac{1}{2}O_2 + 2H^+ + 2e \qquad (17 \cdot 29)$$

이 전해에서 가전압 E_{appl}, 양극 및 음극전위 E_a 및 E_c, 그리고 전해전류의 크기 I 사이에는 다음과 같은 관계가 있다.

$$E_{appl} = E_a - E_c + IR = (E_{a(N)} + \eta_a) - (E_{c(N)} + \eta_c) - IR \qquad (17 \cdot 30)$$

여기에서 $E_{a(N)}$ 및 $E_{c(N)}$은 Nernst식으로 표시되는 전극 전위값, η_a와 η_c는 전해를 전류 I의 속도로 일으키기 위하여 양극와 음극에 걸어 주어야만 하는 전압이며, 이를 과전압(overvoltage)이라고 부른다. R는 용액저항이다.

η_a 및 η_c의 크기는 전해반응의 종류, 전극재료 및 전류밀도에 따라 변한다. 과전압은 기체를 발생하는 반응 쪽이 금속석출 반응의 경우보다도 훨씬 크다.

H_2 발생($H^+ + e^- \longrightarrow \frac{1}{2}H_2$)의 η_c는 Pt극, 특히 백금흑을 도금한 백금극에서는 작으며, 0.1 A cm^{-2}에서 0.04 V 정도이다. Hg극의 H_2 발생의 η_c는 크고 0.1 A cm^{-2}에서 1 V 정도이다. 양극에 있어서 산소기체 발생에 대해서는 Pt극이 상당히 큰 과전압을 나타낸다. $E_{a(N)}$과 $E_{c(N)}$은 황산구리 용액의 전해에서는 다음의 식으로 계산된다.

$$E_{a(N)} = E^0_{O_2} + \frac{0.0592}{2}\log(a^2_{H^+} \cdot \sqrt{P_{O_2}}) \qquad (17 \cdot 31)$$

$$E_{c(N)} = E^0_{Cu} + \frac{0.0592}{2}\log a_{Cu^{2+}} \qquad (17 \cdot 32)$$

여기서 P_{O_2}는 산소의 분압이다.

한 종류 이상의 전해반응을 고려할 때에 음극에서는 E_c값이 높은 반응, 양극에서는 E_a값이 낮은 반응이 각각 우선적으로 일어난다. 예를 들면, $AgNO_3$과 $Cu(NO_3)_2$의 혼합용액에서는 $Ag^{+} \longrightarrow Ag$와 $Cu^{2-} \longrightarrow Cu$의 두 가지의 환원석출 반응이 일어날 수 있으나 과전압을 무시하면 $E_{Ag} = E^{0}_{Ag} + 0.0592 \cdot \log[Ag^{+}] > E_{Cu} = E^{0}_{Cu} + \frac{0.0592}{2} \log[Cu^{2+}]$ 일 때는 Ag^{+}이 환원 석출되고, $E_{Ag} < E_{Cu}$일 때는 Cu^{2+}이 우선적으로 석출한다. $[Cu^{2+}] = 1M$이라 하면 $[Ag^{+}] \leq 10^{7.8}M$로 될 때, 비로소 Cu^{2-}이 Ag^{+}과 동시에 또는 우선적으로 석출한다.

표준전위가 비슷한 다른 전극반응을 고려해야 할 때에는 전극반응이 일어나는 전극(작용전극 : working electrode)의 전위를 일정하도록 하여 일정전위 전해(constant potential electrolysis)를 한다. 이렇게 하기 위해서는 감홍전극 등을 기준전극으로 하고, 이것에 대하여 작용전극의 전위를 조절한다.

그림 17 · 10에 일정전위 전해장치의 개략도를 나타냈다. 그림의 전량계는 다음에 설명하는 일정전위 전기량 분석에 쓰인다. 일정전위 전해에서는 구하고자 하는 성분의 농도가 감소함에 따라 전류는 줄어들고, 마지막에는 거의 0이 된다. 수용액의 전기분해에서는 음극에서 $H^{-} + e \longrightarrow \frac{1}{2}H_2$, 양극에서는 식 (17 · 29)의 반응을 고려하지 않으면 안 된다. H_2의 발생을 억제하기 위해서는 pH를 조절하거나 Hg 전극과 같이 과전압이 큰 재료를 음극으로 쓴다.

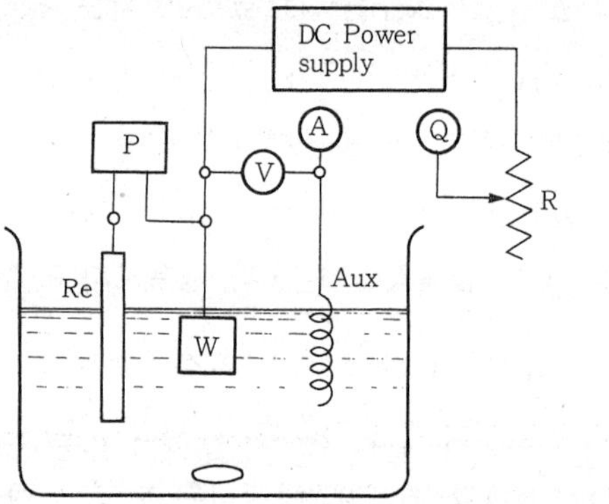

P : Potentiometer, V : Voltmeter, A : Ammeter, Q : Coulometer
W : working electrode, Re : ref. electrode, C : auxilliary electrode

그림 17 · 10 일정전위 전기분해 장치의 개략도

17.2.2 전해(무게) 분석법

시료 중에서 구하고자 하는 성분의 전체 양을 전극 위에 전해석출시킨 다음, 전극의 무게가 증가된 것을 저울로 달아서 분석하는 방법이다. Ag 또는 Cu나 Zn 등의 전이금속 이외에 많은 금속원소의 분석에 적용되어 왔다. 구하고자 하는 금속만을 전해 석출시켜야 하므로 표준전위가 비슷한 원소가 공존할 때에는 일정전위에서 전해하여 분리분석한다.

또, 금속 중의 미량성분을 분석할 때에 이 방법을 방해하는 주성분을 분리제거하는 등, 분석의 전처리 수단으로도 이용되어 왔다. 수은음극을 쓰면 수소기체의 발생이 억제되고, E_c가 낮은 금속, 보기를 들면 알칼리 금속까지도 전해분리가 가능하다. 이 방법을 특히 수은음극 전해법(mercury cathode electrolysis method)이라고 한다. 철강 속의 Al, Mg 등의 정량에 있어서 전처리 등에 잘 쓰인다.

17.2.3 전기량법

전기분해에 대한 Faraday의 법칙에 의하면, 1 패러데이(F : 96,487 ± 1.6 쿨롱 ≒ 96,500 coulomb)의 전기량에 의하여 음극과 양극에서 각각 1당량에 해당하는 반응이 일어난다. 이온이나 혼합물의 1몰의 양을 M그램, 이들 물질 1몰이 산화 또는 환원되는데에 관계하는 전자수를 n이라고 하면, 1당량은 M/n 그램이다. 음극 또는 양극에서 우리가 원하는 전해반응만이 일어나고(이것을 전류효율 100%라고 한다), 또 분석하고자 하는 성분에 대하여 전해반응이 끝날 때까지 흐른 전기량을 Q쿨롱이라고 하면, 구하고자 하는 성분량 W그램은 다음 식으로부터 구한다.

$$W = \frac{Q}{F} \cdot \frac{M}{n}$$

이와 같이 패러데이 법칙을 써서 전해에 소비된 전기량을 측정하여 분석하는 방법을 전기량법(coulometry)이라고 한다. 보기를 들면, 구리의 전기량법에서는 음극에서 구리의 석출반응($Cu^{2+} + 2e \longrightarrow Cu$)이 전류효율 100%로 이루어진다. 시료용액 속의 Cu^{2+} 전부가 석출하는데에 흐른 전기량 Q가 구해지면 $n=2$이므로 W는 다음과 같다.

$$W = \frac{Q}{96,500} \cdot \frac{63.55}{2}$$

전기량법은 일정 전위법과 일정 전류법으로 나누어진다. 앞서 설명한 바와 같이 일정 전위 전기량법은 전위를 조절하여 원하는 전해반응을 전류효율 100 %로 일으키는 것이지만, 전해전류가 시간이 지남에 따라 지수 함수적으로 감소하고, 일정 전류법에 비하여 전해시간이 많이 걸린다. 일정전위 전기량법의 장치의 개략은 그림 17 · 10에 나타내었다. 전량계에는 $Ag^{+} + e \longrightarrow Ag$의 전해석출 반응이나 물의 전해에 의한 H_2 또는 O_2 기체의 발생량이 패러데이 법칙에 따르는 것을 화학적으로 이용한 전량계가 있으나, 현재는 전기적인 적분회로를 이용한 것이 주로 쓰이고 있다. 작용전극으로는 Pt, Ag, Hg 등이 쓰인다.

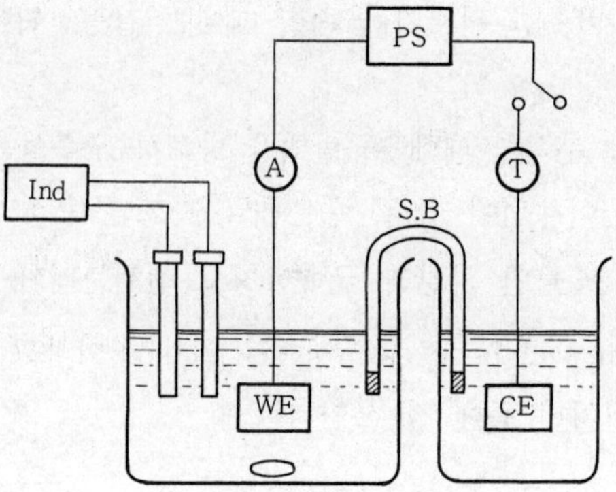

그림 17 · 11 일정전류 전기량법 장치의 개략도

Ag, Cd 등과 같이 전극반응 생성물이 전극에 석출하지 않는 경우 등에도 응용할 수 있다. 또 클로로벤젠, 니트로 메탄 등의 유기 할로겐화물, 니트로 화합물 등의 정량, 은양극을 이용한 Cl^-, Br^-, I^- 등의 정량도 가능하다.

일정전류 전기량법은 일정한 전류를 계속하여 흘리므로, 구하고자 하는 반응의 종말점을 검출하는 방법이 있어야 한다. 이것은 보조적인 전극을 써서 반응이 끝나는 점의 전위나 전류의 변화 또는 첨가한 지시약의 색깔변화 등을 측정하는 방법이다. 일정전류 전기량법 장치의 개략을 그림 17 · 11에 나타냈다. 통과한 전기량은 반응이 끝나기까지의 시간을 재기만 하여도 알 수 있다.

일정전류 전기량법에 있어서는 부피분석의 적정제에 해당하는 시약을 전해에 의하여 발생시키고, 이것을 분석하고자 하는 성분과 반응시키는 방법이 많이 쓰이고 있으며, 이 때문에 일정전류 전기량법은 가끔 전기량 적정법(coulometric titration method)이라고도 부른다. 구하고자 하는 성분 전체가 반응하는 데에 필요한 시약량은 흐른 전기량값으로부터 계산한다. 중화적정에서는 0.1*M* 황산나트륨을 전해용액으로 쓰고, H^- 또는 OH^- 중의 어느 한쪽을 음극실 또는 양극실에서 발생시켜 염기나 산을 전기량으로 적정할 수 있다. 침전적정에서는 은양극에서 은이온을 발생시킨다.

산화환원 적정에서는, 예를 들면, 백금극을 써서 $Fe^{3-} + e \longrightarrow Fe^{2-}$에 의하여 Fe^{2-}을 발생시키고, 시료 속의 산화된 형을 Fe^{2-}으로 환원시키는 반응을 이용해서 분석한다. 킬레이트 적정에서도 음극으로서 Hg극을 써서 0.1*M* Hg-EDTA를 전해하고, Hg-EDTA의 Hg^{2-}을 Hg로써 석출시켜 유리된 EDTA를 적정제로 할 수 있다. 반응시약의 발생량은 통해 준 전기량으로부터 계산하며, 표정을 할 필요는 없다. Br_2 표준용액과 같이 불안정한 표준용액도 쉽게 만들 수 있고, 분석성분과 바로 반응시켜 정밀도를 높게 분석할 수 있는 것도 하나의 특징이다. 일정전류 전기량법, 특히 전기량 적정법은 무기 · 유기의 여러 가지 성분에 대하여 적용할 수 있다. 미량성분의 분석에 적당하지만 주성분의 정밀분석에도 쓰이고 있다.

최근 Karl Fischer 적정에도 전기량 적정법이 쓰이며, 미량의 수분을 신속하고도 정밀도 좋게 분석할 수 있도록 되었다. 이 방법의 전해 양극 용액은 요오드화물-SO_2-피리딘-메탄올이며, 여기에 시료를 넣는다. 양극에서 I^-이 산화되어 I_2가 생기면 양극용액이 Karl Fischer 시약으로 되어 물과 반응한다. 종말점의 검출에는 2개의 보조전극(백금)을 담그고, 여기에 10~100 mV의 전압을 걸어 준다. 수분이 반응하여 없어지면 I_2가 용액에 남게 되므로 전류가 흐르기 시작한다. 이 때가 종말점이며, 이 때까지 통해 준 전기량으로부터 수분량을 구한다. 이 밖에도 금속 중의 C, S, O 성분을 각각 CO_2, SO_2, CO로서, 전해용액에 흡수시켜 전기량법에 의해 분석하기도 한다.

17.3 전압 전류법(Voltammetry)

전압 전류법은 작용전극과 기준전극 사이의 전위차를 연속적으로 변화함에 따라 작용전극에서 산화 또는 환원에 의한 전류변화를 기록한 것으로, 환원전류를 +, 산화전류를 －로 규약하고 있다. 그림 17·12에는 대표적인 전압전류 곡선을 보이고 있다. 전압전류법에는 각종 폴라로그래프법과 voltammetry, cyclic voltammetry법 등이 있다.

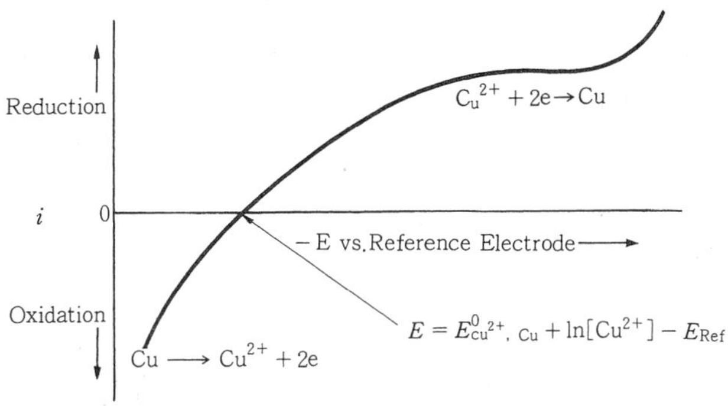

그림 17·12 전압-전류곡선과 규약

17.3.1 폴라로그래피의 원리와 개요

폴라로그래피는 미소전극을 쓰는 전기 분해법이며, 미소전극에 있어서 전해현상, 특히 그 전압전류 곡선을 기록하고 이것을 해석하는 방법이다. 미소전극은 작용전극이라고 불리워지며, 보통 적하 수은전극(dropping mercury electrode : DME)이 쓰인다. 또, 하나의 전극(상대극)은 미소전극에 비하여 표면적이 큰 비편극 전극(nonpolarizable electrode)이며, 기준전극 또는 고인 수은전극이 쓰인다. 전해용액 속에는 전해되는 물질(감극제 : depolarizer라고 한다)의 전해에 직접 관계가 없는 전해질(지지 전해질, supporting electrolyte)을 감극제에 비하여 대과량으로 넣어 둔다.

이와 같은 조건하에서 두 극 사이의 전압을 일정한 전압범위 내에서 바꾸면, 작용전극의 전류와 전압 사이의 관계를 나타내는 곡선이 얻어진다. 이 곡선을 폴라로그램(polarogram) 또는 폴라로그래피파(polarographic wave)라고 하며, 또 이 곡선을 자동적으로 기록하는 장치를 폴라로그래프(polarograph)라고 한다. 이 방법은 1922년 작용전극으로 DME를 써서 체코슬로바키아의 Heyrovsky가 창시 · 명명한 것이고, 현재로서는 직류 폴라로그래피라고 부른다.

현재에는 이 밖에 교류 폴라로그래피, 네모파 폴라로그래피, 여러 가지의 오실로 폴라로그래피, 또는 펄스 폴라로그래피 등의 수많은 폴라로그래피가 있다.

17.3.2 직류 폴라로그래피

(1) 개 요

직류 폴라로그램은 그림 17 · 13 에 나타낸 기본회로를 써서 잰다. 지금 감극제로 포함하는 전해액을 전해병에 넣고, DME와 SCE 사이에 직류전압을 음의 값으로 변화시킨다. 이에 대응하여 흐르는 전류를 기록기로써 기록하면 직류 폴라로그램이 얻어진다. 그림 17 · 14 에 폴라로그램의 하나의 보기를 나타낸다. DME에 있어서는 수은방울이 커져서 떨어짐에 따라 전류값이 크게 진동하지만, 적당히 제동함으로써 진동을 작게 할 수

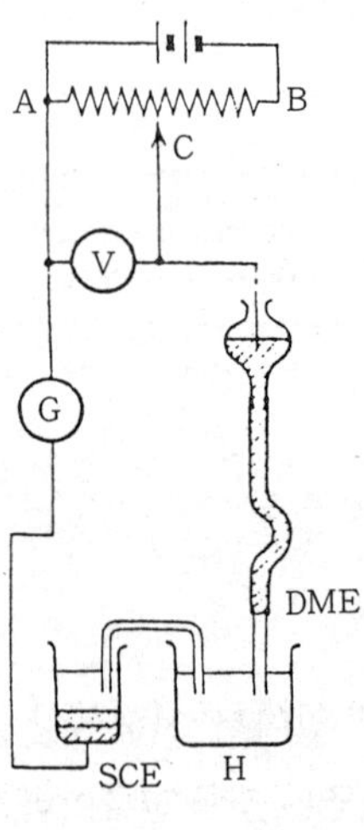

그림 17 · 13 폴라로그래프의 기본회로

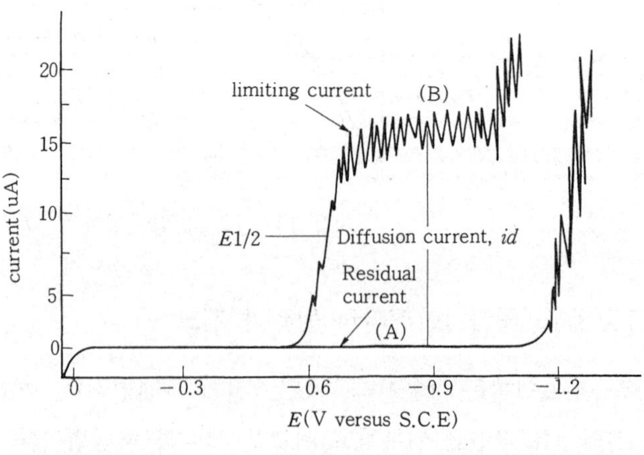

그림 17 · 14 직류 폴라로그램의 한 예
A : 0.1M HCl, B: 0.1M HCl 중에 0.5 mM Cd^{2+}이 들어 있다.

있으므로, 전압전류 곡선은 전류값의 작은 진동에 의한 톱니 모양의 곡선이 된다. 이 진동의 중앙점이 DME의 각각의 방울의 평균전류가 되므로, 이 중앙점을 이음으로써 평균 전압전류 곡선을 얻는다.

전해액을 포함하는 두 전극 사이의 저항이 작고 전해전류가 그다지 크지 않을 경우(10 μA 이하)에는 iR 강하를 무시할 수 있고, 또 기준전극의 전위를 작용전극 전위의 기준으로 잡으면 직류 가전압과 작용전극의 전위는 절대값이 같고 부호가 반대로 된다[1]. 이와 같은 경우에 전압전류 곡선은 전위전류 곡선이 된다. 그림 17 · 14의 곡선 A는 지지 전해질만을 포함하는 용액에서 얻어지는 곡선이고, 약 −1.2 V 부근까지는 잔류전류(residual current)라고 불리는 작은 전류가 흐를 뿐이지만, −1.2 V를 지나면 HCl의 수소 이온의 환원전류가 흐르기 시작한다. 잔류전류는 수은-용액 계면에 형성된 전기 2중층[2]을 충전하는 데에 흐르는 전류이다.

곡선 B는 A의 용액에 Cd(II)을 $5\times10^{-4}M$이 되도록 첨가한 용액으로부터 얻어지는 것이다. −0.6 V 부근에서 Cd(II)의 환원전류가 흐르기 시작하지만, 약 −0.7 V보다 낮은 (−)전위에서는 가전압을 증가시켜도 전류값은 증가하지 않고 정상값을 나타낸다. 이 정상값을 나타내는 전류를 한계전류(limiting current)라고 하며, 한계전류는 파고(wave height)라고도 한다. 전류가 한계전류의 반이 되는 점의 전위를 반파전위라고 한다. 그리고, 환원전류에 의한 파를 환원파(reduction wave), 산화전류에 의한 것을 산화파(oxidation wave)라고 한다.

〔2〕 확산전류

직류 폴라로그램에는 왜 한계전류가 나타나는지는 다음과 같이 설명할 수 있다. DME에 있어서 한계전류를 나타내는 전위부근이 되면, 전해반응 속도는 빠르게 되고 전극표면에서는 감극제가 바로 전해되어 그 농도는 거의 0이 된다. 따라서, 전해액 내부(모액 : mother liquor라고 한다)로부터 전극표면으로 감극제가 어떤 방법으로 보급되지 않으면 안 된다. 이 보급속도는 전해반응 속도에 비하여 매우 늦으므로, 전해전류는 감극제의 보급속도에 따라 정해진다. 그러나 이 보급속도는 일정하므로 전해전류는 정상값을 나타내게 된다.

모액으로부터 전극표면으로의 보급수단(일반적으로 물질이동 mass transfer라고 한다)으로서는 일반적으로 이동과 확산을 생각할 수 있다. 이 중에서 이동(migration)은 용액의 저항이 크고, 용액 속에 전위 기울기가 있을 때에 생긴다. 그러나 폴라로그래피에서는

1) 직류전압을 V, DME의 전위를 E_c와, 기준전극의 전위를 E_a, 전해전류를 i, 용액의 저항을 R라고 하면, $V=E_a-E_c+iR$, $iR\fallingdotseq0$, E_a=일정=0이라고 할 때 $V\fallingdotseq-E_c$이다.

2) 전극표면의 전극쪽과 용액쪽에 전하의 분리가 일어나서 형성되며, 축전기와 같은 성질을 가진다.

지지 전해질을 감극제에 비하여 대과량으로 넣어 놓았으므로, 용액저항은 작고 이동은 생기지 않는다. 따라서, 물질이동은 확산에 의해서만 일어난다고 생각해도 좋다. 확산은 전극표면과 모액 사이의 농도 기울기에 의하여 일어난다. 전극표면으로 확산해 가는 감극제의 양은 각 감극제에 고유한 확산계수와 모액 속의 감극제의 농도에 의하여 결정되고, 단위시간에 전극표면으로 확산해 가는 감극제의 양은 일정하게 된다. 이와 같이 확산만에 의하여 지배되는 전류를 확산전류(diffusion current)라고 한다. 평균확산전류에 대한 여러 가지 인자의 영향은 다음의 Ilkovic equation으로 주어진다.

$$i_d = 607nCD^{1/2}m^{2/3}t^{1/6} \qquad (17 \cdot 33)$$

여기서 i_d는 평균 확산전류(μA), n은 전해에 관여하는 전자수, D는 확산계수(cm^2/s), C는 농도(mM), m은 수은의 유출속도(mg/s), t는 수은방울의 적하간격(s)이다. 식 (17 · 33)에 있어서 m, t 및 온도를 일정하게 하면 i_d는 농도에 비례한다. 이것이 정량분석의 기초가 된다.

식 (17 · 33)의 $m^{2/3}t^{1/6}$은 모세관 상수(capillary constant)라고 부른다. m은 수은기둥의 높이 h에 비례하며, t는 h에 반비례하므로 $m=k_1h$, $t=k_2/h$를 $m^{2/3}t^{1/6}$에 대입하면

$$m^{2/3}t^{1/6} = (k_1 \cdot h)^{2/3}(k_2/h)^{1/6} = kh^{1/2}$$

로 되고, 확산전류는 수은기둥의 높이의 제곱근에 비례한다. 이 관계를 이용하여 한계전류가 확산전류인가 그 여부의 판정을 한다. 식 (17 · 33)에 있어서 D, m 및 t는 온도의 영향을 받지만, 확산전류의 온도계수는 20℃ 부근에서 1℃당 1~2%이다.

〔3〕 전압전류 곡선식

지금 금속 이온이 DME에서 다음과 같이 환원되는 경우를 생각해 보자.

$$M^{n+} + ne + Hg \rightleftharpoons M(Hg) \qquad (17 \cdot 34)$$

여기에서 M^{n+}은 금속 이온, M(Hg)은 아말감이다. 이 반응이 가역적이라고 하면, 이 환원반응의 전압전류 곡선식은 Nernst의 평형 전위식과 Ilkovic식에 의하여 식 (17 · 35)로 표시된다.

$$E = E_{1/2} - \frac{0.0592}{n}\log\frac{i}{i_d - i} \ (\text{at } 25℃) \qquad (17 \cdot 35)$$

$$E_{1/2} = E^0 - \frac{0.0592}{n}\log\frac{K}{K'} \ (\text{at } 25℃)$$

여기에서 E는 전극전위, $E_{1/2}$은 i가 $i_{d/2}$일 때의 전위, 곧 반파전위, K 및 K'은 각각 금속이온의 용액 속 및 금속 아말감 속에서의 확산계수를 포함하는 상수, E^0는 금속

의 아말감 전극의 표준전위이다. 식 (17 · 35)로부터 알 수 있는 바와 같이 반파전위는 금속이온의 농도에 관계없이, 온도나 용액조성 등의 실험조건을 일정하도록 하면 그 금속에 고유한 상수가 되며, 이것이 정성분석의 기초가 된다.

식 (17 · 35)에 있어서 $\log\{i/(i_d - i)\}$를 계산하고, 이 값을 전극전위 E에 대하여 도시하면 직선이 얻어진다. 이 직선의 기울기는 $0.0592/n$V에 해당하므로, 이 값으로부터 전극반응에 관계하는 전자수 n을 구할 수 있다. 이와 같은 방법을 파형해석이라고 하며, 전극반응의 가역성을 검토하는 유력한 수단이 된다.

금속 착이온의 경우에 대해서 다음 식과 같이 쓸 수 있다.

$$M^{n+} + pL^{-b} \rightleftharpoons ML_p^{(n-pb)}, \qquad \beta_p = \frac{[ML_p]^{(n-pb)}}{[M^{n+}][L^{-b}]^p}$$

금속 착이온의 환원반응은 식 (17 · 36)과 같이 나타낸다.

$$ML_p^{+(n-pb)} + ne + Hg \rightleftharpoons M(Hg) + pL^{-b} \qquad (17 \cdot 36)$$

식 중에서 L, p 및 b는 각각 리간드, 배위수 및 리간드의 이온가를 가리킨다. 전극반응이 가역적이라면 전류전위 곡선식은 식 (17 · 37)로 표시된다.

$$E_{1/2} = E^0 - \frac{0.0592}{n}\log\frac{K''}{K'} - \frac{0.0592}{n}\log\{K_c[L^{-b}]^p\}\,(\text{at } 25℃) \qquad (17 \cdot 37)$$

여기에서 K''은 착이온의 확산계수를 포함하는 상수, K_c는 착이온의 해리상수이며, [ ]는 농도를 나타낸다. $E_{1/2}$을 $\log[L^{-b}]$에 대하여 plot하면 slope가 $-0.0592\,p/n$이고, 절편은 식 (17 · 38)과 같이 쓸 수 있다.

$$y\text{-intercep} = E_{1/2}(\text{for free } M^{2+}) - \frac{0.0592}{n}\log\beta_p \qquad (17 \cdot 38)$$

많은 경우, 유기 화합물에 있어서는 전극반응에 수소이온이 관여한다. 산화형을 Ox, 환원형을 Red라 하고, 두 가지 모두 용액에 가용성이라고 하면 반응식은 다음과 같다.

$$Ox + ne + mH^+ \rightleftharpoons Red$$

이 식의 전류전위 곡선식은 다음과 같이 표시된다.

$$E_{1/2} = E^0 - \frac{0.0592}{n}\log\frac{K}{K'} + 0.0592\frac{m}{n}\log[H^+]\,(25℃)$$

여기에서 E^0는 이 계의 표준 환원전위, K와 K'은 각각 산화형과 환원형의 확산계수를 포함하는 상수이다. 반파전위는 $[H^+]$에 의하여 변화하지만, $[H^+]$ 곧 pH가 일정하면 감극제에 대하여 일정한 값이 된다.

〔4〕 측정장치

(1) 폴라로그래프

폴라로그래프를 크게 나누면 가전압부, 전해부 및 기록부로 되어 있다. 현재 시판되고 있는 장치의 기록부는 자동평형 전압 기록계가 쓰이고 있다.

저농도의 지지 전해질이나 비수용매 속에서는 용액저항이 크고, *iR* 강하를 무시할 수 없으므로 이를 없애기 위해 삼전극식(三電極式) 폴라로그래프가 쓰이고 있다. 이것은 일정전위 전해의 원리를 이용한 것이며, 전해용기 속에 작용전극, 기준전극 및 보조전극의 3전극을 넣고, 일정 전위기(potentiostat)를 써서 기준전극에 대하여 작용전극의 전위가 원하는 값으로 유지되도록, 작용전극과 보조전극 사이의 가전압을 조절하면서 전해한다(그림 17 · 15).

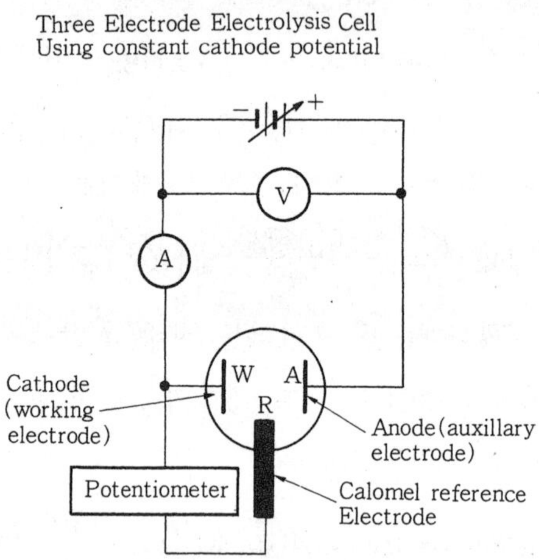

그림 17 · 15 three electrode potentiostat

(2) 적하 수은전극

적하 수은전극으로 쓰이는 모세관은 안지름 0.01～0.03 mm, 길이 15 cm 정도의 살이 두꺼운 유리관이다. 수은압력 70 cm 정도에서 수은의 유출속도는 1 mg/s 정도, 전해액 속에서의 적하시간이 3～6 s 정도인 것이 좋다.

(3) 전 해 병

목적에 따라 여러 가지의 것이 있으나, 구조적으로는 DME를 삽입하는 입구, 불활성 기체의 통기구멍 및 배기구멍, 상대전극 연결단자를 갖출 필요가 있다.

〔5〕 측 정 법

(1) 전해액의 조제

전해액을 조제할 때에는 다음과 같은 여러 가지 점에 주의하여야 한다.

① 지지 전해질의 농도는 0.1∼1M 정도로 한다.

② 폴라로그램에 극대파가 나타날 때에는 극대 억제제를 넣어야 하지만, 이것이 필요 이상의 농도가 되지 않는 것이 바람직하다. 젤라틴의 경우에는 마지막 농도가 0.002∼0.01 %로 한다.

③ pH를 조절할 때에 완충용액을 될 수 있는 한 다량 넣는 것이 바람직하다. 적어도 30% 이하가 되지 않도록 한다.

(2) 용존산소의 제거

용액 속에 존재하는 산소는 환원파를 나타내며, 다른 환원파의 측정에 방해하므로 미리 질소 또는 수소를 통기하여 없앤다.

(3) 정성분석

실험으로 구한 반파전위를 같은 조건하에서 구한 표준물질의 반파전위와 비교하여 정성분석한다. 여러 가지의 지지 전해질 속에서 무기이온의 반파전위는 그림 17·16과 같다. 반파전위는 전해액을 바꾸어 넣고 3번 측정하여 구하며, 반파전위의 측정값은 최

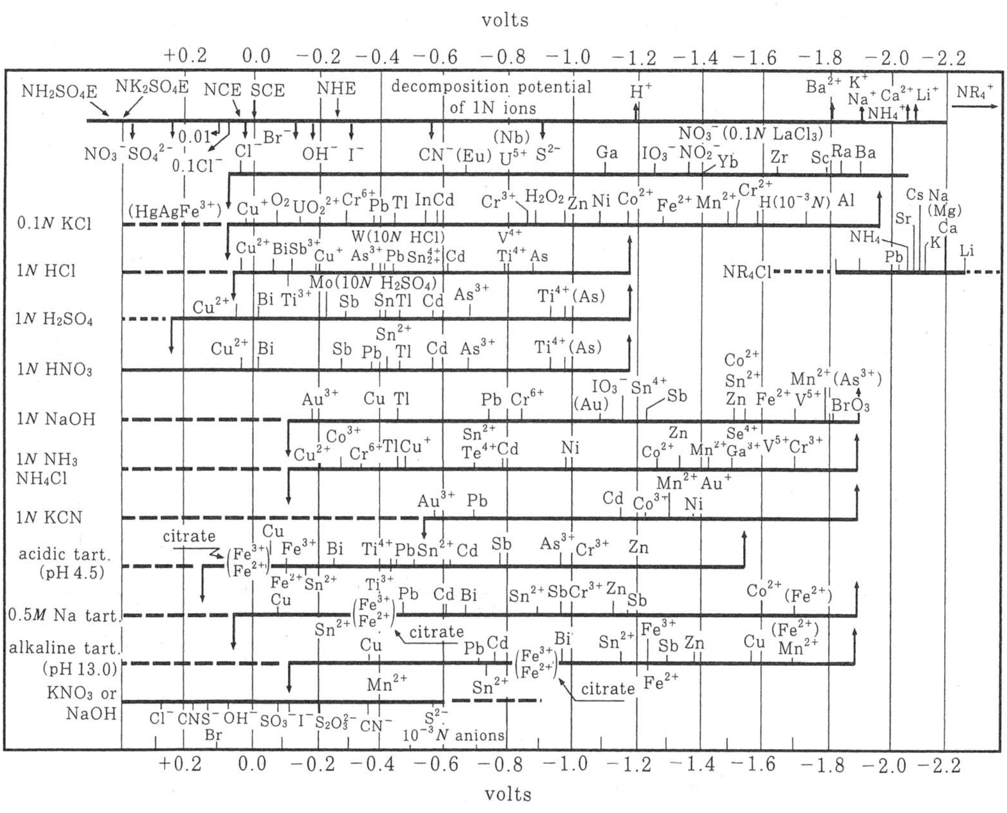

그림 17·16 무기이온의 반파전위

대값과 최소값의 차이가 10 mV 이하이어야 한다.

(4) 정 량 분 석

측정한 폴라로그램으로부터 파고를 재고, 검정 곡선법 또는 표준물 첨가법에 의하여 정량한다. 이들 방법은 다른 분석법과 같은 요령으로 행한다. 직류 폴라로그래피에서는 확산전류와 잔류전류가 같은 정도로 되는 곳이 정량하한이 되지만, 이것은 거의 $10^{-5}M$ 정도이다.

정량분석의 대상이 되는 무기이온은 그림 17・16에 보이는 바와 같으며, 유기 화합물의 경우는 다음과 같은 원자단을 갖는 것이 폴라로그래피적으로 환원가능하다.

17.3.3 펄스 폴라로그래피

이 방법은 Barker 등이 네모파 폴라로그래피로부터 발전・개발한 것이다. 전해반응이 일어나는 전위에서 전극에 네모파 전압을 걸었을 때의 전류변화를 그림 17・17에 나타내었다. 네모파 전압의 반주기(半周期)에 있어서 전압이 인가된 순간에는 전해전류, 충전전류가 모두 큰 값을 나타내지만, 충전전류는 지수 함수적으로 감소하며 반주기가 끝날 무렵에는 거의 무시할 수 있는 값이 된다. 그러나 전해전류의 감쇠는 느리고, 반주기가 끝날 무렵에는 거의 전해전류만으로 된다. 이 전류만을 채취하여 고감도를 얻으려고 하는 것이 네모파 폴라로그래피 및 펄스 폴라로그래피의 특징이다.

네모파 폴라로그래피는 직류 가전압에 진폭이 수~수십 mV의 네모파 전압(약 200 Hz)을 중첩시키는 방법이지만, 펄스 폴라로그래피는 수은방울이 성장하는 마지막의 짧은 시간 사이에 한 번만 네모파 펄스를 걸고, 그 다음의 방울마다 펄스전압을 증가시켜 펄스 뒷부분의 전류를 채취하는 방법이다. 이 방법에 따라 정상펄스 폴라로그래피와 시차펄스 폴라로그래피가 있다.

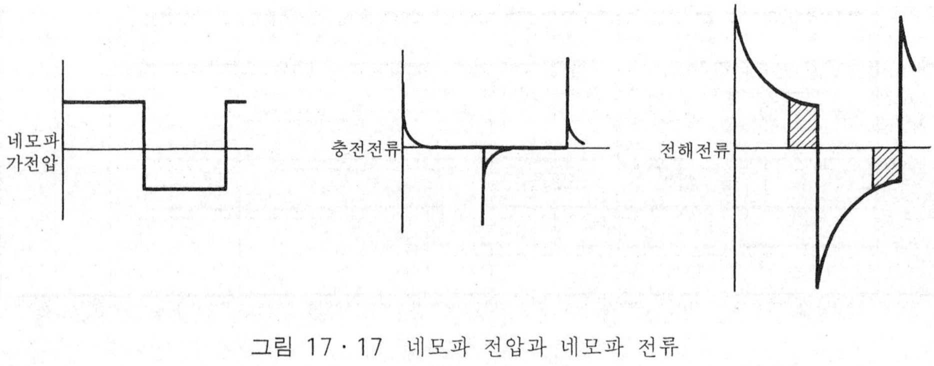

그림 17・17 네모파 전압과 네모파 전류

〔1〕 정상 펄스 폴라로그래피

이 방법에 있어서 전압과 전류 사이의 시간에 따른 변화를 그림 17・18 (a)에 나타냈다. 우선, 전극전위를 감극제의 전해가 일어나지 않는 전위 E_0에 맞추고, 다음에 수은방울이 떨어지고 난 다음의 일정한 시간(1~4 s) 뒤에 네모파 펄스(50~100 ms)를 걸어 전위를 E로 올린다. 올라가는 전위는 각 방울마다 수 mV씩 커간다. E가 전해전류를 일으키는 전위가 되면, 펄스 뒷부분의 전류는 거의 전해전류로 간주할 수 있으므로, 펄스가 끝나기 바로 전의 전류(15~30 ms 사이)만을 채취한다.

이 때 채취한 전류의 적분값은, 다음 방울의 전류를 채취할 때까지의 사이에, 일정한 출력으로써 기록계에 기록된다. 따라서, 폴라로그램은 직류 폴라로그램과 같이 S자 모양이지만, 전류의 작은 진동은 없으며, 전류증가는 계단 모양으로 된다. 수은방울은 펄스종료와 동시에 강제 적하시키고, 그 다음의 방울에서도 똑같은 순환과정을 되풀이한다. 확산전류는 다음의 식과 같이 감극제의 농도에 비례한다.

식 중에서 τ는 펄스를 걸고 난 다음부터 전류를 채취하기까지의 시간(s)이다. 이 방법에 의한 정량하한은 $10^{-7}M$ 정도로, 환경시료 중의 저농도의 중금속이나 유기물질, 또는 금속 중의 불순물의 정량에 이용되고 있다.

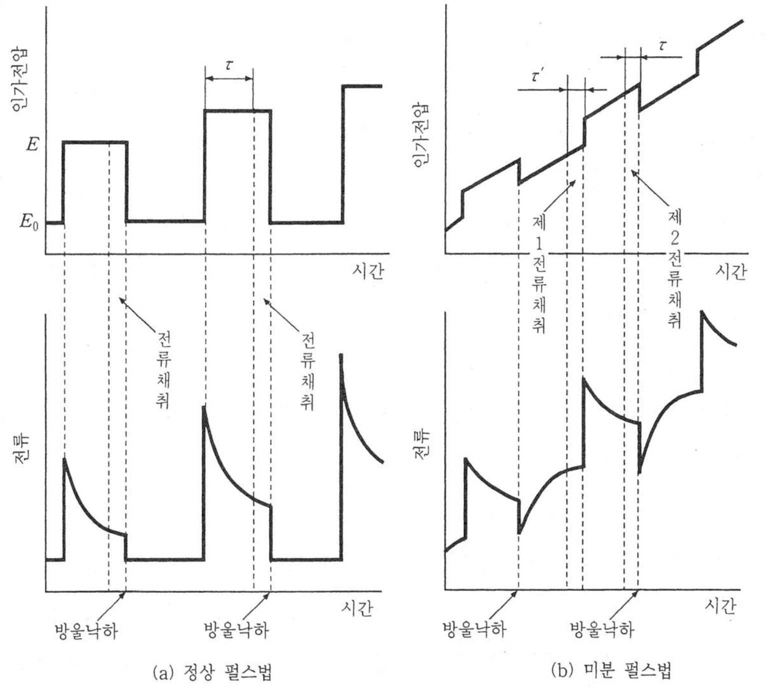

그림 17・18 펄스 폴라로그래프법에 있어서 인가전압과 전류의 시간변화

〔2〕 미분펄스 폴라로그래피

이 방법의 가전압(加電壓)은 그림 17·18(b)에 나타낸 것처럼, 일정한 속도(1~2 mV/s)로 천천히 변화하는 직류전압에 각 방울이 끝날 즈음, 한 번만 일정한 진폭(10~100mV)의 네모파 펄스(5~100 ms)를 중첩시켜서 실시한다. 전류의 채취는 펄스를 걸기 바로 전의 일정한 시간(τ')과 펄스가 끝나기 바로 앞의 일정한 시간(τ)에 두 번 실시하고, 이 전류차이를 전자회로에 의하여 채취기록한다. 따라서, 폴라로그램은 전류차이를 직류전위에 대하여 도시한 것이며, 직류 폴라로그램의 미분형이 된다.

이 방법은 현재 이용하고 있는 폴라로그래피 중에서 가장 감도가 높으며, 가역계에 있어서는 $10^{-8}M$, 비가역계에 대해서는 $5\times10^{-8}M$ 까지 검출할 수 있다. 게다가 벗김전압 전류법과 조합시키면 정량하한은 $10^{-11}M$까지 이르게 된다.

17.3.4 벗김전압 전류법(Stripping voltammetry)

벗김전압 전류법은 전위를 소인(掃引)하기 전에 전극 또는 전극표면에서 감극제를 농축시키기 때문에 고감도로 정량할 수 있다. 지금 전해용기 속에 작용전극으로서 적하 수은방울 전극을 설치하고, 전해액 속에 Cd^{2+}과 Pb^{2+}을 넣어 놓았다고 하자. 폴라로그래프 장치를 써서 이들 금속이온이 환원되기에 충분한 전위(예를 들면 −0.8V *vs.* SCE)로 일정한 시간 동안 유지하고, 저으면서 일정전위에서 전해를 실시한다. 이렇게 하면 두 금속이온은 수은방울상에서 환원되어 수은방울 표면에 전착(電着)(이 예에서는 아말감화)된다. 이 과정을 전전해(pre-electrolysis)라고 부른다.

전전해 후 전해액을 일정한 시간 동안 그대로 둔 다음, 작용전극의 전위를 양전위 방향으로 일정한 속도(0.1~1 V/min)로 소인하고 이 때의 전류전위 곡선을 기록하면 그림 17·19와 같은 voltammogram이 얻어진다. 이 과정을 용출 또는 벗기기(stripping)라고 부른다. 전전해 과정에 있어서 전해용기 속을 재현성 좋게 저어주고 시간을 정확하게 설정하면, 전극에 전착되는 금속량은 전해용기 속의 금속이온 양과 매우 양호한 상관관계가 성립한다. 따라서, 벗기기 과정에서 얻어지는 그림 17·19의 피크 높이(h) 또는 넓이(A)는 전해액 속의 구하고자 하는 금속이온의 농도에 비례한다.

전전해 시간은 목적이온의 농도에 따라 다르지만, 일반적으로 그 농도가 $10^{-7}M$ 이상에서는 5분 동안, $10^{-8}M$ 에서는 15분간, $10^{-9}M$ 이하에서는 30~60분간 정도이다. 벗김법의 정량하한은 10^{-8}~$10^{-10}M$ 정도이며, 직류 폴라로그래피의 $10^{-5}M$ 값과 비교하면 매우 우수하다. 앞의 보기와 같이 벗기기 과정을 양극 소인법으로 하는 경우를 양극벗김전압 전류법(anodic stripping voltammetry)이라고 하며, 주로 금속이온의 정량에 쓰이고 있다.

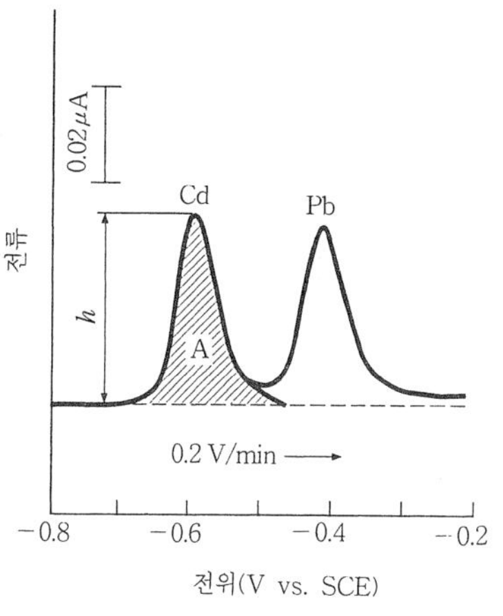

그림 17 · 19 벗김전압 전류법에 의한 용출곡선

이 방법과 달리 음극 소인법은 음극벗김 전압 전류법(cathodic stripping voltammetry)이라고 하며, 이 방법은 주로 할로겐화물 이온이나 황화이온의 정량에 쓰이고 있다. 벗김 전압 전류법에 쓰이는 작용전극에는 적하 수은방울 전극, 수은도금한 백금전극, 유리질 탄소전극, 백금전극 등의 여러 가지가 고안되어 있다.

제 18 장 분리 분석법

오늘날 분석화학의 대상이 되는 시료는 대체로 매우 복잡하여 아무런 전처리를 하지 않고 목적성분을 직접 측정할 수 있는 예는 그렇게 흔하지 않다. 시료 중에 공존하는 성분이 목적성분의 분석을 방해하여 많은 문제점을 일으키므로, 미리 방해성분을 분리하는 과정이 필요한 경우가 대부분이다. 공존성분의 영향으로는 먼저 공존성분이 목적성분과 유사한 분석결과를 내는 경우에 정오차가 가산되어 나타날 수 있으며, 또는 분석성분과 공존성분이 반응을 일으켜 분석값이 참값보다 낮게 나타날 수도 있다.

한편, 표준으로 사용할 화합물(예컨대, 1차 표준물질)을 사용하여 정량분석을 할 때 그 중에 방해물질이 들어 있는지, 또한 들어 있다면 얼마나 들어 있는지를 모르면, 그 표준물질을 사용해서 분석을 할 때 예상하지 못한 오차를 야기할 수 있다. 따라서, 이러한 문제점을 해소하려면 방해물질을 분리하거나 불순물을 정제하여야 한다.

이 장에서는 먼저 재결정법 및 증류법으로 알려진 정제법을 설명하고, 추출 및 크로마토그래프법의 분리기법을 논하였다. 이어서 제 19 장과 제 20 장에서는 가스 크로마토그래프법과 고속액체 크로마토그래프법을 다루었는데, 이 기법은 매우 복잡한 시료가 갖고 있는 문제점을 비교적 간단히 해결할 수 있다.

18.1 재 결 정 법

재결정법은 고체를 정제할 때 사용한다. 이 때 어떤 용매를 선택하느냐에 따라 결정을 형성하는 데 미치는 영향이 매우 크므로, 용매의 여러 가지 성질, 즉 용해성, 반응성, 순도, 끓는점 등을 잘 알아보고 선택해야 한다.

분리하고자 하는 물질에 대해서는 차가울 때와 뜨거울 때의 용해도 차가 크고, 불순물에 대해서는 차가울 때 용해도가 크며, 물질의 녹는점보다 용매의 끓는점이 낮은 용매가 좋다. 끓는점까지 가열해도 녹지 않는 것은 물론이고, 차가울 때나 또는 약간만 가온해도 분리하려는 물질을 완전히 녹이는 용매도 재결정하는데는 적당하지 않다. 작은 시험관 또는 10 mL의 삼각 플라스크에 소량의 시료를 넣고 흔들어 주면서 소량의 용매를 가해, 차가울 때와 그리고 서서히 가온하면서 용해성을 조사한다. 끓였을 때 시료가 전부 녹고, 시험관을 물로 5~6분 정도 식혔을 때 결정을 석출시키는 용매가 좋다. 이 때 가해 준 용매량이 얼마인지 꼭 알아두어야 한다.

재결정은 결정화와 여과를 반복함으로써 물질의 정제를 도모하는 방법이지만, 재결정하려고 생각하는 물질이 불순물을 포함하면 결정을 만들기 매우 힘들고, 또한 수득량도 나쁘다. 따라서, 재결정을 하기 전에 다른 물리적 정제법 또는 분해, 침전, 중합 등의 화학적 방법에 의해 어느 정도 불순물을 제거하는 것이 좋다. 특히, 불순물에 의해 착색되어 있을 때는 아무리 결정화하더라도 탈색이 잘 되지 않는다. 한 번의 재결정으로 소기의 목적을 달성하지 못할 경우에는 몇 번 반복하거나 용매를 바꾸어 실행한다.

18.2 증류(Distillation)

열에 의해 기화할 수 있는 액체 또는 고체는, 가열하여 끓이면 증기가 발생하고, 이 증기를 냉각하면 응축하여 원래의 상태로 되돌아간다. 물질마다 일정한 끓는점을 가지므로 휘발성의 차이가 큰 물질은 끓는점의 차이를 이용하여 분리할 수 있다. 이렇게 하여 물질을 분리하거나 정제를 하는 조작을 증류라고 한다. 휘발성이 큰 물질은 끓는점 이하의 온도에서도 상당량의 증기를 발생시키는데 이것은 증발이라고 하며, 일반적으로 일정한 압력하에서 끓는점까지 가열하여 행하는 것을 증류라고 한다.

증류의 방법으로는 단순증류(simple distillation), 분별증류(fractional distillation), 감압증류(vacuum distillation), 분자증류(molecular distillation), 수증기 증류(steam distillation) 등이 있으며, 여기서는 단순증류와 분별증류를 중심으로 설명하고자 한다.

18.2.1 단순증류

정제하려고 하는 액체를 증류 플라스크에 넣고 열을 가해 끓여서 생긴 증기를 냉각기로 응축시켜 수기에 모으는 조작을 단순증류라고 부른다. 이 조작으로 순물질을 얻을 수 있는 것은 목적성분과 불순물과의 끓는점의 차가 매우 크든지, 또는 불순물이 불휘발성인 경우이다. 불휘발성의 성분이 들어 있는 용매를 회수할 때에 가끔 쓰이며, 실험실에서 증류수를 얻을 때 흔히 쓰이는 방법이다.

18.2.2 분별증류

목적성분과 불순물의 끓는점의 차이가 작은 경우는 단순증류로 분리하기 곤란하며, 분별증류에 의해 비로소 가능하다. 분별증류는 구성성분의 증기압의 차이를 이용하여 혼합물을 분리하는 방법이다. 증기압이 각각 P_A 및 P_B인 두 종류의 물질 A, B로 이루어진 액체 혼합물에서, A 성분의 몰분율이 x, B 성분의 몰분율이 $(1-x)$일 때, 이 액체와 평형인 증기에 들어 있는 A 성분의 분압(y_1)은 $P_A \cdot x$가 되며, B 성분의 분압$(1-y_1)$은 $P_B \cdot (1-x)$이 된다. 따라서, 기상(氣相)에 있어서 양쪽 성분의 분압의 비와 혼합액의 양쪽 성분의 농도비는 다음 식과 같은 관계가 있다.

$$\frac{y_1}{(1-y_1)} = \frac{P_A}{P_B} \cdot \frac{x}{(1-x)}$$

A의 증기압이 B의 증기압보다 높을 때, 즉 $P_A / P_B > 1$일 때는

$$\frac{y_1}{(1-y_1)} > \frac{x}{(1-x)}$$

가 된다. 이 혼합증기를 액화시키면, 새로이 얻어지는 액의 A 성분의 몰분율은 원래의 액체보다 높게 된다. 새로이 얻어진 액체를 다시 가열하여 평형상태에 이른 증기를 취해 액화시키면, A 성분의 양이 더 많은 액체가 얻어진다. 이와 같은 기화-액화의 조작을 여러 번 반복함으로써 A 물질만으로 이루어진 액체를 얻을 수 있다. 분별증류에 쓰이는 칼럼은 유리관에 유리조각이나 금속조각 등을 채워 탑 안에서 상승하는 증기가 몇 번이고 액화-기화되도록 해주고, 또한 증기와 액체가 자주 접촉하도록 하여 다음 식에 상당하는 평형이 반복되도록 고안된 것이다.

$$\frac{y_n}{(1-y_n)} = \left(\frac{P_A}{P_B}\right)^n \cdot \frac{x}{(1-x)}$$

칼럼 내에서 위의 식에 상당하는 기액평형(氣液平衡)의 하나하나의 단위를 칼럼의 이론단(theoretical plates)이라고 하며, 한 칼럼 내에 몇 개의 이론단이 존재하는가를 이론단수라고 부른다. 그리고 이 기액평형을 1회 하는 데 필요한 관의 높이를 HETP(height equivalent to theoretical plate)라고 하며, 칼럼의 높이를 그 이론단수로 나눈 값에 상당한다. 이론단수 및 HETP는 칼럼의 성능을 나타내며, 이론단수가 클수록 그리고 HETP가 작을수록 우수한 성능의 칼럼이라고 할 수 있다.

분별증류의 효율을 충분히 높이려면 칼럼 내에서 상승하는 증기와 하강하는 액체가 격렬하게 접촉하여, 기체와 액체의 평형이 달성되지 않으면 안 된다. 분별증류 장치에서

칼럼은 무엇보다도 중요한 부분으로서, 또한 칼럼을 높은 효율로 작용시키려면 다음과 같은 여러 가지 조건이 충족되어야 한다.

① 칼럼으로부터 열손실을 억제하여 단열상태로 하지 않으면, 최대의 효율을 얻을 수 없으므로, 칼럼을 외부로부터 보온할 필요가 있다.

② 증류조작 중에 칼럼 내에 정체하는 액량, 즉 조작시 정체액량(operating holdup)도 분별증류 효과에 현저한 영향을 미친다. 단위 시간당 증기 상승량이 커지면 정체액량도 커진다. 증기 상승량과 이론단수가 같은 2개의 칼럼에서 정체액량이 작은 쪽이 분별증류의 효과가 크다. 그리고 증류가 끝난 후 칼럼의 내벽이나 충전물에 부착하여 남는 액량은 정지시 정체액량(static holdup)이라고 부르는데, 증류하는 양이 적을 때는 작은 칼럼을 써야 할 것이다.

③ 칼럼 내에서 이론단수에 상당하는 몇 단계인가의 기액평형을 성립시키려면, 칼럼의 상단에 환류 냉각기를 달아 상승하는 증기를 응축시켜 응축액의 대부분이 칼럼 내로 되돌아가고, 일부분만이 유출액으로서 수기에 받아지도록 한다. 이와 같이 칼럼으로 환류하는 액량과 유출액량의 비, 즉 환류비(reflux ratio)는 분별증류 효과에 눈에 띄는 영향을 미친다. 분별증류 칼럼을 크게 박막형(film-type column)과 판형(plate column)으로 나눌 수 있다.

그림 18 · 1은 자주 쓰이는 분별 증류관의 예이다.

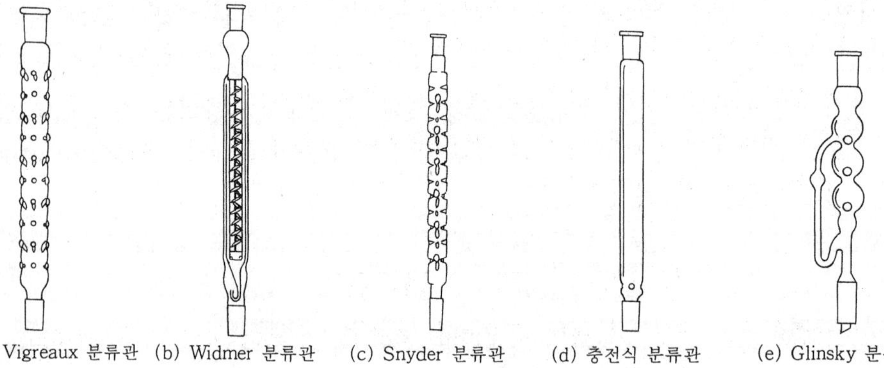

(a) Vigreaux 분류관 (b) Widmer 분류관 (c) Snyder 분류관 (d) 충전식 분류관 (e) Glinsky 분류관

그림 18 · 1 분별 증류관

18.3 추 출

추출은 어떤 화합물이 2상(two phase)간에 분배하는 현상을 이용하는 분리법으로서 오래 전부터 침전, 증류와 함께 주요한 물질 분리법으로서 쓰여져 왔다. 고상-액상간, 액상-액상간 및 기상-액상간의 추출이 있으며, 모두 다 액상으로 추출하므로 용매추출이라고도 부른다. 이 중에서 기-액 추출은 폐기물 연소처리의 배기에 들어 있는 오염물질의 세정제거 등에 이용되지만, 실험실에서의 분리조작으로서는 별로 중요하지 않으므로 다루지 않겠다.

고-액 추출은 천연물이나 생체성분의 단리(單離) 또는 광석의 습식제련의 제 1 단계에서 흔히 쓰인다. 그러나 물질의 단리정제 및 분리분석에 가장 광범위하게 쓰이는 것은 액-액 추출이며, 보통 용매추출이라고 하면 대개 이것을 가리킨다.

추출법이 일반적으로 널리 쓰이는 까닭은 다음과 같은 특징 때문이다.

① 추출조작은 분액 깔때기 등의 간단한 기구만으로도 할 수 있으므로 매우 단순하다.

② 대개의 경우 4~5분 정도 흔들어 섞은 다음, 2~3분 정도 방치하면 분리목적을 달성할 수 있어서 빠르다.

③ 용해되어 있는 물질의 농도에 본질적으로 의존하지 않는다.

④ 킬레이트 시약이나 이온쌍 형성시약을 써서 추출을 하면 선택적 농축을 할 수 있다.

⑤ 용매추출은 관여하는 물질이 모두 액체이므로 취급이 용이하고 자동화하기 쉽다.

18.3.1 액-액 추출

액-액 추출은 서로 섞이지 않는 두 가지의 용매를 접촉시켜서, 목적물질을 선택적으로 한쪽의 상으로 이동시켜 분리하는 것으로 여러 가지 방법이 있는데, 그 중 중요한 것은 다음과 같다. 그리고 한 번에 다량의 용매를 사용하면 용매의 손실도 크고, 불순물도 더 많이 녹게 되어 오히려 좋지 않다.

〔1〕 batch 추출법

추출조작 중에서 가장 간단한 방법으로, 기구로는 그림 18・2와 같은 분액 깔때기를 주로 이용한다. 특히, 그림 18・2 (b)의 스퀴브형(squib style)은 분석화학에서 행하는 추출에 가장 편리하다. 분액 깔때기의 용량은 적어도 액량의 2배 정도 되는 것을 선택한다. 흔들어 섞을 때는 거꾸로 하여 흔들어 주고, 추출용매가 휘발성 유기용매일 경우에는

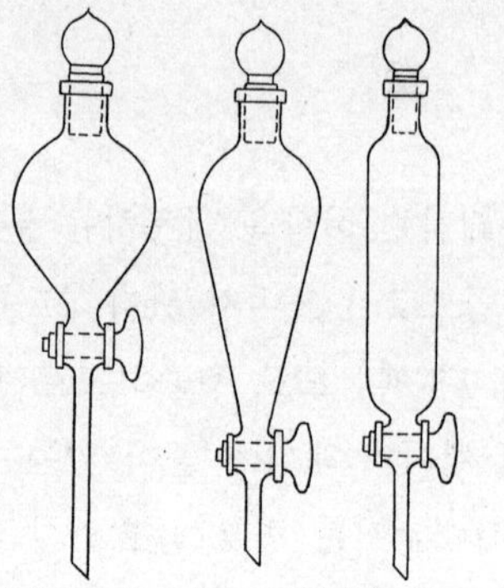

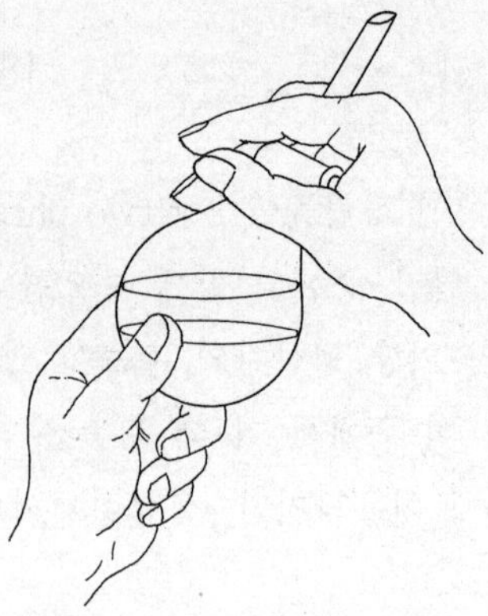

그림 18 · 2 분액 깔때기와 사용법

때때로 배기시켜 줄 필요가 있다.

어떤 용액에서 목적성분이 추출용매로 전용되는 것은, 원용매와 추출용매와의 사이에 용질의 분배율(distribution law)에 의한다. 따라서, 양쪽 용매에 녹는 용질의 농도가 평형에 이르면, 그 이상 아무리 오래 흔들어도 효과는 더 좋아지지 않는다. 즉, 절대 정량적으로 목적성분을 추출하는 것은 불가능하며, 약간은 원용액 중에 남아 있다.

이제 용질 Wg이 들어 있는 수용액 v mL를 이것과 섞이지 않는 용매(주로 유기용매) s mL를 넣고 흔들어 섞어 추출한다고 하자. 추출평형에 이르렀을 때 수용액 중에 남아 있는 용질의 중량을 W_1 g라고 하면, 분배비 D는

$$D = \frac{\text{유기용매 중의 전농도}}{\text{수용액 중의 전농도}} = \frac{(W - W_1)/s}{W_1/v}$$

추출되지 않고 남는 용질의 양 W_1은

$$W_1 = W\left(\frac{v}{Ds + v}\right)$$

남은 이 수용액을 다시 한번 더 s mL의 용매로 추출하여 평형에 이르렀을 때, 수용액에 남아 있는 용질을 W_2 g이라고 하면

$$W_2 = W_1\left(\frac{v}{Ds + v}\right) = W\left(\frac{v}{Ds + v}\right)^2$$

이와 같이 하여 n회 추출하면

$$W_n = W\left(\frac{v}{Ds + v}\right)^n$$

이것으로 알 수 있는 것은 s를 작게 하고 n을 크게 하면 추출은 완전에 가깝게 된다. 즉, 횟수가 추출량에 가장 큰 영향을 주는 것을 알 수 있다. 따라서, 다량의 용매를 쓰고

추출횟수를 적게 하는 것보다는 소량의 용매로 횟수를 많이 하는 쪽이 추출결과가 좋다.

〔2〕 연속 추출법

위의 방법에 의한 추출의 효율이 낮은 경우에 반복해서 추출하는 것보다 연속추출 장치를 쓰는 것이 능률적이다. 물보다 가벼운 용매를 쓰는 경우와 물보다 무거운 용매를 쓰는 경우에 따라 추출용매가 시료용액 중을 상승하는지 하강하는지의 차이가 있어 장치가 약간 다르게 구성되어 있다. 전자는 Kutscher-Steudel형(그림 18・3)이 그 대표로서, 환류되어 온 용매를 반융(半融) 유리원판으로부터 다시 수상(水相)에 분산시킨다. 이 경우 용매를 밀어내는 압력을 얻기 위해, 반융 유리원판이 달린 관을 가늘고 길게 할 필요가 있다.

클로로포름과 같이 물보다 무거운 저비점 용매를 쓰는 연속 추출기로는 그림 18・4와 같은 장치가 주로 쓰인다. 연속추출에서 일정량의 용매에 의해 추출되는 용질의 양이 꼭 반이 될 때까지 필요한 용매의 양을 mL로 나타낸 것을 반추출 용적이라고 하며, 연속 추출법의 추출효율을 비교하는 데 쓰인다. 원래의 용액의 부피가 W/mL일 때, 반추출 용적 V와 분배계수 K_D와의 사이에는 $K_D = 0.693\ W/V$의 관계가 있다.

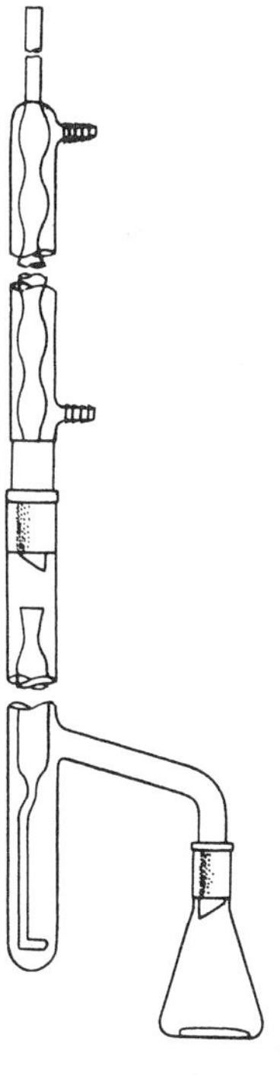

그림 18・3 물보다 가벼운 용매를 사용하는 액-액 연속추출 장치

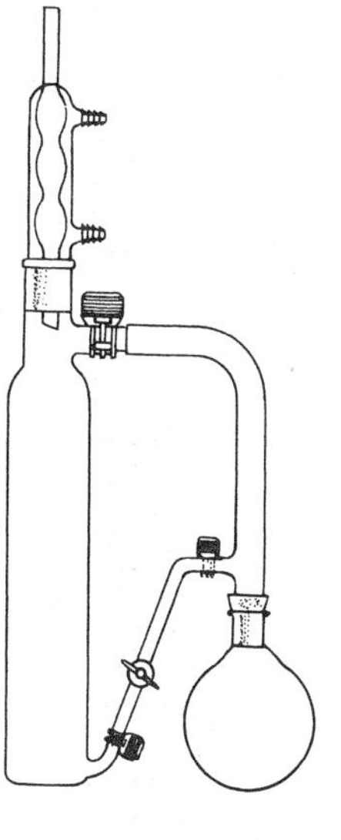

그림 18・4 물보다 무거운 용매를 사용하는 액-액 추출장치

〔3〕 향류 분배법

향류 분배법(count current distribution method)은 분배비가 1에 가깝고 분리계수 ($\beta = D_1/D_2$)도 작은 두 가지의 물질을 분리하기 위해 Craig 등이 고안한 다단계 추출 분리법이다. 그 원리는 그림 18・5 에 나타낸 바와 같이 다수의 분액 깔때기를 늘어놓아 분배와 이행을 여러 번 하는 것이다.

그림에는 분배비 1인 물질이 분배되는 경우를 나타냈지만, 예를 들면, 이와 같은 분배 이행의 조작을 29회 반복하면 30개의 분액 깔때기에 그림 18・6 의 점선으로 나타낸 곡선처럼 그 물질이 분배된다. 분배비가 다른 물질이 혼합되어 있는 경우는 그 분배곡선의 극대치의 위치가 다르므로 서로 분리되는 것이다. 이 방법은 i) 담체를 쓰는 경우는 문제가 되는 불가역적 흡착이나 화학적 분해에 의한 시료의 손실이 없다. ii) 분리조건이 온화하다. iii) 이용가능한 2상 용매계의 조합에 제한이 없다. iv) 극성이 매우 다른 물질이 공존하더라도 분리에 영향이 없다는 등의 장점이 있으나, 한편 i) 분리시간이 길다. ii) 조

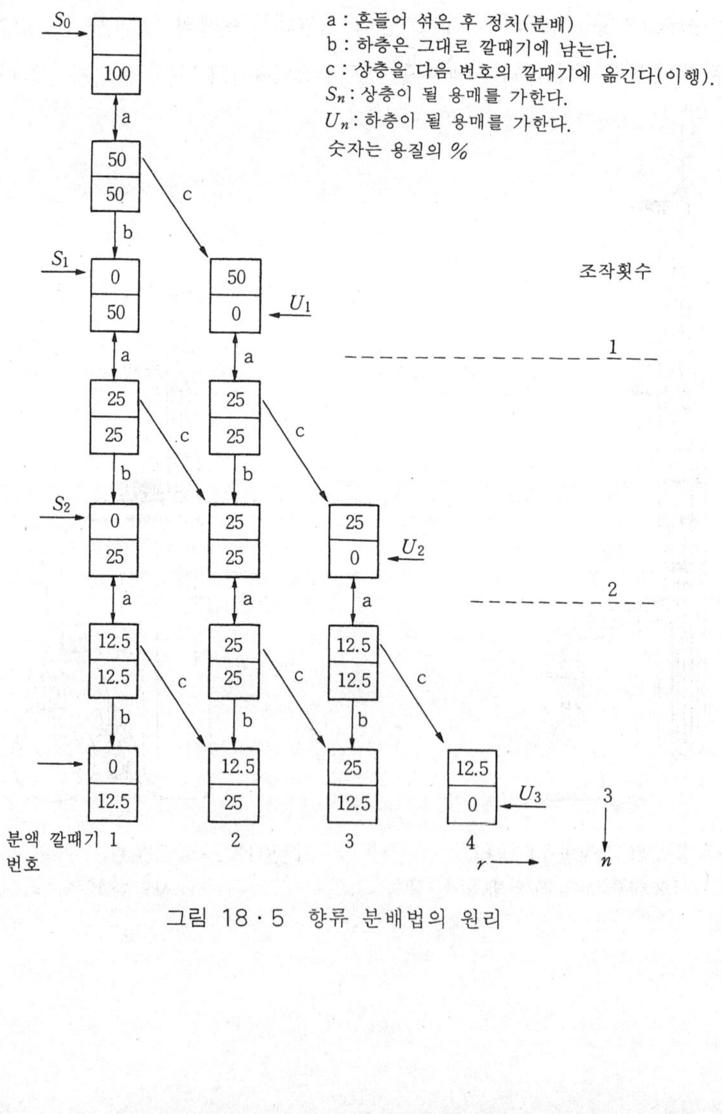

그림 18・5　향류 분배법의 원리

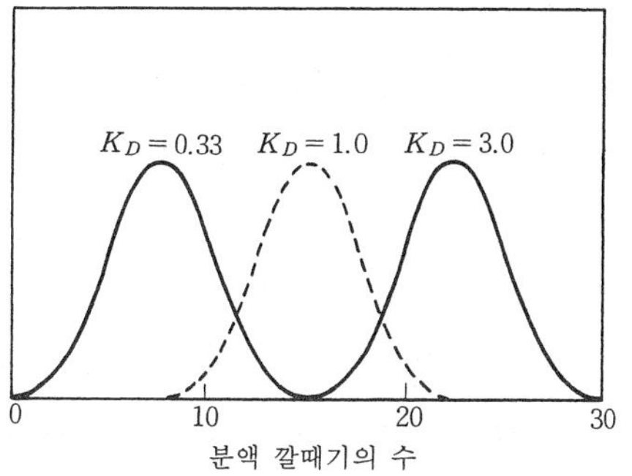

그림 18・6 향류 분배법에 의한 분리

작이 번거롭다. iii) 장치가 크고 복잡하여 고가이다. iv) 유지관리에 손이 많이 간다. v) 상당히 희석되므로 소량의 경우에는 적합하지 않다는 등의 결점이 있다.

그렇기 때문에 최근에는 Craig의 장치는 사용하지 않게 되었으며, 같은 목적으로 고속 액체 크로마토그래피가 주로 이용되고 있다. 다만, 근년에 이르러 장치의 소형화, 분리의 효율화, 조작시간의 단축, 용매의 소량화 등, Craig 장치의 결점을 보완한 액적향류 분배 크로마토그래피(droplet counter current distribution chromatography)라든가 원심분리를 이용한 향류분배 크로마토그래피 등의 방법이 개발되어, 천연 유기 화합물 또는 생체성분의 분리에 향류 분배법의 특징을 발휘하고 있다.

18.3.2 고-액 추출

고체로부터 용매추출하는 것으로 주로 천연 유기물질의 분리에 이용되고 있다.

〔1〕 batch 추출법

기구로는 삼각 플라스크 또는 밑이 둥근 플라스크를 보통 사용하는데, 미량시료일 경우에는 시험관이나 원심 분리관도 사용한다. 원심 분리관의 경우는 추출조작 후에 원심 분리하여 고-액 분리를 신속하게 할 수 있어서 편리하다. 그리고 유발 안에서 추출액에 담근 시료를 으깨면서 추출해도 좋다. 고체시료는 액과의 접촉이 잘 되도록 곱게 갈거나 절단한다. 적당한 용매 중에 담가, 저온 또는 실온하에서 정치(靜置)하거나 저어 주거나 자비(煮沸) 환류(還流)한다. 초음파 처리도 매우 효과적이지만 열이 발생하기 때문에, 가열추출과 마찬가지로 열에 대해서 안정성을 고려할 필요가 있다.

추출액은 여과 또는 경사(傾瀉 : decantation)하여 분리하고 건조한 다음, 그 용액 또는 그 농축물을 다음의 분리정제 조작으로 넘긴다. 사용하는 용매에 대한 목적성분의 용해도에 의한 추출효율은 다르지만, 추출시간은 대충 실온추출일 때 24시간, 가열추출일 때는 2~3시간 정도이다.

시료가 미량이면 시간이 더 짧아도 된다. 충분히, 추출을 하려면 용매를 새로이 하여 수회 추출조작을 반복하면 되는데, 추출효율이 낮을 때는 가열하거나 추출시간을 연장하거나, 용해도가 더 높은 용매를 선택한다.

용매의 선택은 시료의 상태, 성질을 잘 고려하여야 한다. 예를 들면, 시료가 물을 포함하고 있는 상태라면 물과 잘 섞이는 메탄올이나 아세톤을 사용한다. 극성이 낮은 물질을 추출하는데 비극성 용매를 사용하면 극성물질의 추출이 억제된다. 가열 또는 초음파 처리 등에 의해 불용물이 겔상으로 되어 여과나 경사하기 곤란하게 되는 경우가 있는데, 이런 경우는 원심분리가 효과적이다.

〔2〕 연속 추출법

용해도가 큰 용매를 찾을 수 없거나 추출속도가 느려서 추출에 오랜 시간이 걸릴 때는 연속추출 장치를 쓴다. 여기에는 불연속 침출형과 연속 침출형이 있다. 전자의 대표적인 것이 Soxhlet형 추출기이다. 이 장치의 결점은 시료가 들어 있는 원통여지 내의 액의 이동이 비교적 나쁘다는 것인데, 원통여지의 위쪽 3분의 1을 잘라 버리고 통의 아래쪽에 알미늄으로 만든 작은 삼발이를 넣어 통의 밑부분을 뜨게 하면 그 결점을 보완할 수 있다. 그리고 끓는점이 높은 용매로 추출할 때 되도록 낮은 온도에서 할 수 있도록 감압하에서 추출하게 개량한 것도 있다.

18.3.3 농축기(Concentrator)

추출한 시료용액의 농도가 너무 묽을 경우는, 적절한 농도가 될 때까지 용매를 휘발시켜 농축을 해야 할 때가 있는데, 회전식 증발기(rotary evaporator) (그림 18·7)와 Kuderna-Danish의 증발 농축기(그림 18·8)가 이런 목적에 쓰이고 있다. 회전식 증발기는 농축하고자 하는 시료용액을 수욕상(水浴上)에 비스듬히 뉘어 있는 플라스크에 넣고, 감압하에서 회전시키면서 가열하도록 되어 있다. 용매가 증발하면서 시료용액은 농축되고, 증발한 용매는 냉각기에서 응축되어 냉각기에 연결된 다른 플라스크에 회수된다. 플라스크가 회전하기 때문에 과열되거나 돌비현상이 일어나지 않는다. 다량의 용매를 회수할 때도 이 장치를 사용한다.

Kuderna-Danish 기구는 Snyder column이라고 불리는 특수한 분류칼럼을 이용하는 증류/환류장치이다. 끓는점이 낮은 용매는 Snyder column을 빠져나가 냉각기에서 응축하여 용매 회수기로 흘러가고, 목적성분은 원래 있던 곳, 즉 Kuderna-Danish 플라스크에 연결된 농축기 시험관으로 환류된다. 이 장치는 유기용매 중에 들어 있는 흔적량의 목적성분을 농축할 때 매우 편리하다.

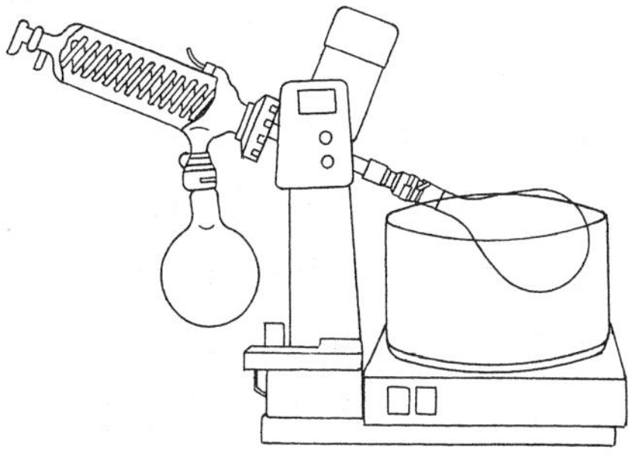

그림 18·7 회전식 증발기

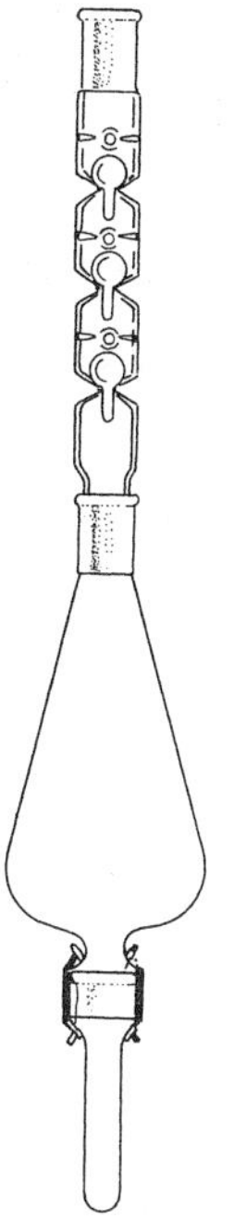

그림 18·8 Kuderna-Danish 증발 농축기

18.4 크로마토그래프법

복잡한 시료를 분리하는 방법으로서 크로마토그래프법만큼 효율적인 방법도 드물다. 크로마토그래프법은 이 장에서 다루는 다른 어떠한 기술보다도 다양한 용도와, 빠른 속도, 응용성이 좋은 것이 특징이며, 특히 가스 크로마토그래프법(gas chromatography : GC)과 고성능 액체 크로마토그래프법(high performance liquid chromatography : HPLC)을 생각하면 최신의 기기에 관련된 기술은 특기할 만하다. GC와 HPLC에 관한 최근의 기술에 관한 것은 제 19 장과 제 20 장에서 상세히 다루었다. 이 장에서는 크로마토그래프법의 일반적인 개념과 응용영역에 대한 전망에 대해 소개하고자 한다.

크로마토그래프법은 분리된 두 가지 상(phase)과 각각 다른 정도로 상호작용하는 성분의 혼합물을 분리하는 데 이용된다. 2개의 상의 특성과 상호작용의 종류는 매우 다양하며, 이에 따라 여러 가지 크로마토그래프법이 있다. 두 가지 상 중의 하나는 이동상(mobile phase)이고, 다른 하나는 움직이지 않는 고정상(stationary phase)이다. 분리하고자 하는 혼합물은 주로 이동상에 도입되는데, 이 때 이동상은 중력이나 다른 힘에 의해서 고정상을 지나가게 된다. 혼합물에 들어 있는 각 성분은 고정상에 의해 끌리는 정도가 다르므로 고정상을 지나가는 속도가 달라지며, 따라서 분리가 되는 것이다. 이동상이 기체인 경우를 가스 크로마토그래프법이라고 하고, 이동상이 액체인 경우를 액체 크로마토그래프법이라고 한다.

가스 크로마토그래프법을 하려면 물질을 휘발성 유도체로 하지 않으면 안 되는 경우가 흔한데, 검출법으로는 수소염법 등의 유기물질에 대한 비특이적 고감도 검출법이라든가, 질량 분석법과 같은 특이적 고감도의 검출법을 쉽게 이용할 수 있다는 이점이 있다. 결점으로서는 물질을 열에 안정한 휘발성으로 하지 않으면 안 된다는 점이며, 그렇기 때문에 수많은 유기 화합물 중에서 이 방법으로 분리할 수 있는 대상은 약 20% 정도라고 추정하고 있다.

액체 크로마토그래프법은 종래 널리 사용해 왔던 박층 크로마토그래프법(thin layer chromatography : TLC), 여지 크로마토그래프법(paper partition chromatography : PPC)을 포함하여 고전적 칼럼 크로마토그래프법과 HPLC가 있는데, 액체인 이동상에 녹을 수 있는 것은 뭐든지 분리할 수 있다는 점과, 균일 미립자 수지(고정상)의 개발에 의한 분리능의 향상, 분석시간의 단축 등으로 인해 최근에는 가스 크로마토그래프법보다 높은 빈도로 이용되고 있다.

18.4.1 크로마토그래프법의 기초이론

액체 크로마토그래프법을 예로 들어 기초이론에 관해 서술하는데, 기초적 용어는 그림 18・9를 이용해서 설명하겠다.

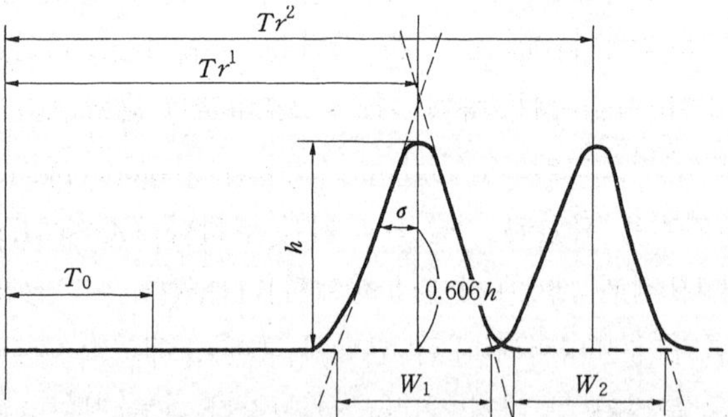

T_0 : 칼럼에 흡착되지 않는 것의 머무름 시간,
Tr^1, Tr^2 : 머무름 시간, W_1, W_2 : peak 폭, h : peak 높이

그림 18・9 크로마토그램의 해석

〔1〕 이론단수(theoretical number : 기호 N)

이론단수는 원래 증류이론으로부터 유도되어 분리효율의 어림으로 쓰이는 말인데, 간이적으로는 분액 깔때기를 몇 개 연결하였을 때 크로마토그래피를 한 것과 동등한 분리를 나타내는가라고 생각해도 좋다. 값이 클수록 분리효율이 좋은 것이다. 최근의 고성능 액체 크로마토그래피의 경우는 칼럼 1 m당 5만~10만단의 수치를 내는 것도 있다.

크로마토그램으로부터 계산할 때는

$$N = 16 \times \left(\frac{T_r}{W}\right)^2 = \left(\frac{T_r}{\sigma}\right)^2$$

의 식을 이용한다.

〔2〕 유효이론 단수(effective theoretical number : 기호 N_{eff})

〔1〕은 분리효율에 관여하지 않는 T_0의 항을 포함하고 있으므로, 이것을 보정하면 다음 식과 같게 된다.

$$N_{\text{eff}} = 16 \times \left(\frac{T_r - T_0}{W}\right)^2 = \left(\frac{T_r - T_0}{\sigma}\right)^2 = N\left(\frac{k'}{k'+1}\right)^2$$

본래 N_{eff}를 사용해야겠지만 T_0를 정확히 구하기가 곤란한 경우도 많아서, 간이적으로 N을 이용하는 경우도 많다.

〔3〕 칼럼 높이(height equivalent to a theoretical plate : HETP)

이론단수 1단을 내는 데 필요한 칼럼의 길이(통상단위 mm)이며, 값이 작을수록 고분해능의 칼럼이고 0.01 mm라는 값을 내는 경우도 있다. 즉,

$$\text{HETP} = \frac{L}{N} = \frac{\text{칼럼의 길이}}{\text{이론단수}}$$

로 계산할 수 있다.

이 칼럼 높이와 유속의 관계를 그림 18·10에 나타내었다. 유속을 μ라고 하면

$$\text{HETP} = \text{A} + \frac{\text{B}}{\mu} + \text{C}\mu$$

라고 근사식을 쓸 수 있다.

A, B, C는 분리조건과 분리되는 물질에 따라 정해지는 상수이다. A는 다경로 확산이라고 하는 것으로 고정상이 균일하지 않을 경우에 일어나는 물질의 확산이다(그림 18·11). 균일한 수지로 채운 칼럼은 A가 작으며, 따라서 HETP 값이 작다.

B는 분자확산이라고 하는 것으로 칼럼 내에서의 물질의 확산에 관한 것이다. 통상 액체 크로마토그래프법은 액체 내에서의 물질의 확산보다 빠른 속도로 이동상(액체)을 흐

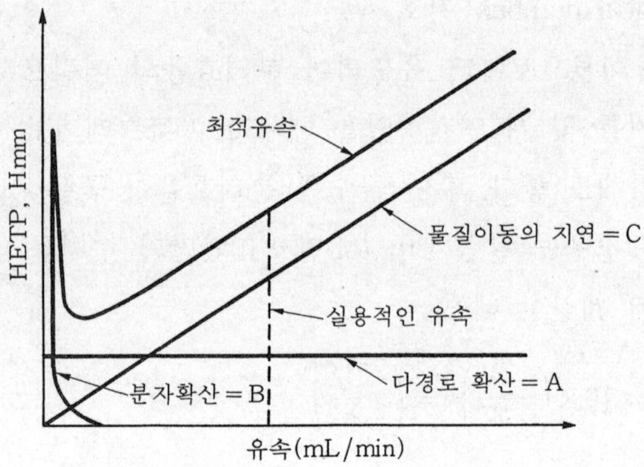

그림 18 · 10 칼럼의 높이와 유속과의 관계

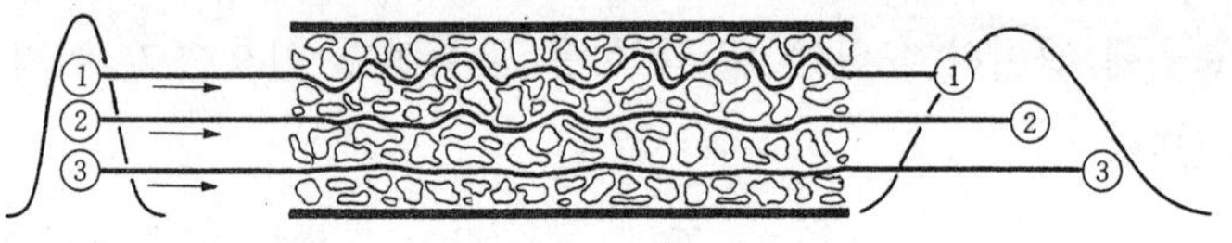

그림 18 · 11 다경로 확산의 개념

르게 하므로, 특수한 경우 이외에는 문제가 되지 않는다. 단, 가스 크로마토그래프법에서는 이 확산이 10^4배 정도 빠르므로, 가스 크로마토그래프법에서는 주의하여야 한다.

C는 물질이동의 지연이라고 하는 것이다. 크로마토그래프법이란 고정상과 이동상 사이의 분배를 이용한 분리법이라는 것은 이미 언급한 바 있는데, 연속적으로 이동상을 송액할 때 유속이 너무 빠르면 분배평형이 성립하기 전에 다음의 이동상이 오게 되어, 결과적으로 물질이 확산되어 버린다. 이 항이 작고 효율이 좋은 크로마토그래프를 하려면 유속을 느리게 하든지, 고정상의 수지 지름을 작게 하여 분리평형의 시간을 짧게 한다.

실제로 분리를 할 때는 그림 18 · 9의 '최적유속'으로 하는 것이 이상적이지만 분석시간이 길게 걸리고, 또한 뒤에서 설명할 분리조건을 선택하면 수천단 정도의 분리능을 가진 칼럼으로 목적하는 물질을 분리할 수 있다는 점에서, '최적유속'보다 빠른 유속으로 하는 경우가 많다. 구체적으로는 지름 5 μm 정도의 수지를 안지름 4 mm 정도의 칼럼에 채운 고능률 액체 크로마토그래프법에서는 1 mL/min 정도의 유속을, 지름 100 μm 정도의 수지를 안지름 1 cm 정도의 칼럼에 채운 분취 크로마토그래프법에서는 10 mL/hr 정도의 유속을 사용하는 경우가 많다.

〔4〕 칼럼의 capacity factor(기호 k')

보정을 한 머무름 시간과 칼럼에 흡착하지 않는 것의 머무름 시간의 비를 capacity factor k'라고 한다. k'이 작을 때는 물질은 고정상을 충분히 이용하지 못하며, 그리고 크로마토그래프의 계 내에 있는 확산의 영향을(용출용량이 작으므로) 더 받기 때문에 분리가 잘 되지 않는다. k'을 크게 하면 분리는 좋아지지만 분석시간이 길어진다. 그리고 peak도 broad하게 된다. 통상 $1 < k' < 4$의 조건이 분석시간, 검출감도의 점을 생각할 때 바람직하다.

〔5〕 분리계수(separation factor : 기호 α)

물질의 분배계수의 비로 나타낼 수 있으며, 이 값이 1 보다 클수록 분리하기 쉽고, 그리고 이 값이 1일 때에는 아무리 분리효율이 좋은 칼럼을 써도 두 물질을 분리할 수 없다. 그림 18 · 9에서 $\alpha = \dfrac{T_{r^2} - T_0}{T_{r^1} - T_0} = \dfrac{k_2}{k_1}$ 라고 표시할 수 있는데, α를 필요 이상으로 크게 하면 분석시간이 길어지므로, α를 1.2~1.5 정도가 되도록 분리조건을 설정하는 것이 중요하다.

α를 변화시키는 인자로서는 분리기구(分離機構)(사용하는 고정상의 선택)나 분리조건(이동상의 선택, 분리온도) 등이 있는데, 예를 들면 분자량 500 정도의 물질로 메틸렌 수($-CH_2-$)가 1개 차이질 때 α를 1.2 정도로 하는 것은 용이하다. 통상의 분리라면 α를 1.2 정도로 하면 쉽게 단시간에 분리할 수 있다.

그리고 위의 k(분배계수 : distribution coefficient)는 고정상 중의 용질의 농도 C_s를 이동상 중의 용질의 농도 C_m으로 나눈 값$\left(k = \dfrac{C_s}{C_m}\right)$인데, 다음과 같이 크로마토그래프법의 각각의 분리기구에 따라 호칭이 다르다.

흡착계수 …… 흡착 크로마토그래프법
분배계수 …… 분배 크로마토그래프법
분포계수 …… 이온교환 크로마토그래프법
침투계수 …… 겔 크로마토그래프법

〔6〕 분리도(resolution function : 기호 R_s)

두 성분의 peak가 같은 모양으로 정규분포 곡선의 형(대칭형)의 peak일 때 그림 18 · 9에서

$$R_s = \frac{T_{r^2} - T_{r^1}}{\dfrac{W_1 + W_2}{2}} = 2\left(\frac{T_{r^2} - T_{r^1}}{W_1 + W_2}\right)$$

으로 나타낼 수 있다.

여기서 $T_{r^2} - T_{r^1}$은 peak간의 거리이고, 분리의 선택성(고정상, 이동상의 조건 등)에 의해 결정된다.

$W_1 + W_2$ 는 peak가 얼마나 넓은가를 나타내며, 칼럼의 효율에 따라 결정된다. 분리조건을 변화시켜 선택성 또는 효율($W_1 + W_2$)을 작게 함으로서 R_s를 1.0 정도 이상으로 가져가면, 통상의 분석일 경우에는 각 peak를 peak 높이법으로 정량할 수 있게 된다. 그리고 $R_s=1.5$이면 2개의 peak는 전혀 겹치지 않고 이른바 base line separation이 되며, 2개의 높이가 같다고 가정하면 $R_s=1.0$일 때 약 74%가 갈라지고, $R_s=1.2$일 때 약 87%가 갈라지는데, 그 개념을 그림 18·12에 나타내었다.

그리고 peak가 대칭형으로 용출되었다고 가정하고 분리도 R_s가 변화하였을 때, 어느 정도의 정량오차가 나오는가를 표 18·1에 나타내었다. 이 표를 보는 방법은, 예를 들면 $R_s=1.0$과 $H_1/H_2=10$이 만나는 곳에 $\frac{0.0}{0.3}$이라고 표시되어 있다. 이 의미는 앞에 peak H_1이라고 하는, 뒤의 peak H_2보다 10배 높은 peak가 있는데, 이 2개의 peak의 분리도가 1.0이면 각각을 peak 높이법으로 정량을 하였을 때 peak H_1에 대하여 0.3%의 높

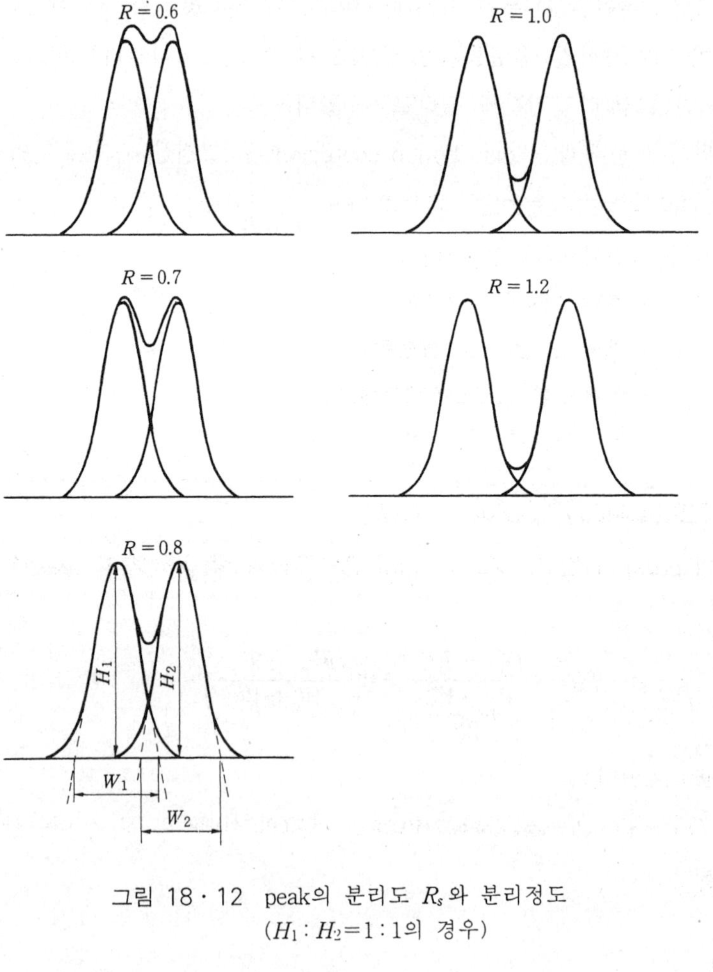

그림 18·12 peak의 분리도 R_s와 분리정도
($H_1 : H_2 = 1:1$의 경우)

표 18·1 peak 높이법에 의한 정량오차

위 : H_1(%)
아래 : H_2(%)

R \ H_1/H_2	1	2	5	10	25	50	100
0.6	7.3 7.3	(3.2 11.8)	(1.2 29.4)	(0.6 58.9)	(0.2 100)	(0.1 100)	(0.1 100)
0.7	2.3 2.3	1.1 5.2	(0.4 10.5)	(0.2 21.0)	(0.1 52.4)	(0.0 100)	(0.0 100)
0.8	0.7 0.7	0.3 1.4	0.1 4.0	(0.0 6.4)	(0.0 15.9)	(0.0 31.8)	(0.0 63.7)
0.9	0.2 0.2	0.1 0.3	0.0 0.9	0.0 1.9	(0.0 4.1)	(0.0 8.2)	(0.0 16.5)
1.0	0.0 0.0	0.0 0.1	0.0 0.2	0.0 0.3	0.0 0.9	0.0 2.0	0.0 3.4
1.1	0.0 0.0	0.0 0.0	0.0 0.0	0.0 0.1	0.0 0.2	0.0 0.4	0.0 0.7
1.2	0.0 0.0	0.0 0.0	0.0 0.0	0.0 0.0	0.0 0.0	0.0 0.1	0.0 0.1
1.3	0.0 0.0	0.0 0.0	0.0 0.0	0.0 0.0	0.0 0.0	0.0 0.0	0.0 0.0

( ) : 하나의 peak로 관측(shoulder 또는 tailing peak)

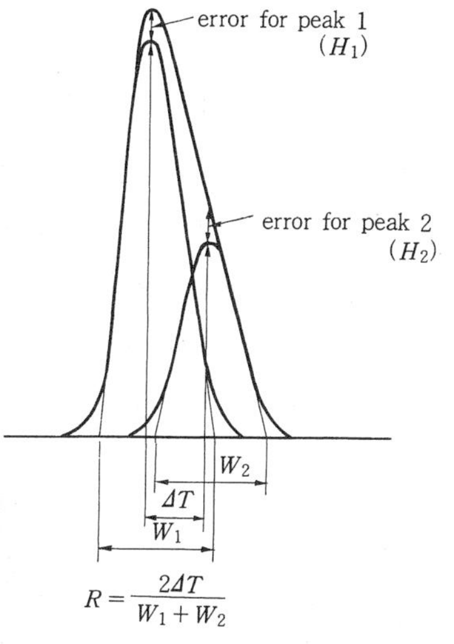

은 값이 나온다는 것을 의미하는 것이다. 목적에 따라 분리도를 작게 하면 분석시간을 단축할 수 있다.

〔7〕 분리능의 최적비(最適比)

분리도의 식은 근사적으로 다음과 같이 변형할 수 있다.

$$R_s=\frac{2(T_{r^2}-T_{r^1})}{W_2+W_1}$$

$$=\frac{T_{r^2}-T_{r^1}}{W_2} \quad (\text{근접한 peak로 } W_1=W_2\text{라고 가정})$$

$$=\frac{1}{4}\sqrt{N}\left(\frac{T_{r^2}-T_{r^1}}{T_{r^2}}\right)\left(N=16\left(\frac{T_r}{W}\right)^2\text{을 대입}\right)$$

$$=\frac{1}{4}\sqrt{N}\left(\frac{T_{r^2}-T_{r^1}}{T_{r^2}-T_0}\cdot\frac{T_{r^2}-T_0}{T_0}\cdot\frac{1}{k'+1}\right)$$

$$\left(k'=\frac{T_{r^2}-T_0}{T_0},\ T_{r^2}=T_0(k'+1)\text{을 대입}\right)$$

$$=\frac{1}{4}\sqrt{N}\left(\frac{T_{r^2}-T_{r^1}}{T_{r^2}-T_0}\cdot\frac{k'}{k'+1}\right)$$

$$=\frac{1}{4}\sqrt{N}\left[\frac{(T_{r^2}-T_0)-(T_{r^1}-T_0)}{T_{r^2}-T_0}\right]\left(\frac{k'}{k'+1}\right)$$

$$= \frac{1}{4}\sqrt{N}\left(\frac{\alpha-1}{\alpha}\right)\left(\frac{k'}{k'+1}\right)\left(\alpha = \frac{T_{r2}-T_0}{T_{r1}-T_0} \text{ 를 대입}\right)$$

$$= \frac{1}{4}\left(\frac{\alpha-1}{\alpha}\right)\sqrt{N_{\text{eff}}}\left(N_{\text{eff}} = N\left(\frac{k'}{k'+1}\right)^2 \text{ 을 대입}\right)$$

즉, 목표로 하는 분리에 필요한 분리도 R_s를 설정하고 이어서 분리계수 α를 설정하면, 필요로 하는 유효이론 단수 N_{eff}가 정해지며, 칼럼의 길이 등이 정해지게 된다.

구체적으로 말하자면 분리도는 1 정도가 좋으며, 그리고 분리계수 1.10 정도의 조건을 설정하면 약 2000단의 칼럼이더라도 충분히 분리할 수 있게 된다(그림 18 · 13). 그저 단순히 분리의 단수에만 구애받지 말고 분리도, 분리계수를 고려하여 조건을 설정하는 것이 크로마토그래프법에 있어서 중요하다고 할 수 있다.

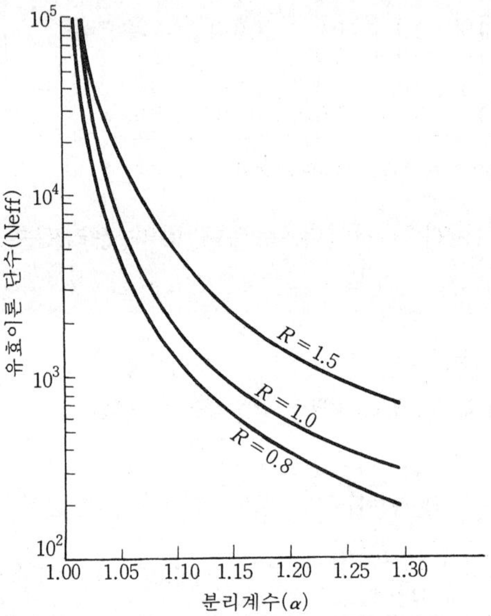

그림 18 · 13 N_{eff}와 α 또는 R_s의 관계

18.5 전기 영동법(Electrophoresis method)

전기 영동법이란 전하를 가진 물질 또는 입자를 정전장에 놓으면 전하와 반대부호의 전극을 향해 이동하는 수송현상을 이용하는 물질 분리법이다. 물질에 따라 전하의 대소, 분자의 크기라든가 형상 등에 차이가 있으며, 전장 중에서 이동속도의 차가 생기므로 분리가 일어난다.

18.5.1 존(Zone) 전기 영동법

시료용액을 폭이 좁은 띠 모양(zone)이 되도록 첨가하고, 적당한 지지체를 써서 그 상태가 안정되게 유지하면서 전기영동시켜 용질성분을 존별(zone 別)로 분리하는 방법이다. 이 경우는 각 성분이 완전히 분리되므로, 분석뿐만 아니라 단리(單離)도 쉽게 된다. 지지체로는 적당한 구조를 유지하고 안정하며, 그 자신은 전하를 갖지 않고 전기 전도성, 수용성, 흡착성 등이 없는 것이 이상적이지만, 이 모두를 갖춘 완전한 것은 없으며 여지, 셀룰로오스 분말, 전분분말, 합성수지 분말, 셀룰로오스 아세테이트막, 한천(寒天), 아가로오스(agarose), 전분 등의 겔, 폴리아크릴아미드겔 등이 쓰이고 있다.

〔1〕 여지 전기 영동법

여지는 지지체로서 가장 일찍부터 써 왔는데, 현재는 고압여지 전기 영동법에 의한 아미노산, 올리고펩티드, 모노 및 올리고당 등의 분리분석 외에는 별로 사용하지 않는다. 아미노산 등의 저분자 이온은 고분자 이온에 비해 확산속도가 크므로 zone이 퍼지기 쉽다. 그러므로 이온의 이동속도를 증가시켜 되도록 단시간에 분리하게 할 수 있는 고압법이 적당하다.

〔2〕 셀룰로오스 아세테이트막 전기 영동법

셀룰로오스 아세테이트막을 지지체로 하는 전기 영동법은 i) 막에 의한 시료의 흡착이 극히 적으므로 테일링이 거의 없다. ii) 영동시간을 아주 단축할 수 있다(여지법에 비해 약 1/10). iii) 용질의 확산이 작기 때문에 소형화가 가능하여, 미량의 시료에 적용할 수 있다. iv) 영동 후, 유동 파라핀이나 디옥산 등으로 처리하면 거의 투명한 막이 되므로 덴시토미터로 정량할 수 있다는 등의 특징을 갖고 있다. 셀룰로오스 아세테이트막은 얇아서 찢어지기 쉽고 다루기가 비교적 어려워서, 취급기술을 익히는데는 충분한 연습이 필요하다. 많은 종류가 시판되고 있으며, 제조조건에 따라 전기 침투성이 다르므로 사용할 때는 주의를 요한다.

〔3〕 Zone 전기영동 장치

크게 나누어 수평식과 수직식의 두 가지가 있다. 수평식은 그림 18・14에 나타낸 바와 같이 얇은 평판상의 지지체를 수평으로 유지하면서, 양끝을 여지 등으로 완충액에 접속한다. 양끝의 액은 연결관으로 액면의 높이를 맞춘다. 지지체에는 가는 홈을 만들어 시료액을 첨가하고, 양끝의 액에 전극을 연결하여 전류를 흘려 준다. 분리된 물질의 단리(單離)는 block을 일정간격으로 절단하여 각각으로부터 추출한다. 지지체가 여지나 셀룰로오스 아세테이트막 등일 경우는 지지체상에서 단백질 등의 고정, 발색, 염색을 하여 검출 또는 정량한다.

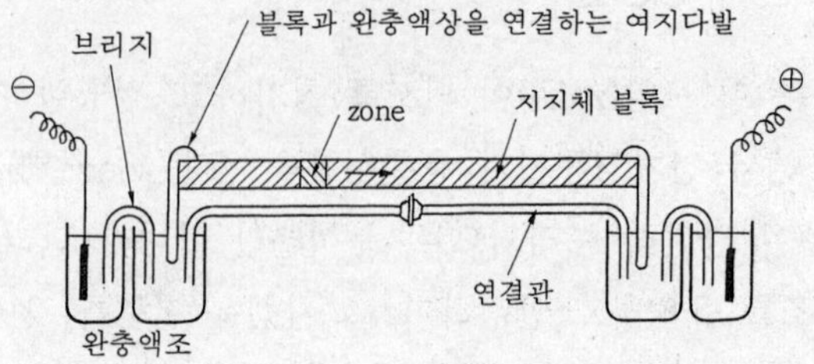

그림 18 · 14 수평식 전기영동 장치

수직식은 지지체를 유리칼럼에 충전하는 것으로 그림 18 · 15에 Porath의 장치를 나타냈다. 칼럼의 크기를 변경함으로써 다량의 처리도 가능하다. 칼럼의 부분에 셀룰로오스 분말을 완충액과 함께 충전하고, 그 상부에 시료용액을 band 모양으로 흘려 넣어, 시료의 zone을 만든 다음 전기영동을 한다. zone으로 분리된 성분은 칼럼부분을 떼내서 위로부터 완충액을 흘려 주어 용출하고 fraction collector로 분취한다.

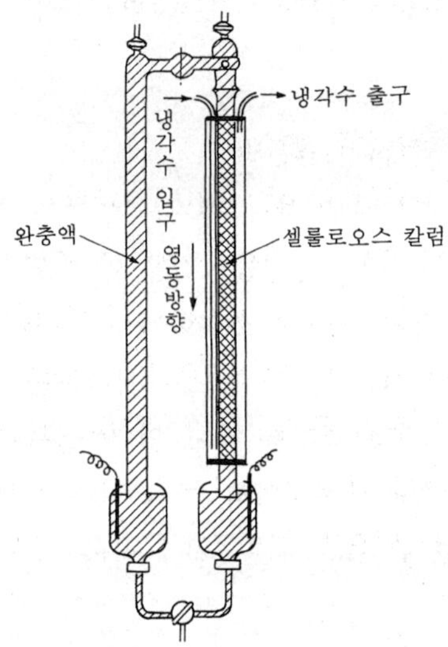

그림 18 · 15 수직식 전기영동 장치

〔4〕 폴리아크릴아미드겔(PAG) 전기 영동법

폴리아크릴아미드겔은 아크릴아미드에 가교제로서 *N*, *N'*-메틸렌비스아크릴아미드를, 중합제로서 *N*, *N*, *N'*, *N'*-테트라메틸에틸렌디아민을 섞어서 중합시켜 만든다. 단량체의 농도와 가교제의 양을 변화시킴으로써 여러 가지로 차이가 있는 3차원의 그물구조를 만들 수 있다.

이 겔은 흡착성이 없고 전하도 갖지 않으므로 zone 전기 영동법의 이상에 가까운 지지체이다. 게다가 3차원의 그물구조에 의한 분자체 효과가 작용하여 뛰어난 분리능을 나타낸다.

(1) 디스크 전기 영동법

PAG를 지지체로 하여 비연속인 완충액계를 사용하는 전기 영동법이다. 그림 18·16에서 보이는 바와 같이, 수직으로 세운 유리관(통상 5ϕ×75 mm)의 안에 밑에서부터 분리용 겔, 농축용 겔, 시료용 겔의 순으로 단계적으로 3개의 PAG층을 만든다.

분리용 겔은 겔의 농도가 진하며 분자체 효과를 갖고 있다. 통전하면 단백질 이온은 그보다 이동도가 큰 염화물 이온(선행이온, leading ion)과 이동도가 작은 글리신 이온(후속이온, tailing ion)과 함께 시료겔층 및 농축겔층을 통과하며, 그 사이에 양쪽 이온에 의해 형성된 이동계면 중에 끼어들어 10 μm 정도의 얇은 zone으로 농축된다.

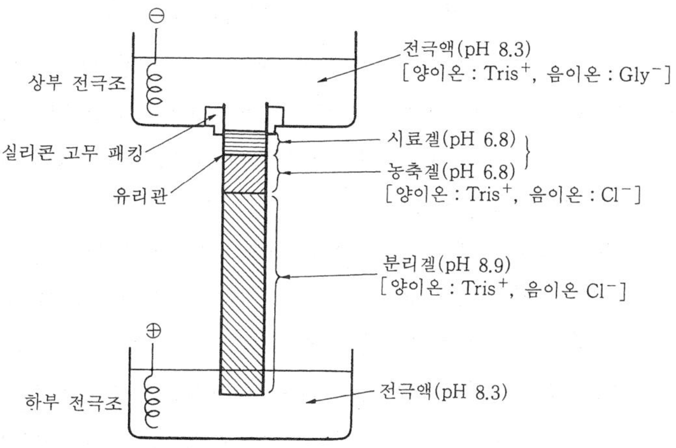

그림 18·16 디스크 전기영동 장치

분리겔층은 pH가 높기 때문에 글리신 이온이 선행하고, 그에 따라 새로이 만들어지는 완충액계를 단백질 이온이 영동하게 되며, 겔의 분자체 효과도 받으며 분리된다. 이 방법은 장치가 간단하면서 동시에 다수의 시료를 처리할 수 있고, 용이하게 우수한 분리능을 얻을 수 있으며, 더욱이 아주 미량의 분석이 가능하다. 단, 임의의 pH계에서 가능한 전기 영동은 아니다.

(2) SDS-폴리아크릴아미드겔 전기 영동법

환원처리한 단백질에 과잉의 도데실황산나트륨(SDS)을 가하면, 단백질의 종류에 상관없이 일정량의 SDS가 결합한 단백질 고유의 전하를 무시하고, 어떤 단백질이라도 전하밀도가 거의 같게 된다.

이 방법은 이와 같은 SDS-단백질 복합체를 SDS를 포함하는 완충액 중에서 폴리아크릴아미드겔(PAG)을 지지체로 하여 전기영동하는 것이다. 방법은 간편하며 분해능이 높기 때문에 널리 이용되고 있다. 이 경우는 분자체 효과만이 문제가 되므로 이동속도는 거의 분자량에 비례한다. 따라서, 단백질의 분자량의 간편한 추정법으로도 흔히 쓰인다.

〔5〕 등전점 전기 영동법

이것은 통상의 전기 영동법처럼 이동도의 차로 분리하는 것이 아니라, pH 구배의 존재하에서 전기영동을 실행하여 등전점의 차에 의해 분리하는 방법이다. Vesterberg와 Svensson에 의해 합성된 분자량 300~1000 정도의 폴리아미노폴리카르복시산 혼합물은 약 pH 3~10까지의 등전점 분포를 갖는 우수한 양쪽성 담체(carrier ampholite)이다. 이 수용액에 전기를 통해 줄 때 일정시간이 지나면, 등전점의 순으로 줄을 서 양극쪽에서 음극쪽으로 향해 pH가 서서히 높아지는 것 같은 pH 구배가 형성된다.

이 때 단백질을 용액에 가해 두면 그 성분이 등전점과 같은 pH 영역의 장소에 농축(focusing)된다. 이 용질 zone을 안정하게 하려면 유리제 칼럼의 상하방향에 자당(蔗糖) 또는 글리세린을 써서 농도구배를 만들든지, 폴리아크릴아미드겔을 지지체로 쓰든지 한다. 전자는 상당히 많은 양의 시료를 처리할 수 있어서 단백질의 분리정제에 이용되며, 후자는 미량시료의 분석에 적합하다.

pH-이동도 곡선의 작성 : 양쪽성 담체를 포함하는 폴리아크릴아미드겔을 평판상으로 만들어 전기영동을 실행한다. 먼저, pH 구배를 만들고 이어서 겔을 90° 회전시켜 pH 구배를 가로지르도록 겔의 중앙부에 시료용액을 직선상으로 첨가하고, 2차원의 영동을 실행한다. 단백질은 양쪽성 물질이므로, 그 등전점(pI)에 있어서는 전기평형을 유지하며 원점에 머물지만, pI보다 높은 pH에서는 －전하이온이 되어 양극으로, pI 보다 낮은 pH에서는 ＋전하이온이 되어 음극으로 영동한다. 그 결과 pH-이동도 곡선이 만들어진다. 이것은 적정곡선에 상당한다. 단백질 혼합물에 적용하면 몇 개의 곡선으로 나뉘어지므로, 이로써 이온교환 크로마토그래프법에 의한 분리를 위한 최적 pH를 선택할 수 있다.

18.5.2 등속 전기 영동법

등속 전기 영동법은 이동계면 영동법의 한 가지인데, 가는 관 또는 지지체를 사용함으로써 안정한 zone이 형성되어 분리된다. 단백질보다 오히려 무기이온, 아미노산, 유기산, 뉴클레오티드 등의 저분자 화합물에 적합하다.

등속 전기영동(isotachophoresis)은 시료이온(음이온, A^-, B^-, C^-로 한다)의 어느 것보다도 빠른 이동도를 갖는 음이온(선행이온, leading ion : L^-)이 들어 있는 용액과, 느린 이동도를 갖는 음이온(종말이온, terminating ion : T^-)이 들어 있는 용액 사이에 시료용액을 가한다.

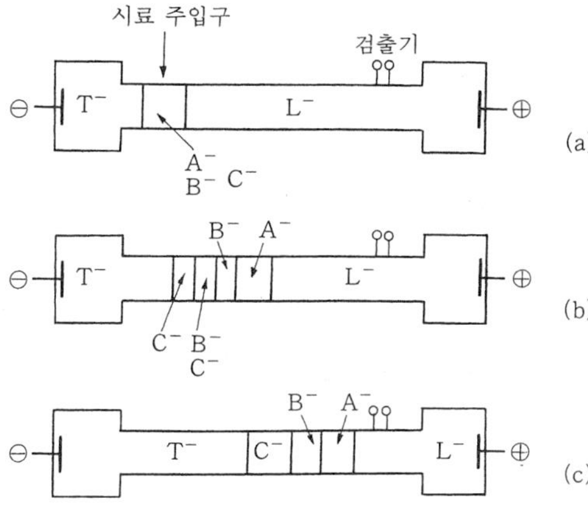

그림 18・17 등속 전기영동의 분리경과의 모식도

두 용액에 공통인 양이온(R^-)을 반대이온(counter ion)으로 사용하여 통전하면, 평형상태에 이르렀을 때는 각각의 음이온이 같은 속도로 영동하게 되어, 이동도의 순서(즉, $L^- > A^- > B^- > C^- > T^-$)로 zone을 형성하여 분리된다(그림 18・17).

zone의 폭은 선행 전해액의 농도에 따라 규정되므로 영동시간이 경과하더라도 분리 zone의 간격은 일정하다. 그러나 영동 거리는 동일 조건하에서도 시료수 및 시료량에 따라 변화한다.

분석용으로는 모세관을 영동칼럼으로 하는 모세관식 등속 전기 영동법(CIP)과 지지체를 쓰는 디스크형(폴리아크릴아미드겔) 및 박층형(셀룰로오스 아세테이트막, 여지, 아가로즈 겔)이 있다.

이 방법은 비교적 높은 정전류(定電流)를 통전하므로, 시간이 경과함에 따라 전압상승이 현저하고 줄 열의 발생이 크다. 따라서, 최대 1000V 정도의 전압에 견딜 수 있고, 더욱이 냉각효율이 좋은 장치가 필요하다.

모세관식은 영동관의 도중에 전위구배(電位勾配), 열, 전기 전도도, 자외흡수 등의 검출기를 설치하여 각 zone의 검출을 한다.

전위구배 검출법은 검출감도 및 분해능이 자외흡수와 같은 정도인데다가, 각 이온의 전위구배와 이동도의 사이에 역수관계가 성립되므로, 이 전위구배로 각 zone의 정성분석을 할 수 있어 널리 쓰이고 있다. 그리고 전위구배의 미분곡선의 peak 사이의 거리를 측정하여 정량할 수 있다(그림 18・18).

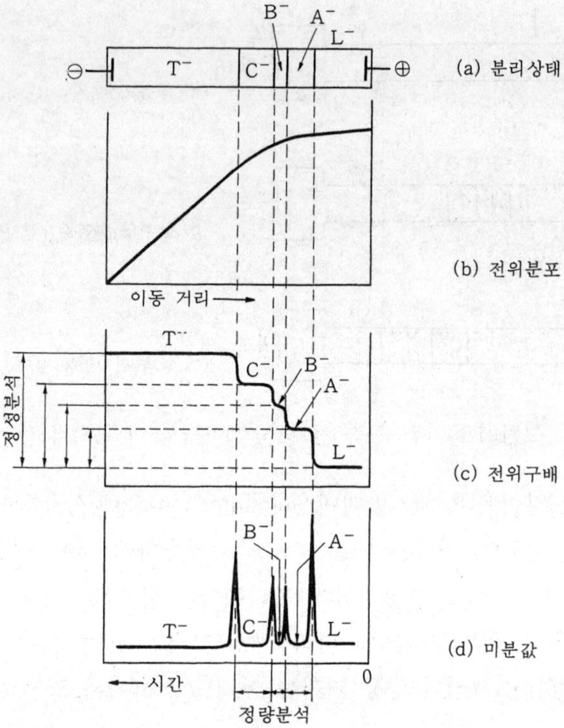

그림 18 · 18 등속 전기 영동법의 원리

제 19 장
가스 크로마토그래프법

가스 크로마토그래프법(gas chromatography : GC)은 적당한 고정상으로 만든 분리관 내를 이동상으로 기체(캐리어 가스, carrier gas)를 사용하고, 시료를 기체상태로 전개시켜 각각의 성분을 분리하는 방법이다. 그 조작이 신속하고 간편하며, 또한 고분리능이고 고감도에다가 재현성도 좋기 때문에 제제나 생체시료 중의 각 성분의 확인 및 정량 분석에 상용되고 있다.

19.1 장 치

캐리어 가스 도입부, 시료 도입부, 항온조 및 칼럼, 검출기, data processor로 구성되어 있다. 일반적인 장치를 그림 19・1에 나타내었다.

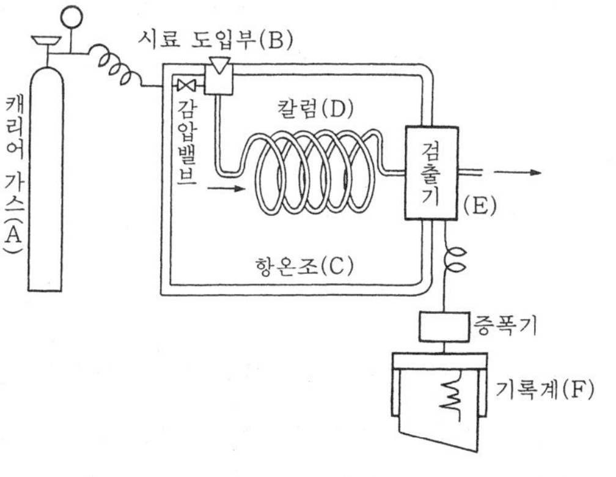

그림 19・1 가스 크로마토그래프 장치

19.1.1 캐리어 가스

일반적으로 질소를 쓴다. 그러나 가스 크로마토그래프를 질량 분석계에 직접 연결하여 사용하는 경우에는 헬륨 등을 사용한다.

19.1.2 시료 도입부

시료를 칼럼 내에 주입하는 부분이다. 시료가 용액일 때는 마이크로시린지를 쓴다. 그리고 시료가 기체일 때는 전용의 가스도입 장치 또는 가스 타이트시린지를 사용한다. 고체시료를 그대로 도입하는 고체시료 도입장치도 있다. 시료 도입부는 일정한 온도로 가열되어 있으며, 시료가 주입되면 순식간에 기화하여 가스상태로 되며, 가압된 캐리어 가스에 의해 밀려 칼럼에 충전된 고정상으로 유도된다.

도입부의 온도는 보통 칼럼 항온조의 온도보다 20～30℃ 높은 일정온도로 설정한다. 그러나 열에 불안정한 성분은 너무 온도가 높으면 분해되므로 주의하여야 한다.

시료의 주입량은 검출기의 감도나 특성에 영향을 준다. 보통 용액의 경우 0.1～수십 μL, 기체는 0.5～수 mL를 주입한다.

19.1.3 항 온 조

전열로 가열된 공기욕식의 것이 흔히 쓰인다. 설정온도가 일정하도록 전기제어되고 있으며, 실온 부근부터 약 400℃까지 가열할 수 있다. 그러나 충전제에 따라 각각 사용가능한 최고온도의 한계가 있어, 어느 온도 이상으로 가열하면 고정상 액체가 탈리하므로 주의해야 한다. 분석대상의 성분수가 적을 경우에는 일정온도에서 분석하는 경우가 많고, 다성분의 일제분석 등을 할 경우에는 일정온도에서 분석하는 것이 곤란하기 때문에 승온장치를 쓴다. 승온장치는 일정시간에 일정한 비율로 칼럼의 온도를 상승하도록 프로그램할 수 있다.

19.1.4 칼 럼

〔1〕 칼 럼 관

보통의 충전칼럼은 안지름 2～4 mm, 길이가 0.1～5 m, 모세관 칼럼은 안지름 0.15～1 mm, 길이가 1～100 m의 유리 또는 스테인리스제의 것을 쓴다. 그러나 스테인리스제 칼럼은 금속표면과 뜨거울 때 접촉하면 분해하는 시료에는 쓸 수 없으며, 충전제가 잘 채워졌는지 여부를 볼 수가 없으므로 유리칼럼이 상용되고 있다. 칼럼의 길이는 분석하고자 하는 성분의 정도와 머무름 시간을 고려하여 적당한 길이의 것을 선택한다.

〔2〕 고정상(충전제)의 분류

사용하는 고정상의 타입에 따라 편의적으로 다음과 같이 두 가지로 분류할 수 있다.

(1) 기-고(氣-固) **크로마토그래프법**(gas-solid chromatography : GSC)(흡착형)

고정상으로 활성탄, 제올라이트(몰레큘러 시브), 실리카겔, 알루미나 등의 흡착제를 쓴다. 분리는 캐리어 가스에 의해 운반된 각 성분이 이들 고정상에 대해 가역적인 흡착을 반복하는 동안에 일어나는 흡착도의 차를 이용한다. 응용범위는 좁고, 불활성 가스나 저급 탄화수소 등의 분석 이외에는 별로 쓰이지 않는다.

(2) 기-액(氣-液) **크로마토그래프법**(gas-liquid chromatography : GLC)(분배형)

불활성인 담체의 표면 또는 모세관의 내벽에 고정상 액체를 도포(coating)한 것을 사용한다. 담체로는 규조토나 내화벽돌을 일정한 입도로 가공성형한 것을 쓴다. 담체가 갖추어야 할 조건으로는 화학적으로 안정하고 표면적이 크며, 적당한 강도를 갖고 있고 시료에 대해서 흡착성을 나타내지 않는 것이면 좋다. 그러나 시판 담체 중에는 아주 적지만 흡착성이 남아 있는 것도 있으며, 이와 같은 담체를 써서 극성이 큰 화합물을 분석하는 경우에 테일링이 크다든가, 극단적인 경우에는 peak가 전혀 나타나지 않는 경우도 있으므로 주의를 요한다. 이런 현상을 개선하기 위해 규조토계의 담체에 대해 산처리나 알칼리 처리를 한다든지, 디메틸디클로로실란이나 헥사메틸디실라잔을 써서 트리메틸실릴화하면 효과가 있다. 기-액 크로마토그래프법에 의한 분리는 각 성분이 캐리어 가스와 고정상 액체 사이에 용해도의 차를 갖는 것을 이용한다.

응용범위는 매우 넓으며, 무기 화합물로부터 유기 화합물에 이르기까지 수많은 화합물의 분석에 유효하다. 다공성의 폴리머나 실리카겔, 유기 금속염, 규산염 등 새로운 타입의 고정상이 현재 다양하게 개발되고 있어, 이 분류가 반드시 적절하다고 말할 수 없게 되었다. 그러나 가스 크로마토그래프법이 각 성분의 흡착이나 용해도의 차를 이용한 분석법인데는 변함이 없다.

〔3〕 고정상(충전제)의 선택

어떤 시료를 분석하는 경우에 어떤 종류의 고정상을 선택할 것인가가 분석의 가부를 결정하는 중요한 요소이다. 액상(液相)을 선택할 때 먼저 고려하지 않으면 안 되는 것은, 분석온도에서 고정상 액체가 변질하거나 휘산하지 말아야 하는 것이다. 그렇기 때문에 분석온도보다 높은 온도에서 안정한 액상일 필요가 있다. 아주, 많은 종류의 액상이 시판되고 있으며, 고온에서 안정한 것도 개발되어 있으므로 끓는점이 높은 시료의 분석에도 이 방법을 적용할 수 있게 되었다. 또한, 액상 등에 들어 있는 불순물을 제거하고 칼럼을 안정화하기 위해, 분석온도 또는 그보다 약간 높은 온도에서 수 시간 캐리어 가스를 흘려서 conditioning(aging)하면 좋다. 그 밖에 일반적인 주의사항으로서 시료의 극성(용해성)과 액상의 극성 크기 등을 고려할 필요가 있다.

표 19·1에 대표적인 고정상 액체와 분석 대상물 및 허용 최고온도를 정리하였다.

표 19·1 가스 크로마토그래프용 고정상 액체

고 정 상 액 체	분 석 대 상 물	최고 허용온도(℃)
Apiezon grease H, M, L, N, T	고비점 화합물, 탄화수소	250~300
Bentone 34(organic-alluminium silicate deriv.)	방향족 이성체	200
7, 9-Benzoquinoline	방향족 화합물, 크실렌 이성체	120
Benzylamine adipate	알 코 올	120
Castor wax	알 코 올	200
Cetyl alcohol	저급 알코올, 물	100
Dibutyl phthalate	탄화수소, 에스테르	100
Diethyleneglycol succinate	알코올, 에스테르	225
Dioctyl phthalate(DOP)	탄화수소, 알코올, 에스테르	160
EGSS-X or Y	단당류, 고급 지방산 메틸에스테르	230
EPOON 1001(epoxy resin)	농 약	200
Erithritol	알코올성 이성체	150
LAC	알코올, 에스테르, 케톤, 알데히드	200
Lanoline	에 스 테 르	200
Organosilicone polymer (ECNSS-M)	단당류, 고급 지방산 메틸에스테르, 스테로이드	210
Polyethylene glycol 300, 400 (PEG 300, 400)	알코올, 에스테르, 케톤, 알데히드	100
Polyethylene glycol 600, 1000, 1500	알코올, 에스테르, 케톤, 알데히드	150
Polyethylene glycol 6000, 20M	알코올, 에스테르, 케톤, 알데히드	200~250
Polyneopentyl glycol succinate	알코올, 에스테르	225
Reoplex 400	알코올, 에스테르, 케톤	225
Silicone DC 200, DC 550	고비점 탄화수소	250
Silicone DC QF-1	고비점 화합물	250
Silicone SE-30, SE-52	고비점 화합물, 당	300
Silicone XE-60	고비점 화합물, 스테로이드	250
Silicone OV-1	고비점 화합물, 스테로이드, 알칼로이드	350
Silicone OV-17	고비점 화합물, 스테로이드, 알칼로이드	340
Sorbitol	카르복시산	150
Span 80	산소 화합물, 탄화수소	150
Tween 80	알코올, 에스테르, 케톤	180
Ucon oil	알코올, 에스테르, 케톤	200

19.1.5 검출기(Detector)

각각 특징이 있는 여러 종류의 검출기가 개발되어 시판되고 있으므로, 분석의 목적에 따라 알맞게 선택하여 쓸 필요가 있다.

〔1〕 열전도형 검출기(TCD : thermal conductivity detector)

캐리어 가스만이 지나는 대조셀(표준측 셀)과 시료와 캐리어 가스의 혼합물이 지나는 시료셀과의 사이에 열전도도의 차를 이용하여 검출하는 방법이다. 이 검출기의 개략을 그림 19·2에 나타내었는데, 1954년 Ray에 의해 개발되었다. 백금 또는 텅스텐 필라멘트를 가진 대조셀과 시료셀, 저항 R_1 및 R_2간에 Wheatstone bridge를 구성하고 있다. 열전도도는 열을 얼마나 전달하기 쉬우냐이며 물질 고유의 값이다. 수소나 헬륨과 같은 캐리어 가스의 열전도도는 매우 크며, 여기에 시료가 섞이면 작아지는 것이 보통이다.

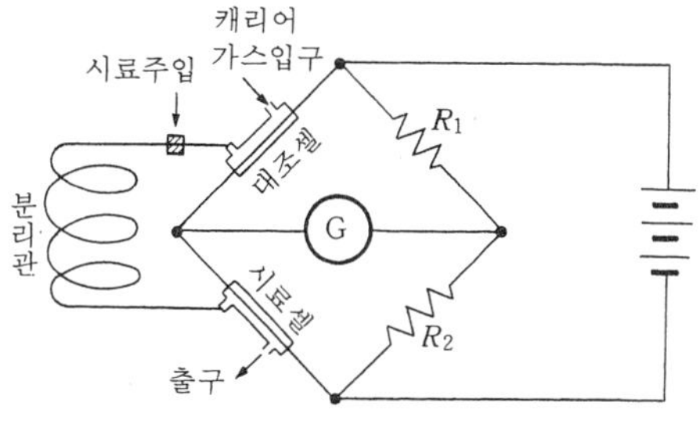

그림 19·2 열전도형 검출기(TCD)

수백 mA의 전류를 필라멘트에 흐르게 하여 놓고, 필라멘트의 열발생량과 캐리어 가스에 의해 빼앗기는 열방출량을 양쪽 셀이 동일하도록 조절하여 놓는다. 이 때 열전도도가 작은 시료를 포함한 캐리어 가스가 시료셀에 들어가면 당연히 열전도도가 작아지고, 필라멘트의 온도가 상승한다. 일반적으로 금속의 전기저항은 온도의 함수이며, 필라멘트의 온도가 높아지면 전기저항은 커지면서 bridge의 균형이 깨진다. 이 전류변화를 기록하면 각 성분을 peak로써 검출할 수 있다.

캐리어 가스와 검출하고자 하는 성분의 열전도도의 차가 크면 클수록 검출감도가 높아지므로, 열전도도가 큰 수소나 헬륨을 쓴다. 그러나 수소는 위험하며 헬륨은 고가이다. 따라서, 열전도도가 작고 그 검출감도는 수소나 헬륨에 비해 약 8분의 1에 불과하지만, 값이 싸고 다루기 쉬운 질소를 쓰는 경우가 많다.

이 검출기는 대부분의 유기물이나 무기물의 검출에 널리 적용할 수 있다. 그러나 그 감도가 낮아 약 0.1 mg이 한계이기 때문에, 현재는 분석대상 성분의 양이 많아서 특별히 미량분석을 하지 않아도 좋은 경우라든가, 분취를 목적으로 한 경우 외에는 별로 쓰이지 않는다.

〔2〕 수소염 이온화 검출기(FID : flame ionization detector)

현재 가장 널리 사용되고 있는 고감도 검출기이다. 이 검출기의 개략을 그림 19 · 3에 나타내었다. 수소염 이온화 검출기는 1958년 Harley, McWilliam, Dewar 등에 의해 개발된 것으로, 캐리어 가스에 의해 용출된 성분을 가는 도관으로 작은 수소염 중에 유도하여 연소시켜, 연소열로 이온화될 때 생기는 이온전류를 기록하여 각 성분을 peak로써 검출하는 방법이다. 유기물은 일반적으로 C-H 결합을 갖고 있으므로, 연소에 의해 탄소가 이온화되어 이 방법에 의해 검출된다. 그러나 C-H 결합을 갖지 않은 유기 화합물이나 무기물은 검출되지 않는다. 검출감도는 열전도도 검출기에 비해 1000~10,000배 높으며, ng 단위의 검출이 가능하다. 캐리어 가스는 값싼 질소를 쓰며, 고감도로 안정한 response를 나타내므로 그 범용성은 가장 높다.

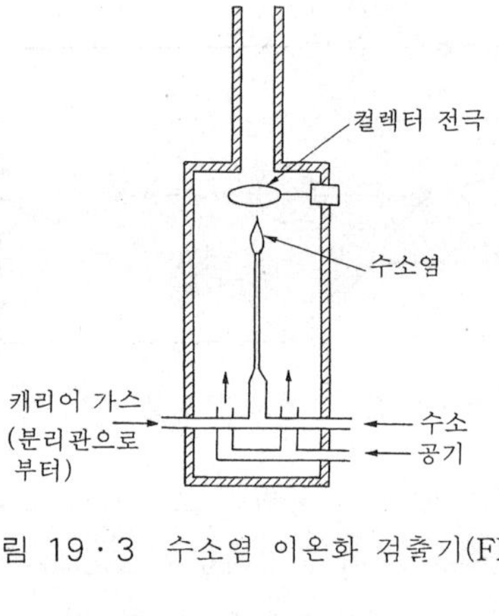

그림 19 · 3 수소염 이온화 검출기(FID)

〔3〕 전자 포획형 이온화 검출기(ECD : electron capture detector)

1960 년에 Lovelock, Lipsky가 개발한 검출기이다. 장치의 개략은 그림 19 · 4와 같다. 질소 등의 캐리어 가스가 검출기 내의 트리튬(^3H) 또는 니켈 63(^{63}Ni)에서 나오는 β선과 충돌하면 이온화되어 일정한 이온전류가 생긴다. 이 중에 할로겐과 같은 전기 음성도가 큰 성분이 들어가면 이온전류를 포획하여 음이온을 생성한다.

$$N_2 + e^- \longrightarrow N_2^+ + 2e^-$$

$$M + e \longrightarrow M^-$$

이 음이온이 검출기 내의 질소의 양이온과 결합하므로 이온전류가 감소한다. 이 이온전류의 감소를 증폭하여 기록함으로써 각 성분을 peak로써 검출하는 방법이다. 전자 친화성은 할로겐 원자가 가장 강하므로, 농약 등의 할로겐 화합물의 초미량 분석에 특히 유효하다. 그리고 니트로기라든가 카르보닐기를 가진 화합물도 매우 높은 특이성을 갖는다.

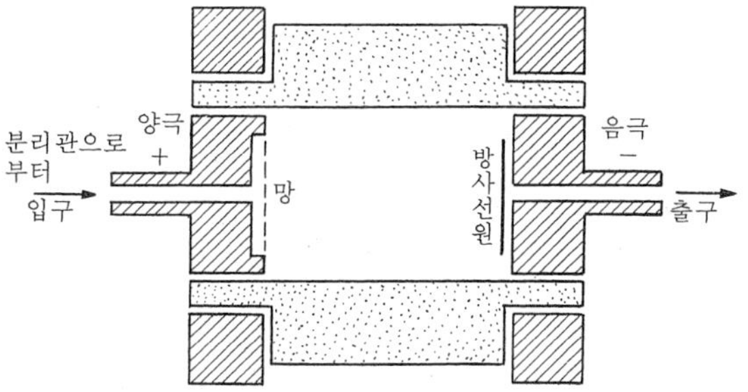

그림 19·4 전자 포획형 이온화 검출기(ECD)

이온농도의 감소는 친전자성 분자농도가 낮을 때 농도에 비례한다. 따라서, 앞에서 말한 수소염 이온화 검출기와 같이 광범위한 농도에 걸친 비례성은 없다. 또, 검출기의 응답특성은 특이적이며, 전자 친화성의 원자를 포함하는 화합물이라도 그 종류나 구조상의 차이에 따라, 검출감도가 크게 다르다. 탄화수소는 거의 검출되지 않는다.

이 검출기는 이와 같이 어느 종류의 화합물에 대해서는 매우 유효하지만, 방사성 동위원소를 쓰기 때문에 그에 대한 취급면허가 필요하다. 그러나 비선원형(非線源型)의 검출기도 개발되어 있다.

〔4〕 불꽃 광도형 검출기(FPD : flame photometric detector)

선택적 검출기의 일종이며, 황이나 인이 들어 있는 화합물을 특이적으로 검출한다. 황 및 인은 수소와 공기의 불꽃 중에서 발광하므로 그 강도를 측정하는 것이다.

〔5〕 열이온형 검출기(TID : thermal ionization detector)

선택적 검출기의 일종으로 질소나 황이 들어 있는 화합물을 특이적으로 검출한다. 비휘발성의 규소산 루비듐을 포함시킨 glass bead를 음극측에 놓고 빨갛게 가열한다. 이것은 수소나 공기불꽃 중에서 질소나 인이 들어 있는 화합물에 대해 선택적으로 응답한다(NP mode). 이 검출기의 감도는 매우 높으며, 그 검출한계는 카페인의 경우 약 1×10^{-13} $gN^{-1}s$, 마라티온은 약 $1\times10^{-14}gN^{-1}s$이다. 각각 넓은 범위에서 직선적인 응답을 얻을 수 있다.

〔6〕 기타의 검출기

발광 분광형 검출기, 전도도 검출기, 이온전극 검출기, 방사선 검출기, 광이온화 검출기 등이 있다.

19.2 정 성 분 석

시료를 주입해서부터 시료 중에 들어 있는 각 성분의 peak의 극대점까지의 시간을 그 화합물의 머무름 시간(retention time)이라고 하며, t_R(min)로 표현한다. 캐리어 가스의 유속이 일정할 때 t_R(min)에 유량을 곱한 것을 머무름 용량(retention volume)이라고 하며, V_R(mL)로 나타낸다. t_R(min) 또는 V_R(mL)은 칼럼의 종류, 길이, 조작온도 등의 분석조건이 일정하면 각 화합물에 고유한 값이 되므로, 이들의 값을 써서 물질의 확인을 할 수 있다. 또, 시료성분의 t_R 또는 V_R가 추정되는 기지물질의 그것과 일치하는지에 의해 동정을 할 수 있다.

이 중에서 t_R가 측정이 간단하기 때문에 널리 일반적으로 쓰이는데, 분석조건이 조금만 바뀌어도 달라진다. 따라서, 다른 적당한 표준물질의 머무름 시간 t_R'를 동시에 구하여 t_R와 t_R'의 비를 구하면 이와 같은 분석조건에 따르는 변동을 소거할 수 있다. 이 비를 상대 머무름 시간(relative retention time)이라고 한다. 또, V_R에 대해서도 마찬가지로 상대 머무름 용량(relative retention volume)이라고 한다.

이와 같은 각종의 값은 물질고유의 값이기는 하지만, 많은 화합물 중에는 값이 같거나 또는 근접한 t_R를 갖는 것도 적지 않다. 따라서, 이 방법에 의한 확인동정의 신뢰성을 높이려면 여러 종류의 칼럼에 대해 그 t_R 등이 일치할 필요가 있다. 그리고 이와 같은 목적으로는 선택성이 높은 검출기를 사용하는 것도 유효할 것이다. 그러나 어느 화합물을 완전히 확인동정하려면 칼럼에서 용출한 성분을 분취하여 적외선 흡수 스펙트럼을 측정한다든지, GC/MS에 의한 분석을 할 필요가 있다.

19.3 정 량 분 석

크로마토그램의 각 peak는 시료의 주입량이 적절할 때 그 peak의 높이나 peak의 면적은, 각 성분량과 일정한 비례관계가 성립한다. 따라서, 분석하고 싶은 각 성분의 표준물질을 써서 작성한 검량선을 써서 정량을 할 수 있다.

이 방법으로 정량을 할 경우에는, 목적성분의 peak가 다른 협잡성분의 peak와 충분히 분리되고, 더욱이 대칭성이 양호한 peak가 얻어지도록 조건을 선택할 필요가 있다. 그렇게 하기 위해서 흡착제나 담체 및 고정상 액체의 선택을 신중히 고려하고, 칼럼의 길이, 캐리어 가스의 유량, 측정온도(시료 기화실, 칼럼, 검출기)의 설정 등을 충분히 배려할 필요가 있다. 정량은 통상적으로 다음의 방법으로 한다.

19.3.1 내부 표준법(Internal standard method)

단계적으로 농도를 변화시킨 표준물질 용액에 일정량의 내부 표준물질을 가해 분석을 한다. 검량선의 작성은 가로축에 표준 물질량과 내부 표준 물질량의 비 또는 표준 물질량을 취하고, 세로축에 표준물질의 peak 높이 또는 peak 면적과 내부 표준물질의 peak 높이 또는 peak 면적과의 비를 취해 작성한다. 다음에 시료용액에도 먼저와 같은 양의 내부 표준물질을 가해 검량선을 작성할 때와 같은 조건에서 분석을 실시하여, 정량하고자 하는 성분과 내부 표준물질의 peak 높이 또는 peak 면적의 비를 산출하여, 앞서 작성한 검량선으로부터 정량을 하는 방법이다.

이 방법은 그 정량값의 신뢰성이 높고 조작이 간단하며, 주입량 등도 반드시 일정하지 않아도 되므로 가장 일반적으로 사용되는 방법이다. 내부 표준물질로 쓰려면 i) 목적성분의 peak와 겹치지 않으며, 또한 t_R가 너무 멀리 떨어져 있지 않을 것, ii) 화학적으로 안정하고, 목적성분과 반응하지 않을 것, iii) 쉽게 순품을 얻을 수 있을 것 등의 조건을 갖추면 좋은데, 정량 정밀도에 영향을 크게 미치므로 그것을 선정할 때는 충분히 주의해야 한다.

19.3.2 절대 검량선법

단계적으로 농도를 변화시킨 표준물질의 용액을 조제하여 그 일정량을 정확히 주입한다. 가로축에 표준 물질량을 취하고, 세로축에 peak 높이 또는 peak 면적을 취해 검량선을 작성한다. 다음에 시료액에 대하여 검량선을 작성할 때와 동일한 조건에서 분석을 하여, 얻어진 분석대상 성분의 peak 높이 또는 peak 면적을 써서 정량하는 방법이다.

이 방법은 내부 표준물질을 쓰지 않기 때문에 전분석 조작을 엄밀히 일정하게 유지하지 않으면 안 된다.

19.3.3 면적 백분율법

크로마토그램으로부터 얻어진 각 성분의 peak 면적의 총합계를 100으로 하고, 그에 대한 각각의 성분의 peak 면적의 비로부터 조성비를 구하는 것이다. 분석하고자 하는 성분의 표준물질이 없는 경우, 검량선을 작성할 수 없기 때문에 이 방법을 쓴다. 검출기에 따라 그 감도 특성이 다른 경우가 많으므로, 각 성분의 면적에 대한 보정을 할 필요가 있다.

19.3.4 Peak 측정법

peak 측정법에는 다음과 같은 방법이 있다.

〔1〕 peak 높이법

peak의 정점으로부터 기록지의 가로축에 내린 수선과 peak의 양끝을 이은 접선과의 교점으로부터 정점까지의 길이를 측정한다. peak는 그 파형에 따라 다음의 네 가지로 대별할 수 있고(그림 19 · 5), 각 peak에 대한 peak 높이를 취하는 방법을 화살표로 나타내었다.

예리한 peak는 뒤에 나오는 peak 면적법보다도 이 방법을 실행하는 것이 조작도 간편하고 시간도 걸리지 않는다. 그러나 검량선의 직선성을 나타내는 범위는 좁아지는 경향이 있다.

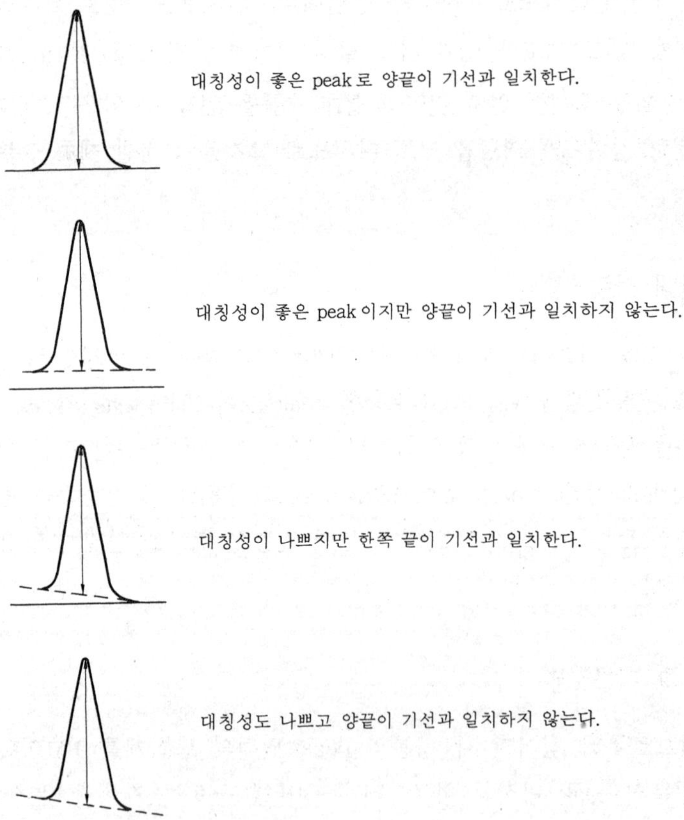

그림 19 · 5 peak의 파형과 peak의 높이를 취하는 법

〔2〕 peak 면적법

peak의 면적을 측정하여 정량하는 방법으로, 보통 세 가지로 크게 나눈다.

(1) 반치폭법

peak 높이의 중점의 peak 폭에 peak 높이를 곱하여 면적을 산출하는 방법이다(그림 19·6). 좌우대칭의 peak의 면적은 삼각형의 면적에 근사하다. 테일링이 적은 peak의 경우는 이 방법으로 오차없이 정량할 수 있다. 대칭성은 좋더라도 예리한 peak의 경우는 W의 값이 작게 되어 측정오차가 커지므로, 기록계의 종이를 빠른 속도로 보내도록 하여 W를 외견상 크게 해서 오차를 작게 해줄 필요가 있다.

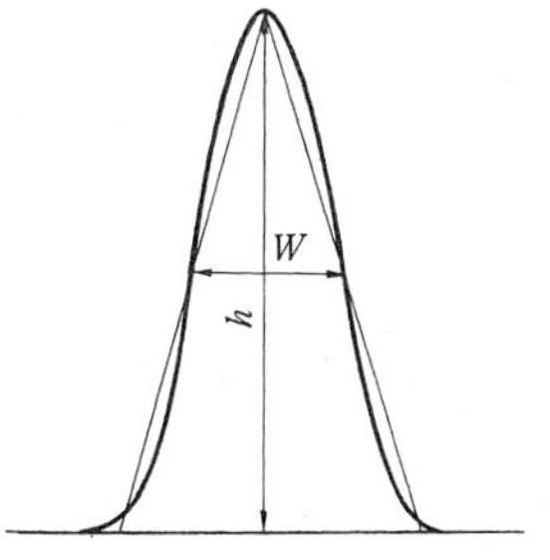

그림 19·6 반 치 폭 법

(2) 중 량 법

peak를 직접 오려내어 그 중량을 측정하는 방법이다. peak를 균질한 종이에 옮겨 그려서 오려내도 좋다. 조작은 번잡스럽지만 테일링하는 peak나 기선의 회복이 나쁜 peak에 대해서는 반치폭법 대신에 쓰인다.

(3) 자동면적 측정법

검출기로부터의 신호를 자동 적분계를 써서 측정하는 방법이다. 최근 급속히 진보하고 있는 peak 측정법이며, 마이크로컴퓨터를 써서 머무름 시간, peak 면적, peak 높이 등을 기록할 수 있으며, 또한 내부 표준물질에 대한 면적 또는 높이의 비도 계산되어, 각각의 정량치나 함량 %가 인쇄되는 우수한 각종의 크로마토그래프의 데이터 처리장치가 시판되고 있으며, 일상분석 등에 없어서는 안 되는 peak 측정법으로 되었다.

19.4 가스 크로마토그래프법의 특징

〔1〕 가스 크로마토그래프법의 장점

① 분리능이 아주 좋다.

② 감도가 좋다. 검출기의 종류에 따라 다르지만 통상 수 ng이고, 화합물에 따라서는 수 pg의 분석이 가능하다.

③ 분석이 비교적 단시간(10~20분)에 끝난다는 것을 들 수 있다.

〔2〕 가스 크로마토그래프법의 단점

① 시료를 기화시키지 않으면 안 되기 때문에 열에 불안정한 물질에는 적용할 수 없다.

② peak의 동정은 머무름 시간을 근거로 하기 때문에 그 확실성이 부족하다는 것을 들 수 있다.

①의 결점에 대해서는 본질적인 것이어서 해결할 수 없는 문제점을 내포하고 있다. 그러나 ②의 결점은 후술하는 GC/MS에 의해 거의 해결할 수 있다.

19.5 가스 크로마토그래프법의 응용

가스 크로마토그래프법의 응용범위는 매우 넓으며, 새로운 형의 검출기라든지 충전제의 개량이 이루어지고 있으므로 그 적용례는 방대한 것이다. 그리고 원래 휘발성이 없는 물질이라도 적당한 유도체화 시약을 사용하면 이 방법을 적용할 수 있으며, 그런 시약의 개발 및 개량도 적극적으로 이루어지고 있으므로, 각종의 불휘발성 화합물의 분석에 대해서도 유효한 방법이다.

의학, 약학, 생화학, 농학 등의 광범위한 분야에서 쓰이며, 그 분석대상 화합물도 해열진통제, 최면제, 정신 안정제, 항히스타민제 등의 의약품은 물론 스테로이드, 아미노산, 지방산, 당류, 호르몬 등의 생체성분이나 알칼로이드, 테르펜 등의 식물성분 등으로 다양하다.

19.6 GC/MS(Gas chromatography/mass spectrometry)

가스 크로마토그래프법의 검출기로서 mass spectrometer를 사용하는 것이며, 용출된 각 성분의 동정 및 정량에 유효하다. 종래에는 용출된 peak가 단일성분만으로 되어 있는지, 또는 복수의 성분이 들어 있는지 판정할 수 없는 경우가 많았지만, peak의 정점 및 그 전후의 mass spectrum을 측정함으로써 쉽게 순도검정을 할 수 있게 되었다. 그리고 얻어진 mass spectrum에서 목적성분에 특유한 peak를 선택함으로서, 머무름 시간이 근접한 성분의 분석이라든지 pg 단위의 초미량 정량이 가능하다.

또한, 가스 크로마토그래프법과 적외선 분광 광도계를 직결한 GC/IR도 용출성분의 동정에 이용된다. 최근 FT/IR가 개발되어 신속하고, 더구나 고감도로 용출성분의 적외선 스펙트럼을 얻을 수 있다.

대한약전 수재 의약품

Chromatography

GC

약 품 명	분 자 식	분자량	이동상	내부 표준물질	검출기(파장)	고 정 상	유속(유지시간)	온도(℃)
구연산디에틸카르바마진정			질소	*n*-옥타데칸의 클로로포름용액(1→1250)	수소염이온화 검출기	35% 페닐메틸실리콘폴리머	8~11분	145
아산화질소	N_2O	44.01	수소	질소	열전도형 검출기	실리카겔	2분	30℃
d-캄파	$C_{10}H_{16}O$	152.24	질소	살리실산메틸	수소염이온화 검출기(FID)	폴리에틸렌글리콜	유지시간 6분	160
dl-캄파	$C_{10}H_{16}O$	152.24	질소	살리실산메틸	수소염이온화 검출기(FID)	〃	유지시간 약 6분	160
펜토바르비탈나트륨 캅셀	$C_{11}H_{17}N_2NaO_3$	248.26	질소	*n*-트리코산	수소염이온화 검출기(FID)	SiO_2	60 ~ 80 mL/분	200
프로피온산드로스타놀론	$C_{23}H_{36}O_3$	360.54	질소		수소염이온화 검출기	50% 페닐메칠실리콘폴리머	8분	260
프로피온산드로스타놀론 주사액	$C_{23}H_{36}O_3$	360.54	질소		수소염이온화 검출기	50% 페닐메틸실리콘폴리머	8분	260
프리미돈 정	$C_{12}H_{14}N_2O_2$	218.26	헬륨	안드로스테론	수소염이온화 검출기	50% 페닐-50% 메틸폴리실록산	40 mL/분	260
황산아트로핀 정	$(C_{17}H_{23}NO_3)_2 \cdot H_2SO_4$	694.84	질소	브롬화수소산 홈아트로핀	수소염이온화 검출기	50% 페닐-50% 메틸폴리실록산	25 mL/분	225

제 20 장
고속액체 크로마토그래프법

고속액체 크로마토그래프법(high-speed liquid chromatography)은 종래의 액체 크로마토그래프법에 비해 신속하게 분석을 할 수 있다는 점에서 고속이라고 불리고 있다. 1970년경부터 액체 크로마토그래피를 고속화하고, 가스 크로마토그래피와 동등한 분해능을 갖도록 여러 가지로 개량되면서 고속액체 크로마토그래피가 발달하였다. 그 결과 종래의 액체 크로마토그래피로는 분석할 수 없었던 복잡한 물질이 분석가능하게 되었기 때문에 고성능 액체 크로마토그래프(high performance liquid chromatography)라고 불리는 경우가 많으며, 또한 이동상으로 액체를 펌프로 가압하여 흐르게 하기 때문에 칼럼의 압력이 높고, 이 때문에 고압액체 크로마토그래프(high pressure liquid chromatography)라고 하기도 한다. 액체시료나 용액으로 할 수 있는 시료를 모두 분석대상으로 할 수 있으며, 물질의 확인이나 순도의 시험 및 정량분석 등에 널리 이용하고 있다.

20.1 특　　징

종래의 액체 크로마토그래프법에 비해 분석 소요시간이 현저하게 짧아지고 분리효율이 극히 높다. 이 분석시간의 단축과 높은 분리효율은 고압에 견디고, 정밀도가 양호한 송액펌프와 기계적 강도가 크고 성능이 높은 칼럼 충전제의 개발에 의해 얻어진 것이다. 고속액체 크로마토그래프법의 또 하나의 큰 특징으로서 대상물질이 매우 광범위하다는 것을 들 수 있다. 상온부근에서 분석을 하기 때문에 불안정한 화합물이나 효소 등의 생리활성을 갖는 화합물이라도 손상되지 않게 다룰 수가 있으며, 현재 알려진 모든 화합물의 약 3분의 2가 분석대상이라고 할 수 있다.

그래서 용매에 용해시켜 적당한 이동상을 선택할 수만 있다면 가스 크로마토그래프처럼 분석대상 물질을 늘리기 위해 휘발성 유도체로 한다든지 하는 조작이 전혀 불필요하다. 그러나 다량의 시료를 굵은 칼럼에서 조제수준으로 분리정제하는 것 같은 경우는, 분석을 목적으로 한 미량시료에 비해 고속, 신속화가 현재도 쉽지 않다.

20.2 장치의 개요

고속액체 크로마토그래프는 여러 가지 기종이 시판되고 있어, 각각의 특징 있는 형식이나 사양을 갖고 있는데, 기본적으로는 그림 20・1에 보이는 바와 같이 이동상의 송액용 펌프, 댐퍼, 압력계, 시료 도입부, 칼럼, 검출기 및 기록계 등으로 구성되어 있다. 필요에 따라 칼럼을 항온조 등에 의해 항온으로 유지할 수 있으며, 또한 분석 소요시간을 단축하기 위해 빠른 유속으로 이동상이 흐르게 할 수 있도록 장치 전체의 내압성을 높이고 있다.

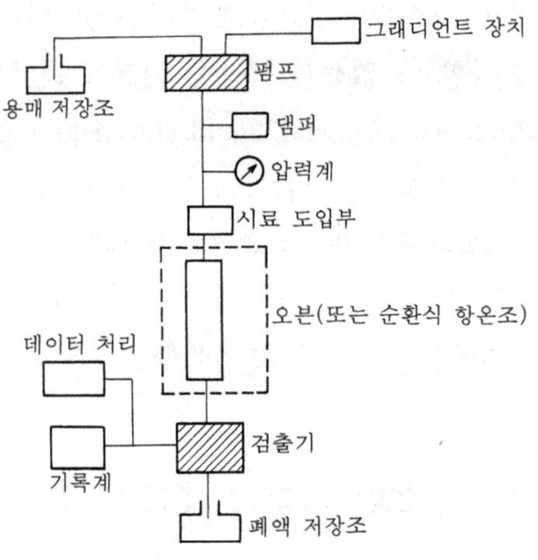

그림 20・1 고속액체 크로마토그래프의 구성

〔1〕 이동상 송액용 펌프

송액펌프는 수 100 kg/cm^{2}의 고압하에서 칼럼 및 연결튜브 등에 일정한 유량으로 이동상을 보낼 수 있게 하는 것으로, 정밀도가 좋고 안정된 유량을 얻을 수 있으며, 맥류가 적고 이동상에 의해 접액부가 침식되지 않는 재질로 되어야 한다. 현재 피스톤형, 스크류형, 가스압형 또는 다이어프램형 등의 각종의 펌프가 쓰이고 있다.

〔2〕 댐퍼(damper)

댐퍼는 그림 20・2에서 보는 바와 같이, 왕복 피스톤형의 송액펌프를 사용하는 경우

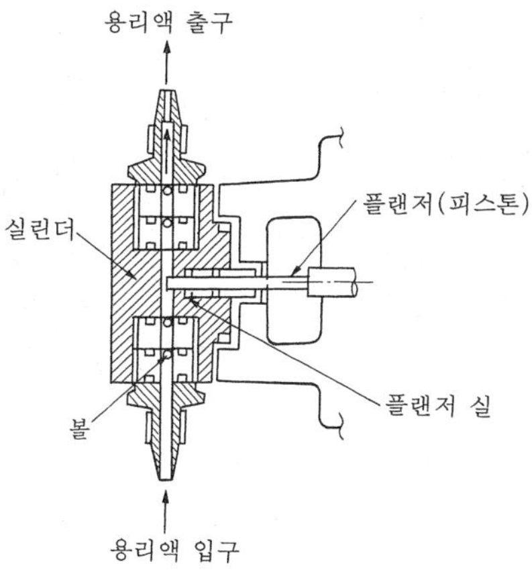

그림 20 · 2 왕복 피스톤형 펌프

에 액의 맥류를 소거하는 역할을 하며, 공기댐퍼가 흔히 이용되고 있다. 송액펌프의 맥류는 크로마토그램의 base line의 난조의 원인이 된다.

〔3〕 압 력 계

압력계는 이동상 송액 중의 칼럼의 입구압을 가리키는 것으로 안전장치를 갖춘 것도 있다.

〔4〕 시료 도입부

일반적으로는 그림 20 · 3에서 보이는 바와 같이 마이크로시린지로 시료를 주입할 수 있도록 되어 있다.

또, 그림 20 · 4처럼 유로를 바꿔줌으로서 시료밸브 중의 일정 시료용액이 도입되는 것, 나아가 이를 자동화한 자동시료 첨가장치 등이 있다.

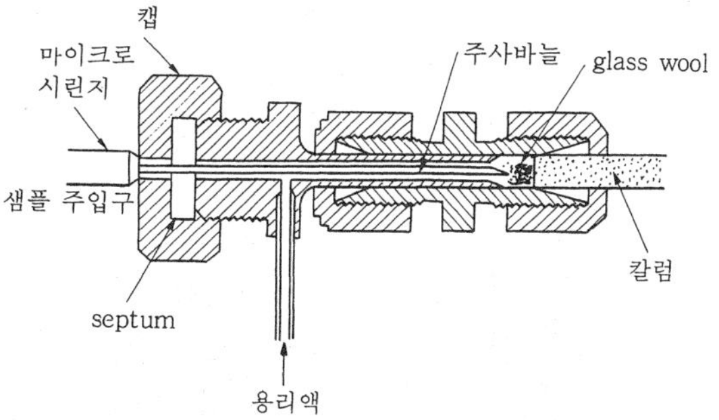

그림 20 · 3 septum식 시료도입 장치

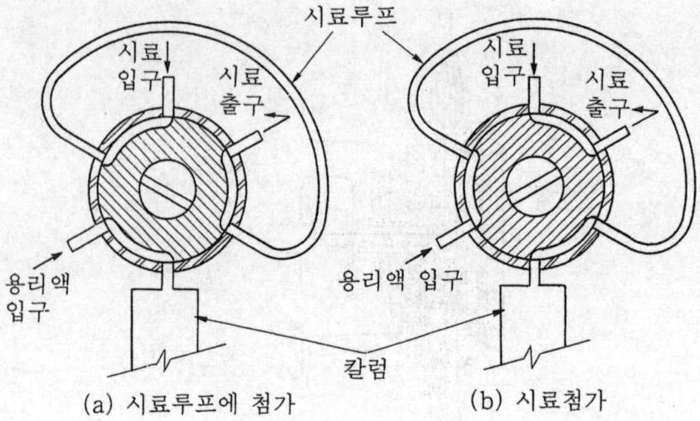

그림 20·4 6방향형 샘플 루프식 시료도입 장치

〔5〕 칼 럼

대개 안지름 2~8 mm, 길이 5~100 cm의 스테인리스제, 또는 유리제의 관으로 고속액체 크로마토그래피용으로 조제한 입자 지름이 고른 충전제가 균일하게 충전된 것이다. 충전제는 충전제 그대로 또는 충전시킨 칼럼으로 만든 다수의 종류가 시판되고 있다.

〔6〕 검 출 기

가장 많이 사용하는 것은 그림 20·5에 보이는 바와 같이 flow cell을 장착한 흡광 광도계이다. 대개, 시료성분이 흡수하는 파장(예 : 254 nm)에서 흡광도를 측정하는데, 흡수를 하지 않는 성분을 검출하기 위해 칼럼과 검출기 사이에 발색장치를 갖춘 것도 있다.

발색장치는 별도의 송액 펌프를 써서 칼럼에서 나오는 유출액에 발색시약을 첨가, 혼

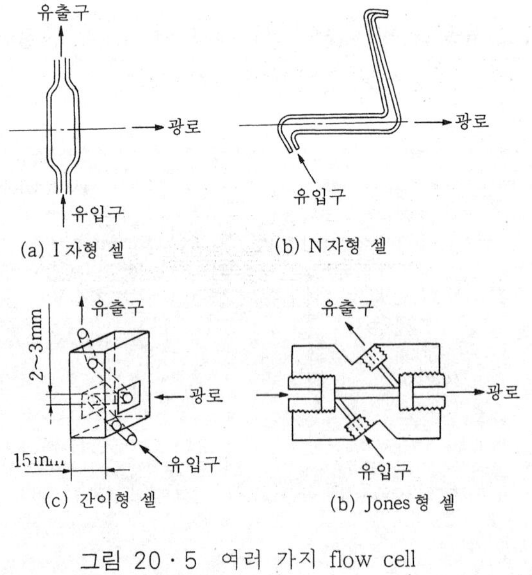

그림 20·5 여러 가지 flow cell

합해서 발색시킨 다음 흡수를 측정한다. 고감도이고 선택적인 목적으로 형광 검출기, 전기 화학적 검출기, 방사능 검출기를 쓰기도 하며, 보편성 있는 검출기로는 시차 굴절계를 쓴다. 특별한 것으로는 가장 정성능력이 큰 질량 분석기를 검출기로 쓰는 경우와, 광학활성 화합물 검출용의 선광 검출기를 들 수가 있다.

〔7〕 기 록 장 치

단순히 기록계를 사용하는 것과 데이터 프로세서처럼 컴퓨터를 이용하는 것도 있다. 크로마토그램의 가로축은 머무름 시간인데, 보통 유속이 일정하기 때문에 머무름 용적을 나타내는 것도 된다. 세로축은 각 측정법에 따른 검출신호의 강도이다.

20.3 충 전 제

여기서는 고정상과 담체를 합쳐서 충전제라고 한다. 고정상이란 칼럼 내에 고정되어 시료가 분포하는 한쪽의 상(相, phase) 역할을 하는 고체 또는 액체를 말하는데, 액체의 경우는 적당한 담체에 도포하여 사용한다.

액체 중의 분자의 확산은 아주 느려서, 기체 중에서 유기분자의 확산상수가 0.1～1 cm^2s^{-1}인데 대해 겨우 $1 \sim 5 \times 10^{-5}$ cm^2s^{-1}이라고 한다. 그래서 액체 크로마토그래피의 신속화를 도모하기 위해 고정상 내의 확산 거리를 짧게 하고, 시료의 분포평형에 도달하는 시간을 빠르게 하기 위해 그림 20・6에 나타낸 표면 다공성 충전제나 전다공성 미립자 충전제가 개발되어 있다.

충전제는 이 밖에도 이동상이 고르게 흐르도록 하기 위해, 입자가 균일할 것과 이동상에 대한 안정성이나 장시간 반복하더라도 재현성이 있을 것 등이 요구된다.

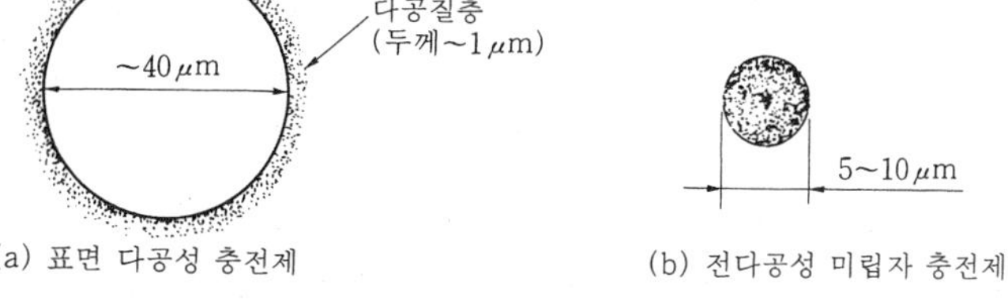

(a) 표면 다공성 충전제 (b) 전다공성 미립자 충전제

그림 20・6 고속액체 크로마토그래피용으로 물질의 확산 거리를 짧게 한 충전제

〔1〕 표면 다공성 충전제(Pellicullar형 충전제)

평균 약 30 μm의 유리구슬의 표면에 두께 약 1 μm의 균일한 다공성의 층을 만들어,

그대로 흡착 크로마토그래피용의 고정상으로 사용하든지, 이것을 담체로 하여 그 다공성 표면에 고정상을 피복해서 분배 크로마토그래피용의 고정상으로 한 것이다. 다공성의 층은 일반적으로 실리카 겔을 유리구슬의 표면에 부착시켜 700~800℃로 용착시켜 만든다. 이 충전제는 중심의 유리구슬에는 용질이 침투하지 않아 고정상 내의 확산거리는 매우 짧다. 또한, 기계적 강도도 충분히 커서 현재 널리 사용되고 있는데, 유리구슬의 심이 비교적 크기 때문에 단위 체적당 표면적이 작으며, 따라서 시료의 부하한계가 작다는 결점이 있다.

〔2〕 전다공성 미립자 충전제

표면 다공성 충전제의 결점을 개량한 것으로, 유리구슬의 심을 없애고 입자를 작게 하여 단위 체적당 다공성 표면적을 크게 한 것이다.

최근에는 고압펌프의 개발에 힘입어 입자 지름이 2~10 μm인 미립자 충전제를 채운 칼럼도 사용할 수 있게 되었다.

〔3〕 물리적 피복 또는 화학결합을 한 충전제

고속액체 크로마토그래프는 이동상으로써 극성이 큰 물이나 메탄올부터 무극성인 벤젠이나 헥산까지 광범위의 용매를 송액할 수 있으며, 또한 이들의 혼합용매나 염의 용액 등을 쓸 수도 있다.

따라서, 다양한 성질을 가진 각종의 충전제를 만들 수 있고, 적당한 이동상과 조합을 하면 흡착이나 분배뿐만이 아니라 이온교환이라든가 겔침투 등 작용양식이 다른 분리수단도 이용할 수 있다.

물리적으로 고정상을 담체에 피복하는 방법은 비교적 간단히 실시할 수 있으나, 이것은 이동상에 의해 녹아 나오므로 반복사용하는 사이에 고정상이 유출되기 쉽다는 결점이 있다. 이런 결점을 개선한 것이 화학 결합형 충전제이다.

일반적으로 실리카계 담체표면의 실란올기(≡Si-OH)에 옥틸알코올, 폴리에틸렌글리콜 등의 알코올을 탈수 축합한 것, 유기염화실란이나 유기리튬 화합물과 반응시킨 것, 또는 이온 교환기를 붙인 것 등 갖가지 기를 도입한 화학 결합형 충전제가 시판되고 있다. 이와 같은 공유결합으로 담체와 결합한 고정상은 단계 용출법(stepwise elution)이나 구배 용출법(gradient elution)을 이용할 수 있으며, 그리고 분석 중에 온도를 바꿀 수가 있다 (그림 20・7 참조).

〔4〕 Porous polymer

한편으로 유기합성 다공질 중합체가 개발되어, 입자 지름 25 μm 이하의 충분한 강도를 갖는 porous polymer라고 부르는 구상수지(球狀樹脂)가 고속액체 크로마토그래피의

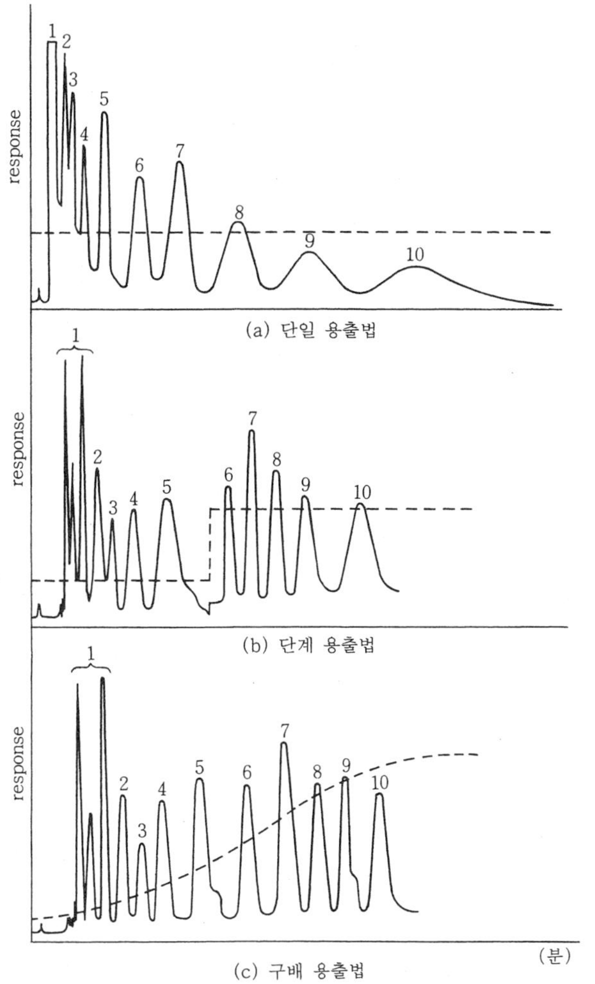

그림 20·7 용출조건의 변화에 의한 크로마토그램의 변화

충전제로 쓰이게 되었다. 이것은 이동상의 조성에 따라 팽윤이나 수축이 일어나는 결점이 있지만, 일반적으로 넓은 표면적과 sharp한 구멍 지름(孔徑)을 가지므로 시료의 부하량이 크고, 실리카계와 같은 비가역적인 흡착이 없으며, 고정상의 피복 또는 화학결합과 같은 표면처리가 없으므로 안정하게 사용할 수 있다는 장점이 있다. 스티렌 - 디비닐벤젠의 중합체가 가장 널리 사용되고 있다.

각종 시판 충전제의 예는 표 20·1~20·4에 게재하였다.

표 20·1 표면 다공성 충전제

품 명	입자지름	제 조 자	비 고
Zipax	25~37	Du Pont	표면적 1 m^2g^{-1}
Corasil I	37~50	Waters	표면적 7 m^2g^{-1}
Corasil II	37~50	Waters	표면적 14 m^2g^{-1}
Pellosil HS	37~44	Reeve Angel	
Pellosil HC	37~50	Reeve Angel	고 용 량 형
Pellumina		Reeve Angel	알 루 미 나
Pellumina		Reeve Angel	알루미나, 고용량형
Sil-X-II	35	Perkin Elmer	표면적 12 m^2g^{-1}
Perisorb A	30~40	E. Merck	실리카 겔 60, 구멍 지름 60 Å, 표면적 14 m^2g^{-1}
Vydac Adsorbent	30~40	Applied Science	표면적 12 m^2g^{-1}, 구멍지름 57 Å
JASCOSIL WC-01	30~50	JASCO	
Permaphase ODS	25~37	Du Pont	옥타데실실란, 75℃까지
Permaphase ETH	25~37	Du Pont	에테르형, 75℃까지
Bondapak C18 / Corasil	37~50	Waters	
Bondapak Phenyl / Corasil	37~50	Waters	
Co:Pell ODS	평균 41	Reeve Angel	
ODS Sil-X-II	35	Perkin Elmer	
Perisorb RP	30~40	E. Merck	
Vydac Reverse Phase	30~44	Applied Science	
JASCOSIL WC-02		JASCO	비극성 화학 결합형(역상)
JASCOSIL WC-03		JASCO	극성화학 결합형
Pellidon	55~65	Reeve Angel	glass bead를 폴리아미드에 피복
Perisorb PA 6	30~40	E. Merck	폴리아미드 6

표 20·2 화학 결합형 흡착 크로마토그래프용 고정상

종 류	상 품 명	결합 고정상	담 체	비 고
표면다공성	Durapak Carbowax 400/Corasil	폴리에틸렌글리콜	Corasil	Waters
	Durapak ODS/Corasil	옥타데실실란	Corasil	Waters
	Bondapak C_{18}/Corasil	옥타데실트리클로로실란	Corasil	Waters
	Bondapak Phenyl/Corasil	디페닐디클로로실란	Corasil	Waters
	Bondapak AX/Corasil	사급알킬아민	Corasil	Waters
	Vydac Reverse Phase	옥타데실실란	Vydac Adsorbent	Applied Sci.
	Vydac Polar Bonded Phase	니트릴	Vydac Adsorbent	Applied Sci.
	Permaphase ODS	옥타데실실란	Zipax	Du Pont
	Permaphase ETH	에 테 르	Zipax	Du Pont

표 20・2 화학 결합형 흡착 크로마토그래프용 고정상(계속)

종 류	상 품 명	결합 고정상	담 체	비 고
전다공성	Durapak OPN/Porasil C	옥시디프로피오니트릴	Porasil C	Waters
	Durapak Carbowax 400/Porasil C	폴리에틸렌글리콜	Porasil C	Waters
	Durapak *n*-octane/Porasil C	*n*-octane	Porasil C	Waters

표 20・3 이온교환 크로마토그래피용 고정상

종 류	품 명	이 온 교환기	교환용량 μeq g^{-1}(dry)	입자 지름 (μm)	비 고
표면 다공성 피 복 형	Zipax SAX	$-N^+R_3$		25～37	Du Pont
	Zipax WAX	$-NH_2$	12	25～37	Du Pont
	Zipax SCX	$-SO_3H$	3.2	25～37	Du Pont
표면 다공성 화학 결합형	Permaphase AAX	$-N^+R_3$	12	25～37	Du Pont
	Vydac Anion Exchange	$-N^+R_3$	100	30～44	Applied Sci.
	Vydac Cation Exchange	$-SO_3H$	100	30～44	Applied Sci.
박 막 형	Pellicular Anion	$-N^+R_3$	～10	～40	Varian
	Pellicular Cation	$-SO_3H$	～10	～40	Varian
	AS-Pelionex-SAX	$-N^+R_3$	10	44～53	Reeve Angel
	AL-Pelionex-WAX			44～53	Reeve Angel
	HS-Pelionex-SCX	$-SO_3H$	8～10	44～53	Reeve Angel
	HC-Pelionex-SCX	$-SO_3H$	60	44～53	Reeve Angel
전다공성 이온교환 수 지	Aminex A-14	$-N^+R_3$	3400	17～23	Bio - Rad
	Aminex A-25	$-N^+R_3$	3200	17.5±2	Bio - Rad
	Aminex A-27	$-N^+R_3$	3200	12～15	Bio - Rad
	Aminex A-28	$-N^+R_3$	3200	7～11	Bio - Rad
	Aminex A-4	$-SO_3H$	5000	16～24	Bio - Rad
	Aminex A-5	$-SO_3H$		13±2	Bio - Rad
	Aminex A-6	$-SO_3H$		17.5±2	Bio - Rad
	Aminex A-7	$-SO_3H$		7～11	Bio - Rad
	Durrum Type DA-X2	$-N^+R_3$	2000	20±5	Durrum
	Durrum Type DA-X4	$-N^+R_3$	2000	20±5	Durrum
	Durrum Type DA-X6	$-N^+R_3$			Durrum
	Durrum Type DC-1A	$-SO_3H$	5000	18±3	Durrum
	Durrum Type DC-2A	$-SO_3H$		12±3	Durrum
	Durrum Type DC-4A	$-SO_3H$		8±2	Durrum
	Durrum Type DC-6A	$-SO_3H$		11±1	Durrum

표 20·4 겔 크로마토그래피용 충전제

품 명	타 입	입자지름	분자질량 범위	방법	제 조 자
Alltech GPC	Polydivinyl benzene	5	10^2-10^7	GPC	Alltech
Asahipak GS	Hydrophilic polymer	9	to 10^7	GFC	Asahi
μBondagel	Silica with ether phase	10	$2\times10^3-7\times10^6$	GFC +GPC	Waters
Hamilton PRP-1	S-DVB	10	$2\times10^3-10^5$	GPC	Hamilton
Hypersil-WP 300	Silica	5, 10	$50-10^6$	GPC	Shandon
LiChrogel PS	S-DVB	5, 10	10^2-10^7	GPC	Merck
LIChrospher SI	Silica	10	$5\times10^4-8\times10^6$	GPC	Merck
Microgel	S-DVB	5, 10	$10^2-4\times10^7$	GPC	Chrompack
Phenogel	S-DVB	5, 10	to 10^4	GPC	Phenomenex
PL aquagel	Polyacrylamide	10	$50-3\times10^4$	GFC	Polymer Laboratories
PL gel	S-DVB	5, 10	$10^2-4\times10^7$	GPC	Polymer Laboratories
μPorasil GPC 60Å	Silica	10	10^2-10^4	GFC	Waters
RoGel SEC	S-DVB	5, 10	10^2-10^5	GPC	RSL
Separon HEMA	Hydrophilic polymethacrylate	10		GFC	Reichelt
Shodex Aqpak	Silica with glyceropropyl phase	10	to 8×10^5	GFC	Showa Denko
Shodex GPC	S-DVB	6, 10	$10^2-5\times10^7$	GPC	Showa Denko
Shodex Ionpak	Sulphonated S-DVB	10	$10^2-5\times10^7$	GFC	Showa Denko
Shodex OHpak B	Polyester		$10^3-2.5\times10^7$	GFC	Showa Denko
Shodex OHpak Q	Polyvinylalcohol		$10^2-5\times10^3$	GFC	Showa Denko
μSpherogel	S-DVB	10	$10^2-2\times10^6$	GPC	Beckman
μStyragel	S-DVB	10	$50->2\times10^7$	GPC	Waters
Supelcogel	S-DVB		$5\times10^3-7\times10^4$	GPC	Supelco
Supelcosil LC-1	Silica with trimethyl phase	5	$10^2-5\times10^6$	GPC	Supelco
Supelcosil LC-Diol	Silica with diel phase	5		GFC	Supelco
Supelcosil LC-Si	Silica	5		GPC	Supelco
Synchropak GPC	Silica with glygeropropyl phase	10	10^3-10^7	GFC	Synchrom
TSKgel HXL	S-DVB	5, 6, 9	$10^2-4\times10^7$	GPC	TosoHaas
TSKgel PWXL	Chem.Modified S-DVB	6, 10	$10^2-3\times10^7$	GFC	TosoHaas
TSKgel SWXL	Silica with hydrophilic phase	5, 8	$2\times10^2-\times10^6$	GFC	TosoHaas
Ultrahydrogel	Polymethacrylate		$10^2-7\times10^6$	GFC	Waters
Ultrastyragel	S-DVB	<10	$50-10^7$	GPC	Waters
Zorbax PSM	Silica	6	10^2-10^7	GFC	Rockland

GPC = Gel permeation chromatography
GFC = Gel filtration chromatography
S-DVB = Styrene-divinylbenzene

20.4 이 동 상

액체 크로마토그래피에서 이동상으로 쓸 수 있는 액체의 종류는 무수히 많으며, 이들이 나타내는 성질도 아주 다채롭다. 적당한 이동상을 선정하려면 분리도의 좋고 나쁨 외에 시료에 대해 충분히 용해도가 크고, 고정상과의 사이에 분포의 장을 만들어 분리에 적당한 질량 분포비를 제공하여야 하며, 그 밖에 검출하는 데 방해가 되지 말아야 한다. 또, 취급상의 안정성, 순도, 가격 등에 대해 고려해 볼 필요가 있다.

분리도 R_s는 칼럼의 이론단수를 N, 물질의 2상(相)에 대한 분포의 비를 k'라고 하고, 두 물질의 k'의 비, 즉 분리계수를 α라고 하면

$$R_s = \frac{1}{4} \cdot \frac{\alpha - 1}{\alpha} \sqrt{N} \cdot \frac{k'}{k' + 1}$$

로 결정된다. 실용적으로 시료 중의 각 성분을 능률적으로 분리하려면, 각 성분의 k'이 $1 \leq k' \leq 10$의 범위에 드는 것이 좋다고 한다. 그래서 용매의 극성이나 pH, 또는 염의 종류 및 농도 등을 조절하여 적당한 조건을 선택할 수 있으나, 흡착 크로마토그래피는 오직 용매의 종류를 바꿈으로써 α를 개선할 수 있다. 다수의 혼합성분을 일제히 분리하는 경우, 이 범위를 벗어나는 k'을 갖는 성분에 대해서는 조작의 도중에 이동상의 조성을 바꾸어 분리하는 단계 용출법이나 구배 용출법을 실행할 수 있으며, 또한 온도를 바꿔 분리할 수도 있다.

20.5 정성 · 정량분석

장치를 조정하고 이동상을 일정유량으로 흘려 고정상과 평형에 이르게 한 다음, 시료용액을 주입한다. 칼럼에 주입된 혼합시료는 각 성분에 고유한 비율로 이동상과 고정상에 분포한다.

이 비(比), 즉 k'을 약전에서는 질량 분포비라고 한다.

$$k' = \frac{\text{고정상에 존재하는 양}}{\text{이동상에 존재하는 양}}$$

그리고 질량 분포비 k'과 시료 주입시부터 peak의 정점이 용출될 때까지의 시간, 즉 머무름 시간 t_R의 사이에는 다음과 같은 관계가 있다.

$$t_R = (1 + k')t_0$$

여기서 t_0는 $k'=0$의 물질의 시료 주입시부터 peak 정점까지의 시간이다. 따라서, 같은 칼럼에 대해서는 온도와 이동상의 조성 및 유량이 일정한 경우, 머무름 시간은 물질에 고유한 값이 되므로, 시료의 정성적인 동정은 머무름 시간을 측정하여 행한다. 정량은 peak 면적이 성분의 양에 비례하므로 반치폭법, 중량법 또는 자동 적분법 등에 의해 peak 면적을 측정해서 행하는데, 간단히 peak의 높이를 측정하여 행하는 경우도 있다. 통상은 내부 표준법으로 측정하며, 적당한 내부 표준물질을 구할 수 없을 경우에는 절대 검량선법으로 하는 경우도 있다.

20.6 응용 예

고속액체 크로마토그래피는 고압에 견디고, 넓은 표면적을 갖는 성능이 높은 고정상 담체와 정류량(定流量)의 정밀도가 양호한 고압펌프의 개발에 의해, 지금은 가스 크로마토그래프와 동등의 분리능과 신속성을 가지며, 대상물질에 있어서는 훨씬 광범위한 뛰어난 분리 분석법이다. 현재, 혼합성분의 정성, 정량 등의 분석용으로서 뿐만 아니라 순수한 성분을 분리정제하여 다량의 시료를 얻는데도 큰 역할을 담당하고 있다. 미량성분 분석도 신속히 할 수 있으며, 또한 역상 크로마토그래프를 비교적 손쉽게 할 수 있기 때문에 생체시료 등을 비롯해 그 응용은 무한하게 넓으며, 속속 엄청난 데이터가 축적되고 있다.

대한약전 수재 의약품

Chromatography

HPLC

약 품 명	분 자 식	분자량	이 동 상	내부 표준물질	검출기 (파장)	고정상	유속(유지시간)	온도 (℃)
구연산나트륨	$C_6H_5Na_3O_7 \cdot 2H_2O$	294.10	인산수소이암모늄 2.6 g 및 트리에틸아민 2 mL를 물 1 L에 녹인 액(pH 2.5)	초산용액(1 100)	UV(214 nm)	ODS	5분	실온
길초산베타메손	$C_{27}H_{37}FO_6$	476.59	메탄올 · 물(7 : 3)	안식향산이소아밀	UV(254 nm)	ODS	10분	25℃
길초산에스트라디올	$C_{23}H_{32}O_3$	356.50	질산암모늄 0.8 g/물 300 mL + 아세토니트릴 700 mL	안식향산테스토스테론	UV(280 nm)	ODS	2mL/분	실온
길초산에스트라디올주사액			질산암모늄 0.8 g/물 300 mL + 아세토니트릴 700 mL	안식향산테스토스테론	UV(280 nm)	ODS	2mL/분	실온
나프록센정			아세토니트릴 · 물 · 빙초산 혼합액(50 : 49 : 1)	부티로페논	UV(254 nm)			
나프록센나트륨정			아세토니트릴 · 물 · 빙초산 혼합액(50 : 49 : 1)	부티로페논	UV(254 nm)			
니코틴산주사액			1-옥타설폰산나트륨 1.1 g을 pH 3.0의 0.05 *M* 인산이수소나트륨 시액 · 메탄올(4 : 1)에 녹여 1 L로 한다.	카페인	UV(260 nm)	ODS	9분	35℃
니코틴산아미드	$C_6H_6N_2O$	122.13	1-헥산설폰산나트륨 약 1.0 g을 물에 녹이고 메탄올 250 mL 및 초산 10 mL를 넣는다.	무수카페인	UV(254 nm)	ODS	4분	실온
데히드로콜린산주사액			물 · 아세토니트릴(55 : 45) 1 L+초산 10 mL	파라옥시안식향산부틸	UV(280 nm)	ODS	12분	상온

약 품 명	분 자 식	분자량	이 동 상	내부 표준물질	검출기 (파장)	고정상	유속(유지시간)	온도 (℃)
덱사메타손	$C_{22}H_{29}FO_5$	392.47	물·아세토니트릴 (1:1)	파라옥시안식향산프로필	UV(245 nm)	ODS	6분	25℃
덱사메타손정			아세토니트릴에 1:3 정도로 물을 넣어 만든다.	덱사메타손 표준품	UV(245 nm)	ODS	3~6분	실온
디기톡신	$C_{41}H_{64}O_{13}$	764.95	메탄올·물(3:1)	아세나프텐	UV(230 nm)	ODS	5분	실온
디기톡신정			메탄올·물(3:1)	아세나프텐	UV(230 nm)	ODS	5분	실온
디기톡신 주사액			아세토니트릴·물 (45:55)	디기톡신 표준품	UV(218 nm)	ODS	1 mL/분	실온
디나트륨인산덱사메타손	$C_{22}H_{28}FNa_2O_8P$	516.41	트리에틸아민 7.5 mL/물 1 L(pH 5.4) : 메탄올 74 : 26	인산덱사메타손 표준품	UV(254 nm)	페닐화한 실리카겔	1.2 mL/분	실온
디나트륨인산덱사메타손안연고			메탄올·0.05*M* 인산염 완충액 혼합액(52 : 48)	인산덱사메타손 표준품	UV(254 nm)	ODS		실온
디나트륨인산덱사메타손 주사액			0.01*M* 인산이수소칼륨의 메탄올·물 혼합액(1:1)	인산덱사메타손 표준품	UV(254 nm)	ODS	1.6 mL/분	실온
디멘히드리네이트 주사액			중탄산암모늄 0.8 g에 물 800 mL를 넣어 녹이고 메탄올 200 mL를 넣은 액	2-히드록시벤질알코올	UV(229 nm)	ODS	1.5 mL/분	실온
디모르폴라민 주사액			물·아세토니트릴 혼합액(1:1)	파라옥시안식향산부틸	UV(216 nm)	ODS	4분	40℃
디아제팜정			메탄올·물혼합액 (65:35)	에틸파라벤	UV(254 nm)	ODS	1.2 mL/분	실온
디아제팜 주사액			메탄올·물혼합액 (65:35)	*p*-톨루알데히드	UV(254 nm)	ODS	1.4 mL/분	실온
디클로페나미드	$C_6H_6Cl_2N_2O_4S_2$	305.16	인산나트륨시액 아세토니트릴혼합액(1 : 1)	파라옥시안식향산부틸	UV(280 nm)	ODS	7분	25℃
디클로페나미드정			인산나트륨시액·아세토니트릴혼합액(1:1)	파라옥시안식향산부틸	UV(280 nm)	ODS	7분	25℃

약 품 명	분 자 식	분자량	이 동 상	내부 표준물질	검출기 (파장)	고정상	유속(유지시간)	온도 (℃)
락툴로오스	$C_{12}H_{22}O_{11}$	342.30	물	*D*-만니톨	시차굴절계	이온교환수지	18분	75℃
레세르핀	$C_{33}H_{40}N_2O_9$	608.69	인산이수소칼륨(pH 3.0) · 아세토니트릴 혼합액(11 : 9)	파라옥시안식향산부틸	UV(268 nm)	ODS	10분	40℃
레세르핀산			인산이수소칼륨(pH 3.0) · 아세토니트릴 혼합액(11 : 9)	파라옥시안식향산부틸	UV(268 nm)	ODS	10분	40℃
레세르핀정			인산이수소칼륨(pH 3.0) · 아세토니트릴 혼합액(11 : 9)	파라옥시안식향산부틸	UV(268 nm)	ODS	10분	40℃
리도카인 주사액			라우릴황산나트륨 2.88 g을 0.02*M* 인산염 완충액(pH 3.0) · 아세토니트릴 혼합액(11 : 9) 1 L에 녹인 것	벤조페논	UV(254 nm)	ODS	6분	25℃
만니톨-*D* 주사액	$C_6H_{14}O_6$	182.17	아세토니트릴 · 물 혼합액(75 : 25)	아미노프로필실릴화실리카겔	시차굴절계			실온
말토오스	$C_{12}H_{22}O_{11} \cdot H_2O$	360.31	이동상(물)	에틸렌글리콜(내부 표준물)	시차굴절계	양이온교환컬럼		50℃
메벤다졸정	$C_{16}H_{13}N_3O_3$	295.30	pH 5.5, 메탄올 · 0.05*M* 인산이수소칼륨 혼합액(60 : 40) +1*M* 수산화나트륨	시료액 : 개미산 · 메탄올혼합액(1 : 9)	UV(247 nm)	ODS	1.5 mL/min	30℃
메실산가벡세이트	$C_{16}H_{23}N_3O_4 \cdot CH_4O_3S$	417.48	MeOH · 라울릴산황산나트륨(1-100) · 1-헵탄설폰산나트륨(1-200) · 빙초산혼합액(540 : 200 : 20 : 1)	파라옥시황산부틸	UV(245 nm)	ODS	유지시간 13 분	25℃
메틸테스토스테론 정	$C_{20}H_{30}O_2$	302.46	메탄올	파라옥시향산프로필	UV(254 nm)	ODS	유지시간 9분	실온
메토카르바몰 주사액	$C_{11}H_{15}NO_5$	241.24	pH 4.5 완충액 · 메탄올 혼합액(70 : 30)		UV(274 nm)	ODS	1.0 mL/분	30℃

약 품 명	분 자 식	분자량	이 동 상	내부 표준물질	검출기 (파장)	고정상	유속(유지시간)	온도 (℃)
메토트렉세이트	$C_{30}H_{22}N_8O_5$	454.45	pH 6.0 인산일수소나트륨 · 구연산 완충액 890 mL+아세토니트릴 110 mL	엽산	UV(302 nm)	ODS	유지시간 8 분	실온
메트로니다졸 정	$C_6H_9N_3O_3$	171.16	이동상 : 물 · 메탄올 (80 : 20)		UV(254 nm)	ODS	1.0 mL/분	실온
메페남산 캅셀	$C_{15}H_{15}NO_2$	241.29	테트라하이드로푸란 · 물 · 아세토니트릴 (9 : 8 : 3)		UV(280 nm)	ODS	1.0 mL/분	실온
메프로바메이트 정	$C_9H_{18}N_2O_4$	218.25	물 · 아세토니트릴 (7 : 3)	페나세틴	UV(200 nm)	ODS	1.0 mL/분	실온
메피티오스탄	$C_{25}H_{40}O_2S$	404.66	희석시킨 메탄올(20-23)	*n*-옥틸벤젠	UV(265 nm)	ODS	1.0 mL/분	실온
베타메타손	$C_{22}H_{29}FO_5$	329.47	물 · 아세토니트릴 (3 : 2)	파라옥시향산부틸	UV(240 nm)	ODS		실온
베타메타손 정	$C_{22}H_{29}FO_5$	329.47	물 · 아세토니트릴 (2 : 1)	베클로메타손	UV(254 nm)	ODS	1.2 mL/분	실온
부페사막 연고	$C_{12}H_{17}NO_3$	223.27	1-옥탄설폰산+EDTA-Na+메탄올+아세토니트릴+빙초산	내부 표준물 : 디페닐이미다졸	UV(275 nm)	ODS	6분	25℃
부페사막 유제성연고	$C_{12}H_{17}NO_3$	223.27	1-옥탄설폰산+EDTA-Na+메탄올+아세토니트릴+빙초산	내부 표준물 : 디페닐이미다졸	UV(275 nm)	ODS	6분	25℃
브롬화프로판텔린 정	$C_{23}H_{30}BrNO_3$	448.40	아세트니트릴 · pH3.5 완충액혼합액(55 : 45)		UV(254 nm)	ODS	2.0 mL/min	실온
비사코딜 정	$C_{22}H_{19}NO_4$	361.40	0.074*M* NaAc+2.5 % HAC(pH7.4)+AcCN		UV(265 nm)	ODS	2.0 mL/min	실온
비사코딜 좌제	$C_{22}H_{19}NO_4$	361.40	0.01*M* 구연산시액 · 아세트니트릴 · 메탄올(2 : 1 : 1)	내부 표준물질(파라옥시향산에칠	UV(254 nm)	ODS	비사코딜 유지시간 8분	실온
살리실산나트륨	$C_7H_5NaO_3$	160.10	물 · 메탄올 · 초산 혼합액(50 : 50 : 1)	내부 표준물질(무수카페인)	UV(254 nm)	ODS	유지시간 8.5분	실온
설프이속사졸 정	$C_{11}H_{13}N_3O_3S$	267.31	물 · 에탄올 · 초산 혼합액(70 : 30 : 1)	내부 표준물질(무수카페인)	UV(254 nm)	ODS	유지시간 8분	실온

약 품 명	분 자 식	분자량	이 동 상	내부 표준물질	검출기 (파장)	고정상	유속(유지시간)	온도 (℃)
수크랄페이트	$C_{12}H_{30}Al_8O_{51}$ $xAl(OH)_3$ yH_2O	26.98/982.81	황산암모늄-인산 완충용액(pH3.5)		시차굴절계 검출기	NH_2 column	6 ~ 11분	실온
시메티딘	$C_{10}H_{16}N_6S$	252.34	메탄올-인산용액		UV(220 nm)	ODS	2 mL/분	실온
시메티딘정	$C_{10}H_{16}N_6S$	252.34	메탄올-인산용액		UV(220 nm)	ODS	2 mL/분	실온
시클란델레이트	$C_{17}H_{24}O_3$	276.38	아세토니트릴 : 물 (4 : 1)	프탈산디시클로헥실	UV(228 nm)	ODS	약 6분	25℃
시클로포스파미드 정	$C_7H_{15}Cl_2N_2O_2P\ H_2O$	279.1	아세토니트릴 : 물 (30 : 70)	파라옥시안식향산에칠	UV(195 nm)	ODS	1.5 mL/분	실온
주사용 시클로포스파미드	$C_7H_{15}Cl_2N_2O_2P\ H_2O$	279.1	아세토니트릴 : 물 (30 : 70)	파라옥시안식향산에칠	UV(195 nm)	ODS	1.5 mL/분	실온
주사용 시타라빈	$C_9H_{13}N_3O_5$	243.22	인산완충용액 : 메탄올(950 : 50)	*p*-톨루산	UV(254 nm)	ODS	1 mL/분	실온
시피온산에스트라디올	$C_{26}H_{36}O_3$	396.57	질산암모늄액 : 아세토니트릴(3 : 7)	안식향산테스토스테론	UV(280 nm)	ODS		실온
시피온산에스트라디올 주사액	$C_{26}H_{36}O_3$	396.57	질산암모늄액 : 아세토니트릴(3 : 7)	안식향산테스토스테론	UV(280 nm)	ODS		실온
아미노카프론산	$C_6H_{13}NO_2$	131.17	1-헵탄설폰산나트륨, 인산이수소칼륨용액 : 메탄올	메치오닌	UV(210 nm)	ODS	0.7 mL/분	30℃
아미도트리조산나트륨 메글루민 주사액	$C_{11}H_9I_3N_2O_4$	613.92	인산테트라부틸암모늄, 인일수소칼륨 완충용액(pH7.0) : 아세토니트릴	아세트리존산	UV(254 nm)	ODS	5분	25℃
아미도트리조산메글루민 주사액	$C_{11}H_9I_3N_2O_4$	613.92	아세토니트릴 : 1% 초산(10 : 90)	아세트아미노펜	UV(254 nm)	ODS	1.0 mL/분	상온
아세트아미노펜 정	$C_8H_9NO_2$	151.17	물 : 메탄올(3 : 1)		UV(243 nm)	ODS	1.3 mL/분	실온
안식향산나트륨카페인 주사액	$C_8H_{10}N_4O_2$/$C_7H_5NaO_2$	194.19/144.11	메탄올/0.005*M* 트리에틸아민/초산(pH4.0)	살리실산	UV(254 nm)	ODS	1.0 mL/분	상온
안식향산에스트라디올	$C_{25}H_{28}O_3$	376.5	아세토니트릴 : 물 (7 : 3)	프로게스테론	UV(230 nm)	ODS	10분	35℃

약 품 명	분 자 식	분자량	이 동 상	내부 표준물질	검출기 (파장)	고정상	유속(유지시간)	온도 (℃)
안식향산에스트라디올 주사액	$C_{25}H_{28}O_3$	376.5	아세토니트릴 : 0.013*M* 인산암모늄용액(70 : 30)	파라옥시안식향산메틸	UV(280 nm)	ODS	10분	상온
안식향산에스트라디올 수성현탁 주사액	$C_{25}H_{28}O_3$	376.5	물 : 아세토니트릴 (20 : 80)	파라옥시안식향산메틸	UV(254 nm)	ODS	10분	상온
안트랄린	$C_{14}H_{10}O_3$	226.23	*n*-헥산 : 디클로로메탄 : 빙초산(82 : 12 : 6)	*o*-니트로아날린	UV-VIS(354nm)	Silica	2 mL/분	실온
안트랄린 연고	$C_{14}H_{10}O_3$	226.23	*n*-헥산 : 디클로로메탄 : 빙초산(82 : 12 : 6)	*o*-니트로아날린	UV-VIS(354nm)	Silica	2 mL/분	실온
알로푸리놀정	$C_5H_4N_4O$	136.11	0.05*M* 인산이수소암모늄용액	하이포크산틴	UV(254 nm)	ODS	1.5 mL/분	실온
에난트산테스토스테론 주사액	$C_{26}H_{40}O_3$	400.6	물 : 아세토니트릴 (15 : 85)	페난트렌	UV(254 nm)	ODS	10분	상온
에르고칼시페롤	$C_{28}H_{44}O$	396.66	헥산 : *n*-아밀알코올 (997 : 3)	프탈산디메칠	UV(254 nm)	Silica	25분	상온
에스트라디올	$C_{18}H_{24}O_2$	272.39	아세토니트릴 : 물 (55 : 45)	에칠파라벤	UV(205 nm)	ODS	1 mL/분	실온
에스트리올	$C_{18}H_{24}O_3$	288.39	물 : 메탄올(51 : 49)	안식향산메칠	UV(280 nm)	ODS	10분	25℃
에스트리올정	$C_{18}H_{24}O_3$	288.39	물 : 메탄올(51 : 49)	안식향산메칠	UV(280 nm)	ODS	10분	25℃
에스트리올 수성현탁 주사액	$C_{18}H_{24}O_3$	288.39	물 : 메탄올(51 : 49)	안식향산메칠	UV(280 nm)	ODS	10분	25℃
에토포시드	$C_{29}H_{32}O_{13}$	588.56	초산완충액 : 아세토니트릴(74 : 26)		UV(254 nm)	페닐화다공질실리카	1 mL/분	실온
염산디펜히드라민 주사액	$C_{17}H_{21}NO \cdot HCl$	291.82	아세토니트릴 : 물 : 트리에틸아민(50 : 50 : 0.5)		UV(254 nm)	니트릴화한 실리카겔	1 mL/분	실온
염산디펜히드라민 캅셀	$C_{17}H_{21}NO \cdot HCl$	291.82	아세토니트릴 : 물 : 트리에칠아민(50 : 50 : 0.5)		UV(254 nm)	니트릴화한 실리카겔	1 mL/분	실온

약 품 명	분 자 식	분자량	이 동 상	내부 표준물질	검출기 (파장)	고정상	유속(유지시간)	온도 (℃)
염산로페라미드 캅셀	$C_{29}H_{33}ClN_2O_2 \cdot HCl$	513.51	무수인산일수소나트륨 1.8 g/물 300 mL + 에탄올 700 mL	파라옥시안식향산프로필	UV(214 nm)	ODS	9분	실온
염산메틸페니데이트 정	$C_{14}H_{19}NO_2 \cdot HCl$	269.77	무수초산나트륨 1.64 g/anf 900 mL : 아세토니트릴=1 : 1	염산페닐에프린	UV(210 nm)	ODS	1.5 mL/분	
염산메피바카인 주사액	$C_{15}H_{22}N_2O \cdot HCl$	282.81	0.02*M* 인산염 완충액 550 mL + 아세토니트릴 450 mL의 혼합액 1 L에 라우릴황산나트륨 2.88 g을 넣어 녹인다.	벤조페논 0.125g에 메탄올을 넣어 500 mL로 한다	UV(254 nm)	ODS	6분	25℃
염산멕실레틴	$C_{11}H_{17}NO \cdot HCl$	215.72	라우릴황산나트륨 2.5 g + 인산이수소나트륨 3 g/물 600 mL + 아세토니트릴 420 mL	염산페네칠아민의 이동상 용액	UV(210 nm)	ODS	유지시간 6분	30℃
염산모르핀 주사액	$C_{17}H_{19}NO_3 \cdot HCl \cdot 3H_2O$	375.85	0.005*M* 헥산설폰산나트륨 · 아세토니트릴혼합액(5 : 2) + 인산 pH를 2.0으로 조정	파라옥시안식향산메칠	UV(220 nm)	ODS	1.2 mL/분	실온
염산시프로플록사신	$C_{17}H_{18}FN_3O_3 \cdot HCl \cdot H_2O$	385.82	트리에틸아민으로 pH3.0±0.1으로 조정한 0.025*M* 인산액 · 아세토니트릴혼합액(87 : 13)		UV(278 nm)	ODS	1.5 mL/분	30℃ 부근의 일정온도
염산아미트리프틸린 주사액	$C_{20}H_{23}N \cdot HCl$	313.87	물/인산이수소나트륨에 물을 넣어 인산을 써서 pH2.5±0.5f로 맞춘 다음 물을 넣어 1 L로 한 액 58에 아세토니트릴 42의 비율로 섞는다	염산아미트리프틸린표준품	UV(254 nm)	ODS	2 mL/분	실온
염산에토프로파진 정	$C_{19}H_{24}N_2S \cdot HCl$	348.94	구연산 완충액 · 아세토니트릴 · *n*-옥틸디메틸하민혼합액(750 : 250 : 1)		UV(254 nm)	ODS	1 ml/분	실온
염산옥시메타졸린	$C_{16}H_{24}N_2O \cdot HCl$	296.84	물 · 메탄올 · 1 *M* 초산나트륨 · 빙초산 혼합액(46 : 40 : 10 : 4)		UV(280 nm)	강산성양이온교환수지	1 mL/분	실온

약 품 명	분 자 식	분자량	이 동 상	내부 표준물질	검출기 (파장)	고정상	유속(유지시간)	온도 (℃)
염산옥시메타졸린 코액	$C_{16}H_{24}N_2O \cdot HCl$	296.84						
염산이소프로테레놀-*L*	$C_{11}H_{17}NO_3 \cdot HCl$	247.72	황산수소나트륨용액-0.17*M* 초산용액		UV(278 nm)	ODS	1.5 mL/분	
염산치아민	$C_{12}H_{17}ClN_4OS \cdot HCl$	337.27	1-옥탄설폰산나트륨 1.1 g/빙초산 1 L(600 mL)＋메탄올 · 아세토니트릴혼합액(3 : 2) 400 mL		UV(254 nm)	ODS	12분	25℃
염산치아민산	$C_{12}H_{17}ClN_4OS \cdot HCl$	337.27	0.01*M* 염산시액	안식향산메틸	UV(254 nm)	ODS	12분	25℃
염산치아민정	$C_{12}H_{17}ClN_4OS \cdot HCl$	337.27	0.01*M* 염산시액	안식향산메틸	UV(254 nm)	ODS	12분	25℃
염산치아민 주사액	$C_{12}H_{17}ClN_4OS \cdot HCl$	337.27	0.001*M* 염산시액	안식향산메틸				
염산클로르디아제폭시드	$C_{16}H_{14}ClN_3O \cdot HCl$	336.22	물 · 테트라히드로푸란 · 메탄올 혼합액 (5 : 4 : 1)	설파닐아미드	UV(254 nm)	ODS	1.0분 (염산)	실온
염산클로르디아제폭시드 주사용	$C_{16}H_{14}ClN_3O \cdot HCl$	336.22						
염산페치딘 주사액	$C_{15}H_{21}NO_2 \cdot HCl$	283.8	라우릴황산나트륨 2.0 g/인산(1 1000) 1 L(550 mL)＋아세토니트릴(450 mL)	파라옥시안식향산이소아밀	UV(257 nm)	ODS	7분	40℃
염산푸르설티아민	$C_{17}H_{26}N_4O_3S_2 \cdot HCl$	435.01	1-헵탄설폰산나트륨 1.01 g을 희석시킨 빙초산(1 100) 1 L에 녹이고 이 액 675 mL에 메탄올 · 아세토니트릴혼합액(3 : 2) 325 mL을 넣는다	*p*-아미노안식향산이소프로필	UV(254 nm)	ODS	9분	50℃

약 품 명	분 자 식	분자량	이 동 상	내부 표준물질	검출기 (파장)	고정상	유속(유지시간)	온도 (℃)
염산프로카인 주사액	$C_{13}H_{20}N_2O_2 \cdot HCl$	272.77	0.05*M* 인산이수소칼륨액을 인산으로 pH3.0으로 맞춘다. 1-헵탄설폰산나트륨이 0.1% 조정되도록 한 액을 넣어 만든 800 mL에 메탄올 200 mL를 넣는다	카페인	UV(254 nm)	ODS	10분	40℃
염산피리독신 정	$C_8H_{11}NO_3 \cdot HCl$	205.64	1-헥산설폰산나트륨 약 1.0 g을 물 750 mL에 녹이고 메탄올 250 mL 및 초산 10 mL을 넣는다	무수카페인	UV(280 nm)	ODS	5분	실온
염화프랄리독심	$C_7H_9ClN_2O$	172.61	아세토니트릴-테트라에틸암모늄클로라이드(52 : 48)		UV(270 nm)	ODS	1.2 mL/분	
오메프라졸	$C_{17}H_{19}N_3O_3S$	345.42	인산염완충액-아세토니트릴(3 : 1)		UV(280 nm)	ODS	0.8 mL/분	
유비데카레논	$C_{59}H_{90}O_4$	863.36	메탄올-무수에탄올(13 : 7)		UV(275 nm)	ODS	10분	35
이독수리딘 점안액	$C_9H_{11}IN_2O_4$	354.10	메탄올-물	설파치아졸	UV(254 nm)	ODS	9분	실온
이소니코틴산히드라짓 정	$C_6H_7N_3O$	137.14	인산염 완충액-메탄올(4 : 6)/트리데칸설폰산나트륨	설파치아졸	UV(265 nm)	ODS	5분	실온
이오탈람산메글루민 주사액	$C_{11}H_9N_2O_4$	613.92	아세토니트릴 : 1% 초산(10 : 90)	아세트아미노펜	UV(254 nm)	ODS	1.0 mL/분	상온
이오포데이트나트륨 캅셀			인산염 완충액-메탄올(4 : 6)		UV(254 nm)	ODS	6분	25℃
인도메타신 캅셀	$C_{19}H_{16}ClNO_4$	357.79	메탄올/희석 인산액(7 : 3)	파라옥시안식향산부틸	UV(254 nm)	ODS	8분	실온
인산디히드로코데인 10배산	$C_{18}H_{23}NO_3H_3PO_4$	399.38	라우릴황산나트륨/인산염 완충액/테트라히드로푸란	염산에틸레프린	UV(280 nm)	ODS	9분	40℃
인산베타메타손나트륨	$C_{22}H_{28}FNa_2O_8P$	516.41	브롬화테트라 *n*-부틸암모늄/인산염 완충액/메탄올	파라옥시안식향산부틸	UV(254 nm)	ODS	5분	25℃
인산코데인 10배산	$C_{18}H_{21}NO_3H_3PO_4 1/2H_2O$	406.37	라우릴황산나트륨/인산염 완충액/테트라히드로푸란	염산에틸레프린	UV(280 nm)	ODS	9분	40℃

약 품 명	분 자 식	분자량	이 동 상	내부 표준물질	검출기 (파장)	고정상	유속(유지시간)	온도 (℃)
인산코데인 정	$C_{18}H_{21}NO_3H_3PO_4 1/2H_2O$	406.37	0.005*M* 헥산설폰산나트륨/아세토니트릴(5:2)	파라옥시안식향산메틸	UV(220 nm)	ODS	1.2 mL/분	실온
인산히드로코르티손나트륨	$C_{21}H_{29}Na_2O_8P$	486.41	인산염 완충액-메탄올(1:1)	파라옥시안식향산이소프로필	UV(254 nm)	ODS	10분	25℃
주석산레발로르판 주사액	$C_{19}H_{25}NOC_4H_6O_6$	433.50	라우릴황산나트륨/인산염 완충액/아세토니트릴	파라옥시안식향산이소부틸	UV(280 nm)	ODS	12분	40℃
주석산에르고타민 정	$(C_{33}H_{35}N_5O_5)_2C_4H_6O_6$		아세토니트릴/0.01 *M* 인산이수소칼륨액(55:45)	말레인산에르고노빈	UV(254 nm)	ODS	1 mL/분	실온
질산이소소르비드	$C_6H_8N_2O_8$	236.14	메탄올/0.005*M* 트리에틸아민(1:1)	니트로글리세린	UV(254 nm)	ODS	1 mL/분	상온
질산치아민	$C_{12}H_{17}N_5O_4S$	327.36	1-옥탄설폰산나트륨-메탄올-아세토니트릴	안식향산메틸	UV(254 nm)	ODS	12분	25℃
초산메드록시프로게스테론	$C_{24}H_{34}O_4$	386.53	아세토니트릴-물혼합액(4:6)		UV(254 nm)	ODS	2 mL/분	실온
초산코르티손	$C_{23}H_{30}O_6$	402.49	물-아세토니트릴혼합액(13:7)		UV(254 nm)	ODS	12분	25℃
초산토코페롤	$C_{31}H_{52}O_3$	472.75	메탄올-물혼합액(49:1)		UV(284 nm)	ODS	12분	실온
초산프레드니솔론	$C_{23}H_{30}O_6$	402.49	물-아세토니트릴혼합액(3:2)	파라옥시안식향산부틸	UV(254 nm)	ODS	10분	25℃
초산히드로코르티손	$C_{23}H_{32}FO_6$	404.50	물-아세토니트릴혼합액(13:7)	파라옥시안식향산벤질	UV(254 nm)	ODS	8	실온
캅토프릴 정	$C_9H_{15}NO_3S$	217.29	메탄올-물-인산(450:550:0.5)		UV(220 nm)	ODS	1.0 mL/분	
콜레칼시페롤	$C_{27}H_{44}O$	384.65	헥산 : *n*-아밀알코올(997:3)	프탈산디메틸	UV(254 nm)	실리카겔	25분	실온
콜키신 정	$C_{22}H_{25}NO_6$	399.44	0.5*M* 인산이수소칼륨액-물-메탄올(45:405:550)		UV(254 nm)	ODS	1.0 mL/분	실온
크실리톨 주사액	$C_5H_{12}O_5$	152.15	아세토니트릴-물(75:25)	백당	시차굴절계	양이온교환수지	5분	상온

약 품 명	분 자 식	분자량	이 동 상	내부 표준물질	검출기 (파장)	고정상	유속(유지시간)	온도 (℃)
클로람부실 정	$C_{14}H_{19}Cl_2NO_2$	304.22	에탄올-빙초산-물 (500 : 1 : 499)	*p*-옥시안식향산프로필	UV(254 nm)	ODS		실온
클로로치아짓	$C_7H_6ClN_3O_4S_2$	295.73	0.1 *M* 인산일수소나트륨-아세토니트릴(9 : 1)을 인산으로 pH를 3.0±0.1로 조정		UV(254 nm)	ODS	1.2 mL/분	상온
클로로치아짓 정	$C_7H_6ClN_3O_4S_2$	295.73	0.08*M* 인산이수소나트륨(pH2.9)-메탄올(95 : 5)		UV(254 nm)	ODS	2 mL/분	실온
클로르디아제폭시드 산	$C_{16}H_{14}ClN_3O$	299.76	메탄올-0.02*M* 인산수소암모늄(7 : 3)	살리실산이소부틸	UV(254 nm)	ODS	5분	25℃
클로르디아제폭시드 정	$C_{16}H_{14}ClN_3O$	299.76	메탄올-0.02*M* 인산수소암모늄(7 : 3)	살리실산이소부틸	UV(254 nm)	ODS	5분	25℃
클로르족사존 정	$C_7H_4ClNO_2$	169.57	물-아세토니트릴-빙초산(70 : 30 : 1)	페나세친	UV(280 nm)	ODS	1. 5 mL/분	실온
클로르프로파미드 정	$C_{10}H_{13}ClN_2O_3S$	276.74	초산(1 10)-아세토니트릴(1 : 1)		UV(240 nm)	ODS	5분	25℃
클로피브레이트 캅셀	$C_{12}H_{15}ClO_3$	242.7	아세토니트릴-인산(1 1000)(3 : 2)	이부프로펜	UV(275 nm)	ODS	10분	실온
테오필린 정	$C_7H_8N_4O_2$	180.17	아세토니트릴-완충액(70 : 930)	테오브로민	UV(280 nm)	ODS	1 mL/분	실온
토코페롤	$C_{29}H_{50}O_2$	430.71	메탄올-물(49 : 1)		UV(292 nm)	ODS	10분	실온
톨나프테이트 액	$C_{19}H_{17}NOS$	307.42	메탄올-물(7 : 3)	프탈산디페닐	UV(254 nm)	ODS	14분	25℃
톨라자미드	$C_{14}H_{21}N_3O_3S$	311.41	헥산-물포화헥산-테트라히드로푸란-에탄올-빙초산(475 : 475 : 20 : 15 : 9)	톨부타미드	UV(254 nm)	실리카겔	12분	25℃
트리암시놀론	$C_{21}H_{27}FO_6$	394.44	물-아세토니트릴 (3 : 1)	파라옥시안식향산메틸	UV(254 nm)	ODS	10분	실온
트리암시놀론 아세토니드	$C_{24}H_{31}FO_6$	434.5	물-아세토니트릴 (3 : 1)	프레드니솔론	UV(254 nm)	ODS	13분	실온
트리옥살렌	$C_{14}H_{12}O_3$	228.25	메탄올-물(70 : 30)		UV(254 nm)	ODS	1 mL/분	실온

약 품 명	분 자 식	분자량	이 동 상	내부 표준물질	검출기 (파장)	고정상	유속(유지시간)	온도 (℃)
페노바르비탈 정	$C_{12}H_{12}N_2O_3$	232.24	pH4.5 완충액-메탄올(3 : 2)	카페인	UV(254 nm)	ODS	2 mL/분	실온
페노바르비탈나트륨	$C_{12}H_{11}N_2NaO_3$	254.22	pH4.5 완충액-메탄올(3 : 2)	카페인	UV(254 nm)	ODS	2 mL/분	실온
페니토인 정	$C_{15}H_{12}N_2O_2$	252.27	0.005*M* 인산일수소암모늄-메탄올(50 : 50)	파라옥시안식향산부칠	UV(254 nm)	ODS	유지시간 5분	상온
주사용 페니토인나트륨	$C_{15}H_{11}N_2NaO_2$	274.25	0.005*M* 인산일수소암모늄-메탄올(50 : 50)	파라옥시안식향산부칠	UV(254 nm)	ODS	유지시간 5분	상온
폴리네이트칼슘	$C_{20}H_{21}CaN_7O_7$	511.51	물 : 아세토니트릴 : 테트라부틸암모늄히드록시드 메탄올시액(pH7.5)(885 : 100 : 15)		UV(254 nm)	ODS	10분	실온
프레드니솔론	$C_{21}H_{28}O_5$	360.45	클로로포름 : 메탄올(49 : 1)	설파닐아미드	UV(254 nm)	히드록시프로필	8분	실온
프레드니솔론 정	$C_{21}H_{28}O_5$	360.45	클로로포름 : 메탄올(49 : 1)	설파닐아미드	UV(254 nm)	히드록시프로필	8분	실온
프로피온산베클로메타손	$C_{28}H_{37}ClO_7$	521.05	아세토니트릴 : 물(3 : 2)	프로피온산테스토스테론	UV(254 nm)	ODS	6분	실온
프로피온산클로베타솔	$C_{25}H_{32}ClFO_5$	467	0.05*M* 인산이수소나트륨용액(pH2.5) : 아세토니트릴 : 메탄올(85 : 95 : 20)	디프로피온산베클로메타손	UV(240 nm)	ODS	1 mL/분	실온
프로피온산클로베타솔 연고	$C_{25}H_{32}ClFO_5$	467	물 : 무수에탄올(55 : 45)	디프로피온산베클로메타손	UV(240 nm)	ODS	2 mL/분	60℃
프로피온산클로베타솔 크림	$C_{25}H_{32}ClFO_5$	467	물 : 무수에탄올(55 : 45)	디프로피온산베클로메타손	UV(240 nm)	ODS	2 mL/분	60℃
프로피온산테스토스테론 수성현탁주사액	$C_{22}H_{32}O_3$	344.49	물 : 아세토니트릴(15 : 85)	메칠테스토스테론	UV(254 nm)	ODS	8분	실온

약 품 명	분 자 식	분자량	이 동 상	내부 표준물질	검출기 (파장)	고정상	유속(유 지시간)	온도 (℃)
프로피온산 테스토스테론 주사액	$C_{22}H_{32}O_3$	344.49	물 : 아세토니트릴 (15 : 85)	메칠테스토스테론	UV(254 nm)	ODS	8분	실온
플라빈아데닌디뉴클레오티드나트륨			인산이수소칼륨 : 메탄올(4 : 1)		450 nm	ODS	10분	
플루오로우라실 주사액	$C_4H_3FN_2O_2$	130.08	물		UV(254 nm)	ODS	1 mL/분	실온
플루오로우라실 크림	$C_4H_3FN_2O_2$	130.08	물		UV(254 nm)	ODS	1 mL/분	
플루오시노니드	$C_{26}H_{32}F_2O_7$	494.53	아세토니트릴 : 물 (1 : 1)	안식향산프로필	UV(254 nm)	ODS	8분	40℃
프루오시놀론아세토니드	$C_{24}H_{30}F_2O_6$	452.5	물 : 아세토니트릴 (7 : 3)	파라옥시안식향산에틸	UV(254 nm)	ODS	20분	40℃
프루오시놀론아세토니드 연고	$C_{24}H_{30}F_2O_6$	452.5	아세토니트릴 : 물 (1 : 1)	노르에친드론	UV(254 nm)	ODS	2 mL/분	실온
프루오시놀론아세토니드 크림	$C_{24}H_{30}F_2O_6$	452.5	아세토니트릴 : 물 (3 : 5)	노르에친드론	UV(254 nm)	ODS	2 mL/분	실온
플루옥시메스테론	$C_{20}H_{29}FO_3$	336.45	염화 *n*-부틸 : 물포화 *n*-부틸 : 테트라히드로퓨란 : 메탄올 : 빙초산(95 : 95 : 4 : 7 : 6)	메칠프레드니솔론	UV(254 nm)	실리카겔	9분	25℃
플루옥시메스테론 정	$C_{20}H_{29}FO_3$	336.45	염화 *n*-부틸 : 물포화 *n*-부틸 : 테트라히드로퓨란 : 메탄올 : 빙초산(95 : 95 : 4 : 7 : 6)	메칠프레드니솔론	UV(254 nm)	실리카겔	9분	25℃
피라진아미드 정	$C_5H_5N_3O$	123.11	인산염 완충액(pH 3.0) : 아세토니트릴 (100 : 1)		UV(270 nm)	ODS	1 mL/분	
피록시캄	$C_{15}H_{13}N_3O_4S$	331.35	완충액 : 메탄올(55 : 45)		UV(254 nm)	ODS		실온
피록시캄 캅셀	$C_{15}H_{13}N_3O_4S$	331.35	완충액 : 메탄올(55 : 45)		UV(254 nm)	ODS		실온

약 품 명	분 자 식	분자량	이 동 상	내부 표준물질	검출기 (파장)	고정상	유속(유지시간)	온도 (℃)
피토나디온정	$C_{31}H_{46}O_2$	450.71	무수에탄올 : 물(95 : 5)		UV(254 nm)	ODS	1.5 mL/분	실온
피토나디온주사액	$C_{31}H_{46}O_2$	450.71	무수에탄올 : 물(95 : 5)		UV(254 nm)	ODS	0.7 mL/분	실온
호박산토코페롤칼슘	$C_{66}H_{106}CaO_{10}$	1099.6	메탄올 : 물 : 빙초산(97 : 2 : 1)		UV(284 nm)	ODS	8분	실온
주사용 호박산프레드니솔론나트륨	$C_{25}H_{32}NaO_8$	482.51	완충액 : 메탄올(84 : 116)	*p*-옥시안식향산프로필	UV(254 nm)	ODS	15분	25℃
호박산히드로코르티손	$C_{25}H_{34}O_8$	462.54	pH 4.0 초산나트륨완충액 : 아세토니트릴(3 : 2)	*p*-옥시안식향산부틸	UV(254 nm)	ODS	5분	실온
황산모르핀	$(C_{17}H_{19}NO_3)_2 H_2SO_4\ 5H_2O$	758.83	1-헵탄설폰산나트륨(0.73 g) 용액 : 메탄올 : 빙초산(720 : 280 : 10)		UV(284 nm)	ODS	1.5 mL/분	실온
주사용 황산빈블라스틴	$C_{46}H_{58}N_4O_9\ H_2SO_4$	909.07	디에틸아민(7-500)용액(pH 7.5) : 메탄올 : 아세토니트릴(380 : 496 : 124)	디벤질	262 nm	ODS	20분	실온
히드로코르티손	$C_{21}H_{30}O_5$	362.47	클로로포름 : 메탄올 : 빙초산(1000 : 20 : 1)	프레드니손	UV(254 nm)	실리카겔	15분	20℃
히드로코르티손 정	$C_{21}H_{30}O_5$	362.47	염화부틸 : 물포화염화부틸 : 테트라히드로퓨란 : 메탄올 : 빙초산(95 : 95 : 4 : 7 : 6)	프레드니손	UV(254 nm)	실리카겔		실온
히드로클로로치아짓	$C_7H_8N_3O_4S_2$	297.74	0.1*M* 인산이수소나트륨용액(pH3.0) : 아세토니트릴(9 : 1)	8-아미노아세트페논	UV(254 nm)	ODS	10분	25℃

제 21 장
실 험

21.1 서 론

21.1.1 정량분석 실험의 자세

실험할 때는 항상 위험이 따르기 때문에 결코 방심해서는 안 되며, 충분히 주의를 기울여야 한다.

(1) 실험준비는 주도면밀하게 한다.

① 실험의 목적, 내용을 확실히 이해하여 둔다.

② 조작순서 전체를 flow chart에 따라 잘 파악해 둔다.

③ 실험복을 바르게 입고, 필요에 따라 보호용 안경을 준비한다.

④ 실험대 위는 정리하여 청결하게 유지하고, 사용할 기구, 약품을 갖추어 놓는다.

(2) 실험 중에는 주의력을 집중하도록 하고 항상 안전에 신경을 쓴다.

① 항상 재해예방을 생각하며, 결코 무리한 실험을 하지 않는다.

② 고농도의 산이나 알칼리를 사용할 때, 도가니를 강열할 때, 피펫으로 액을 빨아 올릴 때 등은 특히 세심한 주의를 해야 한다. 그리고 사고가 났을 때의 대처방안을 숙지하도록 한다.

③ 실험은 결과만을 보는 것이 아니고, 그 과정을 잘 관찰하는 것이 중요하다. 그러므로 실험 중에는 절대로 그 장소를 떠나서는 안 된다.

④ 기계적으로 순서를 따라하기만 해서는 안 된다. 조작의 의미, 필요성 등을 끊임없이 생각하면서 행한다. 실험은 손으로만 하는 것이 아니라 머리도 써야 진짜 실험이라고 할 수 있다.

(3) 실험기록은 정확하고 상세하게 해야 한다.

① 실험노트를 반드시 준비한다. 종이쪽지 등에 쓰는 것은 좋지 않다.

② 실험경과, 측정치 등은 정확히 그 때마다 있는 그대로 기록한다.

(4) 실험의 뒤처리를 완전히 행한다.

① 뒤처리가 끝나야 비로소 실험이 종료된다.

② 뒤처리를 할 때 서두른다든지, 기분이 해이하여져서 유리기구를 파손하든지, 또는 상처를 입는 경우도 많으니 마지막까지 주의를 기울여야 한다.

③ 폐액이나 폐기물의 처리는 신중하게 해야 한다. 생각없이 개수대에 버리면 안 된다. 폐액은 가능한 한 개별적으로, 또는 동일처리가 가능한 물질끼리 수집하여 두는 것이 좋다. 서로 혼합해서는 안 되는 폐액이 있기 때문에 주의한다. 특히, 착이온 · 킬레이트 생성제 등 처리에 장해가 되는 성분이 공존할 때는 별도로 수집한다.

④ 실험에 대한 고찰 · 검토를 행하여, 실험 보고서를 작성한다.

21.1.2 실험 보고서

실험 보고서의 형식은 일정하지 않으나, 다음은 일반적으로 보고서에 기재해야 할 항목을 열거한 것이다.

① 실험제목

② 실험 연월일, 소요시간, 실험장소, 일기 · 실온 · 기압 · 습도 등

③ 실험자명(공동 실험자명)

④ 실험목적

⑤ 실험방법(시료, 시약, 기구, 장치, 실험조건, 조작순서 등)

⑥ 실험결과(관찰사항, 측정치, data로부터의 계산 및 계산결과, data를 바탕으로 작성한 그림, 표 등)

⑦ 고찰(실험에 대한 검토사항, 소견, 금후의 과제, 반성, 감상 등)

⑧ 참고문헌, 참고사항

그리고 조작순서는, flow chart를 문장으로 바꾸어 줌으로써 실험내용을 명확하게 파악할 수 있게 되므로, 충실한 보고서를 작성할 수가 있게 된다.

21.2 화학천칭과 화학용 체적계

21.2.1 직시화학 천칭(Direct reading balance)

직시화학 천칭은 종래의 화학천칭과 비교해서 칭량조작이 간편하고 능률적이어서 널

리 쓰이고 있다. 칭량은 100 g 또는 200 g, 실감량은 0.1 mg이다.

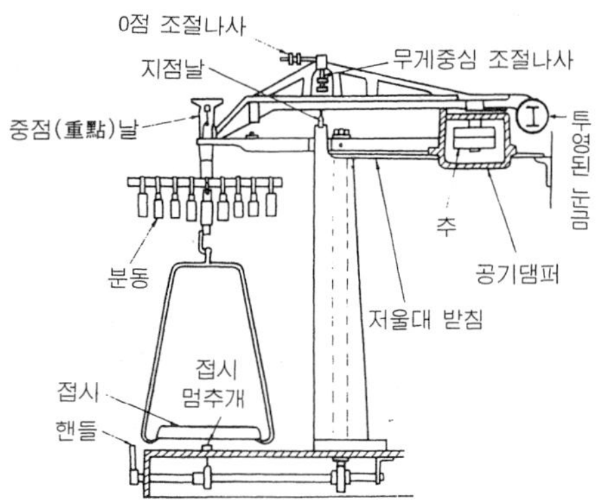

직시화학 천칭

(1) 천칭의 원리

직시화학 천칭(정감량 천칭)		
(1)'	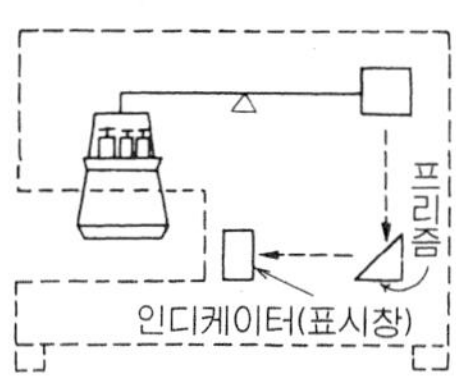	모든 분동이 걸려 있는 상태에서 평형을 이루고 있다.
(2)'	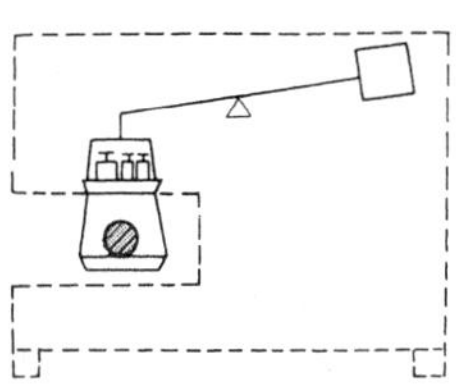	접시에 시료를 놓으면 천칭이 기운다.
(3)'	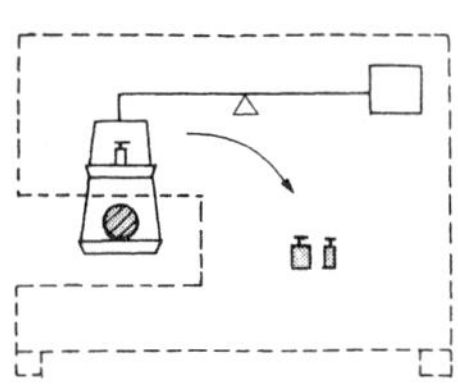	다시 평형이 될 때까지 분동을 덜어낸다.
(4)'	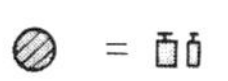	시료의 질량은 덜어낸 분동의 질량과 같다.

(2) 직시화학 천칭의 사용법

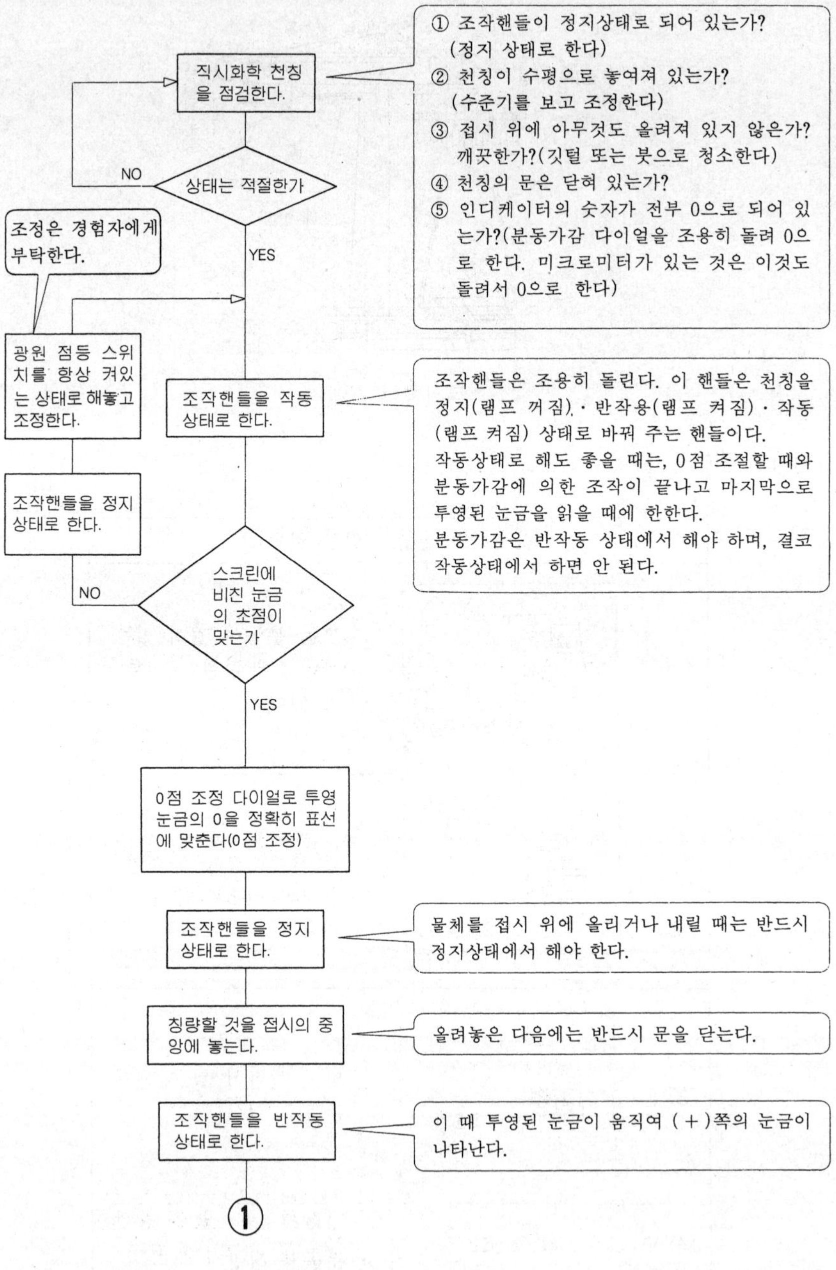

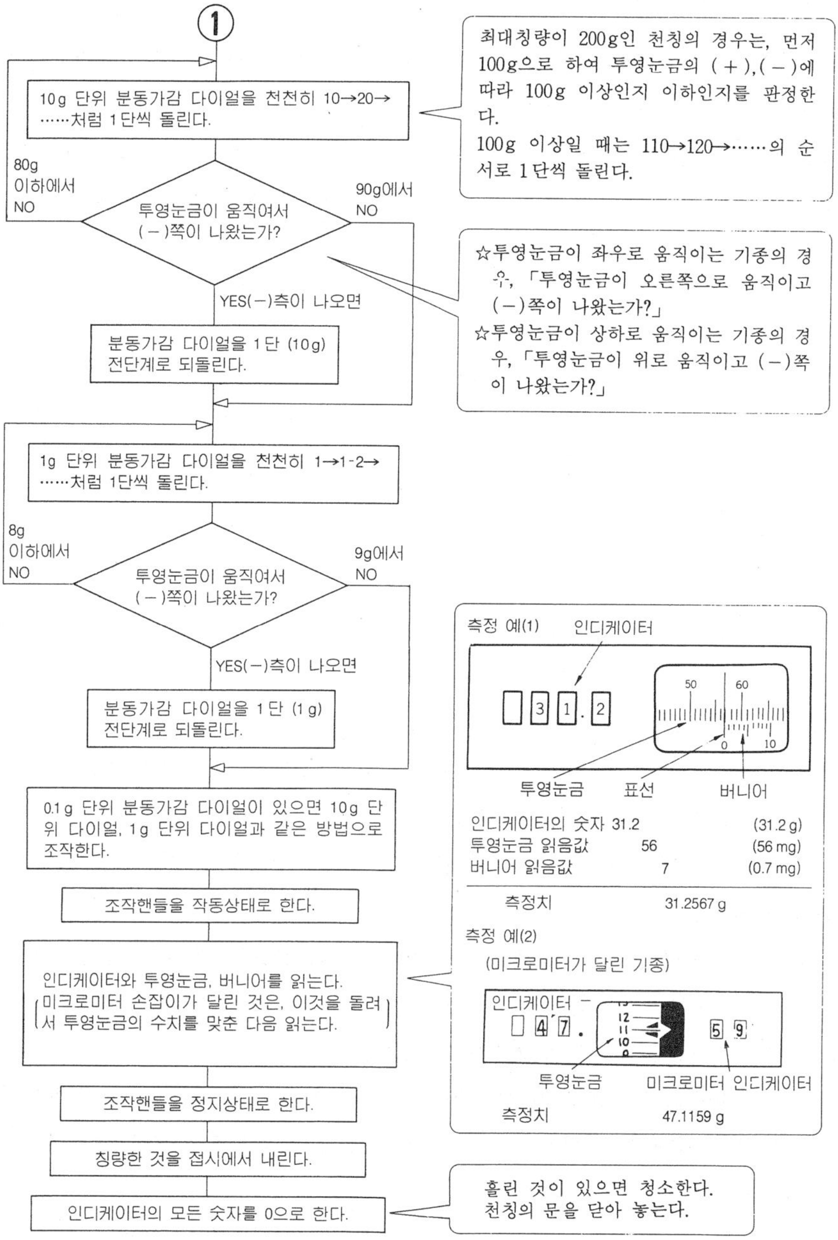
①
10g 단위 분동가감 다이얼을 천천히 10→20→ ……처럼 1단씩 돌린다.
최대칭량이 200g인 천칭의 경우는, 먼저 100g으로 하여 투영눈금의 (+),(−)에 따라 100g 이상인지 이하인지를 판정한다.
100g 이상일 때는 110→120→……의 순서로 1단씩 돌린다.
80g 이하에서 NO
투영눈금이 움직여서 (−)쪽이 나왔는가?
90g에서 NO
☆투영눈금이 좌우로 움직이는 기종의 경우, 「투영눈금이 오른쪽으로 움직이고 (−)쪽이 나왔는가?」
☆투영눈금이 상하로 움직이는 기종의 경우, 「투영눈금이 위로 움직이고 (−)쪽이 나왔는가?」
YES(−)측이 나오면
분동가감 다이얼을 1단 (10g) 전단계로 되돌린다.
1g 단위 분동가감 다이얼을 천천히 1→1-2→ ……처럼 1단씩 돌린다.
8g 이하에서 NO
투영눈금이 움직여서 (−)쪽이 나왔는가?
9g에서 NO
YES(−)측이 나오면
분동가감 다이얼을 1단 (1g) 전단계로 되돌린다.
0.1g 단위 분동가감 다이얼이 있으면 10g 단위 다이얼, 1g 단위 다이얼과 같은 방법으로 조작한다.
측정 예(1)
인디케이터
3 1 . 2
50 60
0 10
투영눈금 표선 버니어
인디케이터의 숫자 31.2 (31.2g)
투영눈금 읽음값 56 (56mg)
버니어 읽음값 7 (0.7mg)
측정치 31.2567g
조작핸들을 작동상태로 한다.
인디케이터와 투영눈금, 버니어를 읽는다.
(미크로미터 손잡이가 달린 것은, 이것을 돌려서 투영눈금의 수치를 맞춘 다음 읽는다.)
측정 예(2)
(미크로미터가 달린 기종)
인디케이터
4 7 .
12 11 10
5 9
투영눈금 미크로미터 인디케이터
측정치 47.1159g
조작핸들을 정지상태로 한다.
칭량한 것을 접시에서 내린다.
인디케이터의 모든 숫자를 0으로 한다.
흘린 것이 있으면 청소한다.
천칭의 문을 닫아 놓는다.

21.2.2 화학용 체적계

화학용 체적계에는 메스 플라스크(volumetric flask), 전량 피펫(transfer pipet, whole pipet), 메스 피펫(measuring pipet), 뷰렛(burette), 메스 실린더(graduated cylinder) 등이 있다. 통상의 용량분석에서는 메스 플라스크, 전량 피펫, 뷰렛을 사용한다. 메스 피펫, 메스 실린더는 정확도가 별로 높지 않기 때문에 보조적으로 사용하고 있다.

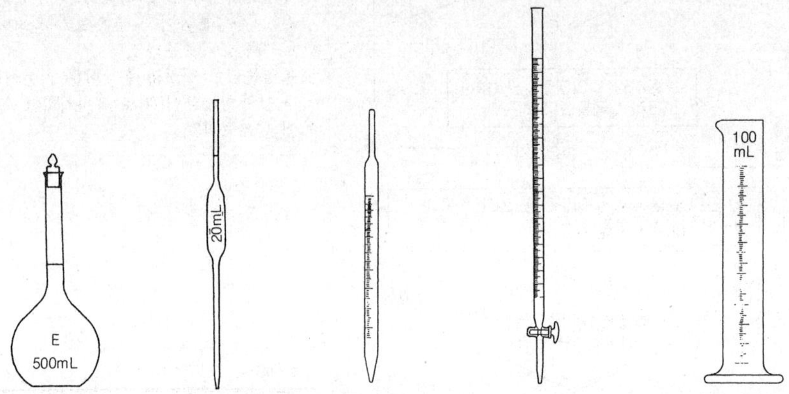

메스 플라스크　　전량 피펫　　메스 피펫　　뷰 렛　　메스 실린더

화학용 체적계에는 출용(出用)과 수용(受用)이 있다. 표선까지 가득 채웠을 때의 액량을 표시체적이 되도록 눈금이 그려져 있는 것을 수용적이라고 하며, 이와 같이 하여 표선을 붙인 체적계를 수용 체적계라고 한다.

보통의 메스 플라스크는 수용이며, 출용과 구별하기 위해 E(독일어 Einguss의 머리글자)자가 찍혀 있다.

표선까지 가득 채운 액을 배출하였을 때, 배출된 액량의 체적이 표시체적이 되도록 눈금이 그려져 있는 것을 출용적이라고 하며, 이와 같이 하여 표선을 붙인 체적계를 출용 체적계라고 한다. 피펫, 뷰렛은 출용이다.

출용 메스 플라스크는 A자(독일어 Ausguss의 머리글자)가 찍혀 있다. 메스 실린더는 수용 체적계이긴 하지만, 정확도가 낮아 수용 출용 겸용으로서 개략적인 액량을 다는 경우에 사용한다.

〔1〕 메스 플라스크(Measuring flask, Volumetric flask)

보통의 메스 플라스크는 수용(E가 새겨져 있다)이며, 표준액의 조제나 시료를 일정한 용적으로 녹이든지 희석할 때에 사용한다.

메스 플라스크의 사용법

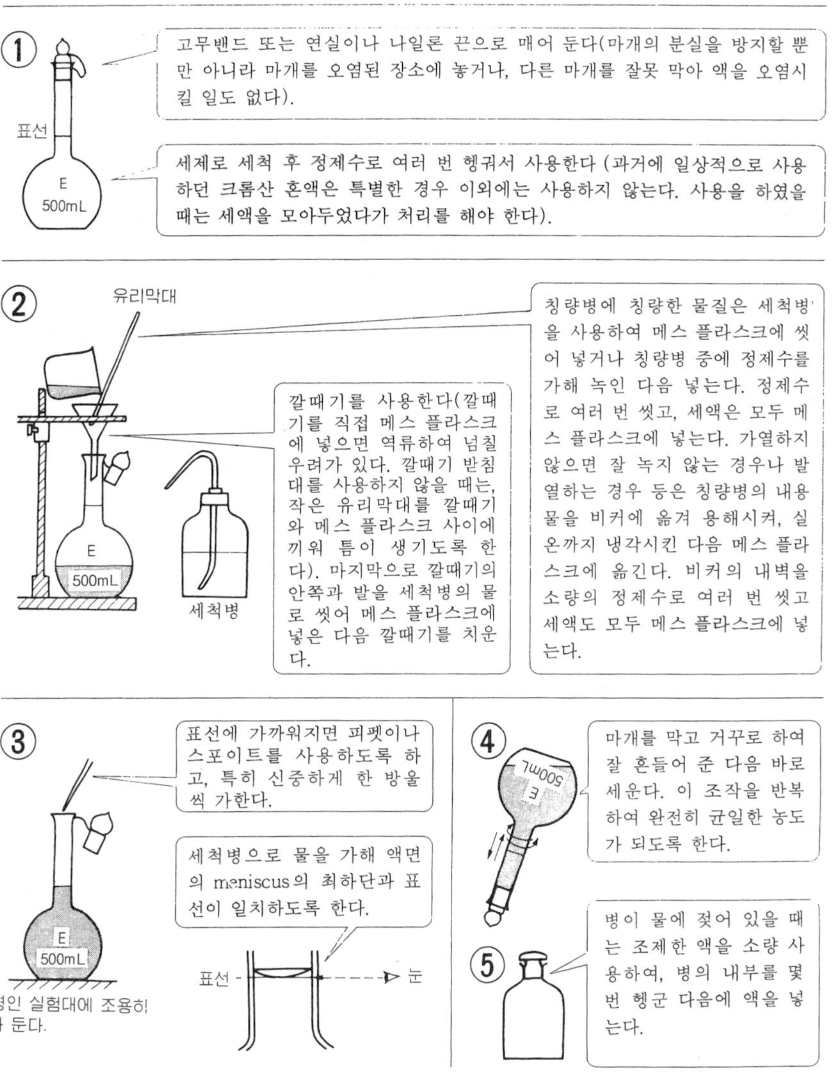

〔2〕 피펫(pipet)

피펫에는 전량 피펫(trasfer pipet, whole pipet, volumetric pipet), 메스 피펫(measuring pipet)의 두 종류가 있다. 두 가지 다 출용이다.

이 밖에 1~5 mL 정도를 대강 다는 것으로 스포이트형이 있다. 단순히 피펫이라고 하면 전량 피펫을 의미한다.

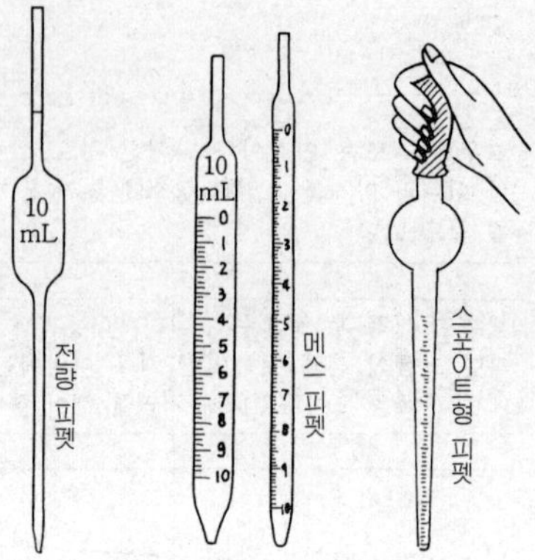
10 mL
전량 피펫
10 mL
메스 피펫
스포이트형 피펫

전량 피펫 사용법

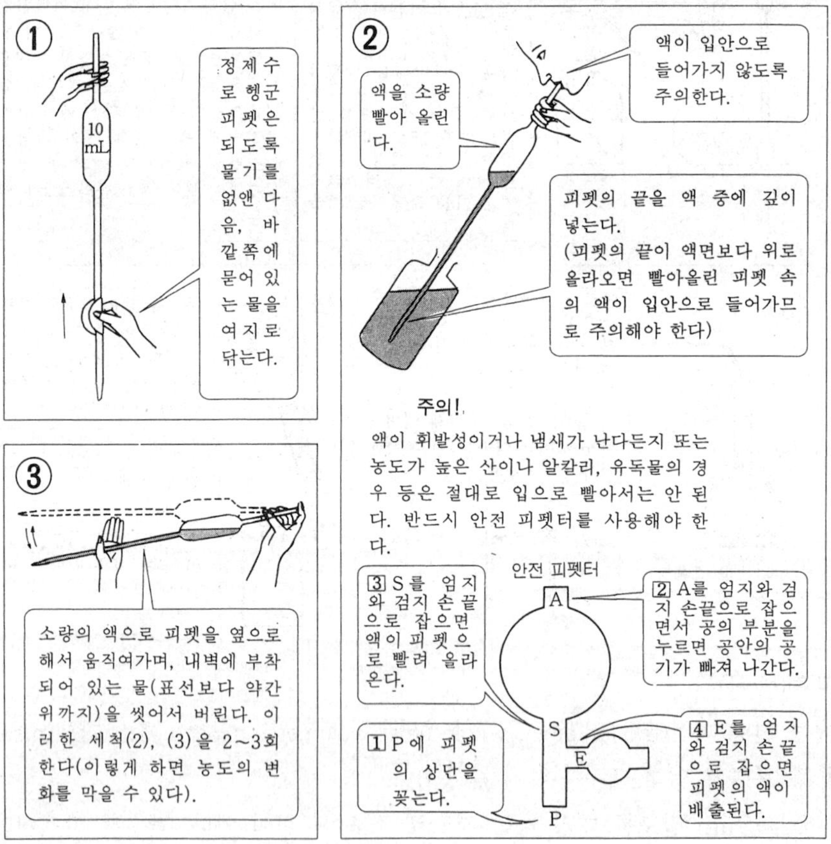
①
10 mL
정제수로 헹군 피펫은 되도록 물기를 없앤 다음, 바깥쪽에 묻어 있는 물을 여지로 닦는다.
②
액이 입안으로 들어가지 않도록 주의한다.
액을 소량 빨아 올린다.
피펫의 끝을 액 중에 깊이 넣는다.
(피펫의 끝이 액면보다 위로 올라오면 빨아올린 피펫 속의 액이 입안으로 들어가므로 주의해야 한다)
주의!
액이 휘발성이거나 냄새가 난다든지 또는 농도가 높은 산이나 알칼리, 유독물의 경우 등은 절대로 입으로 빨아서는 안 된다. 반드시 안전 피펫터를 사용해야 한다.
안전 피펫터
3 S를 엄지와 검지 손끝으로 잡으면 액이 피펫으로 빨려 올라온다.
2 A를 엄지와 검지 손끝으로 잡으면서 공의 부분을 누르면 공안의 공기가 빠져 나간다.
1 P에 피펫의 상단을 꽂는다.
4 E를 엄지와 검지 손끝으로 잡으면 피펫의 액이 배출된다.
A
S
E
P
③
소량의 액으로 피펫을 옆으로 해서 움직여가며, 내벽에 부착되어 있는 물(표선보다 약간 위까지)을 씻어서 버린다. 이러한 세척(2), (3)을 2~3회 한다(이렇게 하면 농도의 변화를 막을 수 있다).

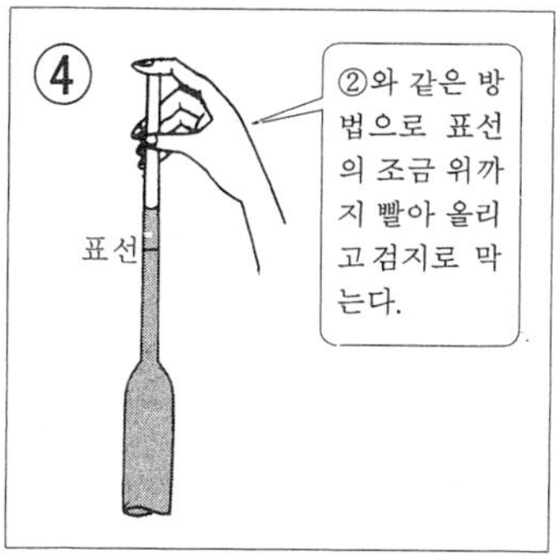

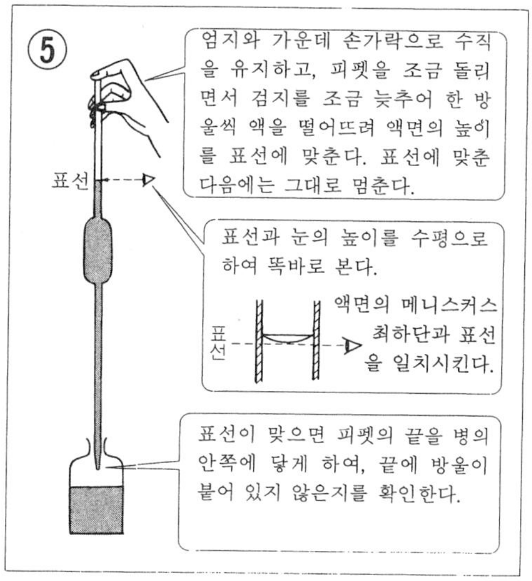

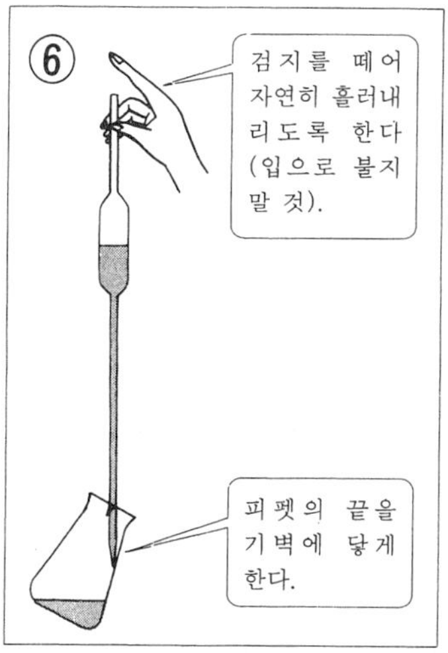

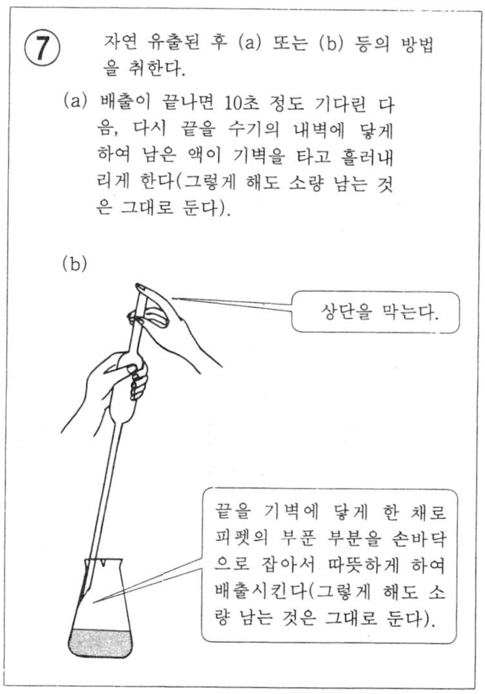

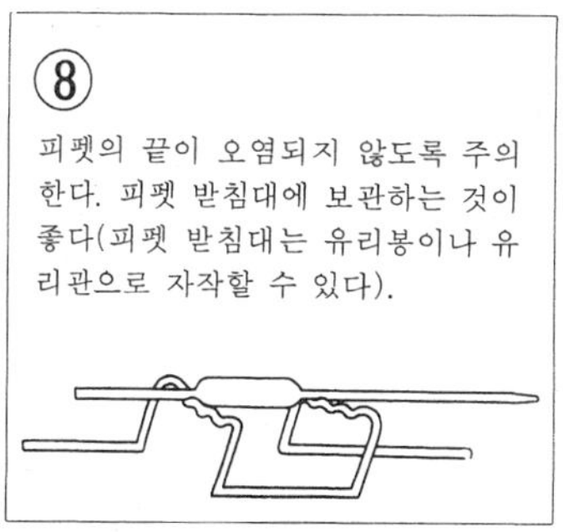

〔3〕 뷰렛(Buret)

표준액 등을 넣어서 적정을 할 때 뷰렛을 사용한다. 뷰렛에는 아래쪽에 콕이 달린 Geissler형을 주로 사용한다.

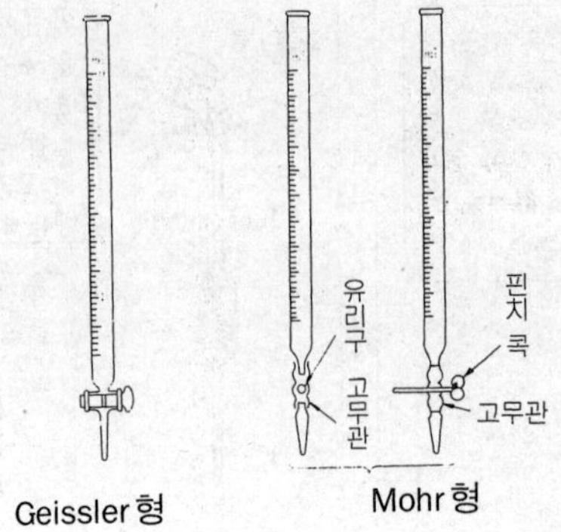

뷰렛의 사용법

① 준비

연실이나 나이론 끈으로 매어 둔다.

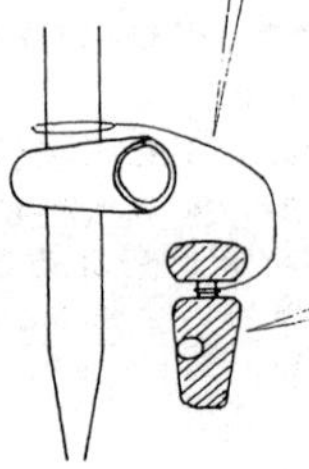

콕을 빼서 최소량의 바셀린(또는 그리스)을 바르고, 회전시켜 같은 면에 균일하게 바셀린이 묻도록 한다. 바셀린을 너무 바르면 뷰렛 끝이 막히므로 주의해야 한다.

② 적정액으로 씻기

정제수로 씻고 물기를 없앤 뷰렛의 콕을 끼우고, 깔때기를 써서 전량의 약 1/10 정도 액을 넣는다.

깔때기는 조금 위로 올려서 뷰렛과의 사이에 틈이 있도록 한다.

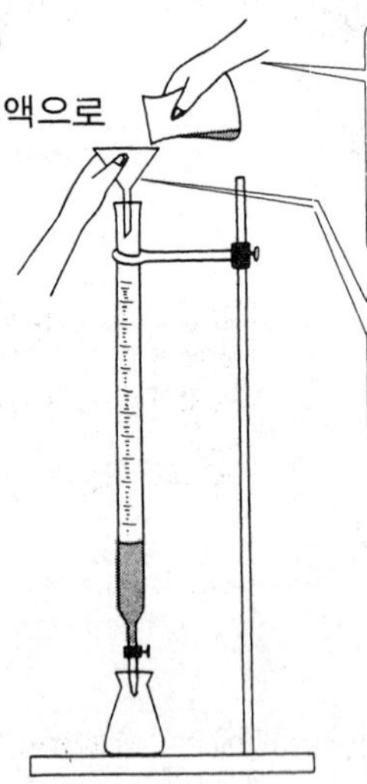

뷰렛 스탠드

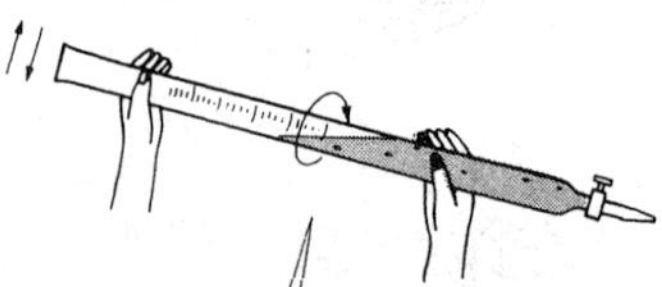

⇨ 뷰렛을 옆으로 하여 돌리면서 내벽을 씻는다.

⇩

뷰렛을 세우고 콕을 돌려 액을 아래쪽으로 배출시켜서 콕 아래쪽의 내벽을 씻고, 남은 액은 위쪽으로 쏟아버린다.

이 조작을 2~3회 반복한다(농도의 변화를 막을 수 있다).

③

0 맞추기

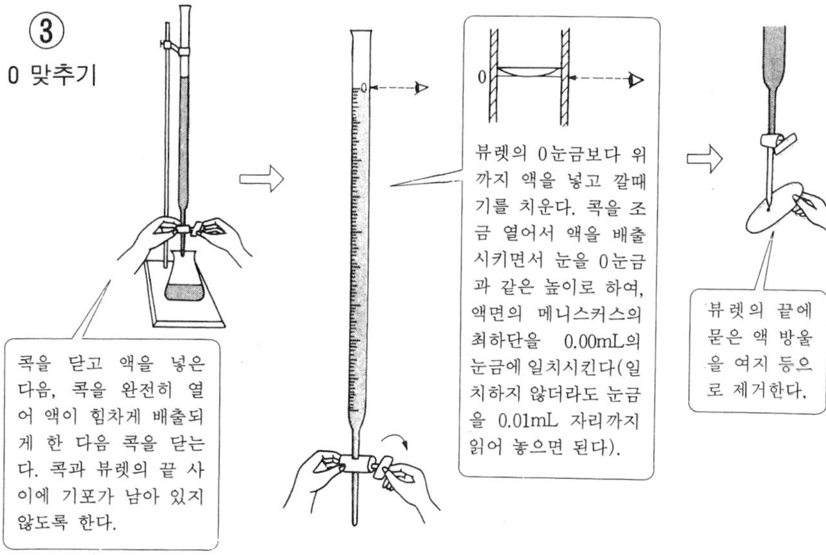

---

④

적정

콕의 조작법은 (a) 양손 조작과 (b) 한손 조작이 있다.
초보자는 양손 조작으로 하는 것이 좋으며, 익숙해지면 한손 조작으로 해도 좋다.
왼손만으로 콕을 조작하고, 오른손으로는 수기(受器)를 돌릴 수가 있다.

(a) 양손 조작

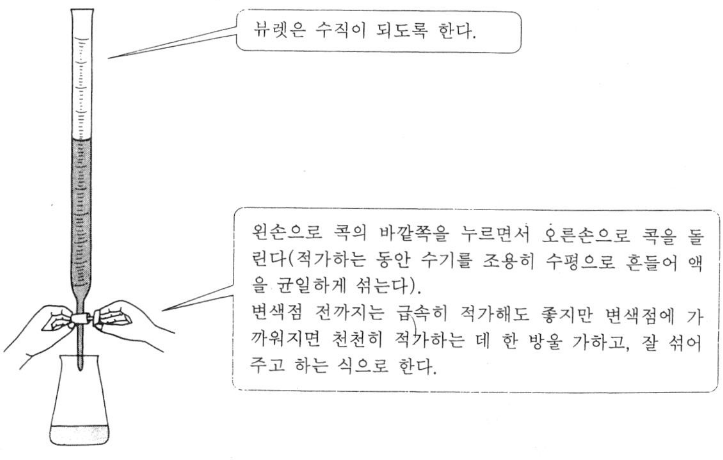

(b) 한손 조작

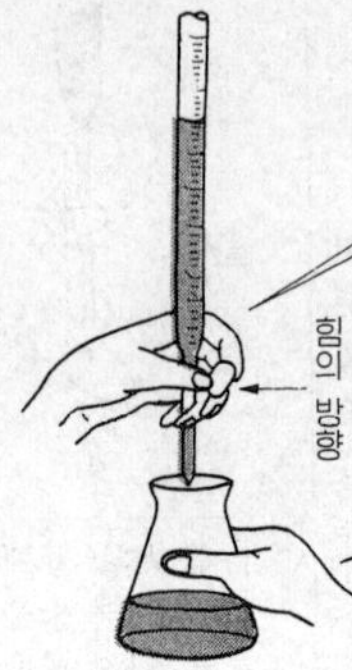

왼손의 엄지, 검지, 중지의 3개로 콕을 누르는 듯이 잡고 돌린다.
(이 조작은 뷰렛에 물을 넣고 잘 연습하여 익숙해지도록 한다.)

오른손으로 수기를 조용히 수평으로 돌려서 액을 균일하게 섞는다.

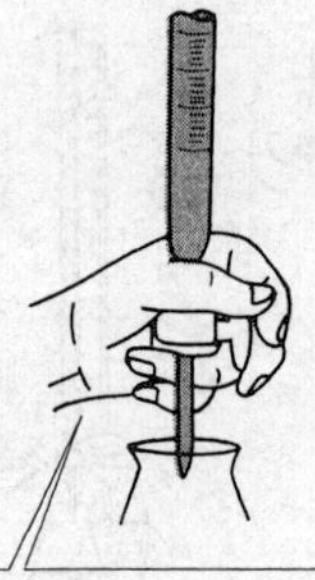

손바닥이 닿으면 콕이 밀려서 빠져 버린다.

---

⑤ 종말점

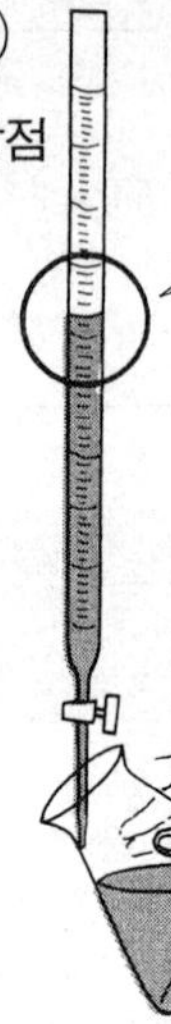

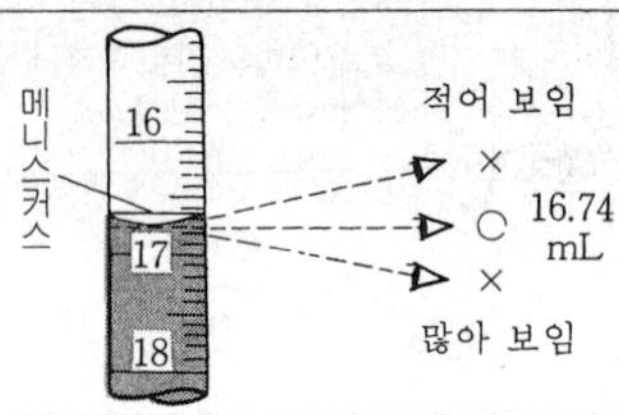

액면의 메니스커스의 최하단과 같은 높이에 눈을 두어, 눈금을 0.01mL 자리까지 읽는다. $KMnO_4$ 같은 착색물질인 경우는 메니스커스의 최상단을 읽는다.

그림과 같이 두꺼운 흰종이를 사용하면 읽기 쉽다.

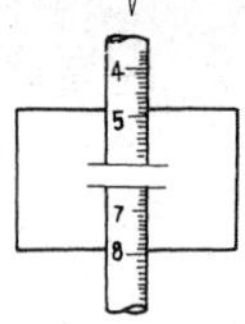

종말점의 직전에서는 한 방울의 몇분의 1의 작은 액적(液滴)을 뷰렛으로부터 유출시켜, 이 작은 액적을 수기의 상부의 내벽에 대고 흔들어서 섞는다. 종말점에 도달하면 콕을 닫고, 잠시 기다린 다음 눈금을 읽는다.

---

⑥ 뒤처리

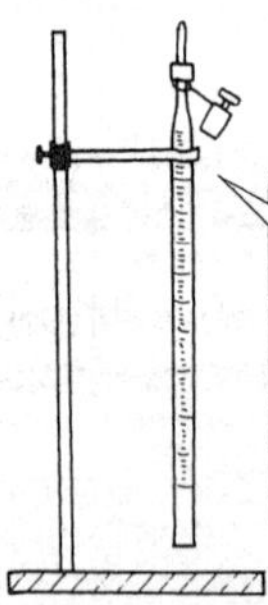

뷰렛에 남은 액은 병에 도로 넣지 말고 버리는 것이 좋다. 수도물로 씻은 다음에 정제수로 씻는다. 특히 알칼리를 사용했을 때는 즉시 씻어 두지 않으면 콕이 달라 붙어서 떨어지지 않기 때문에 주의해야 한다. 뷰렛은 뷰렛 스탠드에 거꾸로 세우고 콕은 빼 둔다.

〔4〕 보정방법

전량 피펫의 보정

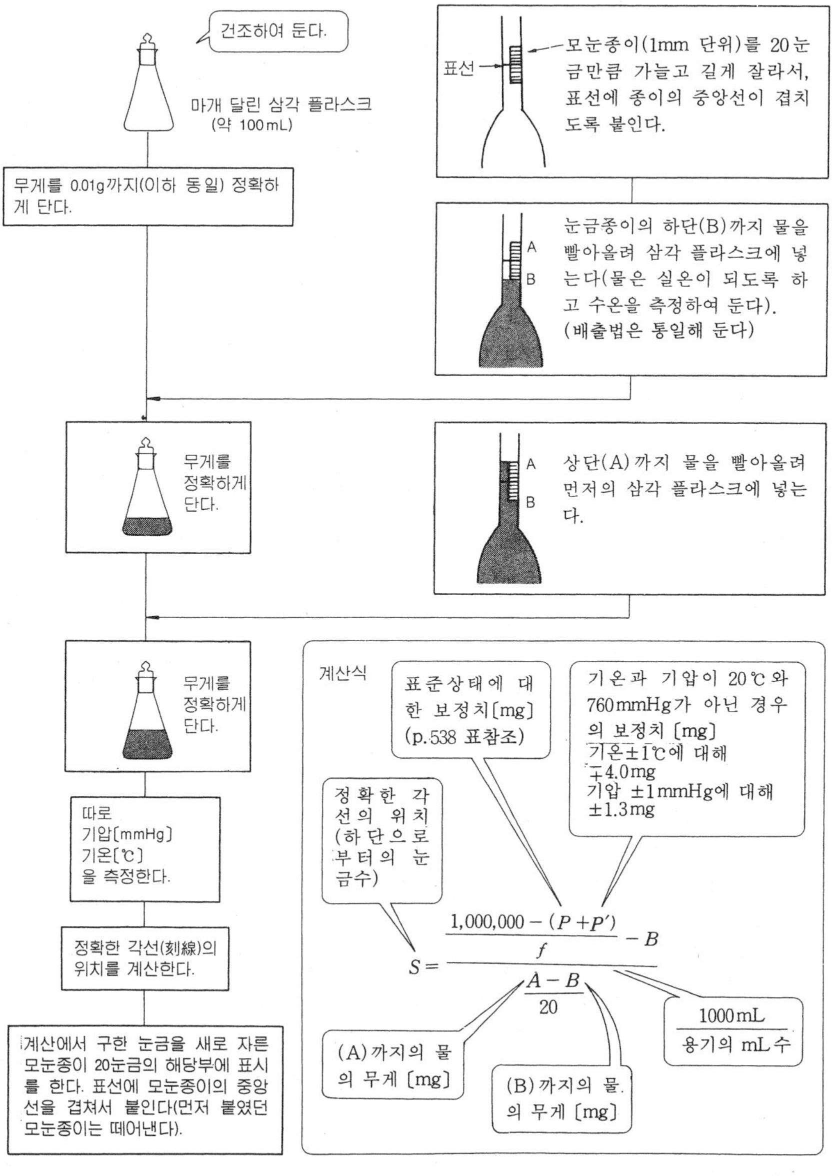

메스 플라스크, 뷰렛의 보정

물을 미리 천칭실에 놓아두어 실온과 같아지도록 한다. 그리고 수온을 측정한다.

〔1〕 메스 플라스크

용기를 물로 세척한 다음 에틸알코올, 에틸에테르의 순으로 씻고, 수류(水流) 펌프를 사용해서 공기를 통하게 하여 충분히 건조시킨다.

표준상태에 대한 보정치

〔단위 : mg〕

수온 ℃	0	1	2	3	4	5	6	7	8	9
5	1435	1435	1435	1435	1435	1435	1435	1435	1435	1435
6	1435	1436	1437	1439	1440	1441	1442	1444	1445	1447
7	1448	1451	1454	1457	1459	1462	1465	1468	1470	1473
8	1476	1480	1484	1488	1492	1496	1501	1506	1510	1515
9	1520	1525	1530	1536	1541	1547	1553	1559	1565	1571
10	1577	1583	1589	1596	1603	1610	1617	1624	1631	1638
11	1645	1652	1660	1688	1676	1684	1692	1700	1708	1716
12	1725	1734	1743	1752	1761	1771	1781	1791	1801	1812
13	1823	1834	1846	1858	1870	1882	1894	1902	1914	1922
14	1934	1946	1958	1970	1982	1994	2006	2018	2030	2042
15	2054	2066	2078	2091	2104	2117	2130	2143	2156	2169
16	2183	2197	2211	2225	2239	2253	2267	2282	2297	2312
17	2327	2342	2357	2372	2387	2402	2417	2432	2448	2464
18	2480	2497	2513	2530	2546	2563	2579	2595	2612	2628
19	2645	2663	2681	2699	2717	2735	2753	2771	2789	2807
20	2825	2843	2861	2879	2897	2916	2935	2954	2973	2294
21	3011	3030	3049	3069	3089	3109	3129	3149	3169	3189
22	3209	3229	3249	3269	3290	3311	3332	3353	3374	3395
23	3416	3437	3458	3479	3500	3521	3543	3565	3587	3609
24	3631	3653	3675	3697	3720	3743	3766	3789	3812	3835
25	3858	3881	3905	3929	3953	3977	4001	4025	4049	4073
26	4097	4121	4145	4169	4194	4219	4244	4269	4294	4319
27	4344	4369	4394	4419	4444	4469	4495	4521	4547	4573
28	4599	4625	4651	4677	4703	4729	4755	4781	4807	4834
29	4861	4888	4915	4942	4969	4996	5023	5050	5077	5104
30	5132	5160	5188	5216	5244	5272	5300	5328	5356	5384
31	5412	5441	5470	5499	5528	5557	5586	5615	5644	5673
32	5703	-	-	-	-	-	-	-	-	-

피펫과 마찬가지로 모눈종이를 붙인 다음, 메스 플라스크의 무게를 정확히 단다. 또, 피펫과 마찬가지로 먼저 하단(B)까지 물을 넣고 물의 무게를 단다. 다음에 상단(A)까지 물을 넣고 물의 무게를 단다. 따로 기압[mmHg]과 기온[℃]을 측정해 둔다(100 mL의 경

우는 정밀천칭을 사용하고, 250 mL 이상의 경우는 조제천칭을 써서 무게를 단다).

100 mL ………………………………………… ±0.03 g까지의 정밀도
250 mL ………………………………………… ±0.05 g까지의 정밀도
500 mL ………………………………………… ±0.07 g까지의 정밀도
1000 mL ……………………………………… ±0.12 g까지의 정밀도

계산식은 전량 피펫의 경우와 같다. 정확한 표선을 전량피펫의 경우와 마찬가지로 모눈종이에 표시하여 붙인다.

〔2〕 뷰 렛

0 → 5 mL, 0 → 10 mL, 0 → 15 mL, ……0 → 50 mL의 식으로 물을 유출시킨다. 유출 후 2분 후에 눈금을 정확히 맞춰 물을 내보낸다. 그 때마다 물의 무게를 단다(300~500 mL의 마개 달린 삼각 플라스크를 사용한다). 이들의 무게를 W[mg]로 하여 다음 식에 의해 보정할 수치(B)를 산출한다.

$$B = \frac{W}{\dfrac{1,000,000-(P+P')}{1,000}} - A$$

여기서 A ……………… 용기눈금의 수치
P, P' ………… 전량 피펫의 식과 동일
W ……………… $0 \rightarrow A$ mL의 물의 무게 [mg]

따라서, 겉보기 값 A[mL]에 보정치 B를 더한 것($A+B$)이 올바른 수치[mL]가 된다. A를 읽었을 때는 항상 ($A+B$)[mL]로 기록한다.

21.3 중 화 적 정

【실험 1】 0.05M 탄산나트륨 표준액의 조제

〔1〕 목 적

무수 탄산나트륨을 정확히 달아 물에 녹여 일정용적으로 하고, 0.05M 탄산나트륨 표준액(1차 표준액)을 조제한다.

Na_2CO_3 무수 탄산나트륨 sodium carbonate(anhydride) 식 량 : 105.99 밀 도(d) : 2.533 용해도 : 7.1g / 100g H_2O(0℃) 21.6g / 100g H_2O(20℃) 48.5g / 100g H_2O(104℃)	무색의 분말로, 흡습성이 있다. 융점 851℃, 수용액은 가수분해하여 강한 알칼리성을 나타낸다. 또 이산화탄소를 흡수하여 탄산수소나트륨($NaHCO_3$)을 생성한다.

〔2〕 해 설

무수 탄산나트륨은 산표준액의 표정용 표준물질로서 가장 널리 사용되고 있다.

Na_2CO_3는 약산과 강염기로 된 염으로, 그 수용액은 가수분해하여 알칼리성을 나타낸다. 여기에 강산을 가하면 알칼리가 중화된다.

염의 당량을 구하는데는 염의 금속 또는 양성이온을 수소로 치환하여 그 수소수로부터 산과 같은 방법으로 산출하면 된다(그리고 당량은 적정할 때의 반응에 따라 변하기 때문에 주의해야 한다).

Na_2CO_3의 1몰은 105.99 g이므로 0.05M-Na_2CO_3 표준액을 500 mL 조제하려면, Na_2CO_3를 약 2.65 g $\left(105.99\times0.05\times\frac{500}{1000}\right)$을 정밀히 달아야 한다.

〔3〕 준 비

<기 구>

조제천칭	1	깔때기 받침대	1
직시화학 천칭	1	자제 도가니	1
칭량병	1	도가니 집게	1
비커(300 mL)	1	데시케이터	1
메스 플라스크(500 mL)	1	시약병(500 mL)	1
세척병	1		
깔때기	1		

<시 약>

Na_2CO_3(표준 또는 특급시약) 5 g

〔4〕 조 작

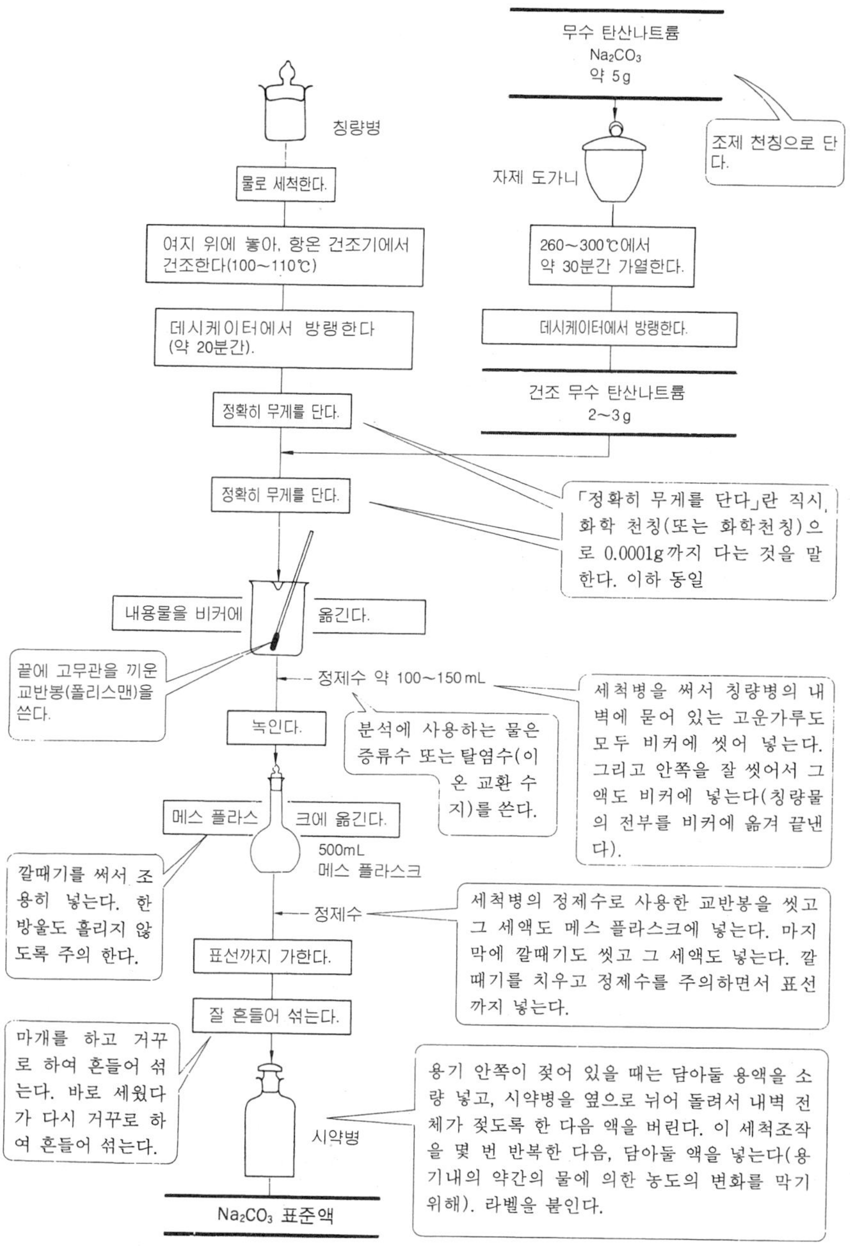

무수 탄산나트륨
Na_2CO_3
약 5g
조제 천칭으로 단다.
칭량병
물로 세척한다.
자제 도가니
여지 위에 놓아, 항온 건조기에서 건조한다(100~110℃)
260~300℃에서 약 30분간 가열한다.
데시케이터에서 방랭한다 (약 20분간).
데시케이터에서 방랭한다.
건조 무수 탄산나트륨
2~3g
정확히 무게를 단다.
정확히 무게를 단다.
「정확히 무게를 단다」란 직시 화학 천칭(또는 화학천칭)으로 0.0001g까지 다는 것을 말한다. 이하 동일
내용물을 비커에 옮긴다.
끝에 고무관을 끼운 교반봉(폴리스맨)을 쓴다.
정제수 약 100~150mL
세척병을 써서 칭량병의 내벽에 묻어 있는 고운가루도 모두 비커에 씻어 넣는다. 그리고 안쪽을 잘 씻어서 그 액도 비커에 넣는다(칭량물의 전부를 비커에 옮겨 끝낸다).
녹인다.
분석에 사용하는 물은 증류수 또는 탈염수(이온 교환 수지)를 쓴다.
메스 플라스크에 옮긴다.
500mL
메스 플라스크
깔때기를 써서 조용히 넣는다. 한 방울도 흘리지 않도록 주의 한다.
정제수
세척병의 정제수로 사용한 교반봉을 씻고 그 세액도 메스 플라스크에 넣는다. 마지막에 깔때기도 씻고 그 세액도 넣는다. 깔때기를 치우고 정제수를 주의하면서 표선까지 넣는다.
표선까지 가한다.
잘 흔들어 섞는다.
마개를 하고 거꾸로 하여 흔들어 섞는다. 바로 세웠다가 다시 거꾸로 하여 흔들어 섞는다.
시약병
용기 안쪽이 젖어 있을 때는 담아둘 용액을 소량 넣고, 시약병을 옆으로 뉘어 돌려서 내벽 전체가 젖도록 한 다음 액을 버린다. 이 세척조작을 몇 번 반복한 다음, 담아둘 액을 넣는다(용기내의 약간의 물에 의한 농도의 변화를 막기 위해). 라벨을 붙인다.
Na_2CO_3 표준액

〔5〕 계 산

〔예〕 칭량병 + Na_2CO_3 ·············· 16.7370 g

칭량병 ································ 14.0322 g (−

Na_2CO_3 채취량 ·················· 2.7048 g

Na_2CO_3의 0.05몰은 52.995 g

이 용액 1 L 중의 Na_2CO_3의 몰수를 구하면

$$\frac{2.7048 \times 1000/500}{105.99} = 0.05104 \text{ 몰}$$

따라서, 용액의 농도는 0.05104M이다.

$$\text{일반적으로 몰농도}(M) = \frac{\text{용액 1L 중의 용질의 무게(g)}}{\text{용질의 1몰}}$$

규정도 계수 factor(f)

표준액의 농도를 보정하기 위한 계수를 factor라 한다. 위의 예에서 이 표준액의 농도(M)를 그대로 0.05104M-Na_2CO_3으로 표시해도 좋으나, 0.05M을 기준으로 하여 0.05M-Na_2CO_3(f=1.021)과 같이 표시하는 경우가 많다.

$$0.05104(M) = 0.05(M) \times 1.021$$

factor는 1.021이 되고 f=1.021로 쓴다.

위의 예에서 factor를 직접 구할 때는 다음과 같이 한다.

$$f = \frac{2.7048}{105.99 \times 0.05 \times \frac{500}{1000}} = 1.021$$

〔6〕 문 제

1. 0.01M-Na_2CO_3 표준액을 100 mL 조제하는데는 Na_2CO_3 몇 g이 필요한가?

2. Na_2CO_3 5 g을 물에 용해하여 250 mL로 한다. 이 용액의 농도는 몇 M인가?

3. 0.5M-Na_2CO_3 용액 200 mL 중에는 Na_2CO_3이 몇 몰이 들어 있는가? 또, 그것은 몇 g인가?

4. Na_2CO_3의 수용액은 알칼리성을 나타낸다. 그 이유를 화학 반응식을 써서 설명하라.

【실험 2】 0.1*M* 염산 표준액의 조제 및 표정

〔1〕 목 적

진한 염산을 희석하여 0.1*M* 로 하고, 0.05*M* 탄산나트륨 표준액을 써서 표정한다.

HCl 염산 hydrochloric acid HCl의 식량 : 36.46	염화수소의 수용액 진한 것은 습한 공기 중에서 발연한다. 자극취가 있는 무색용액. 일염기 강산 주의 : 진한 염산은 극약

〔2〕 해 설

산 표준액으로는 주로 HCl을 쓰고 경우에 따라서는 H_2SO_4, $H_2C_2O_4$를 쓴다.

HCl은 적정에 의해서 생기는 염화물의 대부분이 수용성이어서 상용하는데, 가열하면 휘발하므로 이 때는 불휘발성인 H_2SO_4를 사용한다.

시판 중인 진한 염산은 12*M*이므로, 약 0.1*M*로 만들고자 할 때는 120배로 희석하면 된다. 500 mL 조제할 때에 필요한 12 *M*-HCl을 x mL라 하면 x mL에 들어 있는 염산의 양은 0.1*M* 염산 500 mL에 들어 있는 염산의 양과 같으므로

$$12x = 0.1 \times 500, \qquad \therefore x = 4.2\ \text{mL}$$

표정은 탄산나트륨 표준액으로 한다.

$$Na_2CO_3 + 2HCl \longrightarrow 2NaCl + H_2O + CO_2$$

이 반응의 종말점은 pH가 약 3.8이므로 지시약으로 메틸 오렌지를 사용한다. 그리고 이 반응식으로부터 다음과 같은 것을 알 수 있다.

$$Na_2CO_3 \equiv 2HCl\text{(기호 ≡은 당량관계를 가리킨다)}$$

$$\frac{Na_2CO_3}{2} = HCl(\equiv 1\ \text{당량})$$

$$\therefore 0.05M\text{-}Na_2CO_3 \equiv 0.1M\text{-}HCl$$

〔3〕 준 비

<기 구>		<시 약>
비커(500 mL)	1	염산(약 12*M*) 5 mL
원뿔형 비커(300 mL)	4	0.05*M*-Na_2CO_3 표준액
메스 플라스크(500 mL)	1	methyl orange 지시약
전량 피펫(25 mL)	1	<조제법>
뷰렛(50 mL)	1	MO 0.1 g을 물에 녹여 100 mL로 한다.
시약병	1	

〔4〕 조 작

조 제

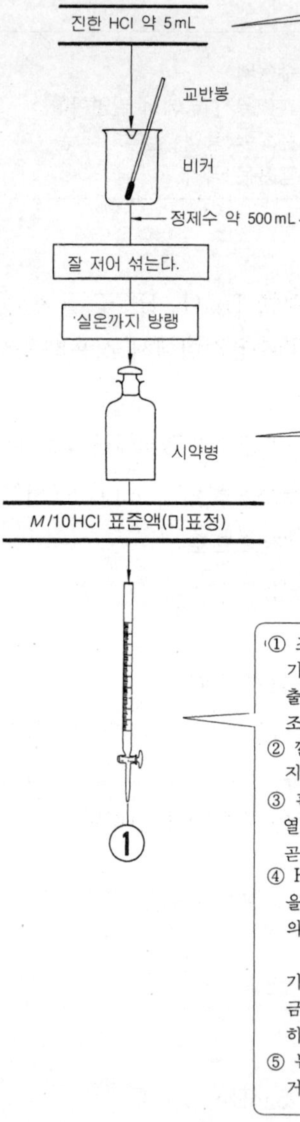

메스 실린더로 단다.
이후, 약 ○○mL라고 하는 것은, 메스 실린더를 써서 측정하는 것을 의미한다(뷰렛을 써도 좋다).

메스 실린더로 단다(방랭 후 500 mL 메스 플라스크를 써도 좋지만, 그 때는 대강 표선에 맞추면 된다).

잘 세척한 병에 옮긴다.
표정하기 전이므로 병 안쪽이 물에 젖어 있어도 상관없다.

① 조제한 HCl 5~10 mL를 넣어 내벽 전체가 젖도록 기울여서 회전시킨 다음, 콕을 열어 약 3분의 1을 출구로 배출하고 나머지를 입구로 버린다. 이 세척 조작을 2~3회 반복한다.
② 깔때기를 써서 조제한 HCl을 0눈금보다 약간 위까지 넣고 깔때기를 치운다.
③ 관벽을 가볍게 두들겨 기포를 없애고, 콕을 완전히 열어서 급속히 유출시켜 콕 아래의 공기를 몰아낸다. 곧, 콕을 잠근다.
④ HCl이 0 눈금 이하이면 0 이상까지 추가하고, 콕을 열어서 조용히 유출시켜 메니스커스(액의 곡면)의 최저점을 0 눈금과 일치시킨다.
위쪽의 관벽에 묻은 액이 내릴 때까지 약 1분간 기다려 다시 0 눈금에 맞춘다. 그러나 반드시 0 눈금에 맞출 필요는 없고, 메니스커스의 위치를 정확히 읽어 두면 된다.
⑤ 뷰렛의 선단에 묻은 액적은 유리봉 등으로 묻혀 제거한다.

표 정

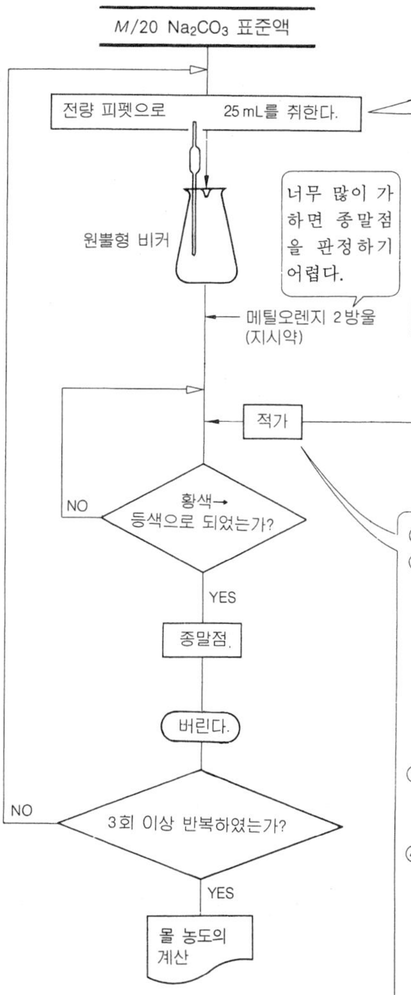

①

① 정량피펫을 Na_2CO_3 용액 중에 깊이 넣고 소량 빨아올린다.
피펫의 내벽이 액에 젖도록 피펫을 옆으로 해서 돌린다. 세액은 버린다.
② 용액을 천천히 표선 위까지 빨아올린다.
피펫의 상단을 검지로 막고, 막는 정도를 조절하여 메니스커스의 최하단을 표선에 맞춘다.
③ 피펫을 수직으로 하여 액을 유출시킨다.
피펫의 상단을 검지로 막은 상태에서 다른쪽 손바닥으로 피펫의 부푼 부분을 잡으면 남은 액이 배출된다.

① 원뿔형 비커 밑에 백지를 놓는다.
② 왼손으로 콕의 바깥쪽을 받치고, 오른손으로 콕을 미는듯이 개폐하여(익숙해지면 왼손으로 조작한다) 액을 적가한다(방울이 연속해서 떨어질 정도).
적정하는 동안 계속해서 원뿔형 비커를 조용히 돌리면서 흔들어 준다.
가끔 콕을 닫고 적가(滴加)한 부분의 착색(적색)이 사라질 때까지 잘 흔들어 섞는다.
③ 적가한 부분의 착색이 잘 사라지지 않으면 종말점이 가까운 것이므로, 한 방울씩 가할 때마다 흔들어 섞는다.
④ 최후의 한 방울로 황색이 조금이라도 붉은기를 띠어 등색으로 변하고, 잠시 저어도 황색으로 다시 변하지 않을 때를 종말점으로 한다(정밀분석의 경우는 이 때 약 3분간 약하게 끓여서 CO_2를 제거하고, 냉각시킨 다음 황변하면 다시 종말점을 구한다).
비색액(比色液)을 준비하였다가 같은 색이 되었을 때를 종말점으로 하면 알기 쉽다. 비색액은 같은 용량의 원뿔형 비커에 물을 약 50 mL 넣고, 메틸오렌지 두 방울을 가하고 뷰렛으로 HCl 한 방울을 가해 만든다.

〔5〕 계 산

〔예〕 매회 취한 0.05M-Na_2CO_3(f = 1.021) …… 25 mL

적 정 횟 수	제 1 회	제 2 회	제 3 회
뷰렛 눈금을 읽은 시점	0	0.10	0.05
뷰렛 눈금을 읽은 종점	25.43	25.59	25.58
중화에 소요된 HCl	25.34 mL	25.49 mL	25.53 mL
중화에 소요된 HCl 평균		25.48 mL	

$$f_2 = \frac{V_1 \times f_1}{V_2}$$

여기서 f_1 : 적정용 표준액의 factor

f_2 : 조제한 표준액의 factor

V_1 : 적정용 표준액의 소비량(mL)

V_2 : 조제한 표준액의 소비량(mL)

따라서 0.1M-HCl의 factor는

$$f_2 = \frac{25 \times 1.021}{25.48} = 1.002$$

$$\therefore f_2 = 1.002$$

〔6〕 문 제

1. 0.05M-Na_2CO_3(f=0.9782) 20 mL를 농도를 모르는 HCl 용액으로 적정하였더니 18.57 mL가 소비되었다. 이 HCl 용액의 농도를 구하라.
2. 약 0.05M-H_2SO_4 500 mL를 조제하는데는 진한 황산(약 18M) 몇 mL가 필요한가?
3. 0.05M-H_2SO_4(f=1.275) 250 mL 중에는 H_2SO_4 몇 g을 함유하는가?

【실험 3】 0.1M 수산화나트륨 표준액의 조제와 표정

〔1〕 목 적

수산화나트륨[입상(粒狀)]을 용해하여 약 0.1M 용액을 만들고 0.1M-HCl 표준액을 사용하여 표정한다.

NaOH 수산화나트륨 sodium hydroxide 식 량 : 40.00 밀 도(d) : 2.130 용해도 : 42g / 100g H_2O(0℃) 347g / 100g H_2O(100℃)	가성소다라고도 한다. 백색의 고체 · 조해성이며 물에 녹기 쉽고, 그 때 다량의 열을 낸다. 수용액은 강알칼리성, 공기 중에서 수분 및 이산화탄소를 흡수하여 탄산염을 만든다. 주의 : 극약

〔2〕 해 설

알칼리 표준액으로 사용되는 것은 NaOH, $Ba(OH)_2$, KOH 등이 있는데, 특히 NaOH은 값이 싸서 널리 이용되고 있다.

NaOH은 공기 중에서 CO_2 및 H_2O를 흡수하므로 정밀히 칭량하는 것이 어렵다. 또, 시판품에는 100% 가까운 것은 없으므로, 목적에 가까운 농도의 용액을 조제한 다음 표정을 해야 한다.

여기서는 규정농도를 알고 있는 HCl 표준액을 써서 표정을 한다. 이 2차 표준액을 사용하는 방법은 실험법이 간단해서 실용분석에서 널리 쓰이고 있다.

$$NaOH + HCl \longrightarrow NaCl + H_2O$$

이 반응은 강산과 강염기의 반응으로 중화점은 pH 7이지만, 실제적정에 있어서는 pH 비약의 범위가 4~10이다.

이 실험에서는 NaOH을 HCl으로 적정하며, 지시약으로 메틸 오렌지를 사용한다.

$$NaOH \equiv HCl(\equiv 1\ \text{당량}), \qquad NaOH\text{의 } 1\text{몰} \equiv 40.00\ g$$

따라서, 0.1M-NaOH 용액 500 mL를 조제하려면 NaOH 2 g을 취하면 된다.

〔3〕 준 비

<기 구>

시계접시	1	전량 피펫(25 mL)	1
비커(500 mL)	1	뷰렛(50 mL)	1
원뿔형 비커(300 mL)	4	시약병(마개 달린)	1
메스 실린더(500 mL)	1		

<시 약>

NaOH(입상) 2 g

0.1M-HCl 표준액

메틸 오렌지 지시약

〔4〕 조 작

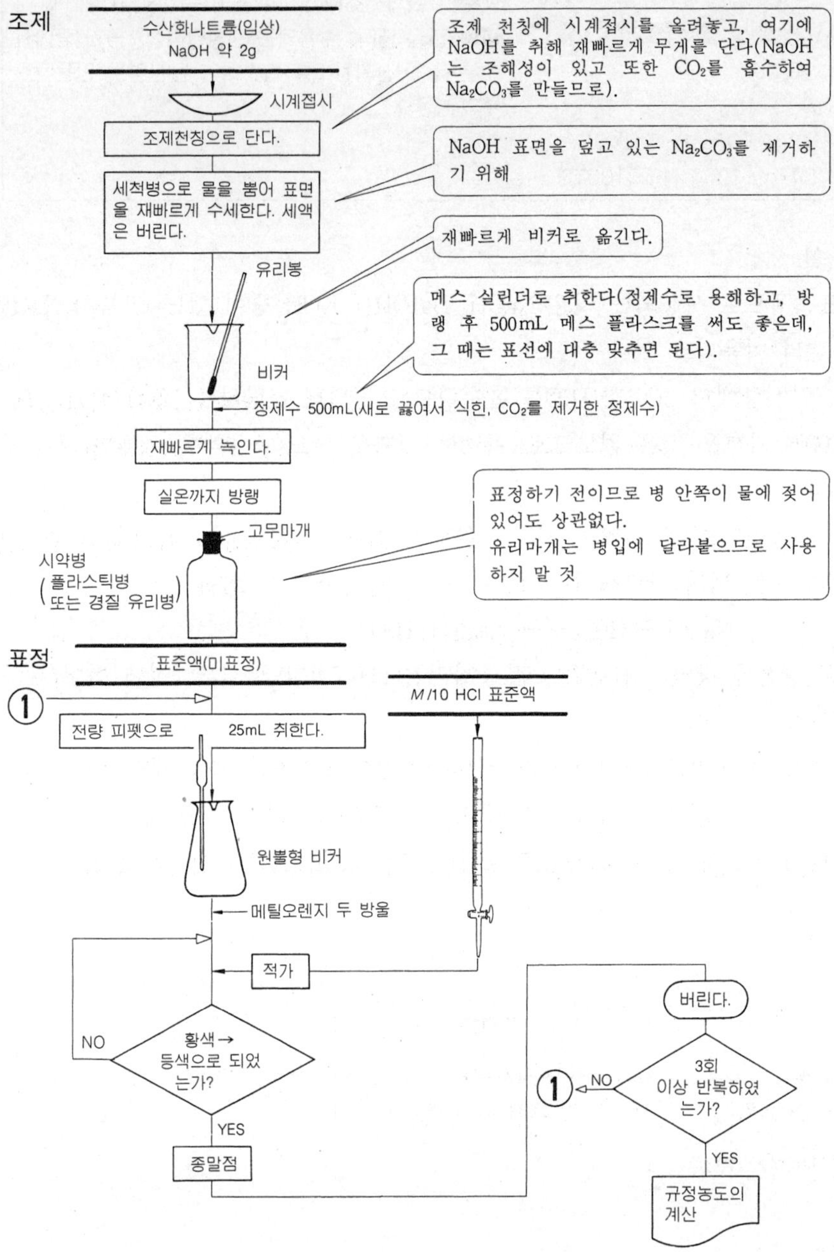
조제
수산화나트륨(입상)
NaOH 약 2g
시계접시
조제천칭으로 단다.
조제 천칭에 시계접시를 올려놓고, 여기에 NaOH를 취해 재빠르게 무게를 단다(NaOH는 조해성이 있고 또한 CO₂를 흡수하여 Na₂CO₃를 만들므로).
세척병으로 물을 뿜어 표면을 재빠르게 수세한다. 세액은 버린다.
NaOH 표면을 덮고 있는 Na₂CO₃를 제거하기 위해
재빠르게 비커로 옮긴다.
유리봉
메스 실린더로 취한다(정제수로 용해하고, 방랭 후 500mL 메스 플라스크를 써도 좋은데, 그 때는 표선에 대충 맞추면 된다).
비커
정제수 500mL(새로 끓여서 식힌, CO₂를 제거한 정제수)
재빠르게 녹인다.
실온까지 방랭
고무마개
시약병
(플라스틱병 또는 경질 유리병)
표정하기 전이므로 병 안쪽이 물에 젖어 있어도 상관없다.
유리마개는 병입에 달라붙으므로 사용하지 말 것
표정
표준액(미표정)
①
전량 피펫으로 25mL 취한다.
M/10 HCl 표준액
원뿔형 비커
메틸오렌지 두 방울
적가
황색→등색으로 되었는가?
NO
YES
종말점
버린다.
3회 이상 반복하였는가?
NO
①
YES
규정농도의 계산

〔5〕 계 산

〔예〕 매회 취한 0.1M-NaOH(농도미정)　25 mL

중화에 소요된 0.1M-HCl(f = 1.002)　제 1 회 25.54 mL
제 2 회 25.52 mL
제 3 회 25.53 mL
평 균 25.53 mL

따라서, NaOH 용액의 정확한 농도를 $x[M]$이라 하면

$$x \times 25 = 0.1002 \times 25.53, \qquad \therefore x = 0.1023[\mathrm{N}]$$

즉 0.1M-NaOH(f=1.023)이 된다.

〔6〕 문 제

1. 0.1205M-HCl 20 mL를 약 0.1M-NaOH 용액으로 적정할 때 19.56 mL가 소비되었다면, 이 NaOH 용액의 정확한 농도는 몇 M인가? 그리고 factor는 얼마인가?

2. 0.2M-$Ba(OH)_2$ 250 mL 중에는 $Ba(OH)_2$ 몇 g이 함유되어 있는가?

【실험 4】 식초 중의 초산의 정량

〔1〕 목 적

조미료로 사용되는 시판 식초 중에는 3~5%의 초산이 들어 있다. 식초를 0.1M-NaOH 표준액으로 적정하여 초산의 함유율을 구한다.

CH_3COOH 초 산 acetic acid 식 량 : 60.05 밀 도(d_4^{20}) : 1.049 K 25° 1.845×10^{-5}	무색, 자극성이 강한 냄새와 신맛이 있는 액체, 물, 알코올, 에테르 등에 녹는다. 물과의 혼합액은 일반적으로 부식성이 강하다. 대한약전에는 초산(29~31%) 및 빙초산(함량 99% 이상)이 수재되어 있다.

〔2〕 해 설

식초(vinegar)는 초산을 약 3~5% 함유하는 산성 조미료이다. 식초에는 과일이나 곡물을 발효하여 만든 양조초와 양조하여 만들지 않은 합성초산을 원료로 하여 조미가공한 합성초가 있다. 분석의 한 예를 표시한다.

비중 및 성분	양 조 초	합 성 초
비 중	1.016	1.008
총 산(%)	4.44	3.54
휘발산(%)	4.20	3.50
불휘발산(%)	0.31	–
당 분(%)	1.58	0.16
엑 스(%)	1.97	0.53
총질소(%)	0.05	–

초산과 수산화나트륨 용액의 반응식은 다음과 같다.

$$CH_3COOH + NaOH \longrightarrow CH_3COONa + H_2O$$

이 반응은 약산과 강알칼리와의 중화반응이다. 당량점에서는 이 때 생성하는 염(초산나트륨)의 가수분해 때문에 용액은 약알칼리성을 나타내며, pH는 7보다 크다. 따라서, 종말점을 구하는 지시약으로 phenol phthalein을 사용한다.

〔3〕 준 비

<기 구>

칭량병 1

메스 플라스크(100 mL) 1

전량 피펫(25 mL) 1

원뿔형 비커(300 mL) 4

뷰렛(50 mL)

<시 약>

식초(시판품) 10 g

0.1M-NaOH 표준액

phenol phthalein 지시약

<조제법>

PP 1.0 g + EtOH(95 v/v%) 90 mL + 물(전량을 100 mL로 한다)

〔4〕 조 작

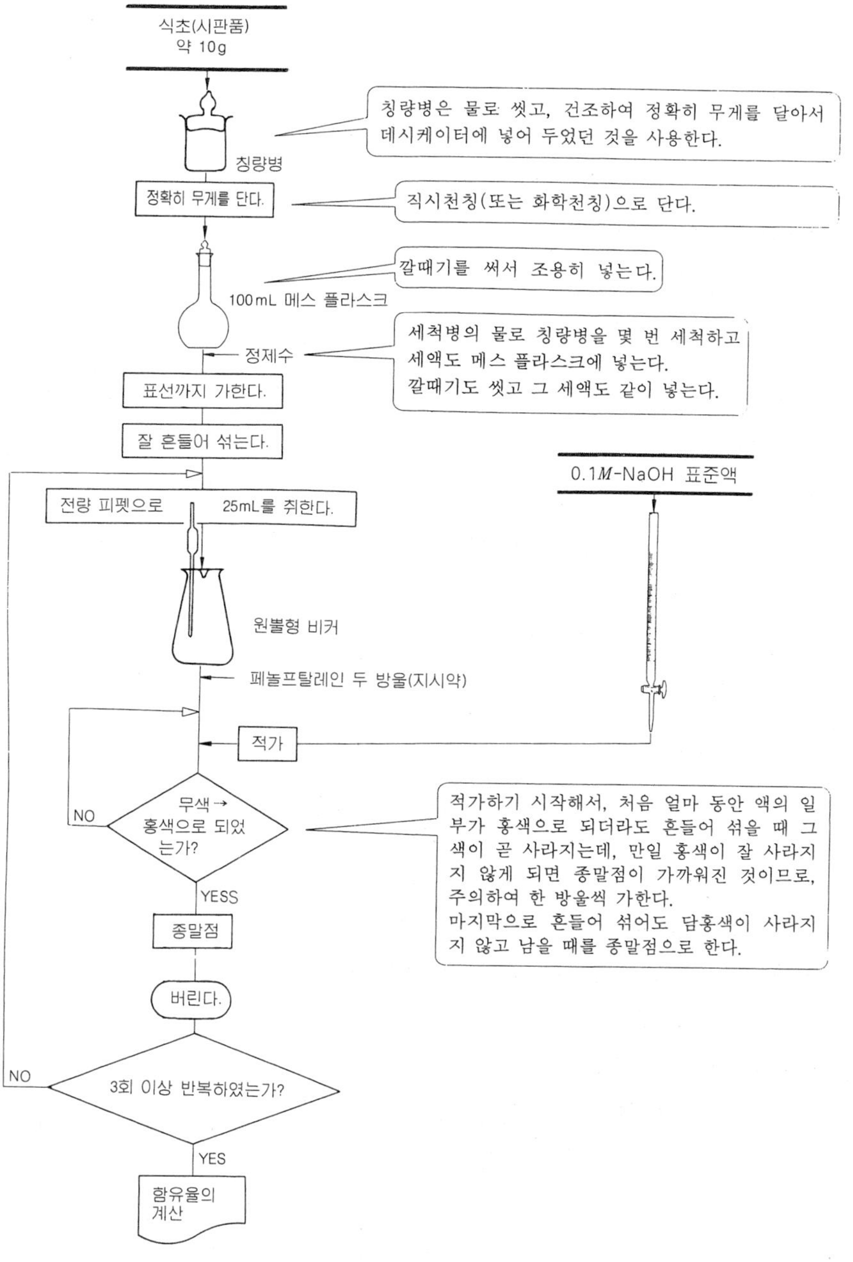
식초(시판품)
약 10g
칭량병
칭량병은 물로 씻고, 건조하여 정확히 무게를 달아서 데시케이터에 넣어 두었던 것을 사용한다.
정확히 무게를 단다.
직시천칭(또는 화학천칭)으로 단다.
깔때기를 써서 조용히 넣는다.
100mL 메스 플라스크
정제수
세척병의 물로 칭량병을 몇 번 세척하고 세액도 메스 플라스크에 넣는다.
깔때기도 씻고 그 세액도 같이 넣는다.
표선까지 가한다.
잘 흔들어 섞는다.
0.1M-NaOH 표준액
전량 피펫으로 25mL를 취한다.
원뿔형 비커
페놀프탈레인 두 방울(지시약)
적가
무색→홍색으로 되었는가?
NO
YESS
적가하기 시작해서, 처음 얼마 동안 액의 일부가 홍색으로 되더라도 흔들어 섞을 때 그 색이 곧 사라지는데, 만일 홍색이 잘 사라지지 않게 되면 종말점이 가까워진 것이므로, 주의하여 한 방울씩 가한다.
마지막으로 흔들어 섞어도 담홍색이 사라지지 않고 남을 때를 종말점으로 한다.
종말점
버린다.
NO
3회 이상 반복하였는가?
YES
함유율의 계산

〔5〕 계 산

〔예〕 식초 채취량 10.8415 g

0.1M-NaOH(f=1.023) 표준액의 적정량(평균)) 17.42 mL

① 0.1M-NaOH 1 mL가 CH_3 g에 대응하는가를 계산한다.

반응식으로부터 NaOH ≡ CH_3COOH = 1몰

NaOH의 1몰(40.00 g) ≡ CH_3COOH의 1몰(60.05 g)

그러므로 1M-NaOH 1000 mL ≡ 60.05 g CH_3COOH

$$0.1M\text{-NaOH } 1\text{ mL} \equiv \frac{60.05}{10} \times \frac{1}{1000}\text{ g } CH_3COOH$$

$$\equiv 0.006005\text{ g } CH_3COOH$$

즉, 0.1M-NaOH 1 mL는 0.006005 g의 CH_3COOH에 대응함을 알 수 있다.

② 1 회의 적정에 사용된 시료용액(25 mL) 중의 CH_3COOH 양을 구한다.

0.1M-NaOH(f=1.023) 1 mL ≡ 0.006005×1.023 g CH_3COOH

∴ 0.1M-NaOH(f=1.023) 17.42 mL ≡ 0.006005×1.023×17.42 g CH_3COOH

③ 1 회의 적정에 사용된 시료(식초)의 양을 구한다.

10.8415×(25/100) (g)

④ 식초 중의 CH_3COOH의 함유율(%)을 계산한다.

$$CH_3COOH(\%) = \frac{\text{시료 중의 } CH_3COOH\text{의 무게}}{\text{시료의 무게}} \times 100$$

$$= \frac{0.006005 \times 1.023 \times 17.42}{10.8415 \times (25/100)} \times 100$$

$$= 3.95(\%)$$

또는 ② 이후는 다음과 같이 생각해도 좋다.

③′ 시료용액 100 mL 중의 CH_3COOH의 양을 구한다.

0.006005×1.023×17.42×(100/25) (g)

④′ CH_3COOH(%)를 구한다.

$$\frac{0.006005 \times 1.023 \times 17.42 \times (100/25)}{10.8415} \times 100 = 3.95(\%)$$

〔6〕 문 제

위의 계산의 식초의 농도는 몇 몰농도인가? 단, 식초의 비중은 1.02로 한다.

【실험 5】 과일 중의 유기산의 정량

〔1〕 목 적

감귤류(레몬, 밀감 등)의 과일 중에 함유되어 있는 유기산을 0.1*M*-NaOH 표준액으로 적정하여 구연산으로서 그 함유율을 구한다.

〔2〕 해 설

과일 중에 함유되어 있는 유기산은 한 종류가 아니고 여러 종류의 것이 혼재되어 있다. 따라서, 알칼리 표준액으로 적정한 다음 유기산의 함유량을 계산할 때는, 각각 과일의 종류에 따라서 주된 유기산의 양으로 환산한다.

과일 종류	감 귤 류	포 도	사 과
대표 유기산	CH_2COOH | $C(OH)COOH$ | CH_2COOH 구연산(citric acid) $C_6H_8O_7=192$ 1 그램당량=64 g	$CH(OH)COOH$ | $CH(OH)COOH$ 주석산(tartaric acid) $C_4H_6O_6=150$ 1 그램당량=75g	CH_2COOH | $CH(OH)COOH$ 능금산(malic acid) $C_4H_6O_5$ 1 그램담량=67 g
0.1*M*-NaOH 용액 1 mL에 대응하는 유기산량(g)	0.0064	0.0075	0.0067

이 실험에서는 감귤류를 시료로 하여 구연산으로써 계산한다.
구연산은 미숙 오렌지, 레몬에 특히 많아 6~7%가 들어 있다.
구연산과 수산화나트륨 용액의 중화 반응식은 다음과 같다.

$$\begin{array}{l} CH_2COOH \\ | \\ C(OH)COOH \\ | \\ CH_2COOH \end{array} + 3NaOH \longrightarrow \begin{array}{l} CH_2COONa \\ | \\ C(OH)COONa \\ | \\ CH_2COONa \end{array} + 3H_2$$

$$\frac{CH_2COOH \cdot C(OH)COOH \cdot CH_2COOH}{3} \equiv NaOH(=1\ \text{당량})$$

〔3〕 준 비

<기 구>

칭량병	1	원뿔형 비커(300 mL)	1	해사(sea sand)	
자제유발, 유봉 각	1	뷰렛(50 mL)	1	메스 플라스크(100 mL)	1
깔때기, 깔때기 받침대	1	전량 피펫(10 mL)	1	가제	

<시 약>

시료(레몬, 오렌지 등)　　　　phenolphthalein 지시약

0.1M-NaOH 표준액

〔4〕 조 작

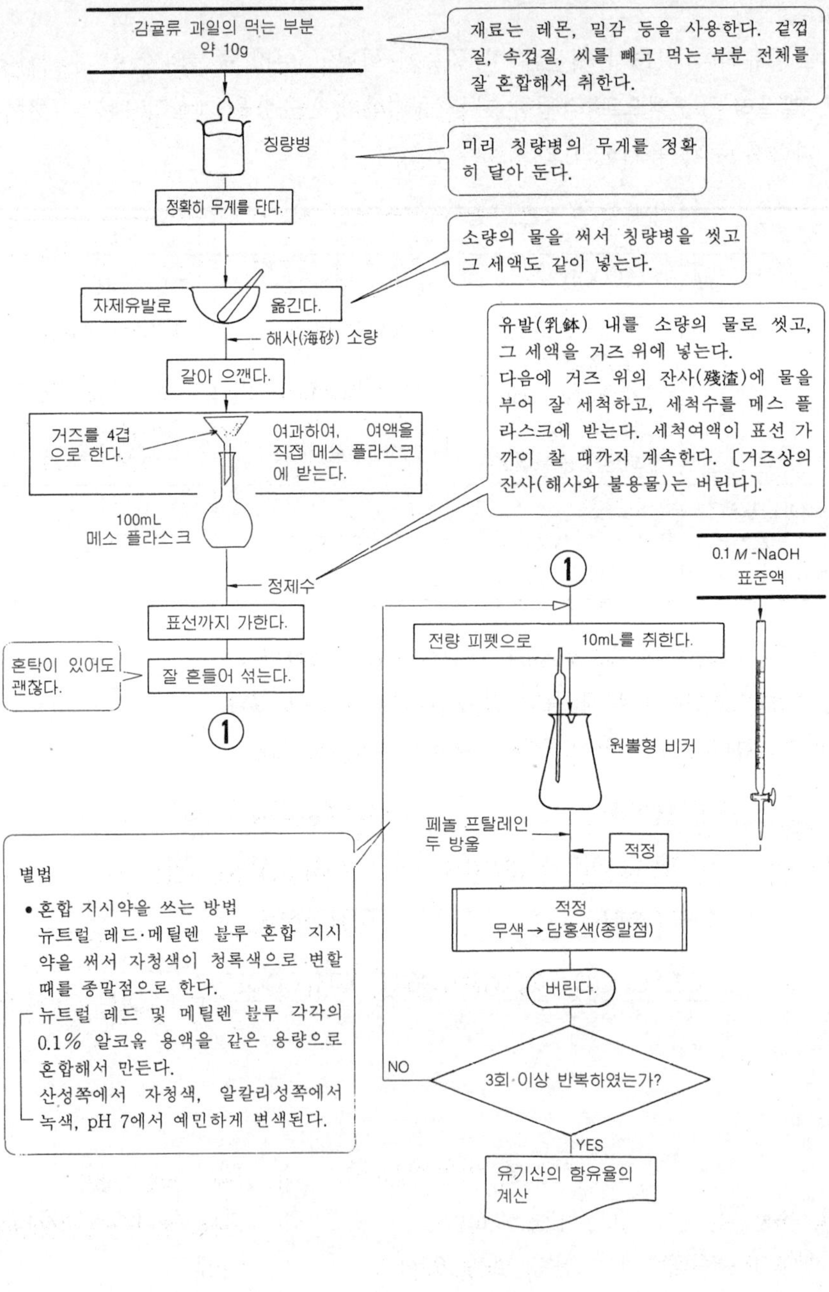

〔5〕 계 산

〔예〕 시료 채취량 9.1040 g

$0.1M$-NaOH(f=1.023) 적정량(평균) 4.45 mL

(1) 시료용액 10 mL 중에 들어 있는 구연산의 양을 구한다.

$0.1M$-NaOH 1 mL ≡ 0.0064 g 구연산

$0.1M$-NaOH(f=1.023) 4.45 mL ≡ 0.0064×1.023×4.45 g 구연산

(2) 시료 전량 중의 구연산 양을 구한다.

0.0064×1.023×4.45×(100/10) (g)

(3) 유기산(구연산)의 함유율(%)을 계산한다.

$$\text{유기산}(\%) = \frac{0.0064 \times 1.023 \times 4.45 \times (100/10)}{9.1040} \times 100 = 3.20(\%)$$

〔6〕 문 제

1. 시판 식초 9.720 g을 100 mL 메스 플라스크에 옮기고 표선까지 물을 가한 다음, 그 20 mL를 취해서 $0.1M$-NaOH(f=1.000)표준액으로 적정할 때 13.05 mL를 소비하였다. 식초 중의 CH_3COOH(%)를 구하라.

2. NaOH과 Na_2CO_3 혼합물 0.4020 g을 $0.1M$-HCl으로 적정하였다(Warder법). PP를 지시약으로 한 측정치는 47.62 mL이며, 다음에 MO를 지시약으로 하여 적정을 계속할 때 23.07 mL를 소비하였다. 시료 중의 NaOH 및 Na_2CO_3의 중량 %를 구하라.

3. NH_4Cl 0.2802 g을 정확히 칭량하여 이것에 $0.1M$-NaOH(f=1.048) 표준액 60 mL를 가하고, 가열하여 암모니아를 방출시킨 다음 남아 있는 NaOH을 $0.1M$-HCl(f=1.102)로 적정해서 12.58 mL를 소비하였다. 시료 중의 NH_3(%)를 구하라. 또, NH_4Cl 중의 NH_3(%)의 이론치를 계산하라.

4. 암모니아수 9.724 g을 취해 물을 가해서 100 mL로 하고, 그 25 mL를 취해 $1M$-HCl(f=1.211) 표준액으로 적정할 때 16.73 mL를 소비하였다. NH_3의 함유율(%)을 구하라.

21.4 산화환원 적정

산화는 전자를 잃는(산화수 증가) 반응을 말하며, 환원은 전자를 얻는(산화수 감소) 반응을 말한다. 산화와 환원은 반드시 동시에 일어나는 반응이므로 산화환원 반응이라고 한다.

산화환원 반응에 있어서 상대를 산화하는(전자를 빼앗는) 능력을 가진 물질을 산화제, 환원하는(전자를 주는) 능력을 가진 물질을 환원제라 한다.

산화제, 환원제의 1 그램당량은 전자 1개를 주고받는 것을 기준으로 한다.

산화제 또는 환원제의 표준액을 사용하여 적정하는 것을 산화환원 적정이라 한다.

산화제와 환원제는 같은 그램 당량수로 반응하기 때문에, 반응의 종말점을 적당한 방법으로 알 수가 있다면 적정에 의해 정량할 수가 있다.

21.4.1 과망간산칼륨 적정

【실험 1】 0.02*M* 과망간산칼륨 표준액의 조제 및 표정

〔1〕 목 적

약 0.02*M* 과망간산칼륨 용액을 조제하여, 0.05*M* 옥살산나트륨 표준액(1차 표준액)을 사용하여 표정한다.

$KMnO_4$ 과망간산칼륨 potassium permanganate 식 량 : 158.04 밀 도(d) : 2.703 용해도 : 2.83g / 100g H_2O(0℃) 6.51g / 100g H_2O(20℃) 32.35g / 100g H_2O(75℃)	녹색광택이 있는 적자색의 주상결정(柱狀結晶) 가열하면 200℃에서 산소를 내고 망간산칼륨과 산화망간(Ⅳ)이 되며, 다음에 산화망간(Ⅲ)이 된다. 강한 산화제로서 진한 황산에 의해 폭발하며, 염산과 작용하면 염소가 발생한다. 주의 : 유기물, 산화되기 쉬운 것과 접촉하지 않도록 밀폐하고, 암소에 저장한다.

〔2〕 해 설

$KMnO_4$은 순도가 높은 시약을 얻을 수 없을뿐만 아니라, 시약 중에는 감광분해되어 생성된 산화망간(Ⅳ) MnO_2이 존재한다. 또, 사용하는 물에 환원성 유기물이 함유되어 있어서 $KMnO_4$을 분해시켜 MnO_2를 생성하는 경우가 있다.

MnO_2은 $KMnO_4$을 분해하는 촉매 역할을 하므로 제거해야 한다. 따라서, $KMnO_4$ 표준

액을 조제할 때는 목적으로 하는 농도에 가까운 용액을 만들어서 여과한 다음에 표정을 행한다. $KMnO_4$은 황산산성에서 옥살산나트륨과 다음과 같이 반응하여 이산화탄소를 방출한다.

$$5Na_2C_2O_4 + 2KMnO_4 + 8H_2SO_4$$
$$\longrightarrow 5Na_2SO_4 + K_2SO_4 + 2MnSO_4 + 10CO_2\uparrow + 8H_2O$$

$KMnO_4$ 1 당량(0.2몰) 31.6 g은 옥살산나트륨(134.00)의 1 당량 67.0 g(0.5몰)과 반응한다.

$$0.02M\text{-}KMnO_4\ 1\ mL = \left(134.00 \times \frac{1}{2} \times 0.1 \times \frac{1}{1000}\right)\ g\ \ Na_2C_2O_4$$
$$= 6.700\ mg\ \ Na_2C_2O_4$$

〔3〕 준 비

<기 구>

조제천칭	1
직시화학 천칭	1
칭량병	1
시계접시	1
비커(300, 500 mL) 각각	1
메스 플라스크(250 mL)	1
원뿔형 비커(300 mL)	1
메스 실린더(500 mL)	1
전량 피펫(25 mL)	1
흡인여과 장치	1
시약병(갈색)	1
탕욕	1
온도계(100℃)	1

<시 약>

$Na_2C_2O_4$(표준 또는 특급시약) 2～2.5 g

$KMnO_4$(특급시약) 1.7 g

진한 H_2SO_4 10 mL

〔4〕 조 작

조 제

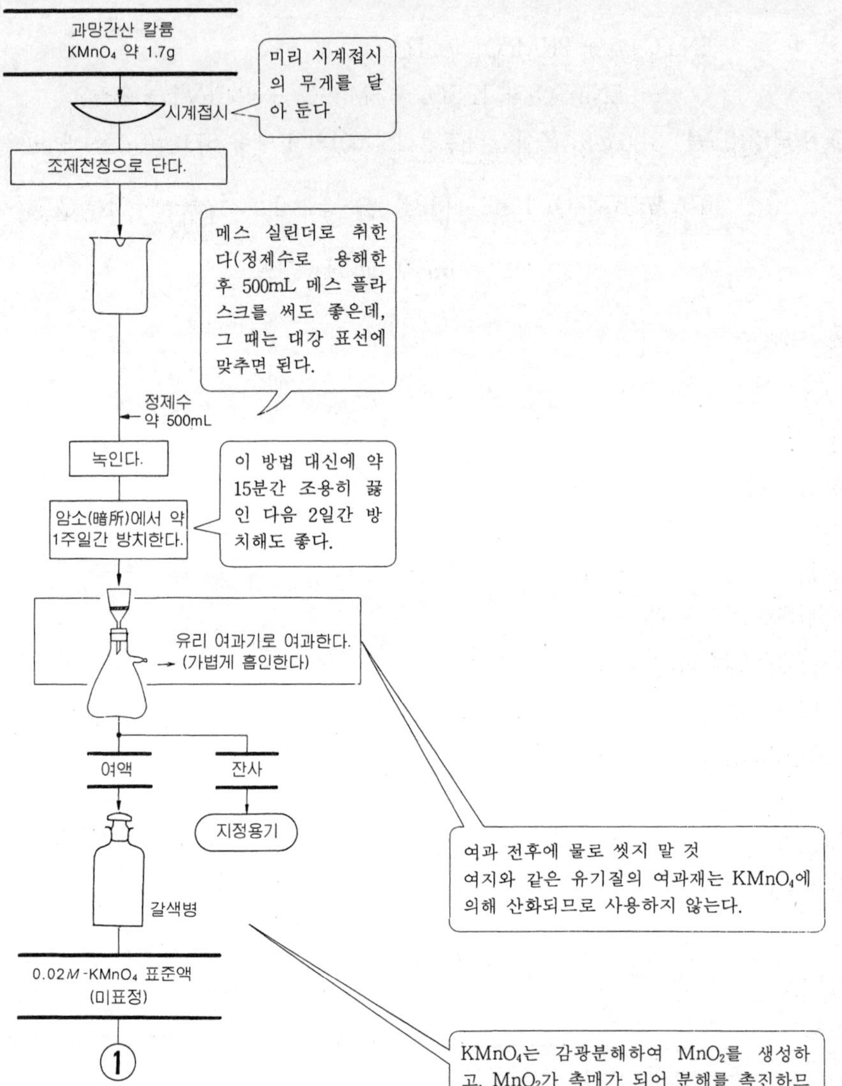
과망간산 칼륨
$KMnO_4$ 약 1.7g
미리 시계접시의 무게를 달아 둔다
시계접시
조제천칭으로 단다.
메스 실린더로 취한다(정제수로 용해한 후 500mL 메스 플라스크를 써도 좋은데, 그 때는 대강 표선에 맞추면 된다.
정제수
약 500mL
녹인다.
이 방법 대신에 약 15분간 조용히 끓인 다음 2일간 방치해도 좋다.
암소(暗所)에서 약 1주일간 방치한다.
유리 여과기로 여과한다.
(가볍게 흡인한다)
여액
잔사
지정용기
여과 전후에 물로 씻지 말 것
여지와 같은 유기질의 여과재는 $KMnO_4$에 의해 산화되므로 사용하지 않는다.
갈색병
0.02M-$KMnO_4$ 표준액
(미표정)
$KMnO_4$는 감광분해하여 MnO_2를 생성하고, MnO_2가 촉매가 되어 분해를 촉진하므로 갈색병에 넣어 암소에 저장한다.
①

표 정

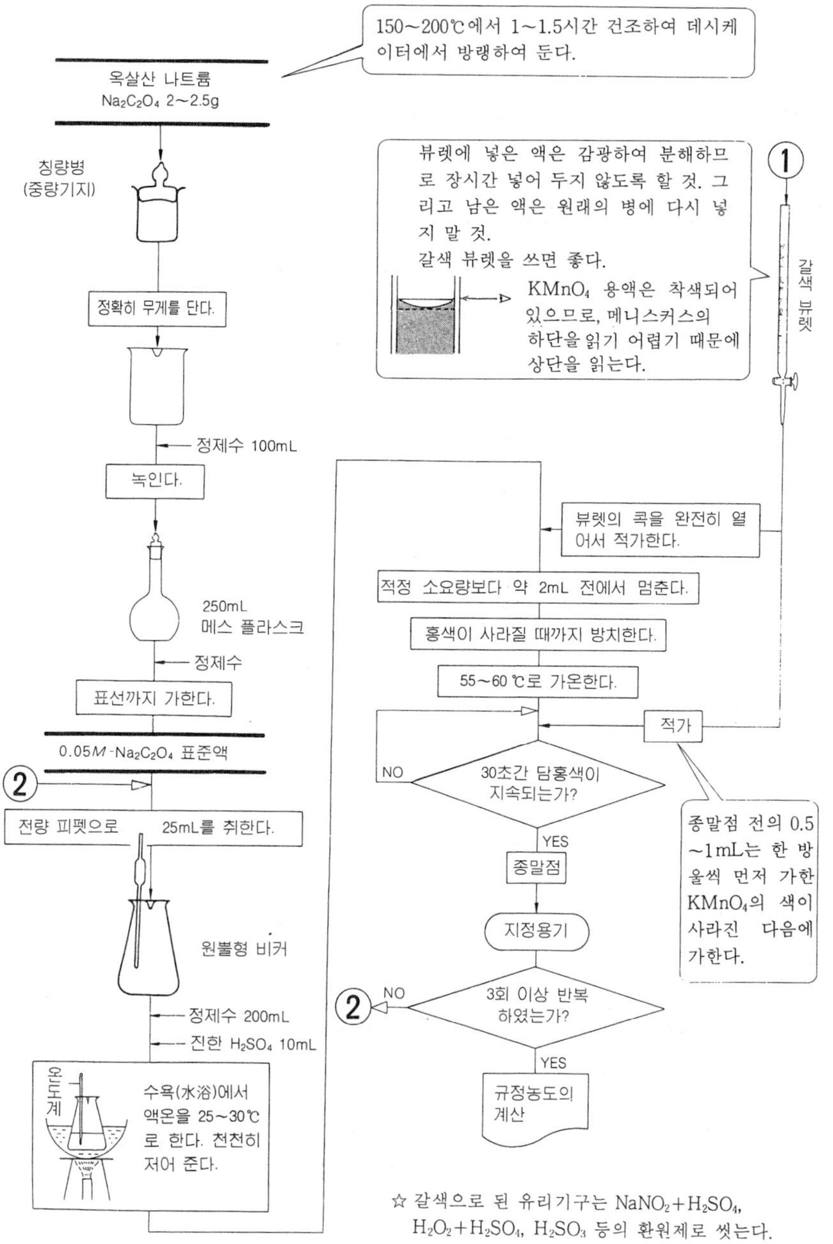

☆ 갈색으로 된 유리기구는 $NaNO_2+H_2SO_4$, $H_2O_2+H_2SO_4$, H_2SO_3 등의 환원제로 씻는다.

〔5〕 계 산

〔예〕 $Na_2C_2O_4$ 채취량 1.7219 g

$KMnO_4$ 용액의 적정량(평균) 24.55 mL

① 0.05M-$Na_2C_2O_4$ 표준액의 factor를 구한다.

$$Na_2C_2O_4\text{의 } 1\text{몰} = 134.00\ \text{g}$$

$Na_2C_2O_4$ 1.7219 g을 용해하여 250 mL로 조제하였으므로

$$\text{몰농도}[M] = \frac{\text{용액 1L 중의 용질의 무게[g]}}{\text{용질의 1몰}}$$

$$= \frac{1.7219 \times (1000/250)}{134.00} = 0.0514[M]$$

따라서, 0.05M-$Na_2C_2O_4$(f=1.028)이 된다.

② 0.02M-$KMnO_4$의 factor를 구한다.

$Na_2C_2O_4$과 $KMnO_4$의 반응식으로부터

$$5Na_2C_2O_4 \equiv 2KMnO_4$$

$$\frac{Na_2C_2O_4}{2} = \frac{5KMnO_4}{5}\ (=1\ \text{당량})$$

산화환원 반응에서도 중화반응과 같이 다음의 관계식을 사용할 수가 있다.

$$f_2 = \frac{V_1 \times f_1}{V_2}$$

$$f_2 = \frac{1.028 \times 25}{24.55} = 1.047$$

즉, 0.02M-$KMnO_4$(f=1.047)이 된다.

〔6〕 참 고

종래에는 뜨거울 때 세게 저으면서 천천히 적정해서 60～70℃에서 종말점을 구하는 방법(McBride법)을 사용하였으나, 이 방법으로 구한 $KMnO_4$의 factor는 다른 방법에 의한 것보다 약간 크다는 것이 알려졌다.

여기에 기술한 방법은 Fowler-Bright법에 의한 것으로서, JIS에 채택된 방법이다. 이 방법에 의하면 다른 표준물질을 사용한 결과와 일치한다.

〔7〕 문 제

$KMnO_4$ 1.92 g을 물에 녹여서 500 mL로 하였다. 이 용액의 몰농도는 약 얼마인가?

【실험 2】 과산화수소수 중의 과산화수소의 정량

〔1〕 목 적

시판의 과산화수소수 중에 함유되어 있는 과산화수소를 $0.02M$-$KMnO_4$ 표준액으로 적정하여 그 함량을 구한다.

과산화수소수 hydrogen peroxide solution 옥시풀은 상품명	과산화수소 2.5~3.5%를 함유하고, 적당한 안정제(인산, 바르비탈산, acetanilide, oxyquinoline 등)를 가한 수용액 무취 또는 오존의 취기를 갖은 무색투명한 액. 가열하면 급격히 분해하고 광에 의해 변화한다. 용도 : 창상·점막에 대하여 세정제, 살균제로 외용 주의 : 차광하여 기밀용기에 저장한다.
H_2O_2 과산화수소 hydrogen peroxide 식 량 : 34.01 밀 도(d_4^{20}) : 1.438	보통 수용액(과산화수소수)으로 시판된다. 무수물은 무색이고, 불안정한 유상액체이다. 분해하기 쉬워 H_2O와 O_2로 된다.

〔2〕 해 설

과산화수소는 산화제 또는 환원제로도 사용되나, 과망간산칼륨과 반응할 때는 과망간산칼륨보다 산화력이 약해서 환원제로 작용을 한다.

즉, H_2O_2는 H_2SO_4 산성에서 $KMnO_4$을 다음과 같이 환원한다.

$$5H_2O_2 + 2KMnO_4 + 3H_2SO_4 \longrightarrow K_2SO_4 + 2MnSO_4 + 8H_2O + 5O_2$$

$$2KMnO_4 \longrightarrow K_2O + 2MnO + 5O$$

$$5H_2O_2 + 5O \longrightarrow 5H_2O + 5O_2$$

여기서는 이 반응을 이용하기 때문에 과산화수소수 시료 중에 안정제로 유기물을 첨가한 경우에는, 그 유기물이 $KMnO_4$을 소비하므로 이 방법은 적당하지 않다. 이와 같은 경우에는 요오드 적정법을 이용한다.

〔3〕 준 비

<기 구>		<시 약>	
메스 플라스크(100 mL)	1	과산화수소수(시판품)	5 mL
전량 피펫(5 mL, 25 mL)	각 1	$0.02M$-$KMnO_4$ 표준액	
원뿔형 비커(330 mL)	1	$3M$-H_2SO_4	10 mL
뷰렛(갈색, 50 mL)	1		

〔4〕 조 작

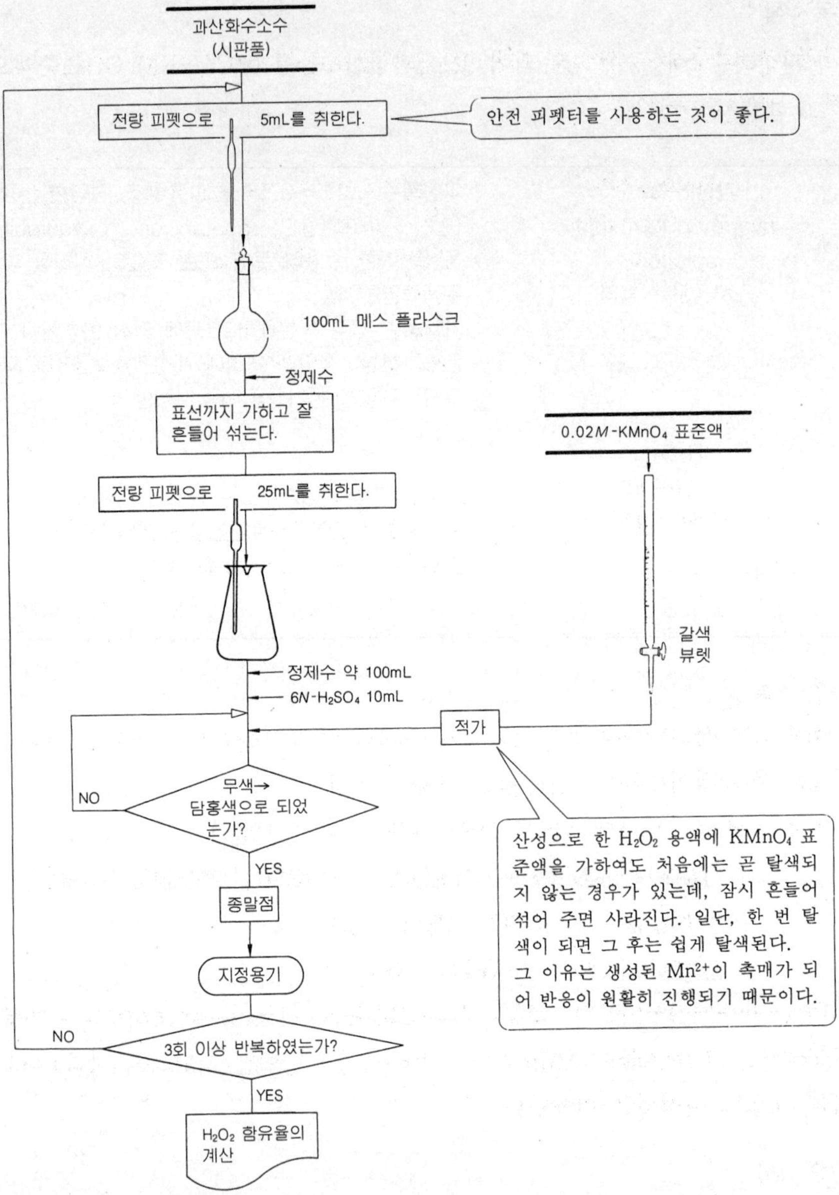

〔5〕 계 산

〔예〕 과산화수소수 채취량 5 mL

$0.02M$-$KMnO_4$($f=1.047$) 표준액 적정량(평균) 22.05 mL

반응식으로부터

$$\frac{H_2O_2}{2} \equiv \frac{KMnO_4}{5} \ (=1\ 당량)$$

또는, $H_2O_2 + O \longrightarrow H_2O + O_2$이므로, $H_2O_2 \equiv O \equiv 2H$

$$\therefore \frac{H_2O_2}{2} \equiv H(=1\ 당량)$$

$1M\text{-}KMnO_4$ 1000 mL $\equiv \frac{5 \times 34.01}{2}$ g H_2O_2

$0.02M\text{-}KMnO_4$ 1 mL $\equiv$ 0.0017005 g H_2O_2

따라서

적정에 사용한 시료용액 (희석한 과산화수소수) 25 mL 중의 H_2O_2	$=0.0017005 \times 1.047 \times 22.05$ [g]

과산화수소수 원액 5 mL 중의 H_2O_2	=	시료용액(희석한 과산화수소수) 전량 100 mL 중의 H_2O_2

시료를 체적으로 취했기 때문에 함유율은 [w/v%]로 구한다.

$$H_2O_2\,[\mathrm{w/v}\,\%] = \frac{0.0017005 \times 1.047 \times 22.05 \times (100/25)}{5} \times 100$$
$$= 3.14\,[\mathrm{w/v}\,\%]$$

또, 과산화수소수의 비중이 약 1.0이므로 실용적으로는 [w/w %](단지 [%]로 표시)와 같다고 해도 좋다. 또한, 시료를 중량으로 취하여 분석해도 된다.

참고 : 과산화수소가 촉매 등으로 분해하는 반응은 다음과 같다.

$$2H_2O_2 \longrightarrow 2H_2O + O_2$$

이 반응에서는 본실험에서의 반응식과 비교하면 반 정도의 산소밖에 발생되지 않음을 알 수 있다.

21.4.2 중크롬산칼륨 적정

【실험 1】 $\frac{1}{60}M\text{-}K_2Cr_2O_7$ 표준액의 조제

(1) 목 적

중크롬산칼륨을 정확히 취하고, 물에 녹여 일정용적으로 해서 $\frac{1}{60}M\text{-}K_2Cr_2O_7$ 표준액을 조제한다.

$K_2Cr_2O_7$ 중크롬산칼륨 Potassium dichromate 식 량 : 294.19 밀 도(d^{25}) : 2.676 용해도 : 4.9g / 100g H_2O(0℃) 80g / 100g H_2O(100℃)	등적색, 삼사정계의 판상결정 융점 : 398℃ 500℃ 이상에서는 산소를 발생하며 분해한다. 수용액을 알칼리성으로 하면 황색의 K_2CrO_4로 변한다. 강한 산화제로서, 쉽게 3가의 크롬 화합물로 변한다.

〔2〕 해 설

중크롬산칼륨의 1몰은 294.19 g이어서, $\frac{1}{60}M$ 표준액을 500 mL 조제하는 데 필요한 양은 2.4516 g이다. 칭량한 시료의 전부를, 칭량병을 물로 씻어서 손실없이 메스 플라스크에 옮길 수 있다. 또, 칭량병을 물로 씻지 않고 다시 칭량하여 전후의 차를 구해도 좋다. 후자의 방법이 정밀하며, 빈 칭량병을 미리 정밀히 칭량할 필요가 없다. 이 실험에서는 후자의 방법으로 설명하겠다.

〔3〕 계 산

〔예〕 $K_2Cr_2O_7$ 채취량 2.5183 g

$K_2Cr_2O_7$ 표준액의 농도는

$$\frac{2.5183\times(1000/500)}{294.19}=0.01712[M]$$

$$f=\frac{0.01712}{1/60}=1.027$$

또는

$$f=\frac{2.5183}{2.4516}=1.027$$

$$\therefore\ \frac{1}{60}M\text{-}K_2Cr_2O_7\ (f=1.027)$$

〔4〕 준 비

<기 구>		데시케이터	1
조제천칭	1	깔때기, 깔때기 받침대	1
직시화학 천칭	1	시약병	1
칭량병	1	<시 약>	
비커(300 mL)	1	$K_2Cr_2O_7$(표준 또는 특급시약)	2.5g
메스 플라스크(500 mL)			
유발	1		

(5) 조 작

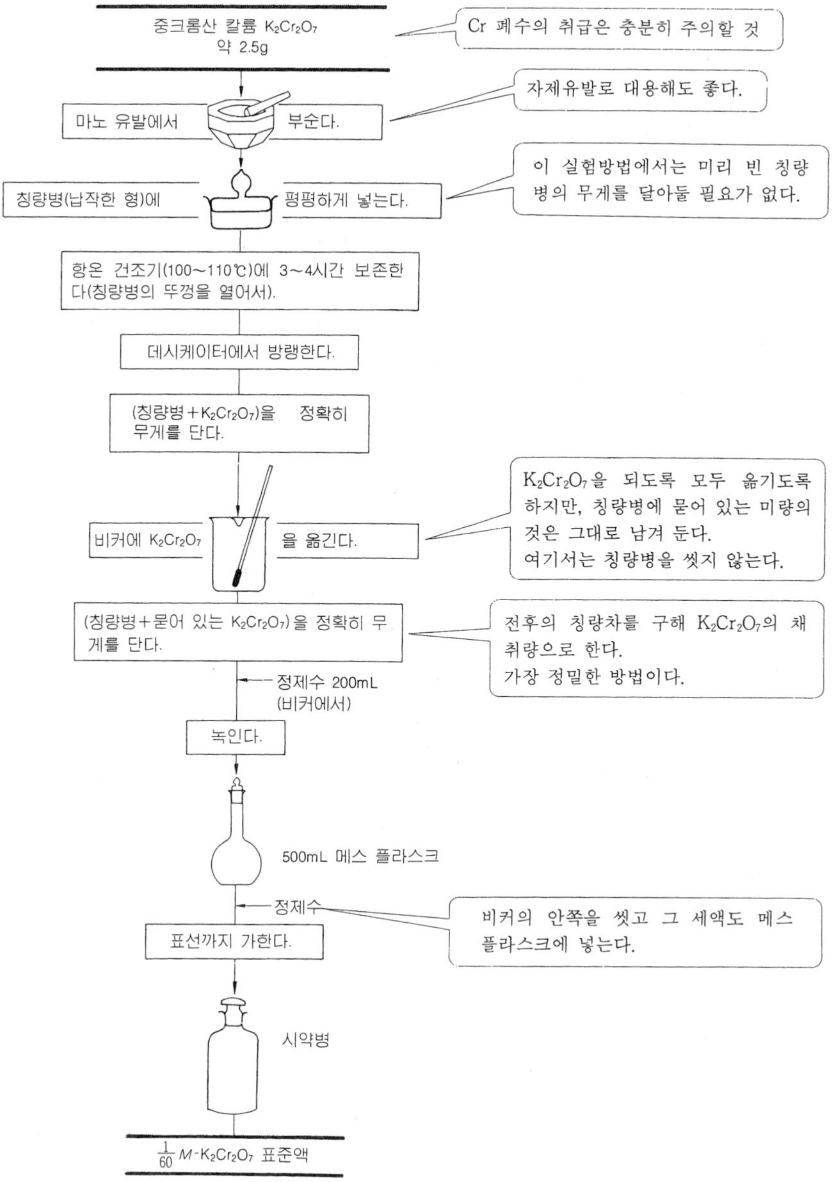

중크롬산 칼륨 $K_2Cr_2O_7$ 약 2.5g
Cr 폐수의 취급은 충분히 주의할 것
마노 유발에서 부순다.
자제유발로 대용해도 좋다.
칭량병(납작한 형)에 평평하게 넣는다.
이 실험방법에서는 미리 빈 칭량병의 무게를 달아둘 필요가 없다.
항온 건조기(100~110℃)에 3~4시간 보존한다(칭량병의 뚜껑을 열어서).
데시케이터에서 방랭한다.
(칭량병+$K_2Cr_2O_7$)을 정확히 무게를 단다.
비커에 $K_2Cr_2O_7$ 을 옮긴다.
$K_2Cr_2O_7$을 되도록 모두 옮기도록 하지만, 칭량병에 묻어 있는 미량의 것은 그대로 남겨 둔다.
여기서는 칭량병을 씻지 않는다.
(칭량병+묻어 있는 $K_2Cr_2O_7$)을 정확히 무게를 단다.
전후의 칭량차를 구해 $K_2Cr_2O_7$의 채취량으로 한다.
가장 정밀한 방법이다.
정제수 200mL (비커에서)
녹인다.
500mL 메스 플라스크
정제수
표선까지 가한다.
비커의 안쪽을 씻고 그 세액도 메스 플라스크에 넣는다.
시약병
$\frac{1}{60}$ M-$K_2Cr_2O_7$ 표준액

【실험 2】 황산철(II) 중의 철의 정량

〔1〕 목 적

$\frac{1}{60}M$ 중크롬산 칼륨 표준액을 사용하여 황산철(II) 중의 철의 함유율을 구한다. 또, 시료의 순도를 구한다.

$FeSO_4 \cdot 7H_2O$ 황산철 7수화물 iron(II) sulfate heptahydrate 식 량 : 278.03 밀 도(d_4^{25}) : 1.895 용해도 : 32.8g / 100g H_2O(0℃) 49g / 100g H_2O(50℃)	청록색 결정 또는 보통 단사정계이며, 사방정계의 변형도 있다 공기 중에 방치하면 표면에 황갈색의 염기성 황산철(Ⅲ)을 생성한다. 건조된 공기 중에서 가열하면 20～73℃에서 3분자, 80～123℃에서 6분자의 물을 잃는다. 약 156℃ 이상에서 염기성 황산철(Ⅲ)이 된다. 수용액은 매우 천천히 산화된다.

〔2〕 해 설

$K_2Cr_2O_7$ 적정법은 $KMnO_4$ 적정법과는 달라서 $Cr_2O_7^{2-}$의 색이 옅어 종말점을 알아내는 데 지시약이 필요하다. 여기서는 산화환원 지시약으로서 디페닐아민설폰산나트륨을 사용한다.

적정의 반응식은 다음과 같다.

$$K_2Cr_2O_7 + 6FeSO_4 + 7H_2SO_4 \longrightarrow K_2SO_4 + Cr_2(SO_4)_3 + 3Fe_2(SO_4)_3 + 7H_2O$$

〔3〕 준 비

<기 구>

칭량병	1
메스 플라스크(250 mL)	1
전량 피펫(25 mL)	1
원뿔형 비커(300 mL)	1
뷰렛(50 mL)	1

<시 약>

$FeSO_4 \cdot 7H_2O$ 5g

$\frac{1}{60}M$-$K_2Cr_2O_7$ 표준액

$3M$-H_2SO_4 25 mL

85% H_3PO_4 5 mL

0.1% 디페닐아민설폰산 나트륨 용액

〔4〕 조 작

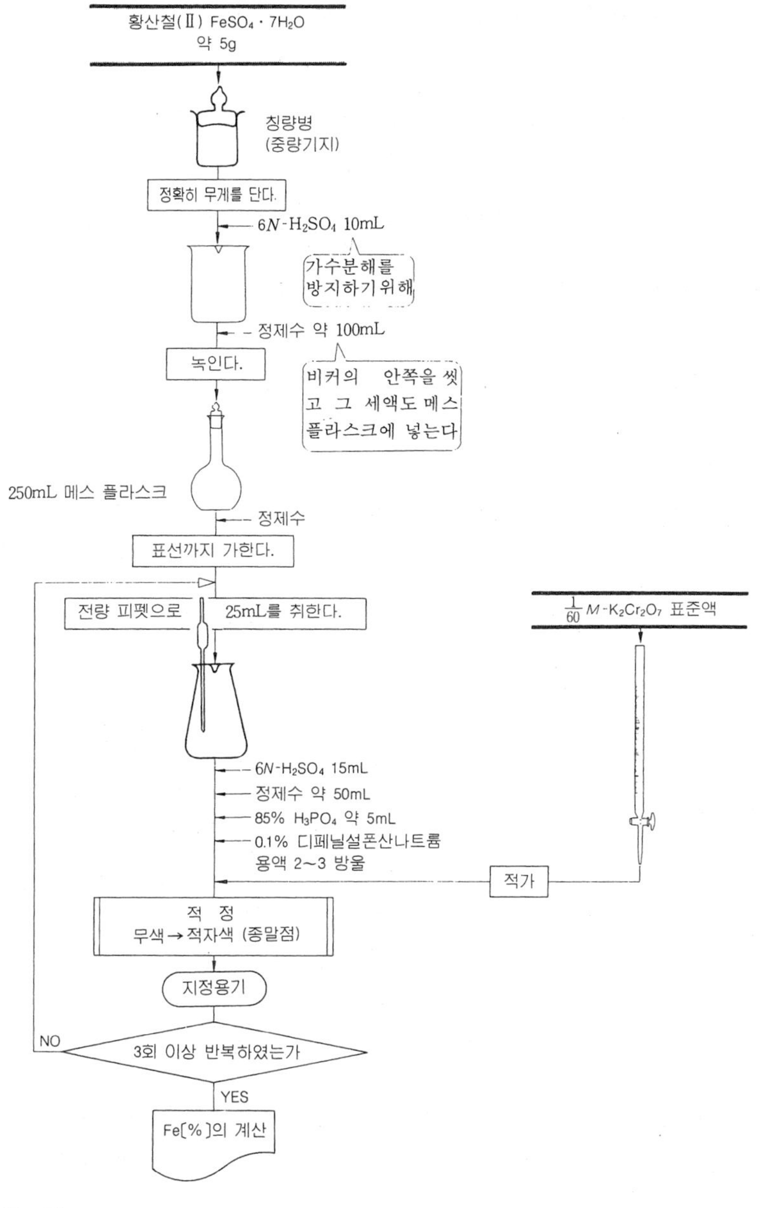

〔5〕 계 산

〔예〕 $FeSO_4 \cdot 7H_2O$ 채취량 5.0844 g

$\frac{1}{60}M$-$K_2Cr_2O_7(f=1.027)$ 표준액 적정량(평균) 16.48 mL

반응식으로부터, 다음의 관계를 알 수 있다.

$$\frac{K_2Cr_2O_7}{6} \equiv FeSO_4 \equiv Fe(=1 \text{ 당량})$$

따라서,

$$\frac{1}{60}M\text{-}K_2Cr_2O_7\ 1000\,mL \equiv 27.803\,g\ FeSO_4 \cdot 7H_2O$$
$$\equiv 5.5847g\ Fe$$

$$\frac{1}{60}M\text{-}K_2Cr_2O_7\ 1\,mL \equiv 0.027803\,g\ FeSO_4 \cdot 7H_2O$$
$$\equiv 0.0055847g\ Fe$$

$$Fe[\%] = \frac{0.0055847 \times 1.027 \times 16.48 \times (250/25)}{5.0844} \times 100 = 18.59[\%]$$

같은 방법에 의해 시료의 순도([%])를 산출하면 92.55%를 얻는다.

〔6〕 문 제

$FeSO_4 \cdot 7H_2O$ 중의 Fe의 함유율(이론치)은 몇 %인가?

21.4.3 요오드 적정

【실험 1】 0.1M 티오황산나트륨 표준액의 조제 및 표정

〔1〕 목 적

약 0.1M 티오황산나트륨 표준액을 조제하고, $\frac{1}{60}M\text{-}K_2Cr_2O_7$ 표준액을 사용하여 표정한다.

$Na_2sS_2O_3 \cdot 5H_2O$ 티오황산나트륨 5수화물 sodium thiosulfate pentahydrate 식 량 : 248.18 밀 도(d_4^{27}) : 1.715 용해도 : 74.7g /100g H_2O(0℃) 301.8g /100g H_2O(60℃)	속칭 하이포라고 하는데, 이것은 옛날에 잘못하여 붙인 명칭 sodium hyposulfate(차아황산나트륨)에 유래한다. 무색의 단사정계 주상결정이다. 48.2℃에서 결정수에 녹는다. 공기 중에서는 안정하나 따뜻한 건조공기 중에서는 풍해하며, 찬 공기 중에서는 조금 조해한다. 물에 녹일 때 온도가 매우 내려간다. 이수염(二水鹽)과의 전이온도 48.2℃, 무수염과의 전이온도는 68.5℃이고, 수용액은 저온에서 공기와 접촉시키지 않으면 안정하다.

〔2〕 해 설

$Na_2S_2O_3$은 그 1 mol이 1 그램당량이며, 0.1M-$Na_2S_2O_3$ 표준액을 500 mL 조제하는데는 순 $Na_2S_2O_3 \cdot 5H_2O$ 12.409 g을 달면 된다. 그러나 보통 시판품에는 미량의 불순물이 함유되어 있으며, 또 풍해하기 때문에 대략의 농도의 용액을 조제한 다음에 표정하여 사용한다. 순도가 높은 시약을 사용했을 때는 $Na_2S_2O_3$ 용액이 안정하다. 그러나 보통의 것으로 조제한 용액은 서서히 분해한다. 안정하게 되는데 약 1~2일을 필요로 한다.

즉, 공기 중의 CO_2가 물에 녹아서 H_2CO_3으로 되어 $Na_2S_2O_3$을 분해시킨다.

$$Na_2S_2O_3 + H_2CO_3 \longrightarrow H_2S_2O_3 + Na_2CO_3$$
$$H_2S_2O_3 \longrightarrow H_2SO_3 + S\downarrow$$

유리된 S은 백색침전이 된다. 그리고 공기 또는 물에 녹아 있는 O_2가 $Na_2S_2O_3$를 서서히 산화한다.

$$2Na_2S_2O_3 + O_2 \longrightarrow 2Na_2SO_4 + 2S\downarrow$$

따라서, 시약을 용해하는 물은 용존하는 O_2와 CO_2를 끓여서 축출한 것을 사용한다.

표정은 $\frac{1}{60}M$-$K_2Cr_2O_7$ 표준액을 사용하며, 염산과 KI의 과잉을 가해서 요오드를 유리시킨 다음 전분용액을 지시약으로 하여, 그 요오드를 약 $0.1M$-$Na_2S_2O_3$액으로 적정한다.

$$K_2Cr_2O_7 + 6KI + 14HCl \longrightarrow 2CrCl_3 + 8KCl + 7H_2O + 3I_2$$

$$I_2 + 2Na_2S_2O_3 \longrightarrow 2NaI + Na_2S_4O_6$$

〔3〕 준 비

<기 구>

시계접시	1	전량 피펫(25 mL)	1
삼각 플라스크(500 mL)	1	마개달린 삼각 플라스크(300 mL)	1
시약병	1	뷰렛(50 mL)	1

<시 약>

$Na_2S_2O_3 \cdot 5H_2O$(특급)	13 g	KI	2g
진한 염산	5 mL	전분시액(지시약)	1 mL

〔4〕 조 작

조제

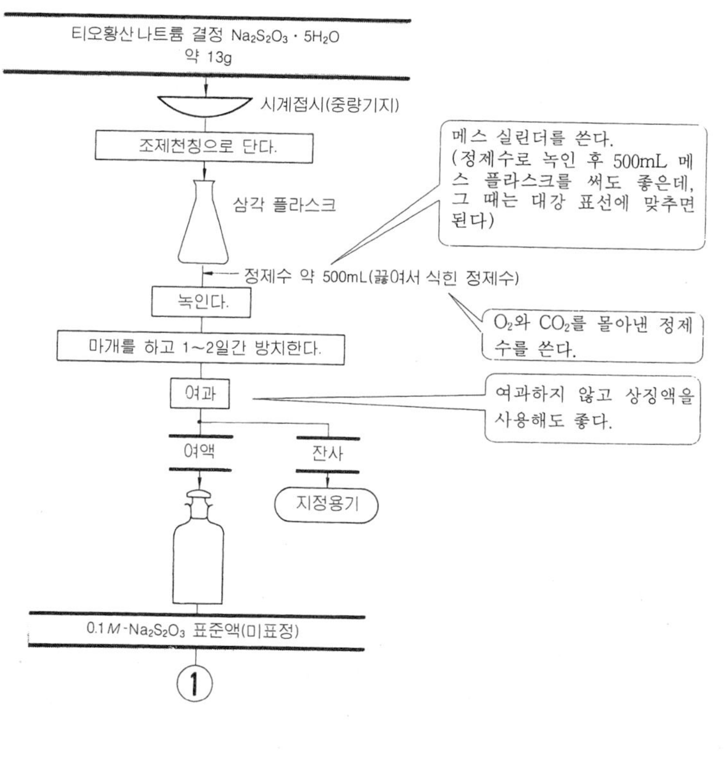

표 정

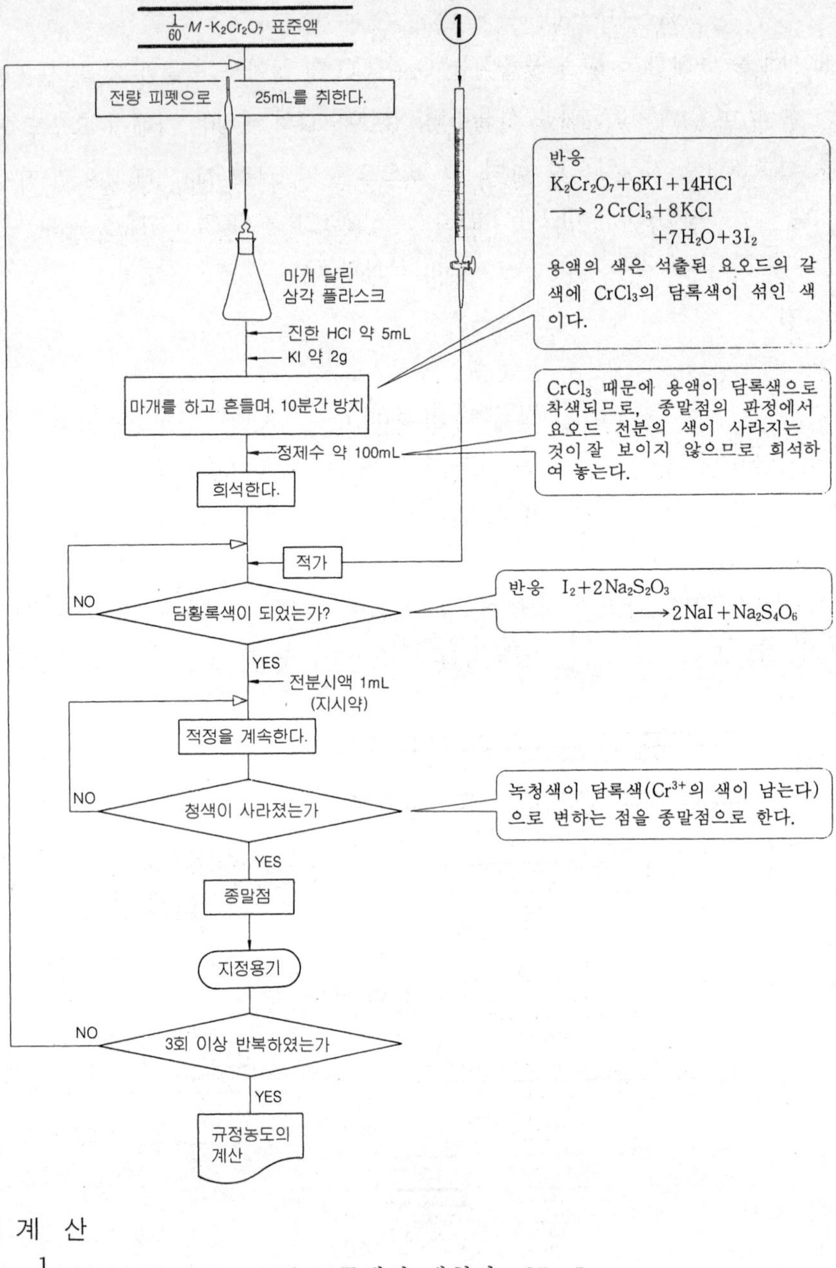

〔5〕 계 산

〔예〕 $\frac{1}{60}$ M-$K_2Cr_2O_7$($f=1.027$) 표준액의 채취량 25 mL

약 0.1M-$Na_2S_2O_3$ 용액의 적정량 25.08 mL

$$\frac{K_2Cr_2O_7}{6} \equiv \frac{I_2}{2} \equiv Na_2S_2O_3(=1\ \text{당량})$$

그러므로, $\frac{1}{60}M$-$K_2Cr_2O_7$ 1 mL ≡ $0.1M$-$Na_2S_2O_3$ 1 mL.

$fV = f'V'$에 의하여

$$1.027 \times 25 = f' \times 25.08, \qquad \therefore f = 1.024$$

〔6〕 문 제

$K_2Cr_2O_7$ 용액에 KI 용액의 과잉량과 황산을 가해서 요오드가 유리되는 반응식을 써라.

【실험 2】 표백분 중의 유효염소의 정량

〔1〕 목 적

표백분에 산을 가할 때 발생하는 염소를 유효염소라 한다. $0.1M$-$Na_2S_2O_3$ 표준액을 사용하여 유효염소를 정량한다.

표백분 bleaching powder 소석회 분말에 염소가스를 흡수시켜 얻은 표백제 또는 의약품	클로르 석회라고도 한다. 시판품의 주성분으로는 $CaCl_2 \cdot Ca(OCl)_2 \cdot 2H_2O$ 외에 $Ca(OH)_2$, $CaCl_2$, $Ca(ClO)_2$, $Ca(ClO)_3$ 등을 포함한다. 이론 유효염소 48.96%, 시판품은 33~38%이고, 약전에는 유효염소 25% 이상이다. 표백작용의 강도는 유효 염소량으로 표시한다. 표백작용은 차아염소산(HOCl)의 작용에 의한다.

〔2〕 해 설

표백분에 염산을 가하면 염소가 발생한다.

$$CaCl(OCl) + 2HCl \longrightarrow CaCl_2 + H_2O + Cl_2$$

표백분 수용액에 KI을 가하면, 발생하는 염소와 반응하여 요오드가 유리된다.

$$2KI + Cl_2 \longrightarrow 2KCl + I_2$$

이 유리된 요오드를 티오황산나트륨 표준액으로 적정한다.

$$I_2 + 2Na_2S_2O_3 \longrightarrow 2NaI + Na_2S_4O_6$$

따라서, 위의 반응식으로부터

$$Cl_2 \equiv I_2 \equiv 2Na_2S_2O_3 (=2\ \text{당량})$$

$$Cl \equiv I \equiv Na_2S_2O_3 (=1\ \text{당량})$$

주의 : 표백분 수용액에 KI 용액을 가한 다음에 HCl을 가해야 한다. 먼저, HCl을 가하지 말 것. Cl_2는 유독하다.

〔3〕 준 비

<기 구>

칭량병	1	유발, 유봉	1
전량 피펫(25 mL)	1	메스 플라스크(250 mL)	1

원뿔형 비커(300 mL) 1 뷰렛(50 mL) 1

<시 약>

표백분(시판품) 2.5 g

$0.1M$-$Na_2S_2O_3$ 표준액

$1M$-KI 용액 10 mL

전분시액(지시약) 1 mL

$6M$-HCl 5 mL

〔4〕 조 작

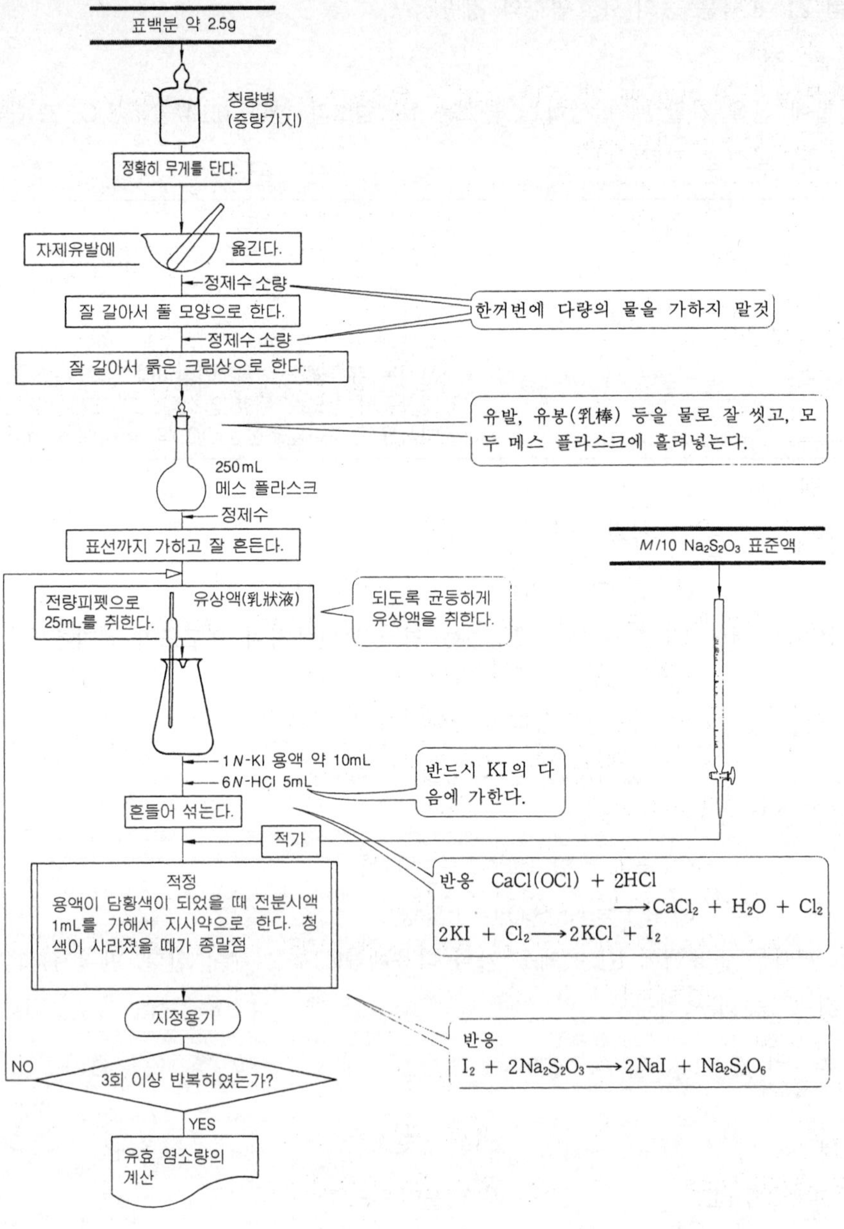

〔5〕 계 산

〔예〕 표백분 채취량 2.8270 g

적정에 사용된 표백분 용액 25 mL

$0.1M$-$Na_2S_2O_3$(f=1.024) 표준액의 적정량 24.50 mL

① $0.1M$-$Na_2S_2O_3$ 표준액의 1 mL에 대응하는 Cl의 양 계산

반응식으로부터, $Na_2S_2O_3 \equiv I \equiv Cl$(=1 당량)

따라서, $0.1M$-$Na_2S_2O_3$ 1000 mL ≡ 35.453 g Cl

$$0.1M\text{-}Na_2S_2O_3\ 1\ \text{mL} \equiv 35.453 \times \frac{1}{10} \times \frac{1}{1000}\ \text{g Cl}$$
$$\equiv 0.003543\ \text{g Cl}$$

② 유효 염소량([%])의 계산

적정에 사용된 표백분 용액 25 mL에 대응하는 Cl의 양	$=0.003543 \times 1.024 \times 24.50$ [g]
표백분 용액 전량 250 mL (표백분 2.8270 g) 중의 Cl의 양	$=0.003543 \times 1.024 \times 24.50 \times (250/25)$ [g]

$$\therefore \text{유효염소의 양}[\%] = \frac{0.003543 \times 1.024 \times 24.50 \times (250/25)}{2.8270} \times 100$$
$$= 31.44[\%]$$

〔6〕 문 제

표백분이 순수한 $CaCl(OCl) \cdot H_2O$라고 하면 유효염소의 이론량은 몇 %인가?

【실험 3】 $0.1M$-I_2 표준액의 조제 및 표정

〔1〕 목 적

KI 용액에 I_2를 용해하여 약 $0.05M$-I_2 표준액을 조제하고, $0.1M$-$Na_2S_2O_3$ 표준액을 사용하여 표정한다.

<table>
<tr><td>I_2
요오드
iodine

식 량 : 253.81
밀 도(d_4^{25}) : 4.932(고체)
용해도 : 0.02g / 100g H_2O(0°C)
0.078g / 100g H_2O(50°C)</td><td>상온에서는 자흑색, 금속광택을 갖는 비늘 모양의 결정 휘발성으로 특이한 냄새를 갖는다.
급격히 가열하지 않는 한 융해하지 않고 승화한다.
증기는 자색, 액체는 반사광은 갈색, 투과광은 적색
융점 : 113.7°C, 비점 184.5°C
주의 : 극약, 기밀용기에 저장</td></tr>
<tr><td>KI
요오드화 칼륨
Potassium iodide

식 량 : 166.01
밀 도(d) : 3.13
용해도 : 127.5g / 100g H_2O(0°C)
208g / 100g H_2O(100°C)</td><td>무색 등축정계의 정육면체 결정
융점 723°C, 비점 1330°C
물에 잘 녹으며, 그 때 현저하게 흡열한다.
수용액은 요오드를 잘 녹이는 성질이 있으며, 요오드의 진한 용액을 조제할 때 쓰인다.
주의 : 극약</td></tr>
</table>

〔2〕 해 설

요오드는 물에는 거의 녹지 않지만, 진한 KI 용액에는 잘 녹는다.

$$I_2 + KI \longrightarrow KI_3$$

이 용액은 삼요오드화 칼륨의 용액이며, 환원제에 대해서는 평형이 좌로 이동되어 요오드의 산화작용을 나타낸다. 요오드 표준액이라 함은 이 용액을 말한다.

표정은 0.1M 티오황산나트륨 표준액을 사용한다.

$$I_2 + 2Na_2S_2O_3 \longrightarrow 2NaI + Na_2S_4O_6$$

〔3〕 준 비

<기 구>

칭량병	1	피펫(25 mL)	1
시계접시	1	뷰렛(50 mL)	1
삼각 플라스크(300 mL)	1	시약병(갈색)	1
원뿔형 비커(300 mL)	1		

<시 약>

I_2(특급시약) 3.2g	0.1M-$Na_2S_2O_3$ 표준액
KI 5g	전분시액(지시약) 2 mL

〔4〕 조 작

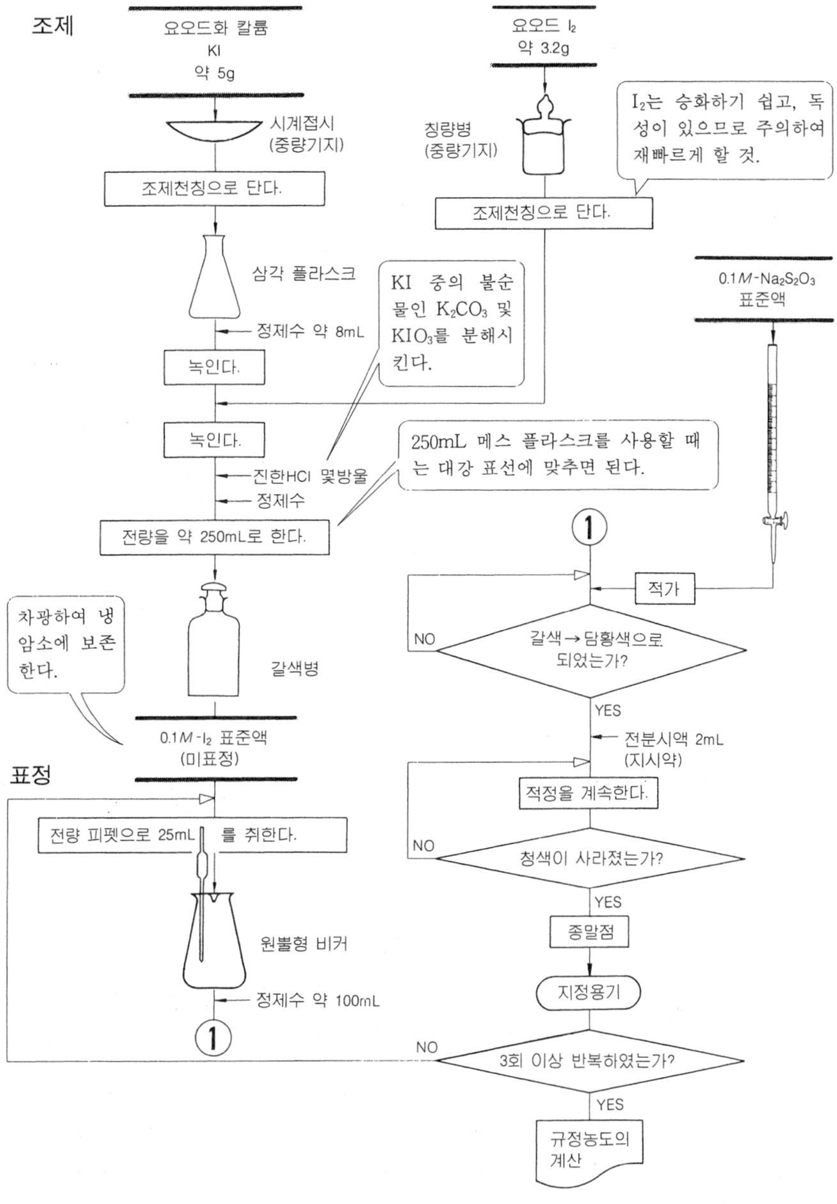

〔5〕 계 산

〔예〕 I_2 용액의 채취량 25 mL

0.1M-$Na_2S_2O_3$(f=1.024) 표준액의 적정량(평균) 25.92 mL

반응식에 의해

$$Na_2S_2O_3 \equiv I_2/2 \equiv I(\equiv 1 \text{ 당량})$$

$$0.1M\text{-}Na_2S_2O_3 \ 1\ mL \equiv 0.05M\text{-}I_2 \ 1\ mL$$

$$f_2=\frac{V_1\times f_1}{V_2}$$

$$f_{I_2}\times 25 = 1.024\times 25.92$$

$$\therefore f_{I_2}=1.062$$

따라서 $0.05M$-I_2(f=1.062)가 된다.

〔6〕 문 제

요오드 3.2 g을 수용액으로 하려면 이론상 KI은 몇 g이 필요한가?

【실험 4】 아황산나트륨의 정량

〔1〕 목 적

일정 과잉량의 $0.05M$-I_2 표준액에 시료의 아황산나트륨의 용액을 가해서 반응시킨 다음, 여분의 I_2를 $0.1M$-$Na_2S_2O_3$ 표준액을 사용하여 시료의 순도를 구한다.

$Na_2S_2O_3 \cdot 7H_2O$ 아황산나트륨 7수화물 sodium sulfite heptahydrate	무색의 단사정계 결정 33.4℃ 이상에서 무수염으로 전이한다. 건조한 공기 중에서는 비교적 안정하다.
식 량 : 252.16 밀 도(d) : 1.561 용해도 : 32.8g / 100g H_2O(0℃) 196g / 100g H_2O(40℃)	무수염은 육방정계의 백색소 결정 또는 분말 공기 중에서 서서히 산화되지만, 7수염보다 안정. 용해도 : 13.9g / 100g H_2O(0℃), 28.3g / 100g H_2O(84℃)

〔2〕 해 설

Na_2SO_3와 I_2와의 반응식은

$$Na_2SO_3 + I_2 \longrightarrow Na_2SO_4 + 2HI$$

즉, 아황산나트륨은 요오드에 의해서 산화되어 황산나트륨으로 된다. 그러나 이 적정을 정밀히 하려면 묽은 수용액으로 만들어 뷰렛으로부터 요오드 표준액 중에 적가하는 도법을 써야 되며, 공기산화를 막을 필요가 있다.

여기서는 일정 과잉량의 요오드 표준액에 HCl을 가해 산성으로 하고, 아황산나트륨 용액을 서서히 가해서 반응시킨 다음, 남아 있는 과잉량의 요오드를 티오황산나트륨 표준액으로 역적정하여 그 차로부터 아황산나트륨을 정량한다.

$$I_2 + 2Na_2S_2O_3 \longrightarrow 2NaI + Na_2S_4O_6$$

반응식으로부터

$$I_2/2 \equiv I \equiv Na_2SO_3/2 (=1\ \text{당량})$$

〔3〕 준 비

<기 구>		<시 약>
칭량병	1	$Na_2SO_3 \cdot 7H_2O$ 2.5 g
비커(300 mL)	1	$0.05M$-I_2 표준액
원뿔형 비커(300 mL)	1	$0.1M$-Na_2SO_3 표준액
메스 플라스크(250 mL)	4	$6M$-HCl 5 mL
전량피펫(25 mL)	1	전분시액(지시약) 1 mL
뷰렛(50 mL) 1		

〔4〕 조 작

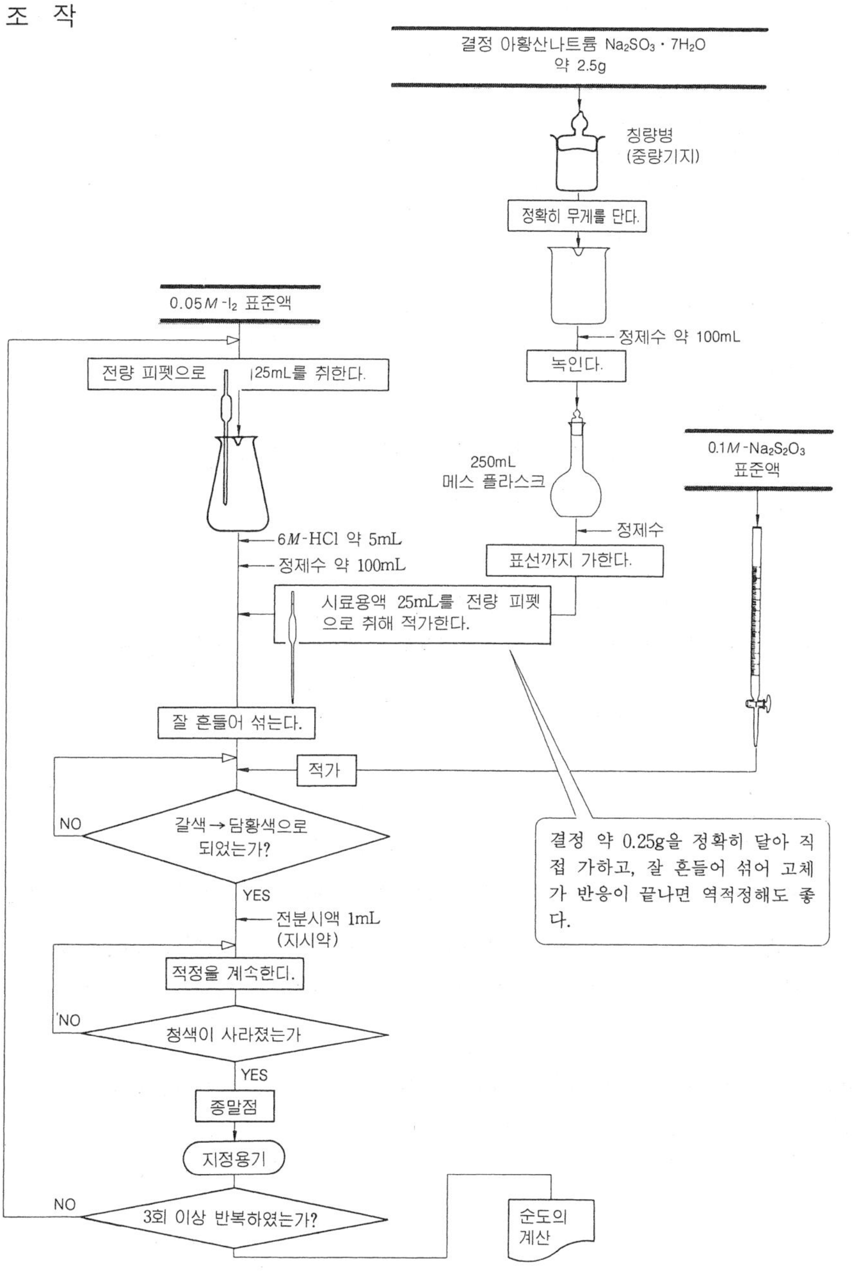

〔5〕 계 산

〔예〕 $Na_2SO_3 \cdot 7H_2O$ 채취량 2.5091 g

$0.05M$-I_2($f=1.024$) 표준액 채취량 25 mL

$0.1M$-Na_2SO_3($f=1.024$) 표준액의 역적정량 7.26 mL

반응식으로부터

$$1\,M\text{-}I_2\ 1000\ \text{mL} \equiv 252.16\ \text{g}\ Na_2SO_3 \cdot 7H_2O$$

$$0.05M\text{-}I_2\ 1\ \text{mL} \equiv 0.012608\ \text{g}\ Na_2SO_3 \cdot 7H_2O$$

이므로

시료용액 25 mL 중의 $Na_2SO_3 \cdot 7H_2O$를 산화하는 데 필요한 $0.05M$-I_2양

$$=25\times 1.062-7.26\times 1.024(\text{mL})$$

따라서,

시료용액 25 mL 중의 $Na_2SO_3 \cdot 7H_2O$의 양

$$=0.012608\times(25\times 1.062-7.26\times 1.024)(\text{g})$$

시료용액 전량 250 (시료 2.5091g) 중의 $Na_2SO_3 \cdot 7H_2O$의 양

$$=0.012608\times(25\times 1.062-7.26\times 1.024)\times(250/25)(\text{g})$$ 에 의해서

이므로

$Na_2SO_3 \cdot 7H_2O$의 순도(%)

$$=\frac{0.012608\times(25\times 1.062-7.26\times 1.024)\times(250/25)}{2.5091}\times 100$$

$$=96.08(\%)$$

〔6〕 문 제

1. $0.25M$-I_2 용액 300 mL 중에는 몇 g의 요오드가 함유되어 있는가?

2. $0.05M$-I_2($f=1.130$) 표준액을 정확히 25 mL로 취해 묽은 염산을 가하고, 물로 희석한 다음 여기에 $Na_2SO_3 \cdot 7H_2O$ 분말 0.214 g을 가해 잘 섞은 다음, $0.1M$-$Na_2S_2O_3$($f=0.993$) 표준액으로 역적정하였더니 11.73 mL가 소비되었다. 이 $Na_2S_2O_3 \cdot 7H_2O$의 순도를 구하라.

3. $Na_2S_2O_3 \cdot 5H_2O$ 0.834 g을 $0.05M$-I_2($f=1.070$) 용액으로 적정하였더니 30.3 mL가 소비되었다. $Na_2S_2O_3 \cdot 5H_2O$의 순도는 몇 %인가?

21.5 침 전 적 정

침전적정은 침전생성반응을 이용하는 적정법이다. 조작이 비교적 간단하고 신속하게 정량할 수 있으나, 반응의 종점을 아는 방법이 적어서 이용되는 침전반응은 한정되어 있다.

표준액으로서 $AgNO_3$, NaCl, NH_4SCN 또는 KSCN을 이용하는 방법이 대표적인 것이다. 또 $AgNO_3$, NaCl, NH_4SCN(또는 KSCN)은 어느 경우에도 그 1 몰이 1 그램당량이다.

【실험 1】 0.01M 질산은 표준액의 조제 및 표정(Mohr법)

〔1〕 목 적

0.01M-NaCl 표준액(1차 표준액)을 조제한다.

대략, 0.01M-$AgNO_3$ 용액을 조제하여 0.01M-NaCl 표준액을 사용하여 표정한다.

NaCl 염화나트륨 sodium chloride 식 량 : 58.44 밀 도($d_4^{20°}$C) : 2.164 용해도 : 35.7g / 100g H_2O(0℃) 39.8g / 100g H_2O(100℃)	해수 중에 평균 2.8%가 들어 있다. 무색의 등축정계(等軸晶系) 육면체의 결정 융점 800.4℃, 비점 1,413℃ 순수한 것은 조해성(潮解性)이 없으나, 정제하지 않은 것은 Mg, Ca 염류를 함유하기 때문에 조해성을 나타낸다.
$AgNO_3$ 질산은 silver nitrate 식 량 : 169. 87 밀 도(d_4^{19}) : 4.352 용해도 : 122g / 100g H_2O(0℃) 952g / 100g H_2O(100℃)	무색투명, 비조해성의 판상결정이고 사방정계이다. 순품은 공기 중에서 광선에 대해 안정하나, 유기물이 혼재하면 분해하여 어두운 색이 된다. 융점 212℃(액은 황색을 띤다). 440℃로 가열하면 분해하여 은을 생성한다. 수용액은 중성. 주의 : 극약이고 피부조직을 부식한다. 밀전(密栓), 차광보관.

〔2〕 해 설

질산은 용액과 염화나트륨 용액과의 반응식은 다음과 같다.

$$AgNO_3 + NaCl \longrightarrow AgCl + NaNO_3$$

반응식으로부터

$$AgNO_3 \equiv NaCl (=1 \text{ 당량})$$

따라서, 0.01M-$AgNO_3$ 표준액을 500 mL 조제하는데는, 특급시약의 $AgNO_3$(어두운 곳에서 전열 건조기로 약 150℃로 건조한 것)을 169.87×(1/100)×(500/1000) g을 정확히 취하여 Cl^-을 함유하지 않은 물에 녹이면, 실용적인 적정에는 표정을 하지 않고도 사용할 수 있다.

여기서는 $AgNO_3$(1급)을 사용하여 약 0.01M-$AgNO_3$ 용액을 조제하고, 0.01M- NaCl 표준액을 써서 표정을 행한다(NaCl 표준시약의 일정량을 1회의 적정에 사용하는 방법도 있다).

종말점의 판정은 크롬산칼륨을 지시약으로 하여 행한다. 이 방법은 F. Mohr(1856년)가 확립한 것으로 Mohr법이라 한다.

질산은 용액과 크롬산칼륨 용액과의 반응식은 다음과 같다.

$$2AgNO_3 + K_2CrO_4 \longrightarrow Ag_2CrO_4\downarrow + 2KNO_3$$

즉, NaCl 표준액에 K_2CrO_4 용액을 지시약으로 가해 여기에 $AgNO_3$ 용액을 적가한다. 이 조작의 도법은 불가능하다.

〔3〕 준 비

<기 구>

조제천칭	1
직시화학 천칭	1
칭량병	1
시계접시	1
비커(300 mL, 500 mL)	각 1
원뿔형 비커(300 mL)	4
메스 플라스크(500 mL)	1
전량 피펫(25 mL)	1
뷰렛(갈색, 50 mL)	1
시약병(무색, 갈색)	각 1

<시 약>

NaCl(표준 또는 특급시약) 0.2 g

$AgNO_3$(1급) 0.9 g

5% K_2CrO_4 용액(지시약) 1 mL

〔4〕 조 작

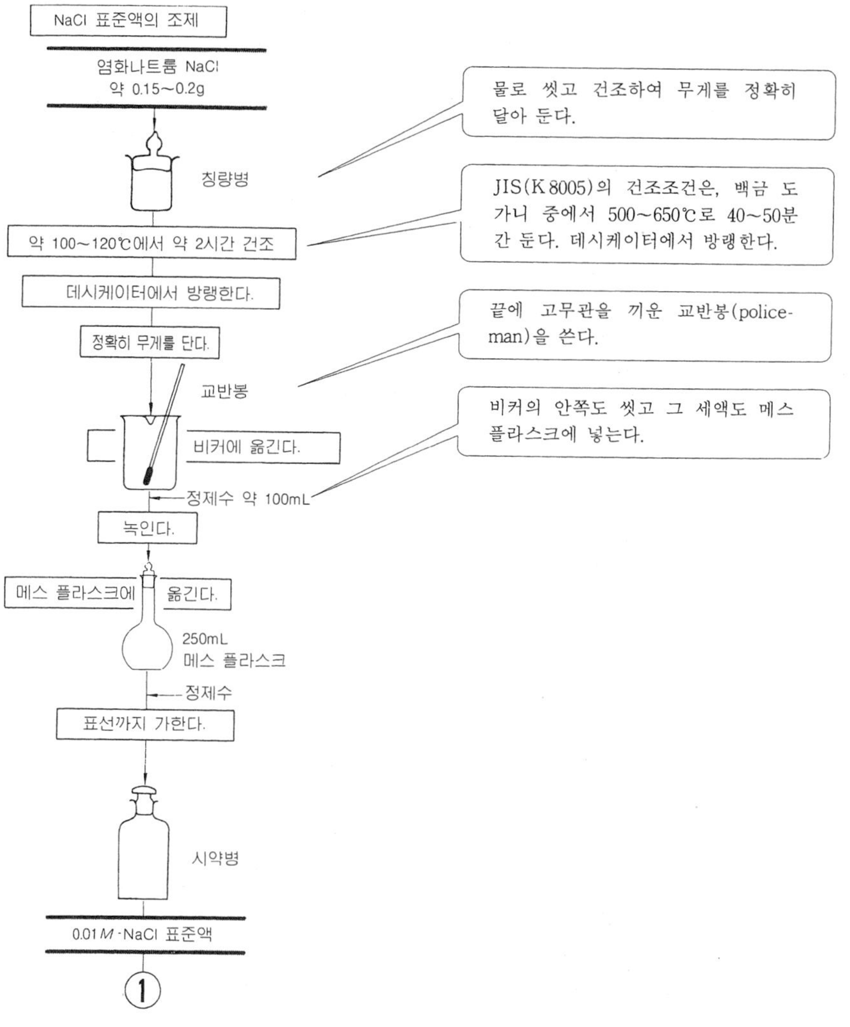
NaCl 표준액의 조제
염화나트륨 NaCl
약 0.15~0.2g
칭량병
약 100~120℃에서 약 2시간 건조
데시케이터에서 방랭한다.
정확히 무게를 단다.
교반봉
비커에 옮긴다.
정제수 약 100mL
녹인다.
메스 플라스크에
옮긴다.
250mL
메스 플라스크
정제수
표선까지 가한다.
시약병
0.01 M·NaCl 표준액
1
물로 씻고 건조하여 무게를 정확히 달아 둔다.
JIS(K 8005)의 건조조건은, 백금 도가니 중에서 500~650℃로 40~50분간 둔다. 데시케이터에서 방랭한다.
끝에 고무관을 끼운 교반봉(policeman)을 쓴다.
비커의 안쪽도 씻고 그 세액도 메스 플라스크에 넣는다.

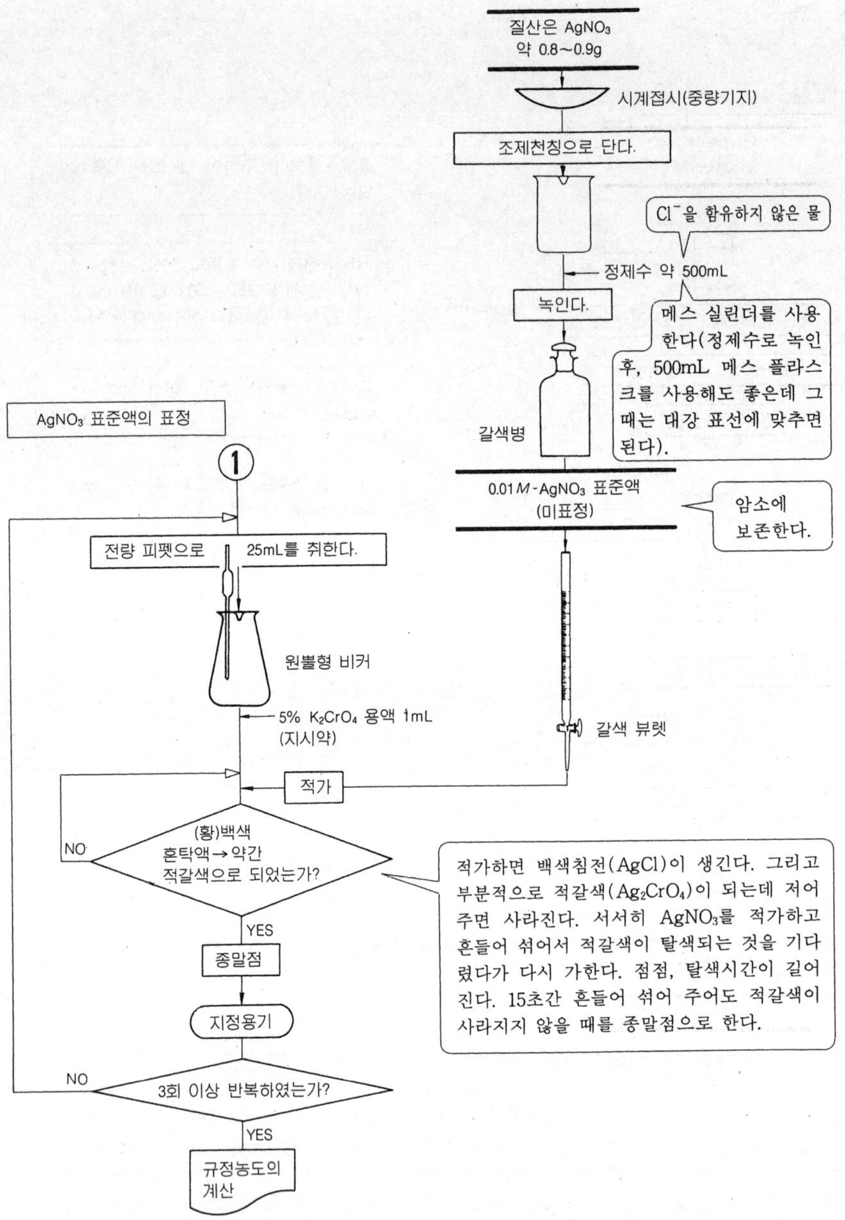

질산은 AgNO3
약 0.8~0.9g
시계접시(중량기지)
조제천칭으로 단다.
Cl⁻을 함유하지 않은 물
정제수 약 500mL
녹인다.
메스 실린더를 사용한다(정제수로 녹인 후, 500mL 메스 플라스크를 사용해도 좋은데 그 때는 대강 표선에 맞추면 된다).
갈색병
0.01M-AgNO3 표준액
(미표정)
암소에 보존한다.
AgNO3 표준액의 표정
①
전량 피펫으로 25mL를 취한다.
원뿔형 비커
5% K2CrO4 용액 1mL
(지시약)
갈색 뷰렛
적가
(황)백색
혼탁액→약간
적갈색으로 되었는가?
NO
YES
적가하면 백색침전(AgCl)이 생긴다. 그리고 부분적으로 적갈색(Ag2CrO4)이 되는데 저어 주면 사라진다. 서서히 AgNO3를 적가하고 흔들어 섞어서 적갈색이 탈색되는 것을 기다렸다가 다시 가한다. 점점, 탈색시간이 길어진다. 15초간 흔들어 섞어 주어도 적갈색이 사라지지 않을 때를 종말점으로 한다.
종말점
지정용기
NO
3회 이상 반복하였는가?
YES
규정농도의
계산

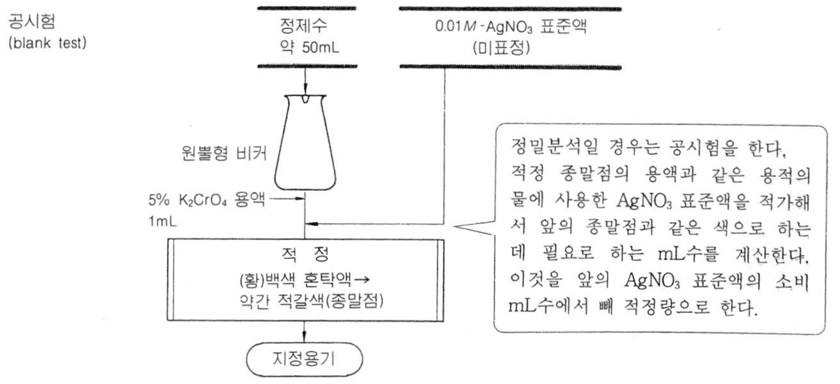

〔5〕 계 산

〔예〕 NaCl 채취량 0.1619 g

AgNO$_3$ 용액의 적정량(평균) 25.99 mL

① 0.01M-NaCl 표준액의 factor : NaCl의 1 몰 = 58.44 g이므로

$$\text{몰농도}[M] = \frac{\text{용액 1L 중의 용질의 무게}}{\text{용질의 1몰}}$$

$$= \frac{0.1619 \times (1000/250)}{58.44} = 0.01108[M]$$

따라서, 0.01M-NaCl(f=1.108)이 된다.

② 0.01M-AgNO$_3$ 표준액의 factor : 반응식으로부터

$$AgNO_3 \equiv NaCl(=1\text{당량})$$

$$0.01M\text{-}AgNO_3\ 1\ mL \equiv 0.01M\text{-}NaCl\ 1\ mL$$

침전반응에서도 다음 식이 성립된다.

$$f_2 = \frac{V_1 \times f_1}{V_2}$$

$$f_{AgNO_3} \times 25.99 = 1.108 \times 25$$

$$\therefore f_{AgNO_3} = 1.066$$

따라서 0.01M-AgNO$_3$(f=1.066)가 된다.

〔6〕 문 제

0.01M-AgNO$_3$(f=1.066) 표준액이 500 mL 있다. AgNO$_3$ 몇 g을 함유하고 있는가?

【실험 2】 수도물(또는 해수) 중의 염화물 이온의 정량

〔1〕 목 적

수도물(또는 해수) 중의 염화물 이온의 함유량(mg/L)은 0.01M 질산은 표준액을 사용하여 구한다.

〔2〕 해 설

수도물은 음료수를 비롯하여 생활용수 또는 산업용수로서 널리 사용되고 있다.

수도물은 수도법에 근거하여 수질기준이 정해져 있다.

염화물 이온 …… 200 mg/L 이하일 것

자연수에는 염화물 이온이 다소 들어 있는데, 이것은 대부분 지질과 관계가 있다. 암염층에 의한 것 또한 해안이 가까운 곳은 해수가 침투하든지 바람에 실려온 소금에 의한 것 등이 있다.

인간생활에서 식염은 빼놓을 수 없는 것으로서 이 때문에 가정배수, 분뇨, 하수 및 산업배수 중에도 염화물 이온은 당연히 많이 들어 있다. Cl^-이 이와 같은 이유로 증가하였다면, 물은 오염되었다는 것을 가리킨다. Cl^-은 이런 의미에서 오염의 지표의 하나이다.

따라서, 200 mg/L(=ppm) 이하이더라도 Cl^-의 양이 늘 변화하는 경우에는 오염의 의심이 있기 때문에 주의를 해야 한다.

물을 소독하는 데 사용하는 염소제는 환원되면 Cl^-이 된다.

Cl^-이 많으면 물맛이 달라지며, 또 철관 등의 부식을 촉진한다.

이 실험은 크롬산칼륨을 지시약으로 하는 방법(Mohr법)으로 행한다.

$$Ag^+ + Cl^- \longrightarrow AgCl\downarrow \text{(백색침전)}$$

$$2Ag^+ + CrO_4^{2-} \longrightarrow Ag_2CrO_4\downarrow \text{(적갈색 침전)}$$

해수 중의 Cl^-을 정량할 때는 해수를 희석하여 행한다.

해수의 염분농도는 해역이나 계절에 의해 변하나, 원양해수의 주요 화학성분의 비율은 거의 일정하다.

따라서, 해수 성분 중의 하나, 예를 들면 Cl^-의 양을 알면 다른 성분의 함유량을 추정할 수가 있다.

기준 염소량의 해수 1 kg 중에 함유되어 있는 Cl^-량은 약 19 g으로, 이것은 염분 총량의 약 55 %에 해당한다.

〔3〕 준 비

<기 구>

전량피펫(100 mL) 1

원뿔형 비커(300 mL) 4

뷰렛(갈색, 50 mL) 1

<시 약>

수도물 100mL

$0.01M$-$AgNO_3$ 표준액

5% K_2CrO_4 용액(지시약) 1 mL

〔4〕 조 작

기준 염소량의 해수 중의 염분

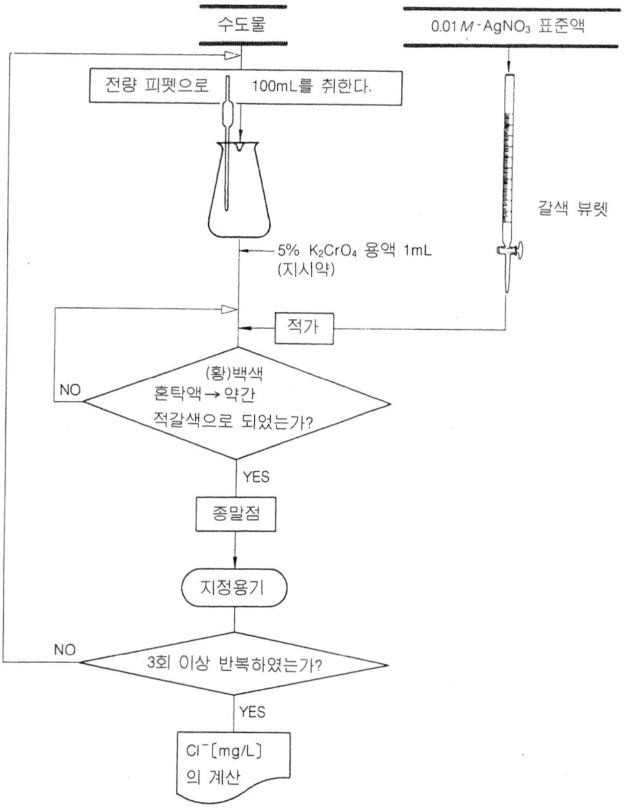

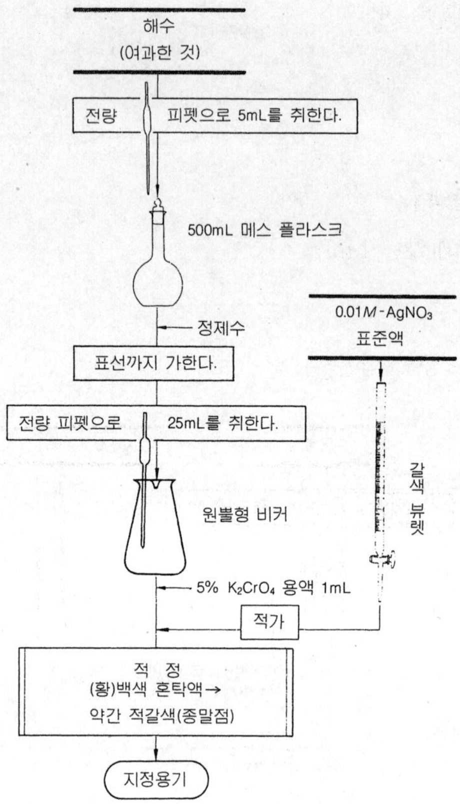

해수 중의 염분

성분 \ 조성	기준 염소량의 해수 1kg 중의 양[g]	염분 총량 중의 조성[%]
Cl^-	18.980	55.05
Br^-	0.065	0.19
SO_4^{2-}	2.649	7.68
HCO_3^-	0.140	0.41
F^-	0.001	0.00
H_3BO_3	0.026	0.07
Mg_2^+	1.272	3.69
Ca_2^+	0.401	1.16
Sr_2^+	0.008	0.02
K^+	0.380	0.10
Na^+	10.556	30.62
	34.478	99.99

〔5〕 계 산

〔예〕 검수(수도물) 채취량 100 mL

0.01M-$AgNO_3$(f=1.066) 표준액 적정량(평균) 2.72 mL

반응식으로부터

$$AgNO_3 \equiv Cl^-(=1 \text{ 당량})$$

$$1M\text{-}AgNO_3 \ 1000 \text{ mL} \equiv 35.453 \text{ g } Cl^-$$

$$0.01M\text{-}AgNO_3 \ 1 \text{ mL} \equiv 35.453 \times \frac{1}{100} \times \frac{1}{1000} \text{ g } Cl^-$$

$$\equiv 0.35433 \text{ mg } Cl^-$$

따라서

$$\text{수도물 } 100 \text{ mL 중의 } Cl^- = 0.35453 \times 1.066 \times 2.72 \text{ (mg)}$$

$$\text{수도물 중의 } Cl^-(\text{mg/L}) = 0.35453 \times 1.066 \times 2.72 \times \frac{1000}{100} \text{ (mg/L)}$$

$$= 10.3 \text{ (mg/L)}$$

또, ppm으로 표시하면 1 ppm은 수도물 1 L(약 1 kg=1000g=1,000,000 mg) 중의 mg수에 해당하기 때문에 Cl^-은 10.3 ppm이 된다.

해수를 시료로 할 때의 계산식은

$$Cl^-(\text{mg/L 또는 ppm})$$

$$= 0.35453 \times 1.066 \times (AgNO_3 \text{ 적정량}) \times \frac{500}{25} \times \frac{1000}{5}$$

참고 : 하천수나 수영장의 물 등도 수도물처럼 정량할 수가 있다. 바다에 가까운 하천수의 경우는 채취량을 적당히 소량(50 mL 또는 25 mL)으로 하면 좋다.

〔6〕 문 제

1. 염화물 이온을 함유하는 용액 50 mL를 0.012M 질산은 표준액으로 적정하여 6.9 mL를 소비하였다. 이 용액 50 mL 중에는 염화물 이온이 몇 mg 함유되어 있는가? 또, 이것은 몇 mg/L인가(또는 몇 ppm)?

2. NaCl 용액 25 mL를 취해 K_2CrO_4 용액을 지시약으로 가해 담적갈색을 나타낼 때까지 0.12M-$AgNO_3$ 표준액으로 적정하여 34.5 mL를 소비하였다. NaCl의 함량(w/v%)을 구하라.

【실험 3】 간장 중의 염화나트륨의 정량

〔1〕 목 적

간장(시판품) 중의 염화나트륨의 함유율을 0.01*M* 질산은 표준액으로 적정하여 구한다. Mohr법으로 정량한다.

〔2〕 해 설

간장(soy sauce)은 콩, 밀, 식염 등을 원료로 하여 만든 발효 조미료로서 진간장과 국간장이 있다.

식염의 함유율은 18% 정도이다.

적정에 있어서의 반응식은 지시약의 반응과 더불어 다음과 같이 나타낸다.

$$AgNO_3 + NaCl \longrightarrow AgCl\downarrow + NaNO_3$$

$$2AgNO_3 + K_2CrO_4 \longrightarrow Ag_2CrO_4\downarrow + 2KNO_3$$

따라서 $AgNO_3 \equiv NaCl$(=1 당량)

〔3〕 준 비

<기 구>

칭량병	1
메스 플라스크(500 mL)	1
원뿔형 비커(300 mL)	1
전량 피펫(25 mL)	1

<시 약>

간장(시판품) 1

0.01*M*-$AgNO_3$ 표준액 1 mL

5% K_2CrO_4 용액(지시약) 1 mL

〔4〕 조 작

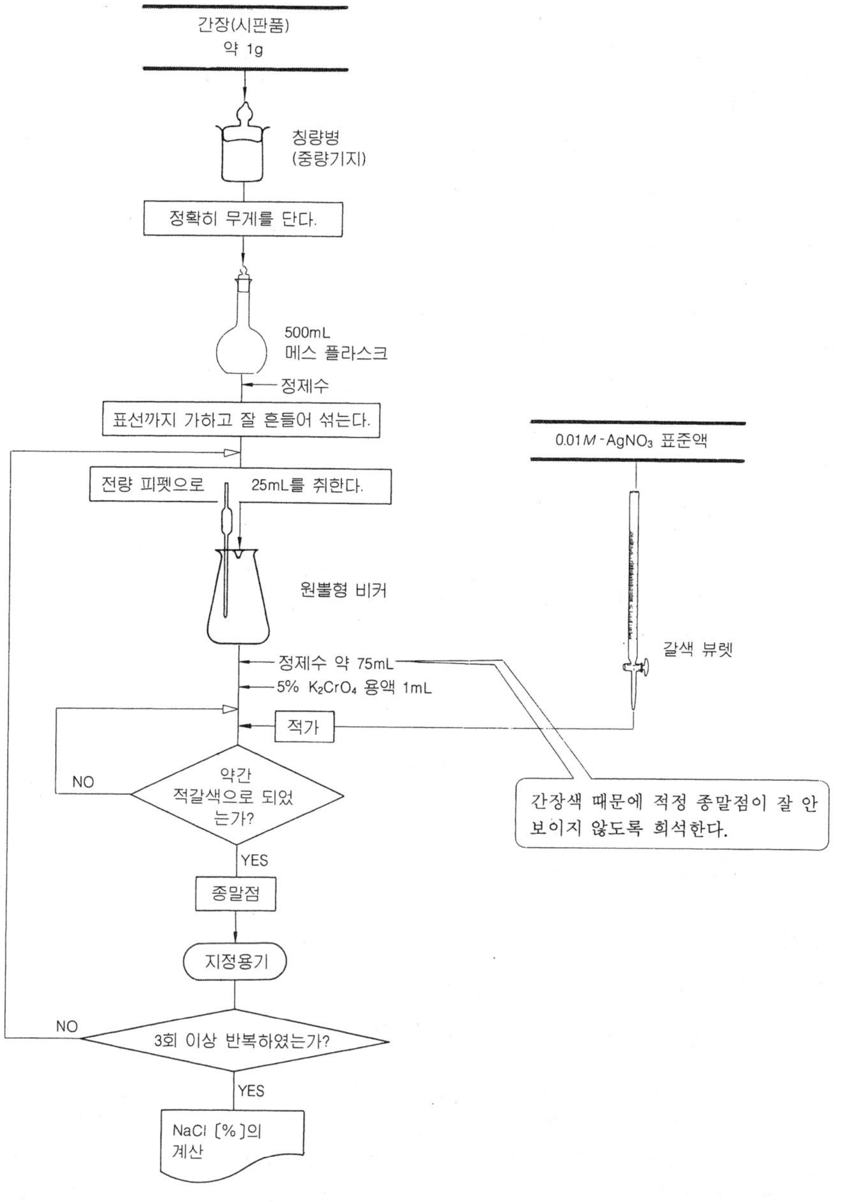
간장(시판품)
약 1g
칭량병
(중량기지)
정확히 무게를 단다.
500mL
메스 플라스크
정제수
표선까지 가하고 잘 흔들어 섞는다.
0.01M-$AgNO_3$ 표준액
전량 피펫으로 25mL를 취한다.
원뿔형 비커
갈색 뷰렛
정제수 약 75mL
5% K_2CrO_4 용액 1mL
적가
NO
약간
적갈색으로 되었는가?
YES
간장색 때문에 적정 종말점이 잘 안 보이지 않도록 희석한다.
종말점
지정용기
NO
3회 이상 반복하였는가?
YES
NaCl 〔%〕의
계산

〔5〕 계 산

〔예〕 간장(시판품) 채취량 1.1952 g

0.01*M*-$AgNO_3$(f=1.066) 표준액 적정량(평균) 17.55 mL

반응식으로부터

$$1M\text{-}AgNO_3\ 1000\ mL \equiv 58.44\ g\ NaCl$$

$$0.01M\text{-}AgNO_3\ mL \equiv 0.0005844\ g\ NaCl$$

따라서

회석된 시료용액 25 mL 중의 NaCl	=0.0005844×1.066×17.55 [g]

회석된 시료용액 전량 500 mL 중의 NaCl	=0.0005844×1.066×17.55×(500/25) [g]

따라서

$$NaCl[\%] = \frac{0.0005844 \times 1.066 \times 17.55 \times (500/25)}{1.1952} \times 100$$

$$= 18.30\ [\%]$$

21.6 킬레이트 적정

【실험 1】 0.01*M*-EDTA 표준액의 조제

〔1〕 목 적

EDTA・2Na〔이수염(二水鹽)〕를 정확히 취하고, 물에 용해시켜 일정한 용적으로 해서 0.01*M*-EDTA 표준액(1차 표준액)을 조제한다.

$C_{10}H_{14}O_8N_2Na_2 \cdot 2H_2O$ 에틸렌디아민사초산이나트륨이수화물 disodium ethylenediamine-tetraacetate dihydrate 식 량 : 372.24 용해도 : 11g / 100g H_2O(21℃)	무색 결정성 분말이다. 상온에서 안정. 건조제로 황산, 염화칼슘을 사용할 때는 변화하지 않지만, 오산화인을 사용할 때는 약간 결정수가 감소한다. 100℃에서 결정수가 날아가기 시작해서 120℃에서 무수염이 된다(무수염은 약간 조해성이 있음).

〔2〕 해 설

킬레이트 적정에 널리 사용되는 EDTA 표준액의 조제에는 에틸렌디아민사초산이나트륨염이 사용된다. 이것은 이나트륨염이 적당한 용해도를 갖기 때문에, 물로 쉽게 재결정하여 정제할 수가 있고, 또 조해성이나 흡습성 등이 없고, 보존이나 취급에 편리하기 때문이다.

킬레이트 적정에서는 몰농도를 사용하며, 보통 0.01*M* 정도의 것을 사용한다. 이 실험에서는 특급시약을 사용하며, 표정은 하지 않고 그대로 사용한다.

그리고 pH 10의 완충액이 pH를 조절하는 데 주로 쓰이기 때문에, 이것의 조제도 여기서 행한다.

〔3〕 준 비

<기 구>

직시화학 천칭	1
칭량병	1
데시케이터	1
비커(300 mL)	1
메스 플라스크(250 mL)	1
시약병(폴리에틸렌제)	1
시약병	1

<시 약>

$C_{10}H_{14}O_8N_2Na_2 \cdot 2H_2O$(특급시약) 0.9～1 g

NH_4Cl 6.75 g

진한 암모니아수 57 mL

〔4〕 조 작

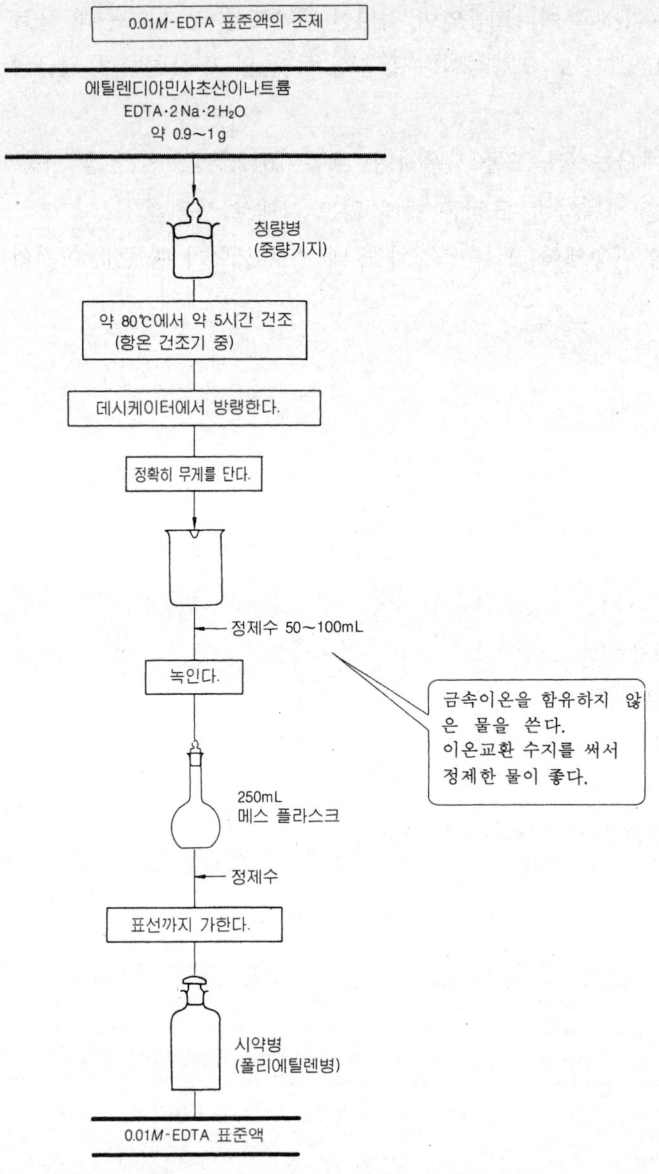
0.01M-EDTA 표준액의 조제
에틸렌디아민사초산이나트륨
EDTA·2Na·2H₂O
약 0.9~1g
칭량병
(중량기지)
약 80℃에서 약 5시간 건조
(항온 건조기 중)
데시케이터에서 방랭한다.
정확히 무게를 단다.
정제수 50~100mL
녹인다.
금속이온을 함유하지 않은 물을 쓴다.
이온교환 수지를 써서 정제한 물이 좋다.
250mL
메스 플라스크
정제수
표선까지 가한다.
시약병
(폴리에틸렌병)
0.01M-EDTA 표준액

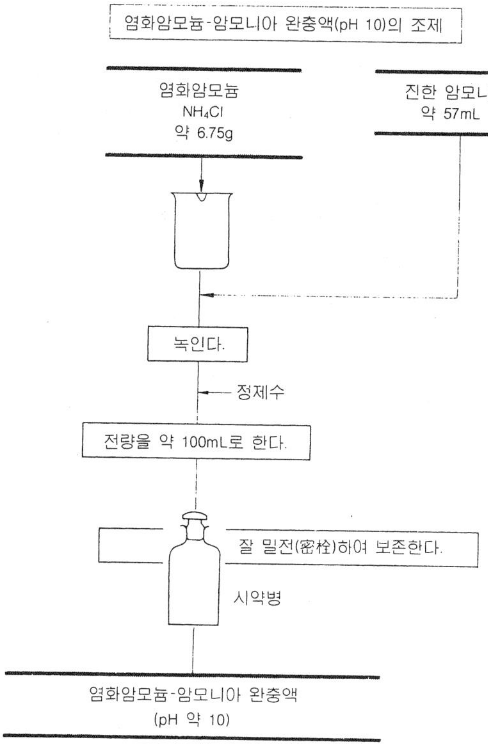

〔5〕 계 산

〔예〕 EDTA · 2Na · $2H_2O$ 채취량 0.9415 g

이것을 용해하여 250 mL로 한다.

조제된 EDTA 표준액의 농도는

$$\frac{0.9415\times(1000/250)}{372.24}=0.01012[M]$$

$$\therefore 0.01M-\mathrm{EDTA}(f=1.012)$$

【실험 2】 물의 경도측정(총경도, 칼슘경도)

〔1〕 목 적

0.01M-EDTA 표준액을 사용해서 물의 경도(총경도, 칼슘경도)를 측정한다.

〔2〕 해 설

경도(hardness) : 물의 경도란, 물 중의 칼슘이온 및 마그네슘 이온의 양을 이것에 대응하는 탄산칼슘의 ppm, 즉 mg/L로 환산하여 표시한 것이다.

물의 Ca^{2-}, Mg^{2-}은 주로 지질에 기인하지만, 해수 · 하수 · 공장배수 등이 원인일 수도 있다. 수도의 경우에는 시설의 시멘트 구조물이나 물의 석회처리에 의한 경우도 있다.

경도가 너무 높으면 위장장해를 일으켜 설사를 일으킨다든지, 또 비누의 세척효과를 저하시키지만, 적당한 양은 물맛을 좋게 하며 수도관의 부식을 막는 데 도움이 된다고 한다.

경도는 총경도, 칼슘경도 및 마그네슘 경도로 구분한다.

총경도 : 총경도는 물 중의 칼슘 및 마그네슘 이온에 의한 경도를 말한다. 먼저, 완충액을 써서 검수의 pH를 약 10으로 조절한 다음 eriochrom black T(EBT)를 지시약으로 하고, EDTA액으로 적정하여 구한다.

EBT의 수용액은 pH 10 부근에서는 청색을 나타내나, Ca^{2-}, Mg^{2-} 등의 금속이온 M^{2-}을 함유한 용액에 가하면, 킬레이트 화합물을 생성하여 적색 내지 적자색을 띤다.

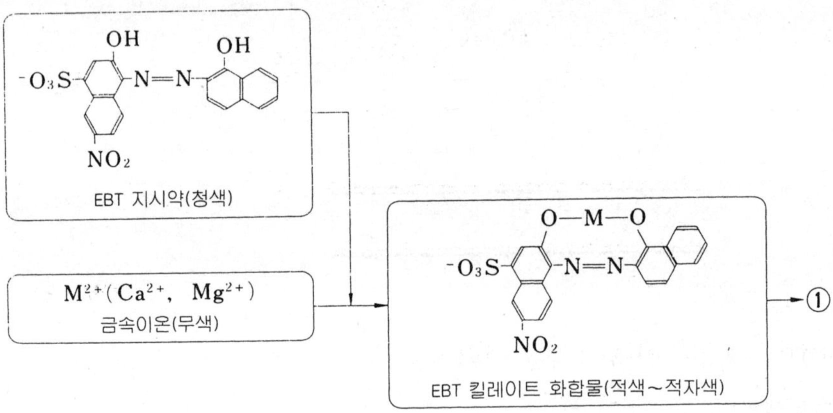

다음에 이 용액에 EDTA 표준액을 적가하면 EDTA쪽이 EBT보다도 Ca, Mg와의 킬레이트 화합물을 만들기 쉽기 때문에, Ca, Mg의 순으로 EDTA와 결합해서 무색의 킬레이트 화합물이 되어, 반응종료와 함께 용액의 색은 유리된 EBT에 의하여 청색이 된다.

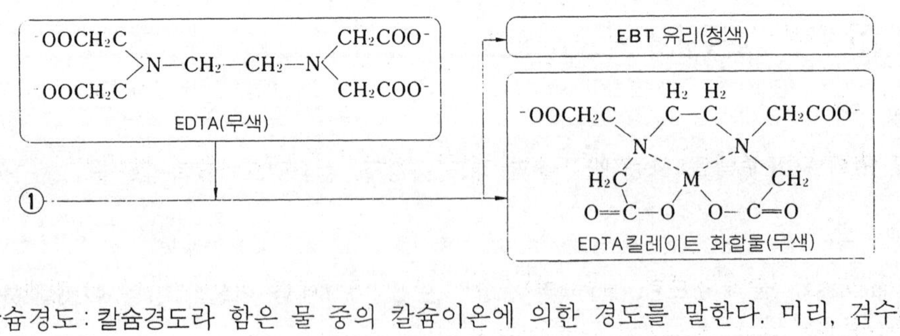

칼슘경도 : 칼슘경도라 함은 물 중의 칼슘이온에 의한 경도를 말한다. 미리, 검수의 pH를 충분히 높인 다음, NANA를 지시약으로 하여 EDTA액으로 적정하여 구한다.

pH를 12~13으로 조정하면, Mg^{2-}은 $Mg(OH)_2$로 침전되며, 또 이 pH에서 적정하면

Mg^{2-}이 EDTA와 반응하지 않게 되기 때문에 Ca^{2-}만을 정량할 수 있다.

칼슘경도의 측정에 있어서 용액의 색의 변화는 다음 그림과 같다.

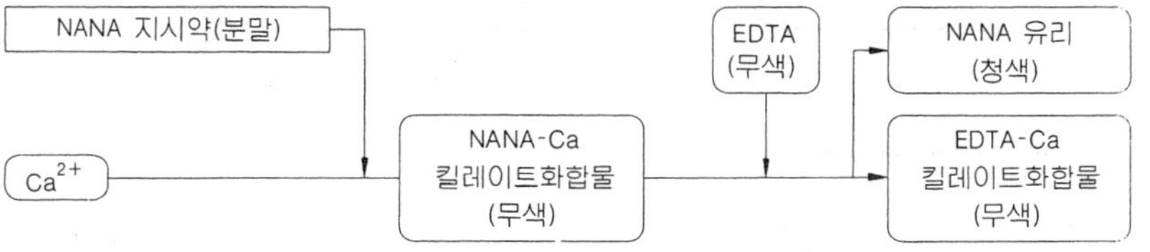

마그네슘 경도 : 물 중의 마그네슘 이온에 의한 경도를 말한다. 마그네슘 경도는 총경도로부터 칼슘경도를 빼서 산출한다.

〔3〕 준 비

<기 구>

전량 피펫(50 mL) 1

원뿔형 비커(300 mL) 4

뷰렛(50 mL) 1

<시 약>

검수(하천수, 수도물, 공업용수 등)

0.01*M*-EDTA 표준액

1*M*-KCN 용액 : 맹독

염화암모늄-암모니아 완충액 1 mL

EBT 지시약

8*M*-KOH 용액 1 mL

염산 히드록실아민($NH_2OH \cdot HCl$) 용액(10 w/v%) 0.3 mL

NANA 지시약 0.1 g

EBT 지시약 조제법 : EBT 0.5 g을 메탄올 100 mL에 녹인다(갈색병에 밀전하여 보존).

지시약 조제법 : NANA 0.5 g과 무수 황산나트륨 약 50g을 균일하게 되도록 잘 갈아 섞는다.

〔4〕 조 작

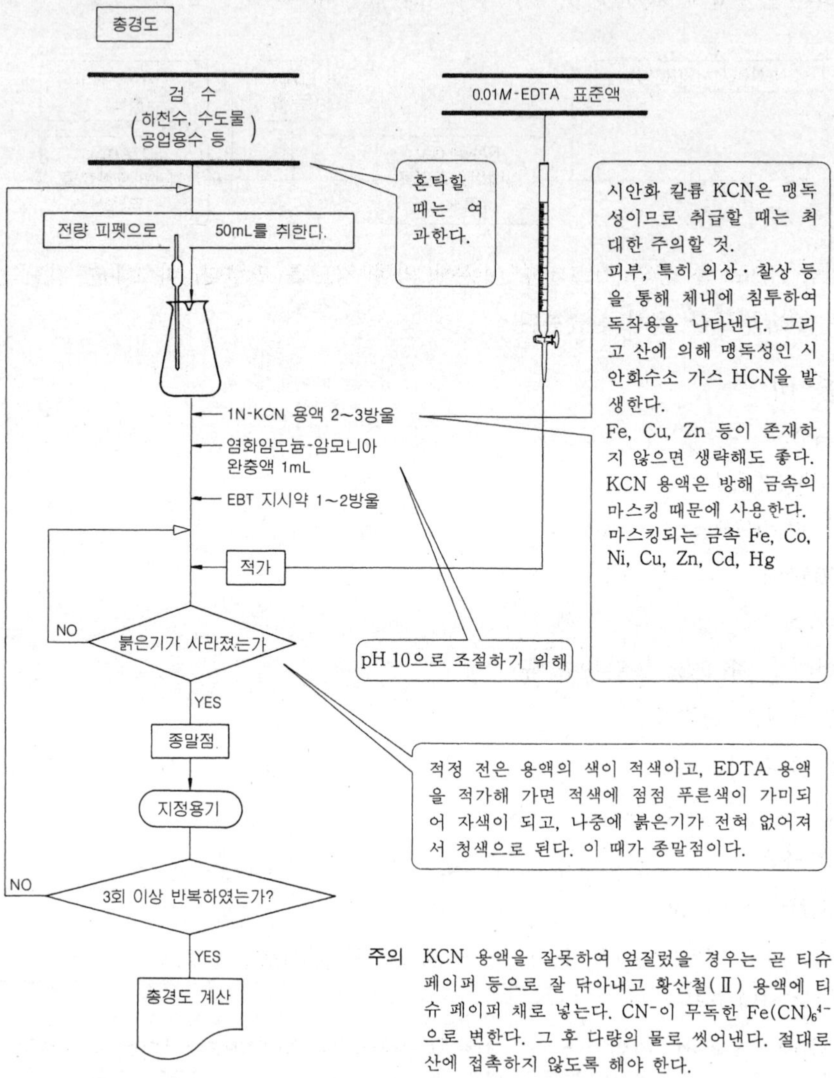

주의 KCN 용액을 잘못하여 엎질렀을 경우는 곧 티슈 페이퍼 등으로 잘 닦아내고 황산철(Ⅱ) 용액에 티슈 페이퍼 채로 넣는다. CN^-이 무독한 $Fe(CN)_6^{4-}$으로 변한다. 그 후 다량의 물로 씻어낸다. 절대로 산에 접촉하지 않도록 해야 한다.

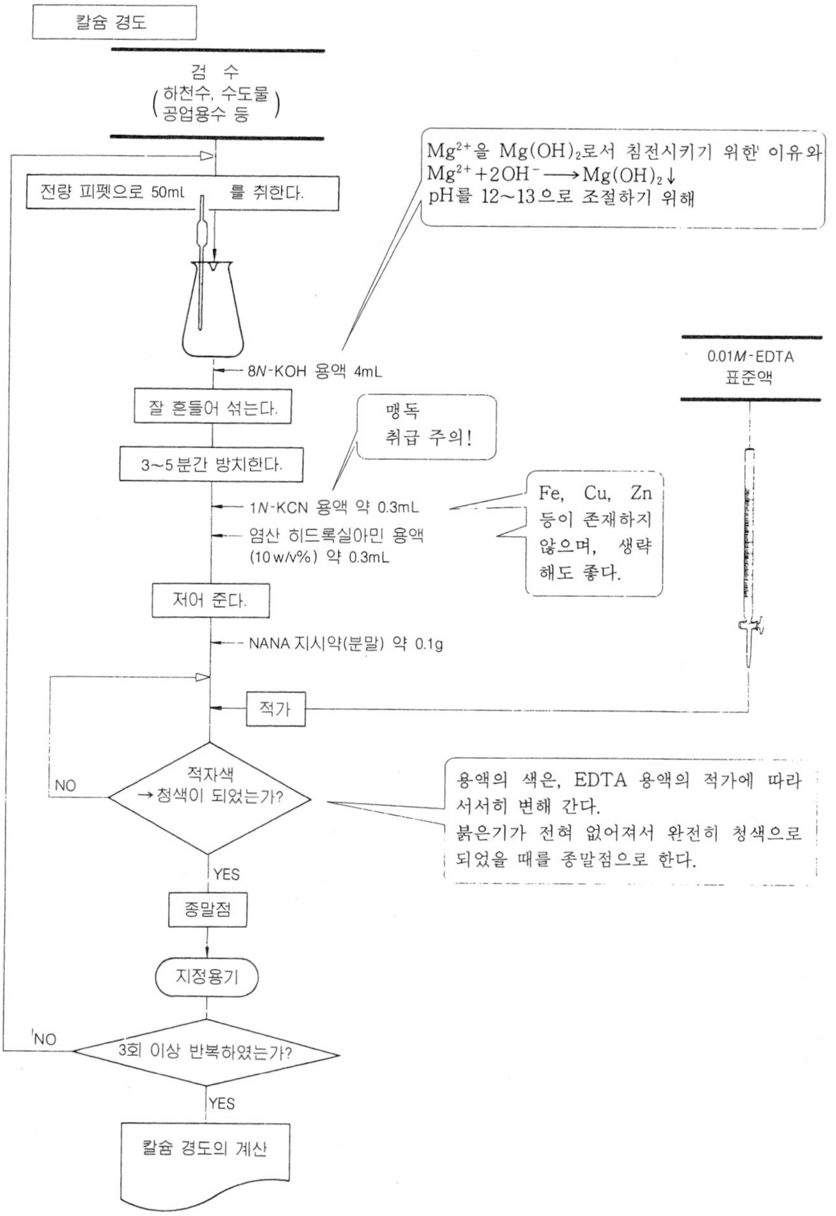

〔5〕 계 산

① 총경도의 계산

〔예〕 검수 채취량 50 mL

0.01*M*-EDTA(f=1.012) 표준액 적정량(평균) 16.36 mL

EDTA 1 mol은 Ca^{2-}이나 Mg^{2-} 등의 금속이온 1 mol과 반응하기 때문에

$$EDTA \equiv Ca^{2-} \equiv Mg^{2-} \equiv CaCO_3(\text{식량 } 100.0)$$

따라서

$$1M\text{-EDTA } 1000\text{ mL} \equiv 100.0\text{ g } CaCO_3$$

$$0.01M\text{-EDTA } 1\text{ mL} \equiv 100.0\times\frac{1}{100}\times\frac{1}{1000}\text{ g } CaCO_3$$

$$\equiv 1.000\text{ mg } CaCO_3$$

즉, $0.01M$-EDTA($f=1.000$) 표준액 1 mL는 $CaCO_3$ 1 mg에 해당한다.

따라서, 검수 50 mL에 대하여

$$CaCO_3 = 1\times1.012\times16.36\text{ [mg]}$$

1 L(1000 mL)당으로 환산하면

$$\text{총경도}(CaCO_3\text{ ppm}) = 1\times1.012\times16.36\times\frac{1000}{50} = 331.1\text{ [ppm]}$$

② 칼슘경도

$$\text{칼슘경도}(CaCO_3\text{ ppm}) = 1\times f_{EDTA}\times(\text{EDTA 적정량})\times\frac{1000}{\text{검수량[mL]}}$$

③ 마그네슘 경도

$$\text{마그네슘 경도}(CaCO_3\text{ ppm}) = \text{총경도} - \text{칼슘경도}$$

〔6〕 문 제

1. 천연수 100 mL를 취해 pH 10으로 조정한 다음, EBT를 지시약으로 $0.01M$-EDTA로 적정해서 26.50 mL를 소비하였다. 따로, 이 천연수를 100 mL 취해서 pH 12로 조정한 다음, NANA 지시약으로 $0.01M$-EDTA로 적정해서 15.54 mL를 소비하였다. 총경도, 칼슘경도, 마그네슘 경도를 구하라.

2. 문제 1에 있어서 이 천연수 1 L 중에는 Ca^{2+} 및 Mg^{2+}은 각각 몇 mg이 함유되어 있는가?

21.7 중 량 분 석

【실험】 결정 황산구리 중의 결정수의 정량

〔1〕 목 적

결정 황산구리를 일정온도로 가열하여 그 감량으로부터 결정수 4분자를 정량한다.

$CuSO_4 \cdot 5H_2O$ 황산구리(II)오수화물 copper(II)sulfate pentahydrate	단지, 황산구리라 하면 이것을 가리킨다. 청색, 투명한 삼사정계 결정 건조공기 중에서 서서히 풍해한다.
식　량 : 249.69 밀　도(d_4^{16}) : 2.286 용해도 : 24.3g / 100g H_2O(0℃) 205g / 100g H_2O(100℃)	가열하면 45℃에서 2분자, 110℃에서 4분자, 250℃에서 모든 물을 잃는다. 수용액은 가수분해하여 약산성(pH 약 4.2)을 띠며, 오래 방치하면 염기성염의 침전이 생긴다.

〔2〕 해　설

결정수(water of crystallization)란 결정 중에 일정한 비율로 화합되어 있는 물을 말한다. 보통 결정수는 결정 내의 일정한 위치에 고정되어 있다. 일정한 온도범위에서 일정한 증기압을 나타내며, 가열하면 특정한 온도에서 단계적으로 탈수가 일어나고, 그에 따라서 결정구조가 변화하거나 또는 부서져 버린다.

결정수의 정량은 보통 가열 감량법에 의해 한다.

황산구리의 결정은 오수화물로 $CuSO_4 \cdot 5H_2O$의 조성을 가지며, 이것을 가열하면 온도에 따라 다음과 같이 결정수를 잃고 나중에는 분해된다.

$CuSO_4 \cdot 5H_2O$ (청색) $\xrightarrow{45℃}$ $CuSO_4 \cdot 3H_2O$ $\xrightarrow{110℃}$ $CuSO_4 \cdot H_2O$ (청백색) $\xrightarrow{250℃}$ $CuSO_4$ (백색) $\xrightarrow[(분해)]{500℃}$ CuO (흑색)

본실험은 가열온도를 110~115℃로 유지하여 4분자의 결정수를 측정한다.

$$CuSO_4 \cdot 5H_2O \longrightarrow CuSO_4 \cdot H_2O + 4H_2O$$

그리고 $CuSO_4 \cdot 5H_2O$의 $4H_2O$는 Cu(II)에 배위된 테트라아쿠오구리(II) 이온 $[Cu(OH_2)_4]^{2-}$을 이루고 있으며, 이와 같은 물을 배위수(配位水)라 부른다. 이에 반해 남은 1분자의 H_2O는 SO_4^{2-}과 강한 결합상태가 되어 다른 4분자에 비해서 탈수가 되기 어려우며, anion 수라 불린다.

〔3〕 준　비

<기　구>

조제천칭	1	데시케이터	1
직시화학 천칭	1	항온 건조기	1
칭량병(또는 시계접시)	1		

<시　약>

$CuSO_4 \cdot 5H_2O$　1 g

〔4〕 조 작

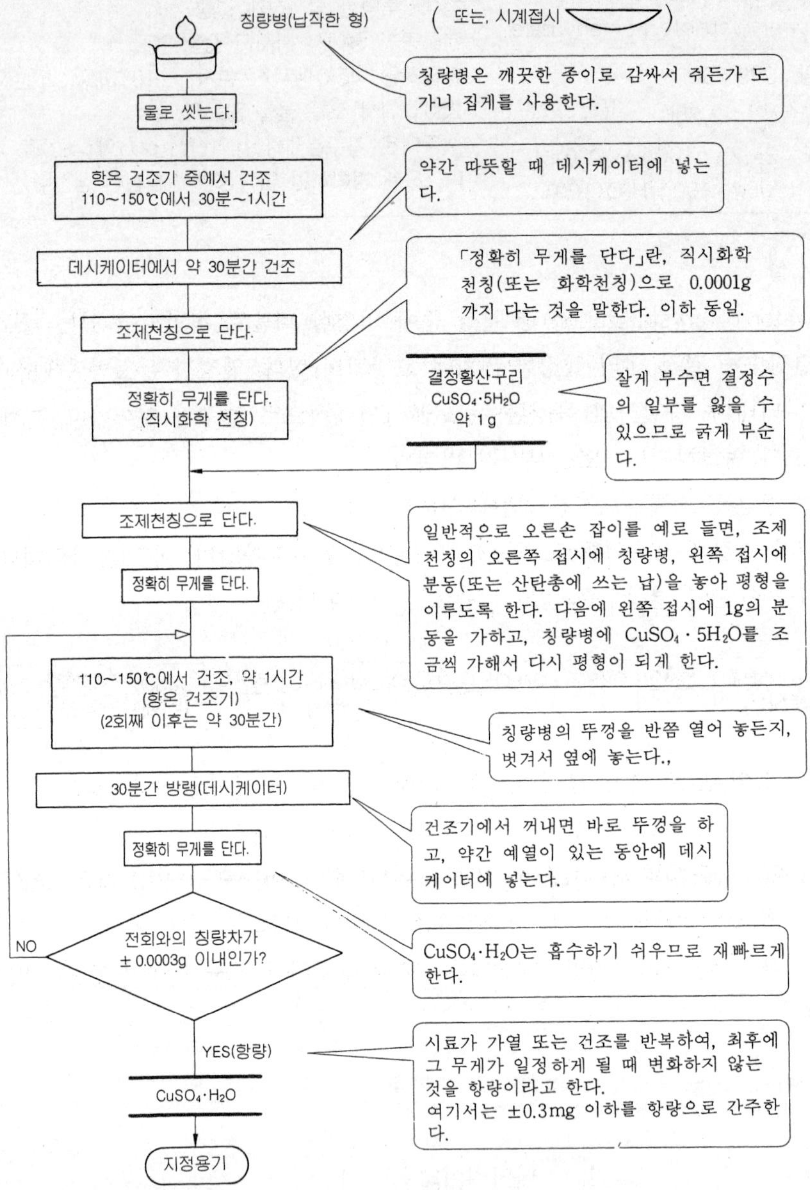

〔5〕 계 산

〔예〕 ① 시료 채취량의 계산

칭량병(T) + 시료($CuSO_4 \cdot 5H_2O$)(S) .... 21.2169 g

칭량병(T) .... 20.1325 g

∴ 시료 채취량(S) .... 1.0844 g

② 가열건조 후의 시료의 중량계산

제1회 가열건조 후 $T+S'$ ………… 20.9202 g

제2회 가열건조 후 $T+S''$ ………… 20.9099 g

제3회 가열건조 후 $T+S'''$(항량) ………… 20.9098 g

T ………… 20.1325 g

∴ 가열건조 후 시료중량(S''') ………… 0.7773 g

③ 시료의 감량(시료 중의 결정수) 계산

$$S-S'''=1.0844-0.7773=0.3071\ \text{g}$$

또는, 다음과 같이 하면, S'''을 구하는 계산이 생략되어 간편하다.

$$(T+S)-(T+S''')=21.2169-20.9098=0.3071\ \text{g}$$

④ 시료 중의 결정수의 중량 % 계산

$$\text{결정수}(\%)=\frac{\text{결정수의 무게[g]}}{\text{시료의 무게[g]}}\times 100=\frac{0.3071}{1.0844}\times 100=28.32[\%]$$

이론치의 계산:

$$\text{4분자 결정수}(\%)=\frac{4H_2O}{CuSO_4\cdot 5H_2O}\times 100=\frac{4\times 18.015}{249.69}\times 100=28.86(\%)$$

절대오차의 계산

$$\text{절대오차}=\text{실험치}-\text{이론치}=28.32-28.86=-0.54$$

(－는 결정수 함유율의 실험치가 이론치보다 작다는 것을 나타낸다)

상대오차의 계산

$$\text{상대오차}[\%]=\frac{\text{절대오차}}{\text{이론치}}\times 100=\frac{-0.54}{28.86}\times 100=-1.87[\%]$$

(－는 이론치보다 작은 쪽으로 벗어난 정도를 나타낸다)

〔6〕 문 제

$CuSO_4\cdot 5H_2O$ 중의 결정수 5분자의 함유율(이론치)은 몇 %인가?

찾아보기

국문 찾아보기

ㄱ

ㅂ.

ㅅ

ㅇ

ㅎ

영문 찾아보기

A

B

C

D

E

F

G

H

약품정량분석

제2판 발행 2001년 2월 28일
제2판 11쇄발행 2017년 8월 15일
편저자 정량분석화학분과회
펴낸이 최국주
펴낸곳 동명사
출판등록 1950년 11월 1일(제1-76호)
주소 (우 10881) 경기도 파주시 회동길 50(문발동)
전화 031-955-7200(대표)~2, 7203(편집부), 7204(물류)
팩스 031-955-7205
전자우편 webmaster@dmsbook.com
홈페이지 www.dmsbook.com

ISBN 978-89-411-3341-4 93510
값 33,000원

東明社